中国养生史

邓铁涛 主编

广西科学技术出版社

图书在版编目（CIP）数据

中国养生史／邓铁涛主编 . —南宁：广西科学技术出版社，2017.12

ISBN 978-7-5551-0877-1

Ⅰ.①中… Ⅱ.①邓… Ⅲ.①养生（中医）—文化史—中国 Ⅳ.① R212-092

中国版本图书馆 CIP 数据核字（2017）第 277019 号

中国养生史

邓铁涛 主编

策划／组稿：林 坚 封面设计：李寒林

责任编辑：姜连荣 黎志海 林 坚 责任校对：夏晓雯 冯 靖 陈庆明

责任印制：韦文印 赵 霞 刘红丽

出版人：卢培钊 出版发行：广西科学技术出版社

社 址：广西南宁市东葛路 66 号 邮政编码：530022

网 址：http://www.gxkjs.com

经 销：全国各地新华书店

印 刷：广西民族印刷包装集团有限公司

地 址：广西壮族自治区南宁市西乡塘区高新三路 1 号 邮政编码：530007

开 本：890mm×1240mm 1/16

字 数：1400 千字 印 张：47.75

版 次：2017 年 12 月第 1 版 印 次：2017 年 12 月第 1 次印刷

书 号：ISBN 978-7-5551-0877-1

定 价：288.00 元

目
录

■ 中国养生史

绪　论

第一章　远古至先秦时期的养生

第二章　秦汉时期的养生

第三章　晋唐五代时期的养生

第四章　宋金元时期的养生

第五章　明至清中期的养生

第六章　近代时期(1849—1949年)的养生

第七章　现代中医养生的发展

附录　中国养生史大事年表

绪论

一、何谓养生

养生是中国文化独有的概念。

"养生"一词，在各种辞书中有不同的定义。《辞海》的释义是"保养身体"和"奉养父母"，还有如"保养生命""摄养身心使长寿"等。与之相近的词语，古代有"卫生""摄生""摄养""颐寿""颐生""颐养"等。"颐""摄""养"等动词意义大致接近，而"卫生"一词最早出自《庄子·庚桑楚》："卫生之经，能抱一乎？能勿失乎？能无卜筮而知吉凶乎？能止乎？能已乎？能舍诸人而求诸己乎？能翛然乎？能侗然乎？能儿子乎？儿子终日嗥而嗌不嗄，和之至也；终日握而手不掜，共其德也；终日视而目不瞬，偏不在外也。行不知所之，居不知所为，与物委蛇，而同其波。是卫生之经已。""卫生"在这里的含义与"养生"相近。不过，随着现代公共卫生体系的建立，现在普遍使用的"卫生"一词，已成为预防医学的专门名词，常用于公共卫生、个人卫生等方面，与"养生"有所不同。在现代医学术语中与养生相近的词是"保健"。

养生的"生"，指的是生命。生命有时限，也有过程。故养生，或指延长生命，即"寿"（长寿），或是提高生命的质量，即"健"（健康）。但养生如何养，如何达到长寿与健康，这又关系到对生命的认识。

生命与死亡向来都是世界各民族文化长期思考的问题之一。客观上，生命是种族和人类文明延续的载体，生物体都具有趋生避死的本能，因此不管哪个民族的文化，无不重视探寻维护和延长生命的方法与手段。但不同文化的生命观，对生命意义有不同的认识。例如，宣传生命神创的宗教文化，会强调供奉神灵以获得"永生"；相信灵魂不死或轮回的民族，会轻于现世而注重为来生修福；古代的自然思维与现代的科学主义对生命的认知也有很大的区别。因此生命观既包含科学认识，又体现文化差异。

中国人对生命的思考有着鲜明的特点。马克斯·韦伯曾说："中国人对一切事物的评价都具有一种普遍的倾向，即重视自然生命本身，故而重视长寿，以及相信死是一种绝对的罪恶。"[①]在本书中，养生是体现中国文化生命观的概念，它主要是基于传统医学理论，运用传统医学的方法对形体与精神进行全面养护的知识体系。对养生的研究，可以促进更加全面的科学生命观的形成。

二、传统文化的寿命观与生命观

（一）"天年"寿命观

人的存在首先是生物意义上的存在。老子说："吾所以有大患者，为吾有身，及吾无身，吾有何患？"生命包括身体与精神的存在，如果没有身体，即使无"患"也没有意义了。生命的时间长度，即人的寿命是否有限度，这是人类长期以来探讨的一个话题。

《左传·襄公八年》中引用《周诗》说："俟河之清，人寿几何？"古人早就认识到生命是有极限的。不同生物有不同的寿命期限，《庄子·逍遥游》说"小年不及大年"，并指出朝菌以月为期，蟪蛄以年为期，而冥灵、大椿以千年为期，说明不同物种有其固定的自然寿命。《黄帝内经》接受了这种思想，《素问·六微旨大论》说"化有大小，期有远近"，清代高世栻《黄帝素问直解》注曰："生化有大小，死期有远近。"

人的自然寿命期限是多少？《素问·上古天真论》云："余闻上古之人，春秋皆度百岁……而尽终其天年，度百岁乃去。"《灵枢·天年》说："人之寿，百岁而死。"当然人类也有个

① 马克斯·韦伯. 儒教与道教［M］. 洪天富，译. 南京：江苏人民出版社，1995：216.

体差异，《左传》称："上寿百二十岁，中寿百岁，下寿八十。"《庄子·盗跖》则说："人，上寿百岁，中寿八十，下寿六十。"可见古代形成的一个比较公认的观点，人的自然寿命即"天年"，大致是一百年。

"天年"寿命观显然是一种基于观察基础上的合理概括。对寿命的不同观点，实际上影响着人们对生命的态度与行为。古代道教曾提出寿命可以无极限，即"长生不老"的观点。例如晋代葛洪认为彭祖、老子等寿至数百岁的传说是事实，认为他们"犹是人耳，非异类而寿独长者，由于得道，非自然也"，并提出"我命在我不在天""人有明哲，能修彭老之道，则可与之同功矣"（《抱朴子》）的观点。历代道教信仰者在"得道成仙"和"长生不老"的观念支配下，致力各种丹药修炼之术。中医的理论虽然深受道家与道教的影响，但对寿命持客观的态度，认为"生""长""壮""老""已"是不可抗拒的自然规律，并根据生命周期中不同阶段的特征，采取不同的养生方法。

（二）气化成人的生命观

中国传统医学对生命的认识，是以"气一元论"的哲学思想为根本。然而在中医学的概念里，"气"不仅仅是抽象的哲学概念，而且还是人体生命的基本物质与功能单位，是生命活动的整体体现。

《素问·宝命全形论》说："人以天地之气生，四时之法成。"又说："天地合气，命之曰人。"《难经·八难》说："气者，人之根本也。"这种气的本质是什么？在生命中的作用如何？古代的论述很多，据说宋徽宗赵佶御纂的《圣济经》说得比较简洁。书中说，气来源于天地日月，"一降一升，相推而成寒暑。一显一晦，相荡而成昼夜"，即从无形的阴阳生化出有形物质，"气始而生化，散而有形，布而蕃育，终而象变。气以形载，形以气充"，这就是生命本源。各种生物都从阴阳化生，而人则是禀受阴阳二气最全面的物种，"得于所性而周遍咸若，人为备焉"。气在人体中化为脏真，分别以"筋膜之气""血脉之气""营卫之气""骨髓之气"等形式布散于五脏，并相互作用，形神合一，维持人体功能，这就是传统医学的生理观；"其或食息失调，动过生疾"，各种原因导致气机失调就会患病，这是传统医学的病因病理观；针对气机失调导致的疾病，可以用祝由移变、针石补泻及汤液涤除，这是传统医学的治疗观。

那么，基于对生命本质和疾病成因的认知，如果能够及早采取措施，就可以避免疾病的发生。《圣济经》说："识乎阴阳升降，气流形和，止疾于未萌。"这就是传统医学的养生观。

三、养生的现代价值

由前文叙述可知，中国传统的生命观来源于一种自然哲学。有人以为，它在现代科学背景下已经失去意义了。因为近代的西方科学，对自然界、对生命体的分析已越来越精细深入。现代科学认为各种生物都是由细胞构成的，细胞的成分主要是蛋白质、脂肪、碳水化合物和矿物质等原生质。不同的细胞组成不同的机体组织和器官，完成各种生理功能。虽然科学家目前还不能从原生质中还原出生物，但通过对蛋白质的深入研究，已经解开了很多控制生命现象的密码。现代许多人相信科学技术的走向会更好地解释生命本质。现代医学的身体观则建立在解剖、观察和实验之上，擅长治疗和解决由生物、物理或化学因素带来的疾病，而其保健则建立在数理化分析人体成分和功能的基础上，指导进行营养补充和开展功能锻炼。

现代科学与现代医学的发展，确实解决了不少社会问题，例如公共卫生的改善，提高了人类的平均寿命；仪器和技术的进步，甚至可以在某些生命体征上维持躯体在生物学意义上的"不死"。但是很多事实表明，单纯依靠外来的力量并不能真正达到生命的根本目标——机体自然自主的健康。况且，人类的健康不仅与躯体有关，而且还与心理、社会等因素有关，现代医学也逐渐意识到这一点。1977 年，恩格尔在《科学》杂志上发表了《需要新的医学模式：对生物医学的挑战》，提出了一个新的医学模式，即生物—心理—社会医学模式，这是一种观念上的进步。但在实际的临床应用中，三者的结合还远不如传统医学那么紧密，并且传统中医还结合了气象、地理、时间等更多因素，更为全面。与现代医学致力寻找和预防自然因素不同，传统医学着重于分析人体对自然因素影响的反应，通过"以表知里""司外揣内"的方法，结合临床经验的印证，总结出人体与外环境的关联方式，并应用于治疗。有些原理即使还没有在现代科学中获得验证，但它在临床中的实际成效是不容忽视的。

传统医学中的养生，其内涵同样比现代医学的保健要丰富。养生的"养"字，说明传统医学更注重内在的、自主的和主动的增进和保持健康的方法。同时，养生秉承中医"天人合一"的传统，把人的健康置身于天地自然、社会家庭乃至思想文化的广泛影响下来考虑，养生理论高度重视心理、情绪与身体之间的关系，把心理卫生、情操陶冶与治疗保健等有机地统一起来，数千年来形成了内容丰富的医药养生、饮食养生、气功导引养生、艺术养生等方法。养生，是科学与文化的有机结合，覆盖人类生命过程中的所有环节。它相对于现代科学过分强调物质性和确定性的缺陷来说，显得更为全面，可以互为补充。在现代乃至未来，传统养生显然仍有极高的价值。

本书主编曾经对未来医学有以下的冀望，值得在这里提出：

第一，人类将摆脱化学药品的副作用，摆脱创伤性的检查以及治疗技术带来的痛苦与后遗症。医学要讲人道主义，医护人员要达到"仁心仁术"的职业道德最高境界。

第二，实行"上工治未病"。医学将以养生保健为中心，使人们的生活过得更愉快、更舒适、更潇洒。

第三，医学将以"保健园"的形式逐步取代医院的主要地位，医院将成为辅助机构。

第四，医学除属于科学范畴之外，将深入文化、美学、艺术，使医学从人体的健康需求上升到精神世界的美好境界。医学、文学、美术、书法、音乐、舞蹈、美食、药膳、气功、武术、健康旅游、模拟的环境、梦幻的世界……将成为"保健园"的重要组成部分。接受保护健康，是快乐的事而不是苦事。[①]

四、以医学生命观为中心的养生史

养生的历史经验，对人们了解与学习养生十分重要。因此，本书以总结历代的养生观念、养生方法与养生案例等方面的源流脉络为主旨。不过，如前文所述，养生贯穿于生活的方方面面，如何进行总结，需要加以明确。

生命是人类文化普遍关心的问题，它不仅为医学所关注，在宗教文化领域，如中国古代的儒、道、佛三家，对生命也有各种不同的认识，有各自的养生理论、方法及一些"灵肉合一"的修炼术。它们在历史上都对医学养生产生过影响，但在本质上与医学养生又有很大的区别。

例如，儒家思想中，孔子有"君子不立危墙之下"等重视生命的言论，孟子也有养"浩然之气"的方法，但是儒家理论更重视礼教价常，指出必要时应舍生取义。宋、明以后的儒家还强调"存天理，灭人欲"，压抑生命的原始本能。道家文化"贵生"，对养生的影响最大，但后来道教追求的目标是超脱世俗的"至人"或"神仙"，为此，各种丹药、方术层出不穷，有时不惜伤身殒命以探索。佛教的基本教义则强调超脱生死，视肉身的存在为空，将生死视作轮回。他们虽然发明了不少有助于修炼身体和心性的养生方法，但都是为某种思想而服务的。

① 邓铁涛. 中医与未来医学［N］. 中国中医药报，2004–11–22.

由此可见，中国传统文化一源多流，在各种文化的影响下，中国从古至今有关生命探索的资料极其丰富多样。但若按各家之说来罗列史料，则可能因不同哲学、宗教的理论与实践互歧会显得杂乱不堪，因此需要有一种相对确定的观点作为主线。作为医学工作者，笔者为本书的编写确定了以医学生命观为中心的原则。因为通常所说的养生，更多是世俗性的活动，是医学的前沿。也就是说，本书所总结的是以医学为视角的养生史。虽然本书在编写过程中十分关注历史上不同文化观念对养生的影响，同时为了说明这些影响也必不可少地介绍不同历史时期的宗教文化及其养生理论，但是在取舍或评价上，不一定按照原来哲学或宗教的认知来理解。哲学或宗教把养生作为通向"仁义""修真""得道"等终极目标的过程，基于其理论对养生方法有着各自评价，而从医学观念来看，得出的评价可能不同。以道教"外丹"修炼为例，早期道教十分重视这一方法，但从医学角度来看，很多炼丹的矿物药对人体有明显危害，这就需要给予说明。

本书将"养生"定位为从属于传统医学范畴的知识，对养生史料的认知多从传统医学角度来理解和评述，但也注意以现代医学知识为参照。虽然在生命观、健康观等方面，传统医学与现代医学有着较大的差异，但在维护生命和增进健康的目标上是一致的，现代医学的一些学科如营养学、卫生学等，有不少内容弥补了传统医学的不足，同样也是本书评价和处理史料的背景知识。

五、中国养生史的学术流变

作为一本通史性著作，免不了要对整个历史时期的学术流变做宏观的探讨。有关养生史的分期，目前常见的做法是按历史时代来划分，如周际明的《中国古代养生史略》（东华大学出版社，2009 年）"以朝代为序，名家为体"，将古代养生史分为上古、春秋战国、秦汉、魏晋南北朝、隋唐、宋元、明清共 7 个时期，每个时期分述著名养生家的成就与思想。曹希亮的《中国养生学》（陕西科学技术出版社，2005 年修订本）一书中，在源流部分将养生学历史分为先秦、汉唐、宋元、明清 4 个时期，每个时期简列主要养生名家的著作和主张。王玉川《中医养生学》（上海科学技术出版社，1992 年）中的简史章，则分上古、先秦、汉唐、金元、明清、近代和现代共 6 个时期，尝试为每个时期归纳主要成就和特点，并以之为纲将养生名家著作和相关言论贯穿于其中。

本书的编写参考了以上的做法，按历史阶段分为 7 章，分别是远古至先秦时期的养生、秦汉时期的养生、晋唐五代时期的养生、宋金元时期的养生、明至清中期的养生、近代时期（1840—1949 年）的养生、现代中医养生的发展。每章的体例有基本的准则，但不做机械的限定。例如一般情况下，每章将综合性养生著作、佛道养生著作、医家养生著作、饮食养生著作作为专节，节内再以养生名家或著作为目进行介绍。但是这个原则在先秦时期显然就不适用，因为有些内容在该时期并不存在，且该章时间跨度长，故主要是按历史阶段结合具体内容分节。对一些学问广博的养生大家也不好归类，故晋唐时期介绍陶弘景、葛洪和孙思邈等人时就把他们单独列为一节。其他如宋金元之论文人养生、近代的中西思想碰撞、现代的学科发展等，都是该时期的特有内容，自然也需要设专节来论述。

以上有关分期和体例方面的考虑，主要是为了既使全书结构均衡，又能反映各个时期的重点和特征。当然各个时期的养生学术都极为丰富，要全面概括其特征并不容易。但是在宏观上对比各个时期，还是可以看出一些明显的不同之处。在此尝试为每个时期概括一个主题，以说明其流变情况。

远古至先秦时期的养生还处于"传说"时期。黄帝、彭祖等长寿传说，反映了先人对延长生命的期望，所塑造的长寿者形象成为了历代养生者追慕的标杆。而先秦诸子对长寿、长生传说的辩论，以及进而对生命意义、价值的思考，成为后世养生学的思想源泉。

秦汉时期的养生可称为"神仙"时期。这个时期社会上的神仙、方士尤为活跃，《汉书·艺文志》所言方伎四家中的"神仙家"著作反映这一时期有丰富的养生思想和技术，后来发展为早期道教。以《黄帝内经》为代表的"医经家"虽然也受到"神仙说"的某些影响，但在此时期已确立了理性的中医养生理论基础。

晋唐五代时期的养生可称为"山林"时期。此时道教和佛教得到较大的发展。宗教修炼者远离世俗的清修方式，使其养生思想明显地以节制自我、禁欲为基础。许多医学养生大家的学术也深受这些思想的影响。服外丹以求长生则是这一时期的一种错误的养生方式，因其流弊明显而渐渐衰落。

宋金元时期的养生则称为"士林"时期。这个时期士人以知医、知养生为时尚，而且他们将养生与仕宦生活相结合，使养生学更为生活化。尤其是理学的兴起，吸收了许多佛家、道家修炼心性的方法，使静养成为知识分子的一项必修"功课"，也对养生学术有影响。

明至清中期的养生可称为"世俗"时期。养生学进一步形成社会化、大众化的倾向，在形式上，出现了许多图文并茂、简单易诵的养生著作；在思想上，则兴起了休闲养生、快乐养生等积极观念。包括道教各派内丹功法，也出现了世俗化的传播倾向。

近代时期（1840—1949 年）则为养生学术的"汇通"时期。由于西方科学的传入，医学与卫生学知识的传播，加上体育的兴起，国人对健康的认识和观念均发生了较大变化。这个时期传统养生学术注重与新知识、新观念、新方法融会贯通，或中西知识并采，或借助西学说理，或改编整理功法，形成了新的发展特点。

新中国成立以来的养生是养生学发展的"现代"时期。这不仅仅是指时间上属于"现代"，更是指发展形式上的现代化。在这个时期，养生、气功、食疗等从认知发展成学科，从无序走向规范，而更高层次的"治未病"工程则将养生保健纳入医疗卫生建制中。

由此可见，中国养生史从"传说"开始，经历"神仙""山林"时期，逐渐走向"士林""世俗"，并经历"汇通"时期，发展成为"现代"的养生。这些时期划分或许还较粗疏，但一定程度上说明了中国养生史的流变轨迹，即养生愈来愈脱去早期的神秘和禁忌色彩，从仙释、帝王之学变成了贴近民众应用的知识与学科。在将来，它必然将更多地运用各种现代知识与手段，发展为更丰富的形式，为世界各民族人民的健康服务。

希望通过本书的详述，可以展现中国养生史的丰富内涵，为更深入的研究提供借鉴。

第一章

远古至先秦时期的 养生

养生，又称养性、养身、慎身、摄生、尊生、保生、卫生、延寿、延龄、寿世等，是指人们通过各种方法颐养生命、增强体质、预防疾病，从而达到延年益寿的一种医事活动，也包括人们对生命相关问题的探究。自从人类诞生以后，人的生老病死问题一直是人类关注的焦点，养生作为一种生活需求和文化现象也随之问世。

第一节　上古传说时期人类进化与寿命演变

我国是一个历史悠久的文明古国，源远流长。人类的进化从群居的原始猿人算起，到原始社会结束的殷商时期，经历了将近 200 万年的漫长过程，那是一个简朴单纯、没有文字的年代，生存环境极其险恶。先民们与野兽为伍，为了生存，与自然抗争，人的生命非常短暂，人与人之间的关系也相当简单，人们过着群居的生活，"男女杂游，不媒不聘"（《列子·汤问》），生命的诞生和结束都带有相当大的偶然性。出于人类天性，人们总是喜欢探索天地之谜，探索万物之源、自身由来和生命本身等一系列问题，从而产生了大量异彩纷呈的起源神话和民间传说。这些神话和民间传说凭借人们世代口耳相传而得以保存，流传不衰，它们记录了先民的各种思想意识和社会活动，是那个时代人类思想的结晶，也是我们考察该时代人们的生存状态的基本资料。

一、神话和传说中的生命意识

要养生，首先要了解生命。人类始祖一直不停地对自身的来去问题进行探索，"死亡和再生"，这个与生命和存在密切相关的问题就构成了许多神话中不变的原始母题。与这些原始母题相关的原始信仰、崇拜、图腾、祭祀等观念也就随之不断派生，构成人类文化最初的哲学内涵。从人类学家的调查资料中，我们可以了解我国各族人民对人类起源的各种探讨。许多传唱人类初始的故事，从不同方面表达了古老的生命伦理意识，它通过一种特有的方式去思索，使人从中感受生命的存在。

（一）天人合一

《艺文类聚》卷一引用徐整《三五历纪》传说：

"天地混沌如鸡子，盘古生其中，万八千岁。天地开辟，阳清为天，阴浊为地。盘古在其中，一日九变，神于天，圣于地。天日高一丈，地日厚一丈，盘古日长一丈，如此万八千岁。天数极高，地数极深，盘古极长。后乃有三皇。"[①]

这是我国流传最广的盘古开天辟地的神话，人与天地同在一个空间，后来由于阴阳的作用，阳清之气上升为天，阴浊之气下沉为地，人（盘古）顶天立地，与天地同时发展变化。天居上，人居中，地居下，确立天、地、人三者的位置，体现"天人合一"的思想，反映了中国古代的阴阳学说。

（二）黄土造人

《风俗通义》记载：

"俗说天地开辟，未有人民，女娲抟黄土作人，剧务，力不暇供，乃引绳絚于泥中，举以为人。

---

① 欧阳询. 艺文类聚［M］. 汪绍楹，校. 上海：上海古籍出版社，1965.

故富贵者，黄土人也；贫贱凡庸者，绳人也。"①

传说天地开辟之初，世界上没有人类，女娲就用黄土和水捏成一个个泥人，因为工作量太大，女娲力不从心，后来就把一条草绳放入泥中，挥挥洒洒地甩动起来，落到地上的点点泥团就变成了一个个活生生的人。这些人中，女娲亲手捏制的泥人是富贵之人，绳子甩出来的泥人是贫贱之人。这个传说虽然重在传达富贵与贫贱的信息，即人的身份在出生时就确定了；但更重要的是女娲造人的材料是泥土而不是别的什么东西，这从原始思维的角度来看，女娲就是一个大地母亲的形象。大地滋生万物，也包括了人类，人的活动与自然密切相关。

（三）人由卵出

殷商以鸟为图腾，以鸟为生殖偶像，《诗经》有"天命玄鸟，降而生商"的诗句。司马迁《史记·殷本纪》记载：

"殷契，母曰简狄，有娀氏之女，为帝喾次妃。三人行浴，见玄鸟堕其卵，简狄取吞之，因孕生契。"②

《史记·秦本纪》记载秦国祖先也有相似的故事：

"秦之先，帝颛顼之苗裔孙曰女修。女修织，玄鸟陨卵，女修吞之，生子大业。"③

《博物志·异闻篇》亦载有一例：

"徐君（西周徐国国君）宫人娠而生卵，以为不祥，弃之水滨。独孤母有犬，名鹄苍，猎于水滨，得所弃卵，衔以东归。独孤母以为异，覆暖之，遂成儿。生时正偃，故以为名。徐君宫中闻之，乃更录取。长而仁智，袭君徐国。"④

徐偃继承王位后，以仁义治国著称，因此徐国五谷丰登，人民安居乐业，国力不断增强，其统治范围不断扩大，当时各地来朝者"三十有六国""地方五百里"，范围涉及淮河、泗水流域的苏、鲁、豫、皖的部分地区，徐偃便成了东夷盟主。《山海经·大荒南经》也记载有"卵民之国，其民皆生卵"⑤。"卵生"神话在我国苗族、土家族、纳西族、藏族、朝鲜族、侗族、黎族、高山族等都有流传。

"卵生"传说反映了原始初民对人类起源的最初认识。自然界中的卵生现象无处不在，天上飞地上跑的禽鸟、水中游的鳞介都是卵生。大量"卵"的物象进入人的头脑，逐渐积累成一种"类"的普遍现象，形成生命由卵而来的联想。"卵"的状态是孕育生命的混沌状态，在"卵"这个封闭的环境中，阴阳氤氲交感化生成形，形成胚胎，并且卵里面提供生命所需的所有营养物质，供给生命体不断吸收。因此，"天地混沌如鸡子，盘古生其中"的盘古创世神话，就把天地比拟成一个大大的卵，盘古就是其中孕育的生命。

（四）葫芦生人

"葫芦"的意象与"卵"的意象相似，都是封闭圆形状，有坚硬的外壳防护。葫芦极易繁殖生长，果实累累，《诗经》有"绵绵瓜瓞，民之初生"之句，一般认为"瓜瓞"即指葫芦。我国西南傣族、彝族、藏族、傈僳族、阿昌族等少数民族也都流传着葫芦生人的故事。距今 7 000 年的浙江余姚河姆渡曾挖掘出葫芦遗存，距今六七千年的半坡遗址中挖掘出葫芦式样的陶器，说明自古葫芦与我国人民的生活密切相关。云南沧源岩画第六地点五区有一幅岩画，中心是一大一小两个相

① 吴树平. 风俗通义校释［M］. 天津：天津人民出版社，1980：449.

② 司马迁. 史记［M］. 北京：中华书局，2006：12.

③ 司马迁. 史记［M］. 北京：中华书局，2006：29.

④ 范宁. 博物志校正［M］. 北京：中华书局，1980：1—12，82—84.

⑤ 佚名. 山海经［M］. 昆明：云南人民出版社，2011：226.

接的圆形，像一个横卧的葫芦，示人类从洞里钻出来。有研究者指出葫芦外形有两个圆球，貌似母体的乳房，"葫芦就象征母体，葫芦崇拜也就是母体崇拜"[①]。另有学者指出葫芦象征着孕育胎儿的母腹，彝语"阿拍波"就是指孕妇隆起的圆腹为"圆葫芦"[②]。除此之外，葫芦传说最巧妙的是葫芦的另一个作用——渡船，类似于诺亚方舟。很多民族传说中都有经历洪水的灾难，兄妹（或姐弟）二人借助葫芦幸免于难，以后繁衍子孙后代的情节。闻一多指出："葫芦是造人故事的有机部分，是在造人故事并洪水故事的过程中，葫芦才以它的渡船作用，巧妙地作了缀合两个故事的连锁。总之，没有造人素材的葫芦，便没有避水工具的葫芦，造人的主题是比洪水来得重要，而葫芦则正作了造人故事的核心。"[③]

二、传说时代的养生萌芽

从远古的神话传说时代到公元前 21 世纪，我国经历了原始人群、母系氏族公社、父系氏族公社等几个历史发展阶段，建立了第一个奴隶制王朝——夏。然而史前人类的寿命非常短，人类学家对周口店发掘出来的 40 多个北京猿人骨骼化石进行年龄鉴定，结果显示死于 14 岁以下者占 39.5%，死于 14～30 岁者占 7.0%，死于 40～50 岁者占 7.9%，死于 50～60 岁者占 2.6%，难判定者占 43%。说明距今 50 万年的北京猿人，用简单劳动采集、猎取食物，在抗击种种自然灾害和猛兽侵袭中，生活异常艰苦，伤病很多。[④]尽管如此，人们对生命的探索也在不断的进步中。先祖们在与大自然斗争的过程中，逐渐地认识并了解了自然界，同时通过自己的多方努力，懂得了制造简单的工具来辅助各种活动，选择适宜居住的地方筑巢穴来防湿避寒防野兽，利用火的特点御寒、照明、烹煮食物，用语言、舞蹈等方式传递信息、抒发情感等，人类在自然中获得生存与发展。

（一）早期人类生活的改善

根据神话传说和史书记载，中华民族远古时代的几个先祖分别将人类生活带入了不同的阶段：有巢氏构木为巢，让人类学会了搭建住所；燧人氏钻木取火，让人们脱离了茹毛饮血的生活；伏羲氏驯养百畜，让人们学会了圈养牲畜；神农氏尝百草、种五谷，开始了原始的农耕生活……而当时人们养生的思想萌芽就体现在以下生活条件的改善之中。

1. 主动选择居住环境

在旧石器时代，人类生产力极低，生活水平很差，人们穴居野外，混迹于野兽之间。《绎史》引谯周《古史考》载：

"山居则食鸟兽，衣其羽皮，饮血茹毛；近水则食鱼鳖螺蛤，未有火化，腥臊多害胃肠。"[⑤]

大自然恶劣的环境和气候及困苦的生活状况等外部条件，逼迫原始人类不得不为了生存而顽强地挣扎搏斗。《韩非子》说：

"上古之世，人民少而禽兽众，人民不胜禽兽虫蛇，有圣人作，构木为巢以避群害，而民悦之，使王天下，号曰有巢氏。"[⑥]

《庄子·盗跖》有"古者禽兽多而人少，于是民皆巢居以避之。昼拾橡栗，暮栖木上"

① 刘尧汉. 中华民族的原始葫芦文化 [J]. 中南民族大学学报（人文社会科学版），1983（3）：231.
② 普珍. 中华创世葫芦——彝族破壶成亲，魂归壶天 [M]. 昆明：云南人民出版社，1993.
③ 闻一多. 闻一多全集：1 [M]. 上海：三联书店，1982：56.
④ 靳士英. 疾病史研究 60 年 [J]. 中华医史杂志，1996（3）：152-161.
⑤ 马骕. 绎史 [M]. 济南：齐鲁书社，2000：5.
⑥ ［清］王先慎. 韩非子集解 [M]// 诸子集成：五. 北京：中华书局，1954：339.

的记载；《礼记·礼运》也有"昔者先王未有宫室，冬则居营窟，夏则居橧巢""修火之利，范金合土，以为台榭、宫室、牖户"等记载。可以看出，在长期的生活实践过程中，我们的祖先逐渐认识到居处环境的好坏对人类的生存和发展至关重要。于是懂得居住树上或建造房屋以躲避野兽的袭击，减少人员伤亡。或者顺应天时，冬天住在封闭的房屋里躲避寒气，夏天住在树上通风透气。即使封闭的居室也有意凿出窗户令空气对流，让居住环境成为一种主动的选择。

2. 充分发挥火的作用

上古时代，人们对自然的依赖性较强，单纯靠采集野生植物或捕捉野兽解决温饱，食物的来源不稳定，获得的食物也有可能是有毒腐败之物；经常饥饱无度，或者长期半饥半饱，造成营养不良。从饮食和营养卫生角度看，营养单一，营养搭配很不合理。《韩非子》说：

"民食果蓏蚌蛤，腥臊恶臭而伤害腹胃，民多疾病。有圣人作，钻燧取火以化腥臊，而民说之，使王天下，号之曰燧人氏。"[1]

燧人氏的出现改变了这些状况。《太平御览》卷八百六十九引王子年《拾遗记》介绍火的发明者燧人氏的事迹说：

"申弥国去都万里，有燧明国，不识四时昼夜。其人不死，厌世则升天。国有火树，名燧木，屈盘万顷，云雾出于中间。折枝相钻，则火出矣。后世圣人变腥臊之味，游日月之外，以食救万物，乃至南垂（陲）。目此树表，有鸟若鸮，以口啄树，粲然火出。圣人感焉，因取小枝以钻火，号燧人氏。"[2]

《礼纬含文嘉》有"燧人氏始钻木取火，炮生为熟，令人无腹疾"等记载，都说明火给人类带来了光明和温暖，它的发现和利用，使人类第一次掌握了一种神奇的自然力。有了火，人们改变了茹毛饮血的习惯，可以炮制食材，提高了食物的利用率，扩大了食物的来源。同时熟食也改变了食物的营养成分，改变了人的营养状况，促进了大脑的发育，加快了人类的进化。由于燔生为熟，起到了消毒灭虫的作用，防止了胃肠疾病和寄生虫病的发生，这就大大保证了古代人民身体的健康和强壮，为人类的健康、长寿和种族的繁衍开辟了新纪元。这也是食疗由萌芽到具备雏形的一个重要因素。

人们充分发挥火的功用，利用它的光亮和热量来防止野兽的侵袭，或者围攻猎取野兽；利用火来开垦土地，烧烤木料、烧裂石块以制作工具和武器；还利用火来防寒祛湿，温暖身体。通过烤火取暖，人们又进一步把烧热的石头或沙土用植物茎叶或动物的毛皮等包裹后放在身体某些部位，消除或减轻某些因受风寒冷湿而造成的疼痛，出现了最早的"热熨法"。经过反复实践和改进，人们懂得将艾草点燃，进行局部固定位置的温热刺激，创造了"灸"的方法。

3. 渔猎促进强身健体

燧人氏之后，伏羲氏（又名庖牺氏）教人捕鱼打猎，圈养动物。《汉书·律历志》载：

"庖牺氏继天而王，为百王先，德始于木，故为帝太昊。作罔罟以田渔，取牺牲，故天下号曰庖牺氏。"[3]

捕鱼打猎活动促进了人们大脑的思考，增长了智慧，制造出弓箭等捕猎工具，同时还促进了人们的身体运动，使身体灵活轻便，既强身健体，又延长寿命。劳动促进了人类社会进步，改善了人类生活环境。考古发现，在一些属于新石器时代早期和中期的遗址中，除有大量的原始农业工具外，还有农作物种子和家畜骨骼。说明远在七八千年前，我国黄河、长江流域已有一定水平的原始农业和畜牧业。此后，人们又逐渐掌握了运用一些简单工具治病的经验，利用

① 王先慎. 韩非子集解［M］//诸子集成：五. 北京：中华书局，1954：339.
② 王嘉撰，萧绮录. 拾遗记［M］. 北京：中华书局，1981：240-241.
③ 班固. 汉书［M］. 北京：中华书局，1999：869.

砭石、荆棘、骨针、竹针等，挑破脓疡和刺激人体的某些部位以治疗疾病，从而发明了针刺技术，出现"庖牺制九针"以治病的传说。

4. 农耕改善饮食结构

我国是一个以农业立国的国家，农耕文化的创始者神农氏（炎帝）最早将人民带入农耕文化社会。《周易·系辞下》说：

"包（庖）牺氏没，神农氏作，斫木为耜，揉木为耒，耒耨之利，以教天下。"①

《淮南子·修务训》载：

"古者民茹草饮水，采树木之实，食蠃蚌之肉，时多疾病毒伤之害，于是神农乃始教民播种五谷，相土地宜燥湿肥硗高下，尝百草之滋味，水泉之甘苦，令民知所避就。当此之时，一日而遇七十毒。"②

《管子·轻重戊》言：

"神农作种五谷于淇山之阳，九州之人乃知谷食。"③

上述文献都介绍了神农氏开创中华民族农耕文明与医药学的先河。他通过无数次的尝试，逐渐认识到各种植物对人体的益害及治疗的作用，在与自然、疾病等的斗争中，不断探索实践，发明与总结了医药知识和经验。传说他"以赭鞭鞭草木，始尝百草，始有医药"（《史记·补三皇本纪》），"以赭鞭鞭百草，尽知其平毒寒温之性，臭味所主，以播百谷"（干宝《搜神记·卷一》），"尝味草木，宜药疗疾，救夭伤人命"（《帝王世纪》），"磨蜃鞭芨，察色腥，尝草木，而正名之。审其平毒，旌其燥寒，察其畏恶，辨其臣使，厘而三之，以养其性命而治病。一日间而遇七十毒，极含气也"（《路史·外纪》）。由此，神农氏及先民们掌握了许多动植物的产地、形态、性味和功能的知识，能有效地对疾病进行防治。这种以医药积极预防和妥善治疗为特点的思想，在神农氏时已露端倪，为中华医药学的继续发展奠定了坚实的基础。人们也在日常生活中，有意地从营养学的角度来调整和设计日常的饮食结构，保证营养的吸取，直接促进了身体素质的提高，促进了人类的发展。④

（二）早期关于养生的传说

在早期的传说中，文明的缔造者们已经有了关于医道和养生的意识和思想。

1. 黄帝论医学道养生

黄帝姓公孙，号轩辕，生于神农之世，是继神农之后的又一个圣王。传说他发明了车、船、锅、镜、箭弩等工具。黄帝时期，居住在黄河中下游地区的各部族互相攻伐，暴虐百姓，黄帝率兵出征，擒杀最为凶暴的蚩尤，平定中原，与东方和南方的部族互相融合，在经济、文化上互相影响，被视为中华民族的共同先祖。梁启超称"寻常百家姓谱，无一不祖黄帝"[《饮冰室合集（六）·中国史叙论》]。

黄帝确立了一系列具有根本性意义的人类行为规范，法天则地，四时遵序，各成法度。

《淮南子·览冥训》说：

"昔者黄帝治天下，而力牧、太山稽辅之，以治日月之行律，治阴阳之气，节四时之度，正律历之数，别男女，异雌雄，明上下，等贵贱，使强不掩弱，众不暴寡，人民保命而不夭，

① 宋祚胤注释. 周易［M］. 长沙：岳麓书社，2000：347.
② 刘向. 淮南子［M］//诸子集成：七. 北京：中华书局，1954：331.
③ 戴望. 管子校正［M］. 北京：中华书局，1954：414.
④ 刘小华，贾芩芩. 炎帝神农氏养生思想研究［J］. 军事体育进修学院学报，2006（4）：5-7.

岁时孰而不凶，百官正而无私，上下调而无尤，法令明而不暗，辅佐公而不阿，田者不侵畔，渔者不争隈。道不拾遗，市不预贾，城郭不关。邑无盗贼，鄙旅之人相让以财……"①

《管子》也有记载：

"昔黄帝以其缓急作五声，以政（正）五钟。……五声既调，然后作立五行以正天时、五官以正人位。"②（《管子·五行第四十一》）

"故黄帝之治也，置法而不变，使民安其法也。所谓仁、义、礼、乐者皆出于法。"③（《管子·任法第四十五》）

从这些文献的记载中，我们可以看出黄帝治理社会，开创人文的丰功伟绩，因此他被后人誉为人文初祖。

在养生文化方面，《庄子·在宥》记载了黄帝去崆峒山恭敬地向广成子请教如何修炼长生久视的养生之道（图1-1），广成子回答：

"至道之精，窈窈冥冥；至道之极，昏昏默默。无视无听，抱神以静，行将至正。必静必清，无劳女形，无摇女精，乃可以长生。目无所见，耳无所闻，心无所知，女神将守形，形乃长生。"④

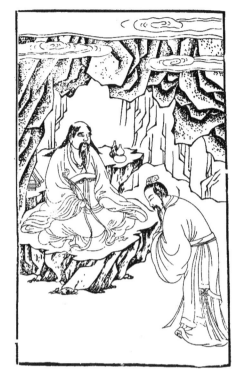

图1-1　黄帝见广成子图
（引自《列仙全传》）

广成子的观点确立了清静无为的养生理论基础。

汉代之前对黄帝的利用除史官和儒家之外，道家对黄帝神话的构建则沿着另一个方向前进。1973年在西汉马王堆出土的帛书中，《黄帝书》与《老子》（乙本）合抄成一卷，并且位于《老子》之前，其在当时的影响可想而知。黄帝成为后世黄老学说的源头，中国传统中医的重要典籍《黄帝内经》也是假托黄帝之名所作，这表明至少在汉代，黄帝在养生方面具有最高的权威性。

2. 阴康作舞夏禹行步

阴康氏是一位古代帝王，在神农氏之后，即现在人们常说的陶唐氏，"阴康氏，今误作陶唐氏"⑤。《吕氏春秋·仲夏纪·古乐》记载：

"昔阴康氏之始，阴多滞伏而湛积，水道壅塞，不行其原，民气郁阏而滞着，筋骨瑟缩不达，故作为舞而宣导之。"⑥

介绍了阴康氏创作舞蹈以宣散气血的情况。相似的记载见于宋朝罗泌《路史·前纪》卷九：

"阴康氏时，水渎不疏，江不行其原，阴凝而易闶。人既郁于内，腠理滞着而多重，得所以利其关节者，乃制为之舞，教人引舞以利道之，是谓大舞。"

由以上文献看，"舞"的目的是疏散人体内的阴湿之气，使人体关节灵活自如，所谓"大舞"，实际上就是一种类似于气功导引的养生方法，其基本作用是宣达腠理、通利关节，达到散瘀消积、保持健康的目的。《路史》中有关"大舞"的记载虽属后人补记，但大体上与原始文化的特征相吻合。从文字的解释方面看，"舞"在甲骨文中的写法为♠，李孝定言"像人执物而舞之形"⑦；

① 刘向. 淮南子［M］//诸子集成：七. 北京：中华书局，1954：94.
② 戴望. 管子校正［M］. 北京：中华书局，1954：242.
③ 戴望. 管子校正［M］. 北京：中华书局，1954：256.
④ 王先谦. 庄子集解［M］//诸子集成：三. 北京：中华书局，1954：65.
⑤ 徐旭生. 中国古史的传说时代［M］. 北京：科学出版社，1960：258.
⑥ 吕不韦. 吕氏春秋［M］//诸子集成：六. 北京：中华书局，1954：51.
⑦ 李孝定. 甲骨文集释［M］//"中央研究院"历史语言研究所专刊之五十. 台北："中央研究院"历史语言研究所，1970：1927.

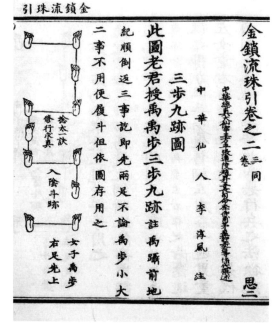

图1-2　道书《金锁流珠引》中的禹步图示例

于省吾云"上部像人两手执武器，下部像两足"①。这与后来《说文解字》释"巫"所说的"像人两袖舞形"②相似。陈梦家《商代的巫术与神话》说："古书凡言好巫必有歌舞之盛，盖所谓舞者乃巫者所擅长，而巫字实舞字。"③他概括巫的职事为祝史、预卜、医、占梦、舞雩五种。

《礼记·乐记》："舞，动其容也。"蔡邕《月令章句》："乐容曰舞，有俯仰张翕，行缀长短之制。"可见，舞应该有两方面的含义，即活动身体与巫术。

除借助舞蹈活动达到疏通气血、活动关节的目的外，传说中夏朝的开创者大禹似乎也是养生方面的先驱，他发明了一种步行的方法来锻炼身体，即"禹步"。《太平御览》卷八十二引《尸子》曰："古者，龙门未辟，吕梁未凿，禹于是疏河决江，十年不窥其家。生偏枯之病，步不相过，人曰禹步。"④大禹因为专注于治水，风栉雨沐，勤劳而致疾，导致半身不遂，走路不稳，于是他调整身体重心而形成一种特别的步态（图1-2）。皇甫谧《帝王世纪》载：

"尧命（禹）以为司空，继鲧治水，乃劳身涉勤，不重径尺之璧，而爱日之寸阴，故世传禹病偏枯，足不相过，至今巫称禹步是也。"⑤

后来由于巫师也效仿这种步态，故后世巫步也称作"禹步"。其特点在于步伐左右弧形交错，跟步随步，后人认为是太极拳步法的雏形，有一定健身功效。

出土的文献中也有"禹步"的记载，如睡虎地秦墓竹简：

"行到邦门困（闉），禹步三，勉一步，呼：'皋，敢告曰：某行毋咎，先为禹除道。'"（《日书甲种》）⑥

"［出］邦门……投符地，禹步三，曰：'皋，敢告□符，上车毋顾，上□。'"（《日书乙种》）⑦

马王堆出土医书中也有记载：

"一方，以月晦日日下铺（晡）时，取块大如鸡卵者，男子七，女子二七。先以块置室后，令南北列，以晦往之块所，禹步三，道南方始，取块言曰由言曰：'今日月晦，靡（磨）尤（疣）北。'"（《五十二病方》）⑧

"一曰：行宿，自呼：'大山之阳，天□□□，□□先□，城郭不完，□以金关。'即禹步三，曰以生荆长二寸，周昼［画］中。"（《养生方》）⑨

这些文献中的"禹步"都用于出行、治病等。

① 于省吾. 甲骨文字诂林［M］. 北京：中华书局，1996：255-257.
② 许慎. 说文解字［M］. 天津：天津古籍出版社，1991：100.
③ 陈梦家. 商代的巫术与神话［J］. 燕京学报，1936（20）：536-537.
④ 李昉. 太平御览［M］. 石家庄：河北教育出版社，1994：703.
⑤ 皇甫谧. 帝王世纪·二十五别史：第1册［M］. 济南：齐鲁书社，2000：21.
⑥ 睡虎地秦墓竹简整理小组. 睡虎地秦墓竹简［M］. 北京：文物出版社，2001：223.
⑦ 睡虎地秦墓竹简整理小组. 睡虎地秦墓竹简［M］. 北京：文物出版社，2001：240.
⑧ 马继兴. 中国出土古医书考释与研究：下卷［M］. 上海：上海科学技术出版社，2015：193.
⑨ 马继兴. 中国出土古医书考释与研究：下卷［M］. 上海：上海科学技术出版社，2015：464.

第二节　商周的生命观念及养生实践

殷商到周，奴隶制得到较大发展。殷商时期，中原各地小国林立，商王直接统治的地区不过是王都附近的一小块地方。由于王都居于东、西、南、北四方之中，故把这块国土称为"中国"，西周王朝也把京师或中原地区称为"中国"。"中国"一词既含有"地区居中"之意，也有"文化中心"之意。我国王朝不断更迭，"中国"这个称呼却一直沿用至今。这个时期出现可考的、最早的文字，后世称之为甲骨文。这些刻写在龟甲兽骨之上的文字多为商王占卜所用，内容丰富，涉及社会生活的许多方面，如农业、畜牧、田猎、货币、交通、先公先王、诸妇诸子、家族宗法、平民奴隶、方国地理、刑罚牢狱、征伐战争、天文历法、祭祀宗教、医药卫生等。商代历史上一些关键性的问题，都可以从甲骨文中找到有关资料。在深入研究前人在医疗保健方面的观念及防疾治病的内容时，也可以利用甲骨文相关卜辞和文字。

一、殷商时期的生命观念

（一）对疾病的认识及治疗

从 1943 年胡厚宣《殷人疾病考》开始至今，人们陆续研究了甲骨文中与疾病、医药卫生等相关的内容，发现甲骨文所涉及的疾病包括头面五官科、内外妇儿科、骨科如精神病、风寒感冒、疟疾蛔虫、传染病、酒精中毒等 40 余种[1]。当时人们非常关注身体是否染病的情况，如：

"贞：妇好有病，隹有害？"（《殷墟文字乙编》4098）

"贞：其有疾？贞：亡疾？"（《殷墟书契后编》下 27.2）

这两则都是询问是否患病。

"……疾民（萌）？"（《殷墟卜辞》1633）

"王役（疫）民（萌）？"（《殷墟书契后编》下 32.8）

这两则表达出对发病初期的担心。

"戊申卜，㱿贞：妇好不延有疾？贞：妇好其延有疾？"（《甲骨文合集》13931）

"甲子卜，㱿贞：疾役（疫）不延？贞：疾役（疫）其延？"（《殷墟文字乙编》7310）

"癸酉卜，争贞：王腹不安，亡延？"（《甲骨文合集》5373）。

"延"是延续之意。以上表达出对病情是否加重的关切。

"贞：有疾，羌其死？"（《殷墟书契前编》6.1.5）

"丙午卜，贞：……有疾？不死？"（《京都大学人文科学研究所藏甲骨文字》446）

以上表达了对疾病后期是否恶化的忧虑。

"辛丑卜，贞：疾起？亡亦起？"（《殷墟文字乙编》8816）

"其方……疾正？"（《殷墟文字甲编》1640）

"贞：役（疫），隹有不正？"（《殷墟书契前编》6.4.1）

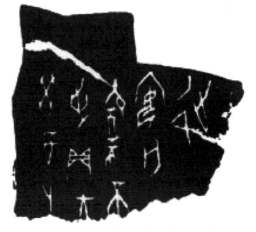

图 1-3　甲骨文"王腹不安"拓片

① 靳士英. 疾病史研究 60 年［J］. 中华医史杂志，1996（3）：152-161.

"贞：疾其去？"[1]（《甲骨续存》1.644）

以上表达对疾病好转痊愈的希冀。

对于一些常见的、简单的病，殷人已经知道了致病的原因，如关于风寒致病有记载：

"丁酉卜，㱿贞：杞侯热，弗其祸风，有疾？"（《甲骨文合集》13890）

"癸酉下，贞：叩祸风有疾？"（《殷墟文字乙编》125）

"贞：雀祸风有疾？"（《京都大学人文科学研究所藏甲骨文字》1668）

因饮酒致病有记载：

"甲子卜，宾贞：毕酒在病，不从王事？贞：其从王事？"（《甲骨文合集》9560）

（二）对生命的关注与了解

1. 对疾病成因的命名

通过对甲骨文的研究可以发现，殷商时，人们在生病、分娩时都祈祷祖宗、神灵佑助；对日常生活中的吉、凶、祸、福与健康状况也不时卜问，进而举行各种形式的祭祀活动以驱除不祥。当时生产力不发达，生活水平低，人们居住的自然环境也十分险恶，人们的平均寿命短，因而对那些会致伤或致命的因素极其警惕，这很自然地反映在文字中。如：

，即"蛊"，在商代是灾难、苦难的象征，也表示一种疾病，即蛊疾。许慎《说文解字》说："蛊，腹中虫也。"段玉裁说："中虫者，谓腹内中虫食之毒也。自外而入，故曰中，自内而蚀，故曰虫。"（《说文解字注》）

，即"它"，亦即"蛇"，此字是毒蛇的象形，在其形象上还有代表人脚的"止"，意味着"它"是极其危险的动物，人应当止步，不要靠近。甲骨卜辞里的"它"不只代表着蛇害，也有不详病因的含义，如《甲骨文合集》第16991片中的"王有它"、第17019片中的"辛唯它？弗它？"都是此意。

2. 对生育的关注

在卜辞中，有很多关于商王的妻妾怀孕、分娩、生育的占卜辞例。据统计，甲骨文卜辞收藏的关于生育的卜辞有1 000多片3 000多条，涉及是否怀孕、分娩日期、生男生女、是否难产等内容。如：

"贞，妇康有子？今六月。"（《殷墟文字乙编》817）

"辛丑卜，㱿贞：妇好有子？三月。辛丑卜，亘贞，王占曰：母其有子。"（《甲骨文合集》94正）

"丙午卜，争贞：黄尹丁人妇，不显。在丁家，有子。"（《甲骨文合集》3096）

这些卜辞是关于妇康、妇好等女子是否怀孕的占卜。

"辛未卜，㱿贞：妇女娩，嘉？王占曰：其唯庚娩，嘉？三月庚戌娩，嘉。"（《甲骨文合集》94）

这是对妇女预产期的推算记录。

"甲申卜，妇好冕（娩）……引吉，三旬又一日，甲寅冕（娩）……佳女。"（《甲骨文合集》14002正）

"癸亥卜……妇好冥（娩）……艰，死。"（《甲骨续存》2450）

此两段卜辞记载的是著名的妇好分娩的情况，其中一次分娩生女，另一次是难产。这些卜辞，成了中国最早的产科档案。

---

[1] 朱桢. 殷商时代医疗水平概述［J］. 山东医科大学学报（社会科学版），1995（2）：39-46.

3. 对死亡的恐惧

殷商时期的人们崇尚鬼神，《礼记·表记》说："殷人尊神，率民以事神，先鬼而后礼。"事无大小都要占卜，尤其是关系到自身的生命和死亡时更是如此。在甲骨文占卜的卜辞中，关于死亡有"有疾不死"（《甲骨文合集》13794）、"疾不死"（《明义士收藏甲骨》702）、"贞有疾年其死"（《殷墟书契前编》6.15）等卜辞。

二、殷商时期与养生相关的记载

（一）广泛应用酒剂

酒的历史源远流长。在新石器时代晚期的龙山文化遗址中，曾发现很多陶制酒器。而大禹时就有造酒的传说，从"昔者帝女令仪狄作酒而美，进之禹，禹饮而甘之"（《战国策·魏二》），到夏代少康造秫酒，再到周代的酒正，我国酿酒业一直较为发达。酒被称作是"百药之长""解忧良药"，有"销忧者莫若酒"（《汉书·东方朔传》）、"何以解忧，惟有杜康"（曹操《短歌行》）、"白茅醴酒，灵巫拜祷。神嘻饮食，使人寿老"（《焦氏易林》）等说法。

从出土的殷墟卜辞、西周青铜器铭文以及传世文献记载看，我国早在商代就已经发明了酒，甲骨文有"酒"的记录。有时作 ⿰⿱、⿰、⿰、⿰ 等形，即"酉"字。《说文解字》说：

"酉，就也。八月黍成，可为酎酒。象古文酉之形。"

后来"酉"字被用作地支后，又出现了⿰，即"酒"字。《说文解字》说：

"酒，就也。所以就人性之善恶。从水从酉，酉亦声。一曰造也，吉凶所造也。古者仪狄作酒醪，禹尝之而美，遂疏仪狄。杜康作秫酒。"

甲骨文中与酒相关的卜辞有：

"□酉卜贞：酉，子有疾，弗……"（《甲骨文合集》22508）

"甲子卜，宾贞：毕酒在疾，不从王事？"（《甲骨文合集》9560）

以上两段卜辞有饮酒过量致病的意思。第二段中的"毕"是人名。

关于酒，《诗经·豳风·七月》说"饮彼春酒，以介眉寿"，认为酒有延年益寿的功能。但多饮酒有害，《尚书·酒诰》称"殷之迪诸臣百工，乃湎于酒"，《尚书·无逸》也说"殷王受之迷乱，酗于酒德"。1976 年商代妇好墓出土的近 2 000 件文物中，青铜器有 468 件，礼器有 210 件，其中酒器占总数的 74%[①]，从中可以看出酒器和酒在殷人生活中之重要。

合理利用酒的溶剂作用，可以浸制药酒。甲骨文中有⿰和⿰，即"鬯"，像器皿中盛有酒的形状，中有小点，表示酒糟，本义为古代祭祀、宴饮用的香酒，用郁金草和黑黍酿成，可以说是一种药酒。钱穆在《殷人文化之推测》中述及"甲骨文中有酒、鬯等字，祭鬯至百卣，见其时酿酒之盛"[②]。藁城台西商代遗址有酿酒作坊，出土有成罐的草木樨和大麻子等制酒原料，可能用于制药酒。

（二）施行按摩针灸

甲骨文中有表示按摩的字形记载，如⿰，即"殷"字。于省吾说："我认为，古文'殷'字像人内腑有疾病，用按摩器以治之。"[③]

还有⿰，即"付"字，甲骨文从人从手，当是"拊"字初文。《说文解字》说："拊，循也，从手，付声。""循，摩也。"古籍中"拊""抚"二字通用。"拊"之意当为抚摩、按摩。

① 中国社会科学院考古研究所. 殷墟妇好墓［M］. 北京：文物出版社，1980：44.

② 钱穆. 国史大纲［M］. 上海：上海书店出版社，1989：20.

③ 于省吾. 甲骨文字释林［M］. 北京：商务印书馆，2010：322.

甲骨文"付"字形正像以手按摩人下腹之形。相关卜辞有：

"贞：疒付（拊），龙（宠）？"（《殷墟文字乙编》2340）

"勿疒付（拊）？"（《殷墟文字乙编》8075）

"疒付"即按摩治疗腹部的意思。

胡厚宣先生《论殷人治疗疾病之方法》认为，"疒"，心腹疾也，像一人因病仰卧于床，另一人以手按摩其腹部之形，殷人治病，已知按摩之法[①]。

根据甲骨卜辞记载，按摩主要用于腹部疾病，胸部、背部、腰部及四肢之病也间有用之，是最早的按摩记载。

甲骨文中又有 𝌆、𝌆和𝌆、𝌆，均为"余"，即"叙"字，为尖锐有柄之器。《释名·释典艺》说："叙，杼也。杼泄其实，宣见之也。"可以理解为手执针灸工具而砭刺疗病之形。这些工具在当时可能为砭石。古代砭石有四种功用：以石熨贴，以石按摩，以石割痛脓刺放瘀血，以石叩击刺激患处。

甲骨文又有 𝌆字，学者释为"乂"，读为"艾"，是艾灸治病之意。相关卜辞有：

"戊午卜，至，妻御父戊，良，又（有）乂（艾）？"（《甲骨文合集》470）

"……巫妹乂（艾）子？"（《铁云藏龟拾遗》11.10）

这两则均卜问是否用艾灸治疗。

（三）出现药食治疗

甲骨文中有 𝌆字，温少峰等认为："此字是会意字，像以草药治疗病人，当是'药'即'藥'字初文。"[②]卜辞有：

"贞：有药，龙（宠）？"（《殷墟文字乙编》6412）

商代已有食物疗法的端倪。如甲骨文有用鱼治病的例子：

"丙戌卜，贞：疒，用鱼？"（《库方二氏藏甲骨卜辞》1212）

有治病用"枣"的记载：

"甲戌卜，贞：有疟，秉枣？"（《殷墟卜辞》105）

"□□卜，宾贞，……疾，王秉枣。"（《殷墟书契续编》6.23.10）

（四）发明汤液

历代认为汤液始于伊尹。相传伊尹是夏末商初人，辅佐商汤建立商朝。他创立"五味调和说"与"火候论"，《史记·殷本纪》说他"负鼎俎，以滋味说汤，致于王道"，其理论成为饮食理论和中药理论的基础，尤其是中药汤剂剂型的直接源头。

皇甫谧《针灸甲乙经》序中还说：

"伊尹以亚圣之才，撰用神农本草以为汤液……仲景论广伊尹汤液，为数十卷，用之多验。"[③]

皇甫谧称伊尹还撰写有《汤液》（即《汤液本草》）一书，《汉书·艺文志·方技略》中也有《汤液经法》五十二卷的记载，证实汉以前"汤液"的使用情况。

殷墟出土的大量青铜器中，有很多为炊饮器具，可推测烹调饮食包括汤液当时已出现。不过甲骨文中只有单味药如"以枣治疟""以艾疗疾"的卜辞，说明由单味药向方剂配伍的发展

① 胡厚宣. 论殷人治疗疾病之方法［J］. 中原文物，1984（4）：27–31.

② 温少峰，袁庭栋. 殷墟卜辞研究——科学技术篇［M］. 成都：四川省社会科学院出版社，1983：339.

③ 皇甫谧. 针灸甲乙经［M］. 沈阳：辽宁科学技术出版社，1997：5.

仍有一个过程，至少未体现在现有资料中。早期治疗也反映了药食同源的特点。

（五）重视清洁卫生

1. 个人卫生习俗

商代人爱好清洁，勤于沐浴，甲骨文中屡见有表示洗脸的"沫"字，形如 🦅，看是一个象形文字，像一个人跪在地上对着一盆水洗脸。

其他清洁用字还有"盥"和"洗"。"盥"，甲骨文作 ♨，洗手之意。清代段玉裁《说文解字注》：

"澡手也。水部曰：澡，洒手也。《礼》经多言盥，并言凡洒手曰澡、曰盥，洒面曰颒，濯发曰沐，洒身曰浴，洒足曰洗。"

洗，甲骨文作 🦶，专为"洗脚"的意思，《说文解字》解释"洗"说："洒足也。从水先声。稣典切。"清代段玉裁注引《礼记·内则》曰："'面垢，燂潘请颒；足垢，燂汤请洗。'此洒面曰颒，洒足曰洗之证也。"（段玉裁《说文解字注》）

甲骨文又有 🧹，即"帚"字，"手拿毛巾打扫"的意思。《礼记·内则》曰："凡内外，鸡初鸣，咸盥漱衣服，敛枕簟，扫室堂及庭。"说明清洁打扫在当时已经成为每个家庭及个人的日常卫生习惯。

2. 城市公共卫生的发展

1973 年，考古工作者在浙江余姚河姆渡新石器文化遗址中发现了一口水井。这口水井是中国目前发现的最早的一口水井[1]。据考古研究发现，在我国夏代人们已经普遍凿井取水饮。随着城市建立，生活污水处理也早有先进的办法，商都及战国燕下都发现有下水道。

三、巫的存在与意义

巫是沟通人与神的中介，起源于公元前的阶级社会。《说文解字》解释"巫"字说："祝也。女能事无形，以舞降神者也。像人两褎舞形，与工同意。古者巫咸初作巫。"[2]记载了巫咸的名字。据文献记载，巫咸是商代前期商王太戊所立之相，是治理国家的贤人。《史记·殷本记》载巫咸"治王家有成"，并做《咸艾》和《太戊》两文论述治国之道。《吕氏春秋·审分览·勿躬》说：

"巫彭作医，巫咸作筮，此二十官者，圣人之所以治天下也。"[3]

说明巫是朝中设置的一种职位。因此，巫实际是一个集巫术、医术于一身的人物，亦即早期巫医不分。

巫也用药物治病，如《山海经·大荒西经·灵山十巫》说：

"有灵山，巫咸、巫即、巫盼、巫彭、巫姑、巫真、巫礼、巫抵、巫谢、巫罗十巫，从此升降，百药爰在。"[4]

《山海经·海内西经》说：

"开明东有巫彭、巫抵、巫阳、巫履、巫凡、巫相，夹窫窳之尸，皆操不死之药以距之。"[5]

本则郭璞加注云："皆神医也。"可见巫与医两职兼于一身。汉代刘向《说苑·辨物》又

---

① 浙江省文物考古研究所. 河姆渡：新石器时代遗址考古发掘报告：上［M］. 北京：文物出版社，2003：292.
② 许慎. 说文解字［M］. 天津：天津古籍出版社，1991：100.
③ 吕不韦. 吕氏春秋［M］//诸子集成：六. 北京：中华书局，1954：206.
④ 刘向，刘歆编定. 山海经：插图本［M］. 南京：凤凰出版社，2012：328.
⑤ 刘向，刘歆编定. 山海经：插图本［M］. 南京：凤凰出版社，2012：271.

记录了上古时期的巫医苗父的事迹：

　　"吾闻上古之为医者曰苗父。苗父之为医也，以菅为席，以刍为狗，北面而祝，发十言耳，诸扶而来者，舆而来者，皆平复如故。"①

　　记载了苗父以祈祷治疗疾病的情况，说明巫医不分。此外，甲骨卜辞有：

　　"癸酉卜，宾贞：毕无疾？"（《甲骨文合集》13735）

　　"癸丑卜，亘贞：疾齿，御于示……若？"（《甲骨文合集》13653）

　　"乙丑卜，古贞：毕祸风有疾？"（《甲骨文合集》13878）

　　卜辞中出现的"宾""亘""古"都是武丁时期经常出现的贞人名，他们负责问病，或具备一定的诊疗知识。后期可能出现分化，如卜辞说：

　　"辛亥卜，宾贞：勿取臭暨付（拊）？"（《殷墟卜辞》2354）

　　"臭""拊"被认为是分别负责用香和按摩的专职人员。"拊"或类似后世文献中记载的俞跗，又作"俞拊"。《史记·扁鹊仓公列传》记载：

　　"臣闻上古之时，医有俞跗，治病不以汤液醴酒，镵石挢引，案扤毒熨，一拨见病之应，因五藏之输，乃割皮解肌，诀脉结筋，搦髓脑，揲荒爪幕，湔浣肠胃，漱涤五藏，练精易形。"②

　　相关的记载还曾出现在《韩诗外传》《鹖冠子·世贤》等文献中。

　　卜辞又有：

　　"贞：小疾臣得？贞？小疾臣不其得？"（《甲骨续存》1.832）

　　"小疾臣"似为官职名，可能意味着从巫医不分发展到出现相对专职的医官。

　　因为有巫，随之也出现了不死药的传说。《淮南子·览冥训》记载：

　　"譬若羿请不死之药于西王母，恒娥窃以奔月。"③

　　所谓的"不死之药"，寄托了远古人们追求永生的美好愿望。

四、早期著作中的养生思想

（一）《尚书》

　　《尚书》是我国现存最早的典籍，也是古代最重要的经典之一。它记录了虞、夏、商、周的君王文告与君臣谈话记录。《尚书》虽以记录政事为主，但涉及的内容却极为广泛，包括宗教、哲学、法律、地理、天文、历法、军事、医学等，其中也不乏与养生有关或对后世养生观念有影响的内容。

1. 人为万物之灵

　　养生的基础与前提是对生命的态度和认识。殷商之际，虽然天命神学思想是思想主流，但其中也不乏对人和对生命的思考。《尚书·泰誓上》提出：

　　"惟天地万物父母，惟人万物之灵。"④

　　对人在自然界和生命界中的位置做出界定，其中一个"灵"字，体现了人类有思想、有意识这一与其他生命体的本质区别。既然人是万物之灵，生命的珍贵与重要便不言而喻了。《尚书·大禹谟》说：

① 刘向撰，赵善诒疏证. 说苑疏证［M］. 上海：华东师范大学出版社，1985：55.
② 司马迁. 史记［M］. 北京：中华书局，1982：2786.
③ 刘安. 淮南子［M］. 哈尔滨：北方文艺出版社，2013：119.
④ 姜建设注说. 尚书［M］. 郑州：河南大学出版社，2008：348.

"与其杀不辜，宁失不经，好生之德，洽于民心。"①

强调对生命要珍惜与尊重，反对随意杀戮。"好生之德"成为中国文化的重要观念。

2. 长寿为"五福"之首

《尚书·洪范》谈论人们追求的"五福"时，首次提出"五福"的含义：

"一曰寿，二曰富，三曰康宁，四曰攸好德，五曰考终命。"②

明确指出人类所向往与追求的五种福分。其中，"寿""康宁""考终命"都与养生密切相关。"寿"即长寿，居"五福"之首；"康宁"即身心舒泰，健康无疾；"考终命"指人能享尽天年，寿终正寝。对于"五福"的排列次序，汉儒郑玄解释说：

"此数本诸其尤者，福是人之所欲，以尤欲者为先，以下缘人意轻重为次耳。"③

说明"五福"的排列是根据常人所追求的强烈程度而定的，将长寿列为福气的第一种，反映了人们"求生恶死"的强烈愿望。

3. 非正常死亡与"六极"

与"五福"相对，《尚书·洪范》也讨论了人类普遍厌恶的六种厄运，即"六极"：

"一曰凶、短、折；二曰疾；三曰忧；四曰贫；五曰恶；六曰弱。"④

"凶""短""折"都是指人的非自然死亡，"疾""弱"则与身心健康问题有关。《尚书》将健康长寿视为人的最大福气，而将横死、夭折、体弱都视为厄运。在《尚书·康诰》中也有：

"恫瘝乃身，敬哉！"⑤

"若有疾，惟民其毕弃咎。"⑥

以上将恶政比喻为人体病痛，必须去除，其中折射出人们对疾病的厌恶之情。

4. 命有定数也有夭折

《商书·高宗肜日》：

"惟天监下民，典厥义。降年有永有不永，非天夭民，民中绝命。"⑦

上天给人们的寿命，有永有不永，即有终其天年也有中途夭折，夭折原因并非上天，而是人们自己。必须要"典厥义"，"义"为"宜"，即要举止得宜，方能长久。也有人认为这亦体现出一种积极的生命观，"义"是规范，类似后世所说的仁义，也是同样的道理，即寿命与个人的适当努力有关。

5. 讲求防病和药效

《尚书·说命》记载：

"若药弗瞑眩，厥疾弗瘳。若跣弗视地，厥足用伤。"⑧

前一句论用药，认为药性要足够，才能发挥相应的作用，"瞑眩"可以认为是用药的副作用，此句包含着祛邪务尽的思想。后一句意为如果赤足着地，那么就容易受伤。这两句话在此虽然是比喻，但也反映了当时的防病治病知识。

① 姜建设注说. 尚书［M］. 郑州：河南大学出版社，2008：303.
② 姜建设注说. 尚书［M］. 郑州：河南大学出版社，2008：195.
③ 李学勤. 十三经注疏·尚书正义［M］. 北京：北京大学出版社，1999：324，364.
④ 姜建设注说. 尚书［M］. 郑州：河南大学出版社，2008：195.
⑤ 姜建设注说. 尚书［M］. 郑州：河南大学出版社，2008：210.
⑥ 姜建设注说. 尚书［M］. 郑州：河南大学出版社，2008：211.
⑦ 姜建设注说. 尚书［M］. 郑州：河南大学出版社，2008：176.
⑧ 姜建设注说. 尚书［M］. 郑州：河南大学出版社，2008：341.

《尚书》作为一部珍贵的文献记录，记载了中华民族早期的生命观念与养生理念，弥足珍贵，其所提倡的对于生命的呵护与敬重、对于健康长寿的追求与向往、对于生命后天因素的看重等观念均被历代所遵奉，成为传统养生学的重要组成部分。[①]

（二）《周易》

《周易》又称《易经》或《易》，其来历源远流长，被后人誉为中国文化的群经之首。"易"有变易、简易、不易三种含义。"周"既指传说的周文王，也有周密之意。相传《易经》有三易之说，夏曰《连山易》，殷曰《归藏易》，周曰《周易》，前两部已佚不存，唯《周易》流传下来。

《周易》全书内容由经和传两部分构成。《易经》是主体部分，形成于殷周之际，由六十四卦和三百八十四爻组成。《易传》是对《易经》的最早解说，共有十篇，包括《彖传》（上、下）、《象传》（上、下）、《系辞传》（上、下）及《文言传》《说卦传》《序卦传》《杂卦传》，统称"十翼"。它反映的是中国早期的符号文化，是一部以占卜为形式、以符号文字表示上古朴素的科学思想和文化精神的奇书。传说伏羲创八卦，周文王被拘而推演作六十四卦，周公旦写卜辞补充卦辞，孔子撰传"十翼"阐释思想内涵，所以史上有"时历三古，人更四圣"之说，说明此书是我国上古三代人集体智慧的结晶。

《周易》着眼于宇宙天地，立足于人类自身，对自然界的发生、发展和变化规律进行总结。这些规律之中，也包含生命的规律以及种种影响生命的因素。它以阴阳来阐述宇宙间事物的变化规律，提出"一阴一阳之谓道"，认为宇宙万物时刻在运动变化着，这种变化称之为"变易"，而且这种变化是客观存在的，不以任何人的主观意识而改变，这种规律称之为"不易"。了解变易与不易的基本规律，就可以知道事物发展变化过程中渐变及突变的动向，从而可以遵循、掌握它，此为"简易"。故《周易·系辞上传》云：

"易与天地准，故能弥纶天地之道，仰以观于天文，俯以察于地理，是故知幽明之故。原始反终，故知死生之说。"[②]

《周易》对医学与养生的影响可谓极大，此处仅就经传中直接与养生有关的内容略做论述。

1. 论生命与阴阳

《周易·系辞上传》说：

"刚柔相摩，八卦相荡。鼓之以雷霆，润之以风雨。日月运行，一寒一暑。乾道成男，坤道成女。乾知大始，坤作成物。"[③]

"天地之大德曰生。"[④]

指出生命源于天地阴阳的分化与相合，并以乾坤分别代表男女，亦即阴阳。由此也可以看到，内涵丰富的阴阳概念的抽象提炼，离不开对男女生殖的思考。故学者认为古代房中术最早萌芽于《周易》。郭沫若指出，八卦的阴爻和阳爻，就是男女生殖器的象征；闻一多更认为，八卦即男女交合的过程，每一卦都是不同的交合标志，尤其是坎卦，更是典型的、明显的交合象征。但是经过抽象之后，阴阳成为一种与生命有关的哲学思想，延伸去解释万物和社会。如《周易·系辞上传》又说：

"天地絪缊，万物化醇，男女构精，万物化生。"[⑤]

---

① 章原. 《尚书》的生命意识与"五福""六极"思想刍议［J］. 上海中医药大学学报，2011，25（2）：25-27.
② 宋祚胤注释. 周易［M］. 长沙：岳麓书社，2000：321.
③ 宋祚胤注释. 周易［M］. 长沙：岳麓书社，2000：316.
④ 宋祚胤注释. 周易［M］. 长沙：岳麓书社，2000：345.
⑤ 宋祚胤注释. 周易［M］. 长沙：岳麓书社，2000：363.

"阴阳合德，而刚柔有体，以体天地之撰，以通神明之德。"①

《周易·序卦传》说：

"有天地然后有万物，有万物然后有男女，有男女然后有夫妇，有夫妇然后有父子，有父子然后有君臣，有君臣然后有上下，有上下然后礼义有所错。"②

《周易》的阴阳之理应用无穷，正如《周易·系辞上传》中所说的：

"圣人设卦观象，系辞焉而明吉凶，刚柔相推而生变化。"③

2. 论存变应变

《周易》上通天文，下通地理，中通万物之情，目的就是要把握规律，从而可以"存变"，即了解变化规律，以达到应变、适变。《周易·系辞上传》说：

"是故夫象，圣人有以见天下之赜，而拟诸其形容，象其物宜，是故谓之象。圣人有以见天下之动，而观其会通，以行其典礼，系辞焉以断其吉凶，是故谓之爻。极天下之赜者存乎卦，鼓天下之动者存乎辞，化而裁之存乎变，推而行之存乎通，神而明之存乎其人，默而成之，不言而信，存乎德行。"

"化而裁之谓之变，推而行之谓之通。"④

《周易·系辞下传》说：

"穷神知化，德之盛也。"⑤

这一原则也是养生理论的宗旨。对"丰"卦，《周易·彖传》中说：

"日中则昃，月盈则食，天地盈虚，与时消息，而况于人乎？"⑥

就是体察自然反推于人的一种体现。对"随"卦，《周易·彖传》中则说：

"随时之义大矣哉！"⑦

关于体察四时变化，顺应四时规律，《周易·系辞下传》也说：

"日往则月来，月往则日来，日月相推而明生焉。寒往则暑来，暑往则寒来，寒暑相推而岁成焉。往者屈也，来者信（伸）也，屈信（伸）相感而利生焉。"⑧

对于这种知变应变的思想，《周易·系辞下传》有较好的概括：

"《易》之为书也不可远，为道也屡迁，变动不居，周流六虚。上下无常，刚柔相易，不可为典要，唯变所适。"⑨

"君子藏器于身，待时而动，何不利之有？"⑩

"唯变所适""待时而动"，很好地阐明了适时、应时的法则。

3. 论防患思危

《周易》立论的目的在于掌握自然变化规律。着眼于自身的安危，强调审时度势，顺应自然，力求主观与客观的协调统一，以防患于未然。《周易·系辞下传》说：

"危者，安其位者也。亡者，保其存者也……君子安而不忘危，存而不忘亡，治而不忘乱，

---

① 宋祚胤注释. 周易［M］. 长沙：岳麓书社，2000：364.
② 宋祚胤注释. 周易［M］. 长沙：岳麓书社，2000：397.
③ 宋祚胤注释. 周易［M］. 长沙：岳麓书社，2000：317.
④ 宋祚胤注释. 周易［M］. 长沙：岳麓书社，2000：343.
⑤ 宋祚胤注释. 周易［M］. 长沙：岳麓书社，2000：357.
⑥ 宋祚胤注释. 周易［M］. 长沙：岳麓书社，2000：267.
⑦ 宋祚胤注释. 周易［M］. 长沙：岳麓书社，2000：90.
⑧ 宋祚胤注释. 周易［M］. 长沙：岳麓书社，2000：356.
⑨ 宋祚胤注释. 周易［M］. 长沙：岳麓书社，2000：368.
⑩ 宋祚胤注释. 周易［M］. 长沙：岳麓书社，2000：358.

是以身安而国家可保也。"①

"其出入以度，内外使知惧，又明于忧患与故。无有师保，如临父母。初率其辞而揆其方，既有典常。苟非其人，道不虚行。"②

对"既济"卦，《周易·象传》说：

"君子以思患而豫防之。"③

这种居安思危、未变先防的思想，正是中医养生思想的理论渊源。

思危，一方面是要早预防，远避有害的情况。如对"涣"卦，《周易·象传》说：

"涣其血，远害也。"④

"涣"即离，"血"指伤害，故应远害。

《周易·系辞下传》说：

"善不积不足以成名，恶不积不足以灭身。"⑤

另一方面，即便出现危害的情况，如能及时补过，也可无害。《周易·系辞上传》说：

"悔吝者言乎其小疵也，无咎者善补过者也。"⑥

这种居安思危思想的意义，以《周易·系辞下传》的一段概括最为精要：

"是故其辞危，危者使平，易者使倾。其道甚大，百物不废。惧以终始，其要无咎。此之谓《易》之道也。"⑦

4. 论颐养之道

"颐养"这个词，来源于《易经》中的颐卦。《周易·颐》说：

"颐，贞吉。观颐，自求口实。"⑧

《周易·序卦》说：

"物畜然后可养，故受之以颐，颐者，养也。"⑨

"观颐，自求口实"，首先是指以饮食来奉养身体。对"颐"卦，《周易·象传》又说：

"颐，贞吉，养正则吉也。观颐，观其所养也；自求口实，观其自养也。天地养万物，圣人养贤以及万民。颐之时大矣哉！"⑩

提出"养正"的说法，即奉养正确、适当为吉。又强调"时"，即适应四时来奉养。在具体方法方面，《周易·象传》说：

"君子以慎言语，节饮食。"⑪

这些对后世养生均有重要的影响。

5. 论医药卫生

《周易》爻辞中还有不少关于古代医药卫生知识的内容。

《周易·周易》"无妄"卦辞说：

"无妄之疾，勿药有喜。"

---

① 宋祚胤注释. 周易［M］. 长沙：岳麓书社，2000：359-360.
② 宋祚胤注释. 周易［M］. 长沙：岳麓书社，2000：369.
③ 宋祚胤注释. 周易［M］. 长沙：岳麓书社，2000：307.
④ 宋祚胤注释. 周易［M］. 长沙：岳麓书社，2000：290.
⑤ 宋祚胤注释. 周易［M］. 长沙：岳麓书社，2000：359.
⑥ 宋祚胤注释. 周易［M］. 长沙：岳麓书社，2000：319.
⑦ 宋祚胤注释. 周易［M］. 长沙：岳麓书社，2000：373.
⑧ 宋祚胤注释. 周易［M］. 长沙：岳麓书社，2000：133.
⑨ 宋祚胤注释. 周易［M］. 长沙：岳麓书社，2000：391.
⑩ 宋祚胤注释. 周易［M］. 长沙：岳麓书社，2000：133-134.
⑪ 宋祚胤注释. 周易［M］. 长沙：岳麓书社，2000：134.

《周易·象传》说：

　　"无妄之药，不可试也。"①

　　意为对于正道的人，即使有疾，不用药物也可痊愈，不必乱用药物。《周易》还有多处谈到水源清洁问题，如《周易·井》说：

　　"井泥不食，旧井无禽。"

　　"井渫不食，为我心恻；可用汲，王明并受其福。"

　　"井冽，寒泉食。"②

　　谈到井水浑浊不能食用、颓败的井边不利于生命等，而当井修缮并淘净之后，清澈甘甜的井水就可以食用了。

（三）《周礼》

　　《周礼》是儒家经典，相传为西周时期的著名政治家、思想家、文学家、军事家周公旦所著，所涉及的内容极为丰富，其中包含不少医药卫生内容。根据《周礼》记载，西周时期的医药知识比商代又有了进步，出现了专职的医师，建立了医政组织和医疗考核制度；出现了最早的医学分科，分为内科、外科、食医、兽医四种；还有不少关于饮食调养的内容。

1. 重视饮食健康，分科出现食医

　　根据《周礼》的描述，周代已经建立与饮食相关的制度，设立相应官职，有完善的饮食管理机构。《周礼·天官·冢宰》中，有膳夫、庖人、内饔、外饔、烹人、甸师、兽人、渔人、鳖人、腊人、酒正、酒人、浆人、凌人、笾人、醢人、酰人、盐人等部门。各个部门内又设置各层官吏、杂役、奴隶等，分别从事监督管理、生产制作等工作。

　　《周礼·天官·冢宰》还记载，当时设置有医师机构，主要掌管医疗事务及药物管理工作。而当时的医生分科，除内、外科医生和兽医外，还有专门的食医（图1-4）。据记载：

　　"食医，掌和王之六食、六饮、六膳、百羞、百酱、八珍之齐。"

　　其主要职能是掌管王宫成员的饮食事务，包括食物搭配、调味制作等。在医学四科之中，食医居于疾医、疡医、兽医之首，其重视程度可见一斑。

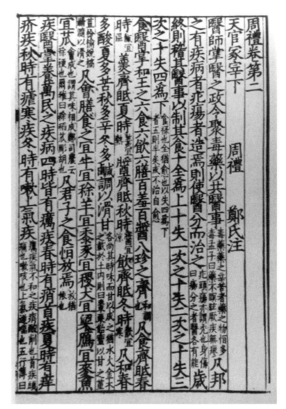

图1-4　《周礼·天官·冢宰》论食医书影

2. 顺应四季调食

　　《周礼·天官·冢宰》记载：

　　"凡食齐视春时，羹齐视夏时，酱齐视秋时，饮齐视冬时。凡和，春多酸，夏多苦，秋多辛，冬多咸，调以滑甘。"③

　　郑玄注："饭宜温，羹宜热。"此处谈论饮食的寒温，可与四季的气温相比拟。饭类当如春季气候，

① 宋祚胤注释. 周易［M］. 长沙：岳麓书社，2000：127.
② 宋祚胤注释. 周易［M］. 长沙：岳麓书社，2000：233-236.
③ 宋祚胤注释. 周易［M］. 长沙：岳麓书社，2000：233-236.

宜温；羹类当如夏季气候，宜热；酱类当如秋季气候，宜凉；饮类当如冬季气候，宜寒。调和五味也要顺应四季阴阳，春多食酸，夏多食苦，秋多食辛，冬多食咸，并用滑润甘甜之物调和。

3. 注重五味分养

《周礼·天官·冢宰》中提出了重要的五味奉养原则：

"以酸养骨，以辛养筋，以咸养脉，以苦养气，以甘养肉，以滑养窍。"[①]

即用酸味补养骨骼，用辛味补养筋脉，用咸味补养血脉，用苦味补养精气，用甘味补养肌肉，用滑润通利孔窍。这是很重要的饮食调养理论。

在《周礼》中，除了食医，疾医、疡医在治疗疾病时也运用饮食疗法进行辅助，如疾医（内科医生），"以五味、五谷、五药，养其病，以五气、五声、五色，视其死生"；疡医（外科医生），"凡疗疡，以五毒攻之，以五气养之，以五药疗之，以五味节之"[①]。可见当时已将食疗提到很高的地位。

（四）《山海经》

《山海经》为古代地理著作，撰者不详。古本原有 34 篇，由于历代校订、删并，至今仅存18 篇。各篇著作时代亦无定论，近代学者多认为并非出自一人之手，亦非一个时代所撰成。其中的 14 篇是战国时期的作品，《海内经》4 篇则为西汉初年的作品。《山海经》的主要内容为民间传说中的地理知识，包括山川、地理、民族、物产、药物、祭祀、巫医等，保存了不少远古的神话传说。

在《山海经》中，记载了一些具有养生预防作用的药物，仅以其中的《南山经》所载为例，即有：

"祝余：食之不饥。

"迷榖：佩之不迷。

"狌狌：食之善走。

"育沛：佩之无瘕疾。

"鹿蜀：佩之宜子孙。

"旋龟：佩之不聋。

"鲢：食之无肿疾。

"类：食者不妒。

"猼訑：佩之不畏。

"鹠鸺：食之无卧。

"兽（状如狐而九尾）：食者不蛊。

"灌灌：佩之不惑。

"赤鱬：食之不疥。

"虎蛟：食者不肿，可以已痔。

"木（状如榖而赤理）：食者不饥，可以释劳。"

上述记载中，既有动物也有植物，在用法上有食、佩两类，即内服与外用。功效方面，如不饥、不迷、善走、宜子孙、不妒、不畏、不惑、释劳等，偏于增强身心素质的养生功效；像无肿疾、不疥、不肿等，既指治疗功效，也指预防疾病。可见当时药物应用的丰富。不过《山海经》的记载仅有功效，没有药性论述，也没有用法的说明，反映出药学理论尚未系统成型。

---

① 贾公彦. 周礼注疏·天官·冢宰 [M] //十三经注疏：上 [M]. 北京：中华书局，1979：640–668.

第三节　先秦诸子与养生

春秋战国时期，随着生产力的发展，科学文化也相应发展起来，出现了"诸子蜂起，百家争鸣"的局面，史称儒、墨、道、法、名、阴阳、纵横、农、杂九家为"九流"，加上小说家，称为"十家"，即"九流十家"。在各家的学术争鸣中，人们在世界本源、生命学说及人生现象等方面有了较为客观的认识，对养生理论的形成产生了积极的影响。

一、儒家的养生思想

儒家的养生思想，包括爱惜身体，注重精神调摄，合理安排生活，注意起居饮食，等等，体现在其著作及其修订的史书中。此外，有一些与养生有关的词，如修身、养性、养气、养心，也最早见于儒家经典《论语》《孟子》等书。

（一）《左传》

《左传》原名《左氏春秋》，汉代改称《春秋左氏传》，简称《左传》。是春秋末年左丘明为解释孔子的《春秋》而作。《左传》传文起自鲁隐公元年（公元前 722 年），讫于鲁哀公二十七年（公元前 468 年），以《春秋》记事为纲叙事，其中有用史实补充《春秋》经文的，也有订正《春秋》记事错误的，还有说明《春秋》笔法的。

《左传》作为早期儒家经典，具有一定的道德训诫地位。书中对生命和养生的论述，对后世也有重要影响。

1. 论定命

《左传·成公十三年》载：

"民受天地之中以生，所谓命也。是以有动作礼仪威仪之则，以定命也。能者养之以福，不能者败以取祸。"①

认为上天赋予人们性命，然而需要以各种规范来尽此定数，"能者"可靠后天养护取得福气，而"不能者"则会遭受厄运连连。

《左传》还反对长生不死的思想，鲁昭公二十年（公元前 523 年）时齐侯与晏子有一段对话：

"公曰：古而无死，其乐若何？晏子对曰：古而无死，则古之乐也，君何得焉？昔爽鸠氏始居此地，季萴因之，有逢伯陵因之，蒲姑氏因之，而后大公因之。古者无死，爽鸠氏之乐，非君所愿也。"②

非常浅显地说明了一个道理：古人若不死，只是古人的快乐，那就没有今人的位置了。

2. 论生活规律

鲁昭公元年（公元前 542 年），晋侯有疾，人们对其病因有诸多讨论，其中也反映出时人对疾病形成的看法。如郑国大臣子产（名姬侨）说：

"山川之神，则水旱疠疫之灾，于是乎禜之。日月星辰之神，则雪霜风雨之不时，于是乎禜之。若君身，则亦出入饮食哀乐之事也，山川星辰之神，又何为焉？侨闻之，君子有四时：朝以听政，昼以访问，夕以修令，夜以安身。于是乎节宣其气，勿使有所壅闭湫底，以露其体。兹心不爽，

① 左丘明. 左传 [M]. 长沙：岳麓书社，2000：317.
② 左丘明. 左传 [M]. 长沙：岳麓书社，2000：334-335.

而昏乱百度。今无乃壹之，则生疾矣。"①

他认为疾病与神灵无关，而在于生活不节，需要起居合时，"节宣其气"。孔颖达疏曰：

"以时节宣散其气也。节即四时是也。凡人形神有限，不可久用。神久用则竭，形大劳则敝，不可以久劳也。神不用则钝，形不用则痿，不可以久逸也。固当劳逸更递，以宣散其气。朝以听政，久则疲，疲则易之以访问。访问久则倦，倦则易之以修令。修令久则怠，怠则易之以安身。安身久则滞，滞则易之以听政。以后事改前心，则亦所以散其气也。"②

以上对生活"劳逸更递"与养生的关系做了很好的论述。

3. 论六气致病

秦国医生医和诊治晋侯时指出疾病的形成受四时气候的影响：

"天有六气，降生五味，发为五色，征为五声，淫生六疾。六气曰阴、阳、风、雨、晦、明也。分为四时，序为五节，过则为灾。阴淫寒疾，阳淫热疾，风淫末疾，雨淫腹疾，晦淫惑疾，明淫心疾。"③

子产也有类似的观点：

"则天之明，因地之性，生其六气，用其五行。气为五味，发为五色，章为五声，淫则昏乱，民失其性。"④

"过则为灾"和"淫则昏乱"其意相近，均指过度的气候变化，就会导致灾病。加以防备则成为重要的养生预防原则。

4. 论节制养生

在关于晋侯疾病的讨论中，医和还谈到房事之害：

"（医和）曰'疾不可为也。是谓近女室，疾如蛊。非鬼非食，惑以丧志。良臣将死，天命不佑。'公曰：'女不可近乎？'对曰：'节之。先王之乐，所以节百事也。故有五节，迟速本末以相及，中声以降，五降之后，不容弹矣。于是有烦手淫声，慆堙心耳，乃忘平和，君子弗德也。物亦如之，至于烦，乃舍也已，无以生疾。君子之近琴瑟，以仪节也，非以慆心也……女，阳物而晦时，淫则生内热惑蛊之疾。今君不节不时，能无及此乎？'"⑤

这里讲到各种淫乐之事过度均有害于健康，特别强调女色"不节不时"之害，提出"平和"的养生原则。同样，鲁昭公二十一年（公元前522年），周景王准备铸大钟"无射"时，泠州鸠说：

"王其以心疾死乎？……夫音，乐之舆也，而钟，音之器也……小者不窕，大者不槬，则和于物。物和则嘉成。故和声入于耳而藏于心，心亿则乐。窕则不咸，槬则不容，心是以感，感实生疾。今钟槬矣，王心弗堪，其能久乎？"⑥

"槬"指声响很大。周景王铸大钟追求过度的喧闹，被认为会损伤心神。果然翌年，"王有心疾"，不久即死去。

5. 论情绪与健康

《左传》记载，鲁昭公二十五年（公元前518年），子大叔引子产之言曰：

"民有好、恶、喜、怒、哀、乐，生于六气，是故审则宜类，以制六志。哀有哭泣，乐有歌舞，喜有施舍，怒有战斗。喜生于好，怒生于恶。是故审行信令，祸福赏罚，以制死生。生，好物也。

---

① 左丘明. 左传［M］. 长沙：岳麓书社，2000：271.
② 杜预，孔颖达，陆德明. 春秋左传注疏：四［M］. 济南：山东画报出版社，2004：1206.
③ 左丘明. 左传［M］. 长沙：岳麓书社，2000：272.
④ 左丘明. 左传［M］. 长沙：岳麓书社，2000：345.
⑤ 左丘明. 左传［M］. 长沙：岳麓书社，2000：272.
⑥ 左丘明. 左传［M］. 长沙：岳麓书社，2000：334.

死，恶物也。好物，乐也；恶物，哀也。哀乐不失，乃能协于天地之性，是以长久。"①

他认为情绪不失于偏，生命才能长久，反之则易生疾。如鲁哀公五年（公元前 490 年），齐景公说：

"二三子间有忧虞，则有疾疢。"②

情绪状态也能反映人的健康状况。鲁昭公二十五年（公元前 518 年），在酒宴上宋公与叔孙昭子说话语调近乎哭泣，乐祁退而告人说：

"今兹君与叔孙，其皆死乎？吾闻之，哀乐而乐哀，皆丧心也。心之精爽，是谓魂魄。魂魄去之，何以能久？"③

是年两人皆去世。

6. 论同姓不婚

在古代，同姓不婚是避免近亲繁殖的可行手段。《左传·僖公二十三年》中反映了当时人们对生育健康的认识：

"男女同姓，其生不蕃。"④

在关于晋侯疾病的讨论中，子产还认为同姓结婚可能导致生疾：

"侨又闻之：内官不及同姓，其生不殖。美先尽矣，则相生疾，君子是以恶之。故《志》曰：'买妾不知其姓，则卜之。'违此二者，古之所慎也。男女辨姓，礼之大司也。今君内实有四姬焉，其无乃是也乎？若由是二者，弗可为也已。四姬有省犹可，无则必生疾矣。"⑤

"内官不及同姓，其生不殖"是有意义的观点。当然即使有同姓姬人，也不会令晋侯本人生病。子产的话一是强化这种观念，二是意在让晋侯减少后宫。

7. 论饮食之道

《左传·昭公二十年》中，晏子在谈到"和"时，用饮食做比喻说：

"和如羹焉，水、火、醯、醢、盐、梅，以烹鱼肉。燀之以薪，宰夫和之，齐之以味，济其不及，以泄其过。君子食之，以平其心。……先王之济五味，和五声也，以平其心，成其政也。……若以水济水，谁能食之？"⑥

晏子强调要有不同的味道相调和，才是美味，反对单一的味道。当然多种味道要"济其不及，以泄其过"。另外，对于饮食与健康，晋国膳宰屠蒯说：

"味以行气，气以实志。"⑦

说明五味通过调益气血，从而充实精神的机理。

8. 制冰与卫生

《左传》中记载的周代藏冰制度，是值得一提的公共卫生保健措施。鲁昭公四年（公元前 539 年），申丰以"藏冰之道"言于季孙说：

"其藏冰也，深山穷谷，固阴冱寒，于是乎取之。……其出入也时。食肉之禄，冰皆与焉。大夫命妇，丧浴用冰。……自命夫、命妇，至于老疾，无不受冰。山人取之，县人传之，舆人纳之，隶人藏之。夫冰以风壮，而以风出。其藏之也周，其用之也遍，则冬无愆阳，夏无伏阴，春无凄风，

---

① 左丘明. 左传［M］. 长沙：岳麓书社，2000：344-345.
② 左丘明. 左传［M］. 长沙：岳麓书社，2000：395.
③ 左丘明. 左传［M］. 长沙：岳麓书社，2000：344.
④ 左丘明. 左传［M］. 长沙：岳麓书社，2000：73.
⑤ 左丘明. 左传［M］. 长沙：岳麓书社，2000：271.
⑥ 左丘明. 左传［M］. 长沙：岳麓书社，2000：333.
⑦ 左丘明. 左传［M］. 长沙：岳麓书社，2000：300.

秋无苦雨，雷不出震，无灾霜雹，疠疾不降，民不夭札。"①

说明夏季用冰来消暑有助于健康。襄公二十一年，申叔豫托疾不出时则用冰来诈病：

"方暑，阙地，下冰而床，重茧衣裘，鲜食而寝。"②

即将冰置于床下，自己厚衣覆盖以示病重。

（二）《论语》

《论语》是一部儒家经典，主要记载儒家学派创始人孔子的言行，也有其弟子们的一些自相问答。孔子（公元前551年—前479年），名丘，字仲尼，春秋末期鲁国陬邑（今山东省曲阜市南辛镇）人，儒家学派的创始人。

《论语》中虽然没有关于养生的篇章，却不乏对养生有指导意义的精辟见解。例如其主张关注生命、修养身心、仁寿并举、重礼和节、演练六艺、调养性情、追求人的自身完善等思想，可以说对传统养生思想的形成产生了积极而深远的影响。

1. 重视生命

《论语》重视"仁"，肯定人的存在和人的价值，认为天地万物之中人最宝贵，而人则以生为贵。《论语·乡党》说：

"厩焚。子退朝，曰'伤人乎？'不问马。"③

这里体现孔子对人的生命的重视。《论语·述而》说：

"子之所慎：斋、战、疾。"④

将疾病与祭祀、战争这两件关系到国家福祸存亡的大事相提并论，足见他对健康的重视。而且他对疾病的成因持客观的态度。《论语·述而》载：

"子疾病，子路请祷。……子曰：'丘之祷久矣。'"

对孔子的态度，朱熹指出：

"圣人未尝有过，无善可迁。其素行固已合于神明，故曰：'丘之祷久矣。'……孔子之于子路，不直拒之，而但告以无所事祷之意。"⑤

一方面，孔子对疾病与鬼神的关系存疑；另一方面，朱熹认为孔子平时言行即合于神明，不必临时抱佛脚。这也是对养生有意义的观点。

《论语·乡党》载：

"康子馈药，拜而受之。曰：'丘未达，不敢尝。'"⑥

孔子对不了解药性的药物不随便服用，显示了其对身体负责的态度。《论语·为政》提到：

"孟武伯问孝。子曰：'父母唯其疾之忧。'"

朱熹注解说：

"言父母爱子之心，无所不至，唯恐其有疾病，常以为忧也。人子体此，而以父母之心为心，则凡所以守其身者，自不容于不谨矣，岂不可以为孝乎？"⑦

意思是说，父母最担心子女的健康，所以子女注意自己的身体就是尽孝。把健康与儒家思想最重视的孝道结合起来。

---

① 左丘明. 左传［M］. 长沙：岳麓书社，2000：281.
② 左丘明. 左传［M］. 长沙：岳麓书社，2000：217.
③ 朱熹. 四书集注之一：大学 中庸 论语［M］. 西安：三秦出版社，2005：181.
④ 朱熹. 四书集注之一：大学 中庸 论语［M］. 西安：三秦出版社，2005：141.
⑤ 朱熹. 四书集注之一：大学 中庸 论语［M］. 西安：三秦出版社，2005：151.
⑥ 朱熹. 四书集注之一：大学 中庸 论语［M］. 西安：三秦出版社，2005：181.
⑦ 朱熹. 四书集注之一：大学 中庸 论语［M］. 西安：三秦出版社，2005：78.

2. 倡论"仁寿"

"仁"是《论语》的核心思想，包含的内容非常广泛，例如为人要忠恕、孝悌，待人要恭敬、仁慈、宽厚、有礼，处事要刚毅、果断、守信、谦虚、节俭等。《论语·雍也》说：

"仁者寿。"

将仁与寿两者相联系，把养生与道德修养结合起来，这是孔子养生思想最为集中的表现。"仁"之所以能"寿"，朱熹注解说："静而有常故寿。"[①] 还有孔子对"仁"的另一些论述，如"仁者静"（《雍也》），"仁者不忧"（《子罕》），"仁者，其言也切"（《雍也》），等等，均说明具有"仁"这种高尚品德的君子，胸怀坦荡，谦虚和乐，精神状态乐观向上，故有利于身体健康。

此外，《论语·季氏》提出去"三愆"，守"三戒"，说：

"少之时，血气未定，戒之在色；及其壮也，血气方刚，戒之在斗；及其老也，血气既衰，戒之在得。"[②]

这可以说既是仁的要求，也是寿的要求。当然，在儒家思想里，仁的意义要高于寿。《论语·卫灵公》说：

"志士仁人，无求生以害仁，有杀身以成仁。"[③]

体现了孔子对生命的社会价值更为重视。

《论语》要求人们内心要保持仁厚祥和，乐观向上的心理状态对养生是大有益处的。

3. 讲究饮食起居

《论语》一方面强调"食无求饱，居无求安"（《学而》），反对追求物质生活的舒适安逸和奢侈豪华，提出"君子居之，何陋之有"（《子罕》），"士而怀居，不足以为士矣"（《宪问》），"士志于道而耻恶衣恶食者，未足与议也"（《里仁》）；另一方面却特别讲究饮食的卫生和日常起居的合理合节。这是孔子思想的一体两面。

为了保证身体健康，他提出了饮食保健的原则。对此，《论语·乡党》记载：

"食不厌精，脍不厌细。食饐而餲，鱼馁而肉败，不食；色恶，不食；臭恶，不食；失饪，不食；不时，不食；割不正，不食；不得其酱，不食。肉虽多，不使胜食气。惟酒无量，不及乱。沽酒市脯，不食。不撤姜食，不多食。祭于公，不宿肉。祭肉不出三日，出三日不食之矣。食不语，寝不言。"[④]

以上所说详细而系统，包含丰富的卫生原则。如为便于消化和吸收，要"食不厌精，脍不厌细"，饮食精细有利于消化吸收；要食新鲜、清洁的食物，可以防止疾病的发生；进餐要定时，不食用经久变味、腐败发臭的食物；饮食和饮酒要有节制等。朱熹引谢氏之语赞道：

"圣人饮食如此，非极口腹之欲。盖养气体，不以伤生，当如此。"[⑤]

在起居方面，除前面讲到"寝不言"，意为反对睡前谈笑以免影响休息外，《论语·乡党》又说：

"寝不尸，居不客。"[⑥]

《论语·述而》则说：

① 朱熹. 四书集注之一：大学 中庸 论语［M］. 西安：三秦出版社，2005：133.
② 朱熹. 四书集注之一：大学 中庸 论语［M］. 西安：三秦出版社，2005：264.
③ 朱熹. 四书集注之一：大学 中庸 论语［M］. 西安：三秦出版社，2005：249.
④ 朱熹. 四书集注之一：大学 中庸 论语［M］. 西安：三秦出版社，2005：180.
⑤ 朱熹. 四书集注之一：大学 中庸 论语［M］. 西安：三秦出版社，2005：181.
⑥ 朱熹. 四书集注之一：大学 中庸 论语［M］. 西安：三秦出版社，2005：183.

"曲肱而枕之。"①

孔子反对僵卧（即"尸"）入眠，提倡侧身而卧的睡姿。而所谓"居不客"，即勿拘谨。在《论语·述而》中有具体描述：

"子之燕居，申申如也，夭夭如也。"②

燕居即闲居，大意为姿态舒展，身心放松，这也是有利于健康的姿态。

《论语》还记载孔子重视射箭、驾车等运动，也积极倡导和参加健身活动，由此可见他并非文弱书生。

（三）《孟子》

《孟子》是记述战国孟轲的言行以及他与时人或弟子相互问答的典籍，为儒家的重要著作。《孟子》书中也蕴藏着不少养生思想，尤其是他所倡导的"善养吾浩然之气"对后世影响很大。据传孟轲寿至84岁，在当时可谓高寿。

孟子言论中对养生有积极影响的有以下内容。

1. 养气

所谓养气，即孟子所说的"我善养吾浩然之气"。《孟子·公孙丑上》对"浩然之气"的解释：

"其为气也，至大至刚，以直养而无害，则塞于天地之间。其为气也，配义与道，无是，馁也。是集义所生者，非义袭而取之也，行有不慊于心，则馁矣。"③

孟子所养的气是具有重道德、讲仁义特点的儒家之气，养好此气就是在精神上充实自己，以意志为主导，如果胸怀坦荡无私就能使气保养充盈。孟子还说：

"夫志，气之帅也；气，体之充也。"④

身体充满浩然正气，人就能保持自己的本心，以高尚的道德情操远离不健康的生活方式，从而达到健身养生的目的。

2. 养心

孟子持"人性本善"的观点，他提出人应该保留"赤子之心"，因为婴儿的心是最纯洁的。《孟子·告子章句上》说：

"恻隐之心，人皆有之；羞恶之心，人皆有之；恭敬之心，人皆有之；是非之心，人皆有之。恻隐之心，仁也；羞恶之心，义也；恭敬之心，礼也；是非之心，智也。"⑤

所以要"存其心，养其性"。他所说的恻隐之心、羞恶之心、恭敬之心、是非之心即儒家强调的仁、义、礼、智、信，这些是人的本心，只有保持人的本心，培养人的本性，以此安身立命，才可颐养天年。

至于养心的具体内容，《孟子·尽心下》认为：

"养心莫善于寡欲。其为人也寡欲，虽有不存焉者，寡矣；其为人也多欲，虽有存焉者，寡矣。"⑥

指出养心首先要节制自己的欲望。若欲望太多，必致形累神耗，因此减少物质欲望，可以更好地进行精神调摄。不过孟子所说的寡欲，不是一味的节俭，而是得其所宜。《孟子·尽心下》

---

① 朱熹. 四书集注之一：大学 中庸 论语 [M]. 西安：三秦出版社，2005：144.
② 朱熹. 四书集注之一：大学 中庸 论语 [M]. 西安：三秦出版社，2005：139.
③ 朱熹. 四书集注之二：孟子 [M]. 西安：三秦出版社，2005：44-45.
④ 朱熹. 四书集注之二：孟子 [M]. 西安：三秦出版社，2005：45.
⑤ 朱熹. 四书集注之二：孟子 [M]. 西安：三秦出版社，2005：181-182.
⑥ 朱熹. 四书集注之二：孟子 [M]. 西安：三秦出版社，2005：250.

中说：

"口之于味也，目之于色也，耳之于声也，鼻之于臭也，四肢之于安佚也，性也。有命焉，君子不谓性也。"[7]

"舜之饭糗茹草也，若将终身焉；及其为天子也，被袗衣，鼓琴，二女果，若固有之。"[8]

孟子认为人性都追求更美好更安逸，但要知"命"，不能放任这种人性中的欲望。所谓"命"不是指命定，而是指适应当时的境遇。就像舜，在穷困时能安于粗陋衣食，当天子之后也能自然地享用尊贵。正如朱熹注解所说：

"言圣人之心，不以贫贱而有慕于外，不以富贵而有动于中，随遇而安，无预于己，所性分定故也。"[9]

这是对养生非常有价值的良好心态。

（四）《礼记》

《礼记》又名《小戴礼记》，是战国至秦汉年间儒家学者解释经书《仪礼》的文章选集。《礼记》的作者不止一人，写作时间也有先有后，一般认为其中的多数篇章可能是孔子的72名高徒及其学生的作品，也兼收有先秦的其他典籍。《礼记》的内容主要是记载和论述先秦的礼制、礼仪，解释仪礼，记录孔子和弟子等的问答，记述修身做人的准则。其中也有不少关于医药与养生的内容。略举数则如下。

1. 论卫生仪礼

《礼记》对个人卫生的记载颇多。如要求勤于洗浴，《礼记·内则》说：

"子事父母，鸡初鸣，咸盥漱。"

"父母唾洟不见。冠带垢，和灰请漱。衣裳垢，和灰请澣。衣裳绽裂，纫箴请补缀。五日则燂汤请浴，三日具沐。其间面垢，燂潘请靧。足垢，燂汤请洗。"[10]

在《礼记》中，这些都是作为仪礼的要求，需要严肃对待。另外，《礼记》很注重居丧之礼，但又要求不以损害身体为度。如《礼记·曲礼上》说：

"居丧之礼，毁瘠不形，视听不衰。……居丧之礼，头有创则沐，身有疡则浴，有疾则饮酒食肉，疾止复初。不胜丧，乃比于不慈不孝。五十不致毁，六十不毁，七十唯衰麻在身，饮酒食肉，处于内。"[11]

居丧虽然悲伤，但不应损害自己的身体，甚至导致视听衰退。虽然居丧时应该少沐浴，但有疾病不在此限，说明要注意卫生，并且也不禁酒肉以保证营养。特别强调如果"不胜丧"，即因守丧而导致身体损害，等于不慈不孝。同样，上了年纪的人居丧也不受各种限制。这都是尊重生命的体现。正如《礼记·缁衣》所说：

"心以体全，亦以体伤。"[12]

可见，儒家所说的仁教，是要求在保养形体的基础上实行的。

2. 论顺应四时

《礼记·月令》中记载四时节律下的物候、人类行为以及政务情况，被学者认为有一定的

---

[7] 朱熹. 四书集注之二：孟子 [M]. 西安：三秦出版社，2005：244.

[8] 朱熹. 四书集注之二：孟子 [M]. 西安：三秦出版社，2005：237.

[9] 朱熹. 四书集注之二：孟子 [M]. 西安：三秦出版社，2005：238.

[10] 崔高维校点. 礼记 [M]. 沈阳：辽宁教育出版社，2000：93-94.

[11] 崔高维校点. 礼记 [M]. 沈阳：辽宁教育出版社，2000：7.

[12] 崔高维校点. 礼记 [M]. 沈阳：辽宁教育出版社，2000：203.

自然法令性质，高度体现了古代人们重视顺应四时的观念。

《礼记·月令》的记载涉及饮食、疾病和起居等多方面。如说春季"食麦与羊"，夏季"食菽与鸡"，秋季"食麻与犬"，冬季"食黍与彘"。又提到季节的时令不正会致病，如：

"孟春……行秋令，则其民大疫。"

"季春……行夏令，则民多疾疫。"

"仲夏……行秋令……民殃于疫。"

"仲冬……行春令……民多疥疠。"

"季冬……行春令，则胎夭多伤，国多固疾。"

还提到不同季节的时令特点及顺应时令的行为，如：

"仲春……是月也，安萌芽，养幼少，存诸孤。"

"季春之……是月也，生气方盛，阳气发泄，句者毕出，萌者尽达。不可以内。"

"孟夏……是月也，聚蓄百药。"

"仲夏……是月也，日长至，阴阳争，死生分。君子齐戒，处必掩身，毋躁。止声色，毋或进。薄滋味，毋致和。节嗜欲，定心气。"

"孟秋……是月也，养衰老，授几杖，行糜粥饮食。"

"孟冬……天气上腾，地气下降，天地不通，闭塞而成冬。"

"仲冬……土事毋作，慎毋发盖，毋发室屋，及起大众，以固而闭。地气且泄，是谓发天地之房，诸蛰则死，民必疾疫。……谨房室，必重闭。……是月也，日短至。阴阳争，诸生荡。君子齐戒，处必掩身。身欲宁，去声色，禁嗜欲。安形性，事欲静，以待阴阳之所定。"[①]

其中很多生活起居的注意事项，对后世的时令养生观念有一定的影响。

3. 注重敬老养老

《礼记》中还有不少反映古代养老事项的记载。如《礼记·内则》说：

"妇事舅姑，如事父母。鸡初鸣，咸盥漱……以适父母舅姑之所。及所，下气怡声，问衣燠寒，疾痛苛痒，而敬抑搔之。出入，则或先或后，而敬扶持之。进盥，少者奉盘，长者奉水，请沃盥，盥卒授巾。问所欲而敬进之，柔色以温之。饘酏酒醴芼羹菽麦黄稻黍粱、秝唯所欲，枣、栗、饴、蜜以甘之，堇、荁、枌、榆、免（新生物）、槁、薧（干的食物）、瀡以滑之，脂膏以膏之。"[②]

体现出对长辈精神和饮食等各方面的周到关怀。书中还介绍了古代养老制度，与养生相关的内容如：

"凡养老，有虞氏以燕礼，夏侯氏以飨礼，殷人以食礼，周人修而兼用之。……五十异粮，六十宿肉，七十二膳，八十常珍，九十饮食不违寝，膳饮从于游可也。……五十始衰，六十非肉不饱，七十非帛不暖，八十非人不暖，九十虽得人不暖矣。"[③]

这些制度的确符合老年人的身心特点，对老年养生很有意义，正如书中引曾子之言说：

"孝子之养老也，乐其心，不违其志；乐其耳目，安其寝处，以其饮食忠养之。"[④]

4. 注重饮食之道

《礼记·内则》中有较多篇幅谈到饮食。在饮食顺应四时方面，原则同《周礼·天官》，但有更详细的记载：

"凡食齐视春时，羹齐视夏时，酱齐视秋时，饮齐视冬时。凡和，春多酸，夏多苦，秋多辛，

① 崔高维校点. 礼记［M］. 沈阳：辽宁教育出版社，2000：50-62.
② 崔高维校点. 礼记［M］. 沈阳：辽宁教育出版社，2000：93.
③ 崔高维校点. 礼记［M］. 沈阳：辽宁教育出版社，2000：97.
④ 崔高维校点. 礼记［M］. 沈阳：辽宁教育出版社，2000：98.

冬多咸，调以滑甘。"

"春宜羔豚，膳膏芗（香）；夏宜腒鱐，膳膏臊；秋宜犊麛，膳膏腥；冬宜鲜羽，膳膏膻。"

"脍：春用葱，秋用芥；豚：春用韭，秋用蓼。脂用葱，膏用薤。三牲用藙（茱萸），和用醯。兽用梅。"①

而在各类食品具体的烹饪方面，则有详细的记载。例如：

"不食雏鳖，狼去肠，狗去肾，狸去正脊，兔去尻，狐去首，豚去脑，鱼去乙（肠子），鳖去丑。"

"糁：取牛羊豕之肉，三如一，小切之，与稻米，稻米二，肉一，合以为饵煎之。"②

在《礼记·射义》中还谈到酒的功能：

"酒者，所以养老也，所以养病也。"③

这些也对饮食养生有一定的影响。

5. 论音乐养生

《礼记·乐记》，是古代重要的音乐理论，其中也涉及音乐与身心健康的关系。如论音乐影响人的原理说：

"凡音之起，由人心生也。人心之动，物使之然也。感于物而动，故形于声。声相应，故生变；变成方，谓之音；比音而乐之，及干戚羽旄，谓之乐。乐者，音之所由生也；其本在人心之感于物也。

"是故其哀心感者，其声噍以杀。其乐心感者，其声啴以缓。其喜心感者，其声发以散。其怒心感者，其声粗以厉。其敬心感者，其声直以廉。其爱心感者，其声和以柔。六者，非性也，感于物而后动。"

音乐影响人的根本原因是"在人心之感于物也"。因此《礼记》提倡用音乐来净化人心，发挥劝导功能，以免人们放任欲望，导致疾病。《礼记·乐记》说：

"是故先王之制礼乐也，非以极口腹耳目之欲也，将以教民平好恶而反人道之正也。人生而静，天之性也；感于物而动，性之欲也。物至知知，然后好恶形焉。好恶无节于内，知诱于外，不能反躬，天理灭矣。夫物之感人无穷，而人之好恶无节，则是物至而人化物也。人化物也者，灭天理而穷人欲者也。于是有悖逆诈伪之心，有淫泆作乱之事。是故强者胁弱，众者暴寡，知者诈愚，勇者苦怯，疾病不养，老幼孤独不得其所，此大乱之道也。是故先王之制礼乐，人为之节；衰麻哭泣，所以节丧纪也；钟鼓干戚，所以和安乐也；昏（婚）姻冠笄，所以别男女也；射乡食飨，所以正交接也。礼节民心，乐和民声，政以行之，刑以防之，礼乐刑政，四达而不悖，则王道备矣。"④

对美好音乐的净化功能，在《礼记·乐记》中有专门论述：

"乐也者，圣人之所乐也，而可以善民心，其感人深，其移风易俗，故先王著其教焉。夫民有血气心知之性，而无哀乐喜怒之常，应感起物而动，然后心术形焉。……是故先王本之情性，稽之度数，制之礼义。合生气之和，道五常之行，使之阳而不散，阴而不密，刚气不怒，柔气不慑，四畅交于中而发作于外，皆安其位而不相夺也。"

"故乐行而伦清，耳目聪明，血气和平，移风易俗，天下皆宁。故曰：乐者乐也。君子乐得其道，小人乐得其欲。以道制欲，则乐而不乱；以欲忘道，则惑而不乐。是故君子反情以和其志，广乐以成其教，乐行而民乡方，可以观德矣。"⑤

这些可以说是音乐怡性养生的原则和依据。

---

① 崔高维校点. 礼记［M］. 沈阳：辽宁教育出版社，2000：96.
② 崔高维校点. 礼记［M］. 沈阳：辽宁教育出版社，2000：96-98.
③ 崔高维校点. 礼记［M］. 沈阳：辽宁教育出版社，2000：234.
④ 崔高维校点. 礼记［M］. 沈阳：辽宁教育出版社，2000：125-136.
⑤ 崔高维校点. 礼记［M］. 沈阳：辽宁教育出版社，2000：125-136.

（五）《荀子》

《荀子》作者荀况，战国末期赵国（今山西省西南部）人，是当时著名的思想家、哲学家。时人尊称他为"卿"，后人则尊称为"荀子"。《荀子》一书中有不少理论深具养生内涵，甚至把"养生"是否有"度"作为治乱的表征之一，如《乐论》说：

"乱世之征：其服组，其容妇，其俗淫，其志利，其行杂，其声乐险，其文章匿而采，其养生无度，其送死瘠墨，贱礼义而贵勇力，贫则为盗，富则为贼。治世反是也。"①

当然此处的"养生"是广义，指一切奉养生命的事物。不过书中不少篇章和概念也可以引申到保健意义上的养生，像"人定胜天""制天命而用之"等思想对积极的养生理论影响较大。

1. 顺应自然，备其天养

"天"是《荀子》中的一个重要概念。其《天论》说：

"天行有常，不为尧存，不为桀亡。应之以治则吉，应之以乱则凶。强本而节用，则天不能贫；养备而动时，则天不能病；修道而不贰，则天不能祸。故水旱不能使之饥，寒暑不能使之疾，祆怪不能使之凶。本荒而用侈，则天不能使之富；养略而动罕，则天不能使之全；倍（背）道而妄行，则天不能使之吉。故水旱未至而饥，寒暑未薄而疾，祆怪未至而凶。受时与治世同，而殃祸与治世异，不可以怨天，其道然也。故明于天人之分，则可谓至人矣。"②

荀子所说的"天"，指的是自然规律。国家治乱、社会安危、人身祸福，都取决于人们对"天"的顺应或背离。其关键在于人的行为，故应当"明于天人之分"。"养备而动时，则天不能病""养略而动罕，则天不能使之全"，是两句可以引申到养生之中的名言，可以理解为养护充分，顺应四时来运动，则上天也不能让人生病；反之如果忽略养护，而又缺少运动等努力，上天也难以让他身体健康。显然，荀子这里所说的"天"并非人格化的神灵，而是一种规律、道理。故其又说：

"列星随旋，日月递照，四时代御，阴阳大化，风雨博施，万物各得其和以生，各得其养以成，不见其事，而见其功，夫是之谓神。皆知其所以成，莫知其无形，夫是之谓天功。唯圣人为不求知天。"③

说明天道无形，只能在观察自然界的变化中揣摩参悟。自然界的星辰日月、四时风雨是丝毫不受人为因素控制的，而在自然之中万物却得以生长。据此，荀子提出重要的"天职""天功""天养"等概念。《天论》说：

"不为而成，不求而得，夫是之谓天职。如是者，虽深，其人不加虑焉；虽大，不加能焉；虽精，不加察焉，夫是之谓不与天争职。天有其时，地有其财，人有其治，夫是之谓能参。舍其所以参，而愿其所参，则惑矣。"④

"天职既立，天功既成，形具而神生，好恶、喜怒、哀乐臧焉，夫是之谓天情。耳、目、鼻、口形能各有接而不相能也，夫是之谓天官。心居中虚，以治五官，夫是之谓天君。财（裁）非其类，以养其类，夫是之谓天养。顺其类者谓之福，逆其类者谓之祸，夫是之谓天政。暗其天君，乱其天官，弃其天养，逆其天政，背其天情，以丧天功，夫是之谓大凶。圣人清其天君，正其天官，备其天养，顺其天政，养其天情，以全其天功。如是，则知其所为，知其所不为矣；则天地官而万物役矣，其行曲治，其养曲适，其生不伤，夫是之谓知天。"⑤

为了较具象地说明"天职"，即自然之职能，荀子以比拟人身和人事的方式命名了"天君""天

① 荀子. 荀子［M］. 孙安邦，马银华，译注. 太原：山西古籍出版社，2003：212.
② 张觉. 荀子校注［M］. 长沙：岳麓书社，2006：201–202.
③ 张觉. 荀子校注［M］. 长沙：岳麓书社，2006：202.
④ 张觉. 荀子校注［M］. 长沙：岳麓书社，2006：201.
⑤ 张觉. 荀子校注［M］. 长沙：岳麓书社，2006：203.

官""天养""天政""天情"等名词，指出要"清其天君，正其天官，备其天养，顺其天政，养其天情"，才能"全其天功"。原文的这种比拟更适合于从养生角度来理解，充分说明要细察自然之理，保持清醒的理智，发挥五官的作用，给予充分而合理的营养，顺应自然变化规律，使人的感情抒发畅快，就能获得天然的功用，亦即健康。即所谓"其行曲治，其养曲适，其生不伤"，这里"曲"为周到、全面之意。这些如都能做到，身体就不会受到伤害，生命就可以延长。

2. 正视欲望，以礼为养

前面引文中提到"财非其类，以养其类，夫是之谓天养"，意谓要善于利用各类天生的物质条件来养护身体，即为"天养"，这也是适用于养生的原则。荀子充分重视身体、形体的存在的客观性，提出要满足适当的物质需求。他指出人情有偏好，如"好生而恶死"：

"人之所欲生甚矣，人之所恶死甚矣。"[1]（《荀子·正名》）

"人莫贵乎生。"[2]（《荀子·强国》）

如"好利而恶害"：

"凡人有所一同：饥而欲食，寒而欲暖，劳而欲息，好利而恶害，是人之所生而有也，是无待而然者也……目辨白黑美恶，耳辨音声清浊，口辨酸咸甘苦，鼻辨芬芳腥臊，骨体肤理辨寒暑疾养，是又人之所常生而有也。"[3]《荀子·荣辱》

"人之情，食欲有刍豢，衣欲有文绣，行欲有舆马……是人之情也。"[4]（《荀子·荣辱》）

"饥而欲食，寒而欲暖，劳而欲息，好利而恶害，是人之所生而有也。"[5]（《荀子·非相》）

"夫人之情，口好味而臭（意为香）味莫美焉，耳好声而声乐莫大焉，目好色而文章致繁、妇女莫众焉，形体好佚而安重闲静莫愉焉，心好利而谷禄莫厚焉。（王者）合天下之所同愿兼而有之……"[6]（《荀子·王霸》）

对于人情欲望的偏好，荀子提出要客观看待，因为它是人之常情，无法避免。但这种欲望，从儒家角度来说是不能放任的，这也正是荀子说"人性恶"的内涵，因此必须以"礼"来节制，避免过度。《荀子·正名》说：

"故虽为守门，欲不可去，性之具也；虽为天子，欲不可尽。欲虽不可尽，可以近尽也；欲虽不可去，求可节也。所欲虽不可尽，求者犹近尽；欲虽不可去，所求不得，虑者欲节求也。道者，进则近尽，退则节求，天下莫之若也。"[7]

对欲望力求加以节制，则需要运用儒家所说的"礼"。《荀子·礼论》篇做了详细的论述：

"礼起于何也？曰：人生而有欲，欲而不得，则不能无求。求而无度量分界，则不能不争；争则乱，乱则穷。先王恶其乱也，故制礼义以分之，以养人之欲，给人之求。使欲必不穷乎物，物必不屈于欲。两者相持而长，是礼之所起也。

"故礼者养也。刍豢稻粱（梁），五味调香，所以养口也；椒兰芬苾，所以养鼻也；雕琢刻镂，黼黻文章，所以养目也；钟鼓管磬，琴瑟竽笙，所以养耳也；疏房、檖貌、越席、床笫、几筵，所以养体也。故礼者养也。

"君子既得其养，又好其别。曷谓别？曰：贵贱有等，长幼有差，贫富轻重皆有称者也。"[8]

这里有一个重要观点，是正视物与欲的关系。荀子指出适度限制欲望，合理利用物资，才

① 张觉. 荀子校注［M］. 长沙：岳麓书社，2006：288.
② 张觉. 荀子校注［M］. 长沙：岳麓书社，2006：194.
③ 张觉. 荀子校注［M］. 长沙：岳麓书社，2006：32–33.
④ 张觉. 荀子校注［M］. 长沙：岳麓书社，2006：34–35.
⑤ 张觉. 荀子校注［M］. 长沙：岳麓书社，2006：42.
⑥ 张觉. 荀子校注［M］. 长沙：岳麓书社，2006：135.
⑦ 张觉. 荀子校注［M］. 长沙：岳麓书社，2006：288.
⑧ 张觉. 荀子校注［M］. 长沙：岳麓书社，2006：229–230.

能长久，这就是"礼义"的作用，故"一之于礼义，则两得之矣；一之于情性，则两丧之矣"。他认为相对而言，墨家一味主张节俭、艰苦，对人身与社会均无益。这些观点对养生很有意义。《荀子·强国》说：

"所以养生安乐者，莫大乎礼义。人知贵生乐安而弃礼义，辟（譬）之，是犹欲寿而刎颈也，愚莫大焉。"①

如果对欲望不加以节制，则荀子所说的"性恶"的一面就会充分暴露，对健康也没有好处。他正视人类的正常生理性需求，探讨合理的、可持续的满足方式，是一种积极的养生观。

3. 修身重在精神修养

荀子主张"人性恶"，因此更加注重修身向善。他所说的修身不是单纯指肉体之身的修养，而主要是指精神修养，当中包含着调养身心的养生意义。

荀子论精神修养具有鲜明的儒家色彩，注重精一、积极和乐观。

其一，关于心的"虚一而静"。《荀子·解蔽》说：

"人何以知道？曰：心。

"心何以知？曰：虚一而静。心未尝不臧（藏）也，然而有所谓虚；心未尝不满也，然而有所谓一；心未尝不动也，然而有所谓静。人生而有知，知而有志；志也者，臧也；然而有所谓虚，不以所已臧害所将受谓之虚。心生而有知，知而有异；异也者，同时兼知之；同时兼知之，两也；然而有所谓一，不以夫一害此一谓之一。心，卧则梦，偷则自行，使之则谋，故心未尝不动也；然而有所谓静，不以梦剧乱知谓之静。未得道而求道者，谓之虚一而静……虚一而静，谓之大清明。万物莫形而不见，莫见而不论，莫论而失位。坐于室而见四海，处于今而论久远，疏观万物而知其情，参稽治乱而通其度，经纬天地而材官万物，制割大理而宇宙里矣。恢恢广广，孰知其极？睪睪广广，孰知其德？涫涫纷纷，孰知其形？明参日月，大满八极，夫是之谓大人。夫恶有蔽矣哉？

"心者，形之君也，而神明之主也，出令而无所受令；自禁也，自使也；自夺也，自取也；自行也，自止也。故口可劫而使墨（默）云，形可劫而使诎申（屈伸），心不可劫而使易意。是之则受，非之则辞。故曰：心容，其择也无禁，必自现；其物也杂博，其情之至也不二。……故曰：心枝（歧）则无知，倾则不精，二则疑惑，以赞稽之，万物可兼知也。身尽其故，则美。类不可两也，故知者择一而一焉。"②

荀子论"虚一而静"，指出心志应当专一而又虚静。心为身体的君主，每时每刻"未尝不动"，然而"不以梦剧乱知谓之静"，不能因梦幻、异思迷乱知识。如果思想不偏斜、不分散，就不会为事物的纷繁而淆乱，避免"倾则不精，二则疑惑"。荀子所说的"虚"，系"不以所已臧害所将受谓之虚"，即不以成见妨碍认识，其"虚"与"静"均不同于道家的概念。

其二，强调修身向善。《荀子·修身》说：

"见善，修然必以自存也；见不善，愀然必以自省也。善在身，介然必以自好也；不善在身，菑（灾）然必以自恶也……扁（辨）善之度，以治气养生则后彭祖，以修身自名则配尧、禹。宜于时通，利以处穷，礼信是也。凡用血气、志意、知虑，由礼则治通，不由礼则勃（悖）乱提僈（慢）；食饮、衣服、居处、动静，由礼则和节，不由礼则触陷生疾；容貌、态度、进退、趋行，由礼则雅，不由礼则夷固僻违、庸众而野。故人无礼则不生，事无礼则不成，国家无礼则不宁。《诗》曰：'礼仪卒度，笑语卒获。'此之谓也。

"以善先人者谓之教，以善和人者谓之顺；以不善先人者谓之谄，以不善和人者谓之谀。是是、

---

① 张觉. 荀子校注 [M]. 长沙：岳麓书社，2006：194.
② 张觉. 荀子校注 [M]. 长沙：岳麓书社，2006：269-270.

非非谓之知，非是、是非谓之愚。伤良曰谗，害良曰贼。是谓是，非谓非曰直。窃货曰盗，匿行曰诈，易言曰诞，趣舍无定谓之无常，保利弃义谓之至贼。多闻曰博，少闻曰浅；多见曰闲，少见曰陋。难进曰偄，易忘曰漏。少而理曰治，多而乱曰秏。"①

荀子在此指出，遵循礼义和处处向善，对身心均有莫大作用。用来"治气养生"，则寿命可以超过彭祖；用来修身养性，其名声可与尧、舜、禹等大圣并列。因此荀子所说的如何向善之道，既是儒家处世法则，也是身心健康之本。

《荀子·修身》还提到身体与精神的关系，如：

"志意修则骄富贵，道义重则轻王公，内省而外物轻矣。传曰：'君子役物，小人役于物。'此之谓矣。身劳而心安，为之；利少而义多，为之。事乱君而通，不如事穷君而顺焉。故良农不为水旱不耕，良贾不为折阅不市，士君子不为贫穷怠乎道。"②

"君子之求利也略，其远害也早，其避辱也惧，其行道理也勇。君子贫穷而志广，富贵而体恭，安燕而血气不惰，劳倦而容貌不枯，怒不过夺，喜不过予。君子贫穷而志广，隆仁也；富贵而体恭，杀埶也；安燕而血气不惰，柬（简）理也；劳倦而容貌不枯，好交也。怒不过夺，喜不过予，是法胜私也。书曰：'无有作好，遵王之道；无有作恶，遵王之路。'此言君子之能以公义胜私欲也。"③

说明只要精神安定，即使身体劳顿，仍然"身劳而心安"；拥有远大志向，则能"安燕而血气不惰，劳倦而容貌不枯"。这种境界，其实是养生极重要的基础。

在具体方法上，《荀子·修身》还提出治气养心之术：

"血气刚强，则柔之以调和；知虑渐深，则一之以易良；勇胆猛戾，则辅之以道顺；齐给便利，则节之以动止；狭隘褊小，则廓之以广大；卑湿重迟贪利，则抗之以高志；庸众驽散，则劫之以师友；怠慢僄弃，则炤之以祸灾；愚款端悫，则合之以礼乐，通之以思索。凡治气养心之术，莫径由礼，莫要得师，莫神一好。夫是之谓治气养心之术也。"④

这里指出治气养心要因人而异，对血气方刚的人，需要心平气和来调和；对多思过虑的人，需要引导他平易专一；对勇猛暴戾的人，需用道理帮助他平顺；对心胸狭窄的人，需要导引其宽宏大量；对卑下迟钝、贪图利益的人，要用高尚的志向来提高他；对庸俗平凡、低能散漫的人，就用良师益友来加以管教；对怠慢轻浮、自暴自弃的人，就用将会招致的灾祸来阻吓他；对愚钝朴实、端庄拘谨的人，就用礼制、音乐来调和，用思考、探索来开导他。这些论述具有很重要的心理养生意义。

4. 重视音乐，抒发情绪

荀子是先秦儒家音乐理论的集大成者，他不仅有系统论述音乐理论的专篇《乐论》流传，还创作了可合乐而唱的诗歌《成象》，对后世音乐理论和诗赋的发展均有直接影响。《乐论》也是重要的音乐养生理论。

《荀子·乐论》说：

"夫乐者，乐也，人情之所必不免也。故人不能无乐。乐则必发于声音，形于动静；而人之道，声音、动静，性术之变尽是矣。故人不能不乐。乐则不能无形，形而不为道（导），则不能无乱。"⑤

音乐通过声音，引发人的各种情绪。如好的音乐，让人精神和悦，进而有益治道。如：

"故听其《雅》《颂》之声，而志意得广焉；执其干戚，习其俯仰屈伸，而容貌得庄焉；

---

① 张觉. 荀子校注［M］. 长沙：岳麓书社，2006：10-11.
② 张觉. 荀子校注［M］. 长沙：岳麓书社，2006：13.
③ 张觉. 荀子校注［M］. 长沙：岳麓书社，2006：17.
④ 张觉. 荀子校注［M］. 长沙：岳麓书社，2006：12.
⑤ 张觉. 荀子校注［M］. 长沙：岳麓书社，2006：253.

行其缀兆，要其节奏，而行列得正焉，进退得齐焉。……夫声乐之入人也深，其化人也速，故先王谨为之文。乐中平则民和而不流，乐肃庄则民齐而不乱。民和齐则兵劲城固，敌国不敢婴（撄）也。如是，则百姓莫不安其处，乐其乡，以至足其上矣。然后名声于是白，光辉于是大，四海之民莫不愿得以为师，是王者之始也。乐姚冶以险，则民流僈鄙贱矣。流僈则乱，鄙贱则争；乱争则兵弱城犯，敌国危之。如是，则百姓不安其处，不乐其乡，不足其上矣。故礼乐废而邪音起者，危削侮辱之本也。故先王贵礼乐而贱邪音。"[1]

相反，不良的音乐，对人的身心均有不良的影响，因此需要"慎其所去就"。《荀子·乐论》说：

"故齐衰之服，哭泣之声，使人之心悲；带甲婴胄，歌于行伍，使人之心伤；姚冶之容，郑卫之音，使人之心淫；绅端章甫，舞《韶》歌《武》，使人之心庄。故君子耳不听淫声，目不视女色，口不出恶言，此三者，君子慎之。

"凡奸声感人而逆气应之，逆气成象而乱生焉；正声感人而顺气应之，顺气成象而治生焉。唱和有应，善恶相象，故君子慎其所去就也。

"君子以钟鼓道志，以琴瑟乐心，动以干戚，饰以羽旄，从以磬管。故其清明象天，其广大象地，其俯仰周旋有似于四时。故乐行而志清，礼修而行成，耳目聪明，血气和平，移风易俗，天下皆宁，美善相乐。故曰：乐者，乐也。君子乐得其道，小人乐得其欲。以道制欲，则乐而不乱；以欲忘道，则惑而不乐。故乐者，所以道乐也，金石丝竹，所以道德也。"[2]

在此，荀子认为音乐有"导欲"功能。不良的"奸声""淫声"，应当禁止；优美的音乐则能使人德行向上，从而"耳目聪明，血气和平"，也就有益于养生。

二、道家的养生思想

先秦时期，还没有道家这一名称，只有老子学派和庄子学派，著作分别是《老子》和《庄子》。老、庄都把"道"作为他们思想体系的核心概念，认为"道"既是宇宙万物的本源，又是自然的法则或规律。班固的《汉书艺文志》根据其思想特点，将他们合称为"道家"，后世又称"先秦道家"。这是道家学术思想发展的第一阶段。

《老子》《庄子》以及同属道家的《列子》对养生学都有重要的影响。

（一）《老子》

《老子》，又称《道德经》，作者为道家学派的鼻祖老子，姓李名耳，字伯阳，是春秋时期著名的思想家。司马迁《史记·老子列传》记载："老子百有六十余岁，或言二百余岁，以其修道而养寿也。"可见老子也是著名的修道养生家。与"养生"相近的"摄生"一词就首出《老子》。《老子》一书对养生有重要影响之处，举其要者如下。

1. 道法自然观

《老子》第四十二章载：

"道生一，一生二，二生三，三生万物，万物负阴而抱阳，冲气以为和。"[3]

以此确立了"道"的重要意义。道可以说是一种规律，顺应规律的千变万化则生化出万物，而万物的共性则是阴阳，阴阳对立互根，协调平衡，则是道的体现。这里包含深刻的养生指导意义，

---

① 张觉. 荀子校注［M］. 长沙：岳麓书社，2006：254.
② 张觉. 荀子校注［M］. 长沙：岳麓书社，2006：256-258.
③ 王弼注. 老子［M］. 北京：首都经济贸易大学出版社，2007：38.

指出人体的生理功能与自然界的变化休戚相关，人体必须与自然规律相适应，才能长存。

《老子》第二十五章又说：

"人法地，地法天，天法道，道法自然。"①

这里构建了一个万物规律的等级层次。"道"作为一种规律，人从天地之间观察总结，从而适应与遵循规律，而规律之本即自然。所谓自然，亦即世界的本来面貌，它是根据自己内在的原因独立存在、独立行动的，不受任何人为的设计和影响，只是根据自己本来的样子运行着。而人类所师法的"道"，就如自然一样，本无法形容，所以《老子》第一章开篇说"道可道，非常道"。倘若加以描述，就如《老子》第七十七章所说：

"天之道，其犹张弓欤？高者抑之，下者举之；有余者损之，不足者补之。天之道，损有余而补不足。"②

第六十四章说：

"以辅万物之自然而不敢为。"③

根据这一思想，老子认为人也应当效法自然，不加干预，才能获得最好的结果。如《老子》第七章说：

"天长地久。天地所以能长且久者，以其不自生，故能长生。是以圣人后其身而身先，外其身而身存。非以其无私邪？故能成其私。"④

第三十四章说：

"大道泛兮，其可左右。万物恃之以生而不辞，功成而不有。衣养万物而不为主，可名于小；万物归焉而不为主，可名为大。以其终不自为大，故能成其大。"⑤

类推到人身上，老子则认为人的婴儿时期尚未形成思想，是最无私心杂念的。《老子》第五十五章说：

"含德之厚，比于赤子。毒虫不螫，猛兽不据，攫鸟不搏。骨弱筋柔而握固。未知牝牡之合而全（一作朘）作，精之至也。终日号而不嗄，和之至也。知和曰常，知常曰明。益生曰祥，心使气曰强。物壮则老，谓之不道，不道早已。"⑥

这种"赤子"的状态，无所喜惧，率依本性，契合自然。而事物到了壮盛阶段，有了知识，反而失去自然之道，开始走下坡路，走向衰老和死亡。

2. 清静无为论

人类毕竟不同于其他自然之物，人类有思想、言行。但老子认为这就违背了自然。《老子》第三十八章说：

"上德不德，是以有德；下德不失德，是以无德。上德无为而无以为；下德为之而有以为。上仁为之而无以为；上义为之而有以为。上礼为之而莫之应，则攘臂而扔之。故失道而后德，失德而后仁，失仁而后义，失义而后礼。夫礼者，忠信之薄，而乱之首。前识者，道之华，而愚之始。是以大丈夫处其厚，不居其薄；处其实，不居其华。故去彼取此。"⑦

人类社会的德、仁、义、礼等，都是人为制定的道德准则，相对于自然状态来说，是一种外加的制约规范，名义上是一种进步，但恰恰干预了自然，因此老子称之为"乱""失德"。《老子》第十八章甚至说：

---

① 周生春. 老子注评［M］. 南京：凤凰出版社，2007：35.
② 周生春. 老子注评［M］. 南京：凤凰出版社，2007：108.
③ 周生春. 老子注评［M］. 南京：凤凰出版社，2007：91.
④ 周生春. 老子注评［M］. 南京：凤凰出版社，2007：9.
⑤ 周生春. 老子注评［M］. 南京：凤凰出版社，2007：48.
⑥ 周生春. 老子注评［M］. 南京：凤凰出版社，2007：77.
⑦ 周生春. 老子注评［M］. 南京：凤凰出版社，2007：54.

"大道废，有仁义；智慧出，有大伪；六亲不和，有孝慈；国家昏乱，有忠臣。"①

认为人世间所谓的高尚都是人为制造的。而真正的德是《老子》第五十一章所说的：

"道生之，德畜之，物形之，势成之。是以万物莫不尊道而贵德。道之尊，德之贵，夫莫之命而常自然。故道生之，德畜之；长之育之；成之熟之；养之覆之。生而不有，为而不恃，长而不宰。是谓玄德。"②

从这个意义来说，人类的生活不应该过多干预自然。在社会生活中，《老子》第十九章主张：

"绝圣弃智，民利百倍；绝仁弃义，民复孝慈；绝巧弃利，盗贼无有。此三者以为文，不足。故令有所属：见素抱朴，少思寡欲。"③

在个体思维上，老子主张回到如婴儿一般的无为无知状态。《老子》第十章说：

"载营魄抱一，能无离乎？专气致柔，能如婴儿乎？涤除玄鉴，能无疵乎？爱民治国，能无为乎？天门开阖，能为雌乎？明白四达，能无知乎？"④

人的生活能够无为自然，就能达到与自然合一的境界。因此老子强调人们应当认识到清静无为的意义以"归根"，才能长久不殆。如《老子》第四十三章说：

"天下之至柔，驰骋天下之至坚。无有入于无间，吾是以知无为之有益。不言之教，无为之益，天下希及之。"⑤

第四十八章说：

"为学日益，为道日损。损之又损，以至于无为。无为而无不为。取天下常以无事，及其有事，不足以取天下。"⑥

第十六章说：

"致虚极，守静笃。万物并作，吾以观复。夫物芸芸，各复归其根。归根曰静，静曰复命。复命曰常，知常曰明。不知常，妄作凶。知常容，容乃公，公乃全，全乃天，天乃道，道乃久，没身不殆。"⑦

这里所说的既是哲学道理，后世养生家又常释读为静坐心法，对养生学有直接的影响。

3. 贵身体道论

《老子》第十三章说：

"宠辱若惊，贵大患若身。何谓宠辱若惊？宠为下，得之若惊，失之若惊，是谓宠辱若惊。何谓贵大患若身？吾所以有大患者，为吾有身，及吾无身，吾有何患？故贵以身为天下，若可寄天下；爱以身为天下，若可托天下。"⑧

老子清楚地指出，人类智慧的发展，已经超越了"婴儿"的层面，纯粹的无知无为在客观上是不存在的。虽说"及吾无身，吾有何患"，但既然已经有了"大患"，怎么办呢？老子强调，把身体也看作自然，认识身体的自然本性，就可以通达万物，即"贵以身为天下，若可寄天下"。

重视生命，是人的一种本性，是自然的一种，也是"道"。正因为如此，审视人类的思想、行为是否有益于生命应当是衡量标准之一。他从多个层面来论述此观点，从中都可以引申出对养生有意义的思考。例如《老子》第四十四章说：

"名与身孰亲？身与货孰多？得与亡孰病？甚爱必大费；多藏必厚亡。故知足不辱，知止

① 周生春. 老子注评 [M]. 南京：凤凰出版社，2007：25
② 周生春. 老子注评 [M]. 南京：凤凰出版社，2007：72.
③ 周生春. 老子注评 [M]. 南京：凤凰出版社，2007：26.
④ 周生春. 老子注评 [M]. 南京：凤凰出版社，2007：13.
⑤ 周生春. 老子注评 [M]. 南京：凤凰出版社，2007：62.
⑥ 周生春. 老子注评 [M]. 南京：凤凰出版社，2007：68.
⑦ 周生春. 老子注评 [M]. 南京：凤凰出版社，2007：22.
⑧ 周生春. 老子注评 [M]. 南京：凤凰出版社，2007：17.

不殆，可以长久。"①

老子结合社会生活来考问人们，在过于追求名利得失的同时，是否影响了"身"的健康，以免迷失了方向。

4. 知足持俭论

老子强调，要体会自然之道，就要节制人类的各种欲望。《老子》第三章说：

"不尚贤，使民不争；不贵难得之货，使民不为盗；不见可欲，使民心不乱。是以圣人之治，虚其心，实其腹，弱其志，强其骨。常使民无知无欲，使夫智者不敢为也。为无为，则无不治。"②

《老子》第十二章进一步说：

"五色令人目盲；五音令人耳聋；五味令人口爽；驰骋畋猎，令人心发狂；难得之货，令人行妨。是以圣人为腹不为目，故去彼取此。"③

所谓"为腹不为目"，意为满足基本生命需求即可，不要追求过多的享受。因此《老子》第四十六章说：

"祸莫大于不知足；咎莫大于欲得。故知足之足，常足矣。"④

第六十七章说：

"我有三宝，持而保之。一曰慈，二曰俭，三曰不敢为天下先。慈故能勇；俭故能广；不敢为天下先，故能成器长。"⑤

"俭故能广"，正是老子的辩证思想。平素节俭、知足，得到的是对生命来说更多、更重要的东西。《老子》第五十章说：

"出生入死。生之徒，十有三；死之徒，十有三；人之生，动之于死地，亦十有三。夫何故？以其生之厚。"⑥

"生之厚"，意味着过度的奉养身体，反而使本来可以长寿的人更快地置于死地。这是对养生十分有意义的告诫。

5. 守啬清修论

老子指出，要想复归于自然的根本，也有一定的方法。他对自然之道的各种描述，很多成为后世清修所奉行的法则。例如《老子》第十四章说：

"视之不见，名曰夷；听之不闻，名曰希；搏之不得，名曰微。此三者不可致诘，故混而为一。其上不皦，其下不昧。绳绳兮不可名，复归于物。是谓无状之状，无物之象，是谓惚恍。迎之不见其首，随之不见其后。执古之道，以御今之有。能知古始，是谓道纪。"⑦

这一段话高度抽象，所形容的微妙的思维状态，后世认为只有在清修的状况下才能感悟到。而在清修方法上，《老子》第五十二章说：

"天下有始，以为天下母。既得其母，以知其子；既知其子，复守其母，没身不殆。塞其兑，闭其门，终身不勤。开其兑，济其事，终身不救。见小曰明，守柔曰强。用其光，复归其明，无遗身殃；是为袭常。"⑧

所谓"塞其兑，闭其门"，即塞住欲念的孔穴，闭起欲念的门径，才能终身不烦忧。其中

---

① 周生春. 老子注评 [M]. 南京：凤凰出版社，2007：63.
② 周生春. 老子注评 [M]. 南京：凤凰出版社，2007：5.
③ 周生春. 老子注评 [M]. 南京：凤凰出版社，2007：16.
④ 周生春. 老子注评 [M]. 南京：凤凰出版社，2007：65-66.
⑤ 周生春. 老子注评 [M]. 南京：凤凰出版社，2007：95.
⑥ 周生春. 老子注评 [M]. 南京：凤凰出版社，2007：70.
⑦ 周生春. 老子注评 [M]. 南京：凤凰出版社，2007：18.
⑧ 周生春. 老子注评 [M]. 南京：凤凰出版社，2007：73.

含义理解虽易，但如不进行清修也很难深入体会。包括《老子》第五十九章所说的"啬"，也不能仅仅从思维上理解：

"治人事天，莫若啬。夫为啬，是谓早服；早服谓之重积德；重积德则无不克；无不克则莫知其极；莫知其极，可以有国；有国之母，可以长久。是谓深根固柢，长生久视之道。"①

正如《韩非子·解老》所说：

"书之所谓'治人'者，适动静之节，省思虑之费也。所谓'事天'者，不极聪明之力，不尽智识之任。苟极尽则费神多，则盲聋悖狂之祸至，是以啬之。啬之者爱其精神，啬其智识也。"②

后世的养生家从这一重要思想中引申出许多理论。

6. 知雄守雌论

《老子》中有大量富有辩证思想的论述，很多令人觉得奇异，其实这是因为他的论述是建立在生命之本的基础上，反过来思考种种在后天教育中已经形成的观念。《老子》第六十八章说：

"善为士者，不武；善战者，不怒；善胜敌者，不与；善用人者，为之下。是谓不争之德，是谓用人之力，是谓配天，古之极也。"③

"不怒"，怎能称得上"善战"？"为之下"，怎么体现"善用人"？其实要看最终达到的目标，而不是表面上的形式。老子说的"守雌"，就是这一含义。《老子》第二十八章说：

"知其雄，守其雌，为天下溪。为天下溪，常德不离，复归于婴儿。知其白，守其黑，为天下式。为天下式，常德不忒，复归于无极。知其荣，守其辱，为天下谷。为天下谷，常德乃足，复归于朴。朴散则为器，圣人用之，则为官长，故大智不割。"④

"守雌"是一种生存与生活技巧。用于生命上也同样有意义。《老子》第五十章说：

"盖闻善摄生者，路行不遇兕虎，入军不被甲兵；兕无所投其角，虎无所用其爪，兵无所容其刃。夫何故？以其无死地。"⑤

这里所谓"善摄生"，就是不处于死地，知道危难，善于守雌躲避，而不是一味斗勇去对抗。结合该章前文，说明这比"生之厚"者更为重要。因为任何丰厚的养护，都不如不临危难之境更为安全。第六十九章还借用兵之理说：

"用兵有言：吾不敢为主而为客；不敢进寸而退尺。是谓行无行，攘无臂，扔无敌，执无兵。祸莫大于轻敌，轻敌几丧吾宝。故抗兵相若，哀者胜矣。"⑥

当然，"守其雌"是在"知其雄"的基础上的，而不是一味逃避、回避。如同"无为"指向"无不为"，"不争"而达到"天下莫能与之争"一样，老子的思想本质并不消极，而是强调更好地把握根本以达到目的。《老子》一书包含大量的生命智慧，是后世各种养生思想的源泉之一。当然作为道家之论，有些观念也有特殊性，如第三十三章说"不失其所者久，死而不亡者寿"，这里"寿"的概念，有人释为名声长存，但在道教则认为是成仙。

（二）《庄子》

《庄子》的作者庄子，名周，是战国时期著名思想家，道家学派的中心人物。《庄子》分内篇、外篇、杂篇，原有52篇，战国中晚期逐步流传，至西汉大致成形。目前所传33篇，经郭象整理而成。司马迁认为庄子思想"其要归本于老子"，他继承了老子的宇宙观和养生思想，

① 周生春. 老子注评［M］. 南京：凤凰出版社，2007：83.
② 王先慎. 韩非子集解［M］//诸子集成：五. 北京：中华书局，1954：101.
③ 周生春. 老子注评［M］. 南京：凤凰出版社，2007：97.
④ 周生春. 老子注评［M］. 南京：凤凰出版社，2007：40.
⑤ 周生春. 老子注评［M］. 南京：凤凰出版社，2007：70.
⑥ 周生春. 老子注评［M］. 南京：凤凰出版社，2007：98.

又有新的发挥。

1. "齐生死"的生死观

生死观涉及的不仅是养生，而且涉及人如何存在的大问题。万物有生有死，而人则总是期望自己能长久活着，这样的愿望事实上是不合乎道理的。《庄子·大宗师》说：

"死生，命也；其有夜旦之常，天也。人之所不得与，皆物之情也。"①

因此，庄子认为对生死不应过于挂怀。《庄子·列御寇》记录了庄子将死前的一段话：

"庄子将死，弟子欲厚葬之。庄子曰：'吾以天地为棺椁，以日月为连璧，星辰为珠玑，万物为赍送。吾葬具岂不备邪？何以加此！'弟子曰：'吾恐乌鸢之食夫子也。'庄子曰：'在上为乌鸢食，在下为蝼蚁食，夺彼与此，何其偏也！'以不平平，其平也不平；以不徵徵，其徵也不徵。明者唯为之使，神者徵之。夫明之不胜神也久矣，而愚者恃其所见入于人，其功外也，不亦悲夫！"②

生死在一般人眼中是相当严重的大问题，但在庄子看来却十分淡然，甚至在妻子去世之时，他仍作歌自若。《庄子·至乐》说：

"庄子妻死，惠子吊之，庄子则方箕踞鼓盆而歌。惠子曰：'与人居，长子，老，身死，不哭亦足矣，又鼓盆而歌，不亦甚乎！'庄子曰：'不然。是其始死也，我独何能无概然！察其始而本无生；非徒无生也，而本无形；非徒无形也，而本无气。杂乎芒芴之间，变而有气，气变而有形，形变而有生。今又变而之死。是相与为春秋冬夏四时行也。人且偃然寝于巨室，而我噭噭然随而哭之，自以为不通乎命，故止也。'"③

庄子指出生死只是形的聚散，"气变而有形，形变而有生。今又变而之死"，生命只是一个过程，明了于此，就不必悲伤。他甚至用寓言来说，死也许更是一种快乐及解脱。《庄子·至乐》说：

"庄子之楚，见空髑髅，髐然有形。撽以马捶，因而问之，曰：'夫子贪生失理而为此乎？将子有亡国之事，斧铖之诛而为此乎？将子有不善之行，愧遗父母妻子之丑而为此乎？将子有冻馁之患而为此乎？将子之春秋故及此乎？'于是语卒，援髑髅，枕而卧。夜半，髑髅见梦曰：'子之谈者似辩士，诸子所言，皆生人之累也，死则无此矣。子欲闻死之说乎？'庄子曰：'然。'髑髅曰：'死，无君于上，无臣于下，亦无四时之事，从然以天地为春秋，虽南面王乐，不能过也。'庄子不信，曰：'吾使司命复生子形，为子骨肉肌肤，反子父母、妻子、闾里、知识，子欲之乎？'髑髅深矉蹙额曰：'吾安能弃南面王乐而复为人间之劳乎！'"④

庄子借髑髅之口，表达一种解脱的生死观念。无论髑髅是因为亡国受诛、蒙丑冻馁等何种原因而死，但一死则"无君于上，无臣于下，亦无四时之事"，甚至"虽南面王乐，不能过也"。这当然是一种故意违反常情的说法，其用意正是点醒过于执着生死的人们。

2. "达生"的生活观

假如是彻底的"齐生死"，则生时如何也就不重要了。而人类的思想，终究是为了人生在世时更加安乐而存在的。因此，庄子提倡的"齐生死"，其实指向一种"达生"的生活态度。在《庄子·齐物论》中说：

"大知闲闲，小知间间。大言炎炎，小言詹詹。其寐也魂交，其觉也形开。与接为构，日以心斗。缦者，窖者，密者。小恐惴惴，大恐缦缦。其发若机栝，其司是非之谓也；其留如诅盟，其守胜之谓也；其杀如秋冬，以言其日消也；其溺之所为之，不可使复之也；其厌也如缄，

以言其老洫也；近死之心，莫使复阳也。喜怒哀乐，虑叹变慹，姚佚启态，乐出虚，蒸成菌。日夜相代乎前，而莫知其所萌。已乎，已乎！旦暮得此，其所由以生乎！"①

意即有大智慧的人，闲散淡静。而智慧不开的人，终日小心惴惴，反而不能很好地生活。真正的达生，则不应为形所累。《庄子·达生》说：

"达生之情者，不务生之所无以为；达命之情者，不务知之所无奈何。养形必先之以物，物有余而形不养者有之矣。有生必先无离形，形不离而生亡者有之矣。生之来不能却，其去不能止。悲夫！世之人以为养形足以存生，而养形果不足以存生，则世奚足为哉！虽不足为而不可不为者，其为不免矣！夫欲免为形者，莫如弃世。弃世则无累，无累则正平，正平则与彼更生，更生则几矣！事奚足遗弃而生奚足遗？弃事则形不劳，遗生则精不亏。夫形全精复，与天为一。天地者，万物之父母也。合则成体，散则成始。形精不亏，是谓能移。精而又精，反以相天。"②

这里说到，"生之来不能却，其去不能止"，是人类生命的客观境遇。人们致力保养形体，只是"养形并不足以存生"，终有一死。但庄子又指出，"虽不足为而不可不为"，在生活中如果做到不为形累，莫如弃绝世务，遗忘世事，"弃世则无累"，"弃事而形不劳，遗生则精不亏"，这种状态下则能与天地同一。《庄子·达生》甚至举了一个极端的例子：

"子列子问关尹曰：'至人潜行不窒，蹈火不热，行乎万物之上而不栗。请问何以至于此？'关尹曰：'是纯气之守也，非知巧果敢之列。居，予语女。凡有貌象声色者，皆物也，物与物何以相远！夫奚足以至乎先！是色而已。则物之造乎不形，而止乎无所化。夫得是而穷之者，物焉得而止焉！彼将处乎不淫之度，而藏乎无端之纪，游乎万物之所终始。壹其性，养其气，合其德，以通乎物之所造。夫若是者，其天守全，其神无隙，物奚自入焉！夫醉者之坠车，虽疾不死。骨节与人同，而犯害与人异，其神全也。乘亦不知也，坠亦不知也，死生惊惧不入乎其胸中，是故迕物而不慴。彼得全于酒而犹若是，而况得全于天乎？圣人藏于天，故莫之能伤也。复仇者，不折镆干；虽有忮心者，不怨飘瓦，是以天下平均。故无攻战之乱，无杀戮之刑者，由此道也。不开人之天，而开天之天。开天者德生，开人者贼生。不厌其天，不忽于人，民几乎以其真。'"③

这里假设有一个纯粹有气无形的"至人"存在，由于没有形体，故不受水火之伤，就像醉酒者摔倒却不知道疼痛，是因为忘记了身体的存在一样。人如果真能达到这种状态，则生命更为自由。

3. 虚无恬静的卫生观

《庄子·桑庚楚》讨论了"卫生"的问题。这里所说的"卫生"，是指避免疾病。篇中借老子之口，指出"卫生之经"，是指要在思想上达到"抱一"的境界：

"南荣趎曰：'里人有病，里人问之，病者能言其病，然其病病者犹未病也。若趎之闻大道，譬犹饮药以加病也，趎愿闻卫生之经而已矣。'

"老子曰：'卫生之经，能抱一乎！能勿失乎！能无卜筮而知吉凶乎！能止乎！能已乎！能舍诸人而求诸己乎！能翛然乎！能侗然乎！能儿子乎！儿子终日嗥而嗌不嗄，和之至也；终日握而手不掜，共其德也；终日视而目不瞬，偏不在外也。行不知所之，居不知所为，与物委蛇而同其波。是卫生之经已。'

"南荣趎曰：'然则是至人之德已乎？'

"曰：'非也。是乃所谓冰解冻释者。夫至人者，相与交食乎地而交乐乎天，不以人物利害相撄，不相与为怪，不相与为谋，不相与为事，翛然而往，侗然而来。是谓卫生之经已。'

---

① 王先谦. 庄子集解［M］//诸子集成：三. 西安：三秦出版社，2005：7-8.
② 王先谦. 庄子集解［M］//诸子集成：三. 西安：三秦出版社，2005：114.
③ 王先谦. 庄子集解［M］//诸子集成：三. 西安：三秦出版社，2005：114-115.

"曰：'然则是至乎？'

"曰：'未也。吾固告汝曰：能儿子乎！儿子动不知所为，行不知所之，身若槁木之枝而心若死灰。若是者，祸亦不至，福亦不来。祸福无有，恶有人灾也！'"①

这里一层层论述的"至人"的"卫生之经"，都是从思想精神修为角度而论。《庄子·刻意》进一步谈到，与一些呼吸导引等"刻意"的锻炼相比，更高级的方法应当是"不刻意"：

"若夫不刻意而高，无仁义而修，无功名而治，无江海而闲，不道（导）引而寿，无不忘也，无不有也。淡然无极而众美从之。此天地之道，圣人之德也。

"故曰：夫恬淡寂漠（寞），虚无无为，此天地之平而道德之质也。

"故曰：圣人休休焉则平易矣。平易则恬淡矣。平易恬淡，则忧患不能入，邪气不能袭，故其德全而神不亏。

"故曰：圣人之生也天行，其死也物化。静而与阴同德，动而与阳同波。不为福先，不为祸始。感而后应，迫而后动，不得已而后起。去知与故，遁天之理。故无天灾，无物累，无人非，无鬼责。其生若浮，其死若休。不思虑，不豫谋。光矣而不耀，信矣而不期。其寝不梦，其觉无忧。其神纯粹，其魂不罢。虚无恬淡，乃合天德。

"故曰：悲乐者，德之邪也；喜怒者，道之过也；好恶者，德之失也。故心不忧乐，德之至也；一而不变，静之至也；无所于忤，虚之至也；不与物交，淡之至也；无所于逆，粹之至也。

"故曰：形劳而不休则弊，精用而不已则劳，劳则竭。水之性，不杂则清，莫动则平；郁闭而不流，亦不能清；天德之象也。

"故曰：纯粹而不杂，静一而不变，淡而无为，动而以天行，此养神之道也。"②

这里所说的自然而然、不为喜怒悲欢所动的修为，其实是最高境界的养生。在这方面，《庄子》全书的论述是最多的。如《庄子·天道》说：

"夫虚静恬淡寂漠（寞）无为者，天地之平而道德之至也。故帝王圣人休焉。休则虚，虚则实，实则伦矣。虚则静，静则动，动则得矣。静则无为，无为也，则任事者责矣。无为则俞俞。俞俞者，忧患不能处，年寿长矣。夫虚静恬淡寂漠（寞）无为者，万物之本也。"③

指出无为则从容快乐，有益于年寿。《庄子·在宥》甚至说，明、聪、仁、义、礼、乐、圣、知八者都是不安性命之"邪"：

"说（悦）明邪，是淫于色也；说聪邪，是淫于声也；说仁邪，是乱于德也；说义邪，是悖于理也；说礼邪，是相于技也；说乐邪，是相于淫也；说圣邪，是相于艺也；说知邪，是相于疵也。天下将安其性命之情，之八者，存可也，亡可也。天下将不安其性命之情，之八者，乃始脔卷㹁囊而乱天下也。而天下乃始尊之惜之。甚矣，天下之惑也！岂直过也而去之邪！"④

《庄子·桑庚楚》还提出去"四六"达"无为"的原则：

"贵、富、显、严、名、利六者，勃（悖）志也；容、动、色、理、气、意六者，谬心也；恶、欲、喜、怒、哀、乐六者，累德也；去、就、取、与、知、能六者，塞道也。此四六者不荡胸中则正，正则静，静则明，明则虚，虚则无为而无不为也。"⑤

这里的四种"六"，都是常人生活中不可避免甚至孜孜以求的事项。庄子说如果不执着于此，则有利于身心。

① 王先谦. 庄子集解［M］//诸子集成：三. 西安：三秦出版社，2005：148-149.
② 王先谦. 庄子集解［M］//诸子集成：三. 西安：三秦出版社，2005：96-97.
③ 王先谦. 庄子集解［M］//诸子集成：三. 西安：三秦出版社，2005：81.
④ 王先谦. 庄子集解［M］//诸子集成：三. 西安：三秦出版社，2005：62-63.
⑤ 王先谦. 庄子集解［M］//诸子集成：三. 西安：三秦出版社，2005：152.

4. 养生具体言论

除以上的主体思想的养生意义外，《庄子》全书有不少言论对养生有指导价值。如论生命，《庄子·盗跖》对寿命值有一个客观判断：

"人上寿百岁，中寿八十，下寿六十。"①

在论心性与健康方面，指出喜怒过度不利于健康。《庄子·在宥》说：

"人大喜邪，毗（意为损伤）于阳；大怒邪，毗于阴。阴阳并毗，四时不至，寒暑之和不成，其反伤人之形乎！使人喜怒失位，居处无常，思虑不自得，中道不成章。"②

庄子除在《庄子·达生》中描述"至人"，在《庄子·大宗师》中也描述了一种"真人"：

"古之真人……登高不栗，入水不濡，入火不热……其寝不梦，其觉无忧，其食不甘，其息深深。真人之息以踵，众人之息以喉。"③

这里，除了谈"登高不栗，入水不濡，入火不热"等一些特异能力外，还谈到其生命形态的一些特点，如"其息深深""息以踵"。这些说明庄子对形体的练养是相当重视的。书中也谈到了不少具体的练养方式。《庄子·刻意》说：

"吹呴呼吸，吐故纳新，熊经鸟申（同伸），为寿而已矣。此道（导）引之士，养形之人，彭祖寿考者之所好也。"④

《庄子·人间世》则记载"心斋"之法：

"颜回曰：敢问心斋？仲尼曰：若一志，无听之以耳，而听之以心；无听之以心，而听之以气：听止于耳，心止于符。气也者，虚而待物者也，唯道集虚，虚者心斋也。"⑤

此类内容，书中不少。从养生角度来看，在庄子思想体系中，正如《庄子·外物》所说：

"静然可以补病，眦搣可以休老，宁可以止遽。虽然，若是劳者之务也，非佚者之所，未尝过而问焉。"⑥

意思是种种方法，虽然有效，但都不如达到高级境界后，在闲佚而不刻意间的养生更有意义。

《老子》和《庄子》中的养生思想是非常丰富的。当然作为早期道家思想，它们的言论以理为主，法或术只是偶有提及。后世道教继承他们的思想，丰富了养生方法。

（三）《列子》

《列子》作者列御寇，战国时期郑国人，道家学派著名的代表人物。《列子》一书为其本人和弟子所著，据传在西晋遭永嘉之乱后残缺，现仅存8篇。后世也有人认为此书为晋时张湛伪作，或说是真伪兼杂，但总体上仍反映了不少早期的道家思想。书中也有许多独特的养生言论。

1. 论生命的化生

《列子·天瑞》对"气化成人"的过程有较深入的论述：

"昔者圣人因阴阳以统天地。夫有形者生于无形，则天地安从生？故曰：有太易，有太初，有太始，有太素。太易者，未见气也；太初者，气之始也；太始者，形之始也；太素者，质之始也。气形质具而未相离，故曰浑沦。浑沦者，言万物相浑沦而未相离也。视之不见，听之不闻，循之不得，故曰易也。易无形埒，易变而为一，一变而为七，七变而为九。九变者，穷也，乃

---

① 王先谦. 庄子集解［M］//诸子集成：三. 西安：三秦出版社，2005：198.
② 王先谦. 庄子集解［M］//诸子集成：三. 西安：三秦出版社，2005：62.
③ 王先谦. 庄子集解［M］//诸子集成：三. 西安：三秦出版社，2005：37.
④ 王先谦. 庄子集解［M］//诸子集成：三. 西安：三秦出版社，2005：96.
⑤ 王先谦. 庄子集解［M］//诸子集成：三. 西安：三秦出版社，2005：23.
⑥ 王先谦. 庄子集解［M］//诸子集成：三. 西安：三秦出版社，2005：180.

复变而为一。一者，形变之始也。清轻者上为天，浊重者下为地，冲和气者为人。故天地含精，万物化生。"①

列子认为在这样宏观的万物化生过程中，不必将个体的生命看得太重，因为宇宙中产生生命的机制永不停息，即所谓"生生"。如《列子·天瑞》说：

"故有生者，有生生者……生之所生者死矣，而生生者未尝终。"②

在这样的宇宙论基础上，列子视生命只是一个过程，死亡只是复归于太虚。他具体论述生命的四个阶段说：

"人自生至终，大化有四：婴孩也，少壮也，老耄也，死亡也。其在婴孩，气专志一，和之至也；物不伤焉，德莫加焉。其在少壮，则血气飘溢，欲虑充起，物所攻焉，德故衰焉。其在老耄，则欲虑柔焉，体将休焉，物莫先焉；虽未及婴孩之全，方于少壮，间矣。其在死亡也，则之于息焉，反其极矣。"③

从这个角度出发，列子借传说中的仙人荣启期之口提出，生命虽然可贵，但又不必以死亡为忧：

"孔子游于太山，见荣启期行乎郕之野，鹿裘带索，鼓琴而歌。孔子问曰：'先生所以乐，何也？'对曰：'吾乐甚多。天生万物，唯人为贵。而吾得为人，是一乐也。男女之别，男尊女卑，故以男为贵，吾既得为男矣，是二乐也。人生有不见日月，不免襁褓者，吾既已行年九十矣，是三乐也。贫者士之常也，死者人之终也，处常得终，当何忧哉？'孔子曰：'善乎！能自宽者也。'"④

孔子所赞扬的"自宽"，亦即通达地对待生命。列子对生命化生过程的认识，是他对生死持放任自然的态度的基础。

2. 论生命意义

在《列子·杨朱》中，列子引杨朱之言，追问生命的意义：

"杨朱曰：'百年，寿之大齐。得百年者，千无一焉。设有一者，孩抱以逮昏老，几居其半矣；夜眠之所弭，昼觉之所遗，又几居其半矣；痛疾哀苦，亡失忧惧，又几居其半矣。量十数年之中，逌然而自得，亡介焉之虑者，亦亡一时之中尔。则人之生也奚为哉？奚乐哉？为美厚尔，为声色尔。而美厚复不可常厌足，声色不可常玩闻。乃复为刑赏之所禁劝，名法之所进退；遑遑尔竞一时之虚誉，规死后之余荣；偊偊尔慎耳目之观听，惜身意之是非；徒失当年之至乐，不能自肆于一时。重囚累梏，何以异哉？太古之人，知生之暂来，知死之暂往，故从心而动，不违自然所好；当身之娱，非所去也，故不为名所劝，从性而游，不逆万物所好；死后之名，非所取也，故不为刑所及，名誉先后，年命多少，非所量也。'"⑤

"人之生也奚为哉"，这可以说是哲学的终极之问。当然，在杨朱的观念里，反正生命无法延续，则任何所谓的意义都可以消解了。他只是强调活着要"从心而动"，因为无论怎样，生命最终的归宿都一样：

"然而万物齐生齐死，齐贤齐愚，齐贵齐贱。十年亦死，百年亦死，仁圣亦死，凶愚亦死。生则尧舜，死则腐骨；生则桀纣，死则腐骨。腐骨一矣，孰知其异？且趣当生，奚遑死后？"⑥

这些观念，虽然对于社会生活来说是非常消极的，但在某些情况下也可以用于调节心理状态。

① 杨伯峻. 列子集释［M］. 上海：龙门联合书局，1958：3-5.
② 杨伯峻. 列子集释［M］. 上海：龙门联合书局，1958：6.
③ 杨伯峻. 列子集释［M］. 上海：龙门联合书局，1958：12-13.
④ 杨伯峻. 列子集释［M］. 上海：龙门联合书局，1958：13-14.
⑤ 杨伯峻. 列子集释［M］. 上海：龙门联合书局，1958：138-139.
⑥ 杨伯峻. 列子集释［M］. 上海：龙门联合书局，1958：139.

3. 提倡无为之治

由于对生命意义持虚无态度，《列子》虚拟了一个黄帝的故事，认为积极与努力也未必有价值：

"黄帝即位十有五年，喜天下戴己，养正命，娱耳目，供鼻口，焦然肌色皯黣，昏然五情爽惑。又十有五年，忧天下之不治，竭聪明，进智力，营百姓，焦然肌色皯黣，昏然五情爽惑。黄帝乃喟然赞曰：'朕之过淫矣。养一己其患如此，治万物其患如此。'于是放万机，舍宫寝，去直侍，彻（撤）钟悬，减厨膳，退而闲居大庭之馆，斋心服形，三月不亲政事。昼寝而梦，游于华胥氏之国。……其民无嗜欲，自然而已。不知乐生，不知恶死，故无夭殇；不知亲己，不知疏物，故无爱憎；不知背逆，不知向顺，故无利害；都无所爱惜，都无所畏忌。入水不溺，入火不热。斫挞无伤痛，指擿无痟痒。乘空如履实，寝虚若处床。……黄帝既寤……曰：'朕闲居三月，斋心服形，思有以养身治物之道，弗获其术。疲而睡，所梦若此。今知至道不可以情求矣。'"①

这个故事形象地说明过分认真未必能够做好事情，而且还会损害身心的道理。在《列子·力命》中也说：

"可以生而生，天福也；可以死而死，天福也。可以生而不生，天罚也；可以死而不死，天罚也。可以生，可以死，得生得死，有矣；不可以生，不可以死，或死或生，有矣。然而生生死死，非物非我，皆命也，智之所无奈何。"②

强调万物均有其自然之理，亦即"命"，并非人的意愿能够改变的，因此只需要顺应性情即可。

4. 论医药与养生

《列子·力命》指出：

"生非贵之所能存，身非爱之所能厚；生亦非贱之所能夭，身亦非轻之所能薄。故贵之或不生，贱之或不死；爱之或不厚，轻之或不薄。此似反也，非反也；此自生自死，自厚自薄。或贵之而生，或贱之而死；或爱之而厚，或轻之而薄。此似顺也，非顺也；此亦自生自死，自厚自薄。"③

他认为努力并不能影响生或死，有时甚至有相反的作用。此篇甚至虚构了一个故事，认为疾病的治疗可能也是无为最好：

"杨朱之友曰季梁。季梁得疾，七日大渐。其子环而泣之，请医。季梁谓杨朱曰：'吾子不肖如此之甚，汝奚不为我歌以晓之？'杨朱歌曰：'天其弗识，人胡能觉？匪祐自天，弗孽由人。我乎汝乎！其弗知乎！医乎巫乎！其知之乎？'其子弗晓，终谒三医。一曰矫氏，二曰俞氏，三曰卢氏，诊其所疾。矫氏谓季梁曰：'汝寒温不节，虚实失度，病由饥饱色欲。精虑烦散，非天非鬼。虽渐，可攻也。'季梁曰：'众医也，亟屏之！'俞氏曰：'女始则胎气不足，乳湩有余。病非一朝一夕之故，其所由来渐矣，弗可已也。'季梁曰：'良医也，且食之！'卢氏曰：'汝疾不由天，亦不由人，亦不由鬼。禀生受形，既有制之者矣，亦有知之者矣，药石其如汝何？'季梁曰：'神医也，重贶遣之！'俄而季梁之疾自瘳。"④

这里，列子几乎把人的能动性的意义完全抹杀了，这当然并不一定合理。只能说，在对于一些确实不能改变的事情或疾病，可以参考这种心态来对待或安养。

同样，对于养生，《列子·杨朱》中也有近似态度的论述：

"晏平仲问养生于管夷吾。管夷吾曰：'肆之而已，勿壅勿阏。'晏平仲曰：'其目奈何？'夷吾曰：'恣耳之所欲听，恣目之所欲视，恣鼻之所欲向，恣口之所欲言，恣体之所欲安，恣意之所欲行。夫耳之所欲闻者音声，而不得听，谓之阏聪；目之所欲见者美色，而不得视，谓

---

① 杨伯峻. 列子集释［M］. 上海：龙门联合书局，1958：24–26.
② 杨伯峻. 列子集释［M］. 上海：龙门联合书局，1958：127.
③ 杨伯峻. 列子集释［M］. 上海：龙门联合书局，1958：128–129.
④ 杨伯峻. 列子集释［M］. 上海：龙门联合书局，1958：127–128.

之阏明；鼻之所欲向者椒兰，而不得嗅，谓之阏颤；口之所欲道者是非，而不得言，谓之阏智；体之所欲安者美厚，而不得从，谓之阏适；意之所为者放逸，而不得行，谓之阏性。凡此诸阏，废虐之主。去废虐之主，熙熙然以俟死，一日、一月，一年、十年，吾所谓养。拘此废虐之主，录而不舍，戚戚然以至久生，百年、千年、万年，非吾所谓养。'"①

这种"养生"重在"勿壅勿阏"的观点，有其积极意义，并且所论还更深了一层。能"熙熙然以俟死"，即使活的时间不长，也是养生；若"戚戚然以至久生"，即使寿至万年，他也认为不是养生。这里其实包含一种对生命是追求长度还是强调质量的思考。杨朱鲜明地选择质量，即从心所欲的快乐，他说：

"且久生奚为？五情好恶，古犹今也；四体安危，古犹今也；世事苦乐，古犹今也；变易治乱，古犹今也。既闻之矣，既见之矣，既更之矣，百年犹厌其多，况久生之苦也乎？"②

后面还有进一步的思辨。孟孙阳问杨朱既然如此何不自杀，杨朱说：

"不然。既生，则废而任之，究其所欲，以俟于死。将死，则废而任之，究其所之，以放于尽。无不废，无不任，何遽迟速于其间乎？"③

此论点对于生命和生活，提供了一种消极但并非悲观的生活态度范本。

5. 论睡眠与梦

睡眠对健康非常重要。《列子·周穆王》中有细致的"八征""六候"睡眠分析法：

"觉有八征，梦有六候。奚谓八征？一曰故，二曰为，三曰得，四曰丧，五曰哀，六曰乐，七曰生，八曰死。此者八征，形所接也。奚谓六候？一曰正梦，二曰愕梦，三曰思梦，四曰寤梦，五曰喜梦，六曰惧梦。此六者，神所交也。不识感变之所起者，事至则惑其所由然；识感变之所起者，事至则知其所由然。知其所由然，则无所怛。一体之盈虚消息，皆通于天地，应于物类。故阴气壮，则梦涉大水而恐惧；阳气壮，则梦涉大火而燔焫；阴阳俱壮，则梦生杀。甚饱则梦与，甚饥则梦取。是以认浮虚为疾者，则梦扬；以沈实为疾者，则梦溺。藉带而寝则梦蛇；飞鸟衔发则梦飞。将阴梦火，将疾梦食。饮酒者忧，歌舞者哭。子列子曰：'神遇为梦，形接为事。故昼想夜梦，神形所遇。故神凝者想梦自消。信觉不语，信梦不达，物化之往来者也。古之真人，其觉自忘，其寝不梦，几虚语哉？'"④

他强调一个重要的观点："知其所由然，则无所怛（意为惊惧）。"解除古人对做梦的迷惑心理。这一原则，还有后面结合体质和疾病对梦的成因的分析，都对睡眠养生很有应用价值。他还举了一个案例，称一个老役夫白天非常劳累，但"夜则昏惫而熟寐"，梦见自己变成国君，"恣意所欲"，老役夫觉得很高兴。而贵族尹氏"心营世事，虑钟家业，心形俱疲，夜亦昏惫而寐"，梦见自己成为仆役，饱受苦楚，以致生病。后来朋友劝他说：

"若位足荣身，资财有余，胜人远矣。夜梦为仆，苦逸之复，数之常也。若欲觉梦兼之，岂可得邪？"⑤

结果"尹氏闻其友言，宽其役夫之程，减己思虑之事，疾并少间"。这可以说是用心理调节治疗疾病的良好案例。

总体上说，《列子》的思想，尤其是其中杨朱的言论，有异于常人的追求，正如杨朱所说："生民之不得休息，为四事故：一为寿，二为名，三为位，四为货。"⑥而他主张不为这些欲望所拘。大多数人做不到杨朱所说的地步，但有时也需要反省，对生命的渴望，包括对养生的追求，

---

① 杨伯峻. 列子集释［M］. 上海：龙门联合书局，1958：140-141.
② 杨伯峻. 列子集释［M］. 上海：龙门联合书局，1958：145.
③ 杨伯峻. 列子集释［M］. 上海：龙门联合书局，1958：145-146.
④ 杨伯峻. 列子集释［M］. 上海：龙门联合书局，1958：63-64.
⑤ 杨伯峻. 列子集释［M］. 上海：龙门联合书局，1958：67.
⑥ 杨伯峻. 列子集释［M］. 上海：龙门联合书局，1958：149-150.

如果过于执着未必有益。《列子》中这类关于生命意义、养生目的的思忖，可以说增加了传统养生思想的深刻程度。

三、法家的养生思想

先秦诸子中的法家著作，以《韩非子》和《管子》为代表。法家思想虽然不以身体、性命为务，但在论著中也涉及不少与养生有关的言论。

（一）《韩非子》

《韩非子》作者韩非，出生于战国末期韩国的都城郑城。他属于诸子百家中的法家，但对道家也有很深的造诣。故《史记·老子韩非列传》说韩非精于"刑名法术之学"，"而其归本于黄老"。《韩非子》中著有《解老》《喻老》等篇，集中表述了韩非的哲学观点。其中一些解析对理解老子理论的养生价值也有参考作用。

1. 解读无为

在《解老》中，韩非指出：

"德者，内也。得者，外也。上德不德，言其神不淫于外也。神不淫于外，则身全。身全之谓德。德者，得身也。凡德者，以无为集，以无欲成，以不思安，以不用固。为之欲之，则德无舍；德无舍，则不全。用之思之，则不固；不固，则无功；无功，则生于德。德则无德，不德则有德。故曰：'上德不德，是以有德。'

"所以贵无为无思为虚者，谓其意无所制也。夫无术者，故以无为无思为虚也。夫故以无为无思为虚者，其意常不忘虚，是制于为虚也。虚者，谓其意无所制也。今制于为虚，是不虚也。虚者之无为也，不以无为为有常。不以无为为有常，则虚；虚，则德盛；德盛之为上德。故曰：上德无为而无不为也。"[①]

此处对德与无为进行了解析。"神不淫于外，则身全"是可以做更多发挥的养生指导原则；"凡德者，以无为集，以无欲成，以不思安，以不用固"，也可以理解为过分追求养生可能适得其反，进一步说明"上德无为而无不为"的道理。

另一方面，韩非指出人有所求，却往往适得其反，原因在于"迷"。《解老》中说：

"人莫不欲富贵全寿，而未有能免于贫贱死夭之祸也。心欲富贵全寿，而今贫贱死夭，是不能至于其所欲至也。凡失其所欲之路而妄行者之谓迷，迷则不能至于其所欲至矣。今众人之不能至于其所欲至，故曰：'迷。'众人之所不能至于其所欲至也，自天地之剖判以至于今。故曰：'人之迷也，其日故以久矣。'

"所谓方者，内外相应也，言行相称也。所谓廉者，必生死之命也，轻恬资财也。所谓直者，义必公正，公心不偏党也。所谓光者，官爵尊贵，衣裘壮丽也。今有道之士，虽中外信顺，不以诽谤穷堕；虽死节轻财，不以侮罢羞贪；虽义端不党，不以去邪罪私；虽势尊衣美，不以夸贱欺贫。其故何也？使失路者而肯听习问知，即不成迷也。今众人之所以欲成功而反为败者，生于不知道理而不肯问知而听能。众人不肯问知听能，而圣人强以其祸败适之，则怨。众人多而圣人寡，寡之不胜众，数也。今举动而与天下为仇，非全身长生之道也，是以行轨节而举之也。故曰：'方而不割，廉而不刿，直而不肆，光而不耀。'"[②]

① 王先慎. 韩非子集解［M］//诸子集成：五. 北京：中华书局，1954：95-96.
② 王先慎. 韩非子集解［M］//诸子集成：五. 北京：中华书局，1954：99-100.

"凡失其所欲之路而妄行者之谓迷"，"迷"则达不到"全寿"的目的。而韩非提出"方而不割，廉而不刿，直而不肆，光而不耀"的处世原则，认为是"全身长生之道"，颇值得深思。

2. 论啬神、少欲

关于精神意志方面，《解老》从不同角度讲解老子关于啬神、虚无、少欲的道理。如：

"聪明睿智，天也；动静思虑，人也。人也者，乘于天明以视，寄于天聪以听，托于天智以思虑。故视强，则目不明；听甚，则耳不聪；思虑过度，则智识乱。目不明，则不能决黑白之分；耳不聪，则不能别清浊之声；智识乱，则不能审得失之地。目不能决黑白之色则谓之盲；耳不能别清浊之声则谓之聋；心不能审得失之地则谓之狂。盲则不能避昼日之险，聋则不能知雷霆之害，狂则不能免人间法令之祸。书之所谓'治人'者，适动静之节，省思虑之费也。所谓'事天'者，不极聪明之力，不尽智识之任。苟极尽，则费神多；费神多，则盲聋悖狂之祸至，是以啬之。啬之者，爱其精神，啬其智识也。故曰：'治人事天莫如啬。'

"众人之用神也躁，躁则多费，多费之谓侈。圣人之用神也静，静则少费，少费之谓啬。啬之谓术也，生于道理。夫能啬也，是从于道而服于理者也。众人离于患，陷于祸，犹未知退，而不服从道理。圣人虽未见祸患之形，虚无服从于道理，以称早服。故曰：'夫谓啬，是以早服。'"①

韩非以人的五官为例，某一感官强则其他感官相对弱，他认为这是"费神"的原因。如果各个感官上的刺激都减少了，即啬，则心神就能够保全。

在谈欲望方面，韩非说：

"人处疾则贵医，有祸则畏鬼。圣人在上，则民少欲；民少欲，则血气治而举动理；举动理则少祸害。夫内无痤疽瘅痔之害，而外无刑罚法诛之祸者，其轻恬鬼也甚。"②

"人有欲，则计会乱；计会乱，而有欲甚；有欲甚，则邪心胜；邪心胜，则事经绝；事经绝，则祸难生。由是观之，祸难生于邪心，邪心诱于可欲。可欲之类，进则教良民为奸，退则令善人有祸。奸起，则上侵弱君；祸至，则民人多伤。然则可欲之类，上侵弱君而下伤人民。夫上侵弱君而下伤人民者，大罪也。故曰：'祸莫大于可欲。'

"是以圣人不引五色，不淫于声乐；明君贱玩好而去淫丽。人无毛羽，不衣则不犯寒；上不属天，而下不著地，以肠胃为根本，不食则不能活。是以不免于欲利之心。欲利之心不除，其身之忧也。故圣人衣足以犯寒，食足以充虚，则不忧矣。众人则不然，大为诸侯，小余千金之资，其欲得之忧不除也。胥靡有免，死罪时活，今不知足者之忧，终身不解。故曰：'祸莫大于不知足。'

"故欲利甚于忧，忧则疾生；疾生而智慧衰，智慧衰则失度量；失度量则妄举动，妄举动则祸害至；祸害至而疾婴内，疾婴内则痛，祸薄外则苦。苦痛杂于肠胃之间，则伤人也憯，憯则退而自咎，退而自咎也生于欲利。故曰：'咎莫憯于欲利。'"③

他发挥老子的理论，指出减少欲望、"知足"为避疾养生之本。

3. 论"出生入死"

《韩非子》对老子《道德经》的解释比较直观。例如《道德经》第五十章中"出生入死。生之徒，十有三；死之徒，十有三；人之生，动之于死地，亦十有三"一句，韩非是这样解读的：

"人始于生而卒于死。始之谓出，卒之谓入。故曰：'出生入死。'人之身三百六十节，四肢、九窍其大具也。四肢与九窍十有三者，十有三者之动静尽属于生焉。属之谓徒也，故曰："生之徒也，十有三者。"至死也，十有三具者皆还而属之于死，死之徒亦有十三。故曰：'生之徒十有三，死之徒十有三。'凡民之生生，而生者固动，动尽则损也；而动不止，是损而不

① 王先慎. 韩非子集解［M］//诸子集成：五. 北京：中华书局，1954：101–102.
② 王先慎. 韩非子集解［M］//诸子集成：五. 北京：中华书局，1954：104–105.
③ 王先慎. 韩非子集解［M］//诸子集成：五. 北京：中华书局，1954：106–107.

止也。损而不止则生尽，生尽之谓死，则十有三具者皆为死死地也。故曰：'民之生，生而动，动皆之死地，亦十有三。'"①

韩非创以四肢、九窍为"十三"之数的解释，则"十三"概指全身，也就是说人的身体只要活动过度或妄动则有害。因此他又说：

"是以圣人爱精神而贵处静，不爱精神不贵处静，此甚大于兕虎之害。夫兕虎有域，动静有时。避其域，省其时，则免其兕虎之害矣。民独知兕虎之有爪角也，而莫知万物之尽有爪角也，不免于万物之害。何以论之？时雨降集，旷野闲静，而以昏晨犯山川，则风露之爪角害之。事上不忠，轻犯禁令，则刑法之爪角害之。处乡不节，憎爱无度，则争斗之爪角害之。嗜欲无限，动静不节，则痤疽之爪角害之。好用其私智而弃道理，则网罗之爪角害之。兕虎有域，而万害有原，避其域，塞其原，则免于诸害矣。凡兵革者，所以备害也。重生者，虽入军无忿争之心；无忿争之心，则无所用救害之备。此非独谓野处之军也。圣人之游世也无害人之心，无害人之心则必无人害，无人害则不备人。故曰：'陆行不遇兕虎。'入山不恃备以救害，故曰：'入军不备甲兵。'远诸害，故曰：'兕无所投其角，虎无所错其爪，兵无所容其刃。'不设备而必无害，天地之道理也。体天地之道，故曰：'无死地焉。'动无死地，而谓之'善摄生'矣。"

关于"十有三"，后世有不同说法。如西汉严遵《老子指归》的另一种解读说：

"是故虚、无、清、静、微、寡、柔、弱、卑、损、时、和、音，凡此十三，生之徒。实、有、浊、扰、显、众、刚、强、高、满、过、泰、费，此十三者，死之徒也。夫何故哉？圣人之道，动有所因，静有所应，四支九窍，凡此十三，死生之外具也。虚实之事，刚柔之变，死生之内数也。故以十三言诸。"②

这里强调十三种好与不好的言行。后世比较推崇的则是王弼的解读：

"十有三，犹云十分有三分。取其生道，全生之极，十分有三耳；取死之道，全死之极，亦十分有三耳。"

王弼将"十有三"解释为十分之三，比较容易理解，因为不管如何"全生"，也难以人人都保全。不过在说理方面，韩非的解读更加具体，也可为养生所借鉴。即指出"四肢九窍"虽为"死生之外具"，但如不注意节用而妄动，每一个都会扰动全身的精神而有失养生之道。

在《喻老》中，韩非还用了25则历史故事来说明老子所说的道理。其中著名的"扁鹊见蔡桓公"即是其一：

"扁鹊见蔡桓公，立有间。扁鹊曰：'君有疾在腠理，不治将恐深。'桓侯曰：'寡人无疾。'扁鹊出。桓侯曰：'医之好治不病以为功。'居十日，扁鹊复见曰：'君之病在肌肤，不治将益深。'桓侯不应。扁鹊出。桓侯又不悦。居十日，扁鹊复见曰：'君之病在肠胃，不治将益深。'桓侯又不应。扁鹊出。桓侯又不悦。居十日，扁鹊望桓侯而还走，桓侯故使人问之。扁鹊曰：'病在腠理，汤熨之所及也；在肌肤，针石之所及也；在肠胃，火齐之所及也；在骨髓，司命之所属，无奈何也。今在骨髓，臣是以无请也。'居五日，桓侯体痛，使人索扁鹊，已逃秦矣。桓侯遂死。故良医之治病也，攻之于腠理。此皆争之于小者也。夫事之祸福亦有腠理之地，故圣人蚤（早）从事焉。"③

这个故事也是深刻地说明中医学"治未病"思想的范例。

（二）《管子》

《管子》成书于战国时代，是先秦重要的典籍之一。记载春秋时期齐国政治家、思想家管仲及管仲学派的言行事迹。汉代刘向编定《管子》时共86篇，今本实存76篇，其余10篇仅存

---

① 王先慎. 韩非子集解［M］//诸子集成：五. 北京：中华书局，1954：109-110.
② 王德有.《老子指归》译注［M］. 北京：商务印书馆. 2004：362-368.
③ 王先慎. 韩非子集解［M］//诸子集成：五. 北京：中华书局，1954：118-119.

目录。管仲虽属法家,但《管子》一书的内容较为庞杂,其中涉及道家、法家、阴阳家、农家和兵家等各家思想。这可能跟齐国稷下学宫的百家争鸣有关。郭沫若说:

"管子书是一种杂脍(烩)……它大约是战国及其后的一批零碎著作的总集。"[①]

他认为《管子》中的"心术""内业""白心""枢言"就是宋钘、尹文之作,这两家属于稷下道家。此处不去具体辨析各篇作者,仅以现行《管子》文本为主,略述其中的医学养生思想。

1. "精气论"与养生

《管子》在中国历史上最早提出了系统的"精气论"思想,认为"精气"是自然万物的本原。《管子·内业》说:

"凡物之精,此则为生。下生五谷,上为列星。流于天地之间,谓之鬼神;藏于胸中,谓之圣人。是故民气,杲乎如登于天,杳乎如入于渊,淖乎如在于海,卒乎如在于己。是故此气也,不可止以力,而可安以德;不可呼以声,而可迎以音。敬守勿失,是谓成德,德成而智出,万物果得。"[②]

《管子》认为生命是精气所化,而身体的健康长寿,与精气的两种情况有关。一种情况是精气不枯竭。《内业》说:

"精存自生,其外安荣,内藏以为泉原,浩然和平,以为气渊。渊之不涸,四体乃固;泉之不竭,九窍遂通。乃能穷天地,破四海。中无惑意,外无邪灾,心全于中,形全于外,不逢天灾,不遇人害,谓之圣人。"[③]

另一种情况是精气与形体的"和"。《内业》说:

"凡人之生也,天出其精,地出其形,合此以为人;和乃生,不和不生。察和之道,其精不见,其征不丑。平正擅匈(胸),论治在心。此以长寿。忿怒之失度,乃为之图。节其五欲,去其二凶,不喜不怒,平正擅匈。"[④]

《管子》还讨论了"水"在精气化生人体的过程中的作用。《水地》说:

"人,水也。男女精气合,而水流形。三月如咀。咀者何?曰五味。五味者何?曰五脏。酸主脾,咸主肺,辛主肾,苦主肝,甘主心。五脏已具,而后生肉。脾生隔,肺生骨,肾生脑,肝生革,心生肉。五内已具,而后发为九窍。脾发为鼻,肝发为目,肾发为耳,肺发为窍。五月而成,十月而生。生而目视,耳听,心虑。目之所以视,非特山陵之见也,察于荒忽。耳之所听,非特雷鼓之闻也,察于淑湫。心之所虑,非特知于粗粗也,察于微眇……是以水……凝蹇而为人,而九窍五虑出焉。此乃其精也。"[⑤]

这一理论主要用于说明人的体质、性气存在地域差别的原因。对此《水地》说:

"水者何也?万物之本原也,诸生之宗室也,美恶、贤不肖、愚俊之所产也。何以知其然也?夫齐之水道躁而复,故其民贪粗而好勇;楚之水淖弱而清,故其民轻果而贼;越之水浊重而洎,故其民愚疾而垢;秦之水泔最而稽,淤滞而杂,故其民贪戾罔而好事;齐晋之水枯旱而运,淤滞而杂,故其民谄谀葆诈,巧佞而好利;燕之水萃下而弱,沉滞而杂,故其民愚戆而好贞,轻疾而易死;宋之水轻劲而清,故其民闲易而好正。是以圣人之化世也,其解在水。故水一则人心正,水清则民心易。一则欲不污,民心易则行无邪。是以圣人之治于世也,不人告也,不户说也,其枢在水。"[⑥]

① 郭沫若. 青铜时代[M]. 上海:群益出版社,1935:220.
② 戴望. 管子校正[M]//诸子集成:五. 北京:中华书局,1954:268-269.
③ 戴望. 管子校正[M]//诸子集成:五. 北京:中华书局,1954:270-271.
④ 戴望. 管子校正[M]//诸子集成:五. 北京:中华书局,1954:272.
⑤ 戴望. 管子校正[M]//诸子集成:五. 北京:中华书局,1954:236-237.
⑥ 戴望. 管子校正[M]//诸子集成:五. 北京:中华书局,1954:237-238.

2. 论治心与养生

《管子》说精气之保存，"不可止以力，而可安以德"，故治心是根本，治心则能体道，使生命符合道的规则。《内业》说：

"凡心之刑，自充自盈，自生自成。其所以失之，必以忧乐、喜怒、欲利。能去忧乐、喜怒、欲利，心乃反济。彼心之情，利安以宁，勿烦勿乱，和乃自成。折折乎如在于侧，忽忽乎如将不得，渺渺乎如穷无极。此稽不远，日用其德。"①

治心有两个要注意之处，其一是"静"。《内业》说：

"夫道者，所以充形也，而人不能固。其往不复，其来不舍。谋乎莫闻其音，卒乎乃在于心；冥冥乎不见其形，淫淫乎与我俱生。不见其形，不闻其声，而序其成，谓之道。凡道无所，善心安爱。心静气理，道乃可止。彼道不远，民得以产；彼道不离，民因以知。是故卒乎其如可与索，眇眇乎其如穷无所。彼道之情，恶音与声，修心静意，道乃可得。道也者，口之所不能言也，目之所不能视也，耳之所不能听也，所以修心而正形也；人之所失以死，所得以生也；事之所失以败，所得以成也。凡道无根无茎，无叶无荣。万物以生，万物以成，命之曰道。"②

这里所说的"心静气理""修心静意"，都是注重心性的修养，需要远离"忧乐、喜怒、欲利"等各种杂念。故《内业》又说：

"凡人之生也，必以其欢。忧则失纪，怒则失端。忧悲喜怒，道乃无处。爱欲静之，遇乱正之，勿引勿推，福将自归。彼道自来，可藉与谋，静则得之，躁则失之。灵气在心，一来一逝，其细无内，其大无外。所以失之，以躁为害。心能执静，道将自定。得道之人，理丞而屯泄，匈中无败。节欲之道，万物不害。"③

《管子·心术》上、下两篇深入谈到心静对于形体的意义。《心术》上篇说：

"心之在体，君之位也；九窍之有职，官之分也。心处其道。九窍循理；嗜欲充益，目不见色，耳不闻声。故曰上离其道，下失其事。毋代马走，使尽其力；毋代鸟飞，使弊其羽翼；毋先物动，以观其则。动则失位，静乃自得。"

"天曰虚，地曰静，乃不伐。洁其官，开其门，去私毋言，神明若存。纷乎其若乱，静之而自治。强不能遍立，智不能尽谋。物固有形，形固有名，名当，谓之圣人。故必知不言，无为之事，然后知道之纪。殊形异执，不与万物异理，故可以为天下始。"

其二则是"正"。《内业》说：

"天主正，地主平，人主安静。春秋冬夏，天之时也；山陵川谷，地之枝也；喜怒取予，人之谋也。是故圣人与时变而不化，从物而不移。能正能静，然后能定。定心在中，耳目聪明，四肢坚固，可以为精舍。精也者，气之精者也。气，道乃生，生乃思，思乃知，知乃止矣。凡心之形，过知失生。"④

"心无他图，正心在中，万物得度。道满天下，普在民所，民不能知也。一言之解，上察于天，下极于地，蟠满九州。何谓解之？在于心安。我心治，官乃治；我心安，官乃安。治之者心也，安之者心也。"⑤

如果心不能正，主要是与得失等情绪、思维有关。《内业》说：

"凡人之生也，必以平正，所以失之必以喜怒忧患。是故止怒莫若诗，去忧莫若乐，节乐莫若礼，守礼莫若敬，守敬莫若静。内静外敬，能反其性，性将大定。"⑥

① 戴望. 管子校正［M］//诸子集成：五. 北京：中华书局，1954：269.
② 戴望. 管子校正［M］//诸子集成：五. 北京：中华书局，1954：269.
③ 戴望. 管子校正［M］//诸子集成：五. 北京：中华书局，1954：272.
④ 戴望. 管子校正［M］//诸子集成：五. 北京：中华书局，1954：269–270.
⑤ 戴望. 管子校正［M］//诸子集成：五. 北京：中华书局，1954：270.
⑥ 戴望. 管子校正［M］//诸子集成：五. 北京：中华书局，1954：272.

"内静外敬"，达到心性大定，这是治心的重要原则。

3. 论治形与养生

《管子》强调，治心之正，与形有密切关系。《心术》下篇说：

"形不正者，德不来；中不精者，心不治。正形饰德，万物毕得，翼然自来，神莫知其极，昭知天下，通于四极。是故曰：无以物乱官，毋以官乱心，此之谓内德。是故意气定，然后反正。气者，身之充也。行者正之义也。充不美则心不得，行不正则民不服。是故圣人若天然，无私覆也；若地然，无私载也。私者，乱天下者也。"①

身体的"正"，其实是达到正心的一种练习方式。《内业》说：

"四体既正，血气既静，一意抟心，耳目不淫，虽远若近。思索生知（智），慢易生忧，暴傲生怨，忧郁生疾，疾困乃死。思之而不舍，内困外薄（迫），不早为图，生将巽（逊）舍。食莫若无饱，思莫若勿致，节适之齐，彼将自至。"②

另一方面，心正则外在形体也会表现出健康正常的状态。《心术》下篇说：

"人能正静者，筋肕（韧）而骨强；能戴大圆者，体乎大方；镜大清者，视乎大明。正静不失，日新其德，昭知天下，通于四极。全心在中不可匿，外见于形容，可知于颜色。善气迎人，亲如弟兄；恶气迎人，害于戈兵。不言之言，闻于雷鼓。全心之形，明于日月，察于父母。昔者明王之爱天下，故天下可附；暴王之恶天下，故天下可离。故货之不足以为爱，刑之不足以为恶。货者爱之末也，刑者恶之末也。

"凡民之生也，必以正平；所以失之者，必以喜乐哀怒。节怒莫若乐，节乐莫若礼，守礼莫若敬。外敬而内静者，必反其性。"③

"正静"之心可以"外见于形容"，所以言行起居都很重要。《白心》说：

"道之大如天，其广如地，其重如石，其轻如羽。民之所以，知者寡。故曰：何道之近而莫之与能服也，弃近而就远何以费力也。故曰：欲爱吾身，先知吾情，君亲六合，以考内身。以此知象，乃知行情。既知行情，乃知养生。左右前后，周而复所。执仪服象，敬迎来者。今夫来者，必道其道，无迁无衍（延），命乃长久。和以反中，形性相葆。一以无贰，是谓知道。将欲服之，必一其端，而固其所守。责其往来，莫知其时，索之于天，与之为期，不失其期，乃能得之。"

假如饮食不调，影响形体，继之也会影响心性。《内业》说：

"凡食之道：大充，伤而形不臧；大摄，骨枯而血冱。充摄之间，此谓和成。精之所舍，而知之所生，饥饱之失度，乃为之图。饱则疾动，饥则广思，老则长虑。饱不疾动，气不通于四末；饥不广思，饱而不废；老不长虑，困乃速竭。大心而敢，宽气而广，其形安而不移，能守一而弃万苛，见利不诱，见害不惧，宽舒而仁，独乐其身，是谓云（运）气，意行似天。"④

对于心来说，"形安而不移"，所以《管子》中有许多涉及具体养形体的论述。如《形势》说：

"起居时，饮食节，寒暑适，则身利而寿命益；起居不时，饮食不节，寒暑不适，则形累而寿命损。"⑤

《戒》说：

"滋味动静，生之养也；好恶、喜怒、哀乐，生之变也；聪明当物，生之德也。是故圣人齐滋味而时动静，御正六气之变，禁止声色之淫，邪行亡乎体，违言不存口，静然定生，圣也。"⑥

---

① 戴望. 管子校正［M］//诸子集成：五. 北京：中华书局，1954：222.
② 戴望. 管子校正［M］//诸子集成：五. 北京：中华书局，1954：271.
③ 戴望. 管子校正［M］//诸子集成：五. 北京：中华书局，1954：223.
④ 戴望. 管子校正［M］//诸子集成：五. 北京：中华书局，1954：272.
⑤ 戴望. 管子校正［M］//诸子集成：五. 北京：中华书局，1954：325.
⑥ 戴望. 管子校正［M］//诸子集成：五. 北京：中华书局，1954：155–156.

4. "顺天"与养生调摄

《形势》说:

"山高而不崩,则祈羊至矣;渊深而不涸,则沉玉极矣。天不变其常,地不易其则,春秋冬夏,不更其节,古今一也。"[①]

因此,顺应天道非常重要。《形势》还说:

"失天之度,虽满必涸。上下不和,虽安必危。欲王天下,而失天之道,天下不可得而王也。得天之道,其事若自然。失天之道,虽立不安。其道既得,莫知其为之。其功既成,莫知其释之。"

"万物之于人也,无私近也,无私远也;巧者有余,而拙者不足;其功顺天者天助之,其功逆天者天违之;天之所助,虽小必大;天之所违,虽成必败;顺天者有其功,逆天者怀其凶,不可复振也。"[②]

这种"顺天者有其功"的思想,体现在生活中,即顺应四时之令。例如《四时》说:

"东方曰星,其时曰春,其气曰风,风生木与骨。其德喜嬴,而发出节时。其事:号令修除神位,谨祷弊梗,宗正阳,治堤防,耕芸树艺,正津梁,修沟渎,甃屋行水,解怨赦罪,通四方。然则柔风甘雨乃至,百姓乃寿,百虫乃蕃,此谓星德。星掌发,发为风。是故春行冬政则雕(凋),行秋政则霜,行夏政则欲(溽)。

"南方曰日,其时曰夏,其气曰阳,阳生火与气。其德施舍修乐。其事:号令赏赐赋爵,受禄顺乡,谨修神祀,量功赏贤,以动阳气。九暑乃至,时雨乃降,五谷百果乃登,此谓日德。日掌赏,赏为暑,夏行春政则风,行秋政则水,行冬政则落。

"中央曰土,土德实辅四时入出,以风雨节土益力。土生皮肌肤。其德和平用均,中正无私,实辅四时:春嬴育,夏养长,秋聚收,冬闭藏。大寒乃极,国家乃昌,四方乃服,此谓岁德。岁掌和,和为雨。

"西方曰辰,其时曰秋,其气曰阴,阴生金与甲。其德忧哀、静正、严顺,居不敢淫佚。其事:号令毋使民淫暴,顺旅聚收,量民资以蓄聚。赏(陨)彼群干,聚彼群材,百物乃收,使民毋怠。所恶其察,所欲必得,我信则克。此谓辰德。辰掌收,收为阴。秋行春政则荣,行夏政则水,行冬政则耗。

"北方曰月,其时曰冬,其气曰寒,寒生水与血。其德淳越、温怒、周密。其事:号令修禁徙民,令静止,地乃不泄,断刑致罚,无赦有罪,以符阴气。大寒乃至,甲兵乃强,五谷乃熟,国家乃昌,四方乃备(服),此谓月德。月掌罚,罚为寒。冬行春政则泄,行夏政则雷,行秋政则旱。"[③]

如能按照四时来行使政令,安排家事和起居,则"百姓乃寿,百虫乃蕃"。《五行》中也说:

"昔黄帝以其缓急作五声,以政(正)五钟。令其五钟,一曰青钟大音,二曰赤钟重心,三曰黄钟洒光,四曰景(颢)钟昧其明,五曰黑钟隐其常。五声既调,然后作立五行以正天时,五官以正人位。人与天调,然后天地之美生。"[④]

这种"人与天调"的思想,可以应用于养生实践之中。

四、《吕氏春秋》的养生思想

《吕氏春秋》亦称《吕览》,是战国末年(公元前 239 年前后)秦国丞相吕不韦集合门客共同编撰的杂家代表名著,成书于秦始皇统一中国前夕,分为十二纪、八览、六论,共 26 卷,160 篇。

① 戴望. 管子校正 [M] //诸子集成:五. 北京:中华书局,1954:3.
② 戴望. 管子校正 [M] //诸子集成:五. 北京:中华书局,1954:5.
③ 戴望. 管子校正 [M] //诸子集成:五. 北京:中华书局,1954:238–239.
④ 戴望. 管子校正 [M] //诸子集成:五. 北京:中华书局,1954:242.

20 余万字。吕不韦自己认为其中包括了天地万物古往今来的事理，因此命名。此书注重博采众家学说，以儒、道思想为主，融合墨家、法家、兵家、农家、纵横家、阴阳家等各家思想，故《汉书·艺文志》将其列入杂家，认为其以"兼儒墨，合名法"为特点，"于百家之道无不贯通"（《汉书·艺文志》）。又因杂家著作含有道家思想，故有人认为杂家实为新道家学派。

《吕氏春秋》中有大量关于养生的论述，可以概括为五个方面。

1. 贵生以毕数

《吕氏春秋》从人性出发，指出生命可贵。如《孟春纪·重己》说：

"今吾生之为我有，而利我亦大矣。论其贵贱，爵为天子，不足以比焉；论其轻重，富有天下，不可以易之；论其安危，一曙失之，终身不复得。"[①]

《仲春纪·贵生》说：

"圣人深虑天下，莫贵于生。"[②]

不过，《吕氏春秋》也客观地指出，生命有"数"，"贵生"也只是尽其数而已，而不是妄图将本不可能的"短"变成"长"。《季春纪·尽数》说：

"圣人察阴阳之宜，辨万物之利以便生，故精神安乎形，而年寿得长焉。长也者，非短而续之也，毕其数也。"[③]

《吕氏春秋》强调，一定要明了生命的真正道理，才能懂得养生，否则有些行为表面上是"慎生"，实际效果却是"害生"。《孟春纪·重己》说：

"有慎之而反害之者，不达乎性命之情也。不达乎性命之情，慎之何益？是师者之爱子也，不免乎枕之以糠；是聋者之养婴儿也，方雷而窥之于堂。有殊弗知慎者？夫弗知慎者，是死生存亡可不可未始有别也。未始有别者，其所谓是未尝是，其所谓非未尝非。是其所谓非，非其所谓是，此之谓大惑。若此人者，天之所祸也。以此治身，必死必殃；以此治国，必残必亡。夫死殃残亡，非自至也，惑召之也。寿长至常亦然。故有道者，不察所召，而察其召之者，则其至不可禁矣。"[④]

在《恃君览·知分》中，指出"达士者，达乎死生之分；达乎死生之分，则利害存亡弗能惑矣"。《仲春纪·贵生》中还讲了这样几个故事：

"尧以天下让于子州支父，子州支父对曰：'以我为天子犹可也。虽然，我适有幽忧之病，方将治之，未暇在天下也。'天下，重物也，而不以害其生，又况于他物乎？惟不以天下害其生者也，可以托天下。越人三世杀其君，王子搜患之，逃乎丹穴。越国无君，求王子搜而不得，从之丹穴。王子搜不肯出。越人熏之以艾，乘之以王舆。王子搜援绥登车，仰天而呼曰：'君乎！独不可以舍我乎？'王子搜非恶为君也，恶为君之患也。若王子搜者，可谓不以国伤其生矣。此固越人之所欲得而为君也。"[⑤]

当国王主宰天下，理论上是每个人的梦想，但子州支父、王子搜却都拒之，原因就是身处这种位置必然会操劳紧张，如果从养生的角度看，反而是有害的。因此，"帝王之功，圣人之余事也，非所以完身养生之道也"。文中还举颜阖拒绝鲁国君重金征召之例，评论说："故若颜阖者，非恶富贵也，由重生恶之也。"《仲春纪·贵生》进一步评论：

"今世俗之君子，危身弃生以殉物，彼且奚以此之也？彼且奚以此为也？凡圣人之动作也，必察其所以之与其所以为。今有人于此，以随侯之珠弹千仞之雀，世必笑之。是何也？所用重，

① 吕不韦. 吕氏春秋［M］//诸子集成：六. ［汉］高诱，注. 北京：中华书局，1954：6.
② 吕不韦. 吕氏春秋［M］//诸子集成：六. ［汉］高诱，注. 北京：中华书局，1954：14.
③ 吕不韦. 吕氏春秋［M］//诸子集成：六. ［汉］高诱，注. 北京：中华书局，1954：25.
④ 吕不韦. 吕氏春秋［M］//诸子集成：六. ［汉］高诱，注. 北京：中华书局，1954：6.
⑤ 吕不韦. 吕氏春秋［M］//诸子集成：六. ［汉］高诱，注. 北京：中华书局，1954：14.

所要轻也。夫生，岂特随侯珠之重也哉！"①

《仲春纪·情欲》还举楚国名臣孙叔敖为例，说孙叔敖为荆庄王器重，这是荆国之幸，却非孙叔敖之幸。"荆庄王好周游田猎，驰骋弋射，欢乐无遗，尽傅其境内之劳与诸侯之忧于孙叔敖。孙叔敖日夜不息，不得以便生为故，故使庄王功迹著乎竹帛，传乎后世"，孙叔敖实际是"损其生以资天下之人"，"功虽成乎外，而生亏乎内。耳不可以听，目不可以视，口不可以食，胸中大扰，妄言想见，临死之上，颠倒惊惧，不知所为。用心如此，岂不悲哉？"其评价幸与不幸，标准不是世俗的名位，而是对生命的害利。

不过，人生有许多不得已的境遇。《仲春纪·贵生》引子华子之语，分为几个层次：

"子华子曰：'全生为上，亏生次之，死次之，迫生为下。'故所谓尊生者，全生之谓；所谓全生者，六欲皆得其宜也。所谓亏生者，六欲分得其宜也。亏生则于其尊之者薄矣。其亏弥甚者也，其尊弥薄。所谓死者，无有所以知，复其未生也。所谓迫生者，六欲莫得其宜也，皆获其所甚恶者。服是也，辱是也。辱莫大于不义，故不义，迫生也。而迫生非独不义也，故曰迫生不若死。奚以知其然也？耳闻所恶，不若无闻；目见所恶，不若无见。故雷则掩耳，电则掩目，此其比也。凡六欲者，皆知其所甚恶，而必不得免，不若无有所以知。无有所以知者，死之谓也，故迫生不若死。嗜肉者，非腐鼠之谓也；嗜酒者，非败酒之谓也；尊生者，非迫生之谓也。"②

七情六欲均得适宜，是最好的等次，是为"全生"；人生欲望部分能实现，属于"亏生"；假如人生处处不能如意，处于恶劣的境地，则是"迫生"，为最低等，甚至不如死亡干脆。

2. 制物以养生

《孟春纪·本生》云：

"始生之者，天也；养成之者，人也。能养天之所生而勿撄之谓天子。天子之动也，以全天为故者也。……夫水之性清，土者抇之，故不得清。人之性寿，物者抇之，故不得寿。物也者，所以养性也，非所以性养也。今世之人，惑者多以性养物，则不知轻重也。不知轻重，则重者为轻，轻者为重矣。若此，则每动无不败。以此为君，悖；以此为臣，乱；以此为子，狂。三者国有一焉，无幸必亡。"③

在这里，《吕氏春秋》强调要善于利用自然界的资源以养生，即"以物养性"。然而很多人却为物所拘，变成"以性养物"。因此，书中强调对物质一定要把握害利，切勿贪多。《孟春纪·本生》说：

"今有声于此，耳听之必慊已，听之则使人聋，必弗听。有色于此，目视之必慊已，视之则使人盲，必弗视。有味于此，口食之必慊已，食之则使人瘖，必弗食。是故圣人之于声色滋味也，利于性则取之，害于性则舍之，此全性之道也。

"世之贵富者，其于声色滋味也，多惑者。日夜求，幸而得之则遁焉。遁焉，性恶得不伤？万人操弓，共射其一招，招无不中。万物章章，以害一生，生无不伤；以便一生，生无不长。故圣人之制万物也，以全其天也。天全，则神和矣，目明矣，耳聪矣，鼻臭矣，口敏矣，三百六十节皆通利矣。若此人者，不言而信，不谋而当，不虑而得；精通乎天地，神覆乎宇宙；其于物无不受也，无不裹也，若天地然；上为天子而不骄，下为匹夫而不惽。此之谓全德之人。

"贵富而不知道，适足以为患，不如贫贱。贫贱之致物也难，虽欲过之，奚由？出则以车，入则以辇，务以自佚，命之曰'招蹶之机'。肥肉厚酒，务以自强，命之曰'烂肠之食'。靡曼皓齿，郑卫之音，务以自乐，命之曰'伐性之斧'。三患者，贵富之所致也。故古之人有不肯贵富者矣，

① 吕不韦. 吕氏春秋［M］//诸子集成：六. ［汉］高诱，注. 北京：中华书局，1954：15.
② 吕不韦. 吕氏春秋［M］//诸子集成：六. ［汉］高诱，注. 北京：中华书局，1954：15-16.
③ 吕不韦. 吕氏春秋［M］//诸子集成：六. ［汉］高诱，注. 北京：中华书局，1954：3-4.

由重生故也；非夸以名也，为其实也。则此论之不可不察也。”①

如果不知制物，一味为物欲所累，则与其富贵还不如贫穷，反而不会受害。这是对养生非常有参考价值的观点。所以《仲春纪·贵生》说：

“夫耳目鼻口，生之役也。耳虽欲声，目虽欲色，鼻虽欲芬香，口虽欲滋味，害于生则止。在四官者不欲，利于生者则弗为。由此观之，耳目鼻口不得擅行，必有所制。譬之若官职，不得擅为，必有所制。此贵生之术也。”②

3. 顺生而节性

《仲春纪·贵生》说“不得擅行，必有所制”，其所以“制”，就是要认清何为真正有益于生命，而不为物质的多少而遮蔽。《季春纪·尽数》说：

“天生阴阳，寒暑燥湿，四时之化，万物之变，莫不为利，莫不为害。圣人察阴阳之宜，辨万物之利，以便生，故精神安乎形而年寿得长焉。”③

“察阴阳之宜，辨万物之利”，也就是“顺生”。《孟春纪·重己》说：

“世之人主贵人，无贤不肖，莫不欲长生久视，而日逆其生，欲之何益？凡生之长也，顺之也；使生不顺者，欲也。故圣人必先适欲。室大则多阴，台高则多阳；多阴则蹶，多阳则痿。此阴阳不适之患也。是故先王不处大室，不为高台，味不众珍，衣不燀热。燀热则理塞，理塞则气不达；味众珍则胃充，胃充则中大鞔（菀），中大鞔而气不达。以此长生，可得乎？昔先圣王之为苑囿园池也，足以观望劳形而已矣；其为宫室台榭也，足以辟燥湿而已矣；其为舆马衣裘也，足以逸身暖骸而已矣；其为饮食酏醴也，足以适味充虚而已矣；其为声色音乐也，足以安性自娱而已矣。五者，圣王之所以养性也，非好俭而恶费也，节乎性也。”④

强调不知节制贪欲，是“逆”于生命道理的行为。衣物、饮食、寒温都是适度为宜，多则为害。书中特别强调这并非出于节俭的道德说教，而是顺从生命本性的要求。

《吕氏春秋》还谈到，七情六欲也是人之本性，然而需要“欲有情，情有节”，原因也是以生命的害利来衡量。《仲春纪·情欲》说：

“天生人而使有贪、有欲。欲有情，情有节。圣人修节以止欲，故不过行其情也。故耳之欲五声，目之欲五色，口之欲五味，情也。此三者，贵贱、愚智、贤不肖欲之若一，虽神农、黄帝，其与桀、纣同。圣人之所以异者，得其情也。由贵生动，则得其情矣；不由贵生动，则失其情矣。此二者，死生存亡之本也。俗主亏情，故每动为亡败。”⑤

《仲夏纪·适音》分析说，人情有好恶，只能通过明了事理，才能节制情欲以全生：

“人之情：欲寿而恶夭，欲安而恶危，欲荣而恶辱，欲逸而恶劳。四欲得，四恶除，则心适矣。四欲之得也，在于胜理。胜理以治身，则生全以；生全则寿长矣。胜理以治国，则法立；法立则天下服矣。故适心之务在于胜理。”⑥

《仲春纪·情欲》中还列举了一系列有关养生的具体法则，都有重要意义：

“耳不可赡，目不可厌，口不可满。身尽府种（浮肿），筋骨沉滞，血脉壅塞，九窍寥寥，曲失其宜，虽有彭祖，犹不能为也。其于物也，不可得之为欲，不可足之为求，大失生本；民人怨谤，又树大雠；意气易动，跷然不固；矜势好智，胸中欺诈；德义之缓，邪利之急。身以困穷，虽后悔之，尚将奚及？巧佞之近，端直之远，国家大危，悔前之过，犹不可反。闻言而惊，不得所由。百病怒起，乱难时至。以此君人，为身大忧。耳不乐声，目不乐色，口不甘味，与死无择。

① 吕不韦. 吕氏春秋 [M] //诸子集成：六. [汉] 高诱，注. 北京：中华书局，1954：5-6.
② 吕不韦. 吕氏春秋 [M] //诸子集成：六. [汉] 高诱，注. 北京：中华书局，1954：14.
③ 吕不韦. 吕氏春秋 [M] //诸子集成：六. [汉] 高诱，注. 北京：中华书局，1954：25.
④ 吕不韦. 吕氏春秋 [M] //诸子集成：六. [汉] 高诱，注. 北京：中华书局，1954：7.
⑤ 吕不韦. 吕氏春秋 [M] //诸子集成：六. [汉] 高诱，注. 北京：中华书局，1954：16.
⑥ 吕不韦. 吕氏春秋 [M] //诸子集成：六. [汉] 高诱，注. 北京：中华书局，1954：48.

"古人得道者，生以寿长，声色滋味能久乐之，奚故？论早定也。论早定则知早啬，知早啬则精不竭。秋早寒则冬必暖矣，春多雨则夏必旱矣。天地不能两，而况于人类乎？人之与天地也同。万物之形虽异，其情一体也。故古之治身与天下者，必法天地也。"①

4. 知本以去害

《季春纪·尽数》中提到，能尽天然的寿命之数即是长寿，而"毕数之务，在乎去害"。什么是"害"呢？《季春纪·尽数》列举说：

"大甘、大酸、大苦、大辛、大咸，五者充形则生害矣。大喜、大怒、大忧、大恐、大哀，五者接神则生害矣。大寒、大热、大燥、大湿、大风、大霖、大雾，七者动精则生害矣。"②

这里用了一系列的"大"字，意思都是指过度、过量。对这一类"害"，后文还提到：

"凡食，无强厚味，无以烈味重酒，是以谓之疾首。食能以时，身必无灾。凡食之道，无饥无饱，是之谓五脏之葆。口必甘味，和精端容，将之以神气，百节虞欢，咸进受气。饮必小咽，端直无戾。"③

另一类"害"，则指精气的郁滞。《季春纪·尽数》说：

"故凡养生，莫若知本，知本则疾无由至矣。精气之集也，必有入也。集于羽鸟，与为飞扬；集于走兽，与为流行；集于珠玉，与为精朗；集于树木，与为茂长；集于圣人，与为敻明。精气之来也，因轻而扬之，因走而行之，因美而良之，因长而养之，因智而明之。流水不腐，户枢不蠹，动也。形气亦然。形不动则精不流，精不流则气郁。郁处头则为肿、为风，处耳则为挶、为聋，处目则为䁾、为盲，处鼻则为鼽、为窒，处腹则为张（胀）、为疛，处足则为痿、为蹶。"④

人的形体由精气聚集而成，体内的精气应当轻灵流动，一旦郁滞不畅，就会造成各种疾病。这里出现的"流水不腐，户枢不蠹"成为重要的养生格言。在《恃君览·达郁》中也谈到祛除郁滞对养生的意义：

"凡人三百六十节、九窍、五脏、六腑、肌肤，欲其比也；血脉，欲其通也；筋骨，欲其固也；心志，欲其和也；精气，欲其行也。若此，则病无所居，而恶无所由生矣。病之留、恶之生也，精气郁也。"⑤

《吕氏春秋》还指出，疾病灾祸的形成，并非单一的因素导致，是"众邪之所积"；生命的养护，也不能一蹴而就，而需要"众正之所积"。《季夏纪·明理》说：

"凡生，非一气之化也；长，非一物之任也；成，非一形之功也。故众正之所积，其福无不及也；众邪之所积，其祸无不逮也。其风雨则不适，其甘雨则不降，其霜雪则不时，寒暑则不当，阴阳失次，四时易节，人民淫烁不固，禽兽胎消不殖，草木庳小不滋，五谷萎败不成。"⑥

可见养生应当防微杜渐，平时要处处注意，即《孟冬纪·节丧》所言：

"审知生，圣人之要也……知生也者，不以害生，养生之谓也。"⑦

5. 论音乐养生

除各种养生的大道理外，《吕氏春秋》中也有不少具体的养生言论，其中关于音乐养生的论述就相当具体。

---

① 吕不韦. 吕氏春秋［M］//诸子集成：六．［汉］高诱，注. 北京：中华书局，1954：17.
② 吕不韦. 吕氏春秋［M］//诸子集成：六．［汉］高诱，注. 北京：中华书局，1954：26.
③ 吕不韦. 吕氏春秋［M］//诸子集成：六．［汉］高诱，注. 北京：中华书局，1954：26–27.
④ 吕不韦. 吕氏春秋［M］//诸子集成：六．［汉］高诱，注. 北京：中华书局，1954：26.
⑤ 吕不韦. 吕氏春秋［M］//诸子集成：六．［汉］高诱，注. 北京：中华书局，1954：264.
⑥ 吕不韦. 吕氏春秋［M］//诸子集成：六．［汉］高诱，注. 北京：中华书局，1954：62.
⑦ 吕不韦. 吕氏春秋［M］//诸子集成：六．［汉］高诱，注. 北京：中华书局，1954：96.

《仲夏纪·大乐》谈到音乐的起源与功能说：

"音乐之所由来者远矣。生于度量，本于太一。太一出两仪，两仪出阴阳。阴阳变化，一上一下，合而成章。浑浑沌沌，离则复合，合则复离，是谓天常。天地车轮，终则复始，极则复反，莫不咸当。日月星辰，或疾或徐，日月不同，以尽其行。四时代兴，或暑或寒，或短或长，或柔或刚。万物所出，造于太一，化于阴阳。萌芽始震，凝漨以形。形体有处，莫不有声。声出于和，和出于适。和适先王定乐，由此而生。天下太平，万物安宁。皆化其上，乐乃可成。成乐有具，必节嗜欲。嗜欲不辟，乐乃可务。务乐有术，必由平出。平出于公，公出于道。故惟得道之人，其可与言乐乎！"[1]

音乐能够体现自然之道，但也要讲求"节嗜欲"。《仲夏纪·侈乐》中说，过分的音乐即"侈乐"也会伤生：

"侈则侈矣，自有道者观之，则失乐之情。失乐之情，其乐不乐。乐不乐者，其民必怨，其生必伤。其生之与乐也，若冰之于炎日，反以自兵。此生乎不知乐之情，而以侈为务故也。乐之有情，譬之若肌肤形体之有情性也。有情性则必有性养矣。寒、温、劳、逸、饥、饱，此六者非适也。凡养也者，瞻非适而以之适者也。能以久处其适，则生长矣。生也者，其身固静，感而后知，或使之也。遂而不返，制乎嗜欲；制乎嗜欲无穷，则必失其天矣。"[2]

"侈乐"与生命，"若冰之于炎日"；反之，"适音"则有益于养生。所谓"适音"是适合心性的音乐。《仲夏纪·适音》说：

"耳之情欲声，心不乐，五音在前弗听；目之情欲色，心弗乐，五色在前弗视；鼻之情欲芬香，心弗乐，芬香在前弗嗅；口之情欲滋味，心弗乐，五味在前弗食。欲之者，耳目鼻口也；乐之弗乐者，心也。心必和平然后乐。心必乐，然后耳目鼻口有以欲之。故乐之务在于和心，和心在于行适。夫乐有适，心亦有适。"[3]

舒适的音乐能调和心志。《仲夏纪·适音》对各类音乐的特点做了具体论述：

"夫音亦有适：太巨则志荡，以荡听巨则耳不容，不容则横塞，横塞则振；太小则志嫌，以嫌听小则耳不充，不充则不詹，不詹则窕；太清则志危，以危听清则耳溪极，溪极则不鉴，不鉴则竭；太浊则志下，以下听浊则耳不收，不收则不抟，不抟则怒。故太巨、太小、太清、太浊，皆非适也。何谓适？衷，音之适也。何谓衷？大不出钧，重不过石，小大轻重之衷也。黄钟之宫，音之本也，清浊之衷也。衷也者，适也。以适听适则和矣。乐无太，平和者是也。故治世之音安以乐，其政平也；乱世之音怨以怒，其政乖也；亡国之音悲以哀，其政险也。凡音乐，通乎政而移风平俗者也。俗定而音乐化之矣。故有道之世，观其音而知其俗矣，观其政而知其主矣。故先王必托于音乐以论其教。"[4]

其推崇大小、轻重、清浊皆适度的"衷"音，虽然只引申于政治教化，其实对养生来说道理也是一样的。

五、屈原的《远游》与气功

屈原（公元前 340 年—前 278 年），是战国时期楚国人。有学者认为屈原属于先秦诸子中的纵横家或小说家，也有学者认为他兼具战国诸子百家的思想。屈原的著作《楚辞》包含丰富的哲学思想，其中《远游》则被有的学者认为是一篇关于气功的著作。

①　吕不韦. 吕氏春秋［M］//诸子集成六. ［汉］高诱，注. 北京：中华书局，1954：46.
②　吕不韦. 吕氏春秋［M］//诸子集成六. ［汉］高诱，注. 北京：中华书局，1954：48.
③　吕不韦. 吕氏春秋［M］//诸子集成六. ［汉］高诱，注. 北京：中华书局，1954：49.
④　吕不韦. 吕氏春秋［M］//诸子集成六. ［汉］高诱，注. 北京：中华书局，1954：49-50.

《远游》原文如下：

"悲时俗之迫阨兮，愿轻举而远游。质菲薄而无因兮，焉托乘而上浮？遭沉浊而污秽兮，独郁结其谁语！夜耿耿而不寐兮，魂茕茕而至曙。惟天地之无穷兮，哀人生之长勤，往者余弗及兮，来者吾不闻。步徙倚而遥思兮，怊惝恍而乖怀。意荒忽而流荡兮，心愁凄而增悲。神倏忽而不反兮，形枯槁而独留。内惟省以端操兮，求正气之所由。漠虚静以恬愉兮，澹无为而自得。

"闻赤松之清尘兮，愿承风乎遗则。贵真人之休德兮，美往世之登仙，与化去而不见兮，名声著而日延。奇傅说之托星辰兮，羡韩众之得一。形穆穆而浸远兮，离人群而遁逸。因气变而遂曾举兮，忽神奔而鬼怪。时仿佛以遥见兮，精皎皎以往来。绝氛埃而淑尤兮，终不反其故都。免众患而不惧兮，世莫知其所如。恐天时之代序兮，耀灵晔而西征。微霜降而下沦兮，悼芳草之先零。聊仿佯而逍遥兮，永历年而无成。谁可与玩斯遗芳兮？长向风而舒情。高阳邈以远兮，余将焉所程？

"重曰：春秋忽其不淹兮，奚久留此故居。轩辕不可攀援兮，吾将从王乔而娱戏。餐六气而饮沆瀣兮，漱正阳而含朝霞。保神明之清澄兮，精气入而粗秽除。顺凯风以从游兮，至南巢而壹息。见王子而宿之兮，审壹气之和德。曰：'道可受兮，不可传。其小无内兮，其大无垠。毋滑而魂兮，彼将自然。壹气孔神兮，于中夜存。虚以待之兮，无为之先。庶类以成兮，此德之门。'

"闻至贵而遂徂兮，忽乎吾将行。仍羽人于丹丘兮，留不死之旧乡。朝濯发于汤谷兮，夕晞余身兮九阳。漱飞泉之微液兮，怀琬琰之华英。玉色頩以脕颜兮，精醇粹而始壮。质销铄以汋约兮，神要眇以淫放。嘉南州之炎德兮，丽桂树之冬荣；山萧条而无兽兮，野寂漠其无人。载营魄而登霞兮，掩浮云而上征。命天阍其开关兮，排阊阖而望予。召丰隆使先导兮，问太微之所居。集重阳入帝宫兮，造旬始而观清都。朝发轫于太仪兮，夕始临乎微闾。屯余车之万乘兮，纷溶与而并驰。驾八龙之婉婉兮，载云旗之逶蛇。建雄虹之采旄兮，五色杂而炫耀。服偃蹇以低昂兮，骖连蜷以骄骜。骑胶葛以杂乱兮，斑漫衍而方行。撰余辔而正策兮，吾将过乎句芒。历太皓以右转兮，前飞廉以启路。阳杲杲其未光兮，凌天地以径度。风伯为余先驱兮，氛埃辟而清凉。凤凰翼其承旗兮，遇蓐收乎西皇。揽慧星以为旍兮，举斗柄以为麾。叛陆离其上下兮，游惊雾之流波。时暧曃其曭莽兮，召玄武而奔属。后文昌使掌行兮，选署众神以并毂。

"路漫漫其修远兮，徐弭节而高厉。左雨师使径侍兮，右雷公以为卫。欲度世以忘归兮，意恣睢以担挢。内欣欣而自美兮，聊媮娱以自乐。涉青云以泛滥游兮，忽临睨夫旧乡。仆夫怀余心悲兮，边马顾而不行。思旧故以想象兮，长太息而掩涕。泛容与而遐举兮，聊抑志而自弭。指炎神而直驰兮，吾将往乎南疑。览方外之荒忽兮，沛罔象而自浮。祝融戒而还衡兮，腾告鸾鸟迎宓妃。张《咸池》《奏》《承云》兮，二女御《九韶》歌。使湘灵鼓瑟兮，令海若舞冯夷。玄螭虫象并出进兮，形蟉虬而逶蛇。雌蜺便娟以增挠兮，鸾鸟轩翥而翔飞。音乐博衍无终极兮，焉乃逝以徘徊。舒并节以驰骛兮，逴绝垠乎寒门。轶迅风于清源兮，从颛顼乎增冰。历玄冥以邪径兮，乘间维以反顾。召黔嬴而见之兮，为余先乎平路。经营四荒兮，周流六漠。上至列缺兮，降望大壑。下峥嵘而无地兮，上寥廓而无天。视倏忽而无见兮，听惝恍而无闻。超无以至清兮，与泰初而为邻。"

文中"餐六气而饮沆瀣兮，漱正阳而含朝霞"，其中"六气""沆瀣""正阳""朝霞"都是却谷食气术的名词。早在明末清初，学者王夫之就指出：

"《远游》极玄言之旨，非《诺皋》《洞冥》之怪说也。后世不得志于时者，如郑所南、雪庵类逃于浮屠，未有浮屠之先，逃于长生久视之说，其为寄焉一也。"[①]

"所述游仙之说，已尽学玄者之奥。后世魏伯阳、张平叔所隐秘密传、以诧妙解者，皆已宣泄无余。盖自彭、聃之术兴，习为淌洸之寓言，大率类此。要在求之神意精气之微，而非服

---

① 王夫之. 楚辞通释［M］. 上海：上海人民出版社，1975：5.

食烧炼祷祀及素女淫秽之邪说可乱，故以魏、张之说释之，无不吻合。"①

王夫之认为如以丹道之说来解读《远游》，则相当吻合。他释首段的"轻举""托乘"说：

"轻举，轻身高举……托乘，乘太清之气也。"②

释"内惟省以端操兮，求正气之所由。漠虚静以恬愉兮，澹无为而自得"说：

"正气，人所受于天之元气也。元气之所由，生于至虚之中，为万有之始。涵于至静之中，为万动之基。冲和澹泊，乃我生之所自得。此玄家所谓先天气也，守此则长生久视之道存矣。"③

释"餐六气而饮沆瀣兮，漱正阳而含朝霞"和"保神明之清澄兮，精气入而粗秽除"说：

"此学仙之始事，其术所谓炼己也。六气：寒水、湿土、风木、燥金、君相二火也。于人为府脏之真气。餐者，保之于己不泄用也。沆瀣，北方至阴幽玄之气，念不妄动，养生清微，则息不喘急，从踵而发，生于至阴之地也。漱，涤也。正阳，南方曦明之灵，其光内照者也。朝霞，内照不迷。"

"精气，先天之气，胎息之本也。粗秽，后天之气，妄念狂为之所自生。凝精以除秽，所谓铸剑也。"④

释"漱飞泉之微液兮"说：

"飞泉，水上涌也。北方坎水为铅为气，魄金生水，则顺流而易竭，敛气归魂，故为飞泉，逆流而上。"⑤

释"命天阍其开关兮，排阊阖而望予。召丰隆使先导兮，问太微之所居"说：

"老子曰：天门开阖，谓心意识也。望予，内视也。太微，在紫微之南，天市之北，中宫也。为戊己土，乃水火金木之枢，故谓之黄婆。钤魂映魄，专气存神，皆以此之开阖为用，故谓之媒。召丰隆先导，收气以内求心也。"⑥

释"朝发轫于太仪兮，夕始临乎微闾"说：

"微，与尾通。尾闾，海水归原之穴，于人为踵息之脏。太仪，天庭，所谓上有黄庭也。以意御四神，周历乎身之上下，上彻至阳之原，下入至阴之府，朝夕顺阴阳之候也。"⑦

如此等等。最后王夫之评价说：

"此篇之旨，融贯玄宗，魏伯阳以下诸人之说，皆本于此，迹其所由来，盖王乔之遗教乎？"⑧

王夫之对《远游》的解读，确有所据。但他用了许多后世道教内丹的术语，因此也有学者指出：

"所以《楚辞·远游》篇承王乔之遗教，为系统之叙述，其渊源有自，并无可疑。但道教丹法，本系秘传，师徒单传，知者甚少。所以注《楚辞》各家，从儒家观点立论，则认为全不对头……其（注：指王夫之）所解析，亦多臆测之论。此种文章，仅为标奇立异而已。盖养生行气之法，早在楚国流传，以后经道教吸收整理，遂为道术一重要部分。所以深究丹法渊源，并非道教独创，而为荆楚地区宝贵遗产，发源于道教成立之前，是以不能与宗教完全混同。"⑨

屈原所处时代尚未有"内丹"的提法，但《远游》与古代气功渊源甚深是肯定的。

① 王夫之. 楚辞通释［M］. 上海：上海人民出版社，1975：101.
② 王夫之. 楚辞通释［M］. 上海：上海人民出版社，1975：102.
③ 王夫之. 楚辞通释［M］. 上海：上海人民出版社，1975：102.
④ 王夫之. 楚辞通释［M］. 上海：上海人民出版社，1975：104.
⑤ 王夫之. 楚辞通释［M］. 上海：上海人民出版社，1975：107.
⑥ 王夫之. 楚辞通释［M］. 上海：上海人民出版社，1975：108.
⑦ 王夫之. 楚辞通释［M］. 上海：上海人民出版社，1975：109.
⑧ 王夫之. 楚辞通释［M］. 上海：上海人民出版社，1975：114.
⑨ 王沐. 内丹养生功法指要［M］. 上海：东方出版社，1990：207.

第四节　出土文献的养生思想

中国古代丰富的文献有不少未能流传下来。近代以来随着考古挖掘的开展，出土了不少珍贵的文献，对研究上古时代的思想文化有重要的价值，其中就有不少已佚的养生文献。

一、马王堆出土文献的养生思想

1973 年 12 月，在湖南长沙马王堆三号汉墓出土了一批帛书、简书，有不少是医学和养生学著作。其中的《黄老帛书》和神仙导引文献填补了以往之缺，尤其有重要的价值。

（一）《黄老帛书》及黄老学说养生思想

1973 年长沙马王堆三号汉墓发现的汉人手抄本《经法》《十六经》《称》《道原》四篇古佚书，抄录在《老子》乙本前面，共存 174 行 11 000 余字，隶书，原有篇题。其内容主张刑名之学，强调兼施刑德，依法治国，是与《老子》同源的道家重要学说。经学者研究，认为它是久已失传的《黄帝四经》。这是迄今为止除医书《黄帝内经》外，我们能看到的唯一一部内容涉及政治、经济、哲学、军事诸方面的"黄帝书"。它同《老子》抄在一起，是研究汉初"黄老之学"的重要书籍，被学术界称为《黄老帛书》。

对于《黄老帛书》的成书年代，学术界说法不一，一般认为应该是战国后期。[①] 这部著作的出土开启了先秦道家研究的新方向，也使深入探讨黄老道家的养生思想成为可能。

1. 关于黄老学说

黄老学说形成于战国时期，大盛于秦汉时代，是后来黄老道和道教的思想来源，其特点是假托黄帝以发挥老学，这是道家思想发展的第二阶段。"黄"指华夏民族的共同始祖黄帝，"老"即指先秦道家的老子。战国后期，黄帝作为中原各民族的始祖，影响日益增大，一些学者便借用黄帝的名声，继承和发挥道家老子的道论与应世、养生之学，吸取部分阴阳家、儒家、墨家、名家、法家等的思想内容，在秦汉之际形成"内以治身，外以治国"的新的道家学说，被称为"黄老之学"。

"黄老"的提法未见于先秦典籍，由汉代司马迁最早提出，《史记》中多篇列传都有提及。如《史记·老庄申韩列传》说"申子之学本于黄老而主刑名""韩非者，韩之诸公子也。喜刑名法术之学而其归本于黄老"，《史记·孟荀列传》说"慎到赵人，田骈、接子齐人，环渊楚人，皆学黄老道德之术"，等等。班固甚至说司马迁《史记》过于重视黄老，其列传的顺序有"论大道则先黄老而后六经"[②]（《汉书·司马迁传》）的倾向。

司马迁重视黄老之学，也有其时代背景。从现存的汉代史籍中可以看到黄老之学在西汉前期极盛，成为治国的指导思想。《风俗通义·正失》记载："文帝本修黄老之言，不甚好儒术，其治尚清静无为"，《史记·外戚世家》记载窦太后"好黄帝老子之言，帝及太子诸窦，不得不读黄帝老了，尊其术"[③]，《汉书》载"（田）叔好剑，学黄老术于乐钜公"[④] 以及"（陈平）

①　陈锦淞.《黄老帛书》初探［J］. 上海第二工业大学学报，1993（1）：80-84.
②　［汉］班固. 汉书·司马迁传［M］. 北京：中华书局，1962：2740.
③　［汉］司马迁. 史记［M］. 北京：中华书局，1982：1075.
④　［汉］班固. 汉书·司马迁传［M］. 北京：中华书局，1962：1981.

少时家贫，好读书，治黄帝、老子之术"①，等等，可见秦汉之际，民间形成了诵读黄老之学的风气。至汉武帝"罢黜百家，独尊儒术"后，黄老之学遂逐渐分化，影响渐小。黄老之学的主要内容见于《黄老帛书》《淮南子》《老子河上公章句》。

2.《黄老帛书》与养生思想

《黄老帛书》受《老子》思想影响极深，引用《老子》的词句、概念多达百处。它对汉代的学术影响甚大，汉代的文献如《史记》《淮南子》《春秋繁露》《说苑》《汉书》等重要典籍都曾征引此书的语句。《黄老帛书》中的许多思想，都与养生有关或可从养生角度加以诠解。

《黄老帛书》认为万物出于虚，《经法》说：

"虚无刑（形），其裻冥冥，万物之所从生。生有害，曰欲，曰不知足。生必动，动有害，曰不时，曰时而□。动有事，事有害，曰逆，曰不称，不知所为用。事必有言，言有害，曰不信，曰不知长人，曰自诬，曰虚夸，以不足为有余。故同出冥冥，或以死，或以生，或以败，或以成。"②

万物生于虚无，但人既生就有了欲望，尤其是"不知足"的欲望，成为害生的因素。文中层层论述说：生有动，动有害；动有事，事有害；事有言，言有害……各自列出有害的情况。人的生死成败，取决于如何处理好这些问题，需要有一定的规矩来制约。《经法》又说：

"祸福同道，莫知其所从生。见知之道，唯虚无有。虚无有，秋毫成之，必有刑（形）名。刑（形）名立，则黑白之分已。故执道者之观于天下殹（也），无执殹（也），无处也，无为殹（也），无私殹（也）。是故天下有事，无不自为刑（形）名声号矣。刑（形）名已立，声号已建，则无所逃迹匿正矣。公者明，至明者有功。至正者静，至静者圣。无私者知（智），至知（智）者为天下稽。称以权衡，参以天当，天下有事，必有巧验。事如直木，多如仓粟。斗石已具，尺寸已陈，则无所逃其神。故曰：'度量已具，则治而制之矣。'"③

《黄老帛书》提倡与天相应，天地对人有生也有杀，是谓文、武，两者都是天道。《经法》说：

"天有死生之时，国有死生之正（政）。因天之生也以养生，胃（谓）之文，因天之杀也以伐死，胃（谓）之武。［文］武并行，则天下从矣。"④

"始于文而卒于武，天地之道也。四时有度，天地之李（理）也。日月星晨（辰）有数，天地之纪也。三时成功，一时刑杀，天地之道也。四时而定，不爽不代（忒），常有法式，□□□□。一立一废，一生一杀，四时代正，冬（终）而复始。［人］事之理也。"⑤

人的行为符合天道，主要体现在要合"时"，适当取予，则可养生。《十六经》说：

"静作得时，天地与之。静作失时，天地夺之。夫天地之道，寒涅（热）燥湿，不能并立。刚柔阴阳，固不两行。两相养，时相成。居则有法，动作循名，其事若易成。"⑥

《称》说：

"天制寒暑，地制高下，人制取予。取予当，立为□王。取予不当，流之死亡。"

"毋先天成，毋非时而荣。先天成则毁，非时而荣则不果。日为明，月为晦。昏而休，明而起。毋失天极，殹（究）数而止。"⑦

此外，对阴阳高度重视也是《黄老帛书》的特点。《称》说：

"凡论必以阴阳明大义。天阳地阴，春阳秋阴，夏阳冬阴，昼阳夜阴。大国阳，小国阴。重国阳，轻国阴。有事阳而无事阴，信（伸）者阳［而］屈者阴。主阳臣阴。上阳下阴，男阳［女阴］。

---

① 班固. 汉书·司马迁传［M］. 北京：中华书局，1962：2038.
② 余明光. 黄帝四经与黄老思想［M］. 哈尔滨：黑龙江人民出版社，1989：240-241.
③ 余明光. 黄帝四经与黄老思想［M］. 哈尔滨：黑龙江人民出版社，1989：241.
④ 余明光. 黄帝四经与黄老思想［M］. 哈尔滨：黑龙江人民出版社，1989：250.
⑤ 余明光. 黄帝四经与黄老思想［M］. 哈尔滨：黑龙江人民出版社，1989：273.
⑥ 余明光. 黄帝四经与黄老思想［M］. 哈尔滨：黑龙江人民出版社，1989：301.
⑦ 余明光. 黄帝四经与黄老思想［M］. 哈尔滨：黑龙江人民出版社，1989：325-326.

"[父]阳[子]阴。兄阳弟阴。长阳少[阴]。贵[阳]贱阴。达阳穷阴。取（娶）妇姓（生）子阳，有丧阴。制人者阳，制于人者阴。客阳主人阴。师阳役阴。言阳黑（默）阴。予阳受阴。诸阳者法天，天贵正，过正日诡□□□祭乃及。诸阴者法地，地[之]德安徐正静，柔节先定，善予不争。此地之度而雌之节也。"①

此论述对阴阳的阐释明了易懂，并体现了重阳贵阴的思想。此外，对阴阳与人的关系也有清晰论述，《十六经》说：

"无晦无明，未有阴阳。阴阳未定，吾未有以名。今始判为两，分为阴阳，离为四[时]□□□□□□□□□[德虐之行]，因以为常，其明者以为清而微道是行，行法循□□牝牡，牝牡相求，会刚与柔，柔刚相成，牝牡若刑（形），下会于地，上会于天。得天之微，时若□□□□□□□□寺（待）地气之发也，乃梦（萌）者梦（萌）而兹（孳）者兹（孳），天因而成之，弗因则不成，[弗]养则不生。夫民之生也规规生食与继。不会不继，无与守地；不食不人，无与守天。"②

此处指出天地交会生阴阳，人亦当交会（即"会"）以繁衍（即"继"），食饮以延续生命，即所谓"生食与继"。这也是效法天道阴阳的体现。

（二）神仙术及食气导引文献

在我国古代的方技中，医药养生与神仙术往往是杂糅在一起的，至汉唐以后，医药养生与神仙术才逐渐分化开来，形成了两个不同的领域。对于神仙术，《汉书·艺文志》定义为："神仙者，所以保性命之真，而游求于外者也。聊以荡意平心，同死生之域，而无怵惕于胸中。然而或者专以为务，则诞欺怪迂之文弥以益多，非圣王之所以教也。"著录神仙术书籍者就有不少，从书名来看，都是与求仙有关的"服食""行气""导引"等养生之术。

在马王堆出土的简帛文献中，帛书《却谷食气》、汉简《十问》中的食气之说、帛画《导引图》等都属于神仙类的方技书籍，其中有的单独成书，有的杂糅在其他书内，有的还配有彩色绘图。

1.《却谷食气》

此帛书为气功文献，记载的是古代一种以却谷休粮结合呼吸吐纳的气功养生祛病方法，这是目前可以见到的最早的却谷食气文献。此书出土时严重残损，现存可辨识的字只有 272 个。从现存内容来看，可分为"却谷"和"食气"两个部分。原文如下：

"却谷者食石韦。朔日食质，日加一节，旬五而止。旬六始匡，日去一节，至晦而复质，与月进退。为首重、足轻、体疹，则昫吹之，视利止。

"食谷者食质而□，食气者为昫吹，则以始卧与始兴，凡昫中息而吹。年廿者朝廿暮廿。二日之暮二百。年卅者朝卅暮卅，三日之暮三百。以此数推之。

"春食：一去浊阳，和以匡光、朝霞，昏清可。夏食：一去汤风，和以朝霞、沆瀣，昏清可。秋食：一去清风、霜雾，和以输阳，昏清可。冬食：一去凌阴，和以正阳、匡光、输阳、输阴，昏清可。"③

服食家认为谷气留于肠胃则会令人不寿，所以练此功法宜不食谷物（辟谷），但并非完全不进食，帛书说的是食用石韦的方法。其间如果出现身体虚弱、"首重、足轻"等情况，还必须配合"行气"。文中对食气的时间、频率、四时所避或所食之气等都有记载，是一部充满道家色彩的养生学著作。文中所说的适合食气的时间，即匡光、朝霞、沆瀣、输阳、正阳、输阴，

① 余明光. 黄帝四经与黄老思想［M］. 哈尔滨：黑龙江人民出版社，1989：332-333.
② 余明光. 黄帝四经与黄老思想［M］. 哈尔滨：黑龙江人民出版社，1989：281-282.
③ 马继兴. 马王堆古医书考释［M］. 长沙：湖南科学技术出版社，1992：822-842.

是一天中的六个阶段，古人又称为"六气"。据唐代陆德明《经典释文》卷二十六《庄子音义》中转引古书佚文称："《陵阳子明经》言：春食朝霞。朝霞者，日欲出时，黄气也。秋食沧阴。沧阴者日没已后赤黄气也。冬食沆瀣。沆瀣者，北方夜半气也。夏食正阳。正阳者，南方日中气也。并天玄、地黄之气，是谓六气。"马继兴指出沧阴即输阴；天玄即匡光，为天色黑暗之时；地黄即输阳，为太阳初升不久[①]。

2.《十问》

《十问》中的食气之说与房中术有着密切的关系。里面有"天师之食神气之道""大成之起死食鸟精之道""曹熬之楼（接）阴治神气之道""舜之楼（接）阴治气之道""耇老妾（接）阴食神气之道""师癸治神气之道"，以及容成、王子巧（乔）、文执（挚）、王期等共10人的食气之法，故名《十问》。

《十问》之中，有的比较简单。如"舜之接阴治气之道"，原文谓：

"尧问于舜曰：'天下孰最贵？'舜曰：'生最贵。'尧曰：'治生奈何？'舜曰：'审夫阴阳。'尧曰：'人有九窍十二节，皆设而居，何故而阴与人俱生而先身去？'舜曰：'饮食弗以，谋虑弗使，讳其名而匿其体，其使甚多而无宽礼，故与身俱生而先身死。'尧曰：'治之奈何？'舜曰：'必爱而喜之，教而谋之，饮而食之，使其题焠坚强而缓事，必盬之而勿予，必乐矣而勿泻，材将积，气将储，行年百岁，贤于往者。'"[②]

这里的"阴"指生殖能力，舜认为要"乐矣而勿泻，材将积，气将储"，才能长久。

《十问》有些内容则比较具体，如容成所答的一段，谈到通过呼吸来强精的方法。可能与《汉书·艺文志》记载的"容成养气术"属于同一类的范畴。原文谓：

"黄帝问于容成曰：'民始赋淳（醇）流形，何得而生？流形成体，何失而死？何世之人也，有恶有好，有夭有寿？欲闻民气赢屈、弛张之故。'

"容成答曰：君若欲寿，则顺察天地之道。天气月尽、月盈，故能长生。地气岁有寒暑，险易相取，故地久而不腐。君必察天地之情，而行之以身，有征可知。间虽圣人，非其所能，唯道者知之。天地之至精，生于无征，长于无形，成于无体，得者寿长，失者夭死。故善治气抟精者，以无征为积，精神泉溢，吸甘露以为积，饮瑶泉灵尊以为经，去恶好俗，神乃流行。

"吸气之道，必致之末，精生而不缺，上下皆精，寒温安生？息必深而久，新气易守。宿气为老，新气为寿。善治气者，使宿气夜散，新气朝冣（聚），以彻九窍，而实六府。

"食气有禁，春避浊阳，夏避汤风，秋避霜雾，冬避凌阴，必去四咎，乃深息以为寿。

"朝息之志（治），其出也务合于天，其入也揆彼润满，如藏于渊，则陈气日尽，而新气日盈，则形有云光。以精为充，故能久长。昼息之志（治），呼吸必微，耳目聪明，阴阴喜气，中不溃腐，故身无苛殃。暮息之志（治），深息长除，使耳无闻，且以安寝。魂魄安形，故能长生。夜半之息也，觉寤毋变寝形，深徐去势，六府皆发，以长为极。将欲寿神，必以膝理息。

"治气之精，出死入生，欢欣美谷，以此充形，此谓抟精。治气有经，务在积精，精盈必泻，精出必补。补泻之时，于卧为之。酒食五味，以志治气。目明耳聪，皮革有光，百脉充盈，阴乃□生，由是则可以久交，可以远行，故能寿长。"[③]

容成指出"治气抟精"为长寿之术。其治气之法，一要呼吸"新气"，二要避免四季不良气候（即四咎），二要注意一天之中的朝息、昼息、暮息、夜半之息的不同要点。而在治气的同时要"积精"，"精盈必泻，精出必补"。这些理论在后世的修炼术中均有体现。

在另一问中，以名医文挚答齐威王的形式谈到酒、韭的功用以及睡卧的养生作用。对于卧

① 马继兴. 马王堆古医书考释［M］. 长沙：湖南科学技术出版社，1992：839.
② 马继兴. 马王堆古医书考释［M］. 长沙：湖南科学技术出版社，1992：917-920.
③ 马继兴. 马王堆古医书考释［M］. 长沙：湖南科学技术出版社，1992：903-915.

的作用，文挚说：

"文挚见齐威王，威王问道焉，曰：'寡人闻子大夫之博于道也。寡人已宗庙之祠，不暇其听，欲闻道之要者，二、三言而止。'文挚答曰：'臣为道三百编（篇），而卧最为首。'"

"夫卧，非徒生民之事也。举兔、雁、鹄、鹈鹕、蚖蟺、鱼、鳖、蝡动之徒，胥食而生者也。食者，胥卧而成者也。夫卧，使食糜消，散药以流形者也。譬卧于食，如火于金。故一夕不卧，百日不复。食不化，必如纯鞠，是生甘心密墨（默），危伤闭塞，故道者敬卧。"

他认为睡卧对消化食物有重要的帮助作用。在齐威王问睡卧之前进食何物为佳时，文挚则举韭与酒二者。他将韭称为"百草之王"。原文说：

"威王曰：'子之长韭何邪？'文挚答曰：'后稷播稷，草千岁者唯韭，故因而命之。其受天气也早，其受地气也饱，故辟慑懹怯者，食之恒张；目不察者，食之恒明；耳不闻者，食之恒聪。春三月食之，疴疾不昌，筋骨益强，此谓百草之王。'"

而酒则被文挚称为"百药由"，即助各种药物以行：

"威王曰：'善。子之长酒何邪？'文挚答曰：'酒者，五谷之精气也，其入中也散流，其入理也彻而周，不胥（须）卧而究理，故以为百药由。'"[1]

这也许是后来《汉书》称酒为"百药之长"的源头。

3.《导引图》

马王堆出土的帛画《导引图》是现存最早的导引图谱。画中用红、蓝、棕、黑等多种颜色，描绘了44种不同姿态的导引人形。出土时已经残破，所绘人物男女老少都有，人物姿态、动作各异，有坐式者，有站式者，有徒手导引者，也有持械练功者，其内容可以分为医疗功和健身功两类。各式图形有题名，现存可辨认者有20余处。由于图谱绘在《却谷食气》和《阴阳十一脉灸经》同一卷帛书上，因此表明它可能是结合食气来练习的。

《导引图》上的题名，对了解这一套功法的作用很有帮助。题名文字中，很多带有"引"字，如引聋、引𤼣、引膝痛、引肢责积、引温病、引脾（痹）痛等，即通过导引动作改善各种病证之意。这也是该图定名为"导引图"的原因。

马王堆汉墓帛书整理小组复原整理的44个动作线稿，以及湖南省博物馆、中医研究院医史文献研究室所定的各图名称，详见图1-6[2]。

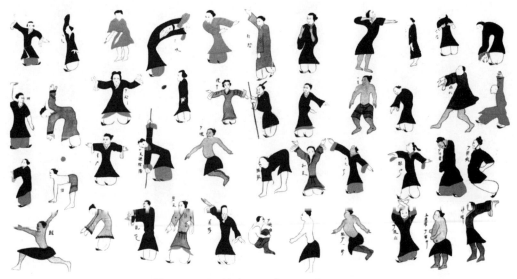

图1-5　马王堆出土的《导引图》复原本

① 马继兴. 马王堆古医书考释［M］. 长沙：湖南科学技术出版社，1992：960-967.
② 马王堆汉墓帛书整理小组. 导引图［M］. 北京：文物出版社，1979：14-17.

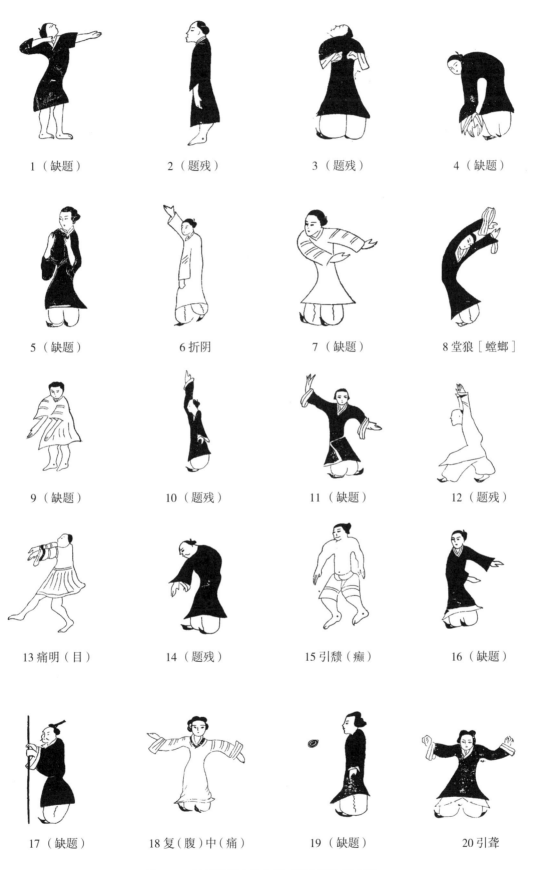

图 1-6　马王堆出土的帛画《导引图》及名称

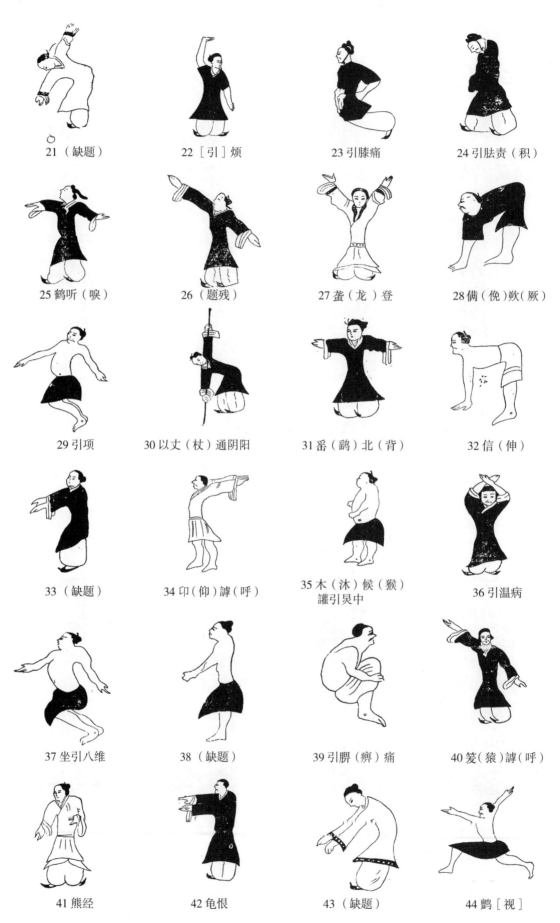

21（缺题）　　22［引］烦　　23引膝痛　　24引胠责（积）

25鹤听（唳）　　26（题残）　　27蚩（龙）登　　28俑（俛）欬（厥）

29引项　　30以丈（杖）通阴阳　　31䲐（鹞）北（背）　　32信（伸）

33（缺题）　　34卬（仰）謼（呼）　　35木（沐）候（猴）讙引炅中　　36引温病

37坐引八维　　38（缺题）　　39引脾（痹）痛　　40篯（猿）謼（呼）

41熊经　　42龟恨　　43（缺题）　　44鹞［视］

续图 1-6

部分动作的练习方法，在张家山出土的《引书》中可以找到说明。

（三）房中术文献及房室养生

马王堆出土的简帛文献中，帛书《养生方》《杂疗方》《胎产书》和简牍《十问》《合阴阳》《杂禁方》《天下至道谈》等，是我国现存最早的房中医学著作之一，填补了我国秦汉时期这方面文献的空缺，为研究古代房室养生提供了极其珍贵的资料。

房中术是古代人们对性活动的方法、技巧与理论的论述，开始或是作为人类繁衍和生理的需要而探讨，后来部分内容成为一种养生的手段。《汉书·艺文志》对其界定为："房中者，情性之极，至道之际，是以圣王制外药以禁内情，而为之节文。传曰'先王之作乐，所以节百事也'，乐而有节则和平寿考。及迷者弗顾，以生疾而陨性命。"从出土的养生书中的内容可以看到其主要理论和要领。

1.《养生方》

《养生方》共分 32 章，前面是正文，后面有目录，最后附有一张女性生殖器图。出土时严重残损，现存文字约 3 000 字，有 79 个医方。其内容有治疗阳痿方、一般壮阳方、一般补益方、增强筋骨方、治疗阴肿方、女子用药方、房中补益方。原无书题，整理小组根据书中内容定名为《养生方》。

其中一则记载云：

"怒而不大者，肤不至也；大而不坚者，筋不至也；坚而不热者，气不至也。肤不至而用则垂，筋不至而用则避，气不至而用则惰，是以圣人必□□之。汤游于瑶台，陈□□于南宫，问□□男女之齐至相当，毋伤于身者若何？答曰：益生者食也，损生者色也，是以圣人必有法则：一曰麋□，二曰猿踞，三曰蝉伏，四曰蟾蜍，五曰鱼嘬，六曰蜻□，七曰兔骛。一曰云石，二曰枯瓠，三曰濯昏，四伏□，五曰□□。一曰高之，二曰下之，三曰左之，四曰右之，五曰深之，六曰浅之。一曰吷，二曰啮。一曰□□，二曰震动。一曰定味，二曰致气，三曰劳实，四曰时节。"[①]

此处文字虽不完整，但大致可见主要谈阳痿的病因，并列举房事的各种注意事项，使之为健康服务。

2.《杂疗方》

《杂疗方》出土时严重残损，现存 79 行文字，约有 45 条医方。内容为益气补益、壮阳壮阴、益内利中等药方。原无书题，因其内容庞杂，所以整理小组将其定名为《杂疗方》。其中一部分是关于提高性能力的处方，有外用、内服、填脐、纳阴、制药酒等用法。

3.《合阴阳》

《合阴阳》现存竹简 32 枚，保存完好。原无书题，整理小组根据篇首第一句"凡将合阴阳之方"，拟定现书题。全书内容主要是讲性技巧，共 9 条。第一条论房事前的按摩之法。第二条论房事前的准备及其过程。第三条论"十动"，即 10 种动作的保健意义。第四条"十节"，论 10 种仿生姿势。第五条"十修"，分论有关方位、节奏、深度及频度等问题。第六条"八动"论述了 8 种以肢体活动为主的反应。第七条"五音"，论述了 5 种声音反应。第八条"十已（之征）"，论述了 10 种气味、感觉的反应，作为完成 10 个阶段的标志。第九条论房事养生的意义。如第三条"十动"说：

"一动毋泻，耳目聪明，再而音声章，三而皮革光，四而脊胁强，五而尻髀壮，六而水道行，

---

① 马继兴. 马王堆古医书考释［M］. 长沙：湖南科学技术出版社，1992：1004.

七而至坚以强，八而腠理光，九而通神明，十而为身常，此谓十动。"①

所谓"十动"是以10次动作为一组，以达到的频度组数来论对保健的意义。又如第九条说：

"昏者，男之精壮；早者，女之精积。吾精以养女精，前脉皆动，皮肤气血皆作，故能发闭通塞，中府受输而盈。"②

意谓房事以男精养女精，可使闭塞开启疏通，脏腑机能得到充养。

4.《天下至道谈》

《天下至道谈》现存竹简56枚，原有书题，抄写在第六枚竹简的正面上端。该书现存内容27条，主要讲性技巧，同时也涉及不少有关房中养生之道，内容多与《合阴阳》相同。书中特别重视房中男女双方的身心健康，并强调男女房事生活必须遵循一定的法度，绝不可极情纵欲。如首条中说：

"呜呼慎哉！神明之事，在于所闭。审操玉闭，神明将至。"③

该书第一、第二条论"玉闭"之道，即忍精不泄。第三、第十二、第十四至第二十一、第二十五条分论"十动""十势""八道""八动（观）""五音""五欲""三至（诣）""十已"等房事之法及其反应，与《合阴阳》近似。第四至第十、第十三条论"七损""八益"。第十一条论生而不学者二。第二十二、第二十三、第二十四、第二十六、第二十七条则论女阴各部名称及阴阳之数。

其中，"七损""八益"专论对房事、对养生的影响。其文曰：

"气有八益，又有七损。不能用八益、去七损，则行年四十而阴气自半也，五十而起居衰，六十而耳目不聪明，七十下枯上脱，阴气不用，唾泣流出。

"令之复壮有道，去七损以振其病，用八益以贰其气，是故老者复壮，壮者不衰。君子居处安乐，饮食恣欲，皮腠曼密，气血充赢，身体轻利。

"疾使内，不能道，生病出汗，喘息，中烦气乱，弗能治，生内热。饮药、灼灸以致其气，服饵以辅其外。强用之，不能道，生痤，肿橐。气血充赢，九窍不道，上下不用，生痤疽。故善用八益，去七损，五病者不作。

"八益：一曰治气，二曰致沫，三曰知时，四曰蓄气，五曰和沫，六曰积气，七曰待赢，八曰定倾。

"七损：一曰闭，二曰泄，三曰竭，四曰勿，五曰烦，六曰绝，七曰费。

"治八益：旦起起坐，直脊，开尻，翕州（州指肛门），抑下之，曰治气；饮食，垂尻，直脊，翕州，通气焉，曰致沫；先戏两乐，交欲为之，曰知时。为而耎脊，翕州，抑下之，曰蓄气；为而勿亟勿数，出入和治，曰和沫；出卧，令人起之，怒释之，曰积气；几已，内脊，毋动，翕气，抑下之，静身须之，曰待盈；已而洒之，怒而舍之，曰定倾。此谓八益。

"七损：为之而疾痛，曰内闭；为之出汗，曰外泄；为之不已，曰竭；臻欲之而不能，曰勿；为之喘息中乱，曰烦；弗欲，强之，曰绝；为之尽疾，曰费。此谓七损。

"故善用八益，去七损，耳目聪明，身体轻利，阴气益强，延年益寿，居处乐长。"④

引文首段谈不能"用八益、去七损"对人体的害处，尾段谈做到之后的好处，中间具体介绍了"八益""七损"的名称、方法及其对养生防病的意义。

其他如第十一条说：

"人生而所不学者二：一曰息，二曰食。非此二者，无非学与服。故贰生者食也，损生者色也，

---

① 马继兴. 马王堆古医书考释［M］. 长沙：湖南科学技术出版社，1992：989.
② 马继兴. 马王堆古医书考释［M］. 长沙：湖南科学技术出版社，1992：960–967.
③ 马继兴. 马王堆古医书考释［M］. 长沙：湖南科学技术出版社，1992：1008.
④ 马继兴. 马王堆古医书考释［M］. 长沙：湖南科学技术出版社，1992：1026–1044.

是以圣人合男女必有则也。"①

指出呼吸与饮食是人生来就会、无须学习的本能，因此饮食是对人有益的（即"贰生"），但房事如不加节制，则有损于生命。《天下至道谈》所谈都是很有价值的房事养生理论。

（四）药疗食养及药膳文献

马王堆出土文献中，有不少药疗食养方剂。据研究，以现在尚能辨识的文字计，《养生方》和《杂疗方》共载方 128 首，大略的分类统计数为补益方 56 首，男性用房中壮阳药方 12 首，女性用房中药方 13 首，房中补益方 9 首，男女合用房中药方 10 首，去体毛、守宫砂及疗阴茎肿等杂方共 6 首，避蜮虫及疗蜮虫蛇蜂螯射方 14 首，治疗未详方 8 首。其中有食疗、食养方，有内治方，有外用、外治方。其主要补益思想和服食方法是治中益气，健力强身；补疗兼施，以养肾精。②

此外，《胎产书》现存竹简 11 枚，文字约 34 行。其内容为养胎的方法、产后胞衣的处理和埋藏方法、胎孕男女的选择方法、求子法、产后母子保健法等。半数文字涉及房事。其中不少属于巫诅禁咒的内容，如夫妻反目，则在门楣上方涂泥五尺见方；欲取媚于贵人，也在门楣上方涂泥五尺见方；取两雌隹尾制药饮服，可以取媚于人等。

二、其他出土文献中的养生内容

（一）《行气玉佩铭》

气功是通过调心、调身、调息相结合，达到增强体质、祛除疾病的一种养生方法，在我国有着广泛的影响。从上古时期阴康氏作舞以宣导疗疾开始，气功从一种原始、无定型的动作，发展到有意识的呼吸吐纳。从《庄子·刻意》中"吹呴呼吸，吐故纳新，熊经鸟申，为寿而已矣"的论述，到后来的固定功法，说明这种行气保健动作已形成一种专门学问。

现存最早且完整地描述呼吸锻炼的文字，是战国初期的气功文献《行气玉佩铭》，这是一份刻于玉珌上记述战国时期气功修持过程的珍贵史料，也是现存最早的有关气功的文物（图1-7）。铭文原系大篆，共 45 个字，经郭沫若考释为：

"行气，深则蓄，蓄则伸，伸则下，下则定，定则固，固则萌，萌则长，长则退，退则天。天几舂在上，地几舂在下。顺则生，逆则死。"

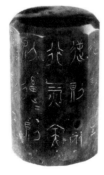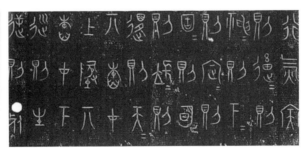

图 1-7　《行气玉佩铭》玉珌及铭文图

① 马继兴. 马王堆古医书考释 [M]. 长沙：湖南科学技术出版社，1992：1046.
② 王育学. 诸子养生说 [M]. 桂林：漓江出版社，1992：89-99.

郭沫若解释说：

"这是深呼吸的一个回合。吸气深入则多其量，使它往下伸，往下伸则定而固；然后呼出，如草木之萌芽，往上长，与深入时的径路相反而退进，退到绝顶。这样，天机便朝上动，地机便朝下动。顺此行之则生，逆此行之则死。这是古人所说的'道引'，今人所说的气功。"[①]。

后人研究该铭文将呼吸、动形和自我按摩等内容融成一体，其行气从上到下，又由下返上，意味着"战国时代的行气已经有了'小周天'这样较为完整的功法"[②]。《行气玉佩铭》反映出春秋战国时期气功的养生养性已达到相当高的水平。

（二）阜阳双古堆汉简《万物》与《行气》

1977 年安徽省文物工作队等单位在安徽阜阳双古堆 1 号汉墓发掘出土一批简牍，经整理编纂分为 10 多种古籍，包括《苍颉篇》《诗经》《周易》《万物》《吕氏春秋》《行气》等。

《万物》共 130 余片，主要为医药卫生及物理、物性方面的内容。医药方面主要是讲药物的药性、疗效以及如何采药等，但也包含某些"神仙"内容。李零先生认为：

"更准确地说，《万物》还是与《神农本草经》最相近，是一部含有神仙服食内容的本草书。"[③]

他将其中与神仙服食的内容分为"疾行善趋类""明目登高类""潜水行水类""避蛊类""悬镜类""控制寒热类"。

此外，简文中还提到一些可能与金、银类药物有关的内容，或与炼丹术有关。此书原无书题，整理者根据卷首有"天下之道不可闻也，万物之本不可察也"语，遂定书名为《万物》。

《行气》出土时严重残损，所存残简数量也不多。从残存文字来看，其内容主要是讲行气的功能和方法等。

（三）张家山汉简《引书》

1983 年 12 月至 1984 年 1 月，荆州地区博物馆在湖北江陵张家山清理了三座西汉初年的古墓，出土大批竹简，计 1 236 枚（不含残片）。经整理，其中有一部《引书》，共 112 枚竹简，89 节，论养生内容颇多。

1. 论四时养生

《引书》其首谓：

"春产、夏长、秋收、冬臧（藏），此彭祖之道也。

"春日，蚤（早）起之后，弃水，澡漱，洒齿，泃（敏），被（披）发，游堂下，逆（迎）露之清，受天地之精，歙（饮）水一棓（杯），所以益雠也。入宫从昏到夜大半止之，益之伤气。

"夏日，数沐，希浴，毋莫（暮）［起］，多食采（菜）。蚤（早）起，弃水之后，用水澡漱，疏齿，被（披）发。步足堂下，有闲而饮水一棓（杯）。入宫从昏到夜半止，益之伤气。

"秋日，数浴沐，歙（饮）食饥饱次（恣）身所欲。入宫，以身所利安，此利道也。

"冬日，数浴沐，手欲寒，足欲温，面欲寒，身欲温，卧欲莫起，卧信（伸）必有跂（正）也。入宫从昏到夜少半止之，益之伤气。"[④]

这里阐述了四季的养生之道。文中虽未提"养生"，但所谓"彭祖之道"即此意。因为彭祖是传说中寿至 800 岁的长寿者。所说的四时养生之道，与后来《黄帝内经》的"四时调神"相比，

① 郭沫若. 古代文字之辨证的发展［J］. 考古学报，1997（1）：1-15.
② 刘秉果. 中国古代体育史话［M］. 成都：四川人民出版社，2007：128.
③ 李零. 中国方术正考［M］. 北京：中华书局，2005：256.
④ 高大伦. 张家山汉简《引书》研究［M］. 成都：巴蜀书社，1995：90-97.

显得更为具体。同时也包括对四季房事的注意原则，文中"入宫"即为房事之意。

2. 论导引术

《引书》另一部分记载了导引术，其术式命名有"交殷""折阴""熊经""猿据""引内痒""引膝痛"等，其中不少内容正好可与马王堆帛画《导引图》相印证。如：

"折阴者，前一足，昔（错）手，俯而反钩（钩）之。"

"引郄（膝）痛，右郄（膝）痛，左手据杖，内挥右足，千而已，左郄（膝）痛，右手据杖，而力挥左足，千而已。左手句（勾）左足指（趾），后引之，十而已；右（又）以左手据杖，右手引右足指（趾），十而已。"[1]

以上两者可分别参考图 1-6 中的 6 式、23 式。当然，也有的与《导引图》名称虽同但动作不尽相同。如：

"引聋，端坐，聋在左，伸左臂，挢母指端靖，信臂，力引颈与耳；右如左。"[2]

《导引图》20 式的"引聋"为站式，此处则为坐式。

另外也有《导引图》中没有的动作。如：

"引踝痛；在右足肉束；引右股阴筋；在外踝，引右股阳筋，在足内踝，引左股阴筋，在外踝，引左股阳筋，此皆三而已。"

"引心痛，系纍长五寻，系其衷（中），令其高丈，两足践板，端立，两手空（控）纍，以力偃，极之，三而已。一曰：夸（跨）足，折要（腰），空（控）丈（杖）而力引之，三而已。一曰：危坐，手操左持之以持之以捾（腕）而力举手，信（伸）臂，以力引之，极，因下手摩面，以下印两股，力引之，三百而已。"[3]

此外，《引书》最后专门论述了导引的作用，也有理论价值：

"人之所以得病者，必于暑湿风寒雨露，奏（腠）理启阖（合）食歙（饮）不和，起居不能与寒暑相应，故得病焉。是以春夏秋冬之间，乱气相薄遝也，而人不能自免其间，故得病。是以必治八经之引，炊（吹）昫（呴）呼吸天地之精气，信（伸）复（腹）直要（腰），力信（伸）手足，軔踵曲指，去起宽亶，偃治巨引，以与相求也，故能毋病。偃卧炊（吹）昫（呴）；引险（阴），春日再昫（呴），壹呼壹炊（吹）；夏日呼，壹昫（呴）壹炊（吹），冬日再炊（吹），壹昫（呴）壹呼。人生于清（情），不智（知）爱其气，故多病而易死。人之所以善蹷，蚤（早）衰于险（阴），以其不能节其气也。能善节其气而实其险（阴），则利其身矣。

"贵人之所以得病者，以其喜怒之不和也。喜则阳气多，怒则险（阴）气多，是以道者喜则急昫（呴），怒则剧炊（吹），以和之。吸天地之精气，实其险（阴），故能毋病。贱人之所以得病者，劳卷（倦）饥渴，白汗夬绝，自入水中，及卧寒突之地，不智（知）收衣，故得病焉，有（又）弗智（知）昫（呴）呼而除去之，是以多病而易死。

"治身欲与天地相求，犹橐籥也，虚而不屈，动而俞（愈）出，闭玄府，启缪门，阖（合）五臧（藏），逢九窍，利启阖（合）奏（腠）理，此利身之道也。燥则娄呼、娄卧，湿则娄炊（吹），毋卧、实险（阴），暑则精娄昫（呴），寒则劳身，此与燥湿寒暑相应之道也。"[4]

这里谈到预防疾病要呼吸天地精气，同时配合做各种导引动作，还谈到不同季节的呼吸吐纳方法，以及"与燥湿寒暑相应之道"。这些细微之处光看帛画《导引图》是看不出来的。《引书》与《导引图》在术式上虽有异同，但却可以互相参照，相得益彰。它们共同显示了中国导引养生法与普通保健体操不同的重要特点，即一定要注意呼吸，与"气"相合。又指出人得病"以

①　高大伦. 张家山汉简《引书》研究［M］. 成都：巴蜀书社，1995：127.
②　高大伦. 张家山汉简《引书》研究［M］. 成都：巴蜀书社，1995：160.
③　高大伦. 张家山汉简《引书》研究［M］. 成都：巴蜀书社，1995：143.
④　高大伦. 张家山汉简《引书》研究［M］. 成都：巴蜀书社，1995：167-172.

其不能节其气也"，得病之后若"弗知呴呼而除去之"，就"多病而易死"。这些是对导引特点非常重要的论述。可见导引本质上也是一种气功，并非简单的肢体动作而已。

第五节　传说中的长寿与养生名家

在先秦时期，传说中的长寿者与养生家不乏其人。虽然不少属神异之说，但很多都成为后世经常提起的标志性养生人物。对其事迹在此也略做介绍。

一、彭祖

（一）生平

彭祖是古代最有名的长寿者与养生家。孔子对他推崇备至，庄子、荀子、吕不韦等先秦思想家都有关于彭祖的言论。道家更是把彭祖奉为先驱和奠基人之一，《庄子·逍遥游》说：

"上古有大椿者，以八千岁为春，以八千岁为秋，而彭祖乃今以久特闻。"[①]

《庄子·刻意》曾把他作为长寿的代表人物来举例：

"吹嘘呼吸，吐故纳新，熊经鸟申，为寿命已矣。此导引之士，养形之人，彭祖寿考者之所好也。"[②]

到了西汉，刘向《列仙传》把彭祖列入仙界，彭祖逐渐成为神话中的人物：

"彭祖者，殷大夫也，姓篯名铿，帝颛顼之孙，陆终氏之中子，历夏至殷末八百余岁。"[③]

晋代养生家葛洪撰写的《神仙传》中，称彭祖"殷末已七百六十七岁，而不衰老。少好恬静，不恤世务，不营名誉，不饰车服，唯以养生活身为事"。君王派人向彭祖求道，他说：

"仆遗腹而生，三岁而失母，遭犬戎之乱，流离西域，百有余年。加以少枯，失四十九妻，丧五十四子，数遭忧患，和气折伤，荣卫焦枯，恐不度世。所闻浅薄，不足宣传。"[④]

葛洪在《抱朴子·释滞篇》一书认为 800 岁是彭祖出走时的年龄，说彭祖为大夫 800 年，然后西适流沙，故不止 800 岁。晚年定居犍为郡武谋（今四川省彭山县东），病故后葬于该地，碑撰"商大贤墓"。今四川省彭山县东不远处有彭祖祠。一说钱镠曾修建过彭祖墓、彭祖庙等。

不过另有一种说法，认为彭祖寿 800 岁并非指个人。《史记·楚世家》记载彭祖为一个民族：

"彭祖氏，殷之时尝为侯伯，殷之末世灭彭祖氏。"[⑤]

据记载史上有个彭姓氏族被封国于大彭等地。清人孔广森在注《列子·力命》"彭祖之智不出尧舜之上而寿八百"时也说：

"彭祖者，彭姓之祖也。彭姓诸国：大彭、豕韦、诸稽。大彭历事虞夏，于商为伯，武丁之世灭之，故曰彭祖八百岁，谓彭国八百年而亡，非实篯不死也。"[⑥]

认为所谓彭祖年长八百，实际上是大彭氏国存在的年限。但千年相传，彭祖在中国文化中已经成为长寿的象征性人物。

① 王先谦. 庄子集解［M］//诸子集成：三. 西安：三秦出版社，2005：2.
② 王先谦. 庄子集解［M］//诸子集成：三. 西安：三秦出版社，2005：96.
③ 滕修展，王奇.《列仙传》《神仙传》注译［M］. 天津：百花文艺出版社，1996：36.
④ 滕修展，王奇.《列仙传》《神仙传》注译［M］. 天津：百花文艺出版社，1996：165.
⑤ 司马迁. 史记［M］. 北京：中华书局，1982：1700.
⑥ 杨伯峻. 列子集释［M］. 北京：中华书局出版社，2012：183.

（二）养生思想

关于彭祖的养生思想，在《神仙传》中，曾记载君王派采女向彭祖问"延年益寿之法"。彭祖答称，各种出入天地名山的神仙，"虽有不亡之寿，皆去人情、离荣乐"，"今之愚心未之愿也"。他从"人道"，即俗世之道谈养生原则说：

"人道当食甘旨，服轻丽，通阴阳，处官秩，耳目聪明，骨节坚强，颜色和泽，老而不衰，延年久视，长在世间，寒温风湿不能伤，鬼神众精莫敢犯，五兵百虫不能近，忧喜毁誉不为累，乃可贵耳。

"人之受气，虽不知方术，但养之得宜，当至百二十岁。不及此者，皆伤之也。小复晓道，可得二百四十岁，能加之，可至四百八十岁。尽其理者，可以不死，但不成仙人耳。

"养寿之道，但莫伤之而已。夫冬温夏凉，不失四时之和，所以适身也。美色淑姿，幽闲娱乐，不致思欲之惑，所以通神也。车服威仪，知足无求，所以一其志也。八音五色，以玩视听，所以导心也。凡此皆以养寿，而不能斟酌之者，反以速患。古之至人，恐不才之子，为识事宜，流遁不还，故绝其源也。故有'上士别床，中士异服''服药千裹，不如独卧''五色令人目盲，五味令人口爽'。苟能节宣其宜适，抑扬其通塞，不减年算，而得其益。凡此之类，譬犹水火，用之过当，反为害耳。"[1]

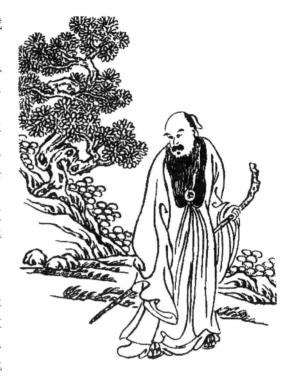

图 1-8　清任熊绘彭祖像
（引自 1921 年上海大成书局《绘像列仙传》）

此处所说颇近于老子所言，强调勿贪外物而损伤身体。但接下来彭祖又强调，不贪不等于禁欲，不能将疾病一味责怪于房事，若因此而"弃世独住山居穴处者"，反失"仁人之意"。他指出：

"人不知其经脉损伤，血气不足，内理空疏，髓脑不实，体已先病，故为外物所犯，因风寒酒色以发之耳。若本充实，岂当病耶？凡远思强记伤人，忧恚悲哀伤人，情乐过差伤人，忿怒不解伤人，汲汲所愿伤人，戚戚所患伤人，寒暖失节伤人，阴阳不交伤人，所伤人者甚众，而独责于房室，不亦惑哉？男女相成，尤天地相生也，所以导养神气，使人不失其和，天地得交接之道，故无终尽之限。人失交接之道，故有残折之期，能避众伤之事，得阴阳之术，则不死之道也。

"天地昼离而夜合，一岁三百六十交，而精气和合者有四，故能生育万物，不知穷极。人能则之，可以长存。次有服气得其道，则邪气不得入，治身之本要也。其余吐纳导引之术，及念体中万神，有含影守形之事，一千七百余条，及四时首向、责己谢过、卧起早晏之法，皆非真道。可以教初学者，以正其心耳。爱精养体，服气炼形，万神自守，其不然者，则荣卫枯瘁，万神自逝，非思念所留者也。愚人为道，不务其本，而逐其末，告以至言，又不能信。见约要之书，谓之轻浅，而昼夕伏诵。观夫太清北神中经之属，以此疲劳，至死无益也，不亦悲哉？又人苦多事，又少能弃世独住山居穴处者，以顺道教之，终不能行，是非仁人之意也。但知房中之道、闭气之术，节思虑，适饮食，则得道矣。"[2]

---

① 滕修展，王奇.《列仙传》《神仙传》注译［M］. 天津：百花文艺出版社，1996：165-166.
② 滕修展，王奇.《列仙传》《神仙传》注译［M］. 天津：百花文艺出版社，1996：166-167.

彭祖强调种种方术虽多，对初学者而言，关键是"正其心"，表明其不尚异术之旨向。当然这些是否彭祖所言难以求证，但葛洪借彭祖之口说出来，至少说明他对彭祖思想的设定是偏于这一取向的。

二、广成子

广成子，黄帝时期汝州人，住临汝镇崆峒山上，为道家创始人，位居道教"十二金仙"之首。传说广成子活了1 200岁后升天，在崆峒山留下了两个升天时的大脚印。道教传说广成子是太上老君的化身，《太上老君开天经》称："黄帝之时，老君下为师，号曰广成子。"①《庄子集解》引《释文》说："广成子，或云即老子。"②

传说黄帝曾向广成子讨教成仙的法术，后得以升仙。《庄子》中记载黄帝去崆峒山恭敬地向广成子请教如何修炼长生久视的养生之道：

"黄帝立为天子十九年，令行天下，闻广成子在于空同之上，故往见之，曰：'我闻吾子达于至道，敢问至道之精。吾欲取天地之精，以佐五谷，以养民人。吾又欲官阴阳以遂群生，为之奈何？'

"广成子曰：'而所欲问者，物之质也；而所欲官者，物之残也。自而治天下，云气不待族而雨，草木不待黄而落，日月之光益以荒矣，而佞人之心翦翦者，又奚足以语至道！'

"黄帝退，捐天下，筑特室，席白茅，闲居三月，复往邀之。广成子南首而卧，黄帝顺下风膝行而进，再拜稽首而问曰：'闻吾子达于至道，敢问：治身奈何而可以长久？'

"广成子蹶然而起，曰：'善哉问乎！来，吾语女至道：至道之精，窈窈冥冥；至道之极，昏昏默默。无视无听，抱神以静，形将自正。必静必清，无劳女形，无摇女精，乃可以长生。目无所见，耳无所闻，心无所知，女神将守形，形乃长生。慎女内，闭女外，多知为败。我为女遂于大明之上矣，至彼至阳之原也；为女入于窈冥之门矣，至彼至阴之原也。天地有官，阴阳有藏。慎守女身，物将自壮。我守其一以处其和。故我修身千二百岁矣，吾形未常衰。'

"黄帝再拜稽首曰：'广成子之谓天矣！'

"广成子曰：'来！余语女：彼其物无穷，而人皆以为有终；彼其物无测，而人皆以为有极。得吾道者，上为皇而下为王；失吾道者，上见光而下为土。今夫百昌皆生于土而反于土。故余将去女，入无穷之门，以游无极之野。吾与日月参光，吾与天地为常。当我，缗乎！远我，昏乎！人其尽死，而我独存乎！'"③

这一段里，"至道之精，窈窈冥冥；至道之极，昏昏默默。无视无听，抱神以静，形将自正。必静必清，无劳女形，无摇女精，乃可以长生。目无所见，耳无所闻，心无所知，女神将守形，形乃长生"的论述，确立了清静无为的养生基础。虽然不能确认这是广成子所说还是庄子借其口来论述自己的观点，但已成为著名的养生典故。

三、务成子

务成子，又名务成昭、巫成，传说为舜的老师，又传说为古代房中家。其养生原则是顺从天地阴阳四时变化的规律，以利于身体健康。《汉书·艺文志》著录有《务成子阴道》36卷。马王堆医书《十问》中说：

① 中国道教协会，苏州道教协会. 道教大辞典 [M]. 北京：华夏出版社，1994：146.
② 王先谦. 庄子集解 [M] //诸子集成：三. 西安：三秦出版社，2005：65.
③ 王先谦. 庄子集解 [M] //诸子集成：三. 西安：三秦出版社，2005：64-66.

"巫成以四时为辅，天地为经。巫成与阴阳皆生，阴阳不死。"[1]

务成子除对房中养生有研究外，还有其他方面的成就，如《汉书·艺文志》中著录了《务成子》11篇，《抱朴子内篇·明本》里载录了"务成子炼丹法"，可惜这些著作已失传。

四、扁鹊

扁鹊，原是上古时期传说中的医神，由于春秋时渤海郡秦越人医术高超，故被后人称为扁鹊。据考证，秦越人约生于周威烈王十九年（公元前407年），卒于赧王五年（公元前310年）。

据史书记载，扁鹊很重视预防和早期治疗，司马迁《史记》记载他为齐桓侯看病的故事：

"扁鹊过齐，齐桓侯客之。入朝见，曰：'君有疾在腠理，不治将深。'桓侯曰：'寡人无疾。'扁鹊出，桓侯谓左右曰：'医之好利也，欲以不疾者为功。'后五日，扁鹊复见，曰：'君有疾在血脉，不治恐深。'桓侯曰：'寡人无疾。'扁鹊出，桓侯不悦。后五日，扁鹊复见，曰：'君有疾在肠胃闲，不治将深。'桓侯不应。扁鹊出，桓侯不悦。后五日，扁鹊复见，望见桓侯而退走。桓侯使人问其故。扁鹊曰：'疾之居腠理也，汤熨之所及也；在血脉，针石之所及也；其在肠胃，酒醪之所及也；其在骨髓，虽司命无奈之何！今在骨髓，臣是以无请也。'后五日，桓侯体病，使人召扁鹊，扁鹊已逃去。桓侯遂死。"[2]

另外，还有一个著名的关于"扁鹊三兄弟"的故事，出自《鹖冠子·世贤第十六》。原文如下：

"（庞）暖曰：王独不闻魏文王之问扁鹊耶？曰：'子昆弟三人其孰最善为医？'扁鹊曰：'长兄最善，中兄次之，扁鹊最为下。'魏文侯曰：'可得闻邪？'扁鹊曰：'长兄于病视神，未有形而除之，故名不出于家。中兄治病，其在毫毛，故名不出于闾。若扁鹊者，镵血脉，投毒药，副肌肤，闲而名出闻于诸侯。'魏文侯曰：'善。'使管子行医术以扁鹊之道，曰桓公几能成其霸乎！凡此者不病病，治之无名，使之无形，至功之成，其下谓之自然。故良医化之，拙医败之，虽幸不死，创伸股维。"[3]

这两个故事，都是关于"治未病"的，扁鹊在这方面确有所长。故司马迁感叹说：

"使圣人预知微，能使良医得早从事，则疾可已，身可活也。"[4]

---

① 马继兴. 马王堆古医书考释［M］. 长沙：湖南科学技术出版社，1992：932.
② 司马迁. 史记［M］. 北京：中华书局，1982：2792.
③ 黄怀信. 鹖冠子汇校集注［M］. 北京：中华书局，2004：335–339.
④ 司马迁. 史记［M］. 北京：中华书局，1982：2820.

第二章

秦汉时期的养生

公元前 221 年，秦始皇统一六国，建立了中央集权的封建王朝。汉代国力强盛，开辟了丝绸之路，促进了中外文化交流。

秦始皇为统一思想而下令"焚书"，"所不去者，医药、卜筮、种树之书"（《史记·李斯列传》），即只留下一些农医书籍。西汉人饱受战乱之苦之后，追求日子太平、希望健康长寿的思想在社会盛行，这从不少西汉人的名字中可见一斑。例如西汉深得武帝宠幸的宦官李延年、西汉宣帝时任太守的严延年、西汉杜陵人韩延寿、西汉北地人甘延寿；西汉有名的酷吏杜周 3 个儿子分别叫延寿、延考、延年；西汉名将霍去病等。在这种社会氛围下，秦汉时期的医学及养生理论的发展也进入一个新的阶段。

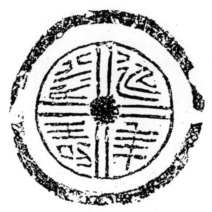

图 2-1　汉"延年益寿"文瓦当拓片

从文献记录和出土的关于卫生的文物，还可看到在秦汉时人们已十分讲究个人卫生与环境卫生。如饮食卫生方面有公共水井，在水井建设上更有井亭、井栏、井甃等完善的设施以保持水的清洁卫生；还有炊事用的灶具、灶台、瓯、盛水器、食具和冷藏食物的深井、冰窖；在洗浴卫生方面有秦阿房宫供多人同时入浴的浴池、铁制澡盆及个人洗手浴面之器物，都说明秦汉时已讲究卫生。当时《汉律》规定："吏五日得一休沐，言休息以洗沐也。"环境卫生方面，秦汉时期无论宫廷或人口聚集之城市，都发掘出大量的下水道，有圆筒形的、方形的，也有五角形的，其管与管之间的接口，地下管道与地面之接连，在设计上都相当科学，尤其是秦宫的五角形下水管道非常坚固。汉代除有陶制的下水管道外，还有以砻石为沟建造者。东汉张衡的《温泉赋》中还记载温泉的养生防病功能：

"六气淫错，有疾疠兮。温泉汨焉，以流秽兮。蠲除苛慝，服中正兮。熙哉帝载，保性命兮。"[①]

中外医药交流也促进医药养生学术的发展，如东汉马援"在交趾，常饵薏苡实，用能轻身省欲，以胜瘴气"（《后汉书·马援传》），后带回薏苡仁这味良药。《后汉书·大秦国传》有"合会诸香，煎其汁，以为苏合"，这是今日常用中药苏合香传入之最早记载。这些都丰富了我国本草学宝库，为养生思想的创新和提高提供了广阔平台。

第一节　秦汉思想家的养生思想

秦汉时期有许多重要的文化事件。如秦始皇焚书坑儒，实行文化专制主义；汉初黄老思想盛行；汉武帝罢黜百家、独尊儒术，发扬经学；汉章帝召开白虎观会议；佛教传入、道教产生等。

---

① 费振刚，仇仲谦，刘南平校注. 全汉赋：下 [M]. 广州：广东教育出版社，2005：757.

其中，许多思想家对养生学术均有贡献。

一、《淮南子》的养生思想

（一）《淮南子》简介

战国末期，学术思想上出现了把各派思想融合为一的杂家，汉代《淮南子》是其后继者。

刘安（公元前 179 年—前 122 年）是汉高祖刘邦之孙，孝文帝八年（公元前 172 年）封为阜陵侯，孝文帝十六年（公元前 164 年）立为淮南王。他好读书鼓琴，善文辞，是西汉著名的思想家、文学家。据传他在汉武帝时因谋反事发自杀，受株连者达数千人。但因他生前喜欢术数，世间相传其"白日升天"。他曾经召集门下宾客编写"内言"20 余万言，即《淮南子》。

《淮南子》又名《淮南鸿烈》，是继吕不韦《吕氏春秋》之后的另一部重要的杂家思想论著，体例同《吕氏春秋》。该书受到稷下学派黄老学者的影响，以道家思想为主导，综合兼采儒、墨、法、阴阳等各家思想，在"道"与"万物"之间引入了"气"的

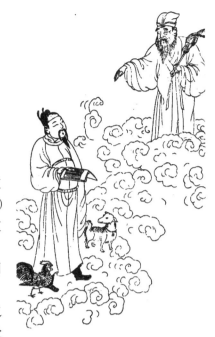

图 2-2　刘安升仙图
（引自《列仙全传》）

概念，提供了系统的宇宙生成论，并对道、天人、形神等问题提出了新的见解。唐代刘知几说："昔汉世刘安著书，号曰《淮南子》。其书牢笼天地，博极古今，上自太公，下至商鞅。其书错综经纬，自谓兼于数家，无遗力矣。"[1]

（二）《淮南子》的养生思想

1. 论顺应天道

《淮南子》的养生论述多集中在《原道训》与《精神训》中。《原道训》论述了玄妙的天道，它化生万物而不以造化自居，育成万事万物而并不主宰，保持他们各自的生命的特性：

"夫道者，覆天载地，廓四方，柝（拓）八极；高不可际，深不可测；包裹天地，禀授无形；原流泉浡，冲而徐盈；混混滑滑，浊而徐清。故植之而塞于天地，横之而弥于四海，施之无穷而无所朝夕；舒之幎于六合，卷之不盈于一握。约而能张，幽而能明；弱而能强，柔而能刚；横四维而含阴阳，纮宇宙而章三光。甚淖而滒，甚纤而微；山以之高，渊以之深；兽以之走，鸟以之飞；日月以之明，星历以之行；麟以之游，凤以之翔。……其德优天地而和阴阳，节四时而调五行；呴谕覆育，万物群生；润于草木，浸于金石；禽兽硕大，豪毛润泽，羽翼奋也，角觡生也，兽胎不贕，鸟卵不毈；父无丧子之忧，兄无哭弟之哀；童子不孤，妇人不孀；虹蜺不出，贼星不行；含德之所致也。"[2]

其中指出一切有生命的物体，都是顺应大道而化生的，强调了人与其他生物的一体性。人类的生活必须顺应自然条件，因此强调"万物固以自然"的观点说：

"木处棒巢，水居窞穴；禽兽有芄（蓏），人民有室，陆处宜牛马，舟行宜多水；匈奴出秽裘，于（吴）、越生葛絺。各生所急，以备燥湿，各因所处，以御寒暑，并得其宜，物便其所。由此观之，

---

① 刘知几. 史通［M］. 上海：上海古籍出版社，2008：206.
② 刘安. 淮南子［M］//诸子集成：七. ［汉］高诱，注. 北京：中华书局，1954：1-2.

万物固以自然，圣人又何事焉！"①

因此，《原道训》进一步发挥"无为而无不为""无治而无不治"的道家思想，类推到人的生活处世方面，提出"志弱而事强"的观点：

"故得道者，志弱而事强，心虚而应当。所谓志弱而事强者，柔毳安静，藏于不敢，行于不能；恬然无虑，动不失时；与万物回周旋转，不为先唱，感而应之。……所谓其事强者，遭变应卒，排患扞难；力无不胜，敌无不凌；应化揆时，莫能害之。是故欲刚者，必以柔守之；欲强者，必以弱保之；积于柔则刚，积于弱则强；观其所积，以知祸福之乡。强胜不若己者，至于若己者而同；柔胜出于己者，其力不可量。故兵强则灭，木强则折，革固则裂，齿坚于舌而先之敝。是故柔弱者，生之干也；而坚强者，死之徒也；先唱者，穷之路也；后动者，达之原也。"②

所谓"志弱"，看似柔弱，却是"事强"的基础，所以又说：

"是故清静者，德之至也；而柔弱者，道之要也。"③

并且认为"圣人内修其本而不外饰其末，保其精神偃其智，故漠然无为而无不为也，淡然无治也无不治也。所谓无为者，不先物为也；所谓无不为者，因物之所为。所谓无治者，不易自然也；所谓不治者，因物之相然也"，指出圣人明了先天之道，所以只注重内心修养，看似不求有所作为，结果反倒能大有作为；看似不去整理外物，反而井然有序，关键是能够掌握事物各自的特点，即"因物之相然，即顺应外物之所宜。外物各得其宜，自可谓之治"。

2. 论天性本静

《原道训》提倡循天地之理，并引申到人的本性上，提出天性以静为本的观点：

"故以天为盖，则无不覆也；以地为舆，则无不载也；四时为马，则无不使也；阴阳为御，则无不备也。是故疾而不摇，远而不劳，四支（肢）不动，聪明不损，而知八纮九野之形埒者，何也？执道要之柄，而游于无穷之地。是故天下之事，不可为也，因其自然而推之；万物不变，不可究也，秉其要归之趣。……人生而静，天之性也；感而后动，性之害也；物至而神应，知之动也；知与物接，而好憎生焉。好憎成形而智诱于外，不能反己，而天理灭矣。故达于道者，不以人易天；外与物化，而内不失其情。"④

强调以静为主，才能顺从本来的天性，所谓"人生而静，天之性也；感而后动，性之害也；物至而神应，知之动也，知与物接，而好憎生焉。好憎成形而知诱于外，不能反己，而天理灭矣"，指出人的本性是没有贪求的，受外界影响而有了欲求，反而是对天性的戕害。人不必贪于生存，"故不观大义者，不知生之不足贪也；不闻大言者，不知天下之不足利也……故觉而若昧，以生而若死；终则反本未生之时，与化为一体。死之与生，一体也"。真正体悟大道的人，不应过度贪求外物。因则"体道者逸而不穷，任数者劳而无功"。

《原道训》进一步指出，人的欲望与情志过多，则劳神太过，是伤身的源头：

"夫喜怒者，道之邪也；忧悲者，德之失也；好憎者，心之过也；嗜欲者，性之累也。人大怒破阴，大喜坠阳；薄气发瘤，惊怖为狂；忧悲多恚，病乃成积；好憎繁多，祸乃相随。故心不忧乐，德之至也；通而不变，静之至也；嗜欲不载，虚之至也；无所好憎，平之至也；不与物散，粹之至也。能此五者，则通于神明。通于神明者，得其内者也。是故以中制外，百事不废；中能得之，则外能收之。中之得，则五脏宁，思虑平，筋力劲强，耳目聪明，疏达而不悖，坚强而不鞼，无所大过而无所不逮；外小而不逼，处大而不窕，其魂不躁，其神不娆；湫漻寂莫，为天下枭。"⑤

① 刘安. 淮南子［M］//诸子集成：七.［汉］高诱，注. 北京：中华书局，1954：6.
② 刘安. 淮南子［M］//诸子集成：七.［汉］高诱，注. 北京：中华书局，1954：8-9.
③ 刘安. 淮南子［M］//诸子集成：七.［汉］高诱，注. 北京：中华书局，1954：10.
④ 刘安. 淮南子［M］//诸子集成：七.［汉］高诱，注. 北京：中华书局，1954：3-4.
⑤ 刘安. 淮南子［M］//诸子集成：七.［汉］高诱，注. 北京：中华书局，1954：13-14.

书中强调要"掩其聪明，灭其文章，依道废智……寡其所求，去其诱慕，除其嗜欲，损其思虑"，才能近道。从养生的角度则要"无所好憎"，有利于健康。

3. 论省欲养生

《原道训》所论总体上偏于天道，《精神训》将道落实到人则更为细致。其中说：

"夫精神者，所受于天也；而形体者，所禀于地也。故曰：一生二，二生三，三生万物。万物背阴而抱阳，冲气以为和。故曰：一月而膏，二月而肤，三月而胎，四月而肌，五月而筋，六月而骨，七月而成，八月而动，九月而躁，十月而生。形体以成，五脏乃形。是故肺主目，肾主鼻，胆主口，肝主耳，外为表而内为里，开闭张歙，各有经纪。故头之圆也象天，足之方也象地。天有四时、五行、九解、三百六十六日，人亦有四支（肢）、五脏、九窍、三百六十六节。天有风雨寒暑，人亦有取与喜怒。故胆为云，肺为气，肝为风，肾为雨，脾为雷，以与天地相参也，而心为之主。是故耳目者，日月也；血气者，风雨也。日中有踆乌，而月中有蟾蜍。日月失其行，薄蚀无光；风雨非其时，毁折生灾；五星失其行，州国受殃。

"夫天地之道，至纮以大，尚犹节其章光，爱其神明，人之耳目曷能久熏劳而不息乎？精神何能久驰骋而不既乎？是故血气者，人之华也，而五脏者，人之精也。夫血气能专于五藏而不外越，则胸腹充而嗜欲省矣；胸腹充而嗜欲省，则耳目清、听视达矣。耳目清，听视达，谓之明。五脏能属于心而无乖，则教志胜而行不僻矣；教志胜而行之不僻，则精神盛而气不散矣。精神盛而气不散则理，理则均，均则通，通则神，神则以视无不见，以听无不闻也，以为无不成也。是故忧患不能入也，而邪气不能袭。"①

文中所说天人相应的数字虽难免比附，但主旨是说明人应顺天的道理。除以天地之理比喻人体的生理，从而强调"嗜欲省"之外，《精神训》进一步论述疾病的成因：

"夫孔窍者，精神之户牖也，而气志者，五脏之使候也。耳目淫于声色之乐，则五脏摇动而不定矣；五脏摇动而不定，则血气滔荡而不休矣；血气滔荡而不休，则精神驰骋于外而不守矣；精神驰骋于外而不守，则祸福之至，虽如丘山，无由识之矣。使耳目精明玄达而无诱慕，气志虚静恬愉而省嗜欲，五脏定宁充盈而不泄，精神内守形骸而不外越，则望于往世之前，而视于来事之后，犹未足为也，岂直祸福之间哉？故曰：其出弥远者，其知弥少。以言乎精神之不可使外淫也。是故五色乱目，使目不明；五声哗耳，使耳不聪；五味乱口，使口爽伤；趣舍滑心，使行飞扬。此四者，天下之所养性也，然皆人累也。故曰：嗜欲者，使人之气越；而好憎者，使人之心劳；弗疾去，则志气日耗。

"夫人之所以不能终其寿命，而中道夭于刑戮者，何也？以其生生之厚。夫惟能无以生为者，则所以修得生也。"②

谈到具体的养生事项，更提出不少直接的见解。诸如"凡治身养性，节寝处，适饮食，和喜怒，便动静，使在己者得，而邪气因而不生""忧悲者，德之失也；好憎者，心之过也；嗜欲者，性之累也""嗜欲者，使人之气越；而好憎者，使人之心劳；弗疾去，则志气日耗"，以及"夫人之所以不能终其寿命，而中道夭于弄戮者，何也？以其生生之厚。夫惟能无以生为者，则所以修得生也"等，均为易晓的养生之论。主要强调过度的欲望情感，对德行、心性、本性都不利。所以养生在于不必过于看重养生，才真正有利于养生。正如另一卷《人间训》中所说：

"夫病湿而强之食，病暍而饮之寒，此众人之所以为养也，而良医之所以为病也。悦于目，悦于心，愚者之所利也，然而有道者之所辟也。故圣人先忤而后合，众人先合而后忤。"③

① 刘安. 淮南子 [M] //诸子集成：七. [汉]高诱，注. 北京：中华书局，1954：100–101.
② 刘安. 淮南子 [M] //诸子集成：七. [汉]高诱，注. 北京：中华书局，1954：101–102.
③ 刘安. 淮南子 [M] //诸子集成：七. [汉]高诱，注. 北京：中华书局，1954：308.

4. 论形神关系

《原道训》指出，精神的安定在于"自得"，而"自得"才能"全身"：

"天下之要，不在于彼而在于我，不在于人而在于我身。身得，则万物备矣。彻于心术之论，则嗜欲好憎外矣。是故无所喜而无所怒，无所乐而无所苦。万物玄同也，无非无是；化育玄耀，生而如死。夫天下者亦吾有也，吾亦天下之有也；天下之与我，岂有间哉！"

"所谓自得者，全其身者也；全其身，则与道为一矣。故虽游于江浔海裔，驰要褭，建翠盖，目观《掉羽》《武》《象》之乐，耳听滔朗奇丽激抮之音，扬郑、卫之浩乐，结激楚之遗风，射沼滨之高鸟，逐苑囿之走兽，此齐民之所以淫泆流湎；圣人处之，不足以营其精神，乱其气志，使心怅然失其情性。"①

如能真正的"自得"，外界种种也不能扰乱精神。在《精神训》中，还强调了精神先于形体这一思想。《精神训》说：

"古未有天地之时，惟像无形，窈窈冥冥，芒芠漠闵，澒濛鸿洞，莫知其门。有二神混生，经天营地，孔乎莫知其所终极，滔乎莫知其所止息，于是乃别为阴阳，离为八极，刚柔相成，万物乃形，烦气为虫，精气为人。是故精神，天之有也；而骨骸者，地之有也。精神入其门，而骨骸反其根，我尚何存？是故圣人法天顺情，不拘于俗，不诱于人，以天为父，以地为母，阴阳为纲，四时为纪。天静以清，地定以宁，万物失之者死，法之者生。夫静漠者，神明之定也；虚无者，道之所居也。是故或求之于外者，失之于内；有守之于内者，失之于外。譬犹本与末也，从本引之，千枝万叶，莫不随也。"②

正因为"精神，天之有也；而骨骸者，地之有也"，两者是本末的关系，因此可由精神之"自得"，进而影响到身体的合道。这里反映了深刻的形神关系。《原道训》说：

"夫形者生之舍也，气者生之充也，神者生之制也。一失位则三者伤矣。是故圣人使人各处其位，守其职而不得相干也。故夫形者非其所安也而处之则废，气不当其所充而用之则泄，神非其所宜而行之则昧，此三者，不可不慎守也。"③

说明形、气、神三者合度，才能身心健康。《淮南子》举例说明"形神相失"的情况说：

"今夫狂者之不能避水火之难而越沟渎之险者，岂无形神气志哉！然而用之异也。失其所守之位而离其外内之舍，是故举错不能当，动静不能中，终身运枯形于连嵝列坶之门而蹢躅于污壑阱陷之中，虽生俱与人钧，然而不免为人戮笑者，何也？形神相失也。故以神为主者，形从而利；以形为制者，神从而害。贪饕多欲之人，漠于势利，诱慕于名位，冀以过人之智，植于高世，则精神日以耗而弥远，久淫而不还，形闭中距，则神无由入矣。

"是以天下时有盲妄自失之患，此膏烛之类也，火逾然而消逾亟。夫精神气志者，静而日充者以壮，躁而日耗者以老。是故圣人将养其神，和弱其气，平夷其形，而与道沈浮俛仰，恬然而纵之，迫则用之。其纵之也若委衣，其用之也若发机。如是则万物之化无不遇，而百事之变无不应。"④

这里，肯定人生命构造的三大要素是形、气、神："夫形者生之舍也，气者生之充也，神者生之制也。一失位则三者伤矣。"说明"形"指人的躯体，它是生命的居所；"气"是支持人的生命活动的无形而细微的物质；"神"指人的精神，它支配人的生命活动。这种形、气、神的思想，为"形神合一"的养生观点提供了思想基础。自处柔弱才能保生长寿，"是故柔弱者，生之干也；而坚强者，死之徒也。先唱者，穷之路也，后动者，达之原也"。"知道者不惑，知命者不忧"，修身以待天命，治心以安祸福，才是正确的人生态度。

① 刘安. 淮南子 [M] //诸子集成：七. [汉] 高诱，注. 北京：中华书局，1954：14—16.
② 刘安. 淮南子 [M] //诸子集成：七. [汉] 高诱，注. 北京：中华书局，1954：99.
③ 刘安. 淮南子 [M] //诸子集成：七. [汉] 高诱，注. 北京：中华书局，1954：17.
④ 刘安. 淮南子 [M] //诸子集成：七. [汉] 高诱，注. 北京：中华书局，1954：17—18.

5. 论预防与体质

在《人间训》中，多处谈到防患于未然的思想。如：

"譬犹缘高木而望四方也，虽愉乐哉，然而疾风至，未尝不恐也。患及身，然后忧之，六骥追之，弗能及也。"①

"圣人敬小慎微，动不失时，百射重戒，祸乃不滋，计福勿及，虑祸过之，同日被霜，蔽者不伤；愚者有备，与知者同功。"②

指出在顺境之时要预计到可能出现的不利，例如登高虽乐但要预防风邪，不然"患及身，然后忧之"，就迟了。即使未能预料，但能事先有所防备，也有一样的作用。当然，更高明的方法是"使患无生"：

"人皆务于救患之备，而莫能知使患无生。夫使患无生，易于救患而莫能加务焉，则未可与言术也。……是故圣人者，常从事于无形之外，而不留思尽虑于成事之内，是故患祸弗能伤也。"③

就预防而言，如果能早预备，则"愚者有备，与智者同功"，但是不如能预先阻止不利的事情发生，即"使患无生"胜于"救患之备"。书中论述这些思想时，用了不少医学事例，而这些思想本身对医疗及养生都非常有指导意义。

《坠形训》是古代著名的有关地理的文献。其中着重谈到不同地区环境、水土造就不同体质，这也是值得养生参考的。如篇中说：

"土地各以其类生，是故山气多男，泽气多女，障气多喑，风气多聋，林气多癃，木气多伛，岸下气多肿，石气多力，险阻气多瘿，暑气多夭，寒气多寿，谷气多痹，丘气多狂，衍气多仁，陵气多贪。轻土多利，重土多迟，清水音小，浊水音大，湍水人轻，迟水人重，中土多圣人。皆象其气，皆应其类。……是故坚土人刚，弱土人肥，垆土人大，沙土人细，息土人美，毛土人丑。食水者善游能寒，食土者无心而慧，食木者多力而骦（怒貌），食草者善走而愚，食叶者有丝而蛾，食肉者勇敢而悍，食气者神明而寿，食谷者知慧而夭。不食者不死而神。"④

"东方，川谷之所注，日月之所出，其人兑形小头，隆鼻大口，鸢肩企行，窍通于目，筋气属焉，苍色主肝，长大早知而不寿……南方，阳气之所积，暑湿居之，其人修形兑上，大口决眦（眦），窍通于耳，血脉属焉，赤色主心，早壮而夭……西方高土，川谷出焉，日月入焉，其人面末偻，修颈印行，窍通于鼻，皮革属焉，白色主肺，勇敢不仁……北方幽晦不明，天之所闭也，寒水（冰）之所积也，蛰虫之所伏也，其人翕形短颈，大肩下尻，窍通于阴，骨干属焉，黑色主肾，其人蠢愚禽兽而寿……中央四达，风气之所通，雨露之所会也，其人大面短颐，美须恶肥，窍通于口，肤肉属焉，黄色主胃，慧圣而好治……"⑤

文中对体质与寿命的论述虽然有些刻板，但其主旨精神仍有参考价值。

二、董仲舒《春秋繁露》的养生思想

西汉著名哲学家董仲舒（公元前 179 年—前 104 年），曾任博士、江都相和胶西王相等。汉武帝举贤良文学之士，他对策建议独尊孔子之术，得到采纳。他的著作《春秋繁露》，对天人相应、阴阳五行等理论做了大量的建构。董仲舒将这些理论比附于社会人事，虽然有许多牵强之处，但对后世影响颇大。这些理论也对中医学的学说产生了一定影响，在养生理论中有多方面的运用，但应该注意甄别其不合理成分。

---

① 刘安. 淮南子 [M] //诸子集成：七. [汉]高诱，注. 北京：中华书局，1954：316.
② 刘安. 淮南子 [M] //诸子集成：七. [汉]高诱，注. 北京：中华书局，1954：318.
③ 刘安. 淮南子 [M] //诸子集成：七. [汉]高诱，注. 北京：中华书局，1954：320–321.
④ 刘安. 淮南子 [M] //诸子集成：七. [汉]高诱，注. 北京：中华书局，1954：59–60.
⑤ 刘安. 淮南子 [M] //诸子集成：七. [汉]高诱，注. 北京：中华书局，1954：61–62.

1. 论天人相应

《春秋繁露》特别强调天人相应之道。如关于人身，"为人者天第四十一"说：

"为人者，天也。人之人本于天，天亦人之曾祖父也，此人之所以乃上类天也。人之形体，化天数而成；人之血气，化天志而仁；人之德行，化天理而义；人之好恶，化天之暖清；人之喜怒，化天之寒暑；人之受命，化天之四时。人生有喜怒哀乐之答，春秋冬夏之类也。喜，春之答也，怒，秋之答也；乐，夏之答也；哀，冬之答也。天之副在乎人，人之情性有由天者矣，故曰受，由天之号也。"[①]

在"人副天数第五十六"中说得更加具体：

"天德施，地德化，人德义。天气上，地气下，人气在其间。春生夏长，百物以兴，秋杀冬收，百物以藏。故莫精于气，莫富于地，莫神于天，天地之精所以生物者，莫贵于人。……人有三百六十节，偶天之数也；形体骨肉，偶地之厚也；上有耳目聪明，日月之象也；体有空窍理脉，川谷之象也；心有哀乐喜怒，神气之类也。观人之体，一何高物之甚，而类于天也！物旁折取天之阴阳以生活耳，而人乃烂然有其文理，是故凡物之形，莫不伏从旁折天地而行，人独题直立端尚，正正当之，是故所取天地少者，旁折之；所取天地多者，正当之。此见人之绝于物而参天地。

"是故人之身，首妛而员，象天容也；发，象星辰也；耳目戾戾，象日月也；鼻口呼吸，象风气也；胸中达知，象神明也；腹胞实虚，象百物也；百物者最近地，故要（腰）以下，地也。天地之象，以要为带，颈以上者，精神尊严，明天类之状也；颈而下者，丰厚卑辱，土壤之比也；足布而方，地形之象也。

"是故礼，带置绅必直其颈，以别心也。带以上者，尽为阳，带而下者，尽为阴。各其分。阳，天气也；阴，地气也。故阴阳之动，使人足病，喉痹起，则地气上为云雨，而象亦应之也。天地之符，阴阳之副，常设于身，身犹天也，数与之相参，故命与之相连也。天以终岁之数，成人之身，故小节三百六十六，副日数也；大节十二分，副月数也；内有五脏，副五行数也；外有四肢，副四时数也；占视占瞑，副昼夜也；占刚占柔，副冬夏也；占哀占乐，副阴阳也；心有计虑，副度数也；行有伦理，副天地也；此皆暗肤着身，与人俱生，比而偶之弇合，于其可数也，副数，不可数者，副类，皆当同而副天一也。是故陈其有形，以着无形者，拘其可数，以着其不可数者，以此言道之亦宜以类相应，犹其形也，以数相中也。"[②]

这些说法，细究当然有不少数字比附的地方，但其所贯穿的是一种"同类相动"的思想。对此也有"同类相动第五十七"专节论述：

"今平地注水，去燥就湿；均薪施火，去湿就燥。百物去其所与异，而从其所与同。故气同则会，声比则应，其验皦然也。试调琴瑟而错之，鼓其宫，则他宫应之，鼓其商，而他商应之。五音比而自鸣，非有神，其数然也。美事召美类，恶事召恶类，类之相应而起也。如马鸣则马应之，牛鸣则牛应之。帝王之将兴也，其美祥亦先见，其将亡也，妖孽亦先见，物故以类相召也。故以龙致雨，以扇逐暑，军之所处以棘楚。美恶皆有从来，以为命，莫知其处所。

"天将阴雨，人之病故为之先动，是阴相应而起也。天将欲阴雨，又使人欲睡卧者，阴气也。有忧，亦使人卧者，是阴相求也；有喜者，使人不欲卧者，是阳相索也。水得夜，益长数分；东风而酒湛溢；病者至夜，而疾益甚；鸡至几明，皆鸣而相薄。其气益精，故阳益阳，而阴益阴，阴阳之气因可以类相益损也。天有阴阳，人亦有阴阳。天地之阴气起，而人之阴气应之而起；人之阴气起，天地之阴气亦宜应之而起。其道一也……

"非独阴阳之气可以类进退也。虽不祥祸福所从生，亦由是也，无非已先起之，而物以类应

---

① 曾振宇，傅永聚. 春秋繁露新注［M］. 北京：商务印书馆，2010：223.
② 曾振宇，傅永聚. 春秋繁露新注［M］. 北京：商务印书馆，2010：266-267.

之而动者也。故聪明圣神,内视反听,言为明圣内视反听,故独明圣者知其本心皆在此耳。故琴瑟报,弹其宫,他宫自鸣而应之,此物之以类动者也。其动以声而无形,人不见其动之形,则谓之自鸣也。又相动无形,则谓之自然,其实非自然也,有使之然者矣。物固有实使之,其使之无形。"[1]

就天人相应来说,董仲舒处处以天地和自然物象来比附政治人事,这是他的政治理论的一种形式。他采取多种比喻、举例,甚至诱导、阻吓等手法,以达到令君王注目和采纳的目的,是早期思想的一个特征。但是他所运用的原理,即阴阳五行、同类相感等,应该说对认识世界是有深刻意义的,并不因个别事例不科学而全盘推翻。同样的道理,阴阳五行、同类相感(或称取类比象)应用于医学与养生,也不能机械比附,而要灵活把握。

2. 论取法四时

根据"同类相感"的原则,董仲舒在劝谏人君施政有规律的时候,常以四时规律为例。书中"王道通三第四十四"中说:

"天有寒有暑,夫喜怒哀乐之发,与清暖寒暑其实一贯也。喜气为暖而当春,怒气为清而当秋,乐气为太阳而当夏,哀气为太阴而当冬。四气者,天与人所同有也,非人所能蓄也,故可节而不可止也。节之而顺,止之而乱。

"人生于天,而取化于天,喜气取诸春,乐气取诸夏,怒气取诸秋,哀气取诸冬,四气之心也。四肢之答各有处,如四时;寒暑不可移,若肢体。肢体移易其处,谓之壬人;寒暑移易其处,谓之败岁;喜怒移易其处,谓之乱世。明王正喜以当春,正怒以当秋,正乐以当夏,正哀以当冬。上下法此,以取天之道。春气爱,秋气严,夏气乐,冬气哀;爱气以生物,严气以成功,乐气以养生,哀气以丧终。天之志也。

"是故春气暖者,天之所以爱而生之;秋气清者,天之所以严以成之;夏气温者,天之所以乐而养之;冬气寒者,天之所以哀而藏之。春主生,夏主养,秋主收,冬主藏……

"故四时之行,父子之道也;天地之志,君臣之义也;阴阳之理,圣人之法也。阴,刑气也;阳,德气也。阴始于秋,阳始于春。春之为言犹偆偆也,秋之为言犹湫湫也。偆偆者,喜乐之貌也;湫湫者,忧悲之状也。是故春喜、夏乐、秋忧、冬悲。悲死而乐生。以夏养春,以冬藏秋,大人之志也。是故先爱而后严,乐生而哀终,天之当也,而人资诸天。天固有此,然而无所之,如其身而已矣。

"人主立于生杀之位,与天共持变化之势,物莫不应天化。天地之化如四时:所好之风出,则为暖气,而有生于俗;所恶之风出,则为清气,而有杀于俗;喜则为暑气,而有养长也;怒则为寒气,而有闭塞也。人主以好恶喜怒变习俗,而天以暖清寒暑化草木。喜怒时而当,则岁美;不时而妄,则岁恶。天地人主一也。然则人主之好恶喜怒,乃天之暖清寒暑也,不可不审其处而出也。当暑而寒,当寒而暑,必为恶岁矣;人主当喜而怒,当怒而喜,必为乱世矣。是故人主之大守在于谨藏而禁内,使好恶喜怒,必当义乃出,若暖清寒暑之必当其时乃发也。人主掌此而无失,使乃好恶喜怒未尝差也,如春秋冬夏之未尝过也,可谓参天矣。深藏此四者而勿使妄发,可谓天矣。"[2]

将四时的特征与人的喜、怒、哀、乐相匹配,用以劝导"人主"施政不能妄乱任性,实际上是一种对权力者的调控策略,其重点是"能控"与"可控"。如果君王懂得参照四时之道来控制情绪不妄乱施政,其他情况自然也能深思。四时是天地阴阳的一种呈现,在实际生活中不一定与四时完全机械同步,但只要能知晓这一道理,则政治自然有序。在"天容第四十五"中董仲舒其实揭示了这一点:

---

① 曾振宇,傅永聚. 春秋繁露新注[M]. 北京:商务印书馆,2010:269-271.
② 曾振宇,傅永聚. 春秋繁露新注[M]. 北京:商务印书馆,2010:237-239.

"天之道，有序而时，有度而节；变而有常，反而有相奉；微而至远，踔而致精，一而少积蓄；广而实，虚而盈。圣人视天而行，是故其禁而审好恶喜怒之处也，欲合诸天之非其时不出暖清寒暑也；其告之以政令而化风之清微也，欲合诸天之颠倒其一而以成岁也；其羞浅末华虚而贵敦厚忠信也，欲合诸天之默然不言而功德积成也；其不阿党偏私而美泛爱兼利也，欲合诸天之所以成物者少霜而多露也。其内自省以是而外显，不可以不时，人主有喜怒，不可以不时。可亦为时，时亦为义，喜怒以类合，其理一也。故义不义者，时之合类也，而喜怒乃寒暑之别气也。"

董仲舒的这些理论对养生来说也是很重要的参考。

3. 论循天养身

在《春秋繁露》"循天之道第七十七"中，董仲舒才具体谈到寿命与养身的问题，当然这也是君王非常重视的问题。董仲舒强调的法则是"循天之道"，并从多个角度论述。

首先，循天之道养生要讲"中和"。董仲舒说：

"循天之道，以养其身，谓之道也。天有两和以成二中，岁立其中，用之无穷。是北方之中用合阴，而物始动于下；南方之中用合阳，而养始美于上。其动于下者，不得东方之和不能生，中春是也；其养于上者，不得西方之和不能成，中秋是也。然则天地之美恶，在两和之处，二中之所来归而遂其为也。是故东方生而西方成，东方和生北方之所起，西方和成南方之所养长。起之不至于和之所不能生，养长之不至于和之所不能成。成于和，生必和也；始于中，止必中也。

"中者，天地之所终始也；而和者，天地之所生成也。夫德莫大于和，而道莫正于中。中者，天地之美达理也，圣人之所保守。《诗》云：'不刚不柔，布政优优。'此非中和之谓欤？是故能以中和理天下者，其德大盛；能以中和养其身者，其寿极命。"①

"天地之经，至东方之中而所生大养，至西方之中而所养大成，一岁四起业，而必于中。中之所为，而必就于和，故曰和其要也。和者，天之正也，阴阳之平也，其气最良，物之所生也。诚择其和者，以为大得天地之奉也。天地之道，虽有不和者，必归之于和，而所为有功；虽有不中者，必止之于中，而所为不失。是故阳之行，始于北方之中，而止于南方之中；阴之行，始于南方之中，而止于北方之中。阴阳之道不同，至于盛而皆止于中，其所始起皆必于中。中者，天地之太极也，日月之所至而却也，长短之隆，不得过中，天地之制也。兼和与不和，中与不中，而时用之，尽以为功。是故时无不时者，天地之道也。"②

此处所说的"中"，在天为阴阳之所发，即冬至、夏至；"和"为阴阳调和之时，即春分、秋分。从天时阴阳引申到养生，包含深刻的道理。对"中和"的应用，又从身体、情绪等方面的调节做具体论述。董仲舒说：

"顺天之道，节者天之制也，阳者天之宽也，阴者天之急也，中者天之用也，和者天之功也。举天地之道，而美于和，是故物生，皆贵气而迎养之。孟子曰：'我善养吾浩然之气者也。'谓行必终礼，而心自喜，常以阳得生其意也。公孙之养气曰：'裹藏泰实则气不通，泰虚则气不足，热胜则气，寒胜则气，泰劳则气不入，泰佚则气宛至，怒则气高，喜则气散，忧则气狂，惧则气慑。凡此十者，缺之害也，而皆生于不中和。故君子怒则反中而自说以和，喜则反中而收之以正，忧则反中而舒之以意，惧则反中而实之以精。'夫中和之不可不反如此。"③

在行为方面，"中和"的意思是善于节制情绪，用适当方式引导情绪以返回"中"，如"怒则反中而自说以和，喜则反中而收之以正，忧则反中而舒之以意，惧则反中而实之以精"，如此则气能"从心"，这是董仲舒认为养生长寿的根本。进而采取各种"和"即有节度的方法以行导引、调起居等。董仲舒说：

---

① 曾振宇，傅永聚. 春秋繁露新注［M］. 北京：商务印书馆，2010：333–335.
② 曾振宇，傅永聚. 春秋繁露新注［M］. 北京：商务印书馆，2010：336.
③ 曾振宇，傅永聚. 春秋繁露新注［M］. 北京：商务印书馆，2010：336–338.

"故君子道至，气则华而上。凡气从心。心，气之君也，何为而气不随也。是以天下之道者，皆言内心其本也。故仁人之所以多寿者，外无贪而内清净，心和平而不失中正，取天地之美以养其身，是其且多且治。鹤之所以寿者，无宛气于中，猿之所以寿者，好引其末，是故气四越。天气常下施于地，是故道者亦引气于足；天之气常动而不滞，是故道者亦不宛气。苟不治，虽满不虚。是故君子养而和之，节而法之，去其群泰，取其众和。高台多阳，广室多阴，远天地之和也，故圣人弗为，适中而已矣。法人八尺，四尺其中也。宫者，中央之音也；甘者，中央之味也；四尺者，中央之制也。是故三王之礼，味皆尚甘，声皆尚和。处其身所以常自渐于天地之道，其道同类，一气之辨也。法天者乃法人之辨。天之道，向春夏而阴去。是故占之人霜降而迎女，冰泮而杀内，与阴俱近，与阳俱远也。天地之气，不致盛满，不交阴阳。是故君子甚爱气而游于房，以体天也。"[1]

其次，男女之事要取效阴阳，遵循天之道养生。董仲舒强调"不盛不合"，反对过早的性生活与生育：

"男女之法，法阴与阳。阳气起于北方，至南方而盛，盛极而合乎阴。阴气起乎中夏，至中冬而盛，盛极而合乎阳。不盛不合，是故十月而壹俱盛，终岁而乃再合。天地久节，以此为常，是故先法之内矣，养身以全，使男子不坚牡不家室，阴不极盛不相接。是故身精明，难衰而坚固，寿考无忒，此天地之道也。天气先盛牡而后施精，故其精固；地气盛牝而后化，故其化良。是故阴阳之会，冬合北方而物动于下，夏合南方而物动于上。上下之大动，皆在日至之后。为寒则凝冰袭地，为热则焦沙烂石。气之精至于是，故天地之化，春气生而百物皆出，夏气养而百物皆长，秋气杀而百物皆死，冬气收而百物皆藏。是故惟天地之气而精，出入无形，而物莫不应，实之至也。君子法乎其所贵。天地之阴阳当男女，人之男女当阴阳。阴阳亦可以谓男女，男女亦可以谓阴阳。"[2]

另外，董仲舒强调房事还要顺应天时，否则伤气。他说：

"气不伤于以盛通，而伤于不时、天并。不与阴阳俱往来，谓之不时；恣其欲而不顾天数，谓之天并。君子治身，不敢违天。是故新牡十日而一游于房，中年者倍新牡，始衰者倍中年，中衰者倍始衰，大衰者以月当新牡之日，而上与天地同节矣。此其大略也，然而其要皆期于不极盛不相遇。疏春而旷夏，谓不远天地之数。"[3]

按照年龄，青年十日一行房事，中年加倍即二十日，老年身体衰退后再加倍至四十日、八十日，身体"大衰"者以月计，那就要十月一行房事。虽然这看起来比较苛刻，但董仲舒认为"养生之大者，乃在爱气"，是必须谨慎的。他说：

"民皆知爱其衣食，而不爱其天气。天气之于人，重于衣食。衣食尽，尚犹有闲，气尽而立终。故养生之大者，乃在爱气。气从神而成，神从意而出。心之所之谓意，意劳者神扰，神扰者气少，气少者难久矣。故君子闲欲止恶以平意，平意以静神，静神以养气。气多而治，则养身之大者得矣。古之道士有言曰：将欲无陵，固守一德。此言神无离形，则气多内充，而忍饥寒也。和乐者，生之外泰也；精神者，生之内充也。外泰不若内充，而况外伤乎？恣怵忧恨者，生之伤也；和说劝善者，生之养也。君子慎小物而无大败也。"[4]

再次，循天之道养生，起居饮食都要讲究顺应四时。董仲舒说：

"行中正，声向荣，气意和平，居处虞乐，可谓养生矣。凡养生者，莫精于气。

"是故春袭葛，夏居密阴，秋避杀风，冬避重漯，就其和也。衣欲常漂，食欲常饥。体欲常劳，而无长佚，居多也。凡卫地之物，乘于其泰而生，厌于其胜而死，四时之变是也。……饮食臭

---

[1] 曾振宇，傅永聚. 春秋繁露新注 [M]. 北京：商务印书馆，2010：338–339.
[2] 曾振宇，傅永聚. 春秋繁露新注 [M]. 北京：商务印书馆，2010：335–336.
[3] 曾振宇，傅永聚. 春秋繁露新注 [M]. 北京：商务印书馆，2010：339.
[4] 曾振宇，傅永聚. 春秋繁露新注 [M]. 北京：商务印书馆，2010：340.

味，每至一时，亦有所胜、有所不胜，之理不可不察也。四时不同气，气各有所宜，宜之所在，其物代美。视代美而代养之，同时美者杂食之是皆其所宜也。故荠以冬美，而荼以夏成，此可以见冬夏之所宜服矣。冬，水气也，荠，甘味也，乘于水气而美者，甘胜寒也。荠之为言济与？济，大水也。夏，火气也，荼，苦味也，乘于火气而成者，苦胜暑也。天无所言，而意以物。物不与群物同时而生死者，必深察之，是天之所以告人也。故荠成告之甘，荼成告之苦也。君子察物而成告谨，是以至荠不可食之时，而尽远甘物，至荼成就也。"①

董仲舒所说的"四时不同气，气各有所宜，宜之所在，其物代美"是有独特的食物理论，指出当令收采的食物最能反映四时之气。但也有相反的情况，如冬、夏有时选择与时令特点相反的食物有益于人体。他说：

"天所独代之成者，君子独代之，是冬夏之所宜也。春秋杂物其和，而冬夏代服其宜，则当得天地之美，四时和矣。凡择味之大体，各因其时之所美，而违天不远矣。是故当百物大生之时，群物皆生，而此物独死。可食者，告其味之便于人也；其不食者，告杀秽除害之不待秋也。当物之大枯之时，群物皆死，如此物独生。其可食者，益食之，天为之利人，独代生之；其不可食，益畜之。天愍州华之间，故生宿麦，中岁而熟之。君子察物之异，以求天意，大可见矣。"②

夏天"群物皆生，而此物独死"者，与冬天"群物皆死，如此物独生"者，往往有特殊性能，中医所说的"司岁备药"也用到这一理论，如至夏而枯的夏枯草，凌冬不凋的黄柏、麦冬等，药性独特，就属于文中所说的"可食者"而有益于人之类。

最后，董仲舒也谈到寿命，有先天决定因素，但也与后天的努力有关。他说：

"是故男女体其盛，臭味取其胜，居处就其和，劳佚居其中，寒暖无失适，饥饱无过平，欲恶度理，动静顺性，喜怒止于中，忧惧反之正，此中和常在乎其身，谓之得天地泰。得天地泰者，其寿引而长；不得天地泰者，其寿伤而短。

"短长之质，人之所由受于天也。是故寿有短长，养有得失，及至其末之，大卒而必雠，于此莫之得离，故寿之为言，犹雠也。天下之人虽众，不得不各雠其所生，而寿夭于其所自行。自行可久之道者，其寿雠于久；自行不可久之道者，其寿亦雠于不久。久与不久之情，各雠其生平之所行，今如后至，不可得胜，故曰：寿者雠也。然则人之所自行，乃与其寿夭相益损也。其自行佚而寿长者，命益之也；其自行端而寿短者，命损之也。以天命之所损益，疑人之所得失，此大惑也。是故天长之而人伤之者，其长损；天短之而人养之者，其短益。夫损益者皆人，人其天之继欤？出其质而人弗继，岂独立哉！"③

他独特地释"寿"为"雠"，即应答、相应的意思。因此提出"寿夭于其所自行"的观点，指出"自行可久之道者，其寿雠于久；自行不可久之道者，其寿亦雠于不久"。

可见，董仲舒以其精深的理论造诣，不但为汉代官方思想打造了一个思想框架，而且也对养生有独到的认识，值得重视。

三、王充《论衡》的养生思想

王充，字仲任，东汉时期杰出的思想家。自小喜欢博览群书，精通百家之言。当时儒家思想在意识形态领域中占支配地位，他认为庸俗的读书人做学问大多都失去儒家的本质，于是在汉章帝元和三年（86 年）写作《论衡》85 篇 20 多万字，解释万物的异同，纠正当时人们疑惑的地方。后人称《论衡》为"博通众流百家之言"的著作。

---

① 曾振宇，傅永聚．春秋繁露新注［M］．北京：商务印书馆，2010：341-342．
② 曾振宇，傅永聚．春秋繁露新注［M］．北京：商务印书馆，2010：342．
③ 曾振宇，傅永聚．春秋繁露新注［M］．北京：商务印书馆，2010：342-343．

《论衡》中多处谈到养生。王充在《论衡·自纪》中自述将近 70 岁家居时，因为有感于发白齿落，就关注起养生术来。文中记述他的养生经验是"养气自守、适时则洒、闭目塞聪、受精自保"，然后适当地辅以服药导引。王充 70 岁左右，还曾撰写"养性书之书" 16 篇。

《论衡》书中谈养生的主要内容如下。

1. 论禀赋与寿命

《论衡·气寿》专论人的寿命。其中云：

"凡人禀命有二品，一曰所当触值之命，二曰强弱寿夭之命。所当触值，谓兵烧压溺也。强寿弱夭，谓禀气渥薄也。兵烧压溺，遭以所禀为命，未必有审期也。若夫强弱夭寿以百为数，不至百者，气自不足也。夫禀气渥则其体强，体强则其命长；气薄则其体弱，体弱则命短。命短则多病，寿短。始生而死，未产而伤，禀之薄弱也。渥强之人，不（必）卒其寿，若夫无所遭遇，虚居困劣，短气而死，此禀之薄，用之竭也。此与始生而死，未产而伤，一命也，皆由禀气不足，不自致于百也。"

王充指出，除非遭遇意外，否则人的寿命取决于禀赋。而禀赋的体现则是"气"，因此特意创造了"气寿"一词。随后又系统地论述了"气"在寿命中的意义：

"人之禀气，或充实而坚强，或虚劣而软弱。充实坚强，其年寿；虚劣软弱，失弃其身。天地生物，物有不遂；父母生子，子有不就。物有为实，枯死而堕；人有为儿，夭命而伤。使实不枯，亦至满岁；使儿不伤，亦至百年。然为实、儿而死枯者，禀气薄，则虽形体完，其虚劣气少，不能充也。儿生，号啼之声鸿朗高畅者寿，嘶喝湿下者夭。何则？禀寿夭之命，以气多少为主性也。妇人疏字者子活，数乳者子死。何则？疏而气渥，子坚强；数而气薄，子软弱也。怀子而前已产子死，则谓所怀不活。名之曰怀，其意以为已产之子死，故感伤之子失其性矣。所产子死、所怀子凶者，字乳亟数，气薄不能成也；虽成人形体，则易感伤，独先疾病，病独不治。

"百岁之命，是其正也。不能满百者，虽非正，犹为命也。譬犹人形一丈，正形也，名男子为丈夫，尊公妪为丈人。不满丈者，失其正也，虽失其正，犹乃为形也。夫形不可以不满丈之故谓之非形，犹命不可以不满百之故谓之非命也。非天有长短之命，而人各有禀受也。由此言之，人受气命于天，卒与不卒，同也。语曰：'图王不成，其弊可以霸。'霸者，王之弊也。霸本当至于王，犹寿当至于百也。不能成王，退而为霸；不能至百，消而为夭。王霸同一业，优劣异名；寿夭或一气，长短殊数。何以知不满百为夭者百岁之命也？以其形体小大长短同一等也。百岁之身，五十之体，无以异也；身体不异，血气不殊；鸟兽与人异形，故其年寿与人殊数。

"何以明人年以百为寿也？世间有矣。儒者说曰：太平之时，人民侗长，百岁左右，气和之所生也。《尧典》曰：'朕在位七十载。'求禅得舜，舜征三十岁在位。尧退而老，八岁而终，至殂落，九十八岁。未在位之时，必已成人，今计数百有余矣。又曰："舜生三十，征用三十，在位五十载，陟方乃死。"适百岁矣。文王谓武王曰：'我百，尔九十。吾与尔三焉。'文王九十七而薨，武王九十三而崩。周公，武王之弟也，兄弟相差，不过十年。武王崩，周公居摄七年，复政退老，出入百岁矣。邵公，周公之兄也，至康王之时，尚为太保，出入百有余岁矣。圣人禀和气，故年命得正数。气和为治平，故太平之世多长寿人。百岁之寿，盖人年之正数也，犹物至秋而死，物命之正期也。物先秋后秋，则亦如人死或增百岁，或减百也；先秋后秋为期，增百减百为数。物或出地而死，犹人始生而夭也；物或逾秋不死，亦如人年多度百至于三百也。传称：老子二百余岁，邵公百八十。高宗享国百年，周穆工享国百年，并未享国之时，皆出百三十四十岁矣。"[1]

篇中提出，"若夫强弱夭寿，以百为数，不至百者，气自不足也。失禀气渥则其体强，体

① 王充. 论衡 [M]. 长沙：岳麓书社，1991：11-14.

强则其寿命长；气薄则其体弱，体弱则命短，命短则多病寿短"，对百岁为寿命之常规做了较多讨论。指出"非天有长短之命，而人各有禀受也"，从而也说明了养生的必要。

王充还反对古人寿命长、今人寿命短的说法。《论衡·齐世》指出：

"语称上世之人，侗长佼好，坚强老寿，百岁左右；下世之人短小陋丑，夭折早死。何则？上世和气纯渥，婚姻以时，人民禀善气而生，生又不伤，骨节坚定，故长大老寿，状貌美好。下世反此，故短小夭折，形面丑恶。此言妄也。

"夫上世治者，圣人也；下世治者，亦圣人也。圣人之德，前后不殊，则其治世，古今不异。上世之天，下世之天也。天不变易，气不改更。上世之民，下世之民也，俱禀元气。元气纯和，古今不异，则禀以为形体者，何故不同？夫禀气等则怀性均，怀性均，则体同；形体同，则丑好齐；丑好齐，则夭寿适。一天一地，并生万物。万物之生，俱得一气。气之薄渥，万世若一。……人生一世，寿至一百岁。生为十岁儿时，所见地上之物，生死改易者多。至于百岁，临且死时，所见诸物，与年十岁时所见，无以异也。使上世下世，民人无有异，则百岁之间，足以卜筮。"①

2. 论形体之不可变

《论衡·无形》说：

"人禀元气于天，各受寿夭之命，以立长短之形，犹陶者用土为簋廉，冶者用铜为桦杆矣。器形已成，不可小大；人体已定，不可减增。用气为性，性成命定。体气与形骸相抱，生死与期节相须。形不可变化，命不可减加。"②

此处主要是针对方士养生家的长生之说进行辩驳。方士养生家称"人禀气于天，虽各受寿夭之命，立以形体，如得善道神药，形可变化，命可加增"，王充则说：

"夫形不可变更，年不可减增。何则？形、气、性，天也。形为春，气为夏。人以气为寿，形随气而动。气性不均，则于体不同。牛寿半马，马寿半人，然则牛马之形与人异矣。禀牛马之形，当自得牛马之寿；牛马之不变为人，则年寿亦短于人。世称高宗之徒，不言其身形变异。而徒言其增延年寿，故有信矣。

"形之血气也，犹囊之贮粟米也。一石囊之高大，亦适一石。如损益粟米，囊亦增减。人以气为寿，气犹粟米，形犹囊也。增减其寿，亦当增减其身，形安得如故？如以人形与囊异，气与粟米殊，更以苞瓜喻之。苞瓜之汁，犹人之血也；其肌，犹肉也。试令人损益苞瓜之汁，令其形如故，耐为之乎？人不耐损益苞瓜之汁，天安耐增减人之年？人年不可增减，高宗之徒，谁益之者？而云增加。如言高宗之徒，形体变易，其年亦增，乃可信也。今言年增，不言其体变，未可信也。何则？人禀气于天，气成而形立，则命相须以至终死。形不可变化，年亦不可增加。以何验之？人生能行，死则僵仆，死则气减形消而坏。禀生人形，不可得变，其年安可增？人生至老，身变者，发与肤。人少则发黑，老则发白，白久则黄。发之变，形非变也。人少则肤白，老则肤黑，黑久则黯，若有垢矣。发黄而肤为垢，故《礼》曰：'黄耇无疆。'发肤变异，故人老寿迟死，骨肉不可变更，寿极则死矣。五行之物，可变改者，唯土也。埏以为马，变以为人，是谓未入陶灶更火者也。如使成器，入灶更火，牢坚不可复变。今人以为天地所陶冶矣，形已成定，何可复更也？

"图仙人之形，体生毛，臂变为翼，行于云则年增矣，千岁不死。此虚图也。"③

王充在这里讨论说，万物各有其寿命，人这一物种已经定型，怎么能通过改变形体来延长寿命？他认为"人禀气于天，气成而形立，则命相须以至终死，形不可变化，年亦不可增加"，这是很唯物的观点，也指明了生命有限的客观事实。

---

① 王充. 论衡［M］. 长沙：岳麓书社，1991：293-294.
② 王充. 论衡［M］. 长沙：岳麓书社，1991：20.
③ 王充. 论衡［M］. 长沙：岳麓书社，1991：22-24.

3. 论长生的不可为

在《论衡·道虚》中，王充对其他各种道教仙术都一概提出反驳：

"夫人，物也，虽贵为王侯，性不异于物。物无不死，人安能仙？乌有毛羽，能飞，不能升天。人无毛羽，何用飞升？使有毛羽，不过与鸟同；况其无有，升天如何？案能飞升之物，生有毛羽之兆；能驰走之物，生有蹄足之形。驰走不能飞升，飞升不能驰走。禀性受气，形体殊别也。今人禀驰走之性，故生无毛羽之兆，长大至老，终无奇怪。好道学仙，中生毛羽，终以飞升。使物性可变，金木水火可革更也。虾蟆化为鹑，雀入水为蜃蛤，禀自然之性，非学道所能为也。好道之人，恐其或若等之类，故谓人能生毛羽，毛羽备具，能升天也。且夫物之生长，无卒成暴起，皆有浸渐。为道学仙之人，能先生数寸之毛羽，从地自奋，升楼台之陛，乃可谓升天。今无小升之兆，卒有大飞之验，何方术之学成无浸渐也？

"毛羽大效，难以观实。且以人髫发物色少老验之。物生也色青，其熟也色黄。人之少也发黑，其老也发白。黄为物熟验，白为人老效。物黄，人虽灌溉壅养，终不能青；发白，虽吞药养性，终不能黑。黑青不可复还，老衰安可复却？黄之与白，犹肉腥炙之燋，鱼鲜煮之熟也。燋不可复令腥，熟不可复令鲜。鲜腥犹少壮，燋熟犹衰老也。天养物，能使物畅至秋，不得延之至春；吞药养性，能令人无病，不能寿之为仙。为仙体轻气强，犹未能升天，令见轻强之验，亦无毛羽之效，何用升天？天之与地，皆体也。地无下，则天无上矣。天无上升之路，何如？穿天之体？人力不能入。如天之门在西北，升天之人，宜从昆仑上。淮南之国，在地东南。如审升天，宜举家先从昆仑，乃得其阶。如鼓翼邪飞，趋西北之隅，是则淮南王有羽翼也。今不言其从之昆仑，亦不言其身生羽翼，空言升天，竟虚非实也。"[①]

王充认为无论是老子所说的恬淡无欲、养精爱气，还是道家的辟谷不食、真人食气、导气养性以及服食药物等长生方法，都是虚而不实之举。他连设数问，列举历代相传的仙人事迹，然后逐一加以辩驳。选录其中一部分如下：

"世或以老子之道为可以度世，恬淡无欲，养精爱气。夫人以精神为寿命，精神不伤则寿命长而不死。成事老子行之，逾百度世，为真人矣。

"夫恬淡少欲，孰与鸟兽？鸟兽亦老而死。鸟兽含情欲，有与人相类者矣，未足以言。草木之生何情欲？而春生秋死乎？夫草木无欲，寿不逾岁；人多情欲，寿至于百。此无情欲者反夭，有情欲者寿也。夫如是，老子之术，以恬淡无欲、延寿度世者，复虚也。或时老子，李少君之类也，行恬淡之道，偶其性命亦自寿长。世见其命寿，又闻其恬淡，谓老子以术度世矣。

"世或以辟谷不食为道术之人，谓王子乔之辈，以不食谷，与恒人殊食，故与恒人殊寿，逾百度世，逐为仙人。此又虚也。

"夫人之生也，禀食饮之性，故形上有口齿，形下有孔窍。口齿以嚼食，孔窍以注泻。顺此性者，为得天正道，逆此性者为违所禀受。失本气于天，何能得久寿？使子乔生无齿口孔窍，是禀性与人殊。禀性与人殊，尚未可谓寿，况形体均同而以所行为异？言其得度世，非性之实也。夫人之不食也，犹身之不衣也。衣以温肤，食以充腹。肤温腹饱，精神明盛。如饥而不饱，寒而不温，则有冻饿之害矣。冻饿之人，安能久寿？且人之生也，以食为气，犹草木生以土为气矣。拔草木之根，使之离土，则枯而蚤死。闭人之口，使之不食，则饿而不寿矣。

"道家相夸曰：'真人食气。'以气而为食，故传曰：'食气者寿而不死。虽不谷饱，亦以气盈。'此又虚也。

"夫气谓何气也？如谓阴阳之气，阴阳之气，不能饱人，人或咽气，气满腹胀，不能餍饱。如谓百药之气，人或服药，食一合屑，吞数十丸，药力烈盛，胸中愦毒，不能饱人。食气者必谓吹呴呼吸，吐故纳新也，昔有彭祖尝行之矣，不能久寿，病而死矣。

---

① 王充. 论衡 [M] . 长沙：岳麓书社，1991：110–111.

"道家或以导气养性，度世而不死，以为血脉在形体之中，不动摇屈伸，则闭塞不通。不通积聚，则为病而死。此又虚也。

"夫人之形，犹草木之体也。草木在高山之巅，当疾风之冲，昼夜动摇者，能复胜彼隐在山谷间，鄣于疾风者乎？案草木之生，动摇者伤而不畅，人之导引动摇形体者，何故寿而不死？夫血脉之藏于身也，犹江河之流地。江河之流，浊而不清，血脉之动，亦扰不安。不安，则犹人勤苦无聊也，安能得久生乎？

"道家或以服食药物，轻身益气，延年度世。此又虚也。

"夫服食药物，轻身益气，颇有其验。若夫延年度世，世无其效。百药愈病，病愈而气复，气复而身轻矣。凡人禀性，身本自轻，气本自长，中于风湿，百病伤之，故身重气劣也。服食良药，身气复故，非本气少身重，得药而乃气长身更轻也，禀受之时，本自有之矣。故夫服食药物除百病，令身轻气长，复其本性，安能延年至于度世？有血脉之类，无有不生，生无不死。以其生，故知其死也。天地不生，故不死；阴阳不生，故不死。死者，生之效；生者，死之验也。夫有始者必有终，有终者必有死。唯无终始者，乃长生不死。人之生，其犹［冰］也。水凝而为冰，气积而为人。冰极一冬而释，人竟百岁而死。人可令不死，冰可令不释乎？诸学仙术，为不死之方，其必不成，犹不能使冰终不释也。"①

王充指出，"夫草木无欲，寿不逾岁；人多情欲，寿至于百。此无情欲者反夭，有情欲者寿也"，因而并非恬淡虚无就一定延寿。又如对于"导气养性"，他说："案草木之生，动摇者伤而不畅，人之导引动摇形体者，何故寿而不死？"当然这主要是从辩驳角度来立论，并非说导引不好，只是反对夸大称其可以长生。所以王充强调："夫有始者必有终，有终者必有死。"

另一方面，王充并非认为人的努力没有意义。他在《论衡·自然》中指出：

"谓天自然无为者何？气也。恬淡无欲，无为无事者也，老聃得以寿矣。老聃禀之于天，使天无此气，老聃安所禀受此性！"②

如前所述，王充认为无为与长寿并无必然关系，老聃之长寿可能由于天生禀赋，但也承认其作为有一定的价值：

"然虽自然，亦须有为辅助。耒耜耕耘，因春播种者，人为之也；及谷入地，日夜长［大］，人不能为也。"③

以上认为人的努力不能改变万物生长的规律，但可以有所助力。篇中进一步论述说：

"问曰：'人生于天地，天地无为。人禀天性者，亦当无为，而有为，何也？'曰：'至德纯渥之人，禀天气多，故能则天，自然无为。禀气薄少，不遵道德，不似天地，故曰不肖。不肖者，不似也。不似天地，不类圣贤，故有为也。天地为炉，造化为工，禀气不一，安能皆贤？贤之纯者，黄、老是也。黄者，黄帝也；老者，老子也。黄、老之操，身中恬澹，其治无为。正身共己，而阴阳自和，无心于为而物自化，无意于生而物自成。'"④

王充指出，大多数人没有黄帝、老聃那样的天生禀赋，故需要通过一定的"有为"努力才能成功。

4. 反对夸大德行作用

王充反对"福极"之说，在《论衡》中做了很理性的论述。他在《论衡·福虚》中指出：

"善人顺道，恶人违天。然大恶人之命不短，善人之年不长。天不命善人常享一百载之寿，

① 王充. 论衡［M］. 长沙：岳麓书社，1991：117-118.
② 王充. 论衡［M］. 长沙：岳麓书社，1991：282.
③ 王充. 论衡［M］. 长沙：岳麓书社，1991：284.
④ 王充. 论衡［M］. 长沙：岳麓书社，1991：284.

恶人为殇子恶死，何哉？"①

王充提出"恶人之命不短，善人之年不长"的论断，认为人寿命的长短主要取决于先天禀赋的强弱，并且与社会的因素有关，而与人的恶善毫无关系。《论衡·寒温》中说：

"人有寒温之病，非操行之所及也。遭风逢气，身生寒温。变操易行，寒温不除。夫身近而犹不能变除其疾，国邑远矣，安能调和其气？人中于寒，饮药行解，所苦稍衰；转为温疾，吞发汗之丸而应愈。燕有寒谷，不生五谷。邹衍吹律，寒谷可种。燕人种黍其中，号曰黍谷。如审有之，寒温之灾，复以吹律之事，调和其气，变政易行，何能灭除？是故寒温之疾，非药不愈；黍谷之气，非律不调。尧遭洪水，使禹治之。寒温与尧之洪水，同一实也。尧不变政易行，知夫洪水非政行所致。洪水非政行所致，亦知寒温非政治所招。"②

由此可见，王充对各种长寿或长生的修行术都进行了批判，贯彻了极为难得的理性主义精神。但在前文也分析了，王充立论以辩驳为主，反对过分夸大和迷信，但并非一概否定养生。他自己其实是很有养生心得的大家。在《论衡·自纪》中，王充提到他晚年撰有"养性之书"，书虽不传，但对养生方法也有所提及：

"乃作养性之书，凡十六篇。养气自守，适时则酒，闭明塞聪，爱精自保，适辅服药引导，庶冀性命可延，斯须不老。"③

第二节　神仙方术与道教养生

秦汉时期，神仙信仰与修仙方术盛行。这些信仰、方术与先秦的道家思想结合，最终形成道教。道教秉承道家贵生思想，兼容方士修仙求道的各种行为，发展成一种以生命长存为终极目标的信仰体系，其思想与方法也推动了养生的发展。

一、神仙信仰与方术

以追求不死为终极目标的神仙信仰在战国末年渐渐发展成形，除了老庄提出的"真人""神人"等概念，方士们还因为理论建构的需要，把一些早期的神话人物逐渐神仙化。如原来形状恐惧的西王母，渐渐地被转化成保佑人们福寿康宁的大神，而西王母掌管的昆仑山神域也变成了神仙圣境。我国广泛流传的嫦娥奔月的传说，据《淮南子》记载"羿请不死之药于西王母，姮娥窃以奔月""偷不死药，登月而去"，这也与王母娘娘有关。嫦娥奔月神话的定型大约在战国末年至汉朝初年。神仙信仰在整个秦汉时代都非常盛行，一些追求长生不老和得道成仙的方士被称为"方仙道"，活跃于朝野之间。

（一）求仙与访仙

战国、秦汉时信奉或追求长生不老和得道成仙的不仅有方士，皇帝、贵族官僚乃至普通百姓都乐此不疲，求仙之风笼罩着整个社会。《史记·封禅书》《汉书·郊祀志》《后汉书·方术传》对此都有较多记载。如战国齐威王、齐宣王之时，燕人宋毋忌、正伯侨、羡门子高等修仙道，传说能够灵魂脱离躯体；齐威王、齐宣王及燕昭王都派人到海上去寻找神仙奇药。司马迁《史

① 王充. 论衡［M］. 长沙：岳麓书社，1991：92.
② 王充. 论衡［M］. 长沙：岳麓书社，1991：224.
③ 王充. 论衡［M］. 长沙：岳麓书社，1991：455.

记·封禅书》对神仙学派进行了描述：

"而宋毋忌、正伯侨、充尚、羡门子高最后皆燕人，为方仙道，形解销化依于鬼神之事。驺衍以阴阳主运显于诸侯，而燕齐海上之方士传其术不能通，然则怪迂阿谀苟合之徒自此兴，不可胜数也。自威、宣、燕昭使人入海求蓬莱、方丈、瀛洲。此三神山者，其传在勃（渤）海中，去人不远。患且至，则船风引而去。盖尝有至者，诸仙人及不死之药皆在焉。其物禽兽尽白，而黄金银为宫阙。未至，望之如云；及到，三神山反居水下。临之，风辄引去，终莫能至云。世主莫不甘心焉。"①

1. 秦始皇的访仙

秦始皇统一中国后，受到方仙道思想的影响，醉心于神仙方术，幻想得到仙药。史载"始皇恶言死"，为了长生不死，他不惜代价寻访神仙，求不死之药，先后聘用安期生、卢生、徐福等燕齐方士。《史记·秦始皇本纪》记载，始皇二十八年（公元前219年），"齐人徐市（福）等上书，言海中有三神山，名曰蓬莱、方丈、瀛洲，仙人居之。请得斋戒，与童男女求之"，于是"遣徐市发童男女数千人入海求仙人"；始皇三十二年（公元前215年），始皇东至竭石，"使燕人卢生求羡门、高誓"（羡门、高誓是传说中的两位古代仙人）；又曾"使韩终（众）、侯公、石生求仙人不死之药"等。这些举动皆无所获。后来燕人卢生从海上归来，没有带回仙药，却带来了一纸书，上写"亡秦者胡也"五字，秦始皇于是发兵30万征讨匈奴。卢生还欺骗始皇说：

"臣等求芝、奇药、仙者常弗遇，类物有害之者。方中，人主时为微行，以辟恶鬼。恶鬼辟，真人至。人主所居而人巨知之，则害于神。真人者，入水不濡，入火不蒸，陵云气，与天地久长。今上治天下，未能恬惔。愿上所居官毋令人知，然后不死之药殆可得也。"②

秦始皇求药心切，一切照卢生的话办。他自称"真人"以代替称朕，并令"咸阳之旁二百里内，宫观二百七十，复道甬道相连，帷帐钟鼓美人充之，各案署不移徙。行所幸，有言其处者，罪死"，以免惊跑"仙人"，但仍无效果，最终卢生于始皇三十五年（公元前212年）逃跑了。他的逃亡，加上韩终去而不报，徐市等费以巨万之计终不得药，令秦始皇大怒，遂逮捕咸阳诸生，令御史审问，将犯禁者460余人坑于咸阳。这便是历史上著名的"坑儒"事件。

2. 汉武帝求仙访仙

汉武帝时代，求仙之风又再度兴盛起来，并且声势和规模远在秦代之上。方士李少翁、公孙卿、栾大等以仙人、黄冶（炼金）、祭祀等得宠，汉武帝拜李少翁为文成将军、栾大为五利将军，赏赐累千金，爵位重累，震动海内。《汉书·郊祀志》载："元鼎、元封之际，燕齐之间方士瞋目扼腕，言有神仙祭祀致福之术者以万数。"公元前104年、公元前106年，汉武帝亲自到海上考察方士入海求仙的情况，有方士说："黄帝时为五城十二楼，以候神人于执期，命曰迎年。"③汉武帝采纳，而造迎年殿，亲自礼祠上帝。汉武帝除5年一度修封泰山外，还增加了禅祠石间。

这股求仙寻药、祈求长生的社会风气也极大地影响了广大民众。如乐府诗《长歌行》写道：

"仙人骑白鹿，发短耳何长。导我上太华，揽芝获赤幢。来到主人门，奉药一玉箱。主人服此药，身体日康强。发白〔复〕更黑，延年寿命长。"④

《步出夏门行》说：

"邪径过空庐，好人常独。卒得神仙道，上与天相扶。过谒王父母，乃在太山隅。离天四五里，

---

① 司马迁. 史记［M］. 北京：中华书局，1982：1370.
② 司马迁. 史记［M］. 北京：中华书局，1982：247.
③ 班固. 汉书卷二十五·郊祀志：第五下［M］. 北京：中华书局，1962：1260.
④ 郭茂倩. 乐府诗集［M］. 北京：中华书局，1979：442.

道逢赤松俱。揽辔为我，将吾上天游。"①

对此，西汉桓宽说：

"当此之时，燕齐之士释锄耒，争言神仙方士。于是趣咸阳者以千数，言仙人食金饮珠，然后寿与天地相保。"②

司马迁在《史记·太史公自序》中对这种风气评述说："凡人所生者，神也，所托者形也。神大用则竭，形大劳则敝，形神离则死。"他认为"神者生之本也，形者生之具也"，"形神骚动，欲与天地长久，非所闻也"③，并对此进行了批判。

求仙修仙虽然事属虚渺，但可以看出古代人们强烈的生命意识，并且承袭了先秦道家贵生、养神的思想，在某种意义上也是推动养生学发展的动力。

（二）炼丹方术

求仙访仙的目的是获得长生不老方药。早在《战国策》中就有记载："有献不死之药于荆王者，谒者操以入，中射之士问曰：'可食乎？'曰：'可。'因夺而食之。王怒，使人杀中射之士。中射之士使人说王曰：'臣问谒者，谒者曰可食，臣故食之，是臣无罪，罪在谒者也。且客献不死之药，臣食之而王杀臣，是死药也'……王乃不杀。"④这实际上说明人们对不死药抱有怀疑的态度。

秦始皇时期，由于海上寻仙求药不得，方士们又转而鼓吹食黄金、饮玉泉、饵云母、服丹砂可以长生和成仙。所谓"炼丹"，最初的含义和内容就是提炼丹砂。秦代的炼丹活动已有相当规模，据说当时有"韩终丹法""羡门子丹法"等，都是以蜜或酒拌和丹砂而服食。

在汉代，炼丹术的影响更为深广。汉武帝与秦始皇一样也以好求神仙和长生之术著称。汉武帝时，方士李少君向汉武帝提出："祠灶则致物，致物而丹砂可化为黄金，黄金成，以为饮食器则益寿，益寿而海中蓬莱仙者可见，见之以封禅则不死，黄帝是也。"于是，汉武帝"始亲祠灶，遣方士入海求蓬莱安期生之属，而事化丹砂诸药齐为黄金矣"⑤。与汉武帝同时代的淮南王刘安也"招致宾客之士数千人，作内书二十一篇，外书甚众，又中篇八卷，言神仙黄白之术，亦二十余万言"。此外，"有枕中鸿宝秘苑书，书言神仙使鬼物为金之术，及邹衍重道延命方，世人莫见"（《汉书·刘向传》）。其后，宣帝、成帝、哀帝以及王莽也都笃好神仙方术。东汉时期，炼丹术与道教结合，成为道教方术之一。

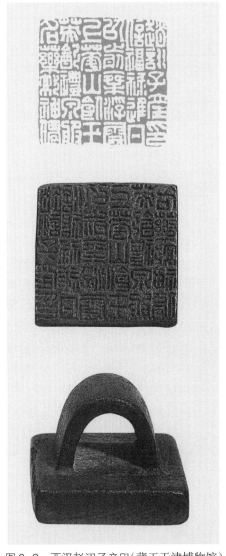

图2-3　西汉赵谒子产印（藏于天津博物馆）
（印文："赵谒子产印信。福禄进，日以前，乘浮云，上华山，食玉英，饮醴泉，服名药，就神仙。"）

①　郭茂倩. 乐府诗集［M］. 北京：中华书局，1979：545.

②　桓宽. 盐铁论［M］. 北京：中华书局，1954：33.

③　司马迁. 史记［M］. 北京：中华书局，1982：3286.

④　刘向. 战国策［M］. 上海：上海古籍出版社，2015：332-333.

⑤　司马迁. 史记［M］. 北京：中华书局，1982：1370.

二、早期道教经典的养生思想

（一）道教的形成

从老庄思想的学派源头，到黄老道的兴起，道教的酝酿形成在东汉时期已基本完成。但是正式的"道教"一词出现是在南北朝时期。北魏寇谦之自称太上老君，对道教人士说："汝宣吾《新科》，清整道教。"①在《夷夏论》中也明确提到"佛教文而博，道教质而精"②。汉朝时道教名称尚不统一，有方仙道、黄老道、鬼道、太平道、五斗米道等多种称谓。

战国末年的阴阳家邹衍和神仙学派从理论与结社上都为道教奠定了基础。邹衍"深观阴阳消息而作怪迂之变"，创立的"五德终始"理论被秦始皇作为统一帝国正统合法性的理论依据。《史记·封禅书》载："自齐威、宣之时，邹子之徒论著终始五德之运，及秦帝而齐人奏之，故始皇采用之。"③

西汉时邹衍的一部分信徒开始向原始道教徒转化，甘忠可编撰了《天官历包元太平经》（十二卷）等原始道教经典，书中提及"天帝""赤精子""此道"等道教术语，已经具备了一部原始道教经典的基本元素。东汉顺帝时道教信徒于吉编撰了《太平清领书》，此书在《天官历包元太平经》的基础上增饰改编而成，后来几经辗转到了自称"大贤良师"的张角手中。《后汉书·皇甫嵩传》称张角"奉事黄老道，蓄养弟子，跪拜首过，符水咒说以疗病，病者颇愈，百姓信向之。角因遣弟子八人使于四方，以善道教化天下，转相诳惑。十余年间，众徒数十万，联结郡国，自青、徐、幽、冀、荆、杨、兖、豫八州之人，莫不毕应"④。凭借《太平清领书》，道教传教有了理论和神学依据，其发展才进入了高潮。陈撄宁指出："甘忠可、夏贺良等死后，《太平经》一书必定被其他信徒们广为秘传，私相授受，为了配合时代的需要，书中不能不陆续地添入许多新资料，质虽未变，而量已大增。"⑤

另外从战国开始的求仙访仙活动，使一些方士发展成为汉代的神仙世家。《汉书》记载：

"秦始皇初并天下，甘心于神仙之道，遣徐福、韩终之属多赍童男童女入海求神、采药，因逃不还，天下怨恨。汉兴，新垣平、齐人少翁、公孙卿、栾大等，皆以仙人黄冶、祭祠、事鬼使物、入海求神、采药贵幸，赏赐累千金。大尤尊盛，至妻公主，爵位重累，震动海内。元鼎、元封之际，燕、齐之间方士瞋目扼腕，言有神仙祭祀致福之术者以万数。其后，平等皆以术穷诈得，诛夷伏辜。至初元中，有天渊玉女、巨鹿神人、辕阳侯师张宗之奸，纷纷复起。"⑥

"天渊玉女""巨鹿神人"等核心人物的出现，完成了由神仙方术向原始道教转变和发展的过程。到了东汉，民间道教信徒的队伍日益壮大，组织趋于成熟，有的教主的弟子已达数百甚至数千人。原始道教信徒由西汉时一般的求仙问卦、寻不死之药或方士之间的聚会作法活动，发展到有组织有规模的大型活动，组织和名号趋于成熟，宗教意味日益浓厚。有学者指出，当时"南岳大师""使者"等名号相继出现，还有维汜被弟子宣扬"神化不死"（《后汉书·马援传》）等，这与西汉只有少量如"巨鹿神人"、辕阳侯师张宗之类相比，其组织规模又向原始道教前进了一步⑦。

除此之外，东汉张陵在顺帝时期创立了"五斗米道"。《三国志·张鲁传》记载，张鲁祖父张陵，客蜀，学道鹄鸣山中，造作道书以惑百姓，从受道者出五斗米，故世号"米贼"。张陵死后，

① 魏收. 魏书［M］. 北京：中华书局，1974：3051.
② 萧子显. 南齐书［M］. 北京：中华书局，1972：932.
③ 司马迁. 史记［M］. 北京：中华书局，1982：1368.
④ 范晔撰. 后汉书［M］. 北京：中华书局，1965：2231.
⑤ 陈撄宁. 道教与养生［M］. 北京：华文出版社，1989：42-43.
⑥ 班固. 汉书［M］. 北京：中华书局，1962：1260-1261.
⑦ 方诗铭. 黄巾起义先驱与巫及原始道教的关系——兼论"黄巾"与"黄神越章"［J］. 历史研究，1993（3）：3-13.

其子张衡行其道。张衡死，张鲁继之，后来占据汉中，自号"师君"。其教义要求"诚信不欺诈""有病自首其过"，雄踞巴、汉将近 30 年。相传张陵撰写 144 卷的《太平洞极经》，此书与《太平清领书》可能是一书两名，或者是于吉的书把张陵的书合并在内而加以融化了①。无论是张角的太平道还是张鲁的五斗米道，都是因为在接受了于吉的《太平清领书》的教理教义之后才得到广泛传播，造成巨大影响。至此，原始道教的教理教义、宗教组织、传道仪式、传道法器和具体方法都已经全面成熟。而民间大多沿用习俗，将神仙"道教"称为"道家"。所以后世所称"道家"既指讲求清静无为的"道家"，又指追求长生成仙的"道教"。②《太平清领书》简称《太平经》，也成为东汉原始道教的重要经典著作。

（二）《太平经》的养生思想

《后汉书·襄楷传》：

"汉顺帝时，琅玡人宫崇诣阙，献其师于吉所得神书，号曰《太平清领书》。"③

此"神书"就是《太平经》，原书分甲、乙、丙、丁、戊、己、庚、辛、壬、癸 10 部，每部 17 卷，共 170 卷。今道藏本仅残存 57 卷，另有唐人间丘方远节录的《太平经钞》10 卷，敦煌遗书《太平经目录》1 卷。

《太平经》的许多思想对后世产生了很大的影响。该书不仅是道教思想作为一种宗教理论产生的标志，而且从养生的角度看，也是系统的道教养生理论和方法产生的标志。从宗教观念出发，《太平经》阐明人得道可以成神仙、失道则成鬼魂的观念，并提出修道应以"爱气、尊神、重精"为原则，以"守一"为根本的修道方法。

1. 提倡修道成仙

修道成仙是《太平经》的基本思想。书中基于对今生的担忧，人只能在天地间一定的范围内活动，既受制于神、受制于天，有时还要受制于鬼，遭受贫困、疾病、灾祸等的折磨，而且又免不了死亡，故卷九十说：

"夫物生者，皆有终尽，人生亦有死，天地之格法也。天为其中，时时且有自冤死者，或自少年不寿者。天地乃为万物父母，恐其中有自冤，哭泪仰呼天，俯叩地，而自悲冤得年少，故天为其生真道奇方，可以自防，而得小寿者。物生皆自有老终，而愚人不肯力学真道善方，何以小增其年，不死迟老者？"④

指出人生必有死，如果能学习"真道善方"，方可以稍为延长寿命。又说：

"夫人死者乃尽灭，尽成灰土，将不复见。今人居天地之间，从天地开辟以来，人人各一生，不得再生也。自有名字为人。人者，乃中和凡物之长也，而尊且贵，与天地相似；今一死，乃终古穷天毕地，不得复见自名为人也，不复起行也。故悲之大冤之也。"⑤

指出人生只有一次，死后形体就变成灰土，不能复生，所以人总是处于一种十分不自在的窘困境地。而神仙则不是这样，"仙无穷时，命与天连"⑥，神仙不仅能长生不死，而且还可以在天地宇宙间自由来往，无忧无虑，无病无灾。因此现实的人如果想摆脱窘困境地，就要养生修道以成神仙。"人无道之时，但人耳；得道则变易成神仙。而神上天，随天变化，即是其无

①　陈撄宁. 道教与养生［M］. 北京：华文出版社，1989：42-43.
②　黄海德. 道家、道教与道学［J］. 宗教学研究，2004（4）：3-9.
③　范晔. 后汉书［M］. 北京：中华书局，1965：1076.
④　王明. 太平经合校［M］. 北京：中华书局，1960：341.
⑤　王明. 太平经合校［M］. 北京：中华书局，1960：340.
⑥　王明. 太平经合校［M］. 北京：中华书局，1960：403.

不为也"①，如此自然就摆脱了凡人的不自在状况和种种烦恼，而且还具有凡人所不具备的神通，享受到人间所享受不到的无限快乐，可以上升天界，无所不为。因此修道成仙就是道教养生目标。

此外，道教认为人的寿命有基本定数，但修为则可延长，称为"度世"。《太平经》说：

"凡人有三寿，应三气，太阳、太阴、中和之命也。上寿一百二十，中寿八十，下寿六十。百二十者应天，大历一岁竟终天地界也。八十者应阴阳，分别八偶（隅）等应地，分别应地，分别万物，死者去，生者留。六十者应中和气，得六月遁卦。遁者，逃亡也，故主死生之会也。如行善不止，过此寿谓之度世。行恶不止，不及三寿，皆夭也。"②

修道成仙的另一原因是要摆脱变成鬼。"鬼者，人之鬼也。地，母也。鬼，子也。子母法同行，并处阴道。"③"鬼者动作，避逃人所，鬼倚阴中，窃隐语似鬼。"④"天道以死气为鬼，为物凶咎。"⑤人死其鬼魂便进入幽冥地府，并在幽冥地府受阴神的考察，别其善恶，予以赏罚。《太平经》说："大阴法曹，计其承负，除算减年。算尽之后，召地阴神，并召土府，收其形骸，考其魂神。"⑥善者有赏，可上升受天之衣食；恶者受罚，做地下黄泉之鬼，终生受阴森恐怖之折磨。鬼的处境可以说是惨不忍睹，所以人最好的选择唯有养生修道成仙。

这些说法当然带有强烈的宗教色彩。但在古代也有其存在的合理性，可以唤起对生命的珍视。总之，要修道成仙需要一个不断的学习过程：

"奴婢贤者得为善人；善人好学得成贤人；贤人好学不止，次圣人；圣人学不止，知天道门户，入道不止，成不死之事，更仙；仙不止入真，成真不止入神，神不止乃与皇天同形。"⑦

"夫人愚学而成贤，贤学不止成圣，圣学不止成道，道学不止成仙，仙学不止成真，真学不止成神，皆积学不止所致也。"⑧

2. 提倡"爱气、尊神、重精"

《太平经》确立的道教养生观点，非常重视精、气、神。"癸"部中的"令人寿治平法"说：

"三气共一，为神根也。一为精，一为神，一为气。此三者，共一位也，本天地人之气，神者受之于天，精者受之于地，气者受之于中和。相与共为一道。故神者乘气而行，精者居其中也，三者相助为治，故人欲寿者，乃当爱气、尊神、重精也。"⑨

关于"气"，《太平经》指出其是万物之源，也是人的生命活动的动力和源泉：

"元气恍惚自然，共凝成一，名为天也；分而生阴而成地，名为二也；因为上天下地，阴阳相合施生人，名为三也。三统共长，长养凡物。"⑩

"夫人本生混沌之气，气生精，精生神，神生明。本于阴阳之气，气转为精，精转为神，神转为明。欲寿者当守气而合神，精不去其形，念此三合以为一，久即彬彬自见，身中形渐轻，精益明，光益精，心中大安，欣然若喜，太平气应矣。修其内，反应于外，内以致寿，外以致理，非用筋力，自然而致太平矣。"⑪

因此，道教视气是人体的生命之本，《太平经》多处讲到这一点。如：

---

① 王明. 太平经合校［M］. 北京：中华书局，1960：282.
② 王明. 太平经合校［M］. 北京：中华书局，1960：22-23.
③ 王明. 太平经合校［M］. 北京：中华书局，1960：696.
④ 王明. 太平经合校［M］. 北京：中华书局，1960：379.
⑤ 王明. 太平经合校［M］. 北京：中华书局，1960：698.
⑥ 王明. 太平经合校［M］. 北京：中华书局，1960：597.
⑦ 王明. 太平经合校［M］. 北京：中华书局，1960：222.
⑧ 王明. 太平经合校［M］. 北京：中华书局，1960：725.
⑨ 王明. 太平经合校［M］. 北京：中华书局，1960：728.
⑩ 王明. 太平经合校［M］. 北京：中华书局，1960：308.
⑪ 王明. 太平经合校［M］. 北京：中华书局，1960：739.

"元气乃包裹天地八方，莫不受其气而生。"①

"夫气者，所以通天地万物之命也；天地者，乃以气风化万物之命。"②

"入室思存，五官转移，随阴阳孟仲季为兄弟，应气而动，顺四时五行天道变化，以为常矣。失气则死，有气则生，万物随之，人道为雄，故立五官，随气而兴。"③

关于"神"，系受之于"气"，故《太平经》说："凡事人神者，皆受之于天气，天气者受之于元气。神者乘气而行，故人有气则有神，有神则有气，神去则气绝，气亡则神去。故无神亦死，无气亦死。"④"神"在道教理论中既有客观性的描述，有时又有人格化的名称。如说：

"夫神，乃无形象变化无穷极之物也。"⑤

"凡事居人腹中，自名为心。心则五脏之王，神之本根，一身之至也。……心则王也，相见必为延命，举事理矣；不得见王者，皆邪也；不复与王者相通，举事皆失矣，而复早终。"⑥

"真人问曰：'凡人何故数有病乎？'神人答曰：'故肝神去，出游不时还，目无明也；心神去不在，其唇青白也；肺神去不在，其鼻不通也；肾神去不在，其耳聋也；脾神去不在，令人口不知甘也；头神去不在，令人冥也；腹神去不在，令人腹中央甚不调，无所能化也；四肢神去，令人不能自移也。'"⑦

"故凡事大小，皆有精神，……各自保养精神，故能长存。精神减则老，精神亡则死，此自然之分也。……凡事安危，一在精神。"⑧

"道之生人，本皆精也，皆有神也，假相名为人。愚人不知还全其神气，故失道也。能还反其神气，即终天年，或增倍者，皆高才。"⑨

这些说法如忽略其宗教色彩，其实都指出了保养精神、全其神气对养生的作用。

至于"精"，则具有物质性的一面，是形的化生基础。《太平经》说：

"形者，太阴主祇，包养万物，故精神藏于腹中，故地神主祇。精者，万物中和之精。……神者主生，精者主养，形者主成。此三者乃成一神器，三者法君臣民，故不可相无也。……人气亦轮身上下，神精乘之出入。神精有气，如鱼有水，气绝神精散，水绝鱼亡。"⑩

"故形体为家也，以气为舆马，精神为长吏，兴衰往来，主理也。若有形体而无精神，若有田宅城郭而无长吏也。"⑪

"道之生人，本皆精也，皆有神也，假相名为人。"⑫

人的形就是组成人体的有形成分，包括五脏六腑、四肢百骸、精、血、津液等各个部分，是气和神赖以产生与存在的基础。因此，精气神对养生来说是最为根本的要素。正如《太平经》说：

"人有一身，与精神常合并也。形者乃主死，精神者乃主生。常合即吉，去则凶。无精神则死，有精神则生。常合即为一，可以长存也。常患精神离散，不聚于身中，反令使随人念而游行也。"⑬

"子欲使后世常谨常信，自亲自爱，神明精气，不得离其身，则不知老不知死矣。夫神明精气者，随意念而行，不离身形，神明常在，则不病不老，行不遇邪恶。"⑭

① 王明. 太平经合校［M］. 北京：中华书局，1960：78.
② 王明. 太平经合校［M］. 北京：中华书局，1960：317.
③ 王明. 太平经合校［M］. 北京：中华书局，1960：309.
④ 王明. 太平经合校［M］. 北京：中华书局，1960：96.
⑤ 王明. 太平经合校［M］. 北京：中华书局，1960：439.
⑥ 王明. 太平经合校［M］. 北京：中华书局，1960：688.
⑦ 王明. 太平经合校［M］. 北京：中华书局，1960：27.
⑧ 王明. 太平经合校［M］. 北京：中华书局，1960：699.
⑨ 王明. 太平经合校［M］. 北京：中华书局，1960：723.
⑩ 王明. 太平经合校［M］. 北京：中华书局，1960：726.
⑪ 王明. 太平经合校［M］. 北京：中华书局，1960：699.
⑫ 王明. 太平经合校［M］. 北京：中华书局，1960：723.
⑬ 王明. 太平经合校［M］. 北京：中华书局，1960：716.
⑭ 王明. 太平经合校［M］. 北京：中华书局，1960：699.

这些论述，都颇为精辟。

3.重视"守一"诸法

《太平经》提出的各种修道方法，大多有一定的养生价值。谈得较多的有守一、守精、守神、守气、守形等，其中以"守一"即可概见其余。

《太平经》的"五事解承负法"中说：

"以何为初？以思守一。何也？一者，数之始也；一者，生之道也；一者，元气所起也；一者，天之纲纪也。故使守思一，从上更下也。夫万物凡事过于大，末不反本者，殊迷不解，故更反本也。欲解承负之责，莫如守一。守一久，天将怜之。一者，天之纪纲，万物之本也。思其本，流及其末。"

强调了"一"的重要性。"修一却邪法"则说：

"天地开辟贵本根，乃气之元也。欲致太平，念本根也，不思其根，名大烦，举事不得，灾并来也。此非人过也，失根基也。离本求末，祸不治，故当深思之。

"夫一者，乃道之根也，气之始也，命之所系属，众心之主也。当欲知其实，在中央为根，命之府也。故当深知之，归仁归贤使之行。

"人之根处内，枝叶在外，令守一皆使还其外，急使治其内，追其远，治其近。守一者，天神助之。守二者，地神助之。守三者，人鬼助之。四五者，物佑助之。故守一者延命，二者与凶为期。三者为乱治，守四五者祸日来。深思其意，谓之知道。

"故头之一者，顶也；七正之一者，目也；腹之一者，脐也；脉之一者，气也；五藏之一者，心也；四肢之一者，手足心也；骨之一者，脊也；肉之一者，肠胃也。能坚守，知其道意，得道者令人仁，失道者令人贪。"

可见，"守一"中的"一"内容是什么并不固定，但贵在持守和精一。《太平经》中还有多处强调了此点。如：

"古今要道皆言守一，可长存而不老。人知守一，名为无极之道。……故圣人教其守一，言当守一身也。念而不休，精神自来，莫不相应，百病自除，此即长生久视之符也。"[1]

"夫守一者，可以度世，可以消灾，可以事君，可以不死，可以理家，可以事神明，可以不穷困，可以理病，可以长生，可以久视。元气之首，万物枢机。天不守一失其清，地不守一失其宁，日不守一失其明，月不守一失其精，星不守一失其行，山不守一不免崩，水不守一尘土生，神不守一不生成，人不守一不活生。一之为本，万事皆行。子知一，万事毕矣。"[2]

"守一"的功效，小则可祛病延年。《太平经》说：

"守之积久，天医自下，百病患除，因得老寿……可谓长存之道。"[3]

"念而不休，精神自来，莫不相应，百病自除，此即长生久视之符也。"[4]

"守一之法，老而更少，发白更黑，齿落更生。守之一月，增寿一年；两月增寿二年；以次而增之。"[5]

"守一之法，当念本无形，凑液相合，一乃从生，去老还稚，可得长生。"[6]

"守一"有成，大则可成就神通。《太平经》说：

"夫欲守一，乃与神通；卧在山西，反知山东。"[7]

"使得上行明彻，照然闻四方不见之物，希声之音，出入上下，皆有法度。"[8]

① 王明．太平经合校［M］．北京：中华书局，1960：716.
② 王明．太平经合校［M］．北京：中华书局，1960：743.
③ 王明．太平经合校［M］．北京：中华书局，1960：330.
④ 王明．太平经合校［M］．北京：中华书局，1960：716.
⑤ 王明．太平经合校［M］．北京：中华书局，1960：740.
⑥ 王明．太平经合校［M］．北京：中华书局，1960：741.
⑦ 王明．太平经合校［M］．北京：中华书局，1960：741.
⑧ 王明．太平经合校［M］．北京：中华书局，1960：563.

"守一之法，凡害不害……虎狼不视，蛟龙不升，有毒之物皆逃形。子欲长无忧，与一相求；百神千鬼，不得相尤。守而常专，灾害不迁。"①

"守一"的方法，大致是选择清静之处，安坐或静卧使心静，避免外界噪声或内心杂念的干扰，瞑目内视，存想尊神或身内各处事物。《太平经》说：

"守一明之法，长寿之根也，万神可祖，出光明之门。守一精明之时，若火始生时，急守之勿失。始正赤，终正白，久久正青，洞明绝远复远，还以治一，内无不明也。百病除去，守之无懈，可谓万岁之术也。守一明之法，明有日出之光，日中之明，此第一善得天之寿也，安居闲处，万世无失。"②

"还年不老，大道将还，人年皆将候验。瞑目还自视，正白彬彬。若且向旦时，身为安着席。若居温蒸中，于此时筋骨不欲见动，口不欲言语。每屈伸者益快意，心中忻忻，有混润之意，鼻中通风，口中生甘，是其候也。"③

"夫欲守一，乃与神通，安卧无为，反求腹中。"④

"守清静于幽室，成者是也，自言得道行，以怒语言者，非也，失精之人也。"⑤

"道之生人，本皆精气也，皆有神也。假相名为人，愚人不知还全其神气，故失道也。能还反其神气，即终天年，或增倍者，皆高才。或求度厄，其为之法，当作良斋室，坚其门户，无人妄得入；日往自试，不精不安复出，勿强为之。如此复往，渐精熟即安。安不复欲出，口不欲语，视食饮，不欲闻人声。关炼积善，瞑目还观形容，容象若居镜中，若清水之影也，已为小成。"⑥

"守一之法，始思居闲处，宜重墙厚壁，不闻喧哗之音。"⑦

"守一之法，百日为小静，二百日为中静，三百日为大静。内使常乐，三尸已落"。⑧

但是，如果"守一不善""所守不专"等，也是会产生危害的。《太平经》说：

"守一不善，内逆外谨，与一为怨。……守一之法，内若大逆不正，五宫乖错，六府失守。"⑨

"守一之法……所守不专，外事多端；百神争竞，胜负相连。"⑩

4. 辅修辟谷、服食、胎息等法

《太平经》以"守一"为重，但也有其他辅助清修的方法。这里略述其辟谷与少食、服食、胎息等法。

（1）辟谷与少食。

《太平经》卷一百五十三说：

"问曰：'上中下得道度世者，何食之乎？'答曰：'上第一者食风气，第二者食药味，第三者少食，裁通其肠胃。'"⑩

食风气相当于不进饮食，亦即辟谷。按《太平经》说："食者命有期，不食者与神谋，食气者神明达，不饮不食，与天地相卒也。"⑫如果能辟谷不食，不受外物限制，则达到与天同寿

①　王明. 太平经合校［M］. 北京：中华书局，1960：739–741.
②　王明. 太平经合校［M］. 北京：中华书局，1960：16.
③　王明. 太平经合校［M］. 北京：中华书局，1960：11.
④　王明. 太平经合校［M］. 北京：中华书局，1960：741.
⑤　王明. 太平经合校［M］. 北京：中华书局，1960：278.
⑥　王明. 太平经合校［M］. 北京：中华书局，1960：723–724.
⑦　王明. 太平经合校［M］. 北京：中华书局，1960：740.
⑧　王明. 太平经合校［M］. 北京：中华书局，1960：742.
⑨　王明. 太平经合校［M］. 北京：中华书局，1960：742.
⑩　王明. 太平经合校［M］. 北京：中华书局，1960：743.
⑪　王明. 太平经合校［M］. 北京：中华书局，1960：717.
⑫　王明. 太平经合校［M］. 北京：中华书局，1960：700.

的境界了。

辟谷的方法是先要食方药，再开始辟谷，根据情况决定时间，能达到十日以上谓之小成。当然，如果做不到，则"少食"也是有益于健康的。《太平经》认为，饮食调养应以"节少为善"，提倡节制、少食，反对过量进食，以免导致消化不良，肠胃阻滞，脾胃损伤。卷一百二十云：

"请问不食而饱，年寿久久，至于遂存，此乃富国存民之道。比欲不食，先以导命之方居前，因以留气。服气药之后，三日小饥，七日微饥，十日之外，为小成无惑矣，已死去就生也。服气药之后，诸食有形之物坚难消者，以一食为度。食无形之物，节少为善。百日之外可不食，名不穷之道，名为助国家养民，助天地食主。少者为吉，多者为凶，全不食亦凶，肠胃不通。通肠之法：一食为适，再食为增，三食为下，四食为肠张，五食饥大起，六食大凶恶，百疾从此而生，至大饥年当死。节食千日之后，大小肠皆满，终无料也。令人病悉除去，颜色更好，无所禁防。古者得道老者，皆由不食。……夫人日有三命，而不自知，日三食乃生。朝不食一命绝，昼不食二命绝，暮不食三命绝。绝三日不食，九命绝。无匿物，无宝留，此由饥也。"①

"少食"以通肠被认为是成道之一种。正因如此，《太平经》强调在守一时也应注意少食：

"守一之法，少食为根，真神好洁，粪秽气昏。"②

少食并非完全不食，"全不食亦凶"。因为人的生命需要饮食提供的营养物来维持，对一般人来说，饮食调养应注意一日三餐，不多不少，宜少勿多：

"身得长保，饮食以时调之，不多不少，是其自爱自养也。"③

辟谷或少食时，《太平经》还提醒"常当忽带收肠，使利行步也"④，意为要常把腰带扎紧以便走路。

《太平经》称仙人有辟谷以得道者，"古者得道老者，皆由不食"；"夫人，天而使其和调气，必先食气；故上士将入道，先不食有形而食气，是且与元气合"⑤。这都是以较高层次的修行为基础的。

（2）服食。

前文提到成道的三种情况，"第一者食风气，第二者食药味，第三者少食"，其中"食风气"即食气，而"食药味"则是服食。《太平经》具体言之曰：

"天之远而无方，不食风气，安能疾行，周流天之道哉？又当与神吏通功，共为朋，故食风气也。其次当与地精并力，和五土，高下山川，缘山入水，与地更相通，共食功，不可食谷，故饮水而行也。次节食为道，未成固象，凡人裁小别耳。故少食以通肠，亦其成道之人。"⑥

《太平经》提出的服食内容十分广泛，有日精，有月华；有动物内脏，有植物果实；有金属物质，有非金属物质；还有大便、小便等，可见其研究对外界物质于养生修道的作用涉及许多方面。如：

"青童君采飞根，吞日景，服开明灵符，服月华符，服除二符，拘三魂，制七魄，佩星象符，服华丹，服黄水，服回水，食刚，食凤脑，食松梨，食李枣，白银紫金，服云腴，食竹笋，佩五神符。备此变化无穷，超凌三界之外，游浪六合之中。"⑦

（3）胎息。

胎息指像胞中婴儿一样呼吸。因为道教认为人必须用口鼻呼吸，所以离不开自然环境。而胞中婴儿不像一般人那样以口鼻呼吸，值得研究仿效。《太平经》说：

①　王明. 太平经合校［M］. 北京：中华书局，1960：684.
②　王明. 太平经合校［M］. 北京：中华书局，1960：742.
③　王明. 太平经合校［M］. 北京：中华书局，1960：466.
④　王明. 太平经合校［M］. 北京：中华书局，1960：684.
⑤　王明. 太平经合校［M］. 北京：中华书局，1960：90.
⑥　王明. 太平经合校［M］. 北京：中华书局，1960：716-717.
⑦　王明. 太平经合校［M］. 北京：中华书局，1960：627.

"请问胞中之子，不食而取气。在腹中，自然之气。已生，呼吸阴阳之气。守道力学，反自然之气。反自然之气，心若婴儿，即生矣。随呼吸阴阳之气，即死矣。"①

"请问胎中之子，不食而气者，何也？天道乃有自然之气，乃有消息之气。凡在胞中，且而得气者，是天道自然之气也；及其已生，嘘吸阴阳而气者，是消息之气也。人而守道力学，反自然之气者生也，守消息之气者死矣。故夫得真道者，乃能内气，外不气也。以是内气养其性，然后能反婴儿，复其命也。故当习内气，以内养其形体。"②

所以练习内气，争取像婴儿一样，即能有更好的生存状态。《太平经》说：

"虚无者，乃内实外虚也，有若无也。反其胞胎，与道居也；独存其心，悬龙虑也；遂为神室，聚道虚也。但与神游，故虚无也；在气与神，其余悉除也。以心为主，故得无邪也；详论其意，毋忘真书也；得之则度，可久游也……无为者，无不为也，乃与道连；出婴儿前，入无间也。到于太初，乃反还也；天地初起，阴阳源也；入无为之本，身可完也；去来本末，道之患也；离其太初，难得完也；去生已远，就死门也；好为俗事，伤魂神也；守二忘一，失其相也；可不戒哉，道之元也；子专守一，仁贤源也；天道行一，故完全也；地道行二，与鬼神邻也；审知无为，与其道最神也；详思其事，真人先也；闭子之金阙，毋令出门也；寂无声，长精神也；神气已毕，仙道之门也；易哉大道，不复烦也；天道无有亲，归仁贤也。"③

"神人语，真人内，子已明也，损子身，其意得也。其外理自正，瞑目内视，与神通灵。不出言，与道同，阴阳相覆天所封。长生之术可开眸，子无强肠宜和弘，天地受和如暗聋。欲知其意胞中童，不食十月神相通。自然之道无有上，不视而气宅十二重。故反婴儿则无凶，老还反少与道通。"④

《太平经》作为最早的道教经典，构筑了道教的思想和实践体系，强调了神仙追求的理想境界和合理性，其中包含了许多养生方法，值得深入研究。

（三）《老子河上公章句》的养生思想

《老子河上公章句》又名《老子河上公注》《老子道德经河上公章句》，作者河上公。葛洪《神仙传》载："河上公者，莫知其姓名也。汉孝文帝时，结草为庵于河之滨，常读《老子道德经》……授素书《老子道德章句》二卷。"⑤

汤一介指出，"《河上公注》在张鲁时已有……《河上公注》或者是汉末和三国时流传于南方的一种《老子》注本"⑥。学界多认为这是《老子》由道家学说向道教教义演变的过渡性著作。但相比起另一种偏于宗教说理的注本《老子想尔注》，《河上公注》有更多哲学意味，论述养生之处也颇多。现就其中与养生相关的内容略述如下。

1. 重视养神

《老子河上公章句》对《老子》第六章"谷神不死，是谓玄牝"注释说：

"谷，养也。人能养神则不死也。神谓五脏之神：肝藏魂，肺藏魄，心藏神，肾藏精，脾藏志，五脏尽伤，则五神去矣。"

"言不死之道，在于玄牝。玄，天也，于人为鼻。牝，地也，于人为口。天食人以五气，从鼻入藏于心。五气清微，为精神聪明，音声五性。其鬼曰魂，魂者雄也，主出入于人鼻，与天通，故鼻为玄也。地食人以五味，从口入藏于胃。五味浊辱，为形骸骨肉，血脉六情。其鬼曰魄，

① 王明. 太平经合校［M］. 北京：中华书局，1960：699.
② 王明. 太平经合校［M］. 北京：中华书局，1960：699-700.
③ 王明. 太平经合校［M］. 北京：中华书局，1960：469-471.
④ 王明. 太平经合校［M］. 北京：中华书局，1960：193.
⑤ 滕修展，王奇.《列仙传》《神仙传》注译［M］. 天津：百花文艺出版社，1996：367-368.
⑥ 汤一介. 早期道教史［M］. 北京：昆仑出版社，2006：113.

魄者雌也，主出入于人口，与地通，故口为牝也。"①

河上公认为"神"是支配人体的要素，故养生当养神。但神居于体内，故养神是要通过口鼻奉养，即通过先养形来实现。但另一方面，养神要清静，又不能让形体的欲望过多干扰。故又说：

"人所以生者，以有精神托空虚，喜清静。"②（第七十二章注）

"人能除情欲，节滋味，清五脏，则神明居之也。"③（第五章注）

"治身不害神明，则身安而大寿。"④（第三十五章注）

这些是对形神关系的精辟概括。书中提到养生的地方还很多，今人从《老子河上公章句》中总结出"河上公养神八法"，颇得书中宗旨，内容如下：

"（1）行无为：平素言语，行为处虚无之道，不妄为，清白自守。（2）少言语：平常不高声言语，行为中和，不外露形迹，爱气养神。（3）守五性：素常守五脏之气，去六情，节志，颐德养神。（4）内照视：常行内视，去彼目之妄视，和平神形，安神于内。（5）顺天时：平素调节自身与自然、社会的关系，顺乎自然，安时处和，避免刺激，保养精神。（6）专一志：经常怀道抱一，专心一志，外事不惑于目，淫邪不乱于心，精神内守。（7）却液味：生活中，不饮酒，淡五味。（8）去情欲、清五脏：养神明，蓄积精神健康形体，延年益寿。"⑤

2. 节养保精

《老子河上公章句》对节养精气与长寿的关系有多处论述。第十章注说：

"人能抱一，使不离于身，则身长存。一者，太和之精气也，故曰一。"⑥

其释精气即为"一"，"抱一"即抱精气，不使其轻易损耗。故说：

"人能自节养，不失其所受天下之精气，则可以长久。"⑦（第三十三章注）

"修道于身，爱气养神，益寿延年，其德如是，乃为真人。"⑧（第五十四章注）

要保养精气，首先要静与柔：

"专守精气使不乱，则形体能应之而顺柔。"

"治身当如雌牝，安静柔弱。"⑨（第十章注）

"言安静者，是谓复还性命，使不死也。"⑩（第十六章注）

"谁能安静以久，徐徐以长生也。"⑪（第十五章注）

为此需要限制五官的享受。河上公多次强调说：

"贪好淫色，则伤精失明，不能视无色之色……好听五音，则和气去，心不能听无声之声……人嗜于五味，则口亡，言失于道也。"⑫（第十二章注）

"目不妄视，耳不妄听，口不妄言，则无怨恶于天下，故长寿。"⑬（第三十三章注）

"其生也，目不妄视，耳不妄听，鼻不妄嗅，口不妄言，［舌不妄］味，手不妄持，足不妄行，精神不妄施。其死也，反是也。"⑭（第五十章注）

① 王卡点校. 老子道德经河上公章句［M］. 北京：中华书局，1993：21-22.
② 王卡点校. 老子道德经河上公章句［M］. 北京：中华书局，1993：279.
③ 王卡点校. 老子道德经河上公章句［M］. 北京：中华书局，1993：18.
④ 王卡点校. 老子道德经河上公章句［M］. 北京：中华书局，1993：139.
⑤ 吕光荣. 中国气功辞典［M］. 北京：人民卫生出版社，1988：317.
⑥ 王卡点校. 老子道德经河上公章句［M］. 北京：中华书局，1993：34.
⑦ 王卡点校. 老子道德经河上公章句［M］. 北京：中华书局，1993：134.
⑧ 王卡点校. 老子道德经河上公章句［M］. 北京：中华书局，1993：207.
⑨ 王卡点校. 老子道德经河上公章句［M］. 北京：中华书局，1993：35.
⑩ 王卡点校. 老子道德经河上公章句［M］. 北京：中华书局，1993：63.
⑪ 王卡点校. 老子道德经河上公章句［M］. 北京：中华书局，1993：59.
⑫ 王卡点校. 老子道德经河上公章句［M］. 北京：中华书局，1993：45.
⑬ 王卡点校. 老子道德经河上公章句［M］. 北京：中华书局，1993：134.
⑭ 王卡点校. 老子道德经河上公章句［M］. 北京：中华书局，1993：192.

3. 论治身与练气

《老子河上公章句》在发挥老子思想的一个特点是明确地区分"治国"与"治身"，从而使《老子》一书对养生的意义得以更加彰明。除前文提到的一些"治身"内容，书中还有许多。例如：

"治身者，当除情去欲，使五脏空虚，神乃归之。"①（第十一章注）

"人载魂魄之上得以生，当爱养之。喜怒亡魂，卒惊伤魄。魂在肝，魄在肺，美酒甘肴伤人肝肺。"②（第十章注）

在释"出生入死"时更说：

"出生，谓情欲出〔于〕五内，魂静魄定，故生。入死，谓情欲入于胸臆，精劳神惑，故死。"③（第五十章注）

另外，后世之所以将《老子河上公章句》视为气功经典，还在于书中谈到不少具体的练习之法，有实际指导意义。如第六章说：

"根，元也。言鼻口之门，是乃通天地之元气所从往来也。"

"鼻口呼噏喘息，当绵绵微妙，若可存，复若无有。"

"用气当宽舒，不当急疾勤劳也。"④

第十章释"能无为"与"天门开阖"说：

"治身者呼吸精气，无令耳闻。"

"治身，天门谓鼻孔，开谓喘息，阖谓呼吸也。"⑤（第十章注）

第五十二章的注解也有：

"用其目光于外，视时世之利害……复当返其光明于内，无使精神泄也。"

"内视存神，不为漏失。"⑥

今人根据书中有关"治身"的说法，总结出"河上公治身八法"，概括如下：

"（1）爱气：行住坐卧势均可，少言语，喧闹，神静息调，爱气养精，不使其消耗。久行之，益气健身炼形。（2）调气：取行、住、坐、卧势，调节呼吸，绵绵若存，勿令耳闻。久行之，调节内脏功能，健康形体。（3）定静：取坐、卧势，安静自适，'治身如雌牝'，柔弱恬淡。（4）归神：取行、住、卧势，除情去欲，稳定情绪，安定精神，即'去欲，使五脏空虚，神乃归之'。久行之，补脑安神，健身益体。（5）养德：不论姿势，平素保养神明，稳定情绪，宽舒形体，久行之，'身体安而大寿'。（6）行无为：不论姿势，行为与自然、社会相适应，不妄为，内守精神不妄泻，久行之，'治身，有益于精神'。（7）去欲：不论姿势，去情欲，内省身而去贪，稳定情绪。久行之，除嗜欲，安神，调形养神。（8）固精：不论行住坐卧，去欲，不放纵，克己念，约自身，'爱精而不放逸'。久行之，补肾固精。"⑦

（四）《周易参同契》的养生思想

《周易参同契》作者魏伯阳，名翱，字伯阳，号云牙子，以字行于世（图2-4）。东汉桓帝时人，一般认为是东汉会稽上虞（今苏州）人，与于吉、张陵同时代。葛洪《神仙传》称他为"高门之子，而性好道术，不肯仕宦，闲居养性，时人莫知其所从来，谓之治民、养身而已"⑧。《周

---

① 王卡点校. 老子道德经河上公章句［M］. 北京：中华书局，1993：41.
② 王卡点校. 老子道德经河上公章句［M］. 北京：中华书局，1993：34.
③ 王卡点校. 老子道德经河上公章句［M］. 北京：中华书局，1993：191.
④ 王卡点校. 老子道德经河上公章句［M］. 北京：中华书局，1993：22.
⑤ 王卡点校. 老子道德经河上公章句［M］. 北京：中华书局，1993：35.
⑥ 王卡点校. 老子道德经河上公章句［M］. 北京：中华书局，1993：200-201.
⑦ 吕光荣. 中国气功辞典［M］. 北京：人民卫生出版社，1988：316.
⑧ 滕修展，王奇.《列仙传》《神仙传》注译［M］. 天津：百花文艺出版社，1996：195.

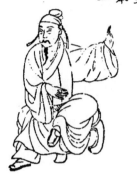

图 2-4　魏伯阳像

右侧竖排配图文字：
魏伯阳谈道
治背膊疼痛以身高坐
右腿舒左腿弯左手攀
右手摩腹行功运气一
十二口

易参同契》下篇中有自述称：

"挟怀朴素，不乐欢荣，栖迟僻陋，忽略利名，执守恬淡，希时安平，晏然闲居，乃撰斯文。"①

《周易参同契》6 000余字，分上、中、下三篇。朱熹评述该书"词韵皆古，奥雅难通"②。《周易参同契》一书是对秦汉以来神仙家长生久视之道和各种练养方术的系统总结，对后世内丹有重要的影响，其理论被后世的金丹派葛洪、陶弘景以及内丹练养派的司马承祯、钟离权、吕洞宾、张伯端等继承吸收，很多内丹术语皆源于此书。王明在《〈周易参同契〉考证》一文中评价说：

"自汉而唐而宋，论炼丹者，代不乏人，溯流寻源，大要如尔：魏伯阳导其源，钟吕衍其流，刘（海蟾）张（紫阳）薛（紫贤）陈（泥丸）扬其波。由外丹而内丹，流变滋多，《参同契》洵千古丹经之祖也。"③

其主要精神略述如下。

1. 对外丹服食的怀疑

《周易参同契》谈服食长生的思想说：

"巨胜（胡麻）尚延年，还丹可入口。金性不败朽，故为万物宝。术士服食之，寿命得长久。"④

又说：

"欲作服食仙，宜以同类者。植禾当以栗，覆鸡用其子。以类辅自然，物成易陶冶。鱼目岂为珠，蓬蒿不成槚。类同者相从，事乖不成宝。"⑤

意思是说，除非有同类功能的事物，否则不可能帮助人体达到目的。这一思想在后世有不同发挥，如葛洪等外丹派就认为正因为如此，才要服用金石，令人寿如金石。但内丹派则认为《周易参同契》下面这段话是反对外丹的标志：

"世间多学士，高妙负良才。邂逅不遭值，耗火亡货财。据按依文说，妄以意为之。端绪无因缘，度量失操持。捣治羌石胆，云母及矾石，硫磺烧豫章，泥汞相炼治。鼓下五石铜，以之为辅枢，杂性不同种，安肯合体居。千举必万败，欲黯反成痴，稚年至白首，中道生狐疑。背道守迷路，出正入邪蹊，管窥不广见，难以揆方来。"⑥

宋元以来的内丹家均引此以证外丹之妄。如俞琰说：

"盖神仙金液大还丹，乃无中生有之至药，而所谓朱砂、水银者，不过设象比喻而已。奈何世人不识真铅汞，将谓凡砂及水银，往往耗火费财，卒无成功，遂至皓首茫然，反起虚无之叹，呜呼！"⑦

《周易参同契》又说：

"引内养性，黄老自然。含德之厚，归根返元。近在我心，不离己身。抱一毋舍，可以长存。配以服食，雄雌设陈。挺除武都，八石弃捐。"⑧

"武都"指雄黄，"八石"指各种炼制外丹的矿物，均要弃除。相对而言，书中认为"引内养性"是最主要的修炼方法，服食只是一种辅助手段。

① 任法融. 周易参同契释义［M］. 北京：东方出版社，2009：415.
② 朱熹. 周易参同契考异［M］//朱子全书：第13册. 上海：上海古籍出版社，合肥：安徽教育出版社，2002：565.
③ 王明. 周易参同契考证［J］. 国立中央研究院历史语言研究所集刊，1948（19）：325-366.
④ 任法融. 周易参同契释义［M］. 北京：东方出版社，2009：205.
⑤ 任法融. 周易参同契释义［M］. 北京：东方出版社，2009：211.
⑥ 任法融. 周易参同契释义［M］. 北京：东方出版社，2009：215-217.
⑦ 孟乃昌，孟庆轩. 万古丹经王——《周易参同契》三十四家注释集萃［M］. 北京：华夏出版社，1993：139.
⑧ 任法融. 周易参同契释义［M］. 北京：东方出版社，2009：417.

2. 构建援外丹以成内丹的练养体系

后世内丹派的术语大多沿用《周易参同契》来借喻。唐末彭晓在《周易参同契分章通真义序》中说：

"公撰《参同契》者，谓修丹与天地造化同途，故托易象而论之……故以乾坤为鼎器，以阴阳为堤防，以水火为化机，以五行为辅助，以真铅为药祖，以玄精为丹基，以坎离为夫妻，以天地为父母，互施八卦，驱役四时，分三百八十四爻，循行火候，运五星二十八宿，环列鼎中，乃得水源潜形，寄庚辛而西转火龙，伏体逐甲乙以东施。"[①]

任法融先生也指出：

"《参同契》是借《周易》卦爻象数之象征性符号，又以天文律历谶等术语作比喻。其核心内容是以修炼内丹为主旨，长寿成仙为目的。"[②]

书中很多术语，从内丹角度来看有特殊含义。如该书第一句：

"乾坤者，易之门户，众卦之父母，坎离匡廓，运毂正轴，牝牡四卦，以为橐籥。"

后世从内丹角度理解，认为乾坤即所谓炉鼎，上釜为乾称阳，下釜为坤称阴。坎离即所谓药物，即铅汞，坎为铅称阴称水，离为汞称阳称火；其他各卦则指火候。例如任法融解释说：

"伯阳祖师唯恐后辈不得其法，拘匿一端，故以造机械的方式作喻来阐明丹道之理。机械是由一件一件装配而成的，修丹是一层一层、一步一步进入的。前以乾坤为鼎炉，次以坎离为药物，再以年、月、日运度说明火候之运用，后以说明药物之作用，此处又恐拘匿坎离药物之内，故又说坎离药物交会还须土，才能发挥它的作用。这正是节节有序、步步有法，一层一层地将修炼功法向人们交待。"[③]

又如《周易参同契·关键三宝章第二十二》，原文为：

"耳目口三宝，闭塞勿发扬。真人潜深渊，浮游守规中。旋曲以视听，开阖皆合同。为己之枢辖，动静不竭穷。离气内荣卫，坎乃不用聪，兑合不以谈，希言顺鸿蒙。三者既关键，缓体处空房。委志归虚无，无念以为常。证难以推移，心专不纵横。寝寐神相抱，觉悟候存亡。颜容浸以润，骨节益坚强。辟却众阴邪，然后立正阳。修之不辍休，庶气云雨行。淫淫若春泽，液液象解冰。从头流达足，究竟复上升。往来洞无极，怫怫被容中。反者道之验，弱者德之柄。芸锄宿污秽，细微得条畅。浊者清之路，昏久则昭明。"

清人仇兆鳌（字沧柱）所编《古本周易参同契集注》，对此段前面几句指出：

"此段申言耳目口三宝，闭塞勿发通之故。其精神气三者，果能内敛于中，静笃不散，自然纯一翕聚，以顺其鸿漾之气。鸿漾乃真一之气。盖自得药归鼎，鸿漾施化，便当优游和缓，无劳尔形；委志虚无，无营尔思，庶平火力均调，而九转之功可冀。无念者情境两忘，人法双遣，不可沉着于有力事相之中。所谓一念不起，万缘皆空，以此为常，功深力到，则证验推移，如立竿之见影矣。盖有念者，一时半刻之事；无念者，三年九载之功也。故云以为常。"

对全段则言：

"此章兼言性命工夫，乃内外合一之道。全阳子专主清静工

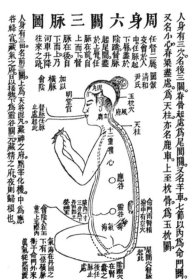

图 2-5　周身六关三脉图
（引自仇沧柱《古本周易参同契集注》）

---

① 董沛文. 参同集注——万古丹经王《周易参同契》注解集成：第一册［M］. 北京：宗教文化出版社，2013：104.
② 任法融. 周易参同契释义［M］. 修订版. 北京：东方出版社，2012：4.
③ 任法融. 周易参同契释义［M］. 修订版. 北京：东方出版社，2012：51.

夫，将真人鸿濛，排阴立阳，皆看作一身之元气。此何异炉内无真种，而水火沸空铛乎？岂知清静阴阳，丹家本不相离。"[1]

这是从内丹角度注解的一例。由此可见，《周易参同契》是一部内外丹兼修的道教理论著作，对道教修炼术产生了重大影响，故被称为"丹经之祖""万古丹经王"。它对后世内外丹的理论发展都起到积极的作用，在中国道教史与古代科技史上有非常重要的地位。

第三节　医学养生体系的奠基

秦汉时期，是中医学发展的第一个高峰时期，中医古代四大经典《黄帝内经》《难经》《神农本草经》《伤寒杂病论》，名医张仲景、董奉、华佗等均在此时出现，奠定了中医理论与临床的基础，出现了各种丰富的医疗与养生方法。

一、《黄帝内经》与养生

（一）《黄帝内经》简介

《黄帝内经》（简称《内经》）是我国现存医学文献中最早的一部典籍，是在无数医学家的临床实践和不断总结的基础上，在战国晚期出现的一部内容丰富的医学理论著作。它既非记述一时之言，又非出自一人之手，而是跨时代的总结性巨著，自成书后直至唐代，仍有增减。《内经》包括《素问》和《灵枢》两部分，共 18 卷 162 篇。它以人体解剖、生理、病理、病因、诊断等基础理论为论述重点，兼顾针灸、经络、卫生保健等多方面的内容。它比较全面地阐述了中医学理论体系的系统结构，反映出中医学的理论原则和学术思想，为中医学的发展奠定了基础。此书同时也是养生学的重要著作，对中医养生学和康复学的相关理论、原则与方法，进行了比较全面、系统的论述。

（二）《黄帝内经》的养生学思想

1. 天年——论寿命与长寿

《黄帝内经》提到四种人：真人、至人、圣人和贤人。他们的区别在于生活态度与生活方式的不同，因此不同于道教的神仙，带有明显的养生寓意。《素问·上古天真论》说：

"真人者，提挈天地，把握阴阳，呼吸精气，独立守神，肌肉若一，故能寿敝天地，无有终时。

"至人者，淳德全道，和于阴阳，调于四时，去世离俗，积精全神，游行天地之间，视听八达之外，此盖益其寿命而强者也，亦归于真人。

"圣人者，处天地之和，从八风之理，适嗜欲于世俗之间，无恚嗔之心，行不欲离于世，被服章，举不欲观于俗，外不劳形于事，内无思想之患，以恬愉为务，以自得为功，形体不敝，精神不散，亦可以百数。

"贤人者，法则天地，象似日月，辨列星辰，逆从阴阳，分别四时，将从上古，合同于道，亦可使益寿而有极时。"

真人的"寿敝天地，无有终时"当然属于理想状态，至人、圣人的精神境界与行为方式的

---

[1] 魏伯阳. 古本周易参同契集注 [M]. 仇兆鳌，集注. 上海：上海古籍出版社，1989：305-311.

要求也很高。三者实际上都是对养生可能达到的效果的一种描述，强调人们至少应效法贤人。贤人善于观察自然道理，根据观察进行总结并适应自然节律。这极其精要地指出了中医养生理论的来源和基本要素。

在这里，"真人"与"至人"的寿命都没有具体提及。而"圣人"的寿命是"百数"，这是《内经》对人类寿命的客观估计，称为"天年"。《灵枢·天年》说："人之寿百岁而死……百岁乃得终。"当然大多数人难以活到百数，其原因何在？《素问·上古天真论》借黄帝与岐伯的对答，讨论了这一问题：

"昔在黄帝，生而神灵，弱而能言，幼而徇齐，长而敦敏，成而登天。乃问于天师曰：余闻上古之人，春秋皆度百岁，而动作不衰；今时之人，年半百而动作皆衰者，时世异耶？人将失之耶？

"岐伯对曰：上古之人，其知道者，法于阴阳，和于术数，食饮有节，起居有常，不妄作劳，故能形与神俱，而尽终其天年，度百岁乃去。今时之人不然也，以酒为浆，以妄为常，醉以入房，以欲竭其精，以耗散其真，不知持满，不时御神，务快其心，逆于生乐，起居无节，故半百而衰也。

"夫上古圣人之教下也，皆谓之虚邪贼风，避之有时，恬淡虚无，真气从之，精神内守，病安从来。是以志闲而少欲，心安而不惧，形劳而不倦，气从以顺，各从其欲，皆得所愿。故美其食，任其服，乐其俗，高下不相慕，其民故曰朴。是以嗜欲不能劳其目，淫邪不能惑其心，愚智贤不肖不惧于物，故合于道。所以能年皆度百岁，而动作不衰者，以其德全不危也。"

这里指出，早衰的原因在于不知养生。"上古之人"遵循养生的法则，故能度百岁乃去；而"今时之人"违背养生法则，则半百而衰。以此来说明人寿命的长短，不在于时世之异，而在于人是否善于养生。并借用"上古圣人"之口讨论了养生的原则，如"法于阴阳，和以术数""食欲有节，起居有常"以及节制房事、劳逸适度、保精宁神等，做到这些是达到"年皆度百岁"的根由。彰明了养生的重要性。

《内经》还探讨了影响长寿的各种因素。《灵枢·天年》说：

"五脏坚固，血脉和调，肌肉解利，皮肤致密，营卫之行，不失其常。呼吸微徐，气以度行，六腑化谷，津液布扬，各如其常，故能长久……使道隧以长，基墙高以方，通调营卫，三部三里起，骨高肉满，百岁乃得终。"

这里谈到长寿必须具备体质强壮、五脏坚固、六腑功能正常、营卫气血和调、肌肉皮肤解利与致密等基本条件，而这些条件是与先天禀赋和后天调养密切相关的。最后几句还提到面部的形态是长寿的一个标志，"使道隧以长，基墙高以方"，即方面大耳、五官端正为面部的形态，在一定程度上反映了个体先天发育的情况。《内经》其他篇章还总结体质、地域等因素对寿命的影响。《灵枢·寿夭刚柔》说：

"黄帝问于伯高曰：余闻形有缓急，气有盛衰，骨有大小，肉有坚脆，皮有厚薄其以立寿夭，奈何？伯高曰：形与气相任则寿，不相任则夭。皮与肉相果则寿，不相果则夭，血气经络胜形则寿，不胜形则夭。

"黄帝曰：何谓形之缓急？伯高答曰：形充而皮肤缓者，则寿，形充而皮肤急者，则夭，形充而脉坚大者，顺也，形充而脉小以弱者，气衰，衰则危矣。若形充而颧不起者，骨小，骨小则夭矣。形充而大肉䐃坚而有分者，肉坚，肉坚则寿矣；形充而大肉无分理不坚者，肉脆，肉脆则夭矣。此天之生命，所以立形定气而视寿夭者，必明乎此，立形定气，而后以临病人，决死生。

"黄帝曰：余闻寿夭，无以度之。伯高答曰：墙基卑，高不及其地者，不满三十而死。其有因加疾者，不及二十而死也。

"黄帝曰：形气之相胜，以立寿夭，奈何？伯高答曰：平人而气胜形者，寿；病而形肉脱，气胜形者，死，形胜气者，危矣。"

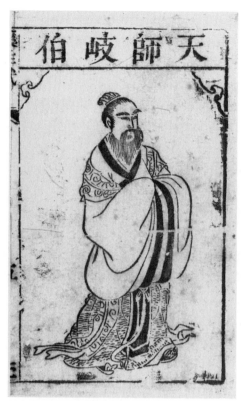

图 2-6　岐伯像
（引自清乾隆玉轴堂本《珍珠囊药性赋》）

《素问·五常政大论》说：

"帝曰：天不足西北，左寒而右凉；地不满东南，右热而左温，其故何也？

"岐伯曰：阴阳之气，高下之理，太少之异也。东南方，阳也，阳者其精降于下，故右热而左温。西北方，阴也，阴者其精奉于上，故左寒而右凉。是以地有高下，气有温凉，高者气寒，下者气热。故适寒凉者胀，之温热者疮，下之则胀已，汗之则疮已，此腠理开闭之常，太少之异耳。

"帝曰：其于寿夭何如？

"岐伯曰：阴精所奉其人寿，阳精所降其人夭。

"帝曰：善。其病也，治之奈何？

"岐伯曰：西北之气散而寒之，东南之气收而温之，所谓同病异治也。故曰：气寒气凉，治以寒凉，行水渍之。气温气热，治以温热，强其内守。必同其气，可使平也，假者反之。

"帝曰：善。一州之气生化寿夭不同，其故何也？

"岐伯曰：高下之理，地势使然也。崇高则阴气治之，污下则阳气治之，阳胜者先天，阴胜者后天，此地理之常，生化之道也。

"帝曰：其有寿夭乎？

"岐伯曰：高者其气寿，下者其气夭，地之小大异也，小者小异，大者大异。故治病者，必明天道地理，阴阳更胜，气之先后，人之寿夭，生化之期，乃可以知人之形气矣。"

这些理论虽然不能绝对化看待，但对医生在宏观上判断不同地区、不同体质人们的寿命长短有一定的参考作用。

2. 天数——生命进程的基本规律

天年有定数，但其中不同阶段有不同的养生方法。《内经》对生命规律总结为"生、长、壮、老、已"，但这只是理论性的概括。在实际的观察和概括中，《内经》用了不同的阶段划分法，不仅注意年龄阶段的变化，也注意到性别上的生理差异。

《灵枢·天年》对人自出生以后，从幼年、健壮、衰老直到死亡的各个阶段生理、体态行为和性情变化上的情况，以 10 年为一个阶段做了详细的论述。如：

"黄帝曰：其气之盛衰，以至于死，可得闻乎？岐伯曰：人生十岁，五脏始定，血气已通，其气在下，故好走。二十岁，血气始盛，肌肉方长，故好趋。三十岁，五脏大定，肌肉坚固，血脉盛满，故好步。四十岁，五脏六腑十二经脉，皆大盛以平定腠理始疏，荣华颓落，发颇斑白，平盛不摇，故好坐。五十岁，肝气始衰，肝叶始薄，胆汁始灭，目始不明。六十岁，心气始衰，苦忧悲，血气懈惰，故好卧。七十岁，脾气虚，皮肤枯。八十岁，肺气衰，魄离，故言善误。九十岁，肾气焦，四脏经脉空虚。百岁，五脏皆虚，神气皆去，形骸独居而终矣。

"黄帝曰：其不能终寿而死者，何如？岐伯曰：其五脏皆不坚，使道不长，空外以张，喘息暴疾；又卑基墙薄，脉少血，其肉不石，数中风寒，血气虚，脉不通，真邪相攻，乱而相引，故中寿而尽也。"

上文根据人的年龄增长与体内血气、脏腑盛衰的变化，把人生整个过程以 10 年为基数分段，对人体生长衰老各时期的生理特点及其表现做了生动的描述。通过这些论述，阐明了人之所以有生命,其决定因素是神气之有无、五脏精气之盛衰,因此提示保养精、气、神是健康长寿的关键。又指出人之所以中年而死,其原因在于先天禀赋羸弱,后天又不知调养,从而提示了养生防病对于健康长寿的重要意义。正如明代医学家张景岳注释此节所说:"然则人之气数,固有定期,而长短不齐者,有出于禀受,有因于人为。故唯智者不以人欲害其天真,以自然之道,养自然之寿,而尽终其天年,此圣智之所同也。"①

在《素问·上古天真论》又有关于"天数"的提法,根据性别不同,分别以七、八作为女子和男子生命阶段的基数来论述。如:

"帝曰:人年老而无子者,材力尽耶,将天数然也?

"岐伯曰:女子七岁,肾气盛,齿更发长;二七而天癸至,任脉通,太冲脉盛,月事以时下,故有子;三七,肾气平均,故真牙生而长极;四七,筋骨坚,发长极,身体盛壮;五七,阳明脉衰,面始焦,发始堕;六七,三阳脉衰于上,面皆焦,发始白;七七,任脉虚,太冲脉衰少,天癸竭,地道不通,故形坏而无子也。丈夫八岁,肾气实,发长齿更;二八,肾气盛,天癸至,精气溢泻,阴阳和,故能有子;三八,肾气平均,筋骨劲强,故真牙生而长极;四八,筋骨隆盛,肌肉满壮;五八,肾气衰,发堕齿槁;六八,阳气衰竭于上,面焦,发鬓颁白;七八,肝气衰,筋不能动,天癸竭,精少,肾藏衰,形体皆极;八八,则齿发去。肾者主水,受五藏六府之精而藏之,故五藏盛,乃能泻。今五藏皆衰,筋骨解堕,天癸尽矣。故发鬓白,身体重,行步不正,而无子耳。

"帝曰:其有年已老而有子者何也?

"岐伯曰:此其天寿过度,气脉常通,而肾气有余也。此虽有子,男不过尽八八,女不过尽七七,而天地之精气皆竭矣。"

这里主要是从生殖能力的角度来讨论,女子以7岁为基数,男子以8岁为基数,由于肾气在人的生长、发育、繁殖及整个生命活动中起重要作用,男女分别每过8年、7年就有一个较明显的变化。《内经》认为人体的生长发育和生育能力皆赖于肾气盛强;而人体衰老,功能减退,失去生育能力,皆因肾气衰竭。但如能实行养生之道,则可延缓肾气衰退的时限以延长寿命。但总体上"男不过尽八八,女不过尽七七,而天地之精气皆竭矣"。

对于前述两种不同的阶段划分法,明代医学家张景岳认为:

"彼以七八言者,言阴阳之限数;此以十言者,言人生之全数。然则人之气数,固有定期,而长短不齐者,有出于禀受,有因于人为。故唯智者不以人欲害其天真,以自然之道,养自然之寿,而尽终其天年,此圣智之所同也。"②

生殖与寿命是人类生命中的大事,养生的目的通常也是为了这两者。《内经》所建立的"天年""天数"理论,为人类的生命与生殖规律建立了一个基本的模式框架,是养生理论的一个重要参照。

3. "逆从阴阳"——协调阴阳,阴阳平衡

阴阳是《内经》理论的核心概念。《素问·阴阳应象大论》对阴阳做了总体的论述:

"黄帝曰:阴阳者,天地之道也,万物之纲纪,变化之父母,生杀之本始,神明之府也。治病必求于本。故积阳为天,积阴为地。阴静阳躁,阳生阴长,阳杀阴藏。阳化气,阴成形。寒极生热,热极生寒;寒气生浊,热气生清;清气在下,则生飧泄,浊气在上,则生膜胀。此阴阳反作,病之逆从也。

"故清阳为天,浊阴为地。地气上为云,天气下为雨;雨出地气,云出天气。故清阳出上窍,浊阴出下窍;清阳发腠理,浊阴走五藏(脏);清阳实四支(肢),浊阴归六(腑)。

① 张景岳. 类经 [M]. 北京:中国中医药出版社,1997:31.

② 张景岳. 类经 [M]. 北京:中国中医药出版社,1997:31.

"水为阴，火为阳。阳为气，阴为味。味归形，形归气，气归精，精归化；精食气，形食味，化生精，气生形。味伤形，气伤精，精化为气，气伤于味。

"阴味出下窍，阳气出上窍。味厚者为阴，薄为阴之阳；气厚者为阳，薄为阳之阴。味厚则泄，薄则通；气薄则发泄，厚则发热。壮火之气衰，少火之气壮，壮火食气，气食少火，壮火散气，少火生气。气味辛甘发散为阳，酸苦涌泻为阴。阴胜则阳病，阳胜则阴病。阳胜则热，阴胜则寒。重寒则热，重热则寒。寒伤形，热伤气；气伤痛，形伤肿。故先痛而后肿者，气伤形也；先肿而后痛者，形伤气也。"

阳与阴作为一对规范性的范畴，区分天地、火水、气味、上下、薄厚、热寒等概念，从而用来区分自然、物性、气候、身体不同状况的特征，这是养生和医疗通用的思维。在《素问·生气通天论》中，具体谈到人身中阳气与阴气的不同作用：

"黄帝曰：夫自古通天者，生之本，本于阴阳。天地之间，六合之内，其气九州、九窍、五藏（脏）、十二节，皆通乎天气。其生五，其气三。数犯此者，则邪气伤人，此寿命之本也。

"苍天之气，清净则志意治，顺之则阳气固，虽有贼邪，弗能害也。此因时之序。故圣人传精神，服天气，而通神明，失之则内闭九窍，外壅肌肉，卫气散解，此谓自伤，气之削也。

"阳气者若天与日，失其所，则折寿而不彰。故天运当以日光明，是故阳因而上，卫外者也。

"因于寒，欲如运枢，起居如惊，神气乃浮。因于暑，汗烦则喘喝，静则多言，体若燔炭，汗出而散。因于湿，首如裹，湿热不攘，大筋緛短，小筋弛长，软短为拘，弛长为痿。因于气，为肿，四维相代，阳气乃竭。

"阳气者，烦劳则张，精绝。辟积于夏，使人煎厥。目盲不可以视，耳闭不可能听，溃溃乎若坏都，汩汩乎不可止。阳气者，大怒则形气绝；而血菀于上，使人薄厥，有伤于筋，纵，其若不容，汗出偏沮，使人偏枯。汗出见湿，乃生痤疿。高粱之变，足生大丁，受如持虚。劳汗当风，寒薄为皶，郁乃痤。

"阳气者，精则养神，柔则养筋。开阖不得，寒气从之，乃生大偻；陷脉为瘘，留连肉腠，俞气化薄，传为善畏，及为惊骇；营气不从，逆于肉理，乃生痈肿；魄汗未尽，形弱而气烁，穴俞以闭，发为风疟。

"故风者，百病之始也。清静则肉腠闭拒，虽有大风苛毒，弗之能害，此因时之序也。

"故病久则传化，上下不并，良医弗为。故阳畜积病死，而阳气当隔，隔者当泻，不亟正治，粗乃败之。故阳气者，一日而主外，平旦人气生，日中而阳气隆，日西而阳气已虚，气门乃闭。是故暮而收拒，无扰筋骨，无见雾露，反此三时，形乃困薄。

"岐伯曰：阴者，藏精而起亟也；阳者，卫外而为固也。阴不胜其阳，则脉流薄疾，并乃狂；阳不胜其阴，则五藏（脏）气争，九窍不通。是以圣人陈阴阳，筋脉和同，骨髓坚固，血气皆从；如是则内外调和，邪不能害，耳目聪明，气立如故。风客淫气，精乃亡，邪伤肝也。因而饱食，筋脉横解，肠澼为痔；因而大饮，则气逆；因而强力，肾气乃伤，高骨乃坏。

"凡阴阳之要，阳密乃固，两者不和，若春无秋，若冬无夏，因而和之，是谓圣度。故阳强不能密，阴气乃绝；阴平阳秘，精神乃治；阴阳离决，精气乃绝。

"因于露风，乃生寒热。是以春伤于风，邪气留连，乃为洞泄；夏伤于暑，秋为痎疟；秋伤于湿，上逆而咳，发为痿厥；冬伤于寒，春必温病。四时之气，更伤五藏（脏）。

"阴之所生，本在五味，阴之五宫，伤在五味。是故味过于酸，肝气以津，脾气乃绝；味过于咸，大骨气劳，短肌，心气抑；味过于甘，心气喘满，色黑，肾气不衡；味过于苦，脾气不濡，胃气乃厚；味过于辛，筋脉沮弛，精神乃央。是故谨和五味，骨正筋柔，气血以流，腠理以密，如是则骨气以精。谨道如法，长有天命。"

这一部分实为论人体阴阳的典范，对阴阳的意义，对自然界阴邪阳邪以及饮食五味的偏阴偏阳伤害人体的不同情况，都有纲领性的概述。知其所伤，自然知其所养。由于《内经》认为一切疾病发生的根本原因都是由于阴阳失调，故主张治病必求于本，这个本就是阴阳。因此，要想不得或少得疾病，就必须注意协调阴阳，补其不足，纠其偏胜，自可达到"阴平阳秘，精神乃治"。阴阳协调是健康的保证。其中"阴者，藏精而起亟也；阳者，卫外而为固也。……是以圣人陈阴阳，筋脉和同，骨髓坚固，气血皆从；如是则内外调和，邪不能害，耳目聪明，气立如故"的说法，指出了阴为阳之基，阳为阴之用。也就是说，在正常情况下，人体的阴精与阳气处在不停地相互消长而又相互制约的状态中。阴精与阳气如果因某种原因出现一方的偏盛或偏衰，即成为病理状态。所谓"两者不和，若春无秋，若冬无夏，因而和之，是谓圣度"，因此，阴阳协调、内外和调是使人"气立如故"的基本条件。

当然具体到偏阴偏阳的不同，则又要分别有针对性地予以调和。这也有不同的角度。有的地方重视阳气，如《素问·生气通天论》"凡阴阳之要，阳密乃固……故阳强不能密，阴气乃绝"，认为阳气为主动，对阴阳协调起主导作用。万物之生由乎阳，万物之死亦由乎阳。人之生长壮老，皆由阳气为之主；精血津液之生成，皆由阳气为之化。所以，"阳强则寿，阳衰则夭"，养生必须养阳。阳气是生命的根本。故《素问·生气通天论》又说"阳气者若天与日，失其所，则折寿而不彰。故天运当以日光明，是故阳因而上，卫外者也"，"阳气者，精则养神，柔则养筋"，"故阳气者，一日而主外，平旦人气生，日中而阳气隆，日西阳气已虚，气门乃闭。是故暮而收拒，无扰筋骨，无见雾露，反此三时，形乃困薄"，重点阐述了阳气的功能有"因上""卫外"的作用。其于人体，精则养神，柔则养筋，说明保养人体的阳气是协调阴阳，保证人体健康，抗御病邪侵袭的关键。最后，强调阳气的消长进退与昼夜晨昏的变化相应，人的生理机能应当顺应天的阴阳变化，否则即产生病态。

但另一角度则认为善养生者，又必须保其阴精。因为精盈则气盛，气盛则神全，神全则身健。阴精是生命的基础。《素问·生气通天论》说"阴者，藏精而起亟也"，在《灵枢·经脉》则有"人始生，先成精，精成而脑髓生。骨为干，脉为营，筋为刚，肉为墙，皮肤坚而毛发长。谷入于胃，脉道以通，血气乃行"的说法，论述了人的生命起始于先天之精，男女两精相合而形成胚胎，逐渐发育而形成五脏六腑、筋、骨、脉、皮毛、肌肉，成为新的生命。人体出生之后，必赖水谷之精的营养，才能化生气血，流通于经脉。《素问·金匮真言论》"夫精者，身之本也，故藏于精者，春不病温"，指出精是生命的基础，是人身的根本，是维持人的生命活动和机体正常代谢必不可少的物质。精足则生命力强，并且能适应外在环境的变化，抵御外邪而不致生病。

以上无论是重阳气还是重阴精的言论，其结果都是要求实现阴阳平衡，只是角度不同，因此入手的方法也不同，从而形成中医养生的不同学说与流派。

4. 阴阳应象——人身的阴阳五行系统

《内经》重视阴阳学说，但要深入研究人体复杂的结构，还需与五行学说相结合。从传统观点看来，五行是阴阳的化生。它将世界事物区分为五大系统，从而正好与人体的五脏相对应。如《素问·阴阳应象大论》：

"帝曰：余闻上古圣人，论理人形，列别藏（脏）府（腑），端络经脉，会通六合，各从其经；气穴所发，各有处名；溪谷属骨，皆有所起；分部逆从，各有条理；四时阴阳，尽有经纪；外内之应，皆有表里，其信然乎？

"岐伯对曰：东方生风，风生木，木生酸，酸生肝，肝生筋，筋生心，肝主目。其在天为玄，在人为道，在地为化。化生五味，道生智，玄生神。神在天为风，在地为木，在体为筋，在藏（脏）为肝，在色为苍，在音为角，在声为呼，在变动为握，在窍为目，在味为酸，在志为怒。怒伤肝，悲胜怒；风伤筋，燥胜风；酸伤筋，辛胜酸。

"南方生热，热生火，火生苦，苦生心，心生血，血生脾，心主舌。其在天为热，在地为火，在体为脉，在藏（脏）为心，在色为赤，在音为徵，在声为笑，在变动为忧，在窍为舌，在味为苦，在志为喜，喜伤心，恐胜喜；热伤气，寒胜热，苦伤气，咸胜苦。

“中央生湿，湿生土，土生甘，甘生脾，脾生肉，肉生肺，脾主口。其在天为湿，在地为土，在体为肉，在藏（脏）为脾，在色为黄，在音为宫，在声为歌，在变动为哕，在窍为口，在味为甘，在志为思。思伤脾，怒胜思；湿伤肉，风胜湿；甘伤肉，酸胜甘。

“西方生燥，燥生金，金生辛，辛生肺，肺生皮毛，皮毛生肾，肺主鼻。其在天为燥，在地为金，在体为皮毛，在藏（脏）为肺，在色为白，在音为商，在声为哭，在变动为咳，在窍为鼻，在味为辛，在志为忧。忧伤肺，喜胜忧；热伤皮毛，寒胜热；辛伤皮毛，苦胜辛。

“北方生寒，寒生水，水生咸，咸生肾，肾生骨髓，髓生肝，肾主耳。其在天为寒，在地为水，在体为骨，在藏（脏）为肾，在色为黑，在音为羽，在声为呻，在变动为栗，在窍为耳，在味为咸，在志为恐。恐伤肾，思胜恐；寒伤血，燥胜寒；咸伤血，甘胜咸。

“故曰：天地者，万物之上下也；阴阳者，血气之男女也；左右者，阴阳之道路也；水火者，阴阳之征兆也；阴阳者，万物之能始也。故曰：阴在内，阳之守也；阳在外，阴之使也。”

《内经》将以五脏为主的人体系统对应于自然物象，其原则正是阴阳五行的属性，故称为“阴阳应象”，通过一系列具象的配属，建立起一个天人相关的基本框架，是后世一切养生与治疗的基础。另外，五行除了细化阴阳划分，更具有相生相克的内部关系，深化了对人体机能平衡的理解，此不具述。

5. “分别四时”——天人相应，顺应自然

《内经》认为生命与自然界息息相关。如《素问·宝命全形论》中“天地合气，命之曰人”，《素问·六节藏象论》中“天食（饲）人以五气，地食（饲）人以五味”，《灵枢·本神》说“天之在我者德，地之在我者气，德流气薄而生者也。然德者道之用，气者生之母也”，认为自然界的阴阳精气是生命之源，把人与自然界看成一个整体，自然界的种种变化都会影响人体的生命活动，即天有所变，人有所应，因此强调要适应自然的变化，避免外邪侵袭。

前面所说阴阳五行是自然规律的总结，而四时则是自然规律的呈现。《灵枢·本神》指出“要顺四时而适寒暑”。《素问·阴阳应象大论》说：

“天有四时五行，以生长收藏，以生寒暑燥湿风。人有五藏化五气，以生喜怒悲忧恐。故喜怒伤气，寒暑伤形。暴怒伤阴，暴喜伤阳。厥气上行，满脉去形。喜怒不节，寒暑过度，生乃不固。故重阴必阳，重阳必阴。故曰：冬伤于寒，春必温病；春伤于风，夏生飧泄；夏伤于暑，秋必痎疟；秋伤于湿，冬生咳嗽。”

《素问·四气调神大论》是最为集中的关于四时养生的专论：

“春三月，此谓发陈，天地俱生，万物以荣，夜卧早起，广步于庭，被发缓形，以使志生，生而勿杀，予而勿夺，赏而勿罚，此春气之应，养生之道也。逆之则伤肝，夏为寒变，奉长者少。

“夏三月，此谓蕃秀，天地气交，万物华实，夜卧早起，无厌于日，使志无怒，使华英成秀，使气得泄，若所爱在外，此夏气之应，养长之道也。逆之则伤心，秋为痎疟，奉收者少，冬至重病。

“秋三月，此谓容平，天气以急，地气以明，早卧早起，与鸡俱兴，使志安宁，以缓秋刑，收敛神气，使秋气平，无外其志，使肺气清，此秋气之应，养收之道也。逆之则伤肺，冬为飧泄，奉藏者少。

“冬三月，此谓闭藏，水冰地坼，无扰乎阳，早卧晚起，必待日光，使志若伏若匿，若有私意，若已有得，去寒就温，无泄皮肤，使气亟夺，此冬气之应，养藏之道也。逆之则伤肾，春为痿厥，奉生者少。”

这些已经是非常具体的有关四时生活与养生的指导，而其背后的原理也无非是阴阳。故《素问·四气调神大论》又说：

“天气，清净光明者也，藏德不止，故不下也。天明则日月不明，邪害空窍，阳气者闭塞，

地气者冒明，云雾不精，则上应白露不下。交通不表，万物命故不施，不施则名木多死。恶气不发，风雨不节，白露不下，则菀槁不荣。贼风数至，暴雨数起，天地四时不相保，与道相失，则未央绝灭。唯圣人从之，故身无奇病，万物不失，生气不竭。逆春气，则少阳不生，肝气内变。逆夏气，则太阳不长，心气内洞。逆秋气，则太阴不收，肺气焦满。逆冬气，则少阴不藏，肾气独沉。夫四时阴阳者，万物之根本也。所以圣人春夏养阳，秋冬养阴，以从其根，故与万物沉浮于生长之门。逆其根，则伐其本，坏其真矣。

"故阴阳四时者，万物之终始也，死生之本也，逆之则灾害生，从之则苛疾不起，是谓得道。道者，圣人行之，愚者佩之。从阴阳则生，逆之则死，从之则治，逆之则乱。反顺为逆，是谓内格。"

这里提出了"春夏养阳，秋冬养阴"的四时顺养原则。这是因为自然界的阴阳消长运动，影响着人体阴阳之气的盛衰，人体必须适应大自然的阴阳消长变化，才能维持生命活动。如果不能适应自然界的这种变化，就会引起疾病的发生，甚至危及生命。正如《素问·四气调神大论》所说"阴阳四时者，万物之终始也，死生之本也。逆之则灾害生，从之则苛疾不起"。《素问·四气调神大论》的四时"养生""养长""养收""养藏"提法，也就是"春夏养阳，秋冬养阴"的具体体现。春夏养生气、养长气，以适应自然界阳气渐生而旺的规律，即所谓养阳，从而为阳气潜藏、阴气盛打基础，而不应宣泄太过或内寒太甚，而伤阳气；秋冬养收气、养藏气，以适应自然界阴气渐生而旺的规律，即所谓养阴，从而为来年阳气生发打下基础，而不应耗精而伤阴气。至于具体的四时行为原则，旨在强调人体要适应四时生长收藏的规律，才能增强内在脏气的适应能力，取得内外环境的统一。

顺应自然界阴阳消长规律养生的目的，实际上就是充盛人体真元之气，增强调节生命节律的能力。《内经》不仅提到生活起居必须适应时令，还特别强调精神意志的调摄，体现了中医养生注意养精神的特点。在《内经》的不同章节中都谈到类似的精神。如《灵枢·本神》说："故智者之养生也，必顺四时而适寒暑，和喜怒而安居处，节阴阳而调刚柔。如是则僻邪不至，长生久视。"说智者养生，一定是顺着春夏秋冬四季的时令，适应寒暑不同的气候，调整自己的情志，不能过喜过怒，并能很好地适应周围的环境；调节阴阳的变化盛衰，使它相对平衡。这样病邪就无从侵袭，人可以延长生命而不易衰老了。

6. 治未病——未病先防，已病防变

《素问·四气调神大论》最后说：

"是故圣人不治已病，治未病，不治已乱，治未乱，此之谓也。夫病已成而后药之，乱已成而后治之，譬犹渴而穿井，斗而铸锥，不亦晚乎。"

强调前文提到的四时行为与精神调养法则，应当时时注意，并提出了"治未病"的重要概念。"治未病"与养生密切相关，不过其内涵不完全一样。

"治未病"思想和现代"预防为主"的基本精神是一致的。这是一个大原则，而方法则多种多样。"治未病"思想其实可以有两个层次：

一是未病先防，通过养生使疾病不生，即治于"未病"之时。《内经》认为"正气存内，邪不可干"，因此可通过养生培补人体正气，增强抵抗力，从而不得病或少得病。当然，也要注意小心防护，减少触犯外邪的机会。《灵枢·百病始生》说：

"风雨寒热，不得虚，邪不能独伤人。卒然逢疾风暴雨而不病者，盖无虚，故邪不能独伤人。此必因虚邪之风，与其身形，两虚相得，乃客其形，两实相逢，众人肉坚。其中于虚邪也，因于天时，与其身形，参以虚实，大病乃成。"

此处提出"两虚相得，乃客其形"的理论，深刻地阐明了外感的发病机制，关系到邪气和正气两个方面。"风雨寒热，不得虚，邪不能独伤人"，指出正气充盛时，外邪就无从侵入，疾病也就无从发生；"因虚邪之风，与其身形，两虚相得，乃客其形"，说明邪气只有在正气

虚弱的情况下，才能乘虚侵袭人体而致病。因此，正气虚弱是疾病发生的决定因素，外来邪气是构成疾病的条件，这就是《内经》一再强调的内因为主的发病学理论。因此，中医养生学特别注重培补人体正气。

二是已病防变，即预知疾病变化，治于病轻之时。《素问·阴阳应象大论》说：

"故邪风之至，疾如风雨，故善治者治皮毛，其次治肌肤，其次治筋脉，其次治六府（腑），其次治五藏（脏）。治五藏（脏）者，半死半生也。故天之邪气，感则害人五藏（脏）；水谷之寒热，感则害于六府府（腑）；地之湿气，感则害皮肉筋脉。"

此处以外感病为例，说明疾病发展的一般规律，是由皮毛而肌肤，由肌肤而筋脉，由筋脉而六腑，由六腑而五脏，如不早期治疗，病邪会由浅入深，由轻而转重，终至不可医疗的境地。不仅外感如此，其他疾病也可类推。掌握其规律才能及早阻止传变。如天之温热阳邪，多从鼻喉入肺，传变较快，易伤五脏；地之寒湿等阴邪，多从皮毛传入肌肉筋脉，传变较慢，主要伤害形体；人类饮食寒热不当的水谷之邪，从口咽而入肠胃，伤害六腑。掌握这三种邪气致病的特点，治疗就能有的放矢。

由此可见，"治未病"是以对疾病的认识为基础的。如果说普通的养生是从人体的整体健康来着眼，具有普遍性，那么"治未病"则更深入一层，根据每种病的规律来防其成病。可见两个概念虽有互相交叉的一面，但"治未病"更为精准、具体。

7. 精神内守——情志与精神的调摄

《素问·上古天真论》说："恬淡虚无，真气从之，精神内守，病安从来。是以志闲而少欲，心安而不惧，形劳而不倦，气从以顺，各从其欲，皆得所愿。""精神内守"是总的原则，"志闲而少欲""心安而不惧"，是具体的体现。即情志的平和，是养生和医疗调摄的切入点。

情志，即七情五志，是精神活动的一部分，是人体对外界客观事物刺激的能动反映。《灵枢·本神》说：

"天之在我者德也，地之在我者气也。德流气薄而生者也。故生之来谓之精；两精相搏谓之神；随神往来者谓之魂；并精而出入者谓之魄；所以任物者谓之心；心有所忆谓之意；意之所存谓之志；因志而存变谓之思；因思而远慕谓之虑；因虑而处物谓之智。"

这一系列关于精神活动的概念，反映了人类思想情感的各个方面。《灵枢·本藏》说："志意者，所以御精神，收魂魄，适寒温，和喜怒者也。"指出志意的正常功用。如果情志过度，就会影响五脏之神。《灵枢·本神》说：

"是故怵惕思虑者，则伤神，神伤则恐惧流淫而不止。因哀悲动中者，竭绝而失生。喜乐者，神惮散而不藏。愁忧者，气闭塞而不行。盛怒者，迷惑而不治。恐惧者，神荡而不收。

"心怵惕思虑则伤神，神伤则恐惧自失。破䐃脱肉，毛悴色夭，死于冬。

"脾忧愁而不解则伤意，意伤则悗乱，四肢不举，毛悴色夭，死于春。

"肝悲哀动中则伤魂，魂伤则狂忘不精，不精则不正当人，阴缩而挛筋，两胁骨不举，毛悴色夭，死于秋。

"肺喜乐无极则伤魄，魄伤则狂，狂者意不存人，皮革焦，毛悴色夭，死于夏。

"肾盛怒而不止则伤志，志伤则喜忘其前言，腰脊不可以俯仰屈伸，毛悴色夭，死于季夏。

"恐惧而不解则伤精，精伤则骨酸痿厥，精时自下。

"是故五脏主藏精者也，不可伤，伤则失守而阴虚；阴虚则无气，无气则死矣。"

可见，七情五志皆可伤神。同时，情志过度也可以通过影响气机而出现形体的病变。《素问·举痛论》说：

"余知百病生于气也，怒则气上、喜则气缓、悲则气消、恐则气下、寒则气收、炅则气泄、惊则气乱、劳则气耗、思则气结，九气不同，何病之生？

"岐伯曰：怒则气逆，甚则呕血及飧泄，故气上矣。喜则气和志达，荣卫通利，故气缓矣。悲则心系急，肺布叶举，而上焦不通，荣卫不散，热气在中，故气消矣。恐则精却，却则上焦闭，闭则气还，还则下焦胀，故气不行矣。……惊则心无所倚，神无所归，虑无所走，故气乱矣。劳则喘息汗出，外内皆越，故气耗矣。思则心有所存，神有所归，正气留而不行，故气结矣。"

这些理论充分说明人类的疾病与情绪因素的关系，如因精神刺激太过引起怒则气上、喜则气缓、悲则气消、恐则气下、惊则气乱、思则气结；由气候因素引起寒则气收、热则气泄；由生活起居方面引起劳则气耗等。可见，七情持久的刺激，会使人体气机运行紊乱。所以，充分发挥人的意志作用，重视精神的调养，是养生防病、预防早衰的重要原则，也是内因为主的学术思想在养生中的体现。《素问·四气调神大论》专门谈到四时调适情志的重要性，如春三月"以使志生"，夏三月"使志无怒"，秋三月"使志安宁……无外其志"，冬三月"使志若伏若匿，若有私意，若已有得"等。通过调适精神意志，就能调适人体脏腑组织功能活动，主动适应四时节气变化。

8. 食饮有节——食养调理，谨和五味

饮食调理是养生的重要方法。《素问·上古天真论》提出了"食饮有节"的原则。一方面，平时注意饮食平衡养护身体。如《素问·藏气法时论》说："五谷为养，五果为助，五畜为益，五菜为充，气味合而服之，以补精益气。"概述了粮谷、肉类、蔬菜、果品等的主要作用，这些都是日常饮食的主要组成内容，并且指出了它们在体内有补益精气的功能。

另一方面，病后要注意用饮食调理以助康复。如《素问·五常政大论》说：

"病有久新，方有大小，有毒无毒，固宜常制矣。大毒治病，十去其六；常毒治病，十去其七；小毒治病，十去其八；无毒治病，十去其九。谷肉果菜，食养尽之，无使过之，伤其正也。不尽，行复如法。"

这里论述了用药治病的法度与饮食调养的作用。病有新旧之异，方有大小之别，药有峻缓之分，故药虽能治病，但对人体正气也会造成一定的损害。因此，随着用药后疾病的减轻，可用食养来收功，即今所说饮食康复法。反之，如果病后不注意饮食宜忌，则可能导致"食复"，即因为饮食不慎导致的疾病反复。《素问·热论篇》说：

"帝曰：热病已愈，时有所遗者，何也？

"岐伯曰：诸遗者，热甚而强食之，故有所遗也。若此者，皆病已衰，而热有所藏，因其谷气相薄，两热相合，故有所遗也。

"帝曰：善。治遗奈何？

"岐伯曰：视其虚实，调其逆从，可使必已矣。

"帝曰：病热当何禁之？

"岐伯曰：病热少愈，食肉则复，多食则遗，此其禁也。"

此处讨论了热病的饮食调理和食物的禁忌，指出了热病余热不尽和食复的原因有二：一是热病少愈而勉强多食；二是过食肉类等既助热又难以消化的食物。

治疗与食养可以配合应用的原因在于，中医应用药物与饮食物均遵循"五味"的法则。《素问·六节藏象论》说：

"岐伯曰：悉乎哉问也！天至广不可度，地至大不可量，大神灵问，请陈其方。草生五色，五色之变，不可胜视；草生五味，五味之美，不可胜极。嗜欲不同，各有所通。天食人以五气，地食人以五味。五气入鼻，藏于心肺，上使五色修明，音声能彰；五味入口，藏于肠胃，味有所藏，以养五气，气和而生，津液相成，神乃自生。"

"五味"是五种最主要的味觉，因而成为所有饮食物的统称。《内经》还提出了五味归属于五脏的法则。《素问·宣明五气》说：

"五味所入：酸入肝，辛入肺，苦入心，咸入肾，甘入脾，是谓五入。"

五味不和对五脏各有影响。《素问·生气通天论》说：

"阴之所生，本在五味；阴之五宫，伤在五味。是故味过于酸，肝气以津、脾气乃绝。味过于咸，大骨气劳，短肌，心气抑。味过于甘，心气喘满，色黑，肾气不衡。味过于苦，脾气不儒，胃气乃厚。味过于辛，筋脉沮弛，精神乃央。是故谨和五味，骨正筋柔，气血以流，腠理以密，如是则骨气以精。谨道如法，长有天命。"

阴精藏于五脏，而五味化生阴精，故五味太过与偏嗜，则反而伤害五脏。五味所伤，根据其所喜入和五行生克规律，可以分别伤害不同的脏腑及身体各部分。故此提出"谨和五味"之说，这对饮食调养和临床用药都有指导意义。

《内经》其他篇章进一步谈到五味对五脏的影响。《素问·五藏生成》说：

"是故多食咸，则脉凝泣而变色；多食苦，则皮槁而毛拔；多食辛，则筋急而爪枯；多食酸，则肉胝皱而唇揭；多食甘，则骨痛而发落；此五味之所伤也。故心欲苦，肺欲辛，肝欲酸，脾欲甘，肾欲咸，此五味之所合也。"

《素问·至真要大论》说：

"夫五味入胃，各归所喜攻，酸先入肝，苦先入心，甘先入脾，辛先入肺，咸先入肾。久而增气，物化之常也；气增而久，天之由也。"

进一步论证五味太过或偏嗜，反能为害，从而提示人们一定要全面合理地调配饮食，以利于健康。

9. 病起于过用——劳逸结合，起居有常

《素问·经脉别论》说：

"饮食饱甚，汗出于胃；惊而夺精，汗出于心；持重远行，汗出于肾；疾走恐惧，汗出于肝；摇体劳苦，汗出于脾。故春秋冬夏，四时阴阳，生病起于过用，此为常也。"

原文虽主要说汗病，但最后的总结则是有普遍意义的养生防病原则，即"生病起于过用"。过用，就是超过了常度，违反了事物固有的正常规律。张景岳说："过用曰淫。"就人体来说，"过用"会成为致病的因素，导致筋骨肌肉受损，引起病变的发生。

"过用"的损害，在《素问·宣明五气》中有：

"五劳所伤：久视伤血，久卧伤气，久坐伤肉，久立伤骨，久行伤筋，是谓五劳所伤。"

人体的劳和逸应该适度，过劳与过逸都可产生疾病。久立、久行、久视是过劳，久卧、久坐则是过逸。必须劳逸适当，注意五劳所伤，这是中医养生防病的重要内容之一。

二、《神农本草经》与养生

《神农本草经》简称《本经》，约成书于汉代，是我国现存最早的一部中药学专著。关于其著者及成书时间，梁代陶弘景在《本草经集注》序中谓："本经所出郡县，乃后汉时制，疑系仲景、元化等所记。"梁启超在《古书真伪及其年代》中说："此书在东汉三国间已有之，至宋、齐间则已立规模矣。著者之姓名虽不能确指，著者之年代则不出东汉末讫宋、齐之间。"[①]现代学者一般都认为《本经》为东汉末年（约200年）的作品，非一人之手笔，是集体所创作，而托名于神农。

《神农本草经》共收药物365种，基本上包括了现在中医的常用药物。书中不但记述了药物的名称、性味、药味和主治，而且记载了药物的异名和产地。

① 梁启超．梁启超全集：第九册［M］．北京：北京出版社，1999：5066.

（一）三品分类法

《神农本草经》共载药 365 种，根据药物的性能和使用目的，分为上、中、下三品。其分类原则如下：

"上药一百二十种为君，主养命以应天，无毒，多服久服不伤人。欲轻身益气，不老延年者本上经。中药一百二十种为臣，主养性以应人，无毒有毒，斟酌其宜。欲遏病补虚羸者本中经。下药一百二十五种为佐使，主治病以应地，多毒，不可久服。欲除寒热邪气，破积聚疾者本下经。"（《神农本草经·序录》）

这被称为三品分类法，主要以对人体的副作用强弱来区分。其中，上品"主养命以应天"，所说的"轻身益气""不老延年"等，显然属于养生防病的内容，亦即提示上品药大多可作为保健养生、延年益寿之用。如人参、黄芪、茯苓、地黄、杜仲、大枣等，大多具有补益强身、抗老防衰的功效，可以久服，对养生有很大的作用。不过，由于此书明显受到当时道教炼丹服食思想的影响，上品药中有不少矿物药，从后世实践看并非有助于养生，甚至可能伤身。例如说朴硝"炼饵服之，轻身神仙"，太一余粮"久服轻身，飞行千里，神仙"，水银"久服神仙不死"等。

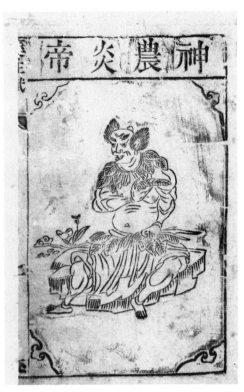

图 2-7　神农像
（引自清乾隆玉轴堂本《珍珠囊药性赋》）

中品"主养性以应人"，可以"遏病补虚羸"，说明其中的药物也可有选择性地作为补益及食疗之用。如百合、当归、龙眼、鹿茸、黄连、麻黄、白芷、黄芩等。

下品"主治病以应地"，有毒者多，能祛邪破积，如大黄、乌头、甘遂、巴豆等，通常无病时不做食疗服用。

此外，《神农本草经·序录》还提出"药有酸咸甘苦辛五味，又有寒热温凉四气及有毒无毒""疗寒以热药，疗热以寒药，饮食不消以吐下药……各随其所宜"等药物基本理论及用药原则，并总结了"药有君臣佐使"，"有单行者，有相须者，有相使者，有相畏者，有相恶者，有相反者，有相杀者"等药物配伍方法。为了保证药物质量，还指出要注意药物的产地、采集药物的时间和方法及辨别药物真伪。论述制成各种剂型，要随药性而定；用毒药应从小剂量开始，随病情的发展而递增；服药时间应按病位所在确定在食前、食后或早晨、睡前服药，等等。这些对临床用药和养生食疗都有重要的指导意义。

（二）养生功能药物

在《神农本草经》中，与养生相关的功效术语有轻身、延年（或耐老、增年、长年）、肥健（或长肌肉）、耐饥（或不饥）、不老、聪耳、明目、安神（或安魄、强魂、安心）、益智（或聪慧、增智慧、聪明、强志、不忘）、好颜色（或面生光华）等。现将具备相应功效的药物列表，见表 2-1。有的药物还有"仙药"之效，属道教之辞，此处未列入。

表 2-1   《神农本草经》载养生功效药物表

功能	上品药物	中品药物	下品药物
轻身	菊花、甘草、薯蓣、薏苡仁、枸杞子、酸枣、大枣、藕实茎、鸡头实、胡麻、石蜜、薤、蜀椒、涅石、空青、曾青、白青、扁青、干地、女萎、麦门冬、远志、白蒿、奄闾子、析子、薯实、赤芝、丹芝、青芝、白芝、黄芝、紫芝、络石、漏芦、兰草、牡桂、菌桂、松脂、槐实、柏实、女贞实、石蜜、葡萄、蓬蘽（覆盆子）、胡麻、云母、朴硝、滑石、禹余粮、太乙余粮、白石英、紫石英、菖蒲、人参、天门冬、术、牛膝、茺蔚子、防葵、柴胡、独活、车前子、泽泻、龙胆、细辛、石斛、白英、赤箭、卷柏、蓝实、蒺藜子、肉苁蓉、防风、蒲黄、香蒲、天名精、决明子、旋华、茵陈、杜若、石龙刍、王不留行、姑活（冬葵子）、屈草、榆皮、酸枣、干漆、蔓荆实、辛夷、桑上寄生、杜仲、蕤核、龙骨、熊脂、白胶、阿胶、雁肪、龟甲、大枣、苋实、瓜子、苦菜	雌黄、石龙芮、龙眼、雄黄、耳实、蠡实、水萍、牡丹、桑耳、竹叶、枳实、秦皮、秦菽、猪苓、合欢、羚羊角、樗鸡、蓼实、葱实、薤头（薤）	天雄、莨菪子、夏枯草、蜀椒
肥健	薯蓣、女贞实、葡萄、胡麻、麻蕡、泽泻、赤箭、玉泉	白马茎	水靳
头不白	蓝实	秦皮	
延年	菊花、甘草、薯蓣、茯苓、酸枣、大枣、藕实茎、蜀椒、鸡头实、薤、空青、白青、奄闾子、赤芝、丹芝、青芝、白芝、黄芝、紫芝、络石、松脂、柏实、葡萄、云母、滑石、禹余粮、白石英、紫石英、人参、天门冬、甘草、术、牛膝、独活、车前子、龙胆、细辛、石斛、白英、赤箭、蒲黄、香蒲、天名精、地肤子、景天、茵陈、石龙刍、王不留行、姑活（冬葵子）、屈草、干漆、蔓荆实、辛夷、杜仲、龙骨、白胶、雁肪、瓜子、苦菜、菖蒲、蜜蜡	雌黄、牡丹、秦菽、猪苓、葱实、薤头（薤）、牡蛎	蜀椒
耐饥	薯蓣、茯苓、藕实茎、鸡头实、石蜜、薤、麦门冬、薯实、青蘘、石蜜、葡萄、滑石、禹余粮、太乙余粮、术、泽泻、旋华、榆皮、蕤核、熊脂、雁肪、龟甲、苋实、瓜子、玉泉、蜜蜡	桑耳、葱实、薤头（薤）、凝水石、长石、梅实	
聪耳	香蒲、薯蓣、鸡头实、白蒿、漏芦、青蘘、泽泻、地肤子、徐长卿、石龙刍、远志	耳实	
明目	丹砂、云母、石钟乳、空青、白青、扁青、香蒲、薯蓣、鸡头实、白蒿、析子、薯实、青芝、漏芦、青蘘、云母、人参、柴胡、泽泻、细辛、蒺藜子、地肤子、景天、杜若、石龙刍、云实、辛夷、桑上寄生、蕤核、茺蔚子、黄连、络石、蔓荆实、蕤核、鲤鱼胆、苋实、远志	石龙芮、耳实、合欢、梅实、铁精、理石、长石、苦参、瞿麦、秦菽、羚羊角、伏翼（蝙蝠）、蓼实、葱实	戎盐、草蒿（青蒿）、荧火
安神	丹砂、茯苓、藕实茎、白芝、黄芝、玉泉	龙眼、羚羊角、梅实	
益智	薯实、赤芝、白芝、石蜜、葡萄、蓬蘽（覆盆子）、菖蒲、人参、龙胆、熊脂、蕤核、鲤鱼胆、远志	龙眼、鹿茸、耳实、桑耳、樗鸡、白马茎	莨菪子
好颜色	女萎、紫芝、络石、菌桂、蜂子、泽泻、瓜子	秦菽	
不老	丹砂、玉泉、涅石、滑石、空青、白青、扁青、干地黄、女萎、麦门冬、远志、白蒿、奄闾子、析子、薯实、赤芝、丹芝、青芝、黄芝、紫芝、络石、漏芦、兰草、青蘘、牡桂、菌桂、松脂、槐实、柏实、女贞实、石蜜、蜂子、葡萄、蓬蘽（覆盆子）、胡麻、麻蕡	雌黄、石龙芮、龙眼、鹿茸	

从表 2-1 中看出，有明显养生功效的药物集中在上品，下品极少。上品本应副作用小，可以长期食用，然而其中的不少金石类药，其用法多是"服饵"，并非一般的"久服"，带有浓厚的道教色彩，不可作为一般药物和食物来看待。

三、张仲景与养生

（一）张仲景简介

张仲景（150—219年），名机，东汉南阳郡涅阳（今河南南阳）人，相传当过长沙太守，又称张长沙。张仲景自小好学深思，博通群书，潜乐道术。10岁时同乡何颙赏识他的才智和特长，称赞说"君用思精而韵不高，后将为良医"（《太平御览》卷722引《何颙别传》）。后来张仲景果真成了良医，被人称为"医中之圣，方中之祖"。

张仲景处在动乱的东汉末年，人民颠沛流离，饥寒困顿。各地连续爆发疫病，著名文学家曹植《说疫气》言"家家有僵尸之痛，室室有号泣之哀"。张仲景族人病死很多，他"感往昔之沦丧，伤横夭之莫救"（《伤寒论》自序），于是发愤研究医学，仔细研读《黄帝内经》等古代医书，又"博采众方"，广泛搜集古今治病的有效方药及民间验方，结合临床体会，撰写出《伤寒杂病论》16卷（又名《伤寒卒病论》）。这部著作在205年左右写成，到了晋代，名医王叔和加以整理，宋代逐渐分为《伤寒论》和《金匮要略》两书。

（二）张仲景的养生思想

张仲景非常重视医药的作用，认为可以"上以疗君亲之疾，下以救贫贱之厄，中以保身长全，以养其生"①。具体内容主要见于《金匮要略》一书。

1. 论治未病

《金匮要略·脏腑经络先后病脉证并治》开篇首论"治未病"：

"问曰：上工治未病，何也？师曰：夫治未病者，见肝之病，知肝传脾，当先实脾，四季脾旺不受邪，即勿补之。中工不晓相传，见肝之病，不解实脾，惟治肝也。"②

这里张仲景所论的偏于治未病中的"已病防变"，而对"未病先防"也有强调：

"夫人禀五常，因风气而生长，风气虽能生万物，亦能害万物，如水能浮舟，亦能覆舟……若人能养慎，不令邪风干忤经络，适中经络，未流传脏腑，即医治之；四肢才觉重滞，即导引吐纳，针灸膏摩，勿令九窍闭塞；更能无犯王法，禽兽灾伤，房室勿令竭乏，服食节其冷热，苦酸辛甘，不遗形体有衰，病则无由入其腠理。"③

张仲景强调"若五脏元真通畅，人即安和"，尤其提出"四季脾旺不受邪"，并提出综合应用导引、针灸等多种养生方法，这对后世的养生学有着很强的指导意义。

2. 注意饮食卫生

《金匮要略》的"禽兽鱼虫禁忌并治"和"果实菜谷禁忌并治"两篇，谈到非常丰富的食疗知识。其中对食疗原则说：

"凡饮食滋味以养于生，食之有妨，反能为害，自非服药炼液、焉能不饮食乎？切见时人，不闲调摄，疾疢竞起；若不因食而生，苟全其生，须知切忌者矣。所食之味，有与病相宜，有与身为害。若得宜则益体，害则成疾，以此致危，例皆难疗。"④

虽然论述了食物有宜与有害的两面，但《金匮要略》主要是治病专著，故所论食物偏于谈其不利于健康的一面，即禁忌。后面详细列举各种食物之害，以及不同情况下的饮食原则，对

① 张仲景. 伤寒论［M］. 北京：中国书店，1993：1.
② 张仲景. 金匮要略方论［M］. 北京：中国书店，1993：1.
③ 张仲景. 金匮要略方论［M］. 北京：中国书店，1993：2.
④ 张仲景. 金匮要略方论［M］. 北京：中国书店，1993：133.

后世食疗学说影响极大。如：

"凡煮药饮汁以解毒者，虽云救急，不可热饮，诸毒病，得热更甚，宜冷饮之。"①

"肝病禁辛，心病禁咸，脾病禁酸，肺病禁苦，肾病禁甘。春不食肝，夏不食心，秋不食肺，冬不食肾，四季不食脾。辩曰：春不食肝者，为肝气王，脾气败，若食肝，则又补肝，脾气败尤甚，不可救，又肝王之时，不可以死气入肝，恐伤魂也，若非王时即虚，以肝补之佳，余脏准此。"

"凡肉及肝，落地不着尘土者，不可食之。

"诸肉落水浮者，不可食。

"诸肉及鱼，若狗不食，鸟不啄者，不可食。

"诸肉不干，火灸不动，见水自动者，不可食之。

"肉中有朱点者，不可食之。

"六畜肉，热血不断者，不可食之……"②

"果子生食生疮。

"果子落地经宿，虫蚁食之者，人大忌食之。

"……杏酪不熟，伤人。

"梅多食，坏人齿。

"李不可多食，令人胪胀。

"林檎不可多食，令人百脉弱。

"橘柚多食，令人口爽，不知五味。

"梨不可多食，令人寒中，金疮、产妇，亦不宜食。

"樱桃杏多食，伤筋骨。

"安石榴不可多食，损人肺。

"胡桃不可多食，令人动痰饮。

"生枣多食，令人热渴，气胀。寒热羸瘦者，弥不可食，伤人。"③

"凡诸毒，多是假毒以投，无知时宜煮甘草荠苨汁饮之，通除诸毒药。"④

四、华佗与养生

华佗，又名华敷，字元化，沛国谯（今安徽亳县）人。华佗是东汉末名医，与张仲景、董奉并称"建安三神医"，在历史上尤以创用最早的麻醉药"麻沸散"及创制导引功法"五禽戏"而闻名。

《后汉书·华佗传》说：

"（佗）兼通数经，晓养性之术。年且百岁而貌有壮容，时人以为仙。"⑤

他医术高超，精通妇、儿、产、内、外各科，可惜后来被曹操处死狱中，医学著作没有流传下来。他的学生吴普和樊阿分别继承了他的养生方法，使之得以流传。

1. 重视运动，创制五禽戏

《三国志·华佗传》载华佗的运动养生观点说：

---

① 张仲景. 金匮要略方论［M］. 北京：中国书店，1993：133.
② 张仲景. 金匮要略方论［M］. 北京：中国书店，1993：134–135.
③ 张仲景. 金匮要略方论［M］. 北京：中国书店，1993：142–143.
④ 张仲景. 金匮要略方论［M］. 北京：中国书店，1993：149.
⑤ 范晔. 后汉书［M］. 北京：中华书局，1965：2738.

"人体欲得劳动，但不当使极尔，动摇则谷气得消，血脉流通，病不得生，譬犹户枢不朽是也。"①

华佗强调人体要适度活动，不能疲惫，以保持机体的健康。这是不同于以往多主"静"而提出以"动"养生的思想，丰富和发展了导引养生的方法。具体的方法，则是著名的"五禽戏"。华佗说：

"是以古之仙者为导引之事，熊颈（经）鸱顾，引挽腰体，动诸关节，以求难老。吾有一术，名五禽之戏，一曰虎，二曰鹿，三曰熊，四曰猿，五曰鸟，亦以除疾，并利蹄足，以当导引。体中不快，起作一禽之戏，沾濡汗出，因上着粉，身体轻便，腹中欲食。"②

五禽戏分别模仿虎的扑动前肢、鹿的伸转头颈、熊的伏倒站起、猿的脚尖纵跳、鸟的展翅飞翔等动作，并有具体的练习方法要求。华佗弟子吴普练习五禽戏，"年九十余，耳目聪明，齿牙完坚"。《后汉书·华佗传》注引《佗别传》记载：

"吴普从佗学，微得其方，魏明帝呼之，使为五禽戏。普以年老手足不能相及，粗以其法语诸医。"③

说明五禽戏在当时也曾流传下来，只是在后世未再见有传习记载。目前所见的五禽戏是明清时养生家所传，虽然都称是华佗传下，但可能是重新创制的。

2.服食方药漆叶青黏散

《三国志·华佗传》载：

"（樊）阿从佗求可服食益于人者，佗授以漆叶青黏散。漆叶屑一升，青黏屑十四两，以是为率，言久服去三虫，利五脏，轻体，使人头不白。阿从其言，寿百余岁。漆叶处所而有，青黏生于丰、沛、彭城及朝歌云。"④

从内容来看，这是一个有益长寿的良方，但方中"青黏"所指何物，后人考证意见不一。《三国志》裴松之注引《华佗别传》说：

"青黏者，一名地节，一名黄芝，主理五脏，益精气。本出于迷入山者，见仙人服之，以告佗。佗以为佳，辄语阿。阿又秘之。近者人见阿之寿而气力强盛，怪之同，遂责阿所服，因醉乱误道之。法一施，人多服者，皆有大验。"⑤

宋代苏颂认为青黏是黄精，也有人认为青黏可能指萎蕤（即玉竹）。⑥

第四节　汉代导引俑及"熊经"图

秦汉时代墓葬流行以俑陪葬，各种类型的俑往往以现实生活中的形象为根据。近年，学界结合对古代导引术的认识，将考古出土的一批陶俑命名为"导引俑"⑦，这是了解和研究汉代导引的宝贵资料。而其他反映动物象形动作的图像在古代并不少见，有些类似"熊经"的出土图像也值得研究。

---

① 陈寿. 三国志：三［M］. 北京：中华书局，1982：804.
② 陈寿. 三国志：三［M］. 北京：中华书局，1982：804.
③ 范晔. 后汉书［M］. 北京：中华书局，1965：2740.
④ 陈寿. 三国志：三［M］. 北京：中华书局，1982：804.
⑤ 陈寿. 三国志：三［M］. 北京：中华书局，1982：804–805.
⑥ 程从容，郭泉. 古方漆叶青黏散中的青黏之考证［J］. 基层中药杂志，2001（1）：48.
⑦ 苏奎. 汉代导引俑与导引术［J］. 中国历史文物，2010（5）：18–24.

一、导引俑

1. 重庆巫山麦沱汉墓导引俑

1997 年出土于重庆巫山麦沱汉墓 M40 号墓的导引俑共 6 件（图 2-8），高度从 11.3 厘米至 19.5 厘米不等。人物有男有女，动作姿态有站有坐、有俯有仰，似是成套动作。发掘报告定为西汉晚期墓，并就陶俑指出：

"出土的六件陶俑，从衣着、姿态、动作等分析，似为一套健身运动。衣着多短衣短裤，姿态逼真，有立式、坐式、弓身等，动作栩栩如生。"①

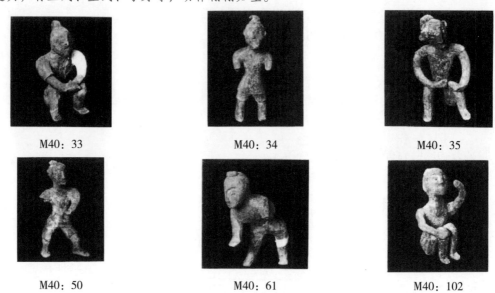

M40：33   M40：34   M40：35

M40：50   M40：61   M40：102

图 2-8　麦沱汉墓导引俑（编号按发掘报告）

2. 山东阳谷县吴楼汉墓导引俑

1997 年出土于山东阳谷县吴楼一号汉墓的导引俑共 12 个（图 2-9），高度从 6.9 厘米至 9.9 厘米不等，年代为西汉晚期。发掘报告指出：

"有的屈腿坐姿，双手合十，有的握拳蹲坐，姿势各不相同。我们认为可能是一种'导引图'式，即现在的气功。"②

3. 河南济源出土导引俑

2003 年出土于河南济源市五龙口镇西窑头村沁北电厂工地的导引俑共 7 个（图 2-10），年代为西汉末期。现藏济源市博物馆。发掘报告称之为"养生俑群"，命名则有导引俑、气功俑、养生俑等③。

4. 湖北江夏流芳东吴墓导引俑

1998 年出土于湖北武汉市江夏区流芳镇的导引俑共 3 个（图 2-11），青瓷质，年代为三国东吴。发掘报告称之为"武士俑"④，有研究者称之为"青瓷导引俑白毫相"⑤。

① 重庆市文化局，湖南省文物考古研究所，巫山县文物管理所. 重庆巫山麦沱汉墓群发掘报告［J］. 考古学报，1999（2）：153–178.
② 聊城市文物管理委员会. 山东阳谷县吴楼一号汉墓的发掘［J］. 考古，1999（11）：35–45.
③ 李彩霞. 济源西窑头村 M10 出土陶塑器物赏析［J］. 中原文物，2010（4）：101–104.
④ 武汉市博物馆，江夏区文物管理所. 江夏流芳东吴墓清理发掘报告［J］. 江汉考古，1998（3）：56–66.
⑤ 吴为山，阮荣春. 中国美术研究：第 5 辑［M］. 南京：东南大学出版社，2013：35.

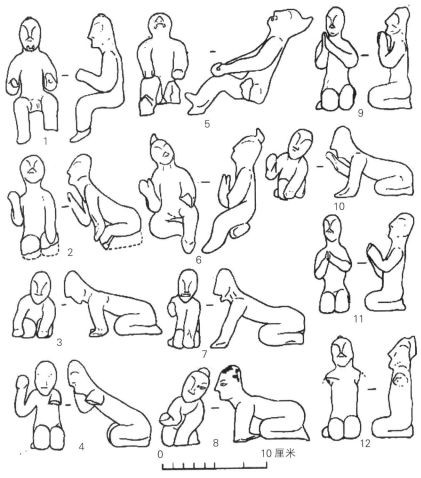

图 2-9　吴楼汉墓导引俑正、侧面线描图

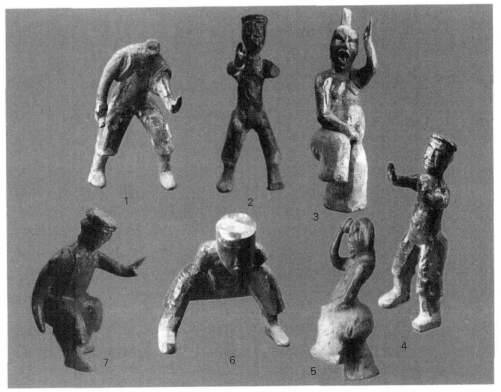

图 2-10　济源导引俑

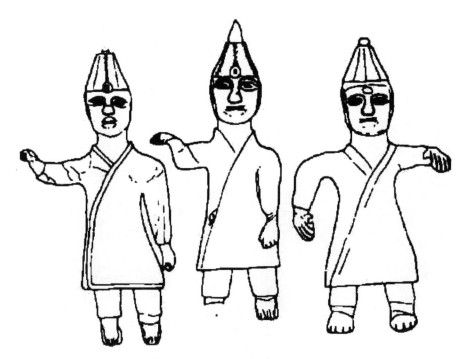

图 2-11　江夏流芳东吴墓导引俑

二、"熊经"图

沈从文先生研究辑录多种从先秦到秦汉的熊形图像，认为均与古代导引中的"熊经"动作相关。据其《说"熊经"》选录其中两种人形图案，见图 2-12、图 2-13。

沈从文指出："旧时说'熊经'往往从《庄子》一下子说到华佗'五禽戏'……但从《庄子》到华佗中间隔了数百年整整秦汉两代，'熊经'之类健身术难道在这数百年中竟湮没无闻，直至华佗才重新发掘吗？这显然不可能……马王堆三号汉墓年代在西汉初年，比它稍晚的《淮南子·精神》中仍有'熊经、鸟伸、凫浴、蝯躩、鸱视、虎顾'的记载，那么《导引图》能够继承战国以来的导引套路就很自然了。问题是，在此后，'熊经'是不是仍然一直没有失传？"[①]

沈从文认为多种图文资料足以证明"熊经"术在秦汉以来的一脉相传，值得深入研究。

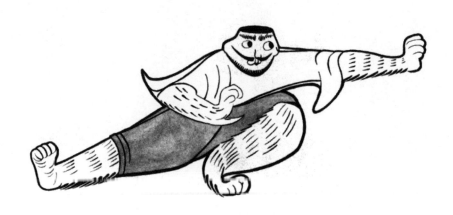

图 2-12　西汉洛阳空心砖上的彩绘（摹本）

① 沈从文. 物质文化史［M］//沈从文全集：第 30 卷. 太原：北岳文艺出版社，2002：304-306.

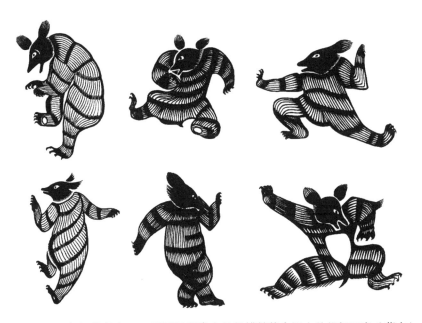

图 2-13　　1964 年河北保定 122 号西汉墓出土的银错管状车器上的熊经图案（摹本）

第三章

晋唐五代时期的养生

从西晋至五代的近700年间，既有战事连绵、分裂动乱的南北朝和五代，又有全国统一、强盛开放的大唐盛世。朝代更迭，对文化产生深刻的影响。魏晋玄学与宗教流行，是这一时期显著的特色。

汉末逐渐组织化的道教在晋唐时期不断发展，在理论教义、修持方术、科戒仪范和组织形式上都不断规范。北魏道士寇谦之整肃道教，使之进一步去世俗化。唐朝皇室尊崇道教，诸如唐高宗追封老君为"太上玄元皇帝"、唐玄宗下诏编修藏经等，使道教发展极为兴盛。这一时期道教出现了道教派别分化。晋唐时期形成并盛行的主要道派有上清派、灵宝派、楼观派等。

佛教在晋唐时期也得到很大的发展。南朝宋、齐、梁、陈各代帝王大多崇信佛教。梁朝有寺庙2 846座，僧尼82 700余人。这一时期有大批外国僧人到中国弘扬佛法，也有不少中国信徒到西域求法，促进了佛教典籍在中国的流传，也促使各大乘宗派先后出现，如北魏开创、由唐代善导集成的净土宗，唐代智顗创立的天台宗，吉藏创立的三论宗，玄奘创立的法相宗，道宣等创立的律宗，弘忍和弟子惠能创立的禅宗，法藏创立的华严宗，印度僧人善无畏、金刚智、不空等奠定的密宗等。这些教派的理论不但丰富了佛教的心性之学，在思维上对养生思想也有影响。

魏晋玄学是魏晋时期的一种哲学思潮，主要典籍是"三玄"，即《周易》《老子》《庄子》。何晏、王弼开创"正始之音"，发挥《老子》的宇宙观，突出《周易》《论语》的地位，并做全新的解释。他们立意玄远，甚少务实，亦称玄学，或曰清谈。玄学理论一反两汉儒学的谶纬之言，吸引道教和佛教的观念，探讨本体论和认识论问题，抽象的哲理性强，但并未形成宗教式的团体。

宗教与社会文化的发展以及民众不断增长的需求，推动晋唐时期医药学术继续进步。名医如葛洪、陶弘景、孙思邈等既精通医学，又有深厚的宗教修为，他们对养生学术的贡献巨大。同时，这一时期还出现了不少医、道、佛的养生专著，影响深远。

第一节　求仙服石及医学发展对养生的影响

一、求仙服石的流行及流弊

两晋南北朝时期，社会纷乱，瘟疫流行，无论是普通民众还是上层贵族，生命都缺乏保障。因此这一时期的宗教发展，无不着力宣传各种驱病防疫甚至长生不老的法术。各种仙术、灵药流行一时，一直到唐代末期才渐渐式微。

（一）宗教文化的发展与服石风尚

北魏道士寇谦之改革道教时，"清整道教，除去'三张'（指张陵、张衡、张鲁）伪法，租米钱税及男女合气之术"，"专以礼度为首，而加之以服食闭炼"[①]。他虽然清理一些杂法，但也倡导"服食闭炼"之术。道教各个教派都重视这类修炼，如上清派注重个人修炼，提倡通过炼神的方法以炼形，同时也主张三教合一，把佛门炼神的义理吸收进道教。其修炼方尤其注重"存思"，对养生气功等影响较大。灵宝派以《灵宝五符经》为经典，晋朝时葛洪撰《灵宝经》

---

① 魏收. 魏书［M］. 长春：吉林人民出版社，1995：1777.

数十卷，后陆修静加以增修，立成轨仪，使灵宝教大行于世，其修炼方法主要是重符箓科教，较多斋醮科仪活动。楼观派则是北魏时陕西终南山一带兴起的道派，在隋唐时曾达到鼎盛，其尊尹喜为祖师，崇奉《道德经》《西升经》《妙真经》等经典，习诵《大洞真经》《黄庭内景经》等，修炼方术以融合各派为特征，重视符箓与丹鼎。

在道教理论的宣传下，魏晋时期道教炼丹术盛行，著名的炼丹家葛洪说，人如果要实现长生不死成仙的目的，必须"假求外物以自固"，用金银玉石等炼成丹药服食，"炼人身体，故能令人不老不死"。炼丹之术作为追求长生的手段，盛行一时。现代证明这类丹药大多含有毒的汞、铅、砷、硫及其化合物，对生命有害，不过炼丹术对药物加工炮制与制备方法有所发展，对矿物药的性质和新合成药物的发现，在中药学和制药化学上也有积极意义。

晋唐时期佛教在中国取得较大的发展。其理论强调看破生死，反对执着于烦恼恶念，追求达到寂灭一切烦恼的涅槃境界，这些信念从养生角度来看有助于心理调适。如佛教禅定修"止观"之法云："自心本是不动不摇，非明非暗故。若修止观，即能转暗动而为明静。修止，即能止其生死而为涅槃；修观，即能观破烦恼而为菩提。"[1] 当时西域僧人也将不少所谓"长命药"传入中国，颇受帝王们重视，当然不可能真正成功。这一时期佛教修行方式上的参禅打坐、入静止观和斋戒素食等，逐渐为社会大众了解和接受，对传统养生学有一定的影响。

玄学兴起后，在思想上受到道教和佛教的影响，注重探讨生死问题，体现出强烈的生命意识。这一时期的知识分子撰写了众多有关养生的专论。他们对养生的观点近于道家，主要继承老庄之旨，即形神并养，以神为本，动静结合，以静为本，但同时也接受甚至实践道教服食的做法，以追求"越名教而任自然"。知识分子热衷于"散发"抗命、居丧饮酒或赤膊跣奔等行为，并经常服用各种矿石药物配成的"寒食散"（又叫"五石散"），因其药性燥热，服后须寒饮、寒食、寒衣、寒卧以散热，借以放浪形骸。这种所谓的"魏晋风度"其实对身体有很大的伤害。因为"寒食散"多为燥烈剧毒之药，久用会引起严重中毒，变生种种疾病，不少人深受其害。这也使研究解寒食散之毒成为当时医学界的新课题，如《诸病源候论》《千金方》等书都有专篇论述。

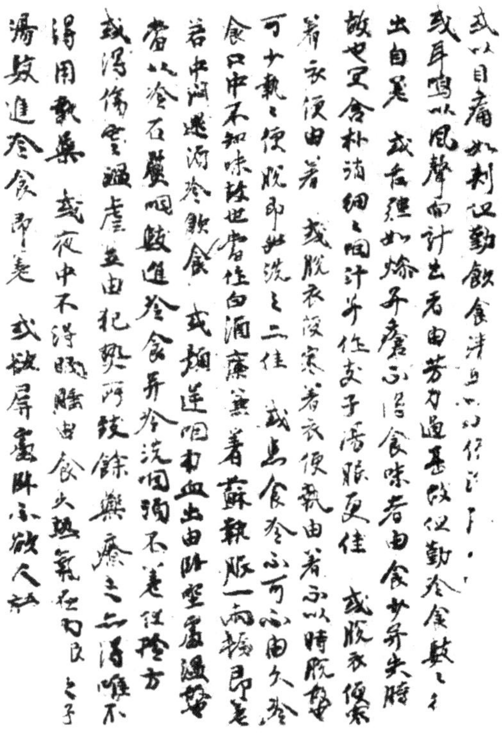

由于明显的不良后果，服石和炼外丹的风气在唐朝以后渐渐衰退，只有某些皇帝贪恋人世，仍然不顾一切地以身试药。道教转而兴起内丹术。内丹术是将人体拟作"鼎炉"，把体内的精气当作"药物"，运用"神"去烧炼，从而使精、气、神凝聚成"内丹"。内丹术奠基于东汉魏伯阳所著的《周易参同契》，但"内丹"这一名称却一直到晋代许逊的《灵剑子》（现代人又多认为此书属宋代）中才始有记载，隋代苏元朗被认为是弘扬内丹的重要人物，唐代的《钟吕传道集》《灵宝毕法》等建立起较系统的修炼模式和理论体系。内丹术从此成为古代重要的养生方法，有关内容参见本章第七节。

图3-1　敦煌写本《疗服石医方》（部分）
（罗振玉原藏，引自《罗雪堂先生全集》）

---

[1] 智𫖮. 宝静法师讲·修习止观坐禅法要 [M] //蒋维乔，袁了凡，智𫖮. 禅定入门. 北京：九州出版社，2012：146.

（二）帝王对长寿、炼丹的追求及影响

两晋南北朝隋唐时期，社会对仙药的需求有增无减，出现了许多流弊。历代服食丹药中毒丧生者史不绝书，其中还包括不少皇帝。据记载，这一时期死于丹药的皇帝有东晋哀帝司马丕、唐太宗李世民、唐宪宗李纯（或说被宦官杀死）、唐穆宗李恒、唐武宗李炎、唐宣宗李忱等。他们以帝王之尊去追求长生，结果反受其害，带来的影响是巨大的，一定程度上也改变了养生追求的走向。故将相关事迹略述如下。

1. 两晋南北朝帝王

东晋哀帝司马丕，史载其好服"长生药"，大臣高崧曾加以劝谏，史载："哀帝雅好服食，崧谏以为'非万乘所宜。陛下此事，实日月之一食也'。"①（《晋书·高崧传》）但这一劝谏不被接受，结果哀帝因丹药中毒，据载"帝雅好黄老，断谷，饵长生药，服食过多，遂中毒，不识万机"②（《晋书·卷八·帝纪第八》），不久死去，年仅 25 岁。

北魏道武帝拓跋珪也好仙术。《魏书·释老志》载：

"太祖好老子之言，诵咏不倦。天兴中，仪曹郎董谧因献《服食仙经》数十篇。于是置仙人博士，立仙坊，煮炼百药，封西山以供其薪蒸。令死罪者试服之，非其本心，多死无验。太祖犹将修焉。太医周澹，苦其煎采之役，欲废其事。乃阴令妻货仙人博士张曜妾，得曜隐罪。曜惧死，因请辟谷。太祖许之，给曜资用，为造静堂于苑中，给洒扫民二家。而炼药之官，仍为不息。"③

拓跋珪受方士影响多年服石，晚年因中毒以致几近失常。《魏书·帝纪第二·太祖纪》载：

"帝服寒食散，自太医令阴羌死后，药数动发，至此逾甚。而灾变屡见，忧懑不安，或数日不食，或不寝达旦。归咎群下，喜怒乖常，谓百僚左右人不可信，虑如天文之占，或有肘腋之虞。追思既往成败得失，终日竟夜独语不止，若旁有鬼物对扬者。朝臣至前，追其旧恶皆见杀害，其余或以颜色变动，或以喘息不调，或以行步乖节，或以言辞失措，帝皆以为怀恶在心，变见于外，乃手自殴击，死者皆陈天安殿前。于是朝野人情各怀危惧。有司懈怠，莫相督摄；百工偷劫，盗贼公行，巷里之间人为希少。"④

其后北魏世祖太武帝拓跋焘，供奉著名道士寇谦之，并封其为"天师"，"崇奉天师，显扬新法，宣布天下，道业大行"，甚至按照寇谦之的要求"亲至道坛，受符箓。备法驾，旗帜尽青，以从道家之色也。自后诸帝，每即位皆如之"。又曾向术士韦文秀征询金丹之事，并"遣与尚书崔颐诣王屋山合丹，竟不能就"。后来他还进一步召集方士，《魏书·释老志》载：

"时方士至者前后数人。河东祁纤，好相人。世祖贤之，拜纤上大夫。颍阳绛略、闻喜吴劭，道引养气，积年百余岁，神气不衰……扶风鲁祈，遭赫连屈孑暴虐，避地寒山，教授弟子数百人，好方术，少嗜欲。河东罗崇之，常饵松脂，不食五谷，自称受道于中条山……"⑤

北齐文宣帝高洋也崇尚丹药，曾令道士张远游炼丹。《北史·卷八十九·艺术上》载：

"有张远游者，文宣时，令与诸术士合九转金丹。及成，帝置之玉匣云：'我贪人间作乐，不能飞上天，待临死时取服。'"⑥

高洋为了贪恋荣华，即使炼成据称能升天的金丹也并不肯即时服用，亦可见当时政治混乱之一斑。

南朝梁武帝也曾让陶弘景炼丹。《南史·隐逸传下·陶弘景》载：

---

① 房玄龄. 晋书［M］. 北京：中华书局，2000：1259.
② 房玄龄. 晋书［M］. 北京：中华书局，2000：134.
③ 魏收. 魏书［M］. 长春：吉林人民出版社，1995：1776.
④ 魏收. 魏书［M］. 长春：吉林人民出版社，1995：30.
⑤ 魏收. 魏书［M］. 长春：吉林人民出版社，1995：1780.
⑥ 李延寿. 北史［M］. 长春：吉林人民出版社，1995：1600.

"帝给黄金、朱砂、曾青、雄黄等。后合飞丹，色如霜雪，服之体轻。及帝服飞丹有验，益敬重之。"①

2. 唐朝帝王

唐朝诸帝服食各种丹药的事情也很多。《旧唐书·本纪第二·太宗上》载，唐太宗李世民早年曾说：

"神仙事本虚妄，空有其名。秦始皇非分爱好，遂为方士所诈，乃遣童男女数千人随徐福入海求仙药，方士避秦苛虐，因留不归。始皇犹海侧踟蹰以待之，还至沙丘而死。汉武帝为求仙，乃将女嫁道术人，事既无验，便行诛戮。据此二事，神仙不烦妄求也。"②

但唐太宗到了晚年，也开始追求长生。贞观二十二年（648 年），唐朝王玄策击败中天竺国，送俘长安。其中有一名叫那罗迩娑婆寐的天竺方士，自称有 200 余岁，通晓长生之法。唐太宗立刻召见，"使方士那罗迩娑婆于金飚门造延年之药"③，结果却死于这些丹药。《旧唐书·郝处俊传》载：

"先帝（指唐太宗）令婆罗门僧那罗迩娑婆寐依其本国旧方合长生药。胡人有异术，征求灵草秘石，历年而成，先帝服之，竟无异效。大渐之际，名医莫知所为。时议者归罪于胡人。"④

唐宪宗也以好方术闻名于历史。《旧唐书·裴潾传》载：

"宪宗季年锐于服饵，诏天下搜访奇士。宰相皇甫镈与金吾将军李道古挟邪固宠，荐山人柳泌及僧大通、凤翔人田佐元，皆待诏翰林。宪宗服泌药，日增躁渴，流闻于外。（裴）潾上疏谏曰：'……伏见自去年已来，诸处频荐药术之士，有韦山甫、柳泌等，或更相称引，迄今狂谬，荐送渐多。臣伏以真仙有道之士，皆匿其名姓，无求于代，潜遁山林，灭影云壑，唯恐人见，唯惧人闻。岂肯干谒公卿，自鬻其术？今者所有夸炫药术者，必非知道之士。咸为求利而来，自言飞炼为神，以诱权贵贿赂。大言怪论，惊听惑时，及其假伪败露，曾不耻于逃遁。如此情状，岂可保信其术，亲饵其药哉？……若夫药石者，前圣以之疗疾，盖非常食之物。况金石皆含酷烈热毒之性，加以烧治，动经岁月，既兼烈火之气，必恐难为防制。若乃远征前史，则秦、汉之君，皆信方士，如卢生、徐福、栾大、李少君，其后皆奸伪事发，其药竟无所成。事著《史记》《汉书》，皆可验视。《礼》曰：'君之药，臣先尝之；亲之药，子先尝之。臣、子一也，臣愿所有金石，炼药人及所荐之人，皆先服一年，以考其真伪，则自然明验矣。'"⑤

大臣裴潾只是建议要让炼丹术士先行服药一年，视试验结果再说，就已经触怒了宪宗，"上怒，己亥，贬裴潾为江陵令"。结果唐宪宗后来服丹药中毒，《旧唐书·本纪第十五·宪宗下》载"上以饵金丹小不豫"，"上自服药不佳，数不视朝"⑥，最终暴卒。

继唐宪宗之位的穆宗，初时曾斩杀柳泌等术士，但后来也迷上方术，开始"饵金石之药"。《旧唐书·卷一百七十五·列传第一百二十一·张皋传》载：

"时有处士张皋上疏曰：'神虑淡则血气和，嗜欲胜则疾疹作。和则必臻于寿考，作则必致于伤残。是以古之圣贤，务自颐养，不以外物挠耳目，不徇声色败性情。由是和平自臻，福庆斯集。故《易》曰：无妄之疾，勿药有喜。《诗》曰：自天降康，降福穰穰。此皆理合天人，著在经训。然则药以攻疾，无疾固不可饵之也。……先朝暮年，颇好方士，征集非一，尝试亦多；果致危疾，闻于中外，足为殷鉴。皆陛下素所详知，必不可更蹈前车，自贻后悔。'"

张皋列举服方士丹药之害，他提出的养生观点也得到穆宗赞赏，然而无补于事，穆宗去世

① 李延寿. 南史［M］. 长春：吉林人民出版社，1995：1084.
② 刘昫. 旧唐书［M］. 长春：吉林人民出版社，1995：20.
③ 刘昫. 旧唐书［M］. 长春：吉林人民出版社，1995：37.
④ 刘昫. 旧唐书［M］. 长春：吉林人民出版社，1995：1773.
⑤ 刘昫. 旧唐书［M］. 长春：吉林人民出版社，1995：2837.
⑥ 刘昫. 旧唐书［M］. 长春：吉林人民出版社，1995：298.

时年仅 30 岁。

唐武宗早年就倾心于长生术。《旧唐书·本纪第十八上·武宗》载,他即位后召道士赵归真入朝,赵归真又"举罗浮道士邓元起有长年之术,帝遣中使迎之"[①]。结果仅一两年,"帝重方士,颇服食修摄,亲受法箓。至是药躁,喜怒失常,疾既笃,旬日不能言"[②],年仅 33 岁就去世了。

唐宣宗也好长生,曾召罗浮山术士轩辕集来朝,大臣劝阻此事时,他说:

"朕以万机事繁,躬亲庶务,访闻罗浮山处士轩辕集,善能摄生,年龄亦寿,乃遣使迎之,或冀有少保理也。朕每观前史,见秦皇、汉武为方士所惑,常以之为诫。"[③]

唐宣宗自称会引前人之鉴为戒,但实际上也是一味求长生之术。其后,"罗浮山人轩辕集至京师,上召入禁中,谓曰:'先生遐寿而长生可致乎?'曰:'彻声色,去滋味,哀乐如一,德施周给,自然与天地合德,日月齐明,何必别求长生也'"[④]。由于轩辕集不以丹药供奉皇帝,"其伎术诡异之道未尝措言,集亦有道之士也"[⑤],宣宗晚年得免丹药之害。

从两晋至唐朝诸帝,追求长生之事不绝于书,为丹药所害的也不止一人。一方面反映人们对健康长寿的追求,另一方面说明这种追求还未趋于理性。假如说丹药是人类对长寿乃至长生药物的一种探索,那么这些帝王就是最显赫的一批实验品,从反面说明了丹药之无益。这些事例也引起社会尤其是医学界的广泛反思。晚唐时,《雁门公妙解录》就明确指出:

"夫学炼金液还丹,并服丹砂硫黄兼诸乳石等药,世人苦求行之,将为便成至药,不得深浅,竞学服饵,皆望长生不死者也,并不悟金丹并诸石药各有本性,怀大毒在其中,道士服之,从羲轩以来,万不存一,未有不死者矣。"[⑥]

以后内丹术的兴起和发展,促使养生学术逐步向更安全、更合理的方向发展。

二、医药卫生理论和实践的发展

(一)医药的进步与专科化发展

晋唐时期,中医学术的发展有从理论转向实用的趋势,表现为更加重视实用经验的积累和记录。在此时期,《黄帝内经》《伤寒杂病论》等汉代医籍的整理、编次及研究受到重视。对《内经》的注释或分类研究专著出现,如杨上善和王冰注解对后世都有重要的影响。此外对医学理论的系统探讨和总结也有不少成果,例如在脉学与病因症候学方面,形成了《脉经》《诸病源候论》等重要理论著作。

在医药的应用和实践方面,中医临证医学日益趋向专科化,是这一时期医学兴盛的一个重要标志。针灸、外科、妇科、儿科等传世最早的专科文献的问世,不但在中国医学史上是首创,在世界医学史上也具有一定的意义。

医学积累总结的另一类标志性成果表现为多部大型方书的产生,方书成为记载临床经验的主要形式。重要的有葛洪《肘后救卒方》,孙思邈《备急千金要方》和《千金翼方》,王焘的《外台秘要方》等。

此外,对药物学的认识显著增强。两晋南北朝是中国历史上民族大融合的重要时期,隋唐两朝的中外交流日益扩大,带来了很多少数民族以及其他国家的药材和用药经验,关于药物的著作大量增加,包括唐朝时出现的具有药典性质的官修本草《新修本草》。

① 刘昫. 旧唐书 [M]. 长春:吉林人民出版社,1995:385.
② 刘昫. 旧唐书 [M]. 长春:吉林人民出版社,1995:389.
③ 刘昫. 旧唐书 [M]. 长春:吉林人民出版社,1995:409.
④ 刘昫. 旧唐书 [M]. 长春:吉林人民出版社,1995:410.
⑤ 刘昫. 旧唐书 [M]. 长春:吉林人民出版社,1995:412.
⑥ 雁门公. 雁门公妙解录 [M] // 张宇初,张宇清,张国祥. 道藏:第 19 册. 北京:文物出版社,1988:366.

晋唐时期，医学的发展也得到官方的重视。南朝刘宋时出现了官设的医学教育机构；至隋唐两代发展为太医署，其分科中设有"按摩"专科，置按摩博士2人；隋太医署设按摩博士2人；唐贞观年间，除按摩博士1人外，又增设按摩师4人、按摩工5~6人、按摩生15人。按摩博士、按摩师、按摩工等的主要职责和工作就是"掌教导引之法以除疾"[①]。《唐六典》记载更详细：

"消息导引之法，以除人八疾：一曰风，二曰寒，三曰暑，四曰湿，五曰饥，六曰饱，七曰劳，八曰逸。凡人支节府脏积而疾生，宜导而宣之，使内疾不留，外邪不入。"[②]

新发现的《天圣令》中有关唐代医疗的《医疾令》还记载：

"诸按摩生学按摩……限三年成……并申补本色师、工。"[③]

由此可见，按摩导引在隋唐时不但成为专科，而且成为专门职业，这对该科的发展起到重要作用。以上这些都反映出隋代巢元方、唐代孙思邈等书中集大成的养生理论有着广泛的理论和实践基础。

医学的进步对养生学术的促进最为明显。一方面，脉学、病因病机学、针灸经络学、方药学等理论的完善直接促进养生理论的发展，医学养生得到了全面的提高，涌现出葛洪、巢元方、孙思邈等有代表性的医学养生家，医药著作中记载了大量的养生方药和名家养生经验，还出现食疗专篇专著如《食疗本草》《食医心鉴》等。可以说，这一时期是中医养生文化体系得以形成的时期。另一方面，医学还指出了当时种种在"修仙""长生"名义下的服石、炼丹等做法的危害，并探索了治疗及纠正的方法。这使得养生学中的医学理性色彩更为明显。

（二）卫生知识的提高与普及

晋唐时期，个人卫生、饮食卫生、环境卫生的知识以及防病措施都得到提高和普及。如佛教在这一时期的盛行，把淋浴、刷牙、焚香等卫生习俗在中国进一步传播。《洛阳伽蓝记》卷四载，北魏时隐士赵逸领宝光寺僧人掘得晋代浴室遗址。建于东汉的陕西扶风法门寺也建有浴室，而且还对外开放。如《法门寺浴室院暴雨冲注唯浴室镀器独不漂没灵异记》碑文载："寺之东南隅有浴室院……缁侣云集，凡圣混同，日浴于数。"今遗址尚存。《南齐书》载有《沐浴经》三卷，说明当时对沐浴的重视。

关于饮食卫生，晋代傅玄提出"病从口入"（《拟金人铭作口铭》，见《太平御览》卷三百六十七），认为饮食不慎可致疾病。这句话遂成为流传千载的卫生谚语。还出现了一些与卫生有关的习俗，例如农历正月初一饮屠苏酒以防病，唐代孙思邈《千金要方·辟温》载述的第一个处方就是"屠苏酒"。隋唐时期的法律中也有关于饮食卫生的条文。如《唐律疏议》载：

"诸造御膳误犯食禁者，主食绞。若秽恶之物在食饮中，徒二年；拣择不精及进御不时，减二等；不品尝者杖一百。"[④]

"诸外膳犯食禁者，供膳杖七十。若秽恶之物在食饮中及拣择不净者，笞五十；误者，各减二等。"[⑤]

"脯肉有毒，曾经病人，有余者欲焚之，违者杖九十。若故与人食并出卖令人病者，徒一年；以故致死者，绞。即人自食致死者，从过失杀人法（盗而食者不坐）。"[⑥]

同时，上层贵族及知识分子积极传播养生防病知识。唐代宫廷注重居室卫生，唐玄宗时专

① 欧阳修，宋祁. 新唐书［M］. 北京：中华书局，1975：1245.
② 袁文兴，潘寅生主编. 唐六典全译［M］. 兰州：甘肃人民出版社，1997：431.
③ 天一阁博物馆，中国社会科学院历史研究所天圣令整理课题组. 天一阁藏明钞本天圣令校正［附唐令复原研究］［M］.北京：中华书局，2006：578.
④ 长孙无忌. 唐律疏议［M］. 北京：中国政法大学出版社，2013：128.
⑤ 长孙无忌. 唐律疏议［M］. 北京：中国政法大学出版社，2013：130.
⑥ 长孙无忌. 唐律疏议［M］. 北京：中国政法大学出版社，2013：235.

门为晚年的太上皇唐高宗重建大明宫以移居避湿。《唐会要》载：

"龙朔二年，高宗染风痹，以宫内湫湿，乃修旧大明宫，改名蓬莱宫。北据高源，南望爽垲。"①

唐人还很重视温泉的疗养。现存唐太宗李世民所作《温泉铭》，称"朕以忧劳积虑，风疾屡婴，每濯患于斯源，不移时而获损"，表示他通过浸泡温泉来治疗疾病，并赞温泉有"蠲痾疗瘵、疗俗医民"的功效（见图 3-2）。大臣张说也撰《温泉箴》，借称赞温泉之神来说明温泉的"救万灵、荡滞结、腑脏达、肤腠泄"（见图 3-3）的作用。

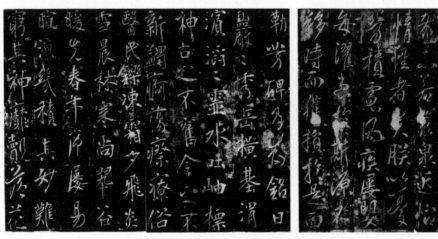

图 3-2 李世民《温泉铭》碑拓片
［原碑立于贞观二十二年（648 年），已遗失。拓本原藏于敦煌藏经洞，现藏于巴黎国立图书馆］

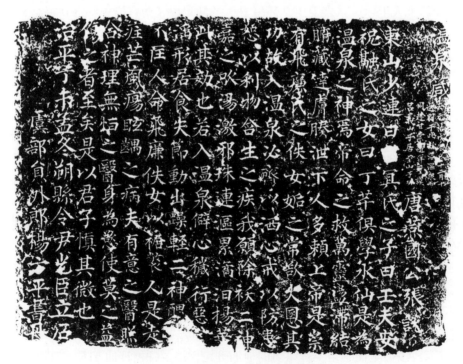

图 3-3 唐代张说撰《温泉箴》碑拓片
［宋治平四年（1067 年）刻石］

古代文人研究与传播养生防病知识也很普遍。唐代柳宗元作《与李睦州服气书》，记载李睦州练服气效果不佳，众多朋友争论应否继续，柳宗元的态度是："大凡服气之可不死欤，不可欤？

---

① 王溥. 唐会要［M］. 北京：中华书局，1955：553.

寿欤，夭欤？康宁欤，疾病欤？若是者，愚皆不言。"①柳宗元还有"种仙灵毗"诗说："我闻畸人术，一气中夜存。能令深深息，呼吸还归根。"②可见唐代知识分子经常相互交流养生方法。

诗人白居易对养生也有很深的体会，撰有《动静交相养赋》，其序及赋文说：

"居易常见今之立身从事者，有失于动，有失于静，斯由动静俱不得其时与理也。因述其所以然，用自敬遵，命曰《动静交相养赋》云：

"天地有常道，万物有常性。道不可以终静，济之以动；性不可以终动，济之以静。养之则两全而交利，不养则两伤而交病。……所以动之为用，在气为春，在鸟为飞。在舟为楫，在弩为机。不有动也，静将畴依？所以静之为用，在虫为蛰，在水为止。在门为键，在轮为柅。不有静也，动奚资始？则知动兮静所伏，静兮动所倚。……嗟夫！今之人，知动之可以成功，不知非其时，动亦为凶；知静之可以立德，不知非其理，静亦为贼。大矣哉！动静之际，圣人其难之。先之则过时，后之则不及时。交养之间，不容毫厘。"③

可以说他对养生中的动与静做了深入的研究。

第二节　葛洪的养生成就

葛洪，字稚川，号抱朴子，晋代著名的医学家、道家、炼丹家、养生家。丹阳句容（今江苏镇江市句容县）人，两度南下岭南，终老于罗浮山。关于葛洪生平，《晋书》有传，《抱朴子》有《自叙》，《太平寰宇记》引袁宏《罗浮记》亦有记载。对其寿命及生卒年份记载不详，目前有两种说法。

一是《晋书·葛洪传》说：

"洪坐至日中，兀然若睡而卒，岳至，遂不及见，时年八十一。"④

二是《太平寰宇记》引东晋袁宏《罗浮记》说：

"既至，而洪已亡，时年六十一。"⑤

有学者认为袁宏的《罗浮记》是他在东晋哀帝兴宁元年（363年）亲自到罗浮山时所写，距葛洪卒年不久，因此其记载具有较高的史料价值⑥。但多数人仍以《晋书·葛洪传》为据。同时，其生年有281年与283年两说，较多学者认同葛洪生于283年，卒于363年，享年81岁。

葛洪治学领域广泛，涉足道教、哲学、史学、医学、药学等，著述甚丰。《晋书·葛洪传》称其"著述篇章，富于班马"。其中医著有《金匮药方》，后被精简而成《肘后救卒方》；道书《抱朴子》中的《金丹卷》《黄白卷》《仙药卷》亦载有与医药学有关的内容。代表葛洪医药学术成就的著作是《肘后救卒方》，反映葛洪养生思想最完整的著作则是《抱朴子》。

一、《抱朴子》与养生

葛洪的《抱朴子》在道教和医学中均占有重要地位。此书分"内篇"与"外篇"，此外还有一卷"别旨"。该书全面总结了晋以前的神仙理论，涉及各种神仙方术，如守一、行气、导引和房中术等，包含了许多重要的养生文献。另外，该书也谈了不少外丹修炼术，是研究和了

① 柳宗元. 柳宗元全集［M］. 上海：上海古籍出版社，1997：265-266.
② 柳宗元. 柳宗元全集［M］. 上海：上海古籍出版社，1997：374.
③ 白居易. 白居易全集［M］. 上海：上海古籍出版社，1999：586.
④ 房玄龄. 晋书［M］. 北京：中华书局，2000：1269.
⑤ 乐史. 太平寰宇记［M］. 北京：中华书局，2007：3070.
⑥ 孔令宏. 从葛洪在岭南的史实论其道术结合的思想［J］. 广州大学学报，2006（2）：23-28.

解古代外丹术的重要专著。

葛洪养生文化思想集中体现在《抱朴子·内篇》中，主要讲述修仙证道的道理，其基本内容包括神仙论、养生术、炼丹术，也包含医学养生学思想。其要义有以下几个方面。

（一）论神仙与不死

1. 论神仙的存在

道教理论中追求成仙与不死是一个恒久的目标。关于这一点，葛洪是持信奉态度的。《抱朴子·内篇·论仙》对此进行了专门的长篇论述：

"或问曰：'神仙不死，信可得乎？'

"抱朴子答曰：'虽有至明，而有形者不可毕见焉。虽禀极聪，而有声者不可尽闻焉。虽有大章竖亥之足，而所常履者，未若所不履之多。虽有禹益齐谐之智，而所尝识者未若所不识之众也。万物云云，何所不有？况列仙之人，盈乎竹素矣。不死之道，曷为无之？'

"于是问者大笑曰：'夫有始者必有卒，有存者必有亡。故三五丘旦之圣，弃疾良平之智，端婴随郦之辩，贲育五丁之勇，而咸死者，人理之常然，必至之大端也。徒闻有先霜而枯瘁，当夏而凋青，含穗而不秀，未实而萎零，未闻有享于万年之寿，久视不已之期者矣。故古人学不求仙，言不语怪，杜彼异端，守此自然，推龟鹤于别类，以死生为朝暮也。夫苦心约己，以行无益之事，镂冰雕朽，终无必成之功。未若摅匡世之高策，招当年之隆祉，使紫青重纡，玄牡龙時，华毂易步趋，鼎饍代末耕，不亦美哉？每思诗人甫田之刺，深惟仲尼皆死之证，无为握无形之风，捕难执之影，索不可得之物，行必不到之路，弃荣华而涉苦困，释甚易而攻至难，有似丧者之逐游女，必有两失之悔，单张之信偏见，将速内外之祸也。夫班狄不能削瓦石为芒针，欧冶不能铸铅锡为干将。故不可为者，虽鬼神不能为也；不可成者，虽天地不能成也。世间亦安得奇方，能使当老者复少，而应死者反生哉？而吾子乃欲延蟪蛄之命，令有历纪之寿，养朝菌之荣，使累晦朔之积，不亦谬乎？愿加九思，不远迷复焉。'

"抱朴子答曰：'夫聪之所去，则震雷不能使之闻；明之所弃，则三光不能使之见。岂鞞磕之音细，而丽天之景微哉？而聋夫谓之无声焉，瞽者谓之无物焉。又况管弦之和音，山龙之绮粲，安能赏克谐之雅韵，昞晔之鳞藻哉？故聋瞽在乎形器，则不信丰隆之与玄象矣。而况物有微于此者乎？暗昧滞乎心神，则不信有周孔于在昔矣。况告之以神仙之道乎？夫存亡终始，诚是大体。其异同参差，或然或否，变化万品，奇怪无方，物是事非，本钧末乖，未可一也。夫言始者必有终者多矣，混而齐之，非通理矣。谓夏必长，而荠麦枯焉；谓冬必凋，而竹柏茂焉；谓始必终，而天地无穷焉；谓生必死，而龟鹤长存焉。盛阳宜暑，而夏天未必无凉日也；极阴宜寒，而严冬未必无暂温也。百川东注，而有北流之浩浩；坤道至静，而或震动而崩弛。水性纯冷，而有温谷之汤泉；火体宜炽，而有萧丘之寒焰；重类应沉，而南海有浮石之山；轻物当浮，而牂柯有沉羽之流。万殊之类，不可以一概断之，正如此也久矣。

"'有生最灵，莫过乎人。贵性之物，宜必钧一。而其贤愚邪正，好丑修短，清浊贞淫，缓急迟速，趋舍所尚，耳目所欲，其为不同，已有天壤之觉，冰炭之乖矣。何独怪仙者之异，不与凡人皆死乎？

"'若谓受气皆有一定，则雉之为蜃，雀之为蛤，壤虫假翼，川蛙翻飞，水蛎为蜻，芛荄为蛆，田鼠为鴽，腐草为萤，鼍之为虎，蛇之为龙，皆不然乎？

"'若谓人禀正性，不同凡物，皇天赋命，无有彼此，则牛哀成虎，楚妪为鼋，枝离为柳，秦女为石，死而更生，男女易形，老彭之寿，殇子之夭，其何故哉？苟有不同，则其异有何限乎？

"'若夫仙人，以药物养身，以术数延命，使内疾不生，外患不入，虽久视不死，而旧身不改，苟有其道，无以为难也。而浅识之徒，拘俗守常，咸曰世间不见仙人，便云天下必无此事。夫目之所曾见，当何足言哉？天地之间，无外之大，其中殊奇，岂遽有限，诣老戴天，而无知其上，终身履地，而莫识其下。形骸己所自有也，而莫知其心志之所以然焉。寿命在我者也，而莫知其修短之能至焉。况乎神仙之远理，道德之幽玄，伏其短浅之耳目，以断微妙之有无，岂不悲哉？'"①

这里两人的论辩其实是各执一词。疑者指出所见生物均有生死，强调生命均为气所构成，生死均有同一性；抱朴子则说气之构成万物各有特点，强调差异性，并且指出每个人的见闻均有限，未必能认识完所有事物，不应排除存在仙人的可能性，"乃知天下之事，不可尽知，而以臆断之，不可任也"，"凡世人所以不信仙之可学，不许命之可延者，正以秦皇汉武求之不获，以少君栾太为之无验故也"。这种论辩思维在后世也较为常见，其实立场不一，难以形成共识。葛洪重点在于说明仙人并非资质异于常人，只不过能"以药物养身，以术数延命，使内疾不生，外患不入，虽久视不死，而旧身不改"；而世人大多不能成仙，是因为所作所为有违于成仙之道。葛洪说：

"夫求长生，修至道，诀在于志，不在于富贵也。苟非其人，则高位厚货，乃所以为重累耳。何者？学仙之法，欲得恬愉澹泊，涤除嗜欲，内视反听，尸居无心，而帝王任天下之重责，治鞅掌之政务，思劳于万几，神驰于宇宙，一介失所，则王道为亏，百姓有过，则谓之在予。醇醪汩其和气，艳容伐其根荄，所以翦精损虑削乎平粹者，不可曲尽而备论也。蚊噆肤则坐不得安，虱群攻则卧不得宁。四海之事，何祇若是。安得掩翳聪明，历藏数息，长斋久洁，躬亲炉火，夙兴夜寐，以飞八石哉？汉武享国，最为寿考，已得养性之小益矣。但以升合之助，不供钟石之费，畎浍之输，不给尾闾之泄耳。

"仙法欲静寂无为，忘其形骸，而人君撞千石之钟，伐雷霆之鼓，砰磕嘈㘗，惊魂荡心，百技万变，丧精塞耳，飞轻走迅，钓潜弋高。仙法欲令爱逮蠉蠕，不害含气，而人君有赫斯之怒，芟夷之诛，黄钺一挥，齐斧暂授，则伏尸千里，流血滂沱，斩断之刑，不绝于市。仙法欲止绝臭腥，休粮清肠，而人君烹肥宰腯，屠割群生，八珍百和，方丈于前，煎熬勺药，旨嘉餍饫。仙法欲溥爱八荒，视人如己，而人君兼弱攻昧，取乱推亡，辟地拓疆，泯人社稷，驱合生人，投之死地，孤魂绝域，暴骸腐野，五岭有血刃之师，北阙悬大宛之首，坑生煞伏，动数十万，京观封尸，仰干云霄，暴骸如莽，弥山填谷。秦皇使十室之中，思乱者九。汉武使天下嗷然，户口减半。祝其有益，诅亦有损。结草知德，则虚祭必怨。众烦攻其膏肓，人鬼齐其毒恨。彼二主徒有好仙之名，而无修道之实，所知浅事，不能悉行。要妙深秘，又不得闻。又不得有道之士，为合成仙药以与之，不得长生，无所怪也。"②

总体上葛洪强调普通人"不见鬼神，不见仙人，不可谓世间无仙人也"，感叹人们"或得要道之诀，或值不群之师，而犹恨恨于老妻弱子，眷眷于狐兔之丘，迟迟以臻殂落，日月不觉衰老，知长生之可得而不能修，患流俗之臭鼠而不能委。何者？爱习之情卒难遣，而绝俗之志未易果也"。他另撰《神仙传》，"自删秦大夫阮仓书中出之，或所亲见，然后记之，非妄言也"，力图证明确有仙人。

2. 论神仙、不死的可学

在《抱朴子·内篇·对俗》中，葛洪进一步说明神仙与不死是可学的：

"或人难曰：'人中之有老彭，犹木中之有松柏，禀之自然，何可学得乎？'

---

① 葛洪. 抱朴子［M］. 济南：山东画报出版社，2004：4-5.
② 葛洪. 抱朴子［M］. 济南：山东画报出版社，2004：7-8.

"抱朴子曰:'夫陶冶造化,莫灵于人。故达其浅者,则能役用万物,得其深者,则能长生久视。知上药之延年,故服其药以求仙。知龟鹤之遐寿,故效其道引以增年。且夫松柏枝叶,与众木则别。龟鹤体貌,与众虫则殊。至于彭老犹是人耳,非异类而寿独长者,由于得道,非自然也。众木不能法松柏,诸虫不能学龟鹤,是以短折耳。人有明哲,能修彭老之道,则可与之同功矣。若谓世无仙人乎,然前哲所记,近将千人,皆有姓字,及有施为本末,非虚言也。若谓彼皆特禀异气,然其相传皆有师奉服食,非生知也。若道术不可学得,则变易形貌,吞刀吐火,坐在立亡,兴云起雾,召致虫蛇,合聚鱼鳖,三十六石立化为水,消玉为台,溃金为浆,入渊不沾,蹈刃不伤,幻化之事,九百有馀,按而行之,无不皆效,何为独不肯信仙之可得乎!仙道迟成,多所禁忌。自无超世之志,强力之才,不能守之。其或颇好心疑,中道而废,便谓仙道长生,果不可得耳。仙经曰,服丹守一,与天相毕,还精胎息,延寿无极。此皆至道要言也。民间君子,犹内不负心,外不愧影,上不欺天,下不食言,岂况古之真人,宁当虚造空文,诳误将来,何所索乎!苟无其命,终不肯信,亦安可强令信哉!'"①

葛洪指出彭祖、老子虽长寿但也是人,"相传皆有师奉服食,非生知也",指出他们也是通过修习才能长寿的。在《抱朴子·内篇·极言》中,他再度回答这一问题:

"或问曰:'古之仙人者,皆由学以得之,将特禀异气耶?'抱朴子答曰:'是何言欤?彼莫不负笈随师,积其功勤,蒙霜冒险,栉风沐雨,而躬亲洒扫,契阔劳艺,始见之以信行,终被试以危困,性笃行贞,心无怨贰,乃得升堂以入于室。或有怠厌而中止,或有怨恚而造退,或有诱于荣利,而还修流俗之事,或有败于邪说,而失其淡泊之志,或朝为而夕欲其成,或坐修而立望其效。若夫睹财色而心不战,闻俗言而志不沮者,万夫之中,有一人为多矣。故为者如牛毛,获者如麟角也。夫彀劲弩者,效力于发箭;涉大川者,保全于既济;井不达泉,则犹不掘也;一步未至,则犹不往也。修涂之累,非移晷所臻;凌霄之高,非一篑之积。然升峻者患于垂上而力不足,为道者病于方成而志不遂。千仓万箱,非一耕所得;干天之木,非旬日所长;不测之渊,起于汀滢;陶朱之资,必积百千。若乃人退己进,阴子所以穷至道也。敬卒若始,羡门所以致云龙也。我志诚坚,彼何人哉?'"②

强调要坚定意志,才能修道有成。假如不学,则是不可能自然成仙的。《抱朴子·内篇·极言》说:

"或问曰:'古者岂有无所施行,而偶自长生者乎?'抱朴子答曰:'无也。或随明师,积功累勤,便得赐以合成之药。或受秘方,自行治作,事不接于世,言不累于俗,而记著者止存其姓名,而不能具知其所以得仙者,故阙如也。昔黄帝生而能言,役使百灵,可谓天授自然之体者也,犹复不能端坐而得道。故涉王屋而受丹经,到鼎湖而飞流珠,登崆峒而问广成,之具茨而事大隗,适东岱而奉中黄,入金谷而谘涓子,论导养则资玄、素二女,精推步则访山稽、力牧,讲占候则询风后,著体诊则受雷岐,审攻战则纳五音之策,穷神奸则记白泽之辞,相地理则书青乌之说,救伤残则缀金冶之术。故能毕该秘要,穷道尽真,遂升龙以高跻,与天地乎罔极也。然按神仙经,皆云黄帝及老子奉事太乙元君以受要诀,况乎不逮彼二君者,安有自得仙度世者乎?未之闻也。'"③

(二)论金丹方法

炼丹是早期道教特别崇尚的修炼方法。在葛洪的神仙理论中也是最重要、最根本的方法,他对金丹的论述对炼丹术影响很大。在《抱朴子·内篇·金丹》中,葛洪特别强调"还丹金液"

---

① 葛洪. 抱朴子[M]. 济南:山东画报出版社,2004:13.
② 葛洪. 抱朴子[M]. 济南:山东画报出版社,2004:92.
③ 葛洪. 抱朴子[M]. 济南:山东画报出版社,2004:93.

为最重要的仙道法门：

"抱朴子曰：'余考览养性之书，鸠集久视之方，曾所披涉篇卷，以千计矣，莫不皆以还丹金液为大要者焉。然则此二事，盖仙道之极也。服此而不仙，则古来无仙矣。'"①

葛洪叙述他对金丹的认识，指出：

"夫五谷犹能活人，人得之则生，绝之则死，又况于上品之神药，其益人岂不万倍于五谷耶？夫金丹之为物，烧之愈久，变化愈妙。黄金入火，百炼不消，埋之，毕天不朽。服此二物，炼人身体，故能令人不老不死。此盖假求于外物以自坚固，有如脂之养火而不可灭。铜青涂脚，入水不腐，此是借铜之劲以扞其肉也。金丹入身中，沾洽荣卫，非但铜青之外傅矣。"②

所谓"假求于外物以自坚固"，就是金丹令人成仙的道理。葛洪称金丹为仙药，但这种"药"与医学上治病的"药"含义不尽相同。葛洪说："服药之方，略有千条。药可分上、中、下三等。上药长生，中药养性，下药除病。"上药之中，又分不同等级。至上者丹砂，次则黄金，次则白银，次则诸芝，次则五玉，次则云母，次则明珠，次则雄黄，而草木则居于最后。

葛洪以还丹金液为仙道之极、仙道之主，故称"金丹大药"。服中、下之药，须循五行生克之理，有种种宜与不宜，久久方有治病延年之效。而"金丹大药"不须论宜与不宜，服之即长生不死，百病立愈，万害百毒不能伤之。《抱朴子·内篇·极言》说：

"或问曰：'世有服食药物，行气导引，不免死者，何也？'抱朴子答曰：'不得金丹，但服草木之药及修小术者，可以延年迟死耳，不得仙也；或但知服草药，而不知还年之要术，则终无久生之理也。'"

《抱朴子·内篇·金丹》也说：

"虽呼吸导引，及服草木之药，可得延年，不免于死也；服神丹令人寿无穷已，与天地相毕，乘云驾龙，上下太清。"

"成则可以举家皆仙，不但一身耳。世人不合神丹，反信草木之药。草木之药，埋之即腐，煮之即烂，烧之即焦，不能自生，何能生人乎？"③

《抱朴子·内篇》的《金丹卷》《仙药卷》《黄白卷》等记载了许多早期的炼丹著作，详述"九丹""金液"诸法，对晋以前的炼丹术进行了系统的总结。他对炼丹药物和炼丹过程都有详细记载。如说丹砂必须"其赤如鸡冠"，"而光明无夹石者"；描述"丹砂烧之成水银，积变又还成丹砂"及"铅性白也，而赤之以为丹；丹性赤也，而白之以为铅"的情况。从今天的化学角度来看，其中包括了一系列的化学反应，如汞的升华，硫化汞受热分解出水银，水银和硫黄不断加热变成硫化汞，将铁投入硫酸铜溶液中能生成金属铜等。

炼丹术主观上是为了炼成金丹，以求长生不老，完全是从道家的求仙思想出发的。客观上，丹药中含有过多的重金属，有的对某些疾病有一定的治疗作用，但多服、久服对人体是有损害的。在唐代以后炼外丹之风已渐减退，今天也不再视为常规的养生方法。

（三）养生思想

葛洪认为"九丹金液，最是仙主"，即以炼丹为修仙的最高法门，然而也承认"事大费重，不可卒办也"，平时"宝精爱气，最其急也，并将服小药以延年命，学近术以辟邪恶，乃可渐阶精微矣"（《抱朴子·内篇·微旨》）。"延命"在他的神仙思想中只属于次一等的目标，但却是进一步追求成仙的前提条件，因此也做了较多的论述。这正是世俗所说的养生。

---

① 葛洪. 抱朴子［M］. 济南：山东画报出版社，2004：19.
② 葛洪. 抱朴子［M］. 济南：山东画报出版社，2004：20.
③ 葛洪. 抱朴子［M］. 济南：山东画报出版社，2004：21.

1. 形神气统一的生命观

葛洪对道教的生命观做了进一步的充实。他对生命以气为本的观点做了具体发挥，以便"知长生之可得，仙人之无种"。《抱朴子·内篇·至理》指出：

"夫圆首含气，孰不乐生而畏死哉？然荣华势利诱其意，素颜玉肤惑其目，清商流徵乱其耳，爱恶利害搅其神，功名声誉束其体，此皆不召而自来，不学而已成，自非受命应仙，穷理独见，识变通于常事之外，运清鉴于玄漠之域，寤身名之亲疏，悼过隙之电速者，岂能弃交修赊，抑遗嗜好，割目下之近欲，修难成之远功哉？

"夫有因无而生焉，形须神而立焉。有者，无之宫也。形者，神之宅也。故譬之于堤，堤坏则水不留矣。方之于烛，烛糜则火不居矣。身劳则神散，气竭则命终。根竭枝繁，则青青去木矣。气疲欲胜，则精灵离身矣。夫逝者无反期，既朽无生理，达道之士，良所悲矣！轻璧重阴，岂不有以哉？故山林养性之家，遗俗得意之徒，比崇高于赘疣，方万物乎蝉翼，岂苟为大言，而强薄世事哉？诚其所见者了，故弃之如忘耳。是以退栖幽遁，韬鳞掩藻，遏欲视之目，遣损明之色，杜思音之耳，远乱听之声，涤除玄览，守雌抱一，专气致柔，镇以恬素，遣欢戚之邪情，外得失之荣辱，割厚生之腊毒，谧多言于枢机，反听而后所闻彻，内视而后见无朕，养灵根于冥钧，除诱慕于接物，削斥浅务，御以愉慔，为乎无为，以全天理尔。"①

这里，葛洪提出"形是神之宅"的形神关系观，而形、神又均取决于气，故"身劳则神散，气竭则命终。根竭枝繁，则青青去木矣。气疲欲胜，则精灵离身矣"。至于气，《抱朴子·内篇·至理》说："夫人在气中，气在人中，自天地至于万物，无不须气以生者也。"气聚成人，人的生命是形、神两方面的统一。

同时，气的多少决定人的体质，《抱朴子·内篇·极言》说："受气各有多少，多者其尽迟，少者其竭速。"并举具体实例说明：

"设有数人，年纪老壮既同，服食厚薄又等，俱造沙漠之地，并冒严寒之夜，素雪堕于上，玄冰结于下，寒风摧条而宵骇，欻唾凝冱于唇吻，则其中将有独中冷者，而不必尽病也。非冷气之有偏，盖人体有不耐者耳。故俱食一物，或独以结病者，非此物之有偏毒也。钧器齐饮，而或醒或醉者，非酒势之有彼此也。同冒炎暑，而或独以暍死者，非天热之有公私也。齐服一药，而或昏瞑烦闷者，非毒烈之有爱憎也。是以冲风赴林，而枯柯先摧；洪涛凌崖，而拆隙首颓；烈火燎原，而燥卉前焚；龙碗坠地，而脆者独破。由兹以观，则人之无道，体已素病，因风寒暑湿者以发之耳。"②

所以，葛洪指出"苟能令正气不衰，形神相卫，莫能伤也"，提出养生当重在"养其气所以全其身"，并以治国喻治身，说明气对生命的作用。他说：

"故一人之身，一国之象也。胸腹之位，犹宫室也。四肢之列，犹郊境也。骨节之分，犹百官也。神犹君也，血犹臣也，气犹民也。故知治身，则能治国也。夫爱其民所以安其国，养其气所以全其身。民散则国亡，气竭即身死，死者不可生也，亡者不可存也。"③（《抱朴子·内篇·地真》）

2. 论养生的重要性与禁忌

关于养生，葛洪在总体上指出：

"人道当食甘旨，服轻暖，通阴阳，处官秩，耳目聪明，骨节坚强，颜色悦怿，老而不衰，延年久视，出处任意，寒温风湿不能伤，鬼神众精不能犯，五兵百毒不能中，忧喜毁誉不为累，

① 葛洪. 抱朴子［M］. 济南：山东画报出版社，2004：33-36.
② 葛洪. 抱朴子［M］. 济南：山东画报出版社，2004：95.
③ 葛洪. 抱朴子［M］. 济南：山东画报出版社，2004：141.

乃为贵耳。"^①（《抱朴子·内篇·对俗》）

葛洪指出，俗世之人不知养生，反而惑于俗务而"煞生"，是非常不智的行为。《抱朴子·内篇·极言》说：

"抱朴子曰：'俗民既不能生生，而务所以煞生。夫有尽之物，不能给无已之耗；江河之流，不能盈无底之器也。凡人利入少而费用多者，犹不供也，况无锱铢之来，而有千百之往乎？人无少长，莫不有疾，但轻重言之耳。而受气各有多少，多者其尽迟，少者其竭速。其知道者补而救之，必先复故，然后方求量表之益。若令服食终日，则肉飞骨腾，导引改朔，则羽翮参差，则世间无不信道之民也。患乎升勺之利未坚，而钟石之费相寻，根柢之据未极，而冰霜之毒交攻。不知过之在己，而反云道之无益，故捐丸散而罢吐纳矣。故曰非长生难也，闻道难也；非闻道难也，行之难也；非行之难也，终之难也。良匠能与人规矩，不能使人必巧也。明师能授人方书，不能使人必为也。夫修道犹如播谷也，成之犹收积也。厥田虽沃，水泽虽美，而为之失天时，耕锄又不至，登稼被垄，不获不刈，顷亩虽多，犹无获也。凡夫不徒不知益之为益也，又不知损之为损也，夫损易知而速焉，益难知而迟焉，人尚不悟其易，安能识其难哉？夫损之者如灯火之消脂，莫之见也，而忽尽矣。益之者如苗禾之播殖，莫之觉也，而忽茂矣。故治身养性，务谨其细，不可以小益为不平而不修，不可以小损为无伤而不防。凡聚小所以就大，积一所以至亿也。若能爱之于微，成之于著，则几乎知道矣。'"^②

他指出"有尽之物，不能给无已之耗；江河之流，不能盈无底之器也"，不注重养生的话，自然生命更不能持久。而且，养生也非一蹴而就，要持之以恒，即"非长生难也，闻道难也；非闻道难也，行之难也；非行之难也，终之难也"，这是重要的告诫。

但是养生也有禁忌，《抱朴子·内篇·微旨》说：

"或曰：'敢问欲修长生之道，何所禁忌？'

"抱朴子曰：'禁忌之至急，在不伤不损而已。按《易内戒》及《赤松子经》及《河图记命符》皆云，天地有司过之神，随人所犯轻重，以夺其算，算减则人贫耗疾病，屡逢忧患，算尽则人死，诸应夺算者有数百事，不可具论。……吾亦未能审此事之有无也。然天道邈远，鬼神难明。……山川草木，井灶洿池，犹皆有精气；人身之中，亦有魂魄；况天地为物之至大者，于理当有精神，有精神则宜赏善而罚恶，但其体大而网疏，不必机发而响应耳。然览诸道戒，无不云欲求长生者，必欲积善立功，慈心于物，恕己及人，仁逮昆虫，乐人之吉，愍人之苦，周人之急，救人之穷，手不伤生，口不劝祸，见人之得如己之得，见人之失如己之失，不自贵，不自誉，不嫉妒胜己，不佞谄阴贼，如此乃为有德，受福于天，所作必成，求仙可冀也。若乃憎善好杀，口是心非，背向异辞，反戾直正，虐害其下，欺罔其上，叛其所事，受恩不感，弄法受赂，纵曲枉直，废公为私，刑加无辜，破人之家，收人之宝，害人之身，取人之位，侵克贤者，诛戮降伏，谤讪仙圣，伤残道士，弹射飞鸟，刳胎破卵，春夏燎猎，骂詈神灵，教人为恶，蔽人之善，危人自安，佻人自功，坏人佳事，夺人所爱，离人骨肉，辱人求胜，取人长钱，还人短陌，决放水火，以术害人，迫胁尪弱，以恶易好，强取强求，掳掠致富，不公不平，淫佚倾邪，凌孤暴寡，拾遗取施，欺绐诳诈，好说人私，持人短长，牵天援地，咒诅求直，假借不还，换贷不偿，求欲无已，憎拒忠信，不顺上命，不敬所师，笑人作善，败人苗稼，损人器物，以穷人用，以不清洁饮饲他人，轻秤小斗，狭幅短度，以伪杂真，采取奸利，诱人取物，越井跨灶，晦歌朔哭。凡有一事，辄是一罪，随事轻重，司命夺其算纪，算尽则死。但有恶心而无恶迹者夺算，若恶事而损于人者夺纪，若算纪未尽而自死者，皆殃及子孙也。诸横夺人财物者，或计其妻子家口以当填之，以致死丧，但不即至耳。其恶行若不足以煞其家人者，久久终遭水火劫盗，及遗失

① 葛洪. 抱朴子 ［M］. 济南：山东画报出版社，2004：17.
② 葛洪. 抱朴子 ［M］. 济南：山东画报出版社，2004：92-93.

器物，或遇县官疾病，自营医药，烹牲祭祀所用之费，要当令足以尽其所取之直也。故道家言枉煞人者，是以兵刃而更相杀。其取非义之财，不避怨恨，譬若以漏脯救饥，鸩酒解渴，非不暂饱而死亦及之矣。其有曾行诸恶事，后自改悔者，若曾枉煞人，则当思救济应死之人以解之。若妄取人财物，则当思施与贫困以解之。若以罪加人，则当思荐达贤人以解之。皆一倍于所为，则可便受吉利，转祸为福之道也。能尽不犯之，则必延年益寿，学道速成也。夫天高而听卑，物无不鉴，行善不怠，必得吉报。羊公积德布施，诣乎皓首，乃受天坠之金。蔡顺至孝，感神应之。郭巨煞子为亲，而获铁券之重赐。然善事难为，恶事易作，而愚人复以项托伯牛辈，谓天地之不能辨臧否，而不知彼有外名者，未必有内行，有阳誉者不能解阴罪，若以荠麦之生死，而疑阴阳之大气，亦不足以致远也。盖上士所以密勿而仅免，凡庸所以不得其欲矣。'"①

总体上葛洪认为，修仙养生要以道德品行为先，不能有种种恶行、不义的行为。

3. 养生的精神修为

葛洪认为，道教求仙之士，要精神恬愉，放弃世间欲求，即"恬愉淡泊，涤除嗜欲"。这实际上也是养生的重要原则。葛洪认为：

"人能淡默恬愉，不染不移，养其心以无欲，颐其神以粹素，扫涤诱慕，收之以正，除难求之思，遣害真之累，薄喜怒之邪，灭爱恶之端，则不请福而福来，不禳祸而祸去矣。"②

如何做到恬愉淡泊，涤除嗜欲，葛洪强调要知足知止：

"祸莫在于无足，福莫厚乎知止，抱盈居冲者，必全之算，宴安盛满者，难自保之危也，盖知足者长足，不知足者无长足也，常足者，福之所赴也；无足者，祸之所钟也，生生之厚，杀我生生矣。"③

"知足者则能肥遁勿用，颐光山林。纤鸾龙之翼于细介之伍，养浩然之气于蓬荜之中。缤缕带索，不以贸龙章之晔晔也。负步杖策，不以易结驷之骆驿也。藏夜光于嵩岫，不受他山之攻。沉鳞甲于玄渊，以违钻灼之灾。动息知止，无往不足。弃赫奕之朝华，避偾车之险路。吟啸苍崖之间，而万物化为尘氛。怡颜丰柯之下，而朱户变为绳枢。握耒甫田，而麾节忽若执鞭；啜菽漱泉，而太牢同乎藜藿。泰尔有余欢于无为之场，忻然齐贵贱于不争之地。含醇守朴，无欲无忧，全真虚器，居平味澹。恢恢荡荡，与浑成等其自然。浩浩茫茫，与造化钧其符契。如闇如明，如浊如清，似迟而疾，似亏而盈。岂肯委尸祝之坐，释大匠之位，越樽俎以代无知之庖，舍绳墨而助伤手之工？不以臭鼠之细琐，而为庸夫之忧乐。藐然不喜流俗之誉，坦尔不惧雷同之毁。不以外物汩其至精，不以利害污其纯粹也。故穷富极贵，不足以诱之焉，其余何足以悦之乎？直刃沸镬，不足以劫之焉，谤讟何足以戚之乎？常无心于众烦，而未始与物杂也。"④

他主张人的言行举止、存思计虑不应超出正常的生理限度，才可以保全身心，故云"然其事在于少思寡欲，其业在于全身久寿"（《抱朴子·内篇·释滞》）。

4. "不伤为本"的生活准则

葛洪认为养生的首要前提是不伤不损，"（欲修长生之道）禁忌之至急，在不伤不损而已"（《抱朴子·内篇·微旨》）。否则连自身安全都不能保证，怎么谈养生呢？所谓"不伤"，主要是指不要超出身体所能承受的限度来行事。葛洪说：

"才所不逮，而困思之，伤也；力所不胜，而强举之，伤也；悲哀憔悴，伤也；喜乐过差，伤也；汲汲所欲，伤也；久谈言笑，伤也；寝息失时，伤也；挽弓引弩，伤也；沈醉呕吐，伤

① 葛洪. 抱朴子［M］. 济南：山东画报出版社，2004：41-42.
② 葛洪. 抱朴子［M］. 济南：山东画报出版社，2004：62.
③ 葛洪. 抱朴子［M］. 济南：山东画报出版社，2004：309.
④ 葛洪. 抱朴子［M］. 济南：山东画报出版社，2004：2.

也；饱食即卧，伤也；跳走喘乏，伤也；欢呼哭泣，伤也；阴阳不交，伤也；积伤至尽则早亡，早亡非道也。"①

葛洪指出"凡言伤者，亦不便觉也，谓久则寿损耳"，为此针对生活中容易出现的行为《抱朴子·内篇·极言》列出著名的 30 条养生法则：

"是以养生之方，唾不及远，行不疾步，耳不极听，目不久视，坐不至久，卧不及疲，先寒而衣，先热而解，不欲极饥而食，食不过饱，不欲极渴而饮，饮不过多。凡食过则结积聚，饮过则成痰癖。不欲甚劳甚逸，不欲起晚，不欲汗流，不欲多睡，不欲奔车走马，不欲极目远望，不欲多啖生冷，不欲饮酒当风，不欲数数沐浴，不欲广志远愿，不欲规造异巧。冬不欲极温，夏不欲穷凉，不露卧星下，不眠中见肩，大寒大热，大风大雾，皆不欲冒之。"②

这些通俗的生活防护原则，一直为后世所遵奉。

（四）养生众术

葛洪的修仙方法中有着明确的层级。金丹是最终极的层次，但此前需要通过各种"摄生"方法来调养好身体。他在《极言》中说：

"善摄生者，卧起有四时之早晚，兴居有至和之常制；调利筋骨，有偃仰之方；杜疾闲邪，有吞吐之术；流行荣卫，有补泻之法；节宣劳逸，有与夺之要。忍怒以全阴气，抑喜以养阳气。然后先将服草木以救亏缺，后服金丹以定无穷，长生之理，尽于此矣。"③

在《抱朴子·内篇·微旨》中，他逐一讨论了各种养生方法的特点：

"或曰：'方术繁多，诚难精备，除置金丹，其余可修，何者为善？'

"抱朴子曰：'若未得其至要之大者，则其小者不可不广知也。盖藉众术之共成长生也。大而谕之，犹世主之治国焉，文武礼律，无一不可也。小而谕之，犹工匠之为车焉，辕罔轴辖，莫或应亏也。所为术者，内修形神，使延年愈疾，外攘邪恶，使祸害不干，比之琴瑟，不可以一弦求五音也，方之甲胄，不可以一札待锋刃也。何者，五音合用不可阙，而锋刃所集不可少也。凡养生者，欲令多闻而体要，博见而善择，偏修一事，不足必赖也。又患好事之徒，各仗其所长，知玄素之术者，则曰唯房中之术，可以度世矣；明吐纳之道者，则曰唯行气可以延年矣；知屈伸之法者，则曰唯导引可以难老矣；知草木之方者，则曰唯药饵可以无穷矣；学道之不成就，由乎偏枯之若此也。浅见之家，偶知一事，便言已足，而不识真者，虽得善方，犹更求无已，以消工弃日，而所施用，意无一定，此皆两有所失者也。或本性戆钝，所知殊尚浅近，便强入名山，履冒毒螫，屡被中伤，耻复求还。或为虎狼所食，或为魍魉所杀，或饿而无绝谷之方，寒而无自温之法，死于崖谷，不亦愚哉？夫务学不如择师，师所闻素狭，又不尽情以教之，因告云，为道不在多也。夫为道不在多，自为已有金丹至要，可不用馀耳。然此事知之者甚希，宁可虚待不必之大事，而不修交益之小术乎？譬犹作家，云不事用他物者，盖谓有金银珠玉，在乎掌握怀抱之中，足以供累世之费者耳。苟其无此，何可不广播百榖，多储果疏乎？是以断榖辟兵，厌劾鬼魅，禁御百毒，治救众疾，入山则使猛兽不犯，涉水则令蛟龙不害，经瘟疫则不畏，遇急难则隐形，此皆小事，而不可不知，况过此者，何可不闻乎？'"④

以上种种方法都对养生有益，即所谓"藉众术之共成长生"。书中对金丹之外的各种摄生之术也有详细记载，有导引行气、还精补脑、食饮有度、兴居有节、将服药物、思神守一、柱天禁戒、带佩符印等原则和方法。

① 葛洪. 抱朴子［M］. 济南：山东画报出版社，2004：96.
② 葛洪. 抱朴子［M］. 济南：山东画报出版社，2004：97.
③ 葛洪. 抱朴子［M］. 济南：山东画报出版社，2004：97.
④ 葛洪. 抱朴子［M］. 济南：山东画报出版社，2004：40-41.

此外，葛洪清楚地区分道士成仙与普通人的需求。对于"为道者可以不病乎"的疑问，他答复说：

"养生之尽理者，既将服神药，又行气不懈，朝夕导引，以宣动荣卫，使无辍阂，加之以房中之术，节量饮食，不犯风湿，不患所不能，如此可以不病。理既服又行气不懈，朝夕导引，以宣动荣卫，使无辍阂，加之以房中之术，节量饮食，不犯风湿，不患所不能，如此可以不病。"[①]

他反对"徒有信道之心，而无益己之业"，尤其提倡从医术入手，"是故古之初为道者，莫不兼修医术，以救近祸焉"。所以他所说的"众术"，从医学和养生角度来看也很有价值。

1. 行气

葛洪对行气的重视，在书中多处都曾提到：

"九丹金液，最是仙主。然事大费重，不可卒办也。宝精行气，最其急也。"[②]（《抱朴子·内篇·微旨》）

"抱朴子曰：'服药虽为长生之本，若能兼行气者，其益甚速，若不能得药，但行气而尽其理者，亦得数百岁。然又宜知房中之术，所以尔者，不知阴阳之术，屡为劳损，则行气难得力也。'"[③]（《抱朴子·内篇·至理》）

"欲求神仙，唯当得其至要，至要者在于宝精行气，服一大药便足，亦不用多也。"[④]（《抱朴子·内篇·释滞》）

抱朴子认为宝精行气是成仙的当务之急，尤其注重守一存思及胎息功法。他说：

"服丹守一，与天相毕，还精胎息，延寿无极。此皆至道要言也。"[⑤]（《抱朴子·内篇·对俗》）

葛洪认为行气之法功效众多，既可以治病、延年，又可以避瘟疫、禁蛇虎等。《抱朴子·内篇·释滞》说：

"行气或可以治百病，或可以避瘟疫，或可以禁蛇虎，或可以止疮血，或可以居水中，或可以行水上，或可以避饥渴，或可以延年命。"

对具体的行气方法，葛洪介绍说：

"其大要者，胎息而已。得胎息者，能不以鼻口嘘吸，如在胞胎之中，则道成矣。初学行炁，鼻中引气而闭之，阴以心数至一百二十，乃以口微吐之，及引之，皆不欲令己耳闻其气出入之声，常令入多出少，以鸿毛著鼻口之上，吐气而鸿毛不动为候也。渐习转增其心数，久久可以至千，至千则老者更少，日还一日矣。夫行气当以生气之时，勿以死气之时也。故曰仙人服六气，此之谓也。一日一夜有十二时，其从半夜以至日中六时为生气，从日中至夜半六时为死气，死气之时，行气无益也。

"善用气者，嘘水，水为之逆流数步；嘘火，火为之灭；嘘虎狼，虎狼伏而不得动起；嘘蛇虺，蛇虺蟠而不能去。若他人为兵刃所伤，嘘之血即止；闻有为毒虫所中，虽不见其人，遥为嘘祝我之手，男嘘我左，女嘘我右，而彼人虽在百里之外，即时皆愈矣。又中恶急疾，但吞三九之气，亦登时差也。但人性多躁，少能安静以修其道耳。又行气大要，不欲多食，及食生菜肥鲜之物，令人气强难闭。又禁恚怒，多恚怒则炁乱，既不得溢，或令人发欬，故鲜有能为者也。予从祖仙公，每大醉及夏天盛热，辄入深渊之底，一日许乃出者，正以能闭气胎息故耳。"[⑥]

这里既谈到行气的若干注意事项如"不欲多食，及食生菜肥鲜之物""禁恚怒"等，也指

① 葛洪. 抱朴子［M］. 济南：山东画报出版社，2004：108.
② 葛洪. 抱朴子［M］. 济南：山东画报出版社，2004：40.
③ 葛洪. 抱朴子［M］. 济南：山东画报出版社，2004：35.
④ 葛洪. 抱朴子［M］. 济南：山东画报出版社，2004：52—53.
⑤ 葛洪. 抱朴子［M］. 济南：山东画报出版社，2004：13.
⑥ 葛洪. 抱朴子［M］. 济南：山东画报出版社，2004：52—53.

出了行气达到高级境界即胎息的功效，"其大要者，胎息而已。得胎息者，能不以鼻口嘘吸，如在胞胎之中，则道成矣"。葛洪说其祖葛玄能闭气胎息，每大醉及夏天盛热，就入深渊之底，一日许方出。只不过他认为就道教修仙目标而言，"行气虽多奇效，单行此法，不得成仙"。

在《抱朴子·别旨》中也专门谈到行气的具体问题：

"夫胎精固神与守元气同，但莫止出入之息可也。有常以生气时以鼻引入口吐，吐二分余一分，鼓口咽此气，令喉中郁然有声。此非胎元气，是服其粗气也。粗气在腹，与元气不同居也。粗气是喘息之气也。夫元气虽至少而难散，为有粗气之出入也。且呼吸由不欲自闻，况咽有声乎？夫人气粗则伤肺。肺，五藏之华盖，气下先至肺也。凡服元气，不随粗而出入，则无有待气生死之时也。既鼓咽外气入于元气藏中，所以返伤于人也。夫人用力者，皆用众气也，谓众物之气饮食之品也。且众气只能举重致远、运体而已。存之不能益人之寿，去之不能使人短折，何必禁闭也？且用气之术，即粗气也，可以移山岳、决河海、制虎豹、缚贼盗。故知众气不及粗气，粗气可去之，元气不可令出也。夫保气者，元气也，非众粗二气。若服元气满藏，则粗气自除，即自以粗气运动，不必须众气也。夫休绝者患其谷气熏蒸五藏，是以绝之。今既修气术，则谷气自除。纵一日九飡，亦不能成患。终岁不食，亦不能赢困。则知气之道远矣哉！"①

其中特别强调行气的目的是保元气，而非呼吸之气这类"众粗二气"。

2. 守一

《抱朴子》对道教"守一"之法有诸多发挥。相比之下，行气注重呼吸，"守一"则注重思维，即集中精神内视。《抱朴子》对"一"有许多诠释，较多集中于《抱朴子·内篇·地真》：

"抱朴子曰：'余闻之师云，人能知一，万事毕。知一者，无一之不知也。不知一者，无一之能知也。道起于一，其贵无偶，各居一处，以象天地人，故曰三一也。天得一以清，地得一以宁，人得一以生，神得一以灵。金沈羽浮，山峙川流，视之不见，听之不闻，存之则在，忽之则亡，向之则吉，背之则凶，保之则遐祚罔极，失之则命彫气穷。老君曰：忽兮恍兮，其中有象；恍兮忽兮，其中有物。一之谓也。故仙经曰：子欲长生，守一当明；思一至饥，一与之粮；思一至渴，一与之浆。

"'一有姓字服色，男长九分，女长六分，或在脐下二寸四分下丹田中，或在心下绛宫金阙中丹田也，或在人两眉间，却行一寸为明堂，二寸为洞房，三寸为上丹田也。此乃是道家所重，世世歃血口传其姓名耳。一能成阴生阳，推步寒暑。春得一以发，夏得一以长，秋得一以收，冬得一以藏。其大不可以六合阶，其小不可以毫芒比也……

"'吾闻之于先师曰：一在北极大渊之中，前有明堂，后有绛宫；巍巍华盖，金楼穹隆；左罡右魁，激波扬空；玄芝被崖，朱草蒙珑；白玉嵯峨，日月垂光；历火过水，经玄涉黄；城阙交错，帷帐琳琅；龙虎列卫，神人在傍；不施不与，一安其所；不迟不疾，一安其室；能暇能豫，一乃不去；守一存真，乃能通神；少欲约食，一乃留息；白刃临颈，思一得生；知一不难，难在于终；守之不失，可以无穷；陆辟恶兽，水却蛟龙；不畏魍魉，挟毒之虫；鬼不敢近，刃不敢中。此真一之大略也。'"②

所谓"天得一以清，地得一以宁，人得一以生，神得一以灵"，"人能知一，万事毕。知一者，无一之不知也。不知一者，无一之能知也"，"思一至饥，一与之粮；思一至渴，一与之浆"，都可见对"守一"法的重视。此外还描述了"一"的意象。

道教各派在静坐时都主张意念，但有些方法意念的内容非常繁复。《抱朴子·内篇·地真》说"道术诸经"有数千法，"率多烦难，足以大劳人意"，都不如守一，"若知守一之道，则

---

① 葛洪. 抱朴子［M］. 济南：山东画报出版社，2004：154.

② 葛洪. 抱朴子［M］. 济南：山东画报出版社，2004：139–140.

一切除弃此辈"。《抱朴子·内篇·地真》说：

"抱朴子曰：'吾闻之于师云，道术诸经，所思存念作，可以却恶防身者，乃有数千法。如含影藏形，及守形无生，九变十二化二十四生等，思见身中诸神，而内视令见之法，不可胜计，亦各有效也。然或乃思作数千物以自卫，率多烦难，足以大劳人意。若知守一之道，则一切除弃此辈，故曰能知一则万事毕者也。'"①

"守一"的特点是凝想专一，不做复杂的变化，故前文提到要"不施不与""不迟不疾""能暇能豫""少欲约食"，这样较能集中意念，则能令"一"可以"安其所""安其室""乃不去"。

"守一"的意念是"思见身中诸神"，但有"真一"和"玄一"的不同。所谓"真一"，即："一有姓字服色，男长九分，女长六分，或在脐下二寸四分下丹田中，或在心下绛宫金阙中丹田也，或在人两眉间，却行一寸为明堂，二寸为洞房，三寸为上丹田也。此乃道家所重，世世歃血口传其姓名耳。"其意念要求较逼真、清晰。而"玄一"相对易行，《抱朴子·内篇·地真》说：

"抱朴子曰：'玄一之道，亦要法也。无所不辟，与真一同功。吾内篇第一名之为畅玄者，正以此也。守玄一复易于守真一。真一有姓字长短服色目，玄一但此见之。 初求之于日中，所谓知白守黑，欲死不得者也。然先当百日洁斋，乃可候求得之耳，亦不过三四日得之，得之守之，则不复去矣。守玄一，并思其身，分为三人，三人已见，又转益之，可至数十人，皆如己身，隐之显之，皆自有口诀，此所谓分形之道。左君及蓟子训葛仙公所以能一日至数十处，及有客座上，有一主人与客语，门中又有一主人迎客，而水侧又有一主人投钓，宾不能别何者为真主人也。师言守一兼修明镜，其镜道成则能分形为数十人，衣服面貌，皆如一也。'"②

可见"玄一"的意念较为模糊，大致有一定的形象即可，其他方面则相差无几。

葛洪认为，由于修炼金丹需要许多财物，并非人人可为，而"守一"则较为易行，但非"累年积勤"不能有成。《抱朴子·内篇·地真》说：

"抱朴子曰：'生可惜也，死可畏也。然长生养性辟死者，亦未有不始于勤，而终成于久视也。道成之后，略无所为也。未成之间，无不为也。采掘草木之药，勤劳山泽之中，煎饵治作，皆用筋力，登危涉险，夙夜不怠，非有至志，不能久也。及欲金丹成而升天，然其大药物，皆用钱直，不可卒办。当复由于耕牧商贩以索资，累年积勤，然后可合。及于合作之日，当复斋洁清净，断绝人事。有诸不易，而当复加之以思神守一，却恶卫身，常如人君之治国，戎将之待敌，乃可为得长生之功也。以聪明大智，任经世济俗之器，而修此事，乃可必得耳。浅近庸人，虽有志好，不能克终矣。故一人之身，一国之象也。胸腹之位，犹宫室也。四肢之列，犹郊境也。骨节之分，犹百官也。神犹君也，血犹臣也，气犹民也。故知治身，则能治国也。夫爱其民所以安其国，养其气所以全其身。民散则国亡，气竭即身死，死者不可生也，亡者不可存也。是以至人消未起之患，治未病之疾，医之于无事之前，不追之于既逝之后。民难养而易危也，气难清而易浊也。故审威德所以保社稷，割嗜欲所以固血气。然后真一存焉，三七守焉，百害却焉，年命延矣。'"③

从后人实践来看，意念内守、集中精神对养生有一定的帮助，但对《抱朴子》中各种宗教的说辞亦须甄别，不可盲目仿效。

3. 导引

葛洪虽然不甚重视导引之术，但也记载了许多导引方法。《抱朴子·别旨》说：

"夫导引不在于立名、象物、粉绘、表形、著图，但无名状也。或伸屈，或俯仰，或行卧，或倚立，或踯躅，或徐步，或吟或息，皆导引也。不必每晨为之，但觉身有不理则行之。皆当闭气，节其气冲以通也。亦不待立息数，待气似极，则先以鼻少引入，然口吐出也。缘气闭既久则冲

---

① 葛洪. 抱朴子［M］. 济南：山东画报出版社，2004：140.
② 葛洪. 抱朴子［M］. 济南：山东画报出版社，2004：140.
③ 葛洪. 抱朴子［M］. 济南：山东画报出版社，2004：141.

喉，若不更引而便以口吐，则气一一粗而伤肺矣。如此但疾愈则已。不可使身汗，有汗则受风，以摇动故也。凡人导引，骨节有声。如不引则声大，声小则筋缓气通也。夫导引疗未患之患，通不和之气，动之则百关气畅，闭之则三宫血凝，实养生之大律，祛疾之玄术矣。"①

此处对导引的论述较前人更为具体。此外，葛洪也记载了一些仿照动物动作类似五禽戏的导引术，如《抱朴子·内篇·杂应》说：

"或问聪耳之道。抱朴子曰：'能龙导虎引，熊经龟咽，燕飞蛇屈鸟伸，天俛地仰，令赤黄之景，不去洞房，猿据兔惊，千二百至，则聪不损也。'"②

4. 房中

葛洪所说的"宝精行气"，其中"宝精"主要就是指房中术，可见与"行气"一样相当重要。房中从广义来说是房室卫生，但在道教中主要指不同的术数。葛洪说，房中之法有十余家，"或以补救伤损，或以攻治众病，或以采阴益阳，或以增年延寿，其大要在于还精补脑之一事耳"（《抱朴子·内篇·释滞》）。对此，葛洪总体观点是既不主张绝欲也反对纵欲，而提倡"节宣"。他说：

"人复不可都绝阴阳，阴阳不交，则坐致壅阏之病，故幽闭怨旷，多病而不寿也。任情肆意，又损年命。唯有得其节宣之和，可以不损。"③（《抱朴子·内篇·释滞》）

"夫阴阳之术，高可以治小疾，次可以免虚耗而已。其理自有极，安能致神仙而却祸致福乎？人不可以阴阳不交，坐致疾患。若欲纵情恣欲，不能节宣，则伐年命。"④（《抱朴子·内篇·微旨》）

《抱朴子·内篇·微旨》中载有"真人守身炼形之术"和"二山"（以太远之山和长谷之山分喻男女）之术，一般认为是用隐喻术语描述当时的房中术：

"或曰：'窃闻求生之道，当知二山，不审此山，为何所在，愿垂告悟，以祛其惑。'

"抱朴子曰：'有之，非华霍也，非嵩岱也。夫太元之山，难知易求，不天不地，不沈不浮，绝险绵邈，嶻嵬崎岖，和气絪缊，神意并游，玉井泓邃，灌溉匪休，百二十官，曹府相由，离坎列位，玄芝万株，绛树特生，其宝皆殊，金玉嵯峨，醴泉出隅，还年之士，挹其清流，子能修之，乔松可俦，此一山也。长谷之山，杳杳巍巍，玄气飘飘，玉液霏霏，金池紫房，在乎其隈。愚人妄往，至皆死归，有道之士，登之不衰，采服黄精，以致天飞。此二山也，皆古贤之所秘，子精思之。'

"或曰：'愿闻真人守身炼形之术。'

"抱朴子曰：'深哉问也。夫始青之下月与日，两半同升合成一。出彼玉池入金室，大如弹丸黄如橘，中有嘉味甘如蜜，子能得之谨勿失。既往不追身将灭，纯白之气至微密，昇于幽关三曲折，中丹煌煌独无匹，立之命门形不卒，渊乎妙矣难致诘。此先师之口诀，知之者不畏万鬼五兵也。'"⑤

其内容主要是谈"还精补脑"，此法世人不晓，故"愚人妄往，至皆死归，有道之士，登之不衰"。

对于房中术的功效，葛洪并不夸大其词。他说：

"或曰：'闻房中之事，能尽其道者，可单行致神仙，并可以移灾解罪，转祸为福，居官高迁，商贾倍利，信乎？'

"抱朴子曰：'此皆巫书妖妄过差之言，由于好事增加润色，至令失实。或亦奸伪造作虚妄，以欺诳世人，隐藏端绪，以求奉事，招集弟子，以规世利耳。夫阴阳之术，高可以治小疾，

① 葛洪. 抱朴子［M］. 济南：山东画报出版社，2004：154.
② 葛洪. 抱朴子［M］. 济南：山东画报出版社，2004：110.
③ 葛洪. 抱朴子［M］. 济南：山东画报出版社，2004：53.
④ 葛洪. 抱朴子［M］. 济南：山东画报出版社，2004：43.
⑤ 葛洪. 抱朴子［M］. 济南：山东画报出版社，2004：43.

次可以免虚耗而已。其理自有极，安能致神仙而却祸致福乎？人不可以阴阳不交，坐致疾患。若欲纵情恣欲，不能节宣，则伐年命。善其术者，则能却走马以补脑，还阴丹以朱肠，采玉液于金池，引三五于华梁，令人老有美色，终其所禀之天年。而俗人闻黄帝以千二百女升天，便谓黄帝单以此事致长生，而不知黄帝于荆山之下，鼎湖之上，飞九丹成，乃乘龙登天也。黄帝自可有千二百女耳，而非单行之所由也。凡服药千种，三牲之养，而不知房中之术，亦无所益也。是以古人恐人轻恣情性，故美为之说，亦不可尽信也。玄素谕之水火，水火煞人，而又生人，在于能用与不能耳。大都知其要法，御女多多益善，如不知其道而用之，一两人足以速死耳。彭祖之法，最其要者。其他经多烦劳难行，而其为益不必如其书。人少有能为之者。口诀亦有数千言耳。不知之者，虽服百药，犹不能得长生也。'"①（《抱朴子·内篇·微旨》）

葛洪虽然认为"善其术者"有许多功效，但是他批评"奸伪造作，虚妄以欺证世人，隐藏端绪，以求奉事，召集弟子，以规世利"的态度是很明显的。从房中的内容来看，其原本是道教修仙的法术之一，但很容易产生弊端，所以后来北魏道士寇谦之清整道教要除去"男女合气之术"。但葛洪有关房室卫生的一些思想对养生仍有参考价值。

5. 断谷

断谷又称辟谷，即少食或不食谷物，往往同时进食药物。这是道教术士常用的一种修习手段。葛洪指出，断谷原是为进食金丹做准备的。《抱朴子·内篇·杂应》说：

"或曰：'敢问断谷人可以长生乎？凡有几法，何者最善与？'

"抱朴子答曰：'断谷人止可息肴粮之费，不能独令人长生也。问诸曾断谷积久者云，差少病痛，胜于食谷时。其服术及饵黄精，又禹馀粮丸，日再服，三日，令人多气力，堪负担远行，身轻不极。其服诸石药，一服守中十年五年者及吞气服符饮神水辈，但为不饥耳，体力不任劳也。道书虽言：欲得长生，肠中当清；欲得不死，肠中无滓。又云：食草者善走而愚，食肉者多力而悍，食谷者智而不寿，食气者神明不死。此乃行气者一家之偏说耳，不可便孤用也。若欲服金丹大药，先不食百许日为快。若不能者，正尔服之，但得仙小迟耳，无大妨也。若遭世荒，隐窜山林，知此法者，则可以不饿死。其不然也，则无急断，急既无可大益。又止人中断肉，闻肥鲜之气，皆不能不有欲于中心。若未便绝俗委家，岩栖岫处者，固不成遂休五味，无致自苦，不如莫断谷而节量饥饱。近有一百许法，或服守中石药数十丸，便辟四五十日不饥，练松柏及术，亦可以守中，但不及大药，久不过十年以还。或辟一百二百日，或须日日服之，乃不饥者。或先作美食极饱，乃服药以养所食之物，令不消化，可辟三年。欲还食谷，当以葵子猪膏下之，则所作美食皆下，不坏如故也。'"②

他列举道书言论如"欲得长生，肠中当清；欲得不死，肠中无滓"，"食草者善走而愚，食肉者多力而悍，食谷者智而不寿，食气者神明不死"等，但特别强调，单纯断谷并不能长生，称"断谷人止可息肴粮之费，不能独令人长生也"。普通人如果不是志在出家修仙，不必强求断谷，只需节制饮食即可，所以常人养生的原则大致是"善养生者，食不过饱，饮不过多"，以及"谷肉果菜，食养尽之，无使过之"。

在道教修炼时，断谷要配合其他道术。一种是配合符水或服气，葛洪说：

"或用符，或用水，或符水兼用。或用干枣，日九枚，酒一二升者。或食十二时气，从夜半始，从九九至八八七七六六五五而止。或春向东食岁星青气，使入肝；夏服荧惑赤气，使入心；四季之月食镇星黄气，使入脾；秋食太白白气，使入肺；冬服辰星黑气，使入肾。"③

另一种是虽断食谷物但进食药物，各种药食有不同的食用方法和功效。《抱朴子·内篇·杂

① 葛洪. 抱朴子［M］. 济南：山东画报出版社，2004：43-44.
② 葛洪. 抱朴子［M］. 济南：山东画报出版社，2004：105.
③ 葛洪. 抱朴子［M］. 济南：山东画报出版社，2004：106.

应》中记载了当时的许多事例。例如：

"其服术及饵黄精，又禹余粮丸，日再服，三日，令人多气力，堪负担远行，身轻不极。"

"或服守中石药数十丸，便辟四五十日不饥，练松柏及术，亦可以守中，但不及大药，久不过十年以还。或辟一百二百日，或须日日服之，乃不饥者。或先作美食极饱，乃服药以养所食之物，令不消化，可辟三年。欲还食谷，当以葵子猪膏下之，则所作美食皆下，不坏如故也。"

"洛阳有道士董威辇，常止白社中，了不食，陈子叙共守事之，从学道积久，乃得其方，云以甘草、防风、苋实之属十许种捣为散，先服方寸匕，乃吞石子大如雀卵十二枚，足辟百日，辄更服散，气力颜色如故也。欲还食谷者，当服葵子汤下石子，乃可食耳。又赤龙血青龙膏作之，用丹砂曾青水，以石内其中，复须臾，石柔而可食也。若不即取，便消烂尽也。食此石以口取饱，令人丁壮。"

"又有引石散，以方寸匕投一斗白石子中，以水合煮之，亦立熟如芋子，可食以当谷也。张太元举家及弟子数十人，隐居林虑山中，以此法食石十余年，皆肥健。但为须得白石，不如赤龙血青龙膏，取得石便可用，又当煮之，有薪火之烦耳。"[①]

葛洪还以观察者的眼光，记载断谷的作用。一是可瘦身但气力不弱。他说：

"余数见断谷人三年二年者多，皆身轻色好，堪风寒暑湿，大都无肥者耳。"[②]

在断谷初期可能有气力不足的情况，适应之后就不会了，"问诸为之者，无不初时少气力，而后稍丁健，月胜一月，岁胜一岁，正尔，可久无嫌也"。服药与服气两种情况相比稍有不同，"夫服药断谷者，略无不先极也。但用符水及单服气者，皆作四十日中疲瘦，过此乃健耳"。

二是增强抗病力。他举例说：

"郑君云：本性饮酒不多，昔在铜山中，绝谷二年许，饮酒数斗不醉。以此推之，是为不食更令人耐毒，耐毒则是难病之候也。"[③]

葛洪所记载的断谷方法毕竟带有颇多宗教神异色彩，应慎重看待。例如单纯靠符水、服气进行断谷是否可行，葛洪曾记载有相关事例：

"吴有道士石春，每行气为人治病，辄不食，以须病者之愈，或百日，或一月乃食。吴景帝闻之曰，此但不久，必当饥死也。乃召取锁闭，令人备守之。春但求三二升水，如此一年余，春颜色更鲜悦，气力如故。景帝问之，可复堪几时？春言无限，可数十年，但恐老死耳，不忧饥也。……今时亦有得春之法者。"[④]

其可信度存疑。还有断谷所配合的药物中有不少矿石类药材，长期食用对人体的副作用也值得注意。所以就常人养生而言，如实行节食，也应以葛洪所说的"莫断谷而节量饥饱"为原则。

二、《肘后救卒方》与养生

《肘后救卒方》是一部价值较高的方书，多被《备急千金要方》《外台秘要》《医方类聚》《本草纲目》等著名医书所引用，至北宋时又流传至海外。但由于年湮代革，内容难免有错落遗失。后经梁代陶弘景增补缺佚，得101卷，名为《肘后百一方》，陶弘景谓其"播于海内，因而济者，其效实多"。金代杨用道又增补改名为《附广肘后备急方》。现在流行的8卷本《肘后备急方》就是经过多次增补的卷本。

书中所列疾病，有传染病及内、外、妇、儿、五官各科和虫毒伤等，均详论病证，略记病源，审明治法，依法立方，按方配药，反映了晋代以前的医学成就和民间疗法。

① 葛洪. 抱朴子［M］. 济南：山东画报出版社，2004：105.
② 葛洪. 抱朴子［M］. 济南：山东画报出版社，2004：106.
③ 葛洪. 抱朴子［M］. 济南：山东画报出版社，2004：106.
④ 葛洪. 抱朴子［M］. 济南：山东画报出版社，2004：107.

　　从广义的养生角度来看，《肘后救卒方》收录的一些简、便、廉、验方药也属于美容养生领域。例如卷六有"治面疱发秃心惛鄙丑方"，论述了暗疮、酒糟鼻、面色黯、头面患疬疡、增白、嫩肤、须鬓秃落不生长、白发转黑、脱发、泽发、护手膏、狐臭、体香、香皂、熏衣皂、睡眠障碍等多首美容美发养颜方药。卷八有美容、黑发、熏香等方药。如部分美容养颜方：

　　"疗人面体鼊黑，肤色粗陋，皮厚状丑。细捣羚羊胫骨，鸡子白和，傅面，干，以白粱米泔汁洗之。三日如素，神效。"

　　"又令面白如玉色方：羊脂、狗脂各一升，白芷半升，甘草七尺，半夏半两，乌喙十四枚，合煎。以白器盛，涂面。二十日即变，兄弟不相识，何况余人乎？"

　　"又疗面胡粉刺方：捣生菟丝，绞取汁涂之，不过三五上。"

　　"灭瘢膏：以黄矾石（烧令汁出）、胡粉（炒令黄）各八分，惟须细研，以腊月猪脂和，更研如泥，先取生布揩令痛，则用药涂，五度。又取鹰屎白、燕窠中草烧作灰等分，和人乳涂之，其瘢自灭，肉平如故。"

　　"老人令面光泽方：大猪蹄一具，洗净，理如食法，煮浆如胶，夜以涂面，晓以浆水洗面，皮急矣。"[①]

　　又如美发方：

　　"疗人须发秃落不生长方：麻子仁三升，秦椒二合，置泔汁中一宿，去滓。日一沐，一月长二尺也。"

　　"疗须发黄方：烧梧桐灰，乳汁和，以涂肤及须鬓，佳。"

　　"染发须，白令黑方：醋浆煮豆，漆之，黑如漆色。"

　　"又拔白毛，令黑毛生方：拔去白毛，以好白蜜任孔中，即生黑毛。眉中无毛，亦针挑伤，傅蜜亦毛生。"

　　"发生方：蔓荆子三分，附子二枚，生用并碎之。二物，以酒七升和，内瓷器中，封闭经二七日，药成。先以灰汁净洗须发，痛拭干。取乌鸡脂揩，一日三遍。凡经七日，然后以药涂，日三四遍。四十日长一尺，余处则勿涂。"

　　"敷用方，头不光泽，蜡泽饰发方：青木香、白芷、零陵香、甘松香、泽兰各一分，用绵裹，酒渍再宿，内油里煎再宿，加蜡泽斟量硬软，即火急煎。着少许胡粉，胭脂讫，又缓火煎令粘极，去滓作梃。以饰发，神良。"

　　"作香泽涂发方：依蜡泽药，内渍油里煎，即用涂发。亦绵裹煎之。"

　　"治发落不生，令长：麻子一升，熬黑压油，以敷头，长发，妙。"[②]

　　《肘后救卒方》中还首次记载了一些独特的治疗技术。如捏脊疗法，其方法是令病人伏卧床上，医者用手指拈取患者脊柱旁的皮肤，要深取，使其略有痛感，并从龟尾（即尾脊处）往上捏，一直到项背顶端。这种方法治疗腹痛效果甚佳，后来也用于养生保健。

　　葛洪是养生史上的重要人物，《肘后救卒方》所列方药具有一定的科学性，反映了晋代以前的医学成就和民间疗法。《抱朴子》记述了葛洪的养生思想与方法，尽管包含了一些道教神仙色彩，但许多药养、行气、导引与练功等方法，对延年益寿的健康之道颇有价值。

第三节　陶弘景与养生

　　陶弘景（456—536年），字通明，晚号华阳隐居，梁代丹阳秣陵（今江苏南京）人。《梁书·陶

①　葛洪. 肘后备急方［M］. 天津：天津科学技术出版社，2005：177-187.
②　葛洪. 肘后备急方［M］. 天津：天津科学技术出版社，2005：177-187.

弘景传》载其"幼有异操，年十岁，得葛洪《神仙传》，昼夜研寻，便有养生之志"。19 岁做诸王侍读，41 岁辞官隐居于句容茅山，从事道教和医药研究活动，"遍历名山，寻访仙药"，"善辟谷导引之法，年逾八十而有壮容"[①]。

陶氏虽隐居山中，但梁武帝仍十分宠信他，"国家每有吉凶征讨大事，无不前往谘问"，故时人称之为"山中宰相"。陶氏思想杂糅儒、释、道三者，尤以道教为主。陶弘景一生著述宏富，仅养生方面的专著就有若干种，如《养性延命录》《导引养生图》《养生经》等。其他涉及养生的著作有《真诰》《陶隐居效验方》《大清经》《灵奇方》。

陶弘景主张道士的修炼应从养神、炼形入手。为总结道教在养神、炼形方面的修炼经验，他撰写了《养性延命录》一书。书中强调养神当"少思寡欲""游心虚静，息虑无为"，调节喜怒哀乐情绪，防止劳神伤心；炼形则要"饮食有节，起居有度"，避免过度辛劳和放纵淫乐，辅以导引、行气之术，方能延年益寿、长生久视。

陶弘景精通医药学，主张治病应因人之虚实、男女老幼、苦乐荣瘁而异。撰有《本草集注》《效验方》《补阙肘后百一方》《药总诀》等著作，尤以《本草集注》最为著名。此书首创以玉石、草木、虫兽、果菜、米实等分类方法，并对各种药物的名称、产地、性状、主治疾病、配制、保存方法等一一注明，内容丰富，条理分明，对隋唐以后本草学的发展产生重大影响，在中国医学史上占有重要地位。

服饵炼丹是道教的重要修炼方术。陶弘景对此非常重视，积极从事炼丹活动。史载，他从梁天监四年（505 年）至普通六年（525 年），进行了长达 20 年的炼丹实践，在梁天监（502—519 年）中曾献丹于武帝。在获得丰富炼丹经验的基础上，他撰写了《太清诸丹集要》《合丹药诸法式节度》《服饵方》《服云母诸石药消化三十六水法》《炼化杂术》《集金丹黄白方》等炼丹服饵著作。其炼丹成就为充实和丰富我国后世本草学，推动原始化学的进展具有积极的作用，是继魏伯阳、葛洪之后又一著名炼丹家。

一、《养性延命录》

陶弘景素好养生，收集和整理了南朝以前历代有关养生的论述，辑成《养性延命录》。书中引用了很多养生书籍如《神农经》《列子》《庄子·养生篇》《黄庭经》《养生集叙》的观点，记载了从上古到魏晋的诸多养生方法，并对这些养生方法进行了分类整理。全书共六篇，分为上、下卷，各三篇。上卷第一为"教诫"，主要论述了养生的思想和所要遵循的原则；第二是"食诫"，主要介绍了饮食方面应该注意的问题；第三是"杂诫忌禳害祈善"，讲的是日常生活中的饮食起居习惯、禁忌等。下卷分为"服气疗病""导引按摩""御女损益"三篇，详细介绍了服气、导引按摩和房中术等养生方法。

（一）养生思想

1. 论贵生

在《养性延命录·教诫篇第一》中，陶弘景首先论述道教贵生的观点，如引《混元妙真经》说：

"人常失道，非道失人。人常去生，非生去人。故养生者，慎勿失道。为道者，慎己失生，使道与生相守，生与道相保。"[②]

在这里"生"被列于与道相守、相保近乎同等重要的位置。又引《大有经》说：

---

①　姚思廉. 梁书［M］. 北京：中华书局，1999：514–515.
②　陶弘景. 养性延命录［M］. 赤峰：内蒙古科学技术出版社，2002：3.

"夫形生愚智，天也；强弱寿夭，人也。天道自然，人道自己。"①

所谓"人道自己"，强调养生在于主动努力；反之如果不能尽自然寿命，才是违背自然。故书中又引《道机》曰：

"人生而命有长短者，非自然也，皆由将身不谨，饮食过差，淫泆无度，忤逆阴阳，魂神不守，精竭命衰，百病萌生，故不终其寿。"②

又引《仙经》说：

"我命在我，不在于天，但愚人不能知此。道为生命之要。所以致百病风邪者，皆由恣意极情，不知自惜，故虚损生也。譬如枯朽之木，遇风即折；将崩之岸，值水先颓。今若不能服药，但知爱精节情，亦得一二百年寿也。"③（《养性延命录·教诫篇第一》）

这种积极养生的观点对后世影响甚大。

2. 论形神

关于形神关系以及调神养生的法则，书中也引述了许多重要言论。如：

"《黄老经玄示》曰：天道施化，与万物无穷；人道施化，形神消亡。转神施精，精竭故衰。形本生精，精生于神。不以精施，故能与天合德；不与神化，故能与道同式。

"《玄示》曰：以形化者，尸解之类。神与形离，二者不俱，遂像飞鸟入海为蛤，而随季秋阴阳之气。以气化者，生可冀也；以形化者，甚可畏也。"④（《养性延命录·教诫篇第一》）

引太史公司马谈关于形神之论说：

"夫神者，生之本；形者，生之具也。神大用则竭，形大劳则毙。神形早衰，欲与天地长久，非所闻也。故人之所以生者神也，神之所托者形也。神形离别则死，死者不可复生，离者不可复返，故乃圣人重之。"⑤（《养性延命录·教诫篇第一》）

这些言论都指出，精神对形体有重要的影响，"人之所以生者神也，神之所托者形也"，说明其关系是密不可分的。因此，养生中精神的养护是非常重要的。关于养神的要旨，书中也多有论及，要点在于"节"与"啬"。如引严君平《老子指归》之论：

"游心于虚静，结志于微妙，委虑于无欲，归计于无为，故能达生延命，与道为久。"

引老君之论：

"人生大期，百年为限，节护之者，可至千岁。如膏之用小炷与大耳。众人大言而我小语，众人多烦而我少记，众人悸暴而我不怒，不以人事累意，不修仕禄之业，淡然无为，神气自满，以为不死之药，天下莫我知也。"⑥（《养性延命录·教诫篇第一》）

引彭祖的说法：

"道不在烦，但能不思衣，不思食，不思声，不思色，不思胜，不思负，不思失，不思得，不思荣，不思辱，心不劳，形不极。"⑦（《养性延命录·教诫篇第一》）

书中还有"十二少""十二多"的提法，通过对比来说明"啬神"的意义：

"《小有经》曰：少思、少念、少欲、少事、少语、少笑、少愁、少乐、少喜、少怒、少好、少恶，此十二少，乃养生之都契也。多思则神殆，多念则志散，多欲则损智，多事则形疲，多语则气争，多笑则伤藏，多愁则心慑，多乐则意溢，多喜则忘错昏乱，多怒则百脉不定，多好则专迷不治，多恶则焦煎无欢。此十二多不除，丧生之本也。无多者，几乎真人大计。奢懒者寿，

---

① 陶弘景. 养性延命录 [M]. 赤峰：内蒙古科学技术出版社，2002：3.
② 陶弘景. 养性延命录 [M]. 赤峰：内蒙古科学技术出版社，2002：3.
③ 陶弘景. 养性延命录 [M]. 赤峰：内蒙古科学技术出版社，2002：7.
④ 陶弘景. 养性延命录 [M]. 赤峰：内蒙古科学技术出版社，2002：3.
⑤ 陶弘景. 养性延命录 [M]. 赤峰：内蒙古科学技术出版社，2002：6.
⑥ 陶弘景. 养性延命录 [M]. 赤峰：内蒙古科学技术出版社，2002：3.
⑦ 陶弘景. 养性延命录 [M]. 赤峰：内蒙古科学技术出版社，2002：6.

悭靳者夭，放散劬劳之异也。田夫寿，膏粱夭，嗜欲多少之验也。处士少疾，游子多患，事务繁简之殊也。故俗人竞利，道士罕营。胡昭曰：目不欲视不正之色，耳不欲听丑秽之言，鼻不欲向膻腥之气，口不欲尝毒辣之味，心不欲谋欺诈之事，此辱神损寿。又居常而叹息，晨夜而吟啸不止，来邪也。夫常人不得无欲，又复不得无事，但当和心少念，静虑，先去乱神犯性之事，此则啬神之一术也。"[①]（《养性延命录·教诫篇第一》）

（二）养生方法

1. 起居将养

《养性延命录》认为人的寿命本来应当一样，但有的人由于对身体不爱护，行种种伤身之事，因此不能终寿。为此，书中多处强调在日常生活中要注意起居细节。如引彭祖之言说：

"彭祖曰：养寿之法，但莫伤之而已。夫冬温夏凉，不失四时之和，所以适身也。

"彭祖曰：重衣厚褥，体不劳苦，以致风寒之疾。厚味脯腊，醉饱厌饫，以致聚结之病。美色妖丽，嫔妾盈房，以致虚损之祸。淫声哀音，怡心悦耳，以致荒耽之惑。驰骋游观，弋猎原野，以致发狂之失。谋得战胜，兼弱取乱，以致骄逸之败。盖圣贤或失其理也。然养生之具，譬犹水火不可失适，反为害耳。"[②]（《养性延命录·教诫篇第一》）

类似的还有引《名医叙病论》，说：

"世人不终耆寿，咸多夭殁者，皆由不自爱惜，忿争尽意，邀名射利，聚毒攻神，内伤骨体，外乏筋肉，血气将无，经脉便壅，内里空疏，惟招众疾，正气日衰，邪气日盛矣。不异举沧波以注爝火，颓华岳而断涓流，语其易也，甚于兹矣。"[③]（《养性延命录·教诫篇第一》）

以上这些思想，都为陶弘景本人所赞同，并凝练于其所撰的《养性延命录·序》中，特别提出"游心虚静，息虑无为"的重要原则。他说：

"夫禀气含灵，唯人为贵。人所贵者，盖贵为生。生者神之本，形者神之具。神大用则竭，形大劳则毙。若能游心虚静，息虑无为，服元气于子后，时导引于闲室，摄养无亏，兼饵良药，则百年耆寿，是常分也。如恣意以耽声色，役智而图富贵，得丧恒切于怀，躁扰未能自遣，不拘礼度，饮食无节，如斯之流，宁免夭伤之患也？"[④]

在《养性延命录·杂诫忌禳害祈善篇第三》中，陶弘景对各种生活起居所宜将养的事项写得更为具体：

"久视伤血，久卧伤气，久立伤骨，久行伤筋，久坐伤肉。凡远思强健伤人，忧恚悲哀伤人，喜乐过差伤人，忿怒不解伤人，汲汲所愿伤人，戚戚所患伤人，寒暖失节伤人，阴阳不交伤人。凡交，须依导引诸术。若能避众伤之事而复晓阴阳之术，则是不死之道。大乐气飞扬，大愁气不通。用精令人气力乏，多视令人目盲，多睡令人心烦，贪美食令人泄痢。俗人但知贪于五味，不知元气可饮。圣人知五味之毒焉，故不贪；知元气可服，故闭口不言。精气息应也。唾不咽则气海不润，气海不润则津液乏，是以服元气、饮醴泉，乃延年之本也。

"沐浴无常不吉，夫妇同浴不吉。新沐浴及醉饱、远行归还大疲倦，并不可行房室之事，生病，切慎之。丈夫勿头北向卧，令人六神不安，多愁忘。勿跋井，今古大忌。若见十步地墙，勿顺墙坐卧，被风吹，发癫痫疾。勿怒目久视日月，失目明。凡大汗勿脱衣，不慎，多患偏风、半身不遂。新沐浴了，不得露头当风，不幸得大风刺风疾。触寒来，勿临面火上，成痫、起风

① 陶弘景. 养性延命录［M］. 赤峰：内蒙古科学技术出版社，2002：5.
② 陶弘景. 养性延命录［M］. 赤峰：内蒙古科学技术出版社，2002：8.
③ 陶弘景. 养性延命录［M］. 赤峰：内蒙古科学技术出版社，2002：6.
④ 陶弘景. 养性延命录［M］. 赤峰：内蒙古科学技术出版社，2002：序1.

眩。凡汗，勿跂床悬脚，久成血痹、足重、腰疼。凡脚汗勿入水，作骨痹，亦作遁疰。久忍小便，膝冷兼成冷痹。凡食热物汗出，勿荡风，发痓头痛，令人目涩，饶睡。凡欲眠，勿歌咏，不祥。起眠讫，勿大语，损人气。凡飞鸟投人，不可食焉若开口及毛下有疮，并不可食之。凡热泔洗头，冷水濯，成头风。凡人卧，头边勿安火炉，令人头重、目赤、鼻干。凡卧讫，头边勿安灯，令人六神不安。冬日温足冻脑，春秋脑足俱冻，此乃圣人之常法也。"①

这一部分内容没有注明引自何处，应是陶弘景综合各种养生经验而得，颇为珍贵。

2. 饮食养生

《养性延命录》中的《教诫篇》和《食诫篇》收录了关于饮食养生的重要文献，如：

"养性之道，不欲饱食便卧及终日久坐，皆损寿也。人欲小劳，但莫至疲及强所不能堪胜耳。人食毕，当行步踌躇，有所修为为快也。故流水不腐，户枢不朽蠹，以其劳动数故也。故人不要夜食，食毕但当行中庭如数里可佳。饱食即卧生百病，不消成积聚也。食欲少而数，不欲顿多难消，常如饱中饥，饥中饱。故养性者，先饥乃食，先渴而饮。恐觉饥乃食，食必多盛；渴乃饮，饮必过。食毕当行，行毕使人以粉摩腹，数百过，大益也。

"青牛道士言：食不欲过饱，故道士先饥而食也。饮不欲过多，故道士先渴而饮也。食毕行数百步，中益也。暮食毕，行五里许乃卧，令人除病。"②（《养性延命录·食诫篇第二》）

"邵仲堪曰：五谷充肌体而不能益寿，百药疗疾延年而不能甘口。充肌甘口者，俗人之所珍。苦口延年者，道士之所宝。"③（《养性延命录·教诫篇第一》）

陶弘景还引用陈纪元方，曰：

"百病横夭，多由饮食。饮食之患，过于声色。声色可绝之逾年，饮食不可废之一日。为益亦多，为患亦切。"④（《养性延命录·教诫篇第一》）

此外，书中多处强调"热食"，如：

"凡食，先欲得食热食，次食温暖食，次冷食。"⑤（《养性延命录·食诫篇第二》）

"凡食，欲得恒温暖，宜入易消，胜于习冷。"⑥（《养性延命录·食诫篇第二》）

3. 服气疗病

陶弘景在《服气疗病篇第四》《导引按摩篇第五》《御女损益篇第六》等篇章中摘录了大量服气导引功法。

有关于服气练习方法的，如：

"《元阳经》曰：常以鼻纳气，含而漱满，舌料唇齿咽之，一日一夜得千咽，甚佳。当少饮食，多则气逆，百脉闭。百脉闭则气不行，气不行则生病。"⑦（《养性延命录·服气疗病篇第四》）

"《服气经》曰：……从夜半至日中为生气，从日中后至夜半为死气，常以生气时正僵卧，瞑目握固，闭气不息，于心中数至二百，乃口吐气出之，日增息。如此身神具，五脏安。能闭气至二百五十息，华盖（眉）明，耳目聪明，举身无病，邪不忤人也。凡行气，以鼻纳气，以口吐气，微而引之，名曰长息。纳气有一，吐气有六。纳气一者，谓吸也。吐气六者，谓吹、呼、唏、呵、嘘、呬，皆出气也。凡人之息，一呼一吸，元有此数。欲为长息吐气之法，时寒可吹，时温可呼。委曲治病，吹以去风，呼以去热，唏以去烦，呵以下气，嘘以散滞，呬以解极。"⑧（《养

---

① ［梁］陶弘景. 养性延命录［M］. 赤峰：内蒙古科学技术出版社，2002：36.
② ［梁］陶弘景. 养性延命录［M］. 赤峰：内蒙古科学技术出版社，2002：28.
③ ［梁］陶弘景. 养性延命录［M］. 赤峰：内蒙古科学技术出版社，2002：5.
④ ［梁］陶弘景. 养性延命录［M］. 赤峰：内蒙古科学技术出版社，2002：7.
⑤ ［梁］陶弘景. 养性延命录［M］. 赤峰：内蒙古科学技术出版社，2002：28.
⑥ ［梁］陶弘景. 养性延命录［M］. 赤峰：内蒙古科学技术出版社，2002：29.
⑦ ［梁］陶弘景. 养性延命录［M］. 赤峰：内蒙古科学技术出版社，2002：47.
⑧ ［梁］陶弘景. 养性延命录［M］. 赤峰：内蒙古科学技术出版社，2002：48.

性延命录·服气疗病篇第四》）

有将服气与导引相结合的，如：

"《导引经》云：清旦未起，先啄齿二七，闭目握固，漱满唾，三咽气。寻闭而不息自极，极乃徐徐出气，满三止。便起，狼踞鸱顾，左右自摇，亦不息自极，复三。便起下床，握固不息，顿踵三。还，上一手，下一手，亦不息自极三。又叉手项上，左右自了捩，不息，复三。又伸两足及叉手前却，自极复三。皆当朝暮为之，能数尤善。平旦以两掌相摩令热，熨眼三过；次又以指按目四眦，令人目明。"① （《养性延命录·导引按摩篇第五》）

还有谈到服气治疗疾病的具体方法的，如引《明医论》云：

"疾之所起，自生五劳，五劳既用，二脏先损，心肾受邪，腑脏俱病。五劳者，一曰志劳，二曰思劳，三曰心劳，四曰忧劳，五曰疲劳。五劳则生六极，一曰气极，二曰血极，三曰筋极，四曰骨极，五曰精极，六曰髓极。六极即为七伤，七伤故变为七痛。七痛为病，令人邪气多，正气少，忽忽喜怒，悲伤不乐，饮食不生，肌肤颜色无泽，发白枯槁。甚者令人得大风偏枯，筋缩，四肢拘急，挛缩，百关隔塞，羸瘦短气，腰脚疼痛。此由早娶，用精过差，血气不足，极劳之所致也。凡病之来，不离于五脏，事须识根，不识者，勿为之耳。心脏病者，体有冷热，呼、吹二气出之。肺脏病者，胸膈胀满，嘘气出之。脾脏病者，体上游风习习，身痒疼闷，唏气出之。肝脏病者，眼疼，愁忧不乐，呵气出之。已上十二种调气法，依常以鼻引气，口中吐气，当令气声逐字吹、呼、嘘、呵、唏、呬吐。若患者依此法，皆须恭敬用心为之，无有不差。此即愈病长生要术也。"② （《养性延命录·服气疗病篇第四》）

这是最早关于六字诀的明确记载。这些服气方法，明显较少提及道教神仙观念，是可以为一般人所学习和应用的。

4. 导引按摩

陶弘景在《养性延命录》中详细介绍了关于身体的不同部位在不同时间的导引按摩方法。如详细引用华佗与弟子关于导引的对话，说：

"谯国华佗善养性，弟子广陵吴普、彭城樊阿授术于佗。佗尝语普曰：人体欲得劳动，但不当使极耳。人身常摇动，则谷气消，血脉流通，病不生，譬犹户枢不朽是也。古之仙者，及汉时有道士君倩者，为导引之术，作熊经鸱顾，引挽腰体，动诸关节，以求难老也。吾有一术，名曰五禽戏：一曰虎，二曰鹿，三曰熊，四曰猿，五曰鸟，亦以除疾，兼利手足，以常导引。体中不快，因起作一禽之戏，遣微汗出即止，以粉涂身，即身体轻便，腹中思食。吴普行之，年九十余岁，耳目聪明，牙齿坚完，吃食如少壮也。虎戏者，四肢距地，前三掷，却二掷，长引腰，乍却仰天，即返距行，前、却各七过也。鹿戏者，四肢距地，引项反顾，左三右二，左右伸脚，伸缩亦三亦二也。熊戏者，正仰，以两手抱膝下，举头，左僻地七，右亦七，蹲地，以手左右托地。猿戏者，攀物自悬，伸缩身体，上下一七，以脚拘物自悬，左右七，手钩却立，按头各七。鸟戏者，双立手，翘一足，伸两臂，扬眉鼓力，各二七，坐伸脚，手挽足趾各七，缩伸二臂各七也。夫五禽戏法，任力为之，以汗出为度，有汗以粉涂身，消谷食益，除百病，能存行之者，必得延年。

"又有法：安坐，未食前自按摩，以两手相叉，伸臂股，导引诸脉，胜于汤药。正坐，仰天呼出，饮食醉饱之气立消。夏天为之，令人凉矣。"③ （《养性延命录·导引按摩篇第五》）

这些引述大为增补了《后汉书·华佗传》的内容，使后人对华佗养生术的了解更加全面。其中对五禽戏的动作描述和对自身按摩方法的记载均十分宝贵。

---

① 陶弘景. 养性延命录 [M]. 赤峰：内蒙古科学技术出版社，2002：55.
② 陶弘景. 养性延命录 [M]. 赤峰：内蒙古科学技术出版社，2002：48-49.
③ 陶弘景. 养性延命录 [M]. 赤峰：内蒙古科学技术出版社，2002：57-58.

而其他引文还有多种关于自我按摩法，均为后人所常用。如关于叩齿、咽津法：

"常每旦啄齿三十六通，能至三百弥佳，令人齿坚不痛。次则以舌搅漱口中津液，满口咽之，三过止。次摩指少阳令热，以熨目，满二七止，令人目明。……旦欲梳洗时，叩齿一百六十，随有津液便咽之讫，以水漱口，又更以盐末揩齿，即含取微酢、清浆半小合许熟漱，取盐汤吐洗两目讫，闭目以冷水洗面，必不得遣冷水入眼中，此法齿得坚净，目明无泪，永无蠹齿。"①（《养性延命录·导引按摩篇第五》）

关于聪耳、梳头养生法：

"每旦初起，以两手叉两耳极上下，热按之二七止，令人耳不聋。次又啄齿漱玉泉三咽，缩鼻闭气，右手从头上引左耳二七，复以左手从头上引右耳二七止，令人延年不聋。次又引两鬓发举之一七，则总取发，两手向上，极势抬上一七，令人血气通，头不白。"

"晨夕以梳梳头满一千梳，大去头风，令人发不白。梳讫，以盐花及生麻油搓头顶上，弥佳。如有神明膏，搓之甚佳。"②（《养性延命录·导引按摩篇第五》）

"摩手令热，以摩面，从上至下，去邪气，令人面上有光彩。"

"摩手令热，摩身体，从上至下，名曰干浴，令人胜风寒、时气热、头痛，百病皆除。"③（《养性延命录·导引按摩篇第五》）

5. 房中

陶弘景引述的一些房中术理论，也对养生有参考价值。

《养性延命录·御女损益篇第六》中提出：

"道以精为宝，施之则生人，留之则生身。生身则求度在仙位，生人则功遂而身退。功遂而身退，则陷欲以为剧，何况妄施而废弃。损不觉多，故疲劳而命堕。天地有阴阳，阴阳人所贵，贵之合于道，但当慎无费。"④

此处指出"道以精为宝"，因此"凡养生，要在于爱精"。但是爱精并非绝欲，因为人与天地一样，不可"无阴阳"。陶弘景引彭祖的话说：

"男不欲无女，无女则意动，意动则神劳，神劳则损寿。"

"若孤独而思交接者，损人寿，生百病。"

书中提出泄精之后，如及时引导，则可避免损伤身体：

"奸淫所以使人不寿者，非是鬼神所为也，直由用意俗猥，精动欲泄，务副彼心，竭力无厌，不以相生，反以相害。或惊狂消渴，或癫痴恶疮，为失精之故。但泻辄导引，以补其处。不尔，血脉髓脑日损，风湿犯之，则生疾病，由俗人不知补泻之宜故也。"

彭祖指出房中术如运用不当则"反相害"，故此又说：

"上士别床，中士异被。服药千裹，不如独卧。色使目盲，声使耳聋，味使口爽。苟能节宣其道，适抑扬其通塞者，可以增寿。一日之忌，暮食无饱（夜饱食眠，损一日之寿）。一月之忌，暮饮无醉（夜醉卧，损一月之寿）。一岁之忌，暮须远内（一交损一岁之寿，养之不复）。终身之忌，暮须护气（暮卧习闭口，开口失气，又邪从口入）。"⑤

篇中还引《道林》之语强调说：

"房中之事，能生人，能杀人。譬如水火，知用之者，可以养生，不能用之者，立可死矣。"⑥

此外，书中还收录了不少房室宜忌资料。如说：

① 陶弘景. 养性延命录［M］. 赤峰：内蒙古科学技术出版社，2002：57.
② 陶弘景. 养性延命录［M］. 赤峰：内蒙古科学技术出版社，2002：55-57.
③ 陶弘景. 养性延命录［M］. 赤峰：内蒙古科学技术出版社，2002：56.
④ 陶弘景. 养性延命录［M］. 赤峰：内蒙古科学技术出版社，2002：64.
⑤ 陶弘景. 养性延命录［M］. 赤峰：内蒙古科学技术出版社，2002：64.
⑥ 陶弘景. 养性延命录［M］. 赤峰：内蒙古科学技术出版社，2002：67.

"交接尤禁醉饱，大忌，损人百倍。欲小便，忍之以交接，令人得淋病，或小便难，茎中痛，小腹强。大恚怒后交接，另人发痈疽。"

"新沐头，新行疲倦，大喜怒，皆不可行房室。"①

二、《真诰》

《真诰》是道教洞玄部经书，为陶弘景所著。今《道藏》收有《真诰》20卷，书前有宋嘉定十六年（1223年）高似孙所作的序，对该书的主旨加以简介：

"诰者，告也……能通乎纬，必知诰矣。陶君之意，亦谓卦六十四，道之元也；道德五千言，元之道也。其余赜元之奥，钩玄之微，能与易、老贯者，各形乎言，各见乎事。虽然，事与言非元矣。"②

序言认为该书与易道相通。《真诰》的篇名都用3个字组成，有《运题象》《甄命授》《协昌期》《稽神枢》《阐幽微》《握真辅》《翼真检》7篇。《真诰》全书内容庞杂，但书中所涉及的经书、道教人物和方术等都是研究道教和养生的重要历史资料。

此书原以顾欢的《真迹》为底本，因陶弘景认为《真迹》所记失误太多，故改写成《真诰》。《真诰·叙录》中解释道："真诰者，真人口授之诰也。"意思是真人所传授的话语。经陶弘景的悉心订正，并加"朱书细字"注释，编成书，成为上清派的经典文献之一。

《真诰》认为修道求仙应与健体养生结合起来，若"学道者常不能慎事，尚自致百疴"，则不能得道成仙。从养生的角度看，书中有相当丰富的资料。

（一）论修道养生

道教术士所谓的修道，当然以长生不死、得道成仙为目的，只不过有些言论可以作为养生之论来看待。《真诰》所引的各色真人言论，都强调要摒弃世俗，以身命为重。如：

"任凡庸以内观，乃灵仙之根始也。盖富贵淫丽，是破骨之斧锯，有似载罪之舟车耳。荣华矜世，争竞徼时，适足以诲愆要辱，为伐命之兵，非佳事也。是故古之高人，览罪咎之难豫知，富贵之不可享矣，遂肥遁长林，栖景名山，咀嚼和气。漱濯清川。欲远此恶迹，自求多福，超豁绁聘，保全至素者也。"③（《真诰·卷之二·运题象第二》）

"若夫能眇（邈）于当世，则所重唯身也。罕营外难者，则无死地矣。是以古之学者，握玄荃以藏领，匿颖镜于纷务，凝神乎山岩之庭，颐真于逸谷之津。于是散发高岫，经纬我生。晖晖景曜，采吸五灵。游跷九道，登元濯形，投思绝空，人事无营。闭存三气，研诸妙精。故能回日薄之年，反为童婴耳。苟事累沙会，交轩塞路，但所守之不能勖也，何试校之能停耶？"④（《真诰·卷之二·运题象第二》）

"夫喜怒损志，哀（戚）损性，荣华惑德，阴阳竭精，皆学道之大忌，仙法之所疾也。虽还精胎息，仅而补之，内虚已彻，犹非本真。莫若知而不为，为而不散，此仙之要道，生之本业也。"⑤（《真诰·卷之五·甄命授第一》）

此外，书中也强调修道养生者要坚毅志道。如说：

"然则学道者有九患，皆人之大病。若审患病，则仙不远也。患人有志无时，有时无友，有友无志，有志不遇其师，遇师不觉，觉师不勤，勤不守道，或志不固，固不能久，皆人之九患也。

---

① 陶弘景. 养性延命录［M］. 赤峰：内蒙古科学技术出版社，2002：67.
② 陶弘景. 真诰［M］. 北京：中华书局，1985：1.
③ 陶弘景. 真诰［M］. 北京：中华书局，1985：21.
④ 陶弘景. 真诰［M］. 北京：中华书局，1985：25.
⑤ 陶弘景. 真诰［M］. 北京：中华书局，1985：66.

人少而好道，守固一心，水火不能惧其心，荣华不能惑其志，修真抱素，久则遇师，不患无也。如此则不须友而成，亦不须感而动也。此学仙之广要言也。"①（《真诰·卷之五·甄命授第一》）

"学道之心，常如忆朝食，未有不得之者也。惜气常如惜面目，未有不全者也。然面目亦有毁坏者，犹气亦有丧失。要人之所惜，常在于面目。虑有犯秽，次及四肢耳。若使惜气常为一身之先急，吾少见其枯悴矣。"②（《真诰·卷之六·甄命授第二》）

"夫学道者，当得专道注真，情无散念，拨奢侈，保冲白，寂然如密有所睹，熙然如潜有所得，专专似临深谷，战战如履于冰炭，始得道之门耳，犹未得道之室也。所谓为难者学道也，所谓为易者学道也。寂玄沉味，保和天真，注神栖灵，耽研六府（腑），惜精闭牝，无视无听，此道之易也。即是不能行此者，所以为难。"③（《真诰·卷之七·甄命授第三》）

"夫得道者，常恨于不早闻受，失道者，常恨于不精勤。何谓精耶？专笃其事也。何谓勤耶？恭缮其业也。既加之以检慎，守之以取感者，则去真近矣，尔其营之，勿忘也。"④

"性躁暴者，一身之贼病，求道之坚梯也。遂之者真去，改之者道来。每事触类，皆当柔迟而尽精洁之理，如此几乎道者也。"⑤（《真诰·卷之十·协昌期第二》）

姑且不论道教以长生不死、得道成仙为目的的修道，即便是俗人以健康长寿为目的的养生，也是需要长期和持久的坚持，绝不能一蹴而就。因此，这些观念也可以说是养生的要旨。

（二）论存思纳气

在有关修道或养生的方法中，《真诰》谈得较多的是存思之术。这充分体现了道教上清经法的特点。

存思一般是配合纳气的，关于纳气，《真诰》相当重视其养生意义。指出：

"夫可久于其道者，养生也；常可与久游者，纳气也。气全则生存，然后能养至，养至则合真，然后能久。登生气之二域。……气全则辟鬼邪，养全则辟百害。"⑥（《真诰·卷之六·甄命授第二》）

存思可以说是气功养生中的意念方法。书中介绍了数种存思法，论述较多的有"守玄白"存气法：

"守玄白之道，常旦旦坐卧任意，存泥丸中有黑气，存心中有白气，脐中有黄气。三气俱仙如云，以覆身上，因变成火，火又烧身，身通洞彻内外。如此旦行之，至日向中乃止。于是服气百二十过，都毕道止。如此，使人长生不死，辟却万害。所谓知白守黑，求死不得。知黑守白，万邪消却。忌食六畜肉及五辛之菜，当别寝静思，尤忌房室，房室即死……

"初存出气如小豆，渐大冲天，三气缠烟绕身，共同成一混沌。忽生火在三烟之内，又合景以炼一身，一身之里，五脏照彻，此亦要道也。"⑦（《真诰·卷之十三·稽神枢第三》）

有"服雾"之法：

常以平旦于寝静之中，坐卧任己，先闭目内视，仿佛如见五脏，毕，因口呼出气二十四过，临目为之，使目见五色之气，相绕缠在面上郁然，因又口内此五色气五十过，毕，咽唾六十过，毕，乃微咒曰：太霞发晖，灵雾四迁，结气宛屈，五色洞天，神烟含启，金石华真，蔼郁紫空，炼形保全，出景藏幽，五灵化分，合明扇虚，时乘六云，和摄我身，上升九天。毕，又叩齿七通，咽液七过，乃开目，事讫。此道神妙，又神州玄都，多有得此术者，尔可行此法邪？久行之，

①　陶弘景. 真诰 [M]. 北京：中华书局，1985：65-66.
②　陶弘景. 真诰 [M]. 北京：中华书局，1985：77.
③　陶弘景. 真诰 [M]. 北京：中华书局，1985：83.
④　陶弘景. 真诰 [M]. 北京：中华书局，1985：126.
⑤　陶弘景. 真诰 [M]. 北京：中华书局，1985：127.
⑥　陶弘景. 真诰 [M]. 北京：中华书局，1985：77.
⑦　陶弘景. 真诰 [M]. 北京：中华书局，1985：169.

常乘云雾而游。"①（《真诰·卷之十三·稽神枢第三》）

有存念二十四神之法：

"三八景二十四神，以次念之亦可，一时顿存三八亦可，平旦存上景，日中存中景，夜半存下景，在人意为之也。若外身幽岩，屏绝人事，内念神关，摄真纳气，将可平旦顿存三八景，二时又各重存一景，益当佳也。但人间多事，此烦难常行耳。事不得常，为益自薄。"②（《真诰·卷之九·协昌期第一》）

还有"存思日月"法：

"清斋休粮，存日月在口中，昼存日，夜存月，令大如环，日赤色有紫光九芒；月黄色，有白光十芒。存咽服光芒之液，常密行之无数。若不修存之时，令日月还住面明堂中，日居左，月居右，令二景与目童合气相通也。此道以摄运生精，理和魂神，六丁奉侍，天兵卫护，此上真道也。"③（《真诰·卷之九·协昌期第一》）

"欲为道者，目想日月，耳响师声，口恒吐死气，取生气。体象五星，行恒如珊，空心存思长生。慎笑节语，常思其形，要道也。"④（《真诰·卷之五·甄命授第一》）

此法大致是存想日月在身中，并配合呼吸吞咽。还有的则是面对真正的日月，存想吸日月之精华，如：

"欲得延年，当洗面精心。日出二丈，正面向之，口吐死气，鼻吸日精。须鼻得嚏便止。是为气通，亦以补精复胎，长生之方也。"⑤（《真诰·卷之五·甄命授第一》）

还有存想自身的。如：

"当存五神于体。五神者，谓两手、两足、头是也。头想恒青，两手恒赤，两足恒白者，则去仙近矣。"⑥（《真诰·卷之五·甄命授第一》）

"凡人常存思识己之形，极使仿佛对在我前，使面上恒有日月之光，洞照一形，使日在左，月在右，去面前令九寸，存毕，乃琢齿三通，微祝曰：元胎上真，双景二玄，右抱七魄，左拘三魂，令我神明，与形常存。祝毕，又叩齿三七过，咽液七过。此名为帝君炼形拘魂制魄之道，使人精明神仙，长生不死，若不得祝者，亦可单存之耳。"⑦（《真诰·卷之十·协昌期第二》）

"坐常欲闭目内视，存见五脏肠胃。久行之，自得分明了了也。"⑧（《真诰·卷之九·协昌期第一》）

"常以夜半时，去枕平卧，握固，放体，气调而微者，身神具矣。如有不具，便速起烧香，平坐闭目，握固两膝上，心存体神，使两目中有白气如鸡子大在目前，则复故也。五日一行之。"⑨（《真诰·卷之五·甄命授第一》）

书中还有针对治疗专门疾病的存思方法，如手臂风疾时，持如下法：

"夜卧觉，存日象在疾手中握之，使日光赤芒从臂中逆至肘腋间，良久，日芒忽变成火烧臂，使臂内外通匝洞彻，良久，毕乃阴祝曰：四明上元，日月气分，流光焕曜，灌液凝魂，神光散景，荡秽炼烟，洞彻风气，百邪燔然，使得长生，四肢完全，注害考鬼，收付北辰。毕，存思良久，放身自忘。"⑩（《真诰·卷之十三·稽神枢第三》）

① 陶弘景. 真诰［M］. 北京：中华书局，1985：163.
② 陶弘景. 真诰［M］. 北京：中华书局，1985：103-104.
③ 陶弘景. 真诰［M］. 北京：中华书局，1985：116.
④ 陶弘景. 真诰［M］. 北京：中华书局，1985：66.
⑤ 陶弘景. 真诰［M］. 北京：中华书局，1985：66.
⑥ 陶弘景. 真诰［M］. 北京：中华书局，1985：64.
⑦ 陶弘景. 真诰［M］. 北京：中华书局，1985：135.
⑧ 陶弘景. 真诰［M］. 北京：中华书局，1985：105.
⑨ 陶弘景. 真诰［M］. 北京：中华书局，1985：65.
⑩ 陶弘景. 真诰［M］. 北京：中华书局，1985：166-190.

此法不仅兼用咒语，而且存思的针对性很明显。

以上存思方法中宗教色彩虽浓，但对今天的气功养生也是很有参考价值的，不过也不宜过分追求意念。书中还有一些方法是较简易可行的。如：

"常欲闭目而卧，安身微气，使如卧状，令旁人不觉。乃内视，远听四方，令我耳目注万里之外。久行之，亦自见万里之外事。精心为之，乃见百万里之外事也。又耳中亦恒闻金玉之音，丝竹之声，此妙法也。四方者，总其言耳，当先起一方，而内注视听。初为之实无仿佛，久久诚自入妙。"[1]（《真诰·卷之九·协昌期第一》）

（三）论房中节欲

《真诰》中说："食草木之药，不知房中之法及行气导引，服药无益也。"但陶弘景编纂此书时，已是在反对汉朝黄赤合气之术的背景之下，因此书中所说的"知房中之法"主要是强调节欲。书中借仙人之口批评天师道"黄赤合气"（即房中术）之术。如"紫微夫人"称：

"夫黄书赤界，虽长生之秘要，实得生之下术也……"[2]（《真诰·卷之二·运题象第二》）

"清虚真人"说：

"黄赤之道、混气之法，是张陵受教施化，为种子之一术耳，非真人之事也。吾数见行此而绝种，未见种此而得生矣。"[3]（《真诰·卷之二·运题象第二》）

列举房中之术种种危害最详细的见于《甄命授》，其中云：

"又顷者末学互相扰竞，多用混成及黄书赤界之法，此诚有生和合二象匹对之真要也。若以道交接，解脱网罗，推会六合，行诸节气，却灾消患，结精宝胎，上使脑神不亏，下令三田充溢，进退得度而祸除，经纬相应而常康，敌人执辔而不失，六军长驱而全反者，乃有其益，亦非仙家之盛事也。呜呼危哉！此虽相生之术，俱度之法，然有似骋冰车而涉乎炎州，泛火舟以浪于溺津矣。自非真正，亦失者万万。或违戾天文，谮害嫉妒，灵根郁塞，否泰用隔，犯誓愆明，得罪三官；或构怨连祸，王师伤败；或坑降杀服，流血膏野；或马力以竭，而求之不已，若遂深入北塞而不御者，亦必绝命于匈奴之刀剑乎！将身死于外，而家诛于内也，可不慎哉！可不慎哉！我见诸如此等，少有获益，徒有求生之妄作，常叹息于生生矣。岂若守丹真于绛宫，朝元神于泥丸，保津液而不亏，闭幽术于命门，饵灵术以颐生，漱华泉于清川，研玄妙之秘诀，诵太上之隐篇，于是高栖于峰岫，并金石而论年耶。诸侯安得而友，帝王不得而臣也。远风尘之五浊，常清净以期真。优哉悠哉，聊乐我云。"[4]（《真诰·卷之六·甄命授第二》）

辞甚隐晦，其与"黄书赤界之法"形成对比的，是主张"守丹真于绛宫，朝元神于泥丸，保津液而不亏，闭幽术于命门"，意为以不妄泄且还精补脑方为上术。这是后世流行的丹道之法。这些"仙人"还主张"色观谓之黄赤，上道谓之隐书"，提出将房中术语另做解释，摒除色欲成分，整理成更严谨的修仙方法。"紫微夫人"说：

"夫真人之偶景者，所贵存乎匹偶，相爱在于二景。虽名之为夫妇，不行夫妇之迹也，是用虚名以示视听耳。苟有黄赤存于胸中，真人亦不可得见，灵人亦不可得接。徒劬劳于执事，亦有劳于三官矣。"[5]（《真诰·卷之二·运题象第二》）

"虽名之为夫妇，不行夫妇之迹也"，强调的只是虚名，否则不能达到神仙境界。书中也列举了许多房事不节制对修仙的危害性。如道士修炼时应当注意：

---

① 陶弘景. 真诰［M］. 北京：中华书局，1985：105-106.
② 陶弘景. 真诰［M］. 北京：中华书局，1985：15.
③ 陶弘景. 真诰［M］. 北京：中华书局，1985：15.
④ 陶弘景. 真诰［M］. 北京：中华书局，1985：73.
⑤ 陶弘景. 真诰［M］. 北京：中华书局，1985：15.

"夫学生之夫，必夷心养神，服食治病，使脑宫填满，玄精不倾，然后可以存神服霞，呼吸二景耳。若数行交接，漏泄施泻者，则气秽神亡，精灵枯竭，虽复玄挺玉策，金书太极者，将亦不可解于非生乎。在昔先师常诚于斯事云：学生之人，一接则倾一年之药势，二接则倾二年之药势，过三以往，则所倾之药都亡于身矣。是以真仙之士，常慎于此，以为生生之大忌。"①（《真诰·卷之十·协昌期第二》）

书中认为一次房事则损一年之药势，所以为大忌。还认为此举可能损害耳目，如说：

"仙真之道，以耳目为主，淫色则目闇，广忧则耳闭，此二病从中来而外奔也，非复有他矣。今令人聪明益易耳，但不为之者，行之难。欲得上通彻映，旁观鬼神，当洗心绝念，放弃流淫，所谓严其始矣。"②（《真诰·卷之九·协昌期第一》）

（四）论服食、断谷与饮食

《真诰》中论服食的地方不少。有专篇"服术叙"，着重论述服食白术可以除却"百灾、百毒、百疫"等。如说：

"五云水桂，术根黄精，南烛阳草，东石空青，松柏脂实，巨胜茯苓，并养生之具，将可以长年矣。吾又俱察草木之胜负，有速益于己者，并未及术势之多验乎！且顷以来，杀气蔽天，恶烟弭景，邪魔横起，百疾杂臻。或风寒关结，或流肿种疠，不期而祸凑，意外而病生者，比目而来集也。夫术气则式遏鬼津，吐烟则镇折邪节，强内摄魂，益血生脑，逐恶致真，守精卫命。餐其饵则灵柔四敷，荣输轻盈；服其丸散则百病疗除，五脏含液，所以长远视久而更明也。古人名之为山精之赤，山姜之精。太上导仙铭曰：子欲长生，当服山精；子欲轻翔，当服山姜，此之谓也。我非谓诸物皆当灭，术为益也。且术气之用，是今时所要，末世多疾，宜当服御耳。夫道虽内足，犹畏外事之祸，形有外充者，亦或中崩之弊。张单偏致，殆可鉴乎？术一可以长生永寿，二可以却万魔之枉疾。我见山林隐逸，得服此道，千年八百，比肩于五岳矣。人多书烦，不能复一二记示之耳。今撰服术数方，以悟密尚，若必信用，庶无横暴之灾。"③（《真诰·卷之六·甄命授第二》）

此处原文仅言"术"，而未区分白术、苍术。陶弘景《本草经集注》首次区分两者，并说白术可做丸散，苍术多入煎剂，故此处应为白术。道教之服食并非简单食用，而是要经过各种加工后才可服食。例如书中介绍的服术方如下：

"成术一斛，水盛洗，洗乃干，干乃细捣为屑，大枣四斗，去核乃捣，令和合清酒五斗，会于铜器中，煎搅使成饵状。日服如李子三丸，百病不能伤，而面如童子，而耐寒冻。

"又法：术散五斤，茯苓煮三沸，捣取散五斤，右二物合和，更捣三千杵，盛以密器。旦服五合，百灾、百毒、百疫不能犯，面童而壮健，久服能飞越峰谷，耳聪目明矣。"④（《真诰·卷之十·协昌期第二》）

谈及断谷，也是通过服食他物来断谷物的。如说：

"饮食不可卒断，但当渐减之耳。十日令减一升，则半年便断矣。断谷自有方，世多有者，不复重说之。世人之食桃档以补身，不知桃皮之胜也，桃皮别自有方。

"断谷入山，当煮食白石。昔白石子者，以石为粮，故世号曰白石生，此至人也。"⑤（《真诰·卷之五·甄命授第一》）

---

① 陶弘景. 真诰［M］. 北京：中华书局，1985：134.
② 陶弘景. 真诰［M］. 北京：中华书局，1985：109.
③ 陶弘景. 真诰［M］. 北京：中华书局，1985：72–73.
④ 陶弘景. 真诰［M］. 北京：中华书局，1985：125.
⑤ 陶弘景. 真诰［M］. 北京：中华书局，1985：67.

至于谈饮食的注意事项，多是配合修道服药而言的，如说：

"食慎勿使多，多则生病。饱慎便卧，卧则心荡，心荡多失性。食多生病，生病则药不行。欲学道者，慎此未服食时也。"[①]（《真诰·卷之五·甄命授第一》）

（五）论按摩、美容法

《真诰》中有不少自我保健按摩的方法，皆为养生良方。例如：

"《太素丹景经》曰：一面之上，常欲得两手摩拭之使热，高下随形，皆使极匝，令人面有光泽，皱斑不生。行之五年，色如少女，所谓山川通气，常盈不没。

"先当摩切两掌令热，然后以拭两目，毕，又顺手摩发，如理栉之状。两臂亦更互以手摩之，使发不白，脉不浮外。"

"《大洞真经·精景案摩篇》曰：卧起，当平气正坐，先叉两手，乃度以掩项后，因仰面视上举项，使项与两手争，为之三四止，使人精和血通，风气不入。能久行之，不死不病。毕，又屈动身体，伸手四极，反张侧掣，宣摇百关，为之各三。此当口诀（此运动应有次第法用，故须口诀，盖亦熊经鸟伸之术也）。卧起，先以手巾若厚帛拭项中四面及耳后，使圆匝热温温然也。顺发摩项，若理栉之无数也。良久，摩两手以治面目。久行之，使人目明，而邪气不干，形体不垢腻生秽也。都毕，乃咽液二十过，以导内液。"

"《消魔上灵经》曰：若体中不宁，当反舌塞喉，漱漏咽液亦无数。须臾，不宁之疴自即除也。当时亦当觉体中宽软也。"

"《消魔经·上篇》曰：耳欲得数按抑其左右，亦令无数，令人聪彻。所谓营治城郭，名书皇籍。又曰：鼻亦欲得按其左右，唯令数，令人气平，所谓灌溉中岳，名书帝箓。"

"《太上天关三经》曰：常欲以手按目近鼻之两眦，闭气为之，气通辄止，吐而复始。恒行之。眼能洞观。"

"道曰：常以手按两眉后小穴中三九过，又以手心及指摩两目权上，以手旋耳，行三十过。摩唯令数，无时节也。毕，辄以手逆乘额上三九过，从眉中始，上行入发际中，口旁咽液，多少无数也。如此常行，目自清明，一年可夜书。"

"夫人之将老，鲜不先始于耳目也。又老形之兆，亦发始于目际之左右也。以手乘额上，内存赤子，日月双明，上元欢喜，三九始眉，数毕乃止。此谓手朝三元，固脑坚发之道也。头四面以两手乘之，顺发就结，唯令多也。于是头血流散，风湿不凝。都毕，以手按目四眦二九过，觉令见光分明，是检眼神之道。久为之，得见百灵。"

"夜卧觉，常更叩齿九通，咽液九过。毕，以手按鼻之边，左右上下数十过。微咒曰……卧觉辄按祝如此，勿失一卧也。真道虽成，如我辈故常行之也。但不复卧。自坐为之耳。……令人耳目聪明，强识豁朗，鼻中调平，不垂津湥，四响八彻，面有童颜，制魂录魄，却辟千魔，七孔分流，色如素华。真人起居之妙道也。所以名起居者，常行之故也。毕，又咽液九过，摩拭面目，令少热以为常，每欲数也。"

"栉头理发，欲得多过，通流血气，散风湿也。数易栉，更番用之也。亦可不须解发也。"

"常数易栉，栉之取多而不使痛，亦可令侍者栉取多也。于是血液不滞，发根常坚。"[②]（《真诰·卷之九·协昌期第一》）

以上各种自我按摩法，涉及不少耳、目、头、面保健法。书中还以"九华真妃"之口专门谈到眼、耳、面、发、精、明等外在表现与身体的关系。如：

---

① 陶弘景. 真诰 [M]. 北京：中华书局，1985：66.

② 陶弘景. 真诰 [M]. 北京：中华书局，1985：104—108.

"眼者身之镜，耳者体之牖。视多则镜昏，听众则牖闭。妾有磨镜之石，决牖之术，即能彻洞万灵，眇察绝响，可乎？面者神之庭，发者脑之华。心悲则面焦，脑灭则发素，所以精元内衰，丹津损竭也。妾有童面之经，还白之法，可乎？精者体之神，明者身之宝。劳多则精散，营竟则明消，所以老随气落，耄已及之。妾有益精之道，延明之经，可乎？"① (《真诰·卷之二·运题象第二》)

除按摩之外的养生方法，还有针对头发的保健法：

"守真一笃者，一年使头不白，秃发更生。夫内接儿孙，以家业自羁，外综王事，朋友之交，耳目广用，声气杂役，此亦道不专也，行事亦无益矣。夫真才例多隐逸，栖身林岭之中，远人间而抱淡，则必婴颜而玄鬓也。"

"凝心虚形，内观洞房，抱玄念神，专守真一者，则头发不白，秃者更鬒。"② (《真诰·卷之二·运题象第二》)

（六）论其他养生方法

《真诰》中涉及起居、言行以及老年养生等内容都很有意义。如关于居室、卧床说：

"人卧床当令高，高则地气不及，鬼吹不干。鬼气之侵人，常依地而逆上。"

"人卧室宇，当令洁盛，洁盛则受灵气，不盛则受故气，故气之乱人室宇者，所为不成，所作不立。一身亦耳。当洗沐澡洁，不尔无矣。"③ (《真诰·卷之十五·阐幽微第一》)

关于言行、呼吸，说：

"夫学道，唯欲嘿然养神，闭气使极，吐气使微，又不得言语大呼唤，令人神气劳损，如此以学，皆非养生也。"

"凡研味至道，及读诵神经者，十言二十言中，辄当一二过舐唇咽液。百言五十言中，辄两三过叩齿，以会神灵，充和血气，使灵液凝满，帝一欣宅。所谓冲气不劳，启血不泄也。"

"学生之法，不可泣泪及多唾泄，此皆为损液漏津，使喉脑大渴。是以真人道士，常吐纳咽味，以和六液。"④ (《真诰·卷之十·协昌期第二》)

关于老年养生说：

"衰年体羸，多为风寒所乘，当深颐养。晏此无事，上味玄元，栖守绛津，体寂至达，心研内观，屏彼万累，荡濯他念，乃始近其门户耳。若忧累多端，人事未省，虽复憩灵空洞，存心淡泊，缠绵亦弗能达也。渔阳田豫曰：人以老驰车轮者，譬犹钟鸣漏尽而夜行不休，是罪人也。以此喻老，嗜好行来，屑屑与年少为党耳。若今能誓不复行者，则立愈矣。如其不尔，则疹与年阶，可与心共议耶？

"礼：年七十悬车。悬车者，以年薄虞渊，如日之昃，体气就损，神候方落，不可复劳形躯于风尘，役方寸于外物矣。"⑤ (《真诰·卷之七·甄命授第三》)

《真诰》还杂糅了儒、释两家的一些观点。《朱子语录》云："道书中有《真诰》，末后有《道授篇》，却是窃《四十二章经》之意为之。非特此也，至如地狱托生妄诞之说，皆是窃他佛教中至鄙至陋者为之。"⑥ 但养生修习之法，则多属道家。

① 陶弘景. 真诰 [M]. 北京：中华书局，1985：19.
② 陶弘景. 真诰 [M]. 北京：中华书局，1985：27–28.
③ 陶弘景. 真诰 [M]. 北京：中华书局，1985：194.
④ 陶弘景. 真诰 [M]. 北京：中华书局，1985：134–135.
⑤ 陶弘景. 真诰 [M]. 北京：中华书局，1985：91–92.
⑥ 黎靖德. 朱子语类：第8册 [M]. 北京：中华书局，1986：3009.

三、《本草经集注》与养生

《本草经集注》是陶弘景在《神农本草经》基础上，增补整理而成的著名本草著作。此书药物在《神农本草经》载药 365 种的基础上增加了 1 倍，共 730 种。按其自然属性，将药物分为玉石、草木、虫兽、果、菜、米食、有名无实七类，并将每类药物分为上、中、下三品，既保留了《神农本草经》三品分类法，又更符合药物学的特点。

（一）《本草经集注·序录》中的养生思想

《本草经集注·序录》是对《神农本草经·序录》的逐段解释与补充，其中有不少对养生很有价值的言论。

一是对三品分类法的进一步阐释（图 3-4）。陶弘景指出：

"今案上品药性，亦皆能遣疾，但其势力和厚，不为仓卒之效，然而岁月将服，必获大益，病既愈矣，命亦兼申。天道仁育，故云应天。独用百廿种者，当谓寅、卯、辰、巳之月，法万物生荣时也。中品药性，治病之辞渐深，轻身之说稍薄，于服之者，祛患当速，而延龄为缓。人怀性情，故云应人。百廿种者，当谓午、未、申、酉之月，法万物熟成时也。下品药性，专主攻击，毒烈之气，倾损中和，不可恒服，疾愈则止，地体收煞，故云应地。独用一百廿五种者，当谓戌、亥、子、丑之月，兼以闰之，盈数加之，法万物枯藏时也。"①

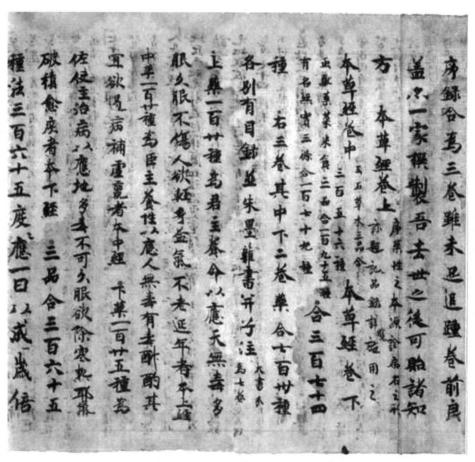

图 3-4　敦煌出土《本草经集注》抄本残卷
（存"序录"部分，原卷长 17 米，正、背面均手书）

① 陶弘景. 本草经集注［M］. 北京：人民卫生出版社，1994：7-8.

文中指出上品之药其功效不显著，而需长期久服；中品之药"轻身之说稍薄"，意为以治病为主，"延龄为缓"；下品之药有"毒烈之气"，故不可常服等。因此，他还指出：

"养命之药则多君；养性之药则多臣；治病之药则多佐。犹依本性所主，而兼复斟酌。详用此者，益当为善。"①

这些观点不仅用于说明《神农本草经》的 365 种药，而且对《本草经集注》增补的 365 种药也一样适用，都区分三品以应用。

二是强调养生以药导为先。陶弘景在《序录》中对治未病做进一步的讨论：

"案今自非明医，听声察色，至乎诊脉，孰能知未病之病乎？且未病之人，亦无肯自治。故桓侯怠于皮肤之微，以致骨髓之痼。非但识悟之为难，亦信受之弗易。仓公有言：'病不肯服药，一死也；信巫不信医，二死也；轻身薄命，不能将慎，三死也。'"②

中医虽强调治未病，但一般人很难意识到治未病的重要性，或者认为病由鬼神所致，无从预防。对此陶弘景强调：

"大都神鬼之害人多端，疾病之源唯一种，盖有轻重者尔。《真诰》言：'常不能慎事上者，自致百疴，而怨咎于神灵；当风卧湿，反责他于失福，皆是痴人也。'云慎事上者，谓举动之事，必皆慎思；饮食、男女，最为百疴之本。致使虚损内起，风湿外侵，以共成其害，如此岂得关于神明乎？唯当勤药治为理耳。"③

陶弘景认为注意精神调和与饮食、男女有度，是防病之本。如果出现问题，则应勤于"药治"。即使道教有各种方术，也离不开以药物调理为主。陶弘景还说：

"道经、仙方、服食、断谷、延年、却老，乃至飞丹转石之奇，云腾羽化之妙，莫不以药导为先。用药之理，又一同本草，但制御之途，小异世法。犹如粱、肉，主于济命，华夷禽兽，皆共仰资。其为生理则同，其为性灵则异耳。大略所用不多，远至廿余物，或单行数种，便致大益。是其深练岁积，即本草所云久服之效，不如世人微觉便止。故能臻其所极，以致遐龄，岂但充体愈疾而已哉！"④

道教修习或者说养生用药，与世俗治疗用药稍有不同，其用药不必多，但必须久服才能有效。因此他批评"庸医处治"，"若旬月未瘳，则言病源深结了不反求诸已，详思得失，虚构声称，多纳金帛，非唯在显宜责，固将居幽贻谴矣"。这些认识对养生用药是有指导意义的。

（二）《本草经集注》中的养生药物

《本草经集注》仿《神农本草经》之例，增补药物也分上、中、下三品，亦侧重在上品中收载所谓久服轻身、延年、不老神仙、令人不忘、志高、悦泽不老、耐寒暑的药物，仍有一定道教色彩。全书还有一个特点，即单独列出果、菜、米食等类。这虽然是由于自然属性分类法所致，但相对而言也较集中地收载了食物类药物。现按原书分类，列其新增部分药物中具养生功效者为表 3-1。

---

① 陶弘景. 本草经集注［M］. 北京：人民卫生出版社，1994：9.
② 陶弘景. 本草经集注［M］. 北京：人民卫生出版社，1994：15.
③ 陶弘景. 本草经集注［M］. 北京：人民卫生出版社，1994：16.
④ 陶弘景. 本草经集注［M］. 北京：人民卫生出版社，1994：25.

表 3-1　《本草经集注》新增部分药物的养生功效

分　类	品　级	药　名	养生功效
玉石	上品	玉屑	久服轻身延年
		青石脂	养肝胆气，明目，久服补髓、益气、不饥、延年
		赤石脂	养心气，明目，益精，久服补髓、好颜色、益智、不饥、轻身延年
		黄石脂	养脾气，安五脏，久服轻身、延年
		白石脂	养肺气，厚肠，补骨髓，久服安心、不饥、轻身延年
		黑石脂	养肾气，强阴，久服益气、不饥、延年
	中品	金屑	镇精神，坚骨髓
		银屑	安五脏，定心神，久服轻身延年
		玄石	服之令人有子
	下品	礜石	明目，利耳
	有名无实	青玉	轻身延年
		白玉髓	不老延年
		璧玉	明目益气，使人多精生子
		合玉石	益气，轻身，辟谷
		厉石华	益气，养神
		石肺	益气，明目
		石肝	令人色美
		陵石	益气，耐寒，轻身延年
		白肌石	强筋骨，不饥
		龙石膏	益寿
		石流青	明目，轻身延年
		石流苏	轻身延年
草木	上品	茯神	开心益智，安魂魄，养精神
		琥珀	安五脏，定魂魄
		黄精	安五脏，久服轻身延年、不饥
		千岁虆汁	补五脏，益气，续筋骨，长肌肉，久服轻身、不饥、耐老
		桂	久服神仙，不老
		楮实	益气，充肌肤，明目，久服不饥，不老轻身
		苏合	久服轻身延年
		忍冬	久服轻身延年、益寿
	中品	前胡	明目，益精
		棘刺花	明目
		莎草根	久服利人、益气、长须眉
		大蓟	令人肥健
		垣衣	久服补中益气，长肌，好颜色
		牡蒿	充肌肤，益气，令人暴肥、血脉满盛
		茳草	明目，益气
		薰草	明目
		五色符	益气，明目，各随色补五脏
	有名无实	玉伯	轻身，益气
		昌诸石	益五脏气，轻身延年
		石濡	明目，益精气，令人不饥渴
		旷石	益气，养神
		柒紫	长肌肉，久服轻身延年
		鬼目	明目
		牛舌实	轻身益气

续表

分　类	品　级	药　名	养生功效
草木	有名无实	莵枣	轻身益气
		雀翘	益气，明目
		龙常草	轻身，益阴气
		离楼草	益气力，多子，轻身延年
		黄护草	益气，令人嗜食
		吴唐草	轻身延年，益气
		天雄草	益气
		雀医草	轻身，益气
		兑草	轻身延年，益气
		徐李	益气，轻身延年
		桑茎实	轻身，益气
		满阴实	益气，轻身延年
		可聚实	轻身，益气，明目
		白并	行五脏，令百病不起
		地耳	明目，益气，令人有子
		土齿	轻身延年，益气
		委蛇	令人耐寒
		并苦	益肺气，安五脏
虫兽	上品	人乳汁	补五脏，令人肥白悦泽
		羊乳	补寒冷虚乏
		酪酥	补五脏
		鸳肪	肉补虚
		石决明	久服益精，轻身
		鲜鱼	补中，益血
	中品	羊	羊肾补肾气，益精髓；羊肉缓中，补中益气，安心止惊
		牛	肉安中益气，养脾胃
		獐	肉补益五脏；髓益气力，悦泽人面
		虎	肉益气力
		豹肉	安五脏，补绝伤，轻身，益气，久服利人
		兔	肉补中益气
		雉肉	补中，益气力
	有名无实	雄黄虫	明目，益气力
		地防	令人不饥不渴
果	上品	豆蔻	去口臭气
		覆盆子	益气，轻身，令发不白
		芰实	补脏，不饥，轻身
		栗	厚肠胃，补肾气，令人忍饥
		樱桃	令人好颜色，美志
	中品	甘蔗	和中，补脾气
		芋	宽肠胃，充肌肤
菜	上品	荠	和中，明目
		芜菁及芦菔	轻身益气，可常食之
		芥	明耳目，安中，久服温中
		苜蓿	安中，利人，可久食
		荏子	温中，补体
	中品	韭	安五脏，可久食
	下品	落葵	（实）主悦泽人面

续表

分　类	品　级	药　名	养生功效
米食	上品	饴糖	补虚乏
	中品	大麦	益气调中
		矿麦	多服令人多力健行
		青粱米	益气，补中，轻身延年
	下品	黍米	益气，补中
		稷米	益气，补不足

表3-1是《本草经集注》新增部分药物中有较明显的专门养生功效者。另外也有不少原属《神农本草经》所载，但《本草经集注》又增补有养生功效者，不一一列举。

四、其他著作中的养生方

《梁书·陶弘景传》记载："先生好医方，专以拯济，欲利益群品，故撰集验方五卷。世所行用，多获效焉。"[①]陶弘景所集方药著作甚多。如《效验方》，《隋书·经籍志》称其为《陶氏效验方》，后《新唐书·艺文志》将其名为《陶弘景效验方》，《通志·艺文略》称其为《陶隐居效验方》，今不存。《宋史·艺文志》还记载有《陶隐居灵奇奥秘术》一卷，亦佚，《医心方》中引录《灵奇方》文凡十七处，疑即此书，其内容包括白发还黑术、转女为男术、练质术、芳气术、达知术、相爱术、避寒术、避热术、止醉术等。另唐道世《法苑珠林》载："梁时陶弘景造《大清经》……"丹波康赖《医心方》载引《大清经》文三十余处，以上这些书的佚文中，也收载了一些有价值的养生方药。

如美容方：

"《隐居效验方》面黑令白去𪐝方：乌贼鱼骨、细辛、栝楼、干姜、蜀椒（各三两）。五味切，以苦酒渍三日，以成炼牛髓二斤煎之，以酒气尽药成，作粉以涂面，丑人亦变鲜妙光华。"[②]（《外台秘要·卷第三十二》）

"《灵奇方》令白发还黑术方：陇西白芷（一升）、旋覆花（一升）、秦椒（一升）、好桂心（一尺）。合捣筛，井花水服方寸匕，日三，三十日白发悉黑。禁房内。以此药食白犬子，二十日皆变为黑。"[③]（《医心方·卷第四》）

又有延年方，如引自《大清经》中的"黄帝四扇散"和"淮南子茯苓散"：

"仙人茅君语李伟曰：卿宜服黄帝四扇散。方：松脂、泽泻、山术、干姜、云母、干地黄、石上菖蒲。凡七物，精治，令分等，合捣四万杵，盛以密器，勿令女人、六畜辈诸染淹者见。旦以酒服三方寸匕，亦可以水服之，亦可以蜜丸散，旦服如大豆者二十丸，可至三十丸。此黄帝所授风后四扇神方，却老还少之道也。我昔受之于高丘先生，令以相传耳。"（《医心方·卷二十六》）

"淮南子茯苓散，令人身轻，益气力，发白更黑，齿落更生，目冥复明，延年益寿，老而更少方：茯苓（四两）、术（四两）、稻米（八斤），凡三物，捣末下筛，服方寸匕，二十日，日四。复二十日知，三十日身轻，六十日百病愈，八十日发落更生。有验，百日夜见明，长服延年矣。"[④]（《医心方·卷二十六》）

---

① 姚思廉．梁书［M］．北京：中华书局，1999：515．
② 王焘．外台秘要方［M］．太原：山西科学技术出版社，2013：934．
③ 丹皮康赖．医心方［M］．上海：上海科学技术出版社，1998：214．
④ 丹皮康赖．医心方［M］．上海：上海科学技术出版社，1998：1072–1073．

第四节　巢元方与养生导引

610 年，即隋大业年间，太医令巢元方著《诸病源候论》。该书集中论述了各种疾病的病源和病候，是我国现存的第一部论述病源和症候学的专著。书中体例以病为纲、以候为目，对所列症候分析其发生原因、描述其病变表现，专门叙述疾病分类、病因病机和证候特点。原著按50 卷的顺序进行分类，第 1 卷至第 27 卷为内科部分，有 812 候；第 28 卷至第 30 卷为五官肢体部分，有 121 候；第 31 卷至第 35 卷为疮疡皮肤痔瘘等部分，有 209 候；第 36 卷为金疮、兽毒等部分，有 55 候；第 37 卷至第 44 卷为妇产科部分，有 283 候；第 45 卷至第 50 卷为小儿科部分，有 255 候。全书详述各类疾病的内外成因及病变机理，对养生防病有着积极的意义。

更有价值的是，该书虽以病证为纲，但不同于其他方书那样在病候后面列载方药，而是列出详尽的养生方导引法，对养生学有特殊的贡献。本节主要介绍这方面的成就。

一、养生方导引法概况

《诸病源候论》中，相当一部分病候后面列有养生导引内容。其中有的单称为"养生方"或"导引法"，有的则合称"养生方导引法"。"养生方"所述内容，涉及真人起居法、四时摄生、保养精气神、食治等几个方面，约有 120 条；"导引法"及"养生方导引法"则包含导引、行气和按摩、存想等内容，共约 280 条。以上分列于全书的 38 卷共 157 候中。

关于这些方法的来源，丁光迪等学者已进行了较详尽的考证，指出其中很多源自《黄帝内经》《养生经要集》《真诰》等书。如导引法，有来自《太清导引养生经》所载的宁先生导引法 34 条，彭祖谷仙卧导引法十节中的八节，王子乔八神导引法二十七条等，推断"单言导引的，当大多引自《导引经》（按即《太清导引养生经》）"[1]，养生方内容也多有出处，不过也有相当一部分尚无出处。总之，此书在保存古代养生导引资料方面有极大的价值。

《诸病源候论》一书除记载养生导引法数量多、方法全外，还有另一大特点是分条附于所主治的病候之后，有很强的实用性，在导引发展史上是少见的。由此可知，中国从那时起就已经将养生作为治疗的常规方法，并得到官方的提倡。

二、养生方导引法略述

（一）全身性病候养生方导引法

全身性病候，诸如中风、痹证、伤寒、温病、虚劳等都列有养生方导引法，略分三类介绍大要。

1. 外感类病候

外感疾病，像时气、伤寒、疫疠、温病等都有养生导引之法。

如伤寒候有二法：

"养生方导引法云：端坐生腰，徐徐以鼻纳气，以右手持鼻，徐徐闭目吐气。治伤寒头痛洗洗，皆当以汗出为度。

"又云：举左手，顿左足，仰掌，鼻纳气四十息止，除身热背痛。"[2]（《诸病源候论·卷

---

① 丁光迪.《诸病源候论》养生方导引法研究［M］. 北京：人民卫生出版社，1993：4.
② 巢元方. 诸病源候论［M］. 沈阳：辽宁科学技术出版社，1997：40.

七伤寒病诸候上·伤寒候》)

如时气候有三法:

"养生方导引法云:清旦初起,以左右手交互从头上挽两耳,举,又引鬓发,即面气流通,令头不白,耳不聋。

"又,摩手掌令热,以摩面,从上下,二七止。去肝气,令面有光。

"又,摩手令热,摩身体,从上至下,名曰干浴。令人胜风寒时气,寒热头痛,百病皆愈。"①(《诸病源候论·卷九时气病诸候·时气候》)

温病候有三法:

"养生方导引法云:常以鸡鸣时,存心念四海神名三遍,辟百邪,止鬼,令人不病。东海神名阿明,南海神名祝融,西海神名巨乘,北海神名禺强。

"又云:存念心气赤,肝气青,肺气白,脾气黄,肾气黑,出周其身,又兼辟邪鬼。欲辟却众邪百鬼,常存心为炎火如斗,煌煌光明,则百邪不敢干之。可以入温疫之中。"②(《诸病源候论·卷十温病诸候·温病候》)

疫疠病候既有养生方,也有养生方导引法:

"养生方云:封君达常乘青牛,鲁女生常乘驳牛,孟子绰常乘驳马,尹公度常乘青骡。时人莫知其名字为谁,故曰:欲得不死,当问青牛道士。欲得此色,驳牛为上,青牛次之,驳马又次之。三色者,顺生之气也。云古之青牛者,乃柏木之精也;驳牛者,古之神宗之先也;驳马者,乃神龙之祖也。云道士乘此以行于路,百物之恶精,疫气之厉鬼,将长揖之焉。

"养生方导引法云:延年之道,存念心气赤,肝气青,肺气白,脾气黄,肾气黑,出周其身,又兼辟邪鬼。欲辟却众邪百鬼,常存心为炎火如斗,煌煌光明,则百邪不敢干之。可以入温疫之中。"③(《诸病源候论·卷十疫疠病诸候·疫疠病候》)

上文中,温病候与疫疠病候有重复之处。这是因为该书以病候为纲,一方面,一法可兼治者难免会重出。另一方面,外感疾病起病急,转变快,养生方导引法的效果并不是那么明显,所以这类的方法并不多。尤其是温病、疫疠病等传染性疾病危害很大,普通养生导引难以发挥治疗作用,故此处所列的方法就带有明显的宗教辟邪术色彩了。

2. 内伤杂病类

内伤类疾病,尤其是在功能性疾病和慢性疾病的治疗和康复方面,是养生导引的优势所在。故此类条文最多。

如在《风病诸候》篇记述风病诸证 29 候中,有"风偏枯候",即中风后的偏瘫,其康复一直是个难题。篇中论其病机以正虚邪实为主,辑录了 5 种导引法。如:

"养生方导引法云:正倚壁,不息行气,从头至足止。愈疽、疝、大风、偏枯、诸风痹。

"又云:仰两足指,五息止。引腰背痹、偏枯,令人耳闻声。常行,眼耳诸根,无有挂碍。

"又云:以背正倚,展两足及指,瞑心,从头上引气,想以达足之十趾及足掌心,可三七引,候掌心似受气止。盖谓上引泥丸,下达涌泉是也。

"又云:正住倚壁,不息行气,从口趣令气至头始止。治疽、痹、大风偏枯。

"又云:一足踏地,足不动,一足向侧相,转身敧势,并手尽急回,左右迭互二七。去脊风冷、偏枯不通润。"④(《诸病源候论·卷一风病诸候上·风偏枯候》)

又如"腹胀候",属常见的功能性疾病。《诸病源候论》认为其病因病机为阳气外虚,阴气内积,

---

① 巢元方. 诸病源候论 [M]. 沈阳:辽宁科学技术出版社,1997:50.
② 巢元方. 诸病源候论 [M]. 沈阳:辽宁科学技术出版社,1997:56–57.
③ 巢元方. 诸病源候论 [M]. 沈阳:辽宁科学技术出版社,1997:59.
④ 巢元方. 诸病源候论 [M]. 沈阳:辽宁科学技术出版社,1997:2.

病位主要在脾胃。书中共列出 7 种导引法：

　　"养生方导引法云：蹲坐，住心，卷两手，发心向下，左右手摇臂，递互敧身，尽髋势，卷头筑肚，两手冲脉至脐下，来去三七。渐去腹胀肚急闷，食不消化。

　　"又云：腹中苦胀，有寒，以口呼出气，三十过止。

　　"又云：若腹中满，食饮苦饱，端坐伸腰，以口纳气数十，满吐之，以便为故，不便复为之。有寒气，腹中不安，亦行之。

　　"又云：端坐，伸腰，口纳气数十。除腹满、食饮过饱、寒热、腹中痛病。

　　"又云：两手向身侧一向，偏相极势；发顶足，气散下，欲似烂物解散。手掌指直舒，左右相皆然，去来三七；始正身，前后转动膊腰七。去腹肚胀，膀胱、腰脊臂冷，血脉急强，悸也。

　　"又云：苦腹内满，饮食善饱，端坐伸腰，以口纳气数十，以便为故，不便复为。

　　"又云：脾主土，土暖如人肉，始得发汗，去风冷邪气。若腹内有气胀，先须暖足，摩脐上下并气海，不限遍数，多为佳。始得左回右转三七。和气如用，要用身内一百一十三法，回转三百六十骨节，动脉摇筋，气血布泽，二十四气和润，脏腑均调，和气在用。头动转摇振，手气向上，心气向下，分明知去知来。莫问平手、敧腰，转身，摩气，屈蹙回动，尽，心气放散，送至涌泉。——不失气之行度，用之有益。不解用者，疑如气乱。"[1]（《诸病源候论·卷十六腹痛病诸候·腹胀候》）

　　这些方法，现代研究也认为可以增加胃肠的蠕动、调畅气机、有助消化等，长期锻炼可以改善体质，增强正气，消除疾病[2]。

　　同一类疾病的轻重不同，其导引方法也有区别。例如腰痛，《诸病源候论》中共列出 4 种养生方，这属于预防注意事项：

　　"养生方云：饭了勿即卧，久成气病，令腰疼痛。

　　"又曰：大便勿强努，令人腰疼、目涩。

　　"又云：笑多，即肾转腰痛。

　　"又云：人汗次，勿企床悬脚，久成血痹，两足重及腰痛。"[3]（《诸病源候论·卷五腰背病诸候·腰痛候》）

　　列出的相应导引法有 5 种，各有特点：

　　"养生方导引法云：一手向上极势，手掌四方转回，一手向下努之，合手掌努指，侧身敧形，转身向似看，手掌向上，心气向下，散适，知气下缘上，始极势，左右上下四七亦然。去髋井、肋、腰脊痛闷。

　　"又云：互跪，长伸两手，拓席向前，待腰脊须转，遍身骨解气散，长引腰极势。然始却跪使急，如似脊内冷气出许，令臂膊痛，痛欲似闷痛，还坐，来去二七。去五脏不和、背痛闷。

　　"又云：凡人常觉脊强，不问时节，缩咽膊内，仰面努膊井向上也。头左右两向挼之，左右三七，一住，待血行气动定，然始更用。初缓后急，不得先急后缓。若无病人，常欲得旦起、午时、日没三辰如用，辰别三七。除寒热，脊、腰、颈痛。

　　"又云：长舒两足，足指努向上，两手长舒，手掌相向，手指直舒，仰头努脊，一时极势，满三通。动足相去一尺，手不移处，手掌向外七通。更动足二尺，手向下拓席，极势，三通。去遍身内筋脉虚劳、骨髓痛闷。长舒两足，向身角上，两手捉两足指急搦，心不用力，心气并在足下，手足一时努纵，极势三七。去踹臂腰疼，解溪蹙气，日日渐损。

　　"又云：凡学将息人，先须正坐，并膝头足。初坐，先足指相对，足跟外扒，坐上少欲安稳，须两足跟向内相对，坐上，足指外扒，觉闷痛，渐渐举身似款便，坐足上，待共两坐相似，不痛，

①　巢元方. 诸病源候论［M］. 沈阳：辽宁科学技术出版社，1997：87-88.
②　钟伟，荀军锋，李瑞. 《诸病源候论》腹胀候导引法探析［J］. 江西中医药，2013，44（7）：7-8.
③　巢元方. 诸病源候论［M］. 沈阳：辽宁科学技术出版社，1997：25.

始双竖足跟向上，坐上，足指并反而向外，每坐常学。去膀胱内冷、面冷风、膝冷、足疼、上气、腰痛，尽自消适也。"①（《诸病源候论·卷五腰背病诸候·腰痛候》）

而如果属于"腰痛不得俯仰候"，因症状严重，则方法有所不同：

"养生方导引法云：伸两脚，两手着足五指上。愈腰折不能低著，唾血、久疼愈。

"又云：长伸两脚，以两手捉足五指七通。愈折腰不能低仰也。"②（《诸病源候论·卷五腰背病诸候·腰痛不得俯仰候》）

3. 补虚强身的养生导引法

《诸病源候论》中，还有一些可以长期补虚强身的导引术，一类是去虚劳疾病的，另一类是针对五脏整体调理的。

《诸病源候论》将"虚劳"分为五劳、六极、七伤。"五劳"包括志劳、思劳、心劳、忧劳、瘦劳。另一种说法是肺劳、肝劳、心劳、脾劳、肾劳。"六极"者，"一曰气极，令人内虚，五脏不足，邪气多，正气少，不欲言。二曰血极，令人无颜色，眉发堕落，忽忽喜忘。三曰筋极，令人数转筋，十指爪甲皆痛，苦倦不能久立。四曰胃极，令人酸削，齿苦痛，手足烦疼，不可以立，不欲行动。五曰肌极，令人羸瘦，无润泽，饮食不为肌肤。六曰精极，令人少气噏（吸）噏然，内虚，五脏气不足，发毛落，悲伤喜忘"③（《诸病源候论·卷三虚劳病诸候上·虚劳候》）。

"七伤"也有两种说法，一种是针对生殖机能的，即阴寒、阴萎、里急、精连连、精少阴下湿、精清、小便苦数兼临事不卒；另一种是全身性的，"一曰大饱伤脾，脾伤，善噫，欲卧，面黄。二曰大怒气逆伤肝，肝伤少血目暗。三曰强力举重，久坐湿地伤肾，肾伤，少精，腰背痛，厥逆下冷。四曰形寒寒饮伤肺，肺伤，少气，咳嗽鼻鸣。五曰忧愁思虑伤心，心伤，苦惊，喜忘善怒。六曰风雨寒暑伤形，形伤，发肤枯夭。七曰大恐惧不节伤志，志伤恍惚不乐"④（《诸病源候论·卷三虚劳病诸候上·虚劳候》）。

由此可见，虚劳是因全身性的功能不足而导致身体各个系统出现疾病。

"虚劳候"中的养生导引方法，其作用往往兼具全身和局部两个方面。如：

"养生方云：唯欲嘿气养神，闭气使极，吐气使微。又不得多言语、大呼唤，令神劳损。亦云：不可泣泪及多唾涕。此皆为损液漏津，使喉涩大渴。

"又云：鸡鸣时，叩齿三十六通讫，舐唇漱口，舌聊上齿表，咽之三过。杀虫，补虚劳，令人强壮。"

"养生方导引法云：两手拓两颊，手不动，搂肘使急，腰内亦然，住定。放两肘头向外，肘髆腰气散，尽势，大闷始起，来去七通，去肘臂劳。

"又云：两手抱两乳，急努，前后振摇，极势二七。手不动，摇两肘头上下来去三七。去两肘内劳损，掌心向下，众血脉遍身流布，无有壅滞。

"又云：两足跟相对，坐上，两足指向外扒；两膝头拄席，两向外扒使急；始长舒两手，两向取势，一一皆急，三七。去五劳、腰脊膝疼、伤冷脾痹。

"又云：跪一足，坐上，两手髀内卷足，努踹向下。身外扒，一时取势，向心来去二七。左右亦然。去五劳、足臂疼闷、膝冷阴冷。

"又云：坐，抱两膝，下去三里二寸，急抱向身，极势，足两向，身起，欲似胡床，住势，还坐。上下来去三七。去腰足臂内虚劳、膀胱冷。

"又云：外转两脚，平踏而坐，意努动膝节，令骨中鼓，挽向外十度，非转也。

---

① 巢元方. 诸病源候论［M］. 沈阳：辽宁科学技术出版社，1997：25-26.
② 巢元方. 诸病源候论［M］. 沈阳：辽宁科学技术出版社，1997：26.
③ 巢元方. 诸病源候论［M］. 沈阳：辽宁科学技术出版社，1997：15.
④ 巢元方. 诸病源候论［M］. 沈阳：辽宁科学技术出版社，1997：16.

　　"又云：两足相踏，向阴端急蹙，将两手捧膝头，两向极势，捺之二七；竟，身侧两向取势二七，前后努腰七。去心劳、痔病、膝冷。调和未损尽时，须言语不嗔喜。偏跏，两手抱膝头，两向极势，挽之三七，左右亦然。头须左右仰扒。去背急臂劳。

　　"又云：两足相踏，令足掌合也；蹙足极势，两手长舒，掌相向脑项之后，兼至膊，相挽向头膊，手向席，来去七；仰手，合手七。始两手角上极势，腰正，足不动。去五劳、七伤、齐下冷暖不和。数用之，常和调适。

　　"又云：一足踏地，一足屈膝，两手抱犊鼻下，急挽向身极势。左右换易四七。去五劳、三里气不下。

　　"又云：蛇行气，曲卧，以正身复起，踞，闭目随气所在，不息。少食裁通肠，服气为食，以舐为浆。春出冬藏，不财不养。以治五劳七伤。

　　"又云：虾蟆行气，正坐，动摇两臂，不息十二通。以治五劳、七伤、水肿之病也。

　　"又云：外转两足，十遍引。去心腹诸劳。内转两足，十遍引，去心五息止。去身一切诸劳疾疹。"[①]（《诸病源候论·卷三虚劳病诸候上·虚劳候》）

　　针对五脏疾病，则主要列举了六字诀，心、肺、肾则各多一种导引法：

　　"养生方导引法云：肝脏病者，愁忧不乐，悲思嗔怒，头眩眼痛，呵气出而愈。"（《诸病源候论·卷十五五脏六腑病诸候·肝病候》）

　　"养生方导引法云：心脏病者，体有冷热。若冷，呼气出；若热，吹气出。

　　"又云：左胁侧卧，伸臂直脚，口纳气，以口鼻出之。周而复始，除积聚、心下不便也。"（《诸病源候论·卷十五五脏六腑病诸候·心病候》）

　　"养生方导引法云：脾脏病者，体面上游风习习，痛，身体痒，烦闷疼痛，用嘻气出。"（《诸病源候论·卷十五五脏六腑病诸候·脾病候》）

　　"养生方导引法云：肺脏病者，体、胸、背痛满，四肢烦闷，用嘘气出。

　　"又云：以两手据地覆之，口纳气，鼻出之。除胸中、肺中病也。"（《诸病源候论·卷十五五脏六腑病诸候·肺病候》）

　　"养生方导引法云：肾脏病者，咽喉窒塞，腹满耳聋，用呬气出。

　　"又云：两足交坐，两手捉两足解溪，挽之，极势，头仰，来去七。去肾气壅塞。"[②]（《诸病源候论·卷十五五脏六腑病诸候·肾病候》）

　　此外，有一种针对"五脏横病候"的存思法。所谓"五脏横病候"，"若寒温失节，将适乖理，血气虚弱，为风湿阴阳毒气所乘，则非正经自生，是外邪所伤，故名横病也"。其法如下：

　　"养生方导引法云：从膝以下有病，当思脐下有赤光，内外连没身也；从膝以上至腰有病，当思脾黄光；从腰以上至头有病，当思心内赤光；病在皮肤寒热者，当思肝内青绿光。皆当思其光，内外连而没己身，闭气，收光以照之。此消疾却邪甚验。笃信，精思行之，病无不愈。"[③]（《诸病源候论·卷十五五脏六腑病诸候·五脏横病候》）

（二）五官病候的养生导引法

　　《诸病源候论》在一些局部五官病候中所附的养生方导引法，可能更有针对性。部分方法如下。

　　齿虫候：

　　"养生方云：鸡鸣时，常叩齿三十六下。长行之，齿不蠹虫，令人齿牢。

---

① 巢元方. 诸病源候论［M］. 沈阳：辽宁科学技术出版社，1997：16—17.
② 巢元方. 诸病源候论［M］. 沈阳：辽宁科学技术出版社，1997：80—84.
③ 巢元方. 诸病源候论［M］. 沈阳：辽宁科学技术出版社，1997：85.

"又云：朝未起，早漱口中唾，满口乃吞之，辄琢齿二七过。如此者三，乃止，名曰炼精。使人丁壮有颜色，去虫而牢齿。

"又云：人能恒服玉泉，必可丁壮妍悦，去虫牢齿。玉泉，谓口中唾也。"①（《诸病源候论·卷二十九牙齿病诸候·齿虫候》）

目风泪出候：

"养生方导引法云：踞坐，伸右脚，两手抱左膝头，伸腰，以鼻纳气，自极七息，展右足着外。除难屈伸拜起，去胫中痛痹、风目耳聋。"②（《诸病源候论·卷二十八目病诸候·目风泪出候》）

目暗不明候：

"养生方导引法云：蹲踞，以两手举足五趾，低头自极，则五脏气遍至。治耳不闻人语声、目不明。久为之，则令发白复黑。"③（《诸病源候论·卷二十八目病诸候·目暗不明候》）

鼻齆候：

"养生方导引法云：东向坐，不息三通，手捻鼻两孔，治鼻中患。交脚踑坐，治鼻中患，通肺痈疮，去其涕唾，令鼻道通，得闻香臭。久行不已，彻闻十方。"④（《诸病源候论·卷二十九鼻病诸候·鼻齆候》）

耳聋候：

"养生方导引法云：坐地，交叉两脚，以两手从曲脚中入，低头，叉手项上。治久寒不能自温、耳不闻声。

"又云：脚着项上，不息十二通。必愈大寒不觉暖热、久顽冷患、耳聋目眩。久行即成法，法身五六，不能变。"⑤（《诸病源候论·卷二十九耳病诸候·耳聋候》）

（三）毛发、皮肤等美容类养生导引法

毛发病和面体病中关于毛发类的养生方导引法较多，也有针对局部皮肤病的一些方法。

如关于白发，《诸病源候论》认为："肾主骨髓，其华在发。若血气盛，则肾气强。肾气强，则骨髓充满，故发润而黑；若血气虚，则肾气弱，肾气弱。则骨髓枯竭，故发变白也。"列养生方导引法各6条：

"养生方云：正月十日沐发，发白更黑。

"又云：千过梳头，头不白。

"又云：正月一日，取五香煮作汤，沐头不白。

"又云：十日沐浴，头不白。

"又云：十四日沐浴，令齿牢发黑。

"又云：常向本命日，栉发之始，叩齿九通，阴咒曰：太帝散灵，五老返真；泥丸玄华，保精长存；左回拘月，右引日根；六合清炼，百疾愈因。咒毕，咽唾三过。常数行之，使人齿不痛，发牢不白。一云，头脑不痛。

"养生方导引法云：解发东向坐，握固，不息一通。举手左右导引，手掩两耳。以手复按头五，通脉也。治头风，令发不白。

"又云：清旦初起，左右手交互从头上挽两耳，举，又引鬓发，即面气流通。令头不白、耳不聋。

"又云：坐地，直两脚，以两手指脚胫，以头至地，洞省诸惟，利发根，令长美。坐，舒

---

① ［隋］巢元方. 诸病源候论［M］. 沈阳：辽宁科学技术出版社，1997：138.
② ［隋］巢元方. 诸病源候论［M］. 沈阳：辽宁科学技术出版社，1997：131.
③ ［隋］巢元方. 诸病源候论［M］. 沈阳：辽宁科学技术出版社，1997：132.
④ ［隋］巢元方. 诸病源候论［M］. 沈阳：辽宁科学技术出版社，1997：135.
⑤ ［隋］巢元方. 诸病源候论［M］. 沈阳：辽宁科学技术出版社，1997：136.

两脚，相去一尺，以扼脚两胫，以顶至地，十二通。调身脊，无患害，致精气润泽。发根长美者，令青黑柔濡滑泽，发恒不白。

"又云：伏，解发东向，握固，不息一通，举手左右导引，掩两耳，令发黑不白。伏者，双膝着地，额直至地，解发，破髻，舒头，长敷在地。向东者，向长生之术。握固，两手如婴儿握，不令气出。不息，不使息出，极闷已，三嘘而长细引。一通者，一为之，令此身囊之中满其气。引之者，引此旧身内恶邪伏气，随引而出，故名导引。举左右手各一通，掩两耳，塞鼻孔三通，除白发患也。

"又云：蹲踞，以两手举足五趾，低头自极，则五脏气遍至。治耳不闻、目不明。久为之，则令发白复黑。

"又云：思心气上下四布，正赤，通天地，自身大且长。令人气力增益，发白更黑，齿落再生。"[①]（《诸病源候论·卷二十七毛发病诸侯·白发候》）

在面体病中，关于面疱（即痤疮）所引的养生方主要是预防性的。如：

"养生方云：醉不可露卧，令人面发疮疱。

"又云：饮酒热未解，以冷水洗面，令人面发疱，轻者皶疱。"[②]《诸病源候论·卷二十七面体病诸侯·面疱候》

《诸病源候论》一书中许多方法，其实是从道教诸书辑杂而来的，其中不少原书尚可见于《道藏》。部分方法有浓厚的方术色彩，但已属于经过认真挑选且易于操作的方法，多数是可行和有益的。《诸病源候论》中的养生方导引法对中医养生学的发展起着承前启后的作用，后人对此评价颇高。清代廖平曾辑《巢氏病源补养宣导法》，收入《六译馆丛书》。现代著名医家丁光迪也著有《〈诸病源候论〉养生方导引法研究》，评价巢元方"最早提出了'辨证施功'的证治体系，一改从前各家导引养生法的各自师承，各为门户，汇集众长，随证施治，与辨证用药相媲美，使辨证论治的内涵更臻完备"[③]，有十分重要的研究价值。

第五节 孙思邈的养生成就

孙思邈（581—682年），隋末唐初著名医药学家，京兆华原（现陕西耀县）人，是我国历史上著名的克享遐龄的长寿者，享年102岁。他自幼聪明勤学，7岁开始读书，每日能背诵千余言，20岁已精通庄老百家之说，当时名人卢照邻、宋令文、孟诜都曾向他问学。但他幼时体弱多病，为筹措汤药之资而几罄家产，后矢志于医药，《千金翼方》自述"吾十之有八而志于学医"（《千金翼方·针灸上·取孔穴法》）。他一生不慕功名利禄，隋文帝、唐太宗、唐高宗三位皇帝曾下诏授他以爵位，可他坚辞不受，而是隐居山林，行医民间，广搜博采各地药方，研究医药和养生之道。他医德高尚，医术高超，被人们称为"药王"，时人又称他为"真人"（图3-5）。

孙思邈一生著作甚多，现存的主要有《备急千金要方》《千金翼方》《存形炼气铭》《摄养枕中方》《太清丹经要诀》

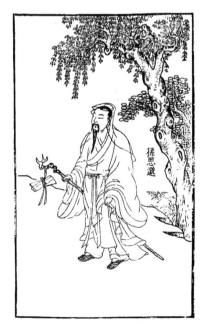

图3-5 孙思邈像
（引自《列仙全传》）

---

① 巢元方. 诸病源候论［M］. 沈阳：辽宁科学技术出版社，1997：129-130.
② 巢元方. 诸病源候论［M］. 沈阳：辽宁科学技术出版社，1997：131.
③ 丁光迪.《诸病源候论》养生方导引法研究［M］. 北京：人民卫生出版社，1993：4.

等。《备急千金要方》与《千金翼方》合称《千金方》，是我国历史上第一部临床医学百科全书，范围不仅涉及内科、外科、妇科、儿科、五官、皮肤、急救、食疗、养生、按摩等众多内容，而且包括植物学、动物学、化学、天文学、史学、哲学、伦理学等丰富的学科内容，在中国医学史上占有举足轻重的地位，是历代医家研习医学的必读书。

孙思邈寿过百岁，一生重视养生。《备急千金要方》《千金翼方》有众多关于养生保健的论述，并在学术上有相当重要的地位。这些养生保健的内容比较集中在《备急千金要方》卷二十六食治、卷二十七养性，《千金翼方》卷十二养性、卷十三辟谷、卷十四退居、卷十五补益等篇中。他指出，人的健康与长寿并非鬼神所致，故"养生者，宜达其旨趣，庶可免于夭横也"（《备急千金要方·卷二十膀胱腑方》），并进一步指出：

"是以人之寿夭在于撙节，若消息得所，则长生不死；恣其情欲，则命同朝露也。"① （《备急千金要方·卷二十七养性·养性序第一》）

孙思邈还认为人生如摄养得法，"不服药物，不失一二百岁也"（《备急千金要方·卷二十七养性·养性序第一》）。由于他的养生思想影响甚大，以至于被奉为神仙经论，其《孙真人卫生歌》《孙真人四季养生歌》等一直被广泛流传。

一、论养性

孙思邈《备急千金要方》有"养性"专卷，并列于辟谷、退居、补益诸卷之先，由此可见对养性的重视。该卷共分八章：《养性序第一》《道林养性第二》《居处法第三》《按摩法第四》《调气法第五》《服食法第六》《黄帝杂忌法第七》《房中补益第八》。其中有价值的内容极多。后来《千金翼方》也同样设了"养性"卷，分《养性禁忌第一》《养性服饵第二》《养老大例第三》《养老食疗第四》等节。

（一）综引养生文献

《备急千金要方·卷二十七养性·养性序第一》主要引述前人有关养性的重要言论。其中起首从所引的扁鹊一段话说起，集中讲了何谓"养性"。

"扁鹊云：'黄帝说昼夜漏下水百刻，凡一刻人百三十五息，十刻一千三百五十息，百刻一万三千五百息。人之居世，数息之间。'信哉！呜呼！昔人叹逝，何可不为善以自补耶？吾常思一日一夜有十二时，十日十夜百二十时，百日百夜一千二百时，千日千夜一万二千时，万时万夜一十二万时，此为三十年。若长寿者九十年，只得三十六万时。百年之内，斯须之间，数时之活，朝菌蟪蛄不足为喻焉。可不自摄养而驰骋六情，孜孜汲汲追名逐利，千诈万巧以求虚誉，没齿而无厌。故养性者，知其如此，于名于利，若存若亡；于非名非利，亦若存若亡，所以没身不殆也。余慨时俗之多僻，皆放逸以殒亡。聊因暇日，粗述养性篇，用奖人伦之道，如事君子与我同志焉。

"夫养性者，欲所习以成性，性自为善，不习无不利也。性既自善，内外百病皆悉不生，祸乱灾害亦无由作，此养性之大经也。善养性者，则治未病之病，是其义也。故养性者，不但饵药餐霞，其在兼于百行，百行周备，虽绝药饵足以遐年。德行不充，纵服玉液金丹，未能延寿。"② （《备急千金要方·卷二十七养性·养性序第一》）

陶弘景虽然著《养性延命录》，但并没有对"养性"做出解释，观其书大致可以理解为颐

---

① 孙思邈. 备急千金要方 ［M］. 北京：华夏出版社，2008：478.
② 孙思邈. 备急千金要方 ［M］. 北京：华夏出版社，2008：477.

养性情、调摄心性等。而此处的解释，颇为独特。包括了两个含义，一是习性，二是心性。所谓"欲所习以成性"，即通过理论学习和实践练习，形成一种包括身、心两方面都好的生活习性，同时要有"善"的心性，"性既自善，内外百病自然不生"。这里特别强调了养生中主动性、持久性的意义。并且指出：

"故老子曰：善摄生者，陆行不遇虎兕，此则道德之祜（福）也。岂假服饵而祈遐年哉！圣人所以制药饵者，以救过行之人也。故愚者抱病历年而不修一行，缠疴没齿，终无悔心。此其所以岐和长逝，彭跗永归，良有以也。"①（《备急千金要方·卷二十七养性·养性序第一》）

意为养成好的"摄生"习性，比服药饵更有意义。如果身体不好的人不知道在生活习性方面去改变，即使有岐伯、医和、巫彭、俞跗那样的名医来诊治，也是无能为力的。进一步说明了前面"善养性者则治未病之病"这一重要的养生原则。

其后，孙思邈引用了嵇康、仲长统、《黄帝内经》《抱朴子》等人的论述或著作以及皇甫隆答曹操书中所说的各种养生之论，集养生文献之要旨。如仲长统与皇甫隆之论如下：

"仲长统曰：王侯之宫，美女兼千。卿士之家，侍妾数百。昼则以醇酒淋其骨髓，夜则房室输其血气。耳听淫声，目乐邪色，宴内不出，游外不返。王公得之于上，豪杰驰之于下，及至生产不时，字育太早，或童孺而擅气，或疾病而构精，精气薄恶，血脉不充。既出胞脏，养护无法，又蒸之以绵纩，烁之以五味，胎伤孩病而脆，未及坚刚，复纵情欲，重重相生，病病相孕。国无良医，医无审术，奸佐其间，过谬常有，会有一疾，莫能自免。当今少百岁之人者，岂非所习不纯正也？"

"魏武与皇甫隆令曰：闻卿年出百岁，而体力不衰，耳目聪明，颜色和悦，此盛事也。所服食、施行、导引，可得闻乎？若有可传，想可密示封内。隆上疏对曰：臣闻天地之性，唯人为贵。人之所贵，莫贵于生。唐荒无始，劫运无穷。人生其间，忽如电过，每一思此，囷然心热。生不再来，逝不可追，何不抑情养性以自保惜？今四海垂定，太平之际，又当须展才布德，当由万年。万年无穷，当由修道，道甚易知，但莫能行。"②（《备急千金要方·卷二十七养性·养性序第一》）

仲长统批评王侯之家酒色过度，伤身害命；皇甫隆向曹操强调珍惜生命，"人之所贵，莫贵于生"，颇与曹操"对酒当歌，人生几何？譬如朝露，去日苦多"的心境吻合。孙思邈所引的言论都是从不同层面突出"养性"的。

在《千金翼方》的《养性禁忌第一》中，同样也引了不少列子、彭祖、老子、天老等人的言论。其中如：

"老子曰：人生大限百年，节护者可至千岁。如膏用小炷之与大炷，众人大言而我小语，众人多繁而我小记，众人悖暴而我不怒。不以事累意，不临时俗之仪。淡然无为，神气自满。以此为不死之药，天下莫我知也。勿谓暗昧，神见我形。勿谓小语，鬼闻我声。犯禁满千，地收人形。人为阳善，人自报之，人为阴善，鬼神报之。人为阳恶，人身治之，人为阴恶，鬼神治之。故天不欺人，示之以影；地不欺人，示之以响。人生天地气中，动作喘息皆应于天，为善为恶天皆鉴之。人有修善积德而遭凶祸者，先世之余殃也。为恶犯禁而遇吉祥者，先世之余福也。故善人行不择日，至凶中得凶中之吉，入恶中得恶中之善。恶人行动择时日，至吉中反得吉中之凶，入善中反得善中之恶。此皆自然之符也。"③（《千金翼方·卷十二养性·养性禁忌第一》）

这里老子的言论并非出自《道德经》，与陶弘景《养性延命录》所引文字亦有不同，可互相参照。

① 孙思邈. 备急千金要方［M］. 北京：华夏出版社，2008：477.
② 孙思邈. 备急千金要方［M］. 北京：华夏出版社，2008：479–480.
③ 孙思邈. 千金翼方［M］. 沈阳：辽宁科学技术出版社，1997：121–122.

（二）通论养性要点

在《备急千金要方》与《千金翼方》中，孙思邈综融各家，提出了自己的养生观点。他总结出一套有理有法的系统的"道林养性"步骤，列举如下。

一是"小劳"。即适度的劳作、运动，但不要过劳伤身。如：

"真人曰：虽常服饵而不知养性之术，亦难以长生也。养性之道，常欲小劳，但莫大疲及强所不能堪耳。且流水不腐，户枢不蠹，以其运动故也。养性之道，莫久行、久立、久坐、久卧、久视、久听。盖以久视伤血，久卧伤气，久立伤骨，久坐伤肉，久行伤筋也。"[①]（《备急千金要方·卷二十七养性·道林养性第二》）

二是摒外缘。共论述了"十二莫"和"十二少"，以及反之"十二多"的坏处。这些都是属于外界纷扰，故谓"外缘"。能够摒绝外缘则达到初步养生的效果，不易受外邪的影响。如：

"仍莫强食，莫强酒，莫强举重，莫忧思，莫大怒，莫悲愁，莫大惧，莫跳踉，莫多言，莫大笑。勿汲汲于所欲，勿悁悁怀忿恨，皆损寿命。若能不犯者，则得长生也。故善摄生者，常少思、少念、少欲、少事、少语、少笑、少愁、少乐、少喜、少怒、少好、少恶，行此十二少者，养性之都契也。多思则神殆，多念则志散，多欲则志昏，多事则形劳，多语则气乏，多笑则脏伤，多愁则心慑，多乐则意溢，多喜则忘错昏乱，多怒则百脉不定，多好则专迷不理，多恶则憔悴无欢。此十二多不除，则营卫失度，血气妄行，丧生之本也。唯无多无少者，几于道矣。是知勿外缘者，真人初学道之法也。若能如此者，可居温疫之中无忧疑矣。"[②]（《备急千金要方·卷二十七养性·道林养性第二》）

三是修心。具体是"守五神、从四正"。一方面可通过各种内视存思纳气法来帮助精神内守，另一方面更强调思想的精纯和意志的坚定，并且在起居生活的各个方面都能时刻自省。如：

"既屏外缘，会须守五神（肝、心、脾、肺、肾），从四正（言、行、坐、立）。言最不得浮思妄想，心想欲事，恶邪大起。故孔子曰：思无邪。常习'黄帝内视法'，存想思念，令见五脏如悬磬，五色了了分明，勿辍也。仍于每旦初起，面向午，展两手于膝上，心眼观气，上入顶，下达涌泉，旦旦如此，名曰迎气。常以鼻引气，口吐气，小微吐之，不得开口，复欲得出气少，入气多。每欲食，送气入腹，每欲食气为主人也。

"凡心有所爱，不用深爱；心有所憎，不用深憎，并皆损性伤神。亦不用深赞，亦不用深毁。常须运心于物平等，如觉偏颇，寻改正之。居贫勿谓常贫，居富勿谓常富，居贫富之中，常须守道，勿以贫富易志改性。识达道理，似不能言；有大功德，勿自矜伐。美药勿离手，善言勿离口，乱想勿经心。常以深心至诚，恭敬于物；慎勿诈善，以悦于人。终身为善，为人所嫌，勿得起恨。事君尽礼，人以为谄，当以道自平其心。道之所在，其德不孤。勿言行善不得善报，以自怨仇。

"居处勿令心有不足，若有不足，则自抑之，勿令得起。人知止足，天遗其禄。所至之处，勿得多求，多求则心自疲而志苦。若夫人之所以多病，当由不能养性。平康之日，谓言常然，纵情恣欲，心所欲得，则便为之，不拘禁忌，欺罔幽明，无所不作，自言适性，不知过后一一皆为病本。及两手摸空，白汗流出，口唱皇天，无所逮及，皆以生平粗心不能自察，一至于此。但能少时内省身心，则自知见行之中皆长诸疴，将知四百四病，身手自造，本非由天。及一朝病发，和缓不救，方更诽谤医药无效，神仙无灵。故有智之人，爱惜性命者，当自思念，深生耻愧，诚勒身心，常修善事也。

"至于居处，不得绮靡华丽，令人贪婪无厌，乃患害之源。但令雅素净洁，无风雨暑湿为佳。衣服器械，勿用珍玉金宝，增长过失，使人烦恼根深。厨膳勿使脯肉丰盈，当令俭约为佳。

① 孙思邈. 备急千金要方［M］. 北京：华夏出版社，2008：480.
② 孙思邈. 备急千金要方［M］. 北京：华夏出版社，2008：480-481.

然后行作鹅王步，语作含钟声，眠作狮子卧（右肢胁着地，坐脚也），每日自咏歌云：美食须熟嚼，生食不粗吞，问我居止处，大宅总林村。胎息守五脏，气至骨成仙。又歌曰：日食三个毒，不嚼而自消。锦绣为五脏，身着粪扫袍。"①（《备急千金要方·卷二十七养性·道林养性第二》）

四是慎言语。包括不多言多语、起居饮食行路之时不言语、不出恶语等。具体如：

"修心既平，又须慎言语。凡言语读诵，常想声在气海中（脐下也）。每日初入后，勿言语诵读，宁待平旦也。旦起欲专言善事，不欲先计较钱财。又食上不得语，语而食者，常患胸背痛。亦不用寝卧多言笑，寝不得语言者，言五脏如钟磬，不悬则不可发声。行不得语，若欲语须住脚乃语，行语则令人失气。冬至日，只可语不可言。自言曰言，答人曰语。言有人来问，不可不答，自不可发言也，仍勿触冷开口大语为佳。"②（《备急千金要方·卷二十七养性·道林养性第二》）

五是节饮食。注意饮食各个方面的调养以及宜忌。如：

"言语既慎，仍节饮食。是以善养性者，先饥而食，先渴而饮。食欲数而少，不欲顿而多，则难消也。当欲令如饱中饥，饥中饱耳。盖饱则伤肺，饥则伤气，咸则伤筋，酸则伤骨。故每学淡食，食当熟嚼，使米脂入腹，勿使酒脂入肠。人之当食，须去烦恼（暴数为烦，侵触为恼）。如食五味，必不得暴嗔，多令人神惊，夜梦飞扬。每食不用重肉，喜生百病，常须少食肉，多食饭及少菹菜，并勿食生菜、生米、小豆、陈臭物。勿饮浊酒、食面，使塞气孔。勿食生肉，伤胃，一切肉须煮烂，停冷食之，食毕当漱口数过，令人牙齿不败口香。热食讫，以冷酢浆漱口者，令人口气常臭，作䘌齿病。又诸热食咸物后，不得饮冷酢浆水，喜失声成尸咽。凡热食汗出，勿当风，发痉头痛，令人目涩多睡。……饱食即卧，乃生百病，不消成积聚。饱食仰卧成气痞，作头风。触寒来者，寒未解食热，成刺风。人不得夜食，又云夜勿过醉饱食，勿精思为劳苦事，有损余虚，损人。常须日在巳时食讫，则不须饮酒，终身无干呕。勿食父母本命所属肉，令人命不长。勿食自己本命所属肉，令人魂魄飞扬。勿食一切脑，大损人。茅屋漏水堕诸脯肉上，食之成瘕病。凡曝肉作脯不肯干者，害人。祭神肉无故自动，食之害人。饮食上蜂行住，食之必有毒，害人。腹内有宿病，勿食鲮鲤鱼肉，害人。湿食及酒浆临上看视不见人物影者，勿食之，成卒注。若已食腹胀者，急以药下之。每十日一食葵。葵滑，所以通五脏壅气，又是菜之主，不用合心食之。又饮酒不欲使多，多则速吐之为佳，勿令至醉，即终身百病不除。久饮酒者，腐烂肠胃，渍髓蒸筋，伤神损寿。醉不可以当风向阳，令人发狂，又不可当风卧，不可令人扇凉，皆得病也。醉不可露卧及卧黍穰中，发癞疮。醉不可强食，或发痈疽，或发喑，或生疮。醉饱不可以走车马及跳踯。醉不可以接房，醉饱交接，小者面黚咳嗽，大者伤绝脏脉损命。凡人饥欲坐小便，饱则立小便，慎之无病。又忍尿不便，膝冷成痹；忍大便不出，成气痔。小便勿努，令两足及膝冷。大便不用呼气及强努，令人腰疼目涩，宜任之佳。凡遇山水坞中出泉者，不可久居，常食作瘿病。又深阴地冷水不可饮，必作痎疟。"③（《备急千金要方·卷二十七养性·道林养性第二》）

六是慎脱着。即起居衣着及时，适应寒温，以免外邪入侵。如：

"饮食以调，时慎脱着。凡人旦起着衣，反者便着之，吉。衣光者，当户三振之，曰：殃去，吉。湿衣及汗衣皆不可久着，令人发疮及风瘙。大汗，能易衣佳，不易者急洗之，不尔，令人小便不利。凡大汗，勿偏脱衣，喜得偏风，半身不遂。春天不可薄衣，令人伤寒霍乱，食不消，头痛。"④（《备急千金要方·卷二十七养性·道林养性第二》）

七是调寝处。即睡眠的注意事项。如：

"脱着既时，须调寝处。凡人卧，春夏向东，秋冬向西，头勿北卧，及墙北亦勿安床。凡欲眠，勿歌咏，不祥起。上床坐先脱左足，卧勿当舍脊下。卧讫勿留灯烛，令人魂魄及六神不安，多愁怨。

---

① 孙思邈. 备急千金要方［M］. 北京：华夏出版社，2008：481.
② 孙思邈. 备急千金要方［M］. 北京：华夏出版社，2008：481.
③ 孙思邈. 备急千金要方［M］. 北京：华夏出版社，2008：481-482.
④ 孙思邈. 备急千金要方［M］. 北京：华夏出版社，2008：482.

人头边勿安火炉，日久引火气，头重目赤，睛及鼻干。夜卧当耳勿有孔，吹入即耳聋。夏不用露面卧，令人面皮厚，喜成癣，或作面风。冬夜勿覆头，得长寿。凡入眠，勿以脚悬踏高处，久成肾水及损房。足冷勿顺墙卧，风利吹人发癫及体重。人卧勿跂床悬脚，久成血痹，两足重，腰疼，又不得昼眠，令人失气。卧勿大语，损人气力。暮卧常习闭口，口开即失气，且邪恶从口入，久而成消渴及失血色。屈膝侧卧，益人气力。胜正偃卧，按孔子不尸卧，故曰：睡不厌蹙，觉不厌舒。凡人舒睡，则有鬼痛魔邪。凡眠先卧心后卧眼……夜梦恶不须说，旦以水面东方噀之，咒曰：恶梦着草木，好梦成宝玉。即无咎矣。又梦之善恶，并勿说为吉。"①（《备急千金要方·卷二十七养性·道林养性第二》）

八是顺时气。即顺应时令养生。如：

"衣食寝处皆适，能顺时气者，始尽养生之道。故善摄生者，无犯日月之忌，毋失岁时之和。一日之忌，暮无饱食；一月之忌，晦无大醉；一岁之忌，暮无远行；终身之忌，暮无燃烛行房。

"暮，常护气也。凡气，冬至起于涌泉，十一月至膝，十二月至股，正月至腰，名三阳成；二月至膊，三月至项，四月至顶。纯阳用事，阴亦仿此。故四月、十月不得入房，避阴阳纯用事之月也。每冬至日于北壁下厚铺草而卧，云受元气。每八月一日以后，即微火暖足，勿令下冷无生意。常欲使气在下，勿欲泄于上。春冻未泮，衣欲下厚上薄，养阳收阴，继世长生；养阴收阳，祸至灭门。故云：冬时天地气闭，血气伏藏，人不可作劳出汗，发泄阳气，有损于人也。

"又云：冬日冻脑，春秋脑足俱冻，此圣人之常法也。春欲晏卧早起，夏及秋欲侵夜乃卧早起，冬欲早卧晏起，皆益人。凡冬月忽有大热之时，夏月忽有大凉之时，皆勿受之。人有患天行时气者，皆由犯此也，即须调气息，使寒热平和，则免患也。每当腊日，勿歌舞，犯者必凶。

"常于正月寅日烧白发，吉。凡寅日剪手甲，午日剪足甲，又烧白发，吉。"②（《备急千金要方·卷二十七养性·道林养性第二》）

孙思邈总结的这些养生方法，虽然部分仍有道术色彩，但大多数明显是为常人所拟的系统的养生法则，主体是基于中医治未病的思想，并且具体细致地落实到日常生活起居和言行中，具有非常大的实用价值。

二、论饮食养生

《千金方》中有大量关于食养食疗的记载，其中《备急千金要方》第二十六卷《食治》、第二十七卷《养性·服食法》，《千金翼方》第十二卷《养性·养老食疗》、第十三卷《辟谷》、第十四卷《退居·饮食》、第十五卷《补益》等篇有专门论述。此外还有一些内容散见于《备急千金要方》第七卷《风毒脚气》中的《酒醴》和《千金翼方》第十六卷《中风上》中的《诸酒》等篇中。

（一）首设《食治》专篇

《备急千金要方·卷二十六食治》是我国现存最早的食物疗法专篇，奠定了我国食疗、食养学的基础。篇中记载药用食物154种，分果实、菜蔬、谷米和鸟兽四类，每药之下有性味、主治等内容，涉及食治、食养、食禁各个方面。孙思邈强调食治的重要性，认为饮食是生活中最日常的活动，所以掌握饮食的规律非常有必要。人体的健康是因为体内阴阳的调和，而出现病状是因为阴阳失和，就要通过服食外物使体内阴阳达到平衡。药物虽然有很好的疗效，但是由于性质过于刚烈，应尽量避免食用，以性情平和的食物作为首选。如果能够通过摄取食物治

---

① 孙思邈. 备急千金要方 [M]. 北京：华夏出版社，2008：482-483.
② 孙思邈. 备急千金要方 [M]. 北京：华夏出版社，2008：483.

疗疾病，那是最好的选择，因此他主张食治先于药治。在《食治》的序中，同样引用了不少前人之言。如：

"仲景曰：人体平和，唯须好将养，勿妄服药。药势偏有所助，令人脏气不平，易受外患。夫含气之类，未有不资食以存生，而不知食之有成败，百姓日用而不知，水火至近而难识。余慨其如此，聊因笔墨之暇，撰五味损益食治篇，以启童稚。庶勤而行之，有如影响耳。

"《河东卫汛记》曰：扁鹊云：人之所依者，形也。乱于和气者，病也。理于烦毒者，药也。济命抚危者，医也。安身之本，必资于食。救疾之速，必凭于药。不知食宜者，不足以存生也。不明药忌者，不能以除病也。……是故食能排邪而安脏腑，悦神爽志以资血气。若能用食平疴，释情遣疾者，可谓良工。长年饵老之奇法，极养生之术也。

"夫为医者，当须先洞晓病源，知其所犯，以食治之，食疗不愈，然后命药。药性刚烈，犹若御兵。兵之猛暴，岂容妄发，发用乖宜，损伤处众。药之投疾，殃滥亦然。高平王熙称：食不欲杂，杂则或有所犯，有所犯者，或有所伤，或当时虽无灾苦，积久为人作患。又食啖鲑肴，务令简少。鱼肉果实取益人者，而食之。凡常饮食，每令节俭。若贪味多餐，临盘大饱，食讫，觉腹中膨胀短气，或致暴疾，仍为霍乱。又夏至以后迄至秋分，必须慎肥腻饼臛酥油之属，此物与酒浆、瓜果理极相妨。夫在身所以多疾者，皆因春夏取冷太过，饮食不节故也。又鱼鲙诸腥冷之物，多损于人，断之益善。乳酪酥等常食之，令人有筋力，胆干，肌体润泽。卒多食之，亦令人胪胀泄利，渐渐自已。"[1]（《备急千金要方·卷二十六食治·序论第一》）

文中所说的"食能排邪而安脏腑，悦神爽志以资气血""不知食宜者，不足以存身也。不明药忌者，不能以除病也"等，都是极有价值的食疗和食养思想。河东卫汛是张仲景的弟子，此处提到他所引的扁鹊之言，以及前面张仲景之言，都反映张仲景对食疗的重视，有些内容是现本《伤寒杂病论》所欠缺的，也可以从另一个角度补充和丰富仲景学说。

具体有关饮食养生的内容，在《食治》中，分为果实、菜蔬、谷米和鸟兽四类，逐一论述各种药食的性味和功效。与较早的本草著作陶弘景《本草经集注》相比，有许多增益之处。例如在乳食方面，《本草经集注》记载有人乳汁、马乳、牛乳、羊乳，《备急千金要方》则增加了驴乳、猪乳；在乳制品方面，《本草经集注》有酪酥，而《备急千金要方》则列出以下数种：

"马牛羊酪，味甘酸，微寒，无毒。补肺脏，利大肠。黄帝云：食甜酪竟，即食大酢者，变作血瘕及尿血。华佗云：马牛羊酪，蚰蜒入耳者，灌之即出。

"沙牛及白羊酥，味甘，微寒，无毒。除胸中客气，利大小肠，治口疮。

"牛酥，味甘、平，无毒。去诸风湿痹，除热，利大便，去宿食。

"醍醐，味甘、平，无毒。补虚，去诸风痹，百炼乃佳，甚去月蚀疮，添髓补中填骨，久服增年。"[2]（《备急千金要方·卷二十六食治·鸟兽第五》）

这些增补的内容可能与孙思邈居住在西北地区多食用乳品有关。类似的还有：

"芸薹，味辛，寒，无毒。主腰脚痹。若旧患腰脚痛者，不可食，必加剧。又治油肿丹毒，益胡臭，解禁咒之辈。出《五明经》。其子主梦中泄精，与鬼交者。胡居士云：世人呼为寒菜，甚辣。胡臭人食之，病加剧。陇西氐羌中多种食之。"

"蓝菜，味甘、平，无毒。久食大益肾，填髓脑，利五脏，调六腑。胡居士云：河东陇西羌胡多种食之，汉地鲜有。其叶长大厚，煮食甘美。经冬不死，春亦有英，其花黄，生角结子。子，甚治人多睡。"[3]（《备急千金要方·卷二十六食治·菜蔬第三》）

上文补充了西北地区的习用食物。所引的胡居士是指南朝宋时的胡洽，其所著《胡洽百病方》已佚。

---

① 孙思邈. 备急千金要方［M］. 北京：华夏出版社，2008：463.

② 孙思邈. 备急千金要方［M］. 北京：华夏出版社，2008：472.

③ 孙思邈. 备急千金要方［M］. 北京：华夏出版社，2008：470.

另外，有些药物条文虽从《本草经集注》中引来，但《备急千金要方》增补了不少内容。如：

"杏核仁，味甘、苦，温，冷而利，有毒。主治咳逆上气，肠中雷鸣，喉痹下气，产乳金疮，寒心奔豚，惊痫，心下烦热，风气去来，时行头痛，解肌，消心下急，杀狗毒。五月采之。其一核两仁者害人，宜去之。扁鹊云：杏仁不可久服，令人目盲，眉发落，动一切宿病。"①（《备急千金要方·卷二十六食治·果实第二》）

"酒，味苦、甘、辛，大热，有毒。行药势，杀百邪恶气。黄帝云：暴下后饮酒者，膈上变为伏热。扁鹊云：久饮酒者，腐肠烂胃，溃髓蒸筋，伤神损寿。……"

"盐，味咸，温，无毒，杀鬼蛊、邪注、毒气，下部䘌疮，伤寒寒热，能吐胸中痰澼，止心腹卒痛，坚肌骨。不可多食，伤肺喜咳，令人肤色黑，损筋力。扁鹊云：盐能除一切大风疾痛者，炒熨之。黄帝云：食甜粥竟，食盐即吐，或成霍乱。"②（《备急千金要方·卷二十六食治·谷米第四》）

上述条文中的"黄帝云"和"扁鹊云"是该书的增补内容，留存了宝贵的资料。很多内容与《金匮要略》的《禽兽虫鱼禁忌并治》和《果实菜谷禁忌并治》相同，但后者并未注明出处，只有《备急千金要方》标示其来源，如《食治》卷中仅"黄帝云"就有 50 多处。目前有研究认为，这些内容可能出自已失传的《神农黄帝食禁》一书③。

（二）综论饮食卫生

在《千金翼方》中，孙思邈专门谈到各种饮食卫生原则。他说：

"身在田野，尤宜备赡，须识罪福之事，不可为食损命。所有资身，在药菜而已。料理如法，殊益于人。"④（《千金翼方·卷十四退居·饮食第四》）

所说的"料理如法"，即指饮食的加工、制法与食用法。其中，有关于野菜类的，如：

"枸杞、甘菊、术、牛膝、苜蓿、商陆、白蒿、五加，服石者不宜吃。商陆以上药，三月以前苗嫩时采食之。或煮，或齑，或炒，或腌，悉用土苏咸豉汁加米等色为之，下饭甚良。蔓荆作齑最佳。不断五辛者，春秋嫩韭，四时采薤，甚益。"⑤（《千金翼方·卷十四退居·饮食第四》）

有关于主食类的，如：

"面虽雍热，甚益气力，但不可多食，致令闷愦。料理有法，节而食之。百沸傅饦、蒸饼及糕索饼起面等法在《食经》中。白粳米、白粱、黄粱、青粱米，常须贮积支料一年，炊饭煮粥亦各有法，并在《食经》中。绿豆、紫苏、乌麻亦须宜贮，俱能下气。其余豉酱之徒，食之所要，皆须贮蓄。"⑥（《千金翼方·卷十四退居·饮食第四》）

有关于肉食类的，如：

"若肉食者，必不得害物命，但以钱买，犹愈于杀。第一戒慎勿杀。若得肉必须新鲜，似有气息则不宜食。烂脏损气，切须慎之，戒之，料理法在《食经》中。"⑦（《千金翼方·卷十四退居·饮食第四》）

孙思邈主要强调饮食需注意的卫生事项，具体的烹饪方法并非其主要论述内容，故介绍参考《食经》。但晋唐年间以《食经》为名的书很多，具体指哪一本难以考证。

孙思邈还有"食后将息法"，如：

① 孙思邈. 备急千金要方［M］. 北京. 华夏出版社，2000. 466.
② 孙思邈. 备急千金要方［M］. 北京：华夏出版社，2008：471.
③ 刘广州.《千金·食治》篇在文献学中的价值［M］//钱超尘，温长路. 孙思邈研究集成. 北京：中医古籍出版社，2006：1119-1123.
④ 孙思邈. 千金翼方［M］. 沈阳：辽宁科学技术出版社，1997：137.
⑤ 孙思邈. 千金翼方［M］. 沈阳：辽宁科学技术出版社，1997：137.
⑥ 孙思邈. 千金翼方［M］. 沈阳：辽宁科学技术出版社，1997：137.
⑦ 孙思邈. 千金翼方［M］. 沈阳：辽宁科学技术出版社，1997：137.

"平旦点心饭讫，即自以热手摩腹。出门庭，行五六十步，消息之。中食后，还以热手摩腹，行一二百步，缓缓行，勿令气急。行讫，还床偃卧，四展手足，勿睡，顷之气定，便起正坐。吃五六颗煎枣，啜半升以下人参、茯苓、甘草等饮，觉似少热，即吃麦门冬、竹叶、茅根等饮。量性将理，食饱不得急行。及饥，不得大语远唤人嗔，喜卧睡觉，食散后随其事业。不得劳心劳力。觉肚空，即须索食，不得忍饥。必不得食生硬粘滑等物，多致霍乱。秋冬间暖裹腹，腹中微似不安，即服厚朴生姜等饮。如此将息，必无横疾。"①（《千金翼方·卷十四退居·饮食第四》）

这是非常有价值的生活起居注意法则。

（三）专论养老食疗

孙思邈在《千金翼方》的《养性》卷中，有专门的"养老食疗"，针对老年人的饮食也提出了原则与方法。他在再次引用扁鹊"安身之本必须于食"的言论后，讨论了一系列老年人饮食养生注意事项，如：

"是故君父有疾，期先命食以疗之。食疗不愈，然后命药。故孝子须深知食药二性，其方在《千金方》第二十六卷中。"

"论曰：人子养老之道，虽有水陆百品珍馐，每食必忌于杂，杂则五味相挠，食之不已，为人作患。是以食啖鲜肴，务令简少。饮食当令节俭。若贪味伤多，老人肠胃皮薄，多则不消。彭亨短气，必致霍乱。夏至以后，秋分以前，勿进肥浓羹臛酥油酪等，则无他矣。夫老人所以多疾者，皆由少时春夏取凉过多，饮食太冷。故其鱼脍、生菜、生肉、腥冷物多损于人，宜常断之。惟乳酪酥蜜，常宜温而食之。此大利益老年。虽然，卒多食之，亦令人腹胀泄痢。渐渐食之。"②（《千金翼方·卷十二养性·养老食疗第四》）

其中提到几个要点，一是饮食勿杂，"务令简少"；二是饮食节俭，"多则不消"；三是注意按节令饮食，避免生冷；四是注意清淡，"乳酪酥蜜"要加热之后吃，不能吃过多。关于牛乳他指出：

"论曰：牛乳性平，补血脉，益心，长肌肉，令人身体康强，润泽，面目光悦，志气不衰，故为人子者，须供之以为常食。一日勿缺，常使恣意充足为度也。此物胜肉远矣。"③（《千金翼方·卷十二养性·养老食疗第四》）

在重视乳食这一点上，孙思邈受到了西域饮食文化的影响。其"服牛乳补虚破气方"后引张澹称"波斯国及大秦甚重此法，谓之悖散汤"（《千金翼方·卷十二养性·养老食疗第四》）。

三、论养性服饵

如果摒除神仙色彩，服饵和辟谷属于较为高级的、有目的的和主动的饮食养生方法。至少在孙思邈这里，他所列的服饵和辟谷方法，主要是针对养生而言。如《千金翼方》指出：

"神仙之道难致，养性之术易崇。故善摄生者常须慎于忌讳，勤于服食，则百年之内不惧于夭伤也。所以具录服饵方法以遗后嗣云。"④（《千金翼方·卷十二养性·养性服饵第二》）

相关内容，在《备急千金要方》中有"服食法"，《千金翼方》中有"养性服饵"。此外，《千金翼方·辟谷》卷中的各种饵食方也属于这一类。

关于服饵的方法，《备急千金要方》中引郗愔之论指出：

① 孙思邈. 千金翼方［M］. 沈阳：辽宁科学技术出版社，1997：137-138.
② 孙思邈. 千金翼方［M］. 沈阳：辽宁科学技术出版社，1997：127.
③ 孙思邈. 千金翼方［M］. 沈阳：辽宁科学技术出版社，1997：128.
④ 孙思邈. 千金翼方［M］. 沈阳：辽宁科学技术出版社，1997：122.

　　"郗愔曰：夫欲服食，当寻性理所宜，审冷暖之适。不可见彼得力，我便服之。初御药，皆先草木，次石，是为将药之大较也。所谓精粗相代，阶粗以至精者也。夫人从少至长，体习五谷，卒不可一朝顿遗之。凡服药物为益迟微，则无充饥之验，然积年不已，方能骨髓填实，五谷俱然而自断。今人多望朝夕之效，求目下之应，腑脏未充，便以绝粒，谷气始除，药未有用。又将御女，形神与俗无别，以此致弊，可不怪哉？服饵大体皆有次第，不知其术者，非止交有所损，卒亦不得其功。故服饵大法，必先去三虫；三虫既去，次服草药，好得药力；次服木药，好得力讫；次服石药。依此次第，及得遂其药性，庶事安稳，可以延龄矣。"①（《备急千金要方·卷二十七养性·服食法第六》）

　　服饵也不能求急效，需要长期坚持，循序渐进。与此同时，还要注意保持良好的生活习惯。孙思邈总结了一些最常用的服饵方法：

　　"论曰：凡人春服小续命汤五剂，及诸补散各一剂；夏大热，则服肾沥汤三剂；秋服黄芪等丸一两剂；冬服药酒两三剂，立春日则止。此法终身常尔，则百病不生矣。俗人见浅，但知钩吻之杀人，不信黄精之益寿；但识五谷之疗饥，不知百药之济命；但解施泻以生育，不能秘固以颐养。故有服饵方焉。"②

　　从孙思邈所说来看，他所列的服饵方，其实不少属于平时用药物调理身体的方法，也就是治未病的方法。所以虽然有些服饵方仍然保留道教术语，但总的取向是为世人养生所用。

　　《千金方》所列的服饵方见表3-2。敦煌出土唐代写本服饵方见图3-6。

表3-2　《千金方》服饵方表

方　名	主要组成	主要功效	出　处
去三虫丸方	生地黄，清漆，真丹，瓜子末，大黄末 漆，大黄，芜菁子，酒	三十日诸虫皆下，五十日百病愈，面色有光泽	《备急千金要方·卷二十七养性·服食法第六》
服天门冬方	天门冬	令人不老，补中益气，愈百病也。久服令人长生，气力百倍	
服地黄方	生地黄，白蜜，枣脂	令人肥白	
黄精膏方	黄精，干姜，桂心末	旧皮脱，颜色变光，花色有异，鬓发更改。欲长服者，不须和酒，纳生大豆黄，绝谷食之，不饥渴，长生不老（延年）	
饵柏实方	柏子仁，白蜜，枣膏，干地黄末，白术末	二十日万病皆愈	
饵松子方	松子	百日身轻，三百日行五百里，绝谷，服升仙（延年）	
服松脂方	松脂，蜜	不饥，延年	
饵茯苓方	茯苓		
茯苓膏方	茯苓，松脂，松子仁，柏子仁	欲绝谷，顿服取饱，即得轻身，明目，不老	
服枸杞根方	枸杞根，小麦	主养性遐龄	
枸杞酒方	枸杞根，干地黄末，桂心，干姜，泽泻，蜀椒末，商陆末	旦空腹服半升，十日万病皆愈	
饵云母水方	白云母，芒硝	服十日，小便当变黄，此先疗劳气风疹也；二十日腹中寒癖消；三十日龋齿除，更新生；四十日不畏风寒；五十日诸病皆愈，颜色日少，久服升仙（延年）	
钟乳散	人参，石斛，干姜，钟乳粉	治虚羸不足，六十以上人瘦弱不能食者，百病方	

① 孙思邈. 备急千金要方［M］. 北京：华夏出版社，2008：486-487.
② 孙思邈. 备急千金要方［M］. 北京：华夏出版社，2008：486.

续表

方　名	主要组成	主要功效	出　处
西岳真人灵飞散方	云母粉，茯苓，钟乳粉，柏子仁，人参，续断，桂心，菊花，干地黄	入山日吞七丸，绝谷不饥	《备急千金要方·卷二十七养性·服食法第六》
茯苓酥方	茯苓，松脂，白蜜，生天门冬，蜡，牛酥		《千金翼方·卷十二养性·养性服饵第二》
	茯苓，酒，石蜜	主除万病，久服延年	
耆婆汤（酥蜜汤）	酥，生姜，薤白，酒，白蜜，油，椒，胡麻仁，橙叶，豉，糖	主大虚、冷风、羸弱、无颜色	
蜜饵	白蜜，腊月猪脂肪，胡麻油，干地黄末	主补虚、羸瘦乏气力，久服肥充益寿	
服牛乳补虚破气方	牛乳，荜茇	补虚破气	
猪肚补虚羸乏气力方	猪肚，人参，椒，干姜，葱白，粳米	补虚羸乏气力	
服牛乳方	钟乳，人参，甘草，干地黄，黄芪，杜仲，苁蓉，茯苓，麦冬，薯蓣，石斛	补血脉，益心，长肌肉，令身体康强	
补五劳七伤虚损方	白羊头蹄，胡椒，荜茇，干姜，葱白，香豉	补五劳七伤虚损	
疗大虚羸困极方	猪脂肪，葱白（过三日后服补药：羊肝，羊脊骨腽肉，曲末，枸杞根）	疗大虚羸、困极	
补虚劳方	羊肝、肚、肾、心、肺，胡椒，荜茇，豉心，葱白，犁牛酥	补虚劳	《千金翼方·卷十二养性·养老食疗第四》
	羊骨		
不食肉人油面补大虚劳方	生胡麻油、浙粳米泔清	补大虚劳	
乌麻脂	乌麻油、薤白	主百病虚劳，久服耐寒暑	
大黄芪丸	黄芪，柏子仁，天门冬（去心），白术，干地黄，远志（去心），泽泻，薯蓣，甘草（炙），人参，石斛，麦门冬（去心），牛膝，杜仲（炙），薏苡仁，防风，茯苓，五味子，茯神，干姜，丹参，肉苁蓉，枸杞子，车前子，山茱萸，狗脊，草薢，阿胶（炙），巴戟天，菟丝子，覆盆子	主虚劳百病	
彭祖延年柏子仁丸	柏子仁，蛇床子，菟丝子，覆盆子，石斛，巴戟天，杜仲（炙），茯苓，天门冬（去心），远志（去心），天雄（炮，去皮），续断，桂心，菖蒲，泽泻，薯蓣，人参，干地黄，山茱萸，五味子，钟乳，肉苁蓉	久服强记不忘。服后二十日，齿垢稍去，白如银；四十二日，面悦泽；六十日，瞳子黑白分明，尿无遗沥；八十日，四肢偏润，白发更黑，腰背不痛；一百五十日，意气如少年。药尽一剂，药力周至，乃入房内	
紫石英汤	紫石英，白石英，白石脂，赤石脂，干姜	主心虚惊悸、寒热、百病，令人肥健	
服乌麻法	乌麻	渐渐不饥，绝谷，久服百病不生，常服延年不老	《备急千金要方·卷二十七养性·服食法第六》

续表

方　名	主要组成	主要功效	出　处
杏仁酥	家杏仁，蜜	主万病，除诸风虚劳冷	
地黄酒酥	地黄，麻子，杏仁，曲末	令人发白更黑，齿落更生，髓脑满实，还年却老，走及奔马，久服有子	
造草酥方	杏仁，地黄，麻子	服之弥佳	
真人服杏子，丹玄隐士学道断谷以当米粮方	粳米，杏仁	断谷以当米粮	
服天门冬丸方	天门冬，蜜	久久自可绝谷	
服黄精方	黄精	百日以上节食，二百日病除，二年四体调和	
服芜菁子主百疾方	芜菁，薤白	欲绝谷，先食乃服	
华佗云母丸	云母粉，石钟乳（炼），白石英，肉苁蓉，石膏，天门冬（去心），人参，续断，菖蒲，菌桂，泽泻，秦艽，紫芝，五加皮，鹿茸，地肤子，薯蓣，石斛，杜仲（炙），桑寄生，细辛，巴戟天，赤石脂，地黄花，枸杞，桑螵蛸，菴闾子，茯苓，天雄（炮，去皮），山茱萸，白术，菟丝子，松实，黄芪，麦门冬，柏子仁，荠子，冬瓜子，蛇床子，决明子，蒺藜子，车前子	百日满愈疾，久服延年益寿，身体轻强，耳目聪明，流通荣卫，补养五脏，调和六腑，颜色充壮，不知衰老	《千金翼方·卷十二养性·养性服饵第二》
周白水侯散	远志（去心），白术，桂心，人参，干姜，续断，杜仲，椒，天雄（炮），防风，干地黄，石斛，肉苁蓉，栝楼根，牡蛎，石韦（去皮），茯苓，蛇床子，附子，钟乳（炼），赤石脂，桔梗，细辛，牛膝	主心虚劳损，令人身轻目明，服之八十日，百骨间寒热除，百日外无所苦，气力日益。老人宜常服之，大验	
济神丸方	茯神，茯苓，桂心，干姜，菖蒲，远志（去心），细辛，白术，人参，甘草	绝谷者服之学仙；道士含之益心力，神验	
彭祖松脂方	松脂，茯苓，生天门冬，真牛酥，白蜜，蜡	绝食，即服	
守中方	白蜡，丹砂，蜜	守中	
茅山人服质多罗方	质多罗（或紫花根，或黄花根，或白花），酒和服	其药功说不能尽。久服神仙（延年），八十老人状如少年	
	蜜，酥和服	主诸风病	
	合生胡麻脂取油	主偏风、半身不遂并诸百病，延年不老	
	温水服	主身羸瘦及恶疮、癣疥并诸风	
	温牛乳和服	主女人绝产无子，发白更黑	
	温浓酪浆和服	主膈上痰饮、水气诸风	
	牛尿和服	主五种癫……若候身作金色，变为少年，颜若桃李，延年益寿	
服地黄方	生地黄，白蜜，枣脂	令人肥白美色	
	生地黄，甘草，巴戟天，厚朴，干漆，覆盆子	使人老者还少，强力，无病延年	
王乔轻身方	茯苓，桂心	轻身	
不老延年方	雷丸，防风，柏子仁	久服，延年益精补脑。年未六十，太盛勿服	
饵黄精法	黄精		

续表

方　名	主要组成	主要功效	出　处
饵术方	生术	可以当食	《千金翼方·卷十二养性·养性服饵第二》
服齐州长石法	马牙石	药疗气痰饮不下食，百病羸瘦皆瘥	
服杏仁法	杏仁，茯苓，人参，酥，蜜	主损心吐血，因即虚热，心风健忘，无所记忆，不能食，食则呕吐，身心战掉，萎黄羸瘦	
有因读诵思义坐禅及为外物惊恐狂走失心方	酥，薤白	疗因读诵思义、坐禅及外物惊恐而狂走失心	
正禅方	春桑耳，夏桑子，秋桑叶	身轻目明，无眠睡	
服菖蒲方	菖蒲	欲延年益寿，求聪明益智者，宜须勤久服之	

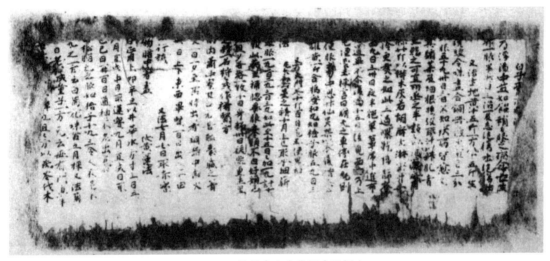

图 3-6　敦煌出土唐代写本服饵方
（斯 6052 共 13 方，第一方为"柏子膏"，"服之病愈，长生"）

　　表 3-2 所列，主要是《备急千金要方》《养性》卷和《千金翼方》《养性》卷中的服饵方，其他各卷中散见的药方并未列入。从表中可以看到，药方可分为三类，第一类是以普通饮食为主的营养保健食疗方，有的稍加药物烹制，像牛乳、猪肚，也包括一些像黄精、术、地黄、乌麻、天门冬、茯苓等药食两用的食品，配方都比较简单。第二类是有一定治疗作用的处方，其实已经偏于药方类。例如大黄芪丸、彭祖延年柏子仁丸等以药物为主的服饵方，所用药物种类比较多，类似于中成药。《养性服饵》中所列的不少处方也如此。这一类并不太适合普通人日常食用。第三类即用多种矿物类药物制成的服饵方，其副作用较大。如紫石英汤，孙思邈说：

　　"此汤补虚，除痼冷莫过于此……若一剂得瘥即止；若服多令人大热，即须服冷药压之，宜审而用之。"[①]（《千金翼方·卷十二养性·养老食疗第四》）

　　这已超出一般的养生范围了。不过孙思邈之所以将其列入本章，是因为他认为常人在平日也可以适当用药，用辟外邪，这相当于治未病之意。他说：

　　"人非金石，况犯寒热雾露，既不调理，必生疾疢，常宜服药，辟外气和脏腑也。平居服五补七宣丸、钟乳丸，量其性冷热虚实，自求好方常服。其红雪三黄丸、青木香丸、理中丸、神明膏、陈元膏、春初水解散、天行茵陈丸散，皆宜先贮之，以防疾发，忽有卒急，不备难求。腊日合一剂乌膏、楸叶膏，以防痈疮等。若能服食，尤是高人。世有偶学合炼又非真好，或身

---

① 孙思邈. 千金翼方［M］. 沈阳：辽宁科学技术出版社，1997：129.

婴朝绂，心迫名利，如此等辈亦何足言。今退居之人，岂望不死羽化之事，但免外物逼切，庶几全其天年。然小小金石事，又须闲解神精丹，防危救急所不可缺耳。伏火丹砂，保精养魂，尤宜长服；伏火石硫黄，救脚气，除冷癖，理腰膝，能食有力；小还丹，愈疾去风。伏火磁石，明目坚骨；火炼白石英、紫石英，疗结滞气块，强力坚骨；伏火水银，压热镇心；金银膏，养精神，去邪气。此等方药，固宜留心功力，各依《本草》。其余丹火，以冀神助，非可卒致。有心者亦宜精恳，倘遇其真。"①（《千金翼方·卷十四退居·服药第三》）

另外，孙思邈在书中记载的服饵方药，所面对的对象原本就不仅是普通大众，例如"正禅方""有因读诵思义坐禅及为外物惊恐狂走失心方"等，还是辅助佛教居士坐禅用的。还有的是辅助道教信奉者修仙所用的，除表3–2中的一部分外，《千金翼方》中《辟谷》卷的诸服饵方也如此，计有服茯苓方6首、服松柏脂方20首、服松柏实方19首、酒膏散方6首、服云母方3首、服水法7首等。

以上这些，一方面体现了孙思邈综罗百家的特点，另一方面提示后人在养生应用中要注意其不同目的和用法，不宜随便试用。孙思邈本人也很注意实用效验，有些方中有他本人的亲验记录。如"华佗云母方"后说：

"吾尝服一两剂，大得力，皆家贫不济乃止。又时无药足，缺十五味，仍得服之。此药大有气力，常须预求，使足服而勿缺。"②（《千金翼方·卷十二养性·养性服饵第二》）

"饵云母水方"后说：

"吾自验之，所以述录。"③（《备急千金要方·卷二十七养性·服食法第六》）

"西岳真人灵飞散方"后说：

"余得此方以来，将逾三纪，顷面色美而悦之，疑而未敢措手，积年询访，屡有名人曾饵得力，遂常服之，一如方说。"④（《备急千金要方·卷二十七养性·服食法第六》）

这类矿物类药在特定情况下服用可能有一定作用，但久服也可能出现副作用。对此，孙思邈也特别谨慎。在《千金翼方》还有《飞炼》一卷，专讲各种矿物类药的炼制，计有"飞炼研煮钟乳及和草药服疗"方6首，"飞炼研煮五石及和草药服疗"方21首；然而对服这类散药可能带来的副作用的防范与治疗，同样有"服诸石药及寒食散已，违失节度，发病疗之法"45条和"解石及寒食散并下石"方69首。这些都反映出对服矿物类药养生的探索，到唐代初期已经呈现出许多不良后果，从而引起医家的高度关注。

四、论房室养生

《备急千金要方》有专篇《房中补益》。孙思邈肯定适当的房事对健康有益，但同时强烈批评以"务于淫佚"的目的来学房中术。他指出：

"论曰：人年四十以下多有放恣四十以上即顿觉气力一时衰退。衰退既至，众病蜂起，久而不治，遂至不救。所以彭祖曰：以人疗人，真得其真。故年至四十，须识房中之术。

"夫房中术者，其道甚近，而人莫能行。其法一夜御十女，闭固而已，此房中之术毕矣。兼之药饵，四时勿绝，则气力百倍，而智慧日新。然此方之作也，非欲务于淫佚，苟求快意，务存节欲，以广养生也。非苟欲强身力，幸女色以纵情，意在补益以遣疾也。此房中之微旨也。"⑤（《备急千金要方·卷二十七养性·房中补益第八》）

---

① 孙思邈. 千金翼方［M］. 沈阳：辽宁科学技术出版社，1997：137.
② 孙思邈. 千金翼方［M］. 沈阳：辽宁科学技术出版社，1997：123.
③ 孙思邈. 备急千金要方［M］. 北京：华夏出版社，2008：489.
④ 孙思邈. 备急千金要方［M］. 北京：华夏出版社，2008：490.
⑤ 孙思邈. 备急千金要方［M］. 北京：华夏出版社，2008：491.

古代男权社会里，以男性为主体的房中术，讲究多御女而忍精不泄，这当然是有着非常明显的时代局限性。但即使如此，孙思邈强调房中术的目的也应当以养生为主，而非贪色。这至少是一种重要的道德戒条。在生理上，孙思邈指出四十岁以上才适宜学房中术，是因为如果过于年轻，不易控制，则反而伤身。他说：

"是以人年四十以下，即服方中之药者，皆所以速祸，慎之慎之，故年未满四十者，不足与论房中之事，贪心未止，兼饵补药，倍力行房，不过半年，精髓枯竭，惟向死近，少年极须慎之。"①（《备急千金要方·卷二十七养性·房中补益第八》）

具体的房中方法，书中也讲了不少，大旨是尽量控制泄精，"数交而慎密"，指出"凡精少则病，精尽则死，不可不思，不可不慎。数交而一泻，精气随长，不能使人虚也。若不数交，交而即泻，则不得益。泻之精气自然生长，但迟微，不如数交接不泻之速也"。控制之法，"凡欲施泻者，当闭口张目，闭气，握固两手，左右上下，缩鼻取气，又缩下部及吸腹，小偃脊膂，急以左手中两指抑屏翳穴，长吐气，并啄齿千遍，则精上补脑，使人长生。若精妄出，则损神也"。也有方法是在性生活的同时存思，以转移注意力。

篇中强调的另一个问题是泄精的频度，要尽量疏隔。如说：

"人年二十者，四日一泄；三十者，八日一泄；四十者，十六日一泄；五十者，二十日一泄；六十者，闭精勿泄；若体力犹壮者，一月一泄。凡人气力自有强盛过人者，亦不可抑忍，久而不泄，致生痈疽。若年过六十，而有数旬不得交合，意中平平者，自可闭固也。"②（《备急千金要方·卷二十七养性·房中补益第八》）

既反对房事过频，也反对强行禁欲，认为两者都不利于健康。另外关于老年人的性生活，孙思邈借回答一个朋友的问题时做了进一步论述：

"昔贞观初，有一野老，年七十余，诣余云：'数日来阳气益盛，思与家妪昼寝，春事皆成，未知垂老有此，为善恶耶？'余答之曰：'是大不祥。子独不闻膏火乎？夫膏火之将竭也，必先暗而后明，明止则灭。今足下年迈桑榆，久当闭精息欲，兹忽春情猛发，岂非反常耶？窃谓足下忧之，子其勉欤！'后四旬发病而死，此其不慎之效也。"③（《备急千金要方·卷二十七养性·房中补益第八》）

因此，孙思邈强调：

"善摄生者，凡觉阳事辄盛，必谨而抑之，不可纵心竭意以自贼也。若一度制得，则一度火灭，一度增油。若不能制，纵情施泻，即是膏火将灭，更去其油，可不深自防！所患人少年时不知道，知道亦不能信行之，至老乃知道，便以晚矣，病难养也。晚而自保，犹得延年益寿。若年少壮而能行道者，神仙速矣。或曰：'年未六十，当闭精守一为可尔否？'曰：'不然，男不可无女，女不可无男。无女则意动，意动则神劳，神劳则损寿。若念真正无可思者，则大佳长生也。然而万无一有，强抑郁闭之，难持易失，使人漏精尿浊，以致鬼交之病，损一而当百也。'"④（《备急千金要方·卷二十七养性·房中补益第八》）

除了频度适当，孙思邈还强调注意房事的环境和时间，他说：

"御女之法，交会者当避丙丁日，及弦望晦朔，大风、大雨、大雾、大寒、大暑，雷电霹雳，天地晦冥，日月薄蚀，虹霓地动。若御女者则损人神，不吉，损男百倍，令女得病，有子必癫痴顽愚，喑哑聋聩，挛跛盲眇，多病短寿，不孝不仁。又避日月星辰，火光之下，神庙佛寺之中，井灶圊厕之侧，冢墓尸柩之旁，皆悉不可。"⑤

① 孙思邈. 备急千金要方[M]. 北京：华夏出版社，2008：491.
② 孙思邈. 备急千金要方[M]. 北京：华夏出版社，2008：492.
③ 孙思邈. 备急千金要方[M]. 北京：华夏出版社，2008：492.
④ 孙思邈. 备急千金要方[M]. 北京：华夏出版社，2008：492.
⑤ 孙思邈. 备急千金要方[M]. 北京：华夏出版社，2008：492.

"黄帝杂禁忌法曰：人有所怒，血气未定，因以交合，令人发痈疽。又不可忍小便交合，使人淋，茎中痛，面失血色。及远行疲乏来入房，为五劳虚损，少子。且妇人月事未绝而与交合，令人成病，得白驳也。"①（《备急千金要方·卷二十七养性·房中补益第八》）

相对而言，孙思邈对房中术的论说，更强调健康的意义，更注重其在医学上的影响，可以说是较为合理的房事养生理论。

五、论居室与养生

人们日常的生活居室环境与健康也是密不可分的。孙思邈重视居室环境对人体的影响，他本人虽受召到过京城大邑，但后来大部分时间是回归山野修道，因此对乡间环境起居更为重视。

《备急千金要方》的《养性》卷中有关于居室环境及注意事项的论述。如：

"凡人居止之室，必须周密，勿令有细隙，致有风气得入。小觉有风，勿强忍之，久坐必须急急避之，久居不觉，使人中风。古来忽得偏风，四肢不随，或如角弓反张，或失音不语者，皆由忽此耳。身既中风，诸病总集，邪气得便，遭此致卒者，十中有九。是以大须周密，无得轻之，慎焉慎焉！所居之室，勿塞井及水渎，令人聋盲。

"凡在家及外行，卒逢大飘风、暴雨震电、昏暗大雾，此皆是诸龙鬼神行动经过所致，宜入室闭户，烧香静坐，安心以避之，待过后乃出，不尔损人。或当时虽未苦，于后不佳矣。又阴雾中亦不可远行。"②（《备急千金要方·卷二十七养性·居处法第三》）

虽有迷信说法，但所采取的措施是可取的。《千金翼方》更是专门有《退居》一卷，论述乡间健康生活的注意事项。其首论"择地"：

"山林深远，固是佳境，独往则多阻，数人则喧杂。必在人野相近，心远地偏，背山临水，气候高爽，土地良沃，泉水清美，如此得十亩平坦处便可构居。若有人功，可至二十亩，更不得广。广则营为关心，或似产业，尤为烦也。若得左右映带，岗阜形胜，最为上地。地势好，亦居者安，非他望也。"③（《千金翼方·卷十四退居·择地第一》）

次论"缔创"，即居室的起造和布置。如说：

"看地形向背，择取好处，立一正屋三间……四面筑墙，不然堑垒，务令厚密，泥饰如法。须断风隙，拆缝门窗，依常法开后门。若无瓦，草盖令厚二尺，则冬温夏凉。于檐前西间作一格子房以待客，客至引坐，勿令入寝室及见药房，恐外来者有秽气损人坏药故也。若院外置一客位最佳。堂后立屋两间，每间为一房，修泥一准下堂，门令牢固，一房着药。药局更造一立柜高脚为之，天阴雾气，柜下安少火，若江北则不须火也。一房着药器，地上安厚板，板上安之。……库内东墙施一棚，两层，高八尺，长一丈，阔四尺，以安食物。必不近正屋，近正屋则恐烟气及人，兼虑火烛，尤宜防慎。于厨东作屋二间，弟子家人寝处于正屋西北，立屋二间通之，前作格子，充料理晒曝药物，以篱院隔之。又于正屋后三十步外立屋二间，椽梁长壮，柱高间阔，以安药炉。更以篱院隔之，外人不可至也。西屋之南立屋一间，引檐中隔着门。安功德，充令诵入静之处。中门外水作一池，可半亩余，深三尺。水常令满，种蘘荷菱芡，绕池岸种甘菊。既堪采食，兼可悦目怡闲也。"④（《千金翼方·卷十四退居·缔创第二》）

这些布置，符合《备急千金要方·卷二十七养性·道林养性第二》所说的"至于居处，不得绮靡华丽，令人贪婪无厌，乃患害之源。但令雅素净洁，无风雨暑湿为佳"，既有古代文人所追求的泉林之乐，也具备一些医药设施，符合卫生原则。

① 孙思邈. 备急千金要方［M］. 北京：华夏出版社，2008：492-493.
② 孙思邈. 备急千金要方［M］. 北京：华夏出版社，2008：483.
③ 孙思邈. 千金翼方［M］. 沈阳：辽宁科学技术出版社，1997：136.
④ 孙思邈. 千金翼方［M］. 沈阳：辽宁科学技术出版社，1997：137.

六、论导引调气

道教修习中的按摩、导引、调气等方法，孙思邈也适当加以选择，用于养生之中。

《备急千金要方》记载了两种"按摩"法，来源一中一外。其"天竺国按摩法"云：

"天竺国按摩，此是婆罗门法：

"两手相捉扭捩，如洗手法。

"两手浅相叉，翻覆向胸。

"两手相捉共按胫，左右同。

"以手如挽五石力弓，左右同。

"作拳向前筑，左右同。

"如拓石法，左右同。

"作拳却顿，此是开胸，左右同。

"大坐，斜身偏欹如排山，左右同。

"两手抱头，宛转髀上，此是抽胁。

"两手据地，缩身曲脊，向上三举。

"以手反捶背上，左右同。

"大坐，伸两脚，即以一脚向前虚掣，左右同。

"两手拒地，回顾，此是虎视法，左右同。

"立地反拗，身三举。

"两手急相叉，以脚踏手中，左右同。

"起立，以脚前后虚踏，左右同。

"大坐，伸两脚，用当相手勾所伸脚，着膝中，以手按之，左右同。

"上十八势，但是老人日别能依此三遍者，一月后百病除，行及奔马，补益延年，能食，眼明，轻健，不复疲乏。"[①]（《备急千金要方·卷二十七养性·按摩法第四》）

"老子按摩法"则如下：

"两手捺髀，左右捩身，二七遍。

"两手捻髀，左右扭肩，二七遍。

"两手抱头，左右扭腰，二七遍。

"左右挑头，二七遍。

"一手抱头，一手托膝，三折，左右同。

"两手托头，三举之。

"一手托头，一手托膝，从下向上，三遍，左右同。

"两手攀头下向，三顿足。

"两手相捉头上过，左右三遍。

"两手相叉托心前，推却挽，三遍。

"两手相叉着心，三遍。

"曲腕筑肋挽肘，左右亦三遍。

"左右挽，前后拔，各三遍。

"舒手挽项，左右三遍。

"反手着膝，手挽肘，覆手着膝上，左右亦三遍。

"手摸肩，从上至下使遍，左右同。

---

① 孙思邈. 备急千金要方［M］. 北京：华夏出版社，2008：484.

"两手空拳筑，三遍。

"外振手，三遍。

"内振，三遍。

"覆手振，亦三遍。

"两手相叉反复搅，各七遍。

"摩扭指，三遍。

"两手反摇，三遍。

"两手反叉，上下扭肘无数，单用十呼。

"两手上耸，三遍。

"两手下顿，三遍。

"两手相叉头上过，左右申肋，十遍。

"两手拳反背上，掘脊上下，三遍。（掘，揩之也。）

"两手反捉，上下直脊，三遍。

"覆掌搦腕，内外振，三遍。

"覆掌前耸，三遍。

"覆掌，两手相叉交横，三遍。

"覆手横直即耸，三遍。

"若有手患冷，从上打至下，得热便休。

"舒左脚，右手承之，左手捺脚，耸上至下，直脚三遍，右手捺脚亦尔。

"前后捩足，三遍。

"左捩足，右捩足，各三遍。

"前后却捩足，三遍。

"直脚，三遍。

"扭髀，三遍。

"内外振脚，三遍。

"若有脚患冷者，打热便休。

"扭髀以意多少，顿脚三遍。

"却直脚，三遍。

"虎据，左右扭肩，三遍。

"推天托地，左右三遍。

"左右排山，负山拔木，各三遍。

"舒手直前，顿申手，三遍。

"舒两手两膝，亦各三遍。

"舒脚直反，顿申手，三遍。

"捩内脊、外脊，各三遍。"[①]（《备急千金要方·卷二十七养性·按摩法第四》）

此法共有近50式动作。以上两者虽名为按摩，其实是导引。中国和印度两国传统养生功法各有特色，孙思邈对其兼容并蓄。

调气法，即吐纳之法，孙思邈也精选了一些较为简明的方法，其中多引彭祖之论。如：

"彭祖曰：道不在烦，唯能不思衣食，不思声色，不思胜负，不思曲直，不思得失，不思荣辱。心无烦，形勿极，而助之以导引，行气不已，亦可得长年，千岁不死。凡人不可无思，当以渐遣除之。

"彭祖曰：和神导气之道，当得密室，闭户安床暖席，枕高二寸半，正身偃卧，瞑目，闭

① 孙思邈. 备急千金要方［M］. 北京：华夏出版社，2008：484-485.

气于胸膈中，以鸿毛着鼻上而不动，经三百息，耳无所闻，目无所见，心无所思，如此则寒暑不能侵，蜂虿不能毒，寿三百六十岁，此邻于真人也。"①（《备急千金要方·卷二十七养性·调气法第五》）

其中有论"调气法"的一段，提到"禅观"之法，应当不是彭祖等人之言，可能是孙思邈综合诸家而成。其文说：

"每旦夕（旦夕者，是阴阳转换之时。凡旦，五更初暖气至，频申眼开，是上生气至，名曰：阳息而阴消。暮日入后冷气至，凛凛然，时乃至床坐，睡倒，是下生气至，名曰阳消而阴息。且五更初暖气至，暮日入后冷气至，常出入天地、日月、山川、河海、人畜、草木，一切万物体中，代谢往来，无一时休息。一进一退，如昼夜之更迭，如海水之潮汐，是天地消息之道也。）面向午，展两手于脚膝上，徐徐按捺肢节，口吐浊气，鼻引清气。（凡吐者去故气，亦名死气；纳者取新气，亦名生气，故老子经云：玄牝之门，天地之根，绵绵若存，用之不勤。言口鼻天地之门可以出纳阴阳死生之气也。）良久，徐徐乃以手左托右托、上托下托、前托后托，瞑目张口，叩齿摩眼，押头拔耳，挽发放腰，咳嗽，发阳振动也。双作只作，反手为之，然后掣足仰振，数八十、九十而止。仰下，徐徐定心，作禅观之法，闭目存思，想见空中太和元气，如紫云成盖，五色分明，下入毛际，渐渐入顶，如雨初晴，云入山。透皮入肉，至骨至脑，渐渐下入腹中，四肢五脏皆受其润，如水渗入地。若彻，则觉腹中有声泪泪然，意专思存，不得外缘，斯须即觉元气达于气海，须臾则自达于涌泉，则觉身体振动，两脚蜷曲，亦令床坐有声拉拉然，则名一通。一通、二通，乃至日别得三通、五通，则身体悦泽，面色光辉，鬓毛润泽，耳目精明，令人食美，气力强健，百病皆去，五年十岁，长存不忘。得满十万遍，则去仙不远矣。人身虚无，但有游气，气息得理，即百病不生。若消息失宜，即诸疴竞起。善摄养者，须知调气方焉。调气方疗万病大患，百日生眉须，自余者不足言也。

"凡调气之法，夜半后日中前气生，得调；日中后夜半前气死，不得调。调气之时，则仰卧床，铺厚软，枕高下共身平，舒手展脚，两手握大拇指节，去身四五寸，两脚相去四五寸，数数叩齿，饮玉浆，引气从鼻入腹，足则停止，有力更取。久住气闷，从口细细吐出尽，还从鼻细细引入，出气一如前法。闭口以心中数数，令耳不闻，恐有误乱，兼以手下筹，能至千，则去仙不远矣。若天阴雾恶风猛寒，勿取气也，但闭之。若患寒热及卒患痈疽，不问日中，疾患未发前一食间即调，如其不得好瘥，明日依式更调之。若患心冷病，气即呼出；若热病，气即吹出；若肺病，即嘘出；若肝病，即呵出；若脾病，即唏出；若肾病，即呬出。夜半后八十鸡鸣，七十二平旦，六十三日出，五十四辰时，四十五巳时，三十六欲作此法，先左右导引三百六十遍。病有四种，一冷痹，二气疾，三邪风，四热毒。若有患者，安心调气，此法无有不瘥也。"②（《备急千金要方·卷二十七养性·调气法第五》）

这里所说的"病有四种"，其实就是佛教医学所说的地火水风"四大不调"。所应用的六字诀法，记载得比《养性延命录》和《诸病源候论》要详细，每脏均有相法、疗法及次数。如：

"心脏病者，体冷热。相法：心色赤，患者梦中见人着赤衣，持赤刀杖，火来怖人。疗法：用呼吹二气，呼疗冷，吹治热。"

"冷病者，用大呼三十遍，细呼十遍。呼法：鼻中引气入，口中吐气出，当令声相逐，呼字而吐之；热病者，用大吹五十遍，细吹十遍。吹如吹物之吹，当使字气声似字。"

"肺脏病者，胸背满胀，四肢烦闷。相法：肺色白，患者喜梦见美女美男，诈亲附人，共相抱持，或作父母兄弟妻子。疗法，用嘘气出。"

"肺病者，用大嘘三十遍，细嘘十遍。"

---

① 孙思邈. 备急千金要方 [M]. 北京：华夏出版社，2008：485.
② 孙思邈. 备急千金要方 [M]. 北京：华夏出版社，2008：485-486.

"肝脏病者，忧愁不乐，悲思，喜头眼疼痛。相法：肝色青，梦见人着青衣，捉青刀杖，或狮子、虎、野狼来恐怖人。疗法：用呵气出。"

"肝病者，用大呵三十遍，细呵十遍。"

"脾脏病者，体上游风习习，遍身痛烦闷。相法：脾色黄，通土色，梦或作小儿击历人邪犹人，或如旋风团栾转。治法：用唏气出。"

"脾病者，用大唏三十遍，细唏十遍。"

"肾脏病者，体冷阴衰，面目恶萎。相法：肾色黑，梦见黑衣及兽物捉刀杖相怖。用呬气出。"

"肾病者，用大呬五十遍，细呬三十遍。"[①]（《备急千金要方·卷二十七养性·调气法第五》）

孙思邈指出："此十二种调气法，若有病依此法恭敬用心，无有不瘥，皆须左右导引三百六十遍，然后乃为之。"可见应用时要将调气与导引相结合。其他还有"黄帝内视法"，见于前引"道林养性"一节。

书中还提到不少自我按摩法。如说：

"每食讫，以手摩面及腹，令津液通流。食毕，当行步踌躇，计使中数里来，行毕，使人以粉摩腹上数百遍，则食易消，大益人，令人能饮食无百病，然后有所修为为快也。"[②]（《备急千金要方·卷二十七养性·道林养性第二》）

"无问有事无事，常须日别踏脊背、四肢一遍。头项苦，令热踏，即风气时行不能著人。此大要妙，不可具论。"[③]（《备急千金要方·卷二十七养性·居处法第三》）

这些方法都简便可行。孙思邈对导引、调气的重视可以说更胜他法，他说：

"每日必须调气补泻、按摩导引为佳。勿以康健便为常然，常须安不忘危，预防诸病也。"[④]（《备急千金要方·卷二十七养性·居处法第三》）

七、美容面药方

美容方剂，唐代以前传世不多。孙思邈说：

"论曰：面脂手膏，衣香藻豆，仕人贵胜，皆是所要。然今之医门极为秘惜，不许子弟泄漏一法，至于父子之间亦不传示。然圣人立法，欲使家家悉解，人人自知。岂使愚于天下，令至道不行？拥蔽圣人之意，甚可怪也。"[⑤]（《千金翼方·卷五妇人一·妇人面药第五》）

因此，孙思邈在《备急千金要方》和《千金翼方》中，分别辟《面药》和《妇人面药》两篇，集中收载美容方共130首。其方法多种多样，主要有药物美容法、针灸按摩美容法、食膳美容法、养生美容法、药酒法、贴敷法、洗手面法、沐浴法、涂发法、点孔法、口含法、熏香法、梳发法、敷齿法、漱口法、烫熨法、冰冻法等。剂型包括散剂、洗液（洗头、洗手、洗面、沐浴）、液、染发、酒剂、丸剂、脂类（面脂、口脂、唇脂）、膏类（面膏）等。

以面药方为例，两书共计有105首，其中有内服方15首、外治方90首，包括热、冷熨法各1首。各方按其主要功效列表3-3，其中不少是一名多方，故方名总数没有105首。

---

① 孙思邈. 备急千金要方［M］. 北京：华夏出版社，2008：486.
② 孙思邈. 备急千金要方［M］. 北京：华夏出版社，2008：482.
③ 孙思邈. 备急千金要方［M］. 北京：华夏出版社，2008：483.
④ 孙思邈. 备急千金要方［M］. 北京：华夏出版社，2008：483.
⑤ 孙思邈. 千金翼方［M］. 沈阳：辽宁科学技术出版社，1997：56.

表 3-3　《千金方》面药功效表

主要功效	方　名	出　处
增白	澡豆方，洗面药除皯䵟悦白方，令人面白净悦泽方，白面方，鹿角散，治外膏方	《备急千金要方·卷六上七窍病上·面药第九》
	面膏方，令人面手白净澡豆方，澡豆方	《千金翼方·卷五妇人一·妇人面药第五》
润泽	澡豆方，治手干燥少润腻方，桃仁澡豆方，澡豆主手干燥常少润腻方，面脂，猪蹄汤，令人面洁白悦泽颜色红润方	《备急千金要方·卷六上七窍病上·面药第九》
	面药方，悦泽面方，令面生光方，令面白媚好方，鹿角涂面方，治妇人令好颜色方，炼粉方，手膏方，治手足皲裂血出疼痛方，治手足皲冻欲脱方	《千金翼方·卷五妇人一·妇人面药第五》
去皱	面膏，猪蹄浆，急面皮方	
褪黑	五香散，澡豆洗手面方，玉屑面膏方，玉屑面脂方，面脂，桃花丸，铅丹散，白杨皮散	
祛斑、去痘、除疤等	治面皯方，面多皯䵟面皮粗涩令人不老皆主之方，治皯䵟乌黡令面洁白方，治面皯疱方，治面皯疱令人悦白方，治皯子面不净方，治面皯䵟方，治面黑皯䵟皮皱皱散方，白瓜子丸，去面上䵟子黑痣方，治粉滓皯䵟方，去粉滓皯䵟皱疱及茸毛令面悦泽光润如十四五时方，治面粉滓方，治面疱方，白膏，栀子丸，薄鼻疱方，治面皶疱方，治面上风方，治面疱甚方，治面皶方，治面有热毒恶疮方，灭瘢痕方，灭瘢痕无问新旧必除方，除身及面上印纹方	《备急千金要方·卷六上七窍病上·面药第九》
	面脂，面膏，治面疱疮瘢三十年以上并冷疮虫瘢令灭方，治面皯䵟方，治面疱方，治面疱甚如麻豆痛痒搔之黄水出及黑色黡䵟不可去方，白膏，栀子丸，敷方，灭瘢方	《千金翼方·卷五妇人一·妇人面药第五》

美容功效从方名大致可见，一部分针对生活性美容，另一部分针对治疗损容性疾病。各方所选用药物的品种很多，涉及范围较广。

八、妇儿保健

《千金方》很重视妇、儿两科，置于疾病各卷之前。其中，有许多针对妇女儿童不同时期养生保健的内容。

在妇产科方面，针对养胎，孙思邈提到"外象而内感"一说。"外象"是指母体妊娠期间所接受的一切来自外界的现象和刺激，包括良性的和非良性的。"内感"是指母体接受刺激后产生的反应，使其宫内胎儿感到发生的变化。他强调了应该特别重视母体周围的环境因素以及孕妇的情志品行对胎儿发育的影响，要对其进行适当的胎教，使出生的孩子更加聪明健康。

如《备急千金要方》说：

"论曰：旧说凡受胎三月，逐物变化，禀质未定。故妊娠三月，欲得观犀象猛兽、珠玉宝物，欲得见贤人君子、盛德大师，观礼乐钟鼓俎豆，军旅陈设，焚烧名香，口诵诗书，古今箴诫，居处简静，割不正不食，席不正不坐，弹琴瑟，调心神，和性情，节嗜欲。庶事清净，生子皆良，长寿忠孝，仁义聪惠，无疾，斯盖文王胎教者也。"

"妊娠三月，名始胎。当此之时，未有定仪，见物而化。欲生男者，操弓矢；欲生女者，弄珠玑。欲子美好，数视璧玉；欲子贤良，端坐清虚，是谓外象而内感者也。"[①]（《备急千金要方·卷二妇人方上·养胎第三》）

---

① 孙思邈. 备急千金要方［M］. 北京：华夏出版社，2008：41-43.

针对孕妇，孙思邈还总结了一系列注意事项。如提出"妊娠食羊肝，令子多厄。妊娠食山羊肉，令子多病。妊娠食驴马肉，延月。妊娠食骡肉，难产。妊娠食兔肉、犬肉，令子无音声及缺唇。妊娠食鸡子及干鲤鱼，令子多疮。妊娠食鸡肉、糯米，令子多寸白虫。妊娠食椹并鸭子，令子倒出，心寒。妊娠食雀肉并豆酱，令子满面多黯黵黑子。妊娠食雀肉、饮酒，令子心淫情乱，不畏羞耻。妊娠食鳖，令子项短。妊娠食冰浆，绝胎。妊娠勿向非常之地大小便，必半产杀人"，"无食辛臊"。

孙思邈认为，孕妇应"居处简静"，"居处必燥"，"寝必安静，无令恐畏"，注意清净卫生。另外，孕妇在妊娠期间应注意避免性生活，即"居必静处，男子勿劳"。妊娠7个月，要"劳身摇肢，无使定止，动作屈伸，以运血气"。临产前要服一些既可保胎又可催生的方药，"宜服滑胎药，入月即服。"

对于小儿，《备急千金要方》中"初生出腹"一节，重点介绍了新生儿的调护方法。如初生儿出腹后的拭口、断脐、洗浴等均有宜忌，应用棉裹指头拭去新生儿口中羊水恶血，服甘草水解毒；断脐不用刀剪，而是隔衣咬断，以防破伤风；提倡初生洗浴，或用药水洗，但要注意水温等，并阐述了具体做法与原因：

"论曰：小儿初生，先以绵裹指，拭儿口中及舌上青泥恶血，此为之玉衡（一作衔）。若不急拭，啼声一发，即入腹成百疾矣。

"儿洗浴断脐竟绷抱毕，未可与朱蜜，宜与甘草汤。

"儿生落地不作声者，取暖水一器灌之，须臾当啼。儿生不作声者，此由难产少气故也，可取儿脐带向身却捋之，令气入腹，仍呵之至百度，啼声自发；亦可以葱白徐徐鞭之，即啼。儿已生即当举之，举之迟晚，则令中寒，腹内雷鸣。乃先浴之，然后断脐，不得以刀割之，须令人隔单衣物咬断，兼以暖气呵七遍，然后缠结。所留脐带，令至儿足趺上，短则中寒，令儿腹中不调，常下痢。若先断脐，然后浴者，脐中水，脐中水则发腹痛。其脐断讫，连脐带中多有虫，宜急剔拨去之，不尔，入儿腹成疾。断儿脐者，当令长六寸，长则伤肌，短则伤脏，不以时断。若捋汁不尽，则暖气渐微，自生寒，令儿脐风。"[①]（《备急千金要方· 卷五上少小婴孺方上·初生出腹第二》）

书中还提到新生儿衣物"皆勿用新帛为善，不可令衣过厚，令儿伤皮肤，害血脉，发杂疮而黄，儿衣绵帛特忌厚热，慎之慎之"；小儿穿衣不必太暖，"凡小儿始生，肌肤未成，不可暖衣，暖衣则令筋骨缓弱；小儿宜常见风日，加强锻炼，"宜时见风日，如都不见风日，则令肌肤脆软，便宜中伤"，"凡天和暖无风之时，令母将儿于日中嬉戏，数见风日，则血凝气刚，肌肉牢密，堪耐风寒，不致疾病。若常藏在帏帐之中，重衣温暖，譬犹阴地之草木，不见风日，软脆不堪风寒也"。沐浴方面，"凡浴小儿汤，极须令冷热调和，冷热失所，令儿惊，亦致五脏之疾也。凡儿冬不可久浴，浴久则伤寒。夏不可久浴，浴久则伤热。数浴背冷，则发痫。若不浴，又令儿毛落"。

喂养方面，小儿哺乳宜用生母乳，或用牛羊乳。如用生母乳，乳母需健康无病。哺乳时，要有正确的哺乳方法，"凡乳儿不欲太饱，饱则呕吐，每候儿吐者，乳太饱也，以空乳乳之即消，日四。乳儿若脐未愈，乳儿太饱，令风中脐也。夏不去热乳，令儿呕逆；冬不去寒乳，令儿咳痢"。对乳母也有要求，如"母新房以乳儿，令儿羸瘦，交胫不能行；母有热以乳儿，令变黄不能食；母怒以乳儿，令喜惊、发气疝，又令上气疝癫狂；母新吐下以乳儿，令虚羸；母醉以乳儿，令身热腹满"等。

九、老年养生

孙思邈对老年养生最为重视，在《千金翼方》之《养性》卷的《养老大例》《养老食疗》和《退居》篇中都多次论述了老年养生法，《备急千金要方》之《养性》卷也有很多内容是针对老年人而言的。

孙思邈将 50 岁以上划为老年期，认为"人年五十以上，阳气日衰，损与日至"，指出老年人一定要经常调养或用药物补益身体。如说：

"论曰：人之在生，多诸难遘。兼少年之时，乐游驰骋，情敦放逸，不至于道，倏然白首，方悟虚生，终无所益。年至耳顺之秋，乃希餐饵。然将欲颐性，莫测据依，追思服食者于此二篇中求之，能庶几于道，足以延龄矣。语云：人年老有疾者不疗，斯言失矣。缅寻圣人之意，本为老人设方，何则？年少则阳气猛盛，食者皆甘，不假医药，悉得肥壮。至于年迈，气力稍微，非药不救。譬之新宅之与故舍，断可知矣。"

随后，孙思邈详细列举了老年人身体的常见问题，指出家人护理的注意事项。如：

"论曰：人年五十以上，阳气日衰，损与日至，心力渐退，忘前失后，兴居怠惰，计授皆不称心。视听不稳，多退少进，日月不等，万事零落，心无聊赖，健忘嗔怒，情性变异，食饮无味，寝处不安，子孙不能识其情，惟云大人老来恶性，不可恣谏。是以为孝之道，常须慎护其事，每起速称其所须，不得令其意负不快。故曰：为人子者，不植见落之木。淮南子曰：木叶落，长年悲。夫栽植卉木，尚有避忌。况俯仰之间，安得轻脱乎？"[1]（《千金翼方·卷十二养性·养老大例第三》）

在生活方面，孙思邈在书中提到了多种"养老之要"或"养老之道"，以及生活起居的各种原则，指出"行住坐卧，言谈语笑，寝食造次之间能行不妄失者，则可延年益寿矣"。具体如：

"论曰：人年五十以去，皆大便不利，或常苦下痢，有斯二疾，常须预防。若秘涩，则宜数食葵菜等冷滑之物。如其下痢，宜与姜韭温热之菜。所以老人于四时之中，常宜温食，不得轻之。老人之性，必恃其老，无有藉在，率多骄恣，不循轨度。忽有所好，即须称情。即晓此术，当宜常预慎之。故养老之要，耳无妄听，口无妄言，身无妄动，心无妄念，此皆有益老人也。

"又当爱情，每有诵念，无令耳闻，此为要妙耳。又老人之道，常念善无念恶，常念生无念杀，常念信无念欺。养老之道，无作博戏强用气力，无举重，无疾行，无喜怒，无极视，无极听，无大用意，无大思虑，无吁嗟，无叫唤，无吟讶，无歌啸，无啼啼，无悲愁，无哀恸，无庆吊，无接对宾客，无预局席，无饮兴。能如此者，可无病长寿，斯必不惑也。

"又常避大风、大雨、大寒、大暑、大露、霜、霰、雪、旋风、恶气，能不触冒者，是大吉祥也。凡所居之室，必须大周密，无致缝隙也。夫善养老者，非其书勿读，非其声勿听，非其务勿行，非其食勿食。非其食者，所谓猪豚鸡鱼蒜脍生肉生菜白酒大酢大咸也，常学淡食。至如黄米小豆，此等非老者所宜食，故必忌之。常宜轻清甜淡之物，大小麦面、粳米等为佳。又忌强用力咬啮坚硬脯肉，反致折齿破断之弊。人凡常不饥不饱不寒不热，善。行住坐卧、言谈语笑、寝食造次之间能行不妄失者，则可延年益寿矣。"[2]（《千金翼方·卷十二养性·养老大例第三》）

大致上包括外避风寒、内调情志、生活有节、善用药物补养等几方面。此外还应注意运动。如说：

"论曰：非但老人须知服食将息节度，极须知调身按摩，摇动肢节，导引行气。行气之道，礼拜一日勿住。不得安于其处以致壅滞。故流水不腐，户枢不蠹，义在斯矣。能知此者，可得一二百年。故曰：安者非安能安，在于虑亡；乐者非乐能乐，在于虑殃。所以老人不得杀生取

① 孙思邈. 千金翼方［M］. 沈阳：辽宁科学技术出版社，1997：126.
② 孙思邈. 千金翼方［M］. 沈阳：辽宁科学技术出版社，1997：126-127.

肉以自养也。"①（《千金翼方·卷十二养性·养老食疗第四》）

此外，孙思邈针对老年人的特点，专门制方 17 首，录于《千金翼方·卷十二养性·养老食疗第四》中，这也是医学史上首次专门论述老年病的食疗。内容见于前文所述。

十、养生歌诀

在《千金方》之外，历代还流传多篇据说由孙思邈撰写的养生歌诀。主要如下。

（一）《孙真人卫生歌》

《孙真人卫生歌》见明代吴正伦所辑《养生类要》等书。内容如下：

"天地之间人为贵，头象天兮足象地，父母遗体宜保之，箕裘五福寿为最。卫生切要知三戒，大怒大欲并大醉，三者若还有一焉，须防损失真元气。欲求长生先戒性，火不出兮神自定。木还去火不成灰，人能戒性还延命。贪欲无穷忘却精，用心不已失元神。劳形散尽中和气，更复何能保此身。心若太费费则竭，形若大劳劳则怯，神若大伤伤则虚，气若大损损则绝。世人欲识卫生道，喜乐有常嗔怒少，心诚意正思虑除，顺理修身去烦恼。春嘘明目木扶肝，夏呵心火可自闭，秋呬定收金肺润，冬吹肾水得平安，三焦嘻却除烦热，四季常呼脾化餐，切忌出声闻口耳，其功尤胜保神丹。发宜多梳气宜炼，齿宜频叩津宜咽。子欲不死修昆仑，双手揩摩常在面。春月少酸宜食甘，冬月宜苦不宜咸，夏月增辛减却苦，秋月辛省便加酸，季月少咸甘略戒，自然五脏保平安。若能全减身康健，滋味偏多多病难。

"春寒莫放绵衣薄，夏月多汗须换着，秋冬衣冷渐加添，莫待病生才服药。惟有夏月难调理，伏阴在内忌凉水，瓜桃生冷宜少食，免致秋来成疟痢。君子之人守斋戒，心旺肾衰宜切记。常令充实勿空虚，日食须当去油腻。太饱伤神饥伤胃，太渴伤血并伤气，饥食渴饮勿太过，免致膨脬伤心肺。醉后强饮饱强食，未有此生不成疾。人资饮食以养生，去其甚者自安适。食后徐行百步多，手摩脐腹食消磨。夜半灵根灌清水，丹田浊气切须呵。

"饮酒可以陶性情，大饮过多防有病。肺为华盖倘受伤，咳嗽劳神能损命。慎勿将盐去点茶，分明引贼入肾家。下焦虚冷令人瘦，伤肾伤脾防病加。坐卧切防脑后风，脑内入风人不寿，更兼醉饱卧风中，风才一入成灾咎。雁有序兮犬有义，黑鲤朝北知臣礼，人无礼义反食之，天地神明俱不喜。

"养体须当节五辛，五辛不节反伤身。莫教引动虚阳发，精竭容枯病渐侵。不问在家并在外，若遇迅雷风雨至，急须端肃敬天威，静室收心须少避，恩爱牵缠不自由。利名萦绊几时休，放宽些子自家福，免致中年早白头。顶天立地非容易，饱食暖衣宁不愧。思量无以报洪恩，晨夕焚香谢天地。身安寿永福如何，胸次平夷积善多。借命借身兼惜气，请君熟玩卫生歌。"②

（二）《孙真人枕上记》

《孙真人枕上记》见于明代王守中刻《海上方》碑拓本等书。内容如下：

"侵晨一碗粥，夜饭莫教足。撞动景阳钟，叩齿三十六。大寒与大热，且莫贪色欲。醉饱莫行房，五脏皆翻覆。义火慢烧身，争如独自宿。坐卧莫当风，频于暖处浴。食饱行百步，常以手摩腹。莫食无鳞鱼，诸般禽兽肉。自死兽与禽，食之多命促。土木为形象，求之有恩福。父精母血生，

---

① 孙思邈. 千金翼方［M］. 沈阳：辽宁科学技术出版社，1997：127.
② 孙思邈. 药王全书［M］. 北京：华夏出版社，1995：834.

那忍分南北。惜命惜身人，六白光如玉。"[1]

（三）《孙真人养生铭》

《孙真人养生铭》也见于明代王守中刻《海上方》碑拓本等书。内容如下：

"怒盛偏伤气，思多太伤神。神疲心易役，气弱病相侵。勿使悲欢极，当令饮食均。再三防夜醉，第一戒晨嗔。夜静鸣天鼓，晨兴嗽（漱）玉津。妖邪难犯己，精气自全身。若要无百病，常须节五辛。安神宜悦乐，惜气保和纯。寿夭休论命，修行本在人。若能遵此理，平地可朝真。"[2]

（四）《保生铭》

《保生铭》收录于明正统（1436—1449年）《道藏》等书。内容如下：

"人若劳于形，百病不能成。饮酒忌大醉，诸疾自不生。食了行百步，数将手摩肚。睡不若高枕，唾涕不远顾。寅丑日剪甲，理发须百度。饱则立小便，饥乃坐旋溺。行坐莫当风，居住无小隙。向北大小便，一生昏幂幂。日月固然忌，水火仍畏避。每夜洗脚卧，饱食终无益。忍辱为上乘，谗言断亲戚。思虑最伤神，喜怒伤和息。毋去鼻中毛，常习不唾地。平明欲起时，下床先左脚。一日免灾咎，去邪兼避恶。但能七星步，令人长寿乐。酸味伤于筋，辛味损正气，苦则损于心，甘则伤其志，咸多促人寿，不得偏耽嗜。春夏任宣通，秋冬固阳事。独卧是守真，慎静最为贵。财帛生有分，知足将为利。强知是大患，少欲终无累。神气自然存，学道须终始。书于壁户间，将用传君子。"[3]

（五）《存神炼气铭》

《存神炼气铭》收录于明正统（1436—1449年）《道藏》等书。所论的是一种综合禅道特色，共分"五时七候"的气功方法。其文云：

"夫身为神气之窟宅，神气若存，身康力健，神气若散，身乃死焉。若欲存身，先安神气，即气为神母，神为气子，神气若俱，长生不死。若欲安神，须炼元气，气在身内，神安气海，气海充盈，心安神定，定若不散，身心凝静，静至定俱，身存年永。常住道源，自然成圣。气通神境，神通慧命，命住身存，合于真性。日月齐龄，道成究竟。依铭炼气，欲学此术，先须绝粒。安心气海，存神丹田，摄心静虑，气海若具，自然饱矣。专心修者，百日小成，三年大成。初入五时，后通七候，神灵变化，出没自在，峭壁千里，去住无碍。气若不散，即气海充盈，神静丹田，身心永固，自然回颜驻色，变体成仙，隐显自由，通灵百变，名曰度世，号曰真人，天地齐年，日月同寿。此法不服气，不咽津，不辛苦，要吃但吃，须休即休，自在自由，无阻无碍，五时七候，入胎定观。夫学道之人，入有五时：

"第一时，心动多静少。思缘万境，取舍无常，忌虑度量，犹如野马，常人心也。

"第二时，心静少动多。摄动入静，心多散逸，难可制伏，摄之勤策，追道之始。

"第三时，心动静相半。心静似摄，心常静散相半，用心勤策，渐见调熟。

"第四时，心静多动少。摄心渐熟，动即摄之，专注一境，失而遽得。

"第五时，心一向纯静。有事无事，触亦不动，由摄心熟，坚散准定。从此以后，处显而入七候，任运自得，非关作矣。

"第一候，宿疾并销，身轻心畅。停心入内，神静气安，四大适然，六情沉寂。心安悬境，

---

① 孙思邈. 药王全书［M］. 北京：华夏出版社，1995：835.
② 孙思邈. 药王全书［M］. 北京：华夏出版社，1995：836.
③ 孙思邈. 药王全书［M］. 北京：华夏出版社，1995：845.

抱一守中，喜悦日新，名为得道。

"第二候，超过常限，色返童颜，形悦心安，通灵彻视。移居别郡，拣地而安，邻里知人，勿令旧识。

"第三候，延年千载，名曰仙人。游诸名山，飞行自在。青童侍卫，玉女歌扬，腾蹑烟霞，绿云捧足。

"第四候，炼身成气，气绕身光，名曰真人，存亡自在。光明自照，昼夜常明，游诸洞宫，诸仙侍立。

"第五候，炼气为神，名曰神人。变通自在，作用无穷，力动乾坤，移山竭海。

"第六候，炼神合色，名曰至人。神既通灵，色形不定，对机施化，应物现形。

"第七候，身超物外，迥出常伦。大道玉皇，共居灵境，圣贤集会，弘演至真，造化通灵，物无不达，修行至此，方到道源。万行休停，名曰究竟。今时之人，学道日浅，曾无一候，何得通灵？理守愚情，保持秽质，四时迁运，形妄色衰，体谢归空，称为得道，谬矣！此胎息定观，是留神驻形之道，术在口诀，不书于文。有德至人，方遇此法，细详留意，必获无疑。贤达之人，逢斯圣矣！"[①]

（六）《孙真人摄养论》

《孙真人摄养论》收录于明正统（1436—1449 年）《道藏》等书，是按年分述 12 个月的养生注意事项，其内容多遵循五行五脏生克之理，也有不少规律的地方。其文如下：

"正月，肾气受病，肺脏气微。宜减咸酸增辛味，助肾补肺，安养胃气。勿冒冰冻，勿极温暖，早起夜卧，以缓形神。勿食生葱，损人津血。勿食生蓼，必为症瘤，面起游风。勿食蛰藏之物，减折人寿。勿食虎、豹、狸肉，令人神魂不安。此月四日宜拔白发；七日宜静念思真，斋戒增福；八日宜沐浴，其日忌远行。

"二月，肾气微，肝当正王。宜减酸增辛，助肾补肝，宜静膈，去痰水，小泄皮肤微汗，以散玄冬蕴伏之气。勿食黄花菜、陈醋、菹，发痼疾。勿食大小蒜，令人气壅，关膈不通。勿食葵及鸡子，滞人血气洇精。勿食兔及狐貉肉，令人神魂不安。此月八日宜拔白发；九日忌食一切鱼，仙家大畏；十四日不宜远行。仲春气正宜节酒，保全真性。

"三月，肾气已息，心气渐临，木气正王。宜减甘增辛，补精益气。慎避西风，散体缓形，便性安泰。勿专杀伐，以顺天道。勿食黄花菜、陈醋、菹，发症瘤，起瘟疫。勿食生葵，令人气胀，化为水疾。勿食诸脾，脾神当王。勿食鸡子，令人终身昏乱。此月三日忌食五脏及百草心，食之天地遣殃；六日宜沐浴；十二日宜拔白发；二十七日忌远行。宜斋戒，念静思真。

"四月，肝脏已病，心脏渐壮。宜增酸减苦，补肾助肝，调胃气。勿暴露星宿，避西北二方风。勿食大蒜，伤神魂，损胆气。勿食生薤，令人多涕唾，发痰水。勿食鸡、雉肉，令人生痈疽，逆元气。勿食鳝鱼，害人。此月四日宜沐浴，拔白发；七日宜安心静虑，斋戒，必有福庆；其日忌远行。

"五月，肝脏气休，心正王。宜减酸增苦，益肝补肾，固密精气，卧起俱早。每发泄，勿露体星宿下，慎避北风。勿处湿地，以招邪气。勿食薤韭，以为癥瘕，伤神损气。勿食马肉及獐鹿肉，令人神气不安。此月五日宜斋戒，清静，此日忌见一切生血，勿食一切菜；十六日切忌嗜欲，犯之夭寿，伤神，其日忌远行；二十七日宜沐浴，拔白发。

"六月，肝气微，脾脏独土。宜减苦增咸，节约肥浓，补肝助肾，益筋骨。慎东风，犯之令人手足瘫痪。勿用冷水浸手足。勿食葵，必成水癖。勿食茱萸，令人气壅。此月六日宜斋戒、沐浴，吉，又宜起土兴工；二十四日宜拔白发，其日忌远行；二十七日宜沐浴，念静思真，施

---

① 孙思邈. 药王全书［M］. 北京：华夏出版社，1995：844.

阴骘事吉。

"七月，肝心少气，肺脏独王。宜安宁情性，增咸减辛，助气补筋，以养脾胃。无冒极热，勿恣凉冷，无发大汗。勿食茱萸，令人气壅。勿食猪肉，损人神气。此月勿思恶事，仙家大忌。五日宜沐浴；七日宜绝虑，斋戒；九日谢前愆，求祈新庆；二十八日宜拔白发；二十九日忌远行。

"八月，心脏气微，肺金用事。宜减苦增辛，助筋补血，以养心肝。无犯邪风，令人骨肉生疮，以为疠痢。勿食小蒜，伤人神气，魂魄不安。勿食猪肚，冬成嗽疾，经年不差。勿食鸡、雉肉，损人神气。此月四日勿市鞋履附足之物，仙家大忌；十八日宜斋戒，思念吉事，天人与福之时；二十一日宜拔白发，忌远行，去而不返，又宜沐浴，吉。

"九月，阳气已衰，阴气大盛。暴风数起，切忌贼邪之风。宜减苦增咸，补肝益肾，助脾资胃。勿冒风霜，无恣醉饱。勿食莼菜，有虫不见。勿食姜蒜，损人神气。勿食经霜生菜及瓜，令人心痛。勿食葵，化为水病。勿食犬肉，减算夭寿。此月九日宜斋戒；十六日宜沐浴，拔白发；二十七日忌远行，呼为罗网之日。

"十月，心肺气弱，肾气强盛。宜减辛苦，以养肾脏。无伤筋骨，勿泄皮肤。勿妄针灸，以其血涩，津液不行。勿食生椒，损人血脉。勿食生薤，以增痰水。勿食熊、猪肉、莼菜，衰人颜色。此月一日宜沐浴；四日、五日勿责罚，仙家大忌；是月十日忌远行；十三日宜拔白发，十五日宜斋戒，静念思真，必获福庆；二十日切忌远行。

"十一月，肾脏正王，心肺衰微。宜增苦味绝咸，补理肺胃。勿灸腹背，勿暴温暖，慎避贼邪之风，犯之令人面肿，腰脊强痛。勿食貉肉，伤人神魂。勿食螺、蚌、蟹、鳖，损人元气，长尸虫。勿食经夏醋，发头风，成水病。勿食生菜，令人心痛。此月三日宜斋戒静念；十日宜拔白发，其日忌远行，不可出，宜念善，天与福去灾；十六日宜沐浴，吉。

"十二月，土当王，水气不行。宜减甘增苦，补心助肺，调理肾脏。勿冒霜露，勿泄津液及汗。勿食葵，化为水病。勿食薤，多发痼疾。勿食龟鳖。"①

孙思邈的养生经验和理论是集大成之作，既是集前人经验之大成，又是集他自己百岁强身健体经验之大成。他的经验方法简单易行，使养生较明显地区别于神仙道术，成为大众化预防疾病、增强体质、延年益寿的手段，对后世养生学发展影响极为深远。

第六节　综合性养生专论专著

晋唐时期精于养生并有论著的名家很多，有的著作虽已佚，但仍可从文献中辑其大要。现就对后世影响较大者略述如下。

一、嵇康与养生专论

嵇康（224—263年），魏末著名文学家、思想家、音乐家，是当时"竹林七贤"之一。后被陷害，为司马昭所杀。

嵇康也是一位有名的养生学家，撰写有两篇重要的养生著作，即《养生论》和《答难养生论》。他以思想家的眼光，提出了许多对养生非常有见地的观点。他指出：心理上要保持健康，身体上要勤于锻炼，饮食上要服用有益的药物进行调理。

---

① 孙思邈. 药王全书［M］. 北京：华夏出版社，1995：846-847.

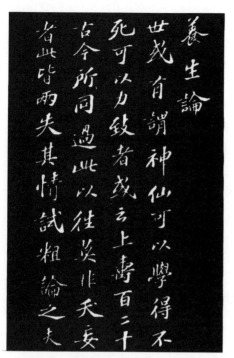

图 3-7　苏轼书《养生论》（部分）

（一）《养生论》

在《养生论》中，嵇康系统论述了他关于养生的观点（图 3-7）。首先是对寿命长短的认识。他说：

"世或有谓神仙可以学得，不死可以力致者；或云上寿百二十，古今所同，过此以往，莫非妖妄者。此皆两失其情，请试粗论之。

"夫神仙虽不目见，然记籍所载，前史所传，较而论之，其有必矣。似特受异气，禀之自然，非积学所能致也。至于导养得理，以尽性命，上获千余岁，下可数百年，可有之耳。而世皆不精，故莫能得之。"

他一方面认为神仙如果存在，则一定有与常人不同的禀性，常人不可能通过修习而成仙；另一方面，他认为人的寿命不止 120 岁，有可能更长，这取决于对养生的努力程度。

对于养生，嵇康首重精神。他指出：

"何以言之？夫服药求汗，或有弗获；而愧情一集，涣然流离。终朝未餐，则嚣然思食；而曾子衔哀，七日不饥；夜出而坐，则低迷思寝；内怀殷忧，则达旦不暝。劲刷理鬓，醇醴发颜，仅乃得之；壮士之怒，赫然殊观，植发冲冠。由此言之，精神之于形骸，犹国之有君也。神躁于中，而形丧于外，犹君昏于上，国乱于下也。……是以君子知形恃神以立，神须形以存，悟生理之易失，知一过之害也。故修性以保神，安心以全身，爱憎不栖于情，忧喜不留于意，泊然无感，而体气和平。又呼吸吐纳，服食养身，使形神相亲，表里俱济也。"

嵇康说"形恃神以立，神须形以存"，这说明精神对人体有重要影响，同时也指出虽然这种影响是潜移默化的，但决不因此轻视精神而放任情志。

其次，嵇康重视食物宜忌。他说：

"且豆令人重，榆令人瞑，合欢蠲忿，萱草忘忧，愚智所共知也。熏辛害目，豚鱼不养，常世所识也。虱处头而黑，麝食柏而香，颈处险而瘿，齿居晋而黄。推此而言，凡所食之气，蒸性染身，莫不相应。岂惟蒸之使重而无使轻，害之使暗而无使明，熏之使黄而无使坚，芬之使香而无使延哉？

"故神农曰'上药养命，中药养性'者，诚知性命之理，因辅养以通也。而世人不察，惟五谷是见，声色是耽，目惑玄黄，耳务淫哇。滋味煎其腑脏，醴醪鬻其肠胃，香芳腐其骨髓，喜怒悖其正气，思虑销其精神，哀乐殃其平粹。夫以蕞尔之躯，攻之者非一涂；易竭之身，而外内受敌。身非木石，其能久乎？"

由于食物是人们每日的必需品，如果不加以注意，则日积月累对人体的伤害也是很大的。因此，嵇康引出关于养生的两个重要观点。一个观点是"慎众险于未兆"：

"其自用甚者，饮食不节，以生百病，好色不倦，以致乏绝，风寒所灾，百毒所伤，中道夭于众难。世皆知笑悼，谓之不善持生也。至于措身失理，亡之于微，积微成损，积损成衰，从衰得白，从白得老，从老得终，闷若无端。中智以下，谓之自然。纵少觉悟，咸叹恨于所遇之初，而不知慎众险于未兆。是由桓侯抱将死之疾，而怒扁鹊之先见，以觉痛之日，为受病之始也。害成于微而救之于著，故有无功之治；驰骋常人之域，故有一切之寿。仰观俯察，莫不皆然。以多自证，以同自慰，谓天地之理尽此而已矣。"

亦即一定要防微杜渐，从疾病成因开始着手预防。另一个观点是"守之以一，养之以和"，即坚信养生的意义，并以专一、平和的心态去实践。他批评见道不真或信心不坚的人：

"纵闻养生之事，则断以所见，谓之不然。其次狐疑，虽少庶几，莫知所由。其次，自力服药，半年一年，劳而未验，志以厌衰，中路复废。或益之以畎浍，而泄之以尾闾，欲坐望显报者。或抑情忍欲，割弃荣愿，而嗜好常在耳目之前，所希在数十年之后，又恐两失，内怀犹豫，心战于内，物诱于外，交赊相倾，如此复败者。

"夫至物微妙，可以理知，难以目识，譬犹豫章生七年，然后可觉耳。今以躁竞之心，涉希静之涂，意速而事迟，望近而应远，故莫能相终。夫悠悠者既以未效不求，而求者以不专丧业，偏恃者以不兼无功，追术者以小道自溺，凡若此类，故欲之者万无一能成也。"

因此，嵇康将其养生思想总结如下：

"善养生者则不然矣。清虚静泰，少私寡欲。知名位之伤德，故忽而不营，非欲而强禁也。识厚味之害性，故弃而弗顾，非贪而后抑也。外物以累心，不存神气，以醇白独著，旷然无忧患，寂然无思虑。又守之以一，养之以和，和理日济，同乎大顺。然后蒸以灵芝，润以醴泉，晞以朝阳，绥以五弦，无为自得，体妙心玄，忘欢而后乐足，遗生而后身存。若此以往，恕可与羡门比寿，王乔争年，何为其无有哉？"[1]

（二）《答难养生论》

嵇康《养生论》写成后，友人向秀作《难养生论》与其辩难，为此嵇康又写了《答难养生论》。在《答难养生论》中，嵇康对养生进一步展开讨论。首先讨论人的欲望与养生的关系，提出"欲与生不并立，名与身不俱存"，从而指出养生一定要控制欲望。他说：

"所以贵智而尚动者，以其能益生而厚身也。然欲动则悔吝生，智行则前识立；前识立则志开而物遂，悔吝生则患积而身危。二者不藏之于内，而接于外，只足以灾身，非所以厚生也。夫嗜欲虽出于人，而非道之正，犹木之有蝎，虽木之所生，而非木之宜也。故蝎盛则木朽，欲胜则身枯。然则欲与生不并立，名与身不俱存，略可知矣。

"而世未之悟，以顺欲为得生，虽有厚生之情，而不识生生之理，故动之死地也。是以古之人知酒肉为甘鸩，弃之如遗；识名位为香饵，逝而不顾。使动足资生，不滥于物；知正其身，不营于外；背其所害，向其所利。此所以用智遂生之道也。故智之为美，美其益生，而不羡生之为贵，贵其乐和而不交，岂可疾智而轻身，勤欲而贱生哉？"

嵇康认为，人对名利的欲望，犹如是木中之蝎。表面上顺欲令人高兴似是好事，但从根本来说是"死地"。他举例说，像天子、贤人之类，虽然位分崇高，但其实各有职责，并非只有俗人所见的富或贵。在其位置上，同样应保持平和的心态。他说：

"圣人不得已而临天下，以万物为心，在宥群生，由身以道，与天下同于自得。穆然以无事为业，坦尔以天下为公，虽居君位，飨万国，恬若素士接宾客也。……奉法循理，不缨世网，以无罪自尊，以不仕为逸。游心乎道义，偃息乎卑室，恬愉无遌，而神气条达，岂须荣华然后乃贵哉？耕而为食，蚕而为衣，衣食周身，则余天下之财，犹渴者饮河，快然以足，不羡洪流，岂待积敛然后乃富哉？君子之用心若此，盖将以名位为赘瘤，资财为尘垢也，安用富贵乎？"

由此他指出，无论贫富，最重要的是"意足"。只有"意足"，不去勉强争夺，心态才不会失衡，才能保持健康。嵇康说：

"故世之难得者，非财也，非荣也，患意之不足耳！意足者，虽耦耕畎亩，被褐啜菽，岂不自得。不足者，虽养以天下，委以万物，犹未惬然。则足者不须外，不足者无外之不须也。无不须，故无往而不乏；无所须，故无适而不足。不以荣华肆志，不以隐约趋俗，混乎与万物并行，不可宠辱，此真有富贵也。故遗贵欲贵者，贱及之；故忘富欲富者，贫得之。理之然也。

---

① 戴明扬. 嵇康集校注 [M]. 北京：人民文学出版社，1962：143-160.

今居荣华而忧，虽与荣华偕老，亦所以终身长愁耳。故老子曰：'乐莫大于无忧，富莫大于知足。'此之谓也。"

当然，对这一论点人们自然也会有另一种的看法。嵇康自己设问说："难曰：感而思室，饥而求食，自然之理也。"也就是说，追求欲望的满足感是人性，这是自然之理，为什么要克制欲望呢？对此他回答说：

"诚哉是言！今不使不室不食，但欲令室食得理耳。夫不虑而欲，性之动也；识而后感，智之用也。性动者，遇物而当，足则无余；智用者，从感而求，倦而不已。故世之所患，祸之所由，常在于智用，不在于性动。今使瞽者遇室，则西施与嫫母同情；惯者忘味，则糟糠与精粹等甘。岂识贤愚好丑，以爱憎乱心哉？君子识智以无恒伤生，欲以逐物害性。故智用则收之以恬，性动则纠之以和。使智止于恬，性足于和，然后神以默醇，体以和成，去累除害，与彼更生。所谓不见可欲，使心不乱也。纵令滋味常染于口，声色已开于心，则可以至理遣之，多算胜之。何以言之也？夫欲官不识君位，思室不拟亲戚，何者？知其所不得，则不当生心也。故嗜酒者自抑于鸩醴，贪食者忍饥于漏脯，知吉凶之理，故背之不惑，弃之不疑也，岂恨向不得酣饮与大嚼哉？且逆旅之妾，恶者以自恶为贵，美者以自美得贱。美恶之形在目，而贵贱不同，是非之情先著，故美恶不能移也。苟云理足于内，乘一以御外，何物之能默哉？由此言之，性气自和，则无所困于防闲；情志自平，则无郁而不通。世之多累，由见之不明耳。又常人之情，远虽大，莫不忽之，近虽小，莫不存之。夫何故哉？诚以交赊相夺，识见异情也。三年丧不内御，礼之禁也。莫有犯者。酒色乃身之雠也，莫能弃之。由此言之，礼禁虽小不犯，身雠虽大不弃。然使左手据天下之图，右手旋害其身，虽愚夫不为。明天下之轻于其身，酒色之轻于天下，又可知矣。而世人以身殉之，毙而不悔，此以所重而要所轻，岂非背赊而趣交邪？智者则不然矣，审轻重然后动，量得失以居身。交赊之理同，故备远如近。慎微如著，独行众妙之门，故终始无虞。此与夫耽欲而快意者，何殊间哉？"

嵇康说，懂得满足并非压制人性，对人的欲望不是要禁绝，而是要"得理"，即理性地将欲望的满足感保持在一个合适的度。所谓"不虑而欲，性之动也；识而后感，智之用也"，智者不会任性嗜欲，而是懂得控制欲望。"嗜酒者自抑于鸩醴，贪食者忍饥于漏脯，知吉凶之理，故背之不惑，弃之不疑也"，再嗜酒的人也不会去喝毒酒，再贪吃的人也能忍着饥饿不吃坏的食物，原因是他们懂得其中的利害。

嵇康所说的利害，当然是从生命的角度而言。但是否懂得控制欲望就一定有利？他也设问了这一问题说："难曰：圣人穷理尽性，宜享遐期，而尧、孔上获百年，下者七十，岂复疏于导养乎？"意思是尧帝、孔子这样的大圣人应该懂理性，也没有超过100岁。然后他再论述：

"案论尧、孔虽禀命有限，故导养以尽其寿。此则穷理之致，不为不养生得百年也。且仲尼穷理尽性，以至七十；田父以六弊蠢愚，有百二十者。若以仲尼之至妙，资田父之至拙，则千岁之论奚所怪哉？且凡圣人，有损己为世，表行显功，使天下慕之，三徙成都者；或菲食勤躬，经营四方，心劳形困，趣步失节者；或奇谋潜遘，爱及干戈，威武杀伐，功利争夺者；或修身以明貌，显智以惊愚，藉名高于一世，取准的于天下。又勤诲善诱，聚徒三千，口倦谈议，身疲磬折，形若救孺子，视若营四海，神驰于利害之端，心骛于荣辱之途，俯仰之间，已再抚宇宙之外者。若比之于内视反听，爱气啬精，明白四达，而无执无为，遗世坐忘，以宝性全真，吾所不能同也。今不言松柏不殊于榆柳也，然松柏之生各以良殖遂性，若养松于灰壤则中年枯陨，树之于重崖则荣茂口新，此亦毓形之一观也。窦公无所服御，而致百八十，岂非鼓琴和其心哉？此亦养神之一微也。火蚕十八日，寒蚕三十日，余以不得逾时之命，而将养有过倍之隆。温肥者早终，凉瘦者迟竭，断可识矣。围马养而不乘，用皆六十岁。体疲者速凋，形全者难毙，又可知矣。富贵多残，伐之者众也；野人多寿，伤之者寡也，亦可见矣。今能使目与瞽者同功，口与惯者等味，远害生之具，御益性之物，则始可与言养性命矣。"

在这里，嵇康认为孔子等圣贤人一生操劳，故寿命仅 70 岁，假如孔子将其理性致力养生，活到千岁有何难？总之懂得将养，"远害生之具，御益性之物"，肯定比不加以注意的要好。

嵇康还就饮食进行了讨论，认为五谷虽养人，但过则也易致病。他说：

"养亲献尊，则菊苤粱稻；聘享嘉会，则肴馔旨酒。而不知皆淖溺筋腴，易糜速腐。初虽甘香，入身臭腐。竭辱精神，染污六腑。又郁秽气蒸，自生灾蛊。饕淫所阶，百疾所附。味之者口爽，服之者短祚。岂若流泉甘醴，琼蕊玉英。金丹石菌，紫芝黄精。皆众灵含英，独发奇生。贞香难歇，和气充盈。澡雪五脏，疏彻开明，吮之者体轻。又练骸易气，染骨柔筋。涤垢泽秽，志凌青云。若此以往，何五谷之养哉？"

文中嵇康表达了对道教服饵的赞赏，但着重仍在于反对厚味。他批评不注意饮食、不重视养生的人说："以酒色为供养，谓长生为无聊。然则子之所以为欢者，必结驷连骑，食方丈于前也。夫俟此而后为足，谓之天理自然者，皆役身以物，丧志于欲，原性命之情，有累于所论矣。"他认为除饮食要节制外，还主张平素应当服养生药物以助体质。

最后，嵇康提出养生有"五难"，成为著名的养生格言。他解释说：

"养生有五难，名利不灭，此一难也；喜怒不除，此二难也；声色不去，此三难也；滋味不绝，此四难也；神虑消散，此五难也。五者必存，虽心希难老，口诵至言，咀嚼英华，呼吸太阳，不能不回其操，不夭其年也。五者无于胸中，则信顺日济，玄德日全。不祈喜而有福，不求寿而自延，此养生大理之所效也。

"然或有行逾曾闵，服膺仁义，动由中和，无甚大之累，便谓仁理已毕，以此自臧，而不荡喜怒、平神气，而欲却老延年者，未之闻也。或抗志希古，不荣名位，因自高于驰骛；或运智御世，不婴祸，故以此自贵。此于用身甫与乡党儿齿者年同耳，以言存生，盖阙如也。或弃世不群，志气和粹，不绝谷茹芝，无益于短期矣。或琼粮既储，六气并御，而能含光内观，凝神复朴，栖心于玄冥之崖，含气于莫大之涘者，则有老可却，有年可延也。凡此数者，合而为用，不可相无，犹辕轴轮辖，不可一乏于舆也。然人若偏见，各备所患，单豹以营内致毙，张毅以趣外失中，齐以诚济西取败，秦以备戎狄自穷，此皆不兼之祸也。积善履信，世屡闻之。慎言语，节饮食，学者识之。过此以往，莫之或知。请以先觉，语将来之觉者。"[①]

嵇康所说的"五难"，包括精神、情志和行为等五个方面。五者如不能去除，无论如何操练诵经、服食、纳气等道术，都不能起到根本作用。反之如无此五者，即使不去做祈福、求寿的行为，也自然能健康长寿。像儒家的君子注重仁义，虽不做什么法术，但也能近似达到这一效果。这里所说的偏重于心性，强调由于心性高洁、心态良好，则言行自然而然地合于道，因此获得的效果均胜于人为修习的效果。

二、张湛《养生要集》

张湛，字处度，高平（郡治在山东金乡西北）人。东晋学者、养生学家。撰有《养生要集》《列子注》《冲虚至德真经注》等。《千金方》《医心方》引用了很多张湛《养生要集》的论述，其原书已佚。

现存佚文中，张湛论养生有其特色，指出"养性缮写经方，在于代者甚众，嵇叔夜论之最精，然辞旨远不会近，余之所言，在其义与事归，实录以贻后代"[②]。他认为养生方法应该切实可行，符合人性，"不违情性之欢，而俯仰可从，不弃耳目之好，而顾眄可行。使旨约而赡广，业少而功多，所谓易则易知，简则易从"，提出十点养生大要，"一曰啬神，二曰爱气，三曰养形，

① 戴明扬. 嵇康集校注［M］. 北京：人民文学出版社，1962：168-194.
② 张湛. 养生要集［M］∥严世芸，李其忠. 三国两晋南北朝医学总集. 北京：人民卫生出版社，2009：735-745.

四曰导引，五曰言论，六曰饮食，七曰房室，八曰反俗，九曰医药，十曰禁忌"（《千金翼方·卷十二养性·养性禁忌第一》）。

啬神之术，指"常人不得无欲，又复不得无事，但常和心约念，靖身损物，先去乱神犯性者"（《医心方·卷第二十七·谷神第二》）。

"爱气"主要是重视服气，收录《服气经》中的练习方法，其法也见于《养性延命录》等书。

"养形"则重视运动劳作在养生中的重要性，张湛认为"过于劳苦，远胜过于逸乐"，主张适当运动劳作可以养生。

导引方面，可以"令人肢体骨节中诸恶气皆去，正气存处矣"，但他提出要根据气候来做，"率导引常候天阳和温，日月清静时，可人室。甚寒甚暑，不可以导引"，并论述了导引的注意事项，"《导引经》云：凡导引调气养生，宜日别三时为之，谓卯、午、酉时。临欲导引，宜先洁清"。列举了四种导引法，"又云：旦起东向坐，以两手相摩令热，以手摩额上至顶上，满二九止，名曰存泥丸。又云：清旦初起，以两手叉两耳，极上下之，二七之，令人耳不聋。又云：摩手令热，以摩面，从上下，止邪气，令面有光。又云：令人摩手令热，当摩身体，从上至下，名曰干浴，令人胜风寒时气热头痛疾皆除"（《医心方·卷第二十七·导引第五》）。

言论方面，张湛引用《中经》认为"若过语过笑，损肺伤肾，精神不定"（《医心方·卷第二十七·言语第八》）。

饮食方面，张湛认为应注意"已劳勿食，已食勿动，已汗勿饮，已汗勿食，已怒勿食，已食勿怒，已悲勿食，已食勿悲"，"食不欲过饱，故道士先饥而食也。饮不欲过多，故道士先渴而饮也。食已毕，起行数百步中，益人多也。暮食毕，步行五里乃卧，便无百病"，"食恒将热，宜人易消，胜于习冷也"（《医心方·卷第二十九·调食第一》）。他还认为饮用煮沸的开水不易得病，比较卫生，"凡煮水饮之，众病无缘得生也"（《医心方·卷第二十九·饮水宜第九》），因为水煮沸后能杀灭细菌，符合现代卫生的观念。

房室方面，张湛提及了季节调养，"春天三月一施精，夏及秋当一月再施精，冬当闭精勿施。夫天道，冬藏其阳，人能法之，故得长生。冬一施，当春百"（《医心方·卷第二十八·施泻第十九》）。"房中禁忌：日月晦朔，上下弦望，六丁六丙日，破日，月二十八日，月蚀，大风甚雨，地动，雷电霹雳，大寒大暑，春秋冬夏节变之日，送迎五日之中，不行阴阳。本命行年，禁之重者，夏至后丙子丁巳，冬至后庚申辛酉，及新沐头，新远行，疲倦，大喜怒，皆不可合阴阳。至丈夫衰忌之年，不可妄施精"（《医心方·卷第二十八·禁忌第二十四》）。

反俗方面，张湛强调了养生的起居要注意"夫冬温夏凉，不失四时之和，所以适身也；美色淑姿，幽闲娱乐，不致思欲之感，所以通神也；车马威仪，知足无求，所以一志也；八音五色，以玩视听之欢，所以导心也。凡此皆所以养寿，而不能斟酌之者，反以迷患，故至人恐流遁不反，乃绝其源"。他提倡独睡，云"上士别床，中士别被，服药百裹，不如独卧"等。

医药方面，张湛论述了服药节度："勿妄服药。药势偏有所助，则令人脏气不平，易受外患。唯断谷者，可恒将药耳。"（《医心方·卷第一·服药节度第三》）还有服药禁物、针灸服药吉凶日以及一些美容饮食方，如治面疱疮方、治面黑皯方、治目不明方、治齿龋方、治饮食过度方、治饮酒大醉方、治饮食中毒方、治食诸果中毒方、治误食菜中蛭方、治食诸肉中毒方等。如治饮酒大醉方："芜菁菜并小米，以水煮令熟，去滓，冷饮之则解，此方最良。又方：以粳米作粥，取汁冷饮之，良。又云：赤小豆以水煮，取汁一升，冷饮之，即解。又云：生葛根捣绞取汁，饮之。"（《医心方·卷第二十九·治饮酒大醉方第十八》）

禁忌方面，有不少道教言论，如日食禁、月食禁等，但也有许多有益内容。如饱食禁："饱食不可疾走，使人后日食入口则欲如厕。""饱食而坐，乃不以行步及有所作为，不但无益而已，乃使人得积聚不消之病，及手足痹蹶，面目黧皯，损贼年寿也。若不得常有所为，又不能食毕行者，但可止家中大小流述，如手博舞戏状，使身中小汗，乃敷粉而止，延年之要也。"（《医心方·卷

第二十九·饱食禁第七》)

又有醉酒禁、饮水禁、合食禁、诸果禁、诸菜禁、诸兽禁、伤寒后食禁、孕妇修身禁、孕妇禁食法、小儿调养禁、小儿食禁等许多内容，相当细致。

《养生要集》正如其书名所云，主要是集录前人之论，但经张湛系统整理后，曾风行一时。

三、《养身经》（佚名）

《隋书·经籍志》载有《养身经》1卷，不著作者及成书年代。此书在我国已佚，在历代医著中亦无引载，唯日本丹波康赖《医心方》中引有《养身经》一处，虽然文字无多，但亦存古时养生著作之一斑。[①]其文如下：

"《养身经》云：人有一不当，二不可，三愚，四惑，五逆，六不祥，七痴，八狂，不可犯之。

"一不当：吉日与妇同床，一不当。（今按：《周礼》云：一月之吉。注曰：吉，谓朔日也。）

"二不可：饱食精思，一不可；上日数下，二不可。（今按：《尚书》云：正月上日受终于文祖。孔安国云：上日，朔日也。《正义》云：上日，言一岁日之上也。）

"三愚：不早立功，一愚；贪他人功，二愚；受人功，反用作功，三愚。

"四惑：不早学道，一惑；见一道书，不能破坏，二惑；悦人妻，而贱己妻，三惑；嗜酒数醉，四惑。

"五逆：小便向西，一逆；向北，二逆；向日，三逆；向月，四逆；大便仰头，视天日月星辰，五逆。

"六不祥：夜起裸行无衣，一不祥；旦起嗔恚，二不祥；向灶骂詈，三不祥；举足纳火，四不祥；夫妇昼合，五不祥；盗恚师父，六不祥。

"七痴：斋日食熏，一痴；借物元功，二痴；数贷人功，三痴；吉日迷醉，四痴；与人诤言，以身自诅，五痴；两舌自誉，六痴；诈欺父师，七痴。

"八狂：私传经诚，一狂；得罪怨天，二狂；立功已恨，三狂；吉日不斋，四狂；怨父师，五狂；读经慢法，六狂；同学仲相奸，七狂；欺诈自称师法，八狂。"（《医心方·卷第二十七·杂禁第十一》)

四、《黄帝养身经》（无名氏）

《黄帝养身经》未见隋、唐史志书目著录。其作者佚名，亦不记成书年代，未知与前述《养身经》是否为同一书。日本丹波康赖的《医心方》引《黄帝养身经》一处，又引《养身经》一处，不知是否为《黄帝养身经》的简称。相关文字，在我国历代医学文献中未见引述，内容主要谈饮食禁忌：

"《黄帝养身经》云：食不饥之先，衣不寒之前。其半日不食者，则肠胃虚，谷气衰；一日不食者，则肠胃虚劳，谷气少；二日不食者，则肠胃虚弱，精气不足，矇；三日不食者，则肠胃虚燥，心悸气索，耳鸣；四日不食者，则肠胃虚燥，津液竭，六腑枯；五日不食者，则肠胃大虚，三焦燥，五脏枯；六日不食者，则肠胃虚变，内外交乱，意魂疾；七日不食者，则肠胃大虚竭，谷神去，眸子定然而命终矣。"（《医心方·卷第二十九·调食第一》)

---

① 佚名. 养身经［M］//严世芸，李其忠. 三国两晋南北朝医学总集. 北京：人民卫生出版社，2009：1413.

五、颜之推《颜氏家训》养生篇

颜之推（531—591年），琅琊临沂（今山东临沂）人，南北朝学者。在南梁至隋朝皆为官。撰有《颜氏家训》，内有《养生第十五》专论养生之道。主要内容有如下几个方面。

其一，论养生的价值观。《颜氏家训》重视养生，遵从儒家思想来谈养生的价值，认为生命不能不珍惜，但也不能以不正当的手段来爱惜。书中说：

"夫生不可不惜，不可苟惜。涉险畏之途，干祸难之事，贪欲以伤生，谗慝而致死，此君子之所惜哉；行诚孝而见贼，履仁义而得罪，丧身以全家，泯躯而济国，君子不咎也。"①

并列举了一些事例，斥责贪生苟活之人，颂扬节义牺牲的精神，反映儒家"舍生取义"的价值观。

其二，论养生的社会性。颜之推反对"遁迹山林，超然尘滓"的炼丹学仙之道。他说：

"神仙之事，未可全诬；但性命在天，或难钟值。人生居世，触途牵絷；幼少之日，既有供养之勤；成立之年，便增妻孥之累。衣食资须，公私驱役；而望遁迹山林，超然尘滓，千万不遇一尔。加以金玉之费，炉器所须，益非贫士所办。学如牛毛，成如麟角。华山之下，白骨如莽，何有可遂之理？考之内教，纵使得仙，终当有死，不能出世，不愿汝曹专精于此。"②

他从现实的角度，一方面认为出家未必能修仙成道，另一方面从儒家角度谈及人生责任，故虽重视养生但不主张出世。

其三，关于养生方法的言论。颜之推指出养生方法包括"爱养神明，调护气息，慎节起卧，均适寒暄，禁忌食饮，将饵药物"等多个方面。具体列出的有两种，一是药饵养生法。书中既重视药饵的作用，但也提出要注意服用方法。颜之推说：

"诸药饵法，不废世务也。庾肩吾常服槐实，年七十余，目看细字，须发犹黑。邺中朝士，有单服杏仁、枸杞、黄精、术、车前得益者甚多，不能一一说尔。……凡欲饵药，陶隐居《太清方》中总录甚备，但须精审，不可轻脱。近有王爱州在邺学服松脂，不得节度，肠塞而死。为药所误者甚多。"③

二是叩齿养生法，并以自身实践举例：

"吾尝患齿，摇动欲落，饮食热冷，皆苦疼痛。见《抱朴子》牢齿之法，早朝叩齿三百下为良；行之数日，即便平愈，今恒持之。此辈小术，无损于事，亦可修也。"④

《颜氏家训》养生篇内容虽不多，但随其全书的广泛流行而影响颇大。

六、刘词《混俗颐生录》

《混俗颐生录》，刘词编著。刘词（891—955年），字好谦，晚年自号茅山处士，唐末五代时元城（今河北大名）人。后周世宗时，刘词官至永兴军节度使，兼侍中，行京兆尹事（代行国都市长之职），后卒于任上，享年65岁，谥忠惠。

此书共2卷，10章，各章标题分别是饮食消息、饮酒消息、春时消息、夏时消息、秋时消息、冬时消息、患劳消息、患风消息户内消息和禁忌消息。书前序言说：

"天地之间，以人为贵。言贵者，异于万物也。人之所重者荣显，所宝者性命。自天地精粹以生形，寒暑燥湿以生用，合顺而守之，顺则疹疾不作，逆则万痾辐凑，虽大限而不能续。中间夭杜、沉痼、跛眇之疾，良出摄理乖方之致。然大骈拇枝指，附赘悬疣，此乃生常之患，

---

① 颜之推. 颜氏家训［M］. 天津：天津古籍出版社，1995：146.
② 颜之推. 颜氏家训［M］. 天津：天津古籍出版社，1995：145-146.
③ 颜之推. 颜氏家训［M］. 天津：天津古籍出版社，1995：146.
④ 颜之推. 颜氏家训［M］. 天津：天津古籍出版社，1995：146.

非关调息之误矣。是以五色乱目，五音聋耳，五味爽口，畋猎狂心，四事去之，尘外之人也。凡居深山，处穷谷，与猿猱为侣，逐麋鹿为群，弃寰中之美乐，食气餐霞，保寿齐于天地者，万万人中未能有一二哉。稍能于饮食嗜欲间消息之，则无枉横之虞也。"

此书主旨为混同世俗，即针对普通人养生而作。每节标题所列的"消息"意为斟酌、注意。刘词自述：

"词昔年五味酒食过度，痼疾缠身，思其所因有自来矣。遂即栖心附道，肆志林泉，景虑都忘，至渐痊复。词禀性顽愚，昧于忌犯，将摄之理，粗约羁縻，仅二十年来，颇获其验。"

于是著此书介绍其经验心得，"皆历试有验，非乃谬言"。他认为生命有定数，善于养生则能尽天年。故说：

"修短穷通，人之定分……古人有寿数百岁者不闻有学道求仙之术，龟龙蛇鹤亦无服食茹芝之方，松筠经霜而不凋，蔓草先秋而摇落，此物之自然性也……利禄荣显暂时间耳，盖非干身之事，唯摄生养性则神谧延龄而已。"①

各章之中，第一章论饮食。《饮食消息》指出：

"食为性命之基，不可斯须去之也，既乖节俭，或昧寒温，瘵疠之由此始矣！"

"夫人若不能常于行住坐卧乃饮食嗜欲间消息之，纵服灵芝，日饮沉瀣，岂有补益乎？"

书中列出一系列饮食卫生原则，例如：

"夫人当以饮食先吃暖物，后吃冷物为妙。何者？以肾脏属水，水性常冷，故以暖物先暖之。不问四时，常此消息弥佳。就中夏月偏宜暖之，为伏阴在内耳。

"食不欲苦饱，苦饱即伤心，伤心即气短、烦闷。

"食了，先以手摩肚数十下，兼仰面呵气二十下，甚消毒食。食了，不欲便睡卧，即令患肺气，荣卫不通，血脉凝滞之使然也。肢节烦重，尤多嗜睡，百疾从此而生矣。食了，必须冲融少时，行三五十步，使食消化，心腑空悬乃可寝卧。寝卧之时不欲言语、歌啸。五脏如钟磬，不扣不发其声，此将息之妙矣。

"夫饮食所以助气，食饱气不行。食了尤忌仰卧，多成气痞兼头风。食不欲粗及速，速即损气，粗即损脾，脾损即为食劳。男子五劳，此为一劳之数也。

"食饱不欲速步、走马、登高、涉险，必伤内室。

"不欲夜食，日没之后脾当不磨，为音响断绝故也。脾好音乐，丝竹才闻脾磨，即《周礼》云'乐以侑食'。是以音响皆主于脾。

"若腹内稍冷，食即不消，兼亦损胃。胃损则翻，翻即不受谷气，既不受谷气，即多吐，吐即转为翻胃之疾。

"夜后不宜饱食肉面生脍。夏月夜短，尤宜忌之。生鲙不可与乳酪同食，此等之物，夜后虽消，甚损脾胃，令人脾劳。向夜勿饱食煎饼，尤当大损风气之人，偏不宜食。

"食热物后不以冷水漱口，食冷物后不以热水漱口。冷热相击，是以多患牙齿疼痛、齿根宣露。

"凡吃炙肉，若乘热食之，多患风疽、蜃齿或黄黑，渐至缺落，亦令血脉不行。

"人若饱食后宜立小便，饥即存小便最为妙，恐损膀胱故也。

"腻多之物甚不宜人，暗眼兼肠胃冷滑，尤多动风，若患风疽气疾，故宜忌之。

"五味稍薄，令人神爽，唯肾气偏宜咸物，兼消宿食。诸并不宜食，若偏多则随其脏腑必有所损。是以咸多伤筋，固不可嗜，甘伤胃，辛伤目，苦伤心，惊伤魂，忧伤神，思伤意，恣伤情，恨伤志。

"久视伤明，久听伤聪，久行伤筋，久卧伤血，久劳伤骨，久立伤肢节，久语伤气。

"大渴不大饮，大饥不大饱，大乐不大忧，大劳不大息。欲大得不欲大失，是以怒伤正气

① 刘词. 混俗颐生录 [M] //鄢良. 中华养生经籍集成. 北京：中医古籍出版社，2012：590.

也。大劳力乏绝，大饥损脏腑，大饱腠理闭，大渴经脉蹶兼气不行，大醉神散越，大笑气飞扬，大恐心恍惚，大热气不通，大寒血脉结，多睡神魂离，大惊心不安。此皆为损寿之候。

"凡人常忌鸡猪自死，牛肉陈臭难消，咸醋粘滑冷腻，生葱，大、小蒜，生香菜，不时之物，瓜果、粉粥、冷淘等物，非养生摄理之道。

"凡服药饵之时，尤忌三般受气不足之肉。肉者鸡、猪、无鳞鱼。又忌三般受飞不足之菜。菜者，菾苨、莴苣、波薐，闭血触故也。"①

第二章专论酒，刘诗认为酒是"智者饮之则智，愚人饮之则愚"之物，"酒少饮即利益，多吃即损，少即引气导药力，润肌肤，益颜色，通荣卫，理气，御霜，辟瘟气"。但饮酒有许多注意事项，如"饮后不欲大吐，大吐则肝翻胆竭"，"大醉极伤心神，肝浮胆横，又复招风败肾，毁筋腐骨"；"凡饮酒不欲过速，速则冲破肺"，可患"肺气、肺萎、咳嗽之疾"；"饮酒后不欲得饮冷水、冷茶"，以免得"腰膝沉重，膀胱冷痛，兼患水肿、消渴、挛躄（痹）之疾"，并且主张"不问四时常吃暖酒弥佳，若冬月但杀冷气而已，不要苦热，热即伤心肺"②。

第三至第六章论述在春、夏、秋、冬四季养生应注意之事，不同季节有不同的保养方法。比如说：

"春深稍宜和平将息，绵（棉）衣宜稍晚脱，不可令背寒，寒即伤肺，令鼻塞咳嗽。似热即去之，稍冷即加之，甚妙。"③

"立夏三伏，内腹中常冷，特忌下利，泄阴气故也。"

"夏月，不问老少，常吃暖物，至秋必不患赤白痢、疟疾、霍乱。"

"盛热时宜于隐处寝卧，则不得于星月下露地偃坐，兼便睡着使人操扇风，特宜忌之。"④

"立秋后，稍宜平和将摄。春秋之际故疾发动之时，切须安养，量其自性将理。秋中不宜吐及发汗，令人消铄，脏腑不安。唯宜针灸，下利进汤散以助阳气。"⑤

"冬则伏阳生，内有疾宜吐，心膈多热，特忌发汗，畏泄阳气故也。宜服浸酒补药，以迎阳气。"

"饮食之间，四十已上稍宜温，四十已下稍宜寒。若先有宿疾，冷衾之中自审息，不得准此。凡冬月所盖热被、毡褥等，稍热即减之，凝寒即加之。谚云：服药不如勤脱着。"⑥

后面的《患劳消息》和《患风消息》分别针对患"劳（痨）病"和"风疾"者而言。提出了患者应注意的一些养生原则和食养方法，如"夫人长常用力，但不令劳倦，贵营卫通流，血气周遍，犹若户枢，终不朽腐"等。

《户内消息》和《禁忌消息》有不少关于房事养生的内容。刘词主张嗜欲有节，说：

"上士不惑，牢固性命，寡思虑而远声色，节饮食而去奢侈；中智之人，尚未能去其太甚；下智之人，恣其情性，不知禁忌，贪色好财，败其元和之正气，遂使大约侵克，必其然欤！"⑦

刘词尤其反对借助药物纵欲，指出"妄服丹砂，资助情欲"极不可取，而"助阳之药，固持盈满，日久月深必获大损"。同时也从天时气象、饮食起居等多个角度论述了房事过程中应注意的事项。

《混俗颐生录》所载的生活养生经验全面实用，为后人经常引用和收录。

① 刘词. 混俗颐生录［M］//邹良. 中华养生经籍集成. 北京：中医古籍出版社，2012：590-591.
② 刘词. 混俗颐生录［M］//邹良. 中华养生经籍集成. 北京：中医古籍出版社，2012：591-592.
③ 刘词. 混俗颐生录［M］//邹良. 中华养生经籍集成. 北京：中医古籍出版社，2012：592.
④ 刘词. 混俗颐生录［M］//邹良. 中华养生经籍集成. 北京：中医古籍出版社，2012：592-593.
⑤ 刘词. 混俗颐生录［M］//邹良. 中华养生经籍集成. 北京：中医古籍出版社，2012：593.
⑥ 刘词. 混俗颐生录［M］//邹良. 中华养生经籍集成. 北京：中医古籍出版社，2012：594.
⑦ 刘词. 混俗颐生录［M］//邹良. 中华养生经籍集成. 北京：中医古籍出版社，2012：595.

第七节　道教与佛教气功养生的发展

晋唐时期，道教的存思、行气等修行之术得到发展，外丹也逐渐向内丹转变。"内丹"一说，本见于相传为晋代许旌阳所著的《灵剑子》，但现在研究均认为此书属宋代所托名。现多认为"内丹"之名与隋朝苏元朗有关。《罗浮山志》记载：

"（苏元朗）居青霞谷，修炼大丹，自号青霞子……乃著《旨道篇》示之，自此道徒始知内丹矣。"①

《旨道篇》今不传，但内丹之法确在此后被较为广泛地传开，晋唐时期佛教的止观坐禅内养之法也在中国僧人的发扬下趋于成熟。这些方式在当时各有宗旨和传承，并无统一名称。按现今养生学习惯统称为"气功"，现将有关的气功著作统属于本节以做介绍。

一、《黄庭经》

《黄庭经》包括《上清黄庭外景经》和《上清黄庭内景经》，有的版本书名在"经"前加"玉"字，以示珍贵。据说此书为南岳魏夫人（魏华存）所传。此书出现于西晋，为上清派的重要经典，对后世影响巨大。

此书何以称为"黄庭"，唐代梁丘子注解说："黄者，中央之色也；庭者，四方之中也。外指事，即天中、人中、地中；内指事，即脑中、心中、脾中，故曰黄庭。"②

（一）《上清黄庭内景经》

《上清黄庭内景经》为七言韵语，共 239 句，分作 36 章，每章各取首句两字为题，主要内容为上清派的存思法。所谓"内景"，梁丘子称："心居身内，存观一体之象色，故曰内景也。"③其中将人体分为上、中、下三部，谓各有"八景神"，称"八景二十四真"。其主旨为却老延年：

"上清紫霞虚皇前，太上大道玉晨君，闲居蕊珠作七言，散化五形变万神。是为黄庭曰内篇，琴心三叠舞胎仙，九气映明出霄间，神盖童子生紫烟。是曰玉书可精研，咏之万过升三天，千灾以消百病痊，不惮虎狼之凶残，亦以却老年永延。"④（《上清黄庭内景经·上清章第一》）

其中所描述的种种景象，在存思时不难通过想象来实现，从而达到一种精神升华，并且可以有助于收摄心神。如《上有章第二》说：

"上有魂灵下关元，左为少阳右太阴，后有密户前生门。出日入月呼吸存，元气所合列宿分，紫烟上下三素云，灌溉五华植灵根，七液洞流冲庐间。回紫抱黄入丹田，幽室内明照阳门。"⑤

《口为章第三》说：

"口为玉池太和官，漱咽灵液灾不干。体生光华气香兰，却灭百邪玉炼颜。审能修之登广寒。昼夜不寐乃成真，雷鸣电激神泯泯。"⑥

用华美的文字，形容存思时以思维引导气机活动的过程。为了更加生动，书中还列出思维所集中的面部七神（发、脑、眼、鼻、耳、舌、齿）、中部六神（心、肺、肝、肾、脾、胆），均各有姓字、服色、长短。如：

---

①　宋广业. 罗浮山志会编［M］//胡道静. 藏外道书：第 19 册. 成都：巴蜀书社，1992：144.
②　梁丘子. 黄庭经集释［M］. 北京：中央编译出版社，2015：60.
③　梁丘子. 黄庭经集释［M］. 北京：中央编译出版社，2015：60.
④　梁丘子. 黄庭经集释［M］. 北京：中央编译出版社，2015：60–62.
⑤　梁丘子. 黄庭经集释［M］. 北京：中央编译出版社，2015：62–64.
⑥　梁丘子. 黄庭经集释［M］. 北京：中央编译出版社，2015：64–65.

"至道不烦决存真，泥丸百节皆有神。发神苍华字太元，脑神精根字泥丸，眼神明上字英玄，鼻神玉垄字灵坚，耳神空闲字幽田，舌神通命字正伦，齿神锷锋字罗千。一面之神宗泥丸，泥丸九真皆有房，方圆一寸处此中，同服紫衣飞罗裳，但思一部寿无穷，非各别住俱脑中，列位次坐向外方，所存在心自相当。"① (《上清黄庭内景经·至道章第七》)

"心神丹元字守灵，肺神皓华字虚成，肝神龙烟字含明，翳郁导烟主浊清，肾神玄冥字育婴，脾神常在字魂停，胆神龙曜字威明。六腑五脏神体精，皆在心内运天经，昼夜存之自长生。"② (《上清黄庭内景经·心神章第八》)

经中谓，人有"三黄庭""三丹田"，阐述了黄庭三宫及三丹田与养生的密切关系，即脑为上丹田、上黄庭，元神居之；膻中（心）为中丹田、中黄庭，元气居之；脐为下丹田，元精居之；脾为下黄庭，可纳百谷、供营养，为五脏之枢。"三丹田"之说一直为后世沿用。其中上丹田在脑中，特别受重视，称"至道不烦决存真，泥丸百节皆有神"，"一面之神宗泥丸，泥丸九真皆有房"（《上清黄庭内景经·至道章第七》）。另外对脏腑之神的说法虽有宗教色彩，但存思诸神可与人体的脏腑结合起来，其做法对脏腑功能起到促进作用。这对养生有特定的意义。如存思心：

"心部之宫莲含华，下有童子丹元家。主适寒热荣卫和，丹锦飞裳披玉罗，金铃朱带坐婆娑。调血理命身不枯，外应口舌吐五华，临绝呼之亦登苏，久久行之飞太霞。"③ (《上清黄庭内景经·心部章第十》)

存思肝：

"肝部之宫翠重里，下有青童神公子，主诸关镜聪明始，青锦披裳佩玉铃，和制魂魄津液平，外应眼目日月清。百疴所钟存无英，同用七日自充盈。垂绝念神死复生，摄魂还魄永无倾。"④ (《上清黄庭内景经·肝部章第十一》)

存思脾：

"脾部之宫属戊己，中有明童黄裳里，消谷散气摄牙齿。是为太仓两明童，坐在金台城九重，方圆一寸命门中。主调百谷五味香，辟却虚羸无病伤，外应尺宅气色芳，光华所生以表明。黄锦玉衣带虎章，注念三老子轻翔，长生高仙远死殃。"⑤ (《上清黄庭内景经·脾部章第十三》)

存思肺：

"肺部之宫似华盖，下有童子坐玉阙，七元之子主调气，外应中岳鼻脐位。素锦衣裳黄云带，喘息呼吸体不快，急存白元和六气，神仙久视无灾害，用之不已形不滞。"⑥ (《上清黄庭内景经·肺部章第九》)

存思肾：

"肾部之宫玄关圆，中有童子冥上玄。主诸六腑九液源，外应两耳百液津。苍锦云衣舞龙幡，上致明霞日月烟。百病千灾急当存，两部水王对生门，使人长生升九天。"⑦ (《上清黄庭内景经·肾部章第十二》)

全书各种形象化、神秘化的术语颇多，有时不易明了。《黄庭内景经》以梁丘子注解最为有名，以其中较简易的"呼吸"一章为例。文谓：

"呼吸元气以求仙，仙公公子已可前，朱鸟吐缩白石源。结精育胞化生身，留胎止精可长生，

---

① 梁丘子. 黄庭经集释 [M]. 北京：中央编译出版社，2015：70 72.
② 梁丘子. 黄庭经集释 [M]. 北京：中央编译出版社，2015：73-74.
③ 梁丘子. 黄庭经集释 [M]. 北京：中央编译出版社，2015：76-77.
④ 梁丘子. 黄庭经集释 [M]. 北京：中央编译出版社，2015：77-79.
⑤ 梁丘子. 黄庭经集释 [M]. 北京：中央编译出版社，2015：81-83.
⑥ 梁丘子. 黄庭经集释 [M]. 北京：中央编译出版社，2015：75-76.
⑦ 梁丘子. 黄庭经集释 [M]. 北京：中央编译出版社，2015：79-81.

三气右回九道明，正一舍华乃充盈，遥望一心如罗星，金室之下不可倾，延我白首反孩婴。"[1]
（《上清黄庭内景经·呼吸章第二十》）

　　该章专论通过呼吸吐纳求仙的法门。"仙公公子已可前"，梁丘子注解云："此洞房诀也，洞房宫左为无英君，一名公子。"即道家将头部分为九宫，洞房宫在两眉间往内二寸的地方，无英公子是守此宫的神人之一，亦即存思上丹田时臆想该部位有此公子。"朱鸟吐缩白石源"，梁丘子注解云："朱鸟，舌象。白石，齿象。吐缩，导引津液。谓阴阳之气流通不绝，故曰源。"谓存思时舌部轻微吐缩，使口中津液充分。后面两句"结精育胞化生身，留胎止精可长生"，梁丘子引《真诰》认为节房事保精以养脑，重在守下丹田。"三气右回九道明"者，"三气谓三丹田之气。右回言周流顺序，调和阴阳，则四关九窍通流朗彻而无病也"，即呼吸吐纳，使三丹田之气周流全身。"正一舍华乃充盈"指存正守一，让气机充盈。"遥望一心如罗星"，注解云"存见赤城童子居在城中，如星之映罗谷"，赤城童子是居于中丹田的神灵；下句"金室之下可不倾"，注解云"谓心居肺下，肺主金，其色白，故曰金室。常能存之，长生不死也"[2]，都着重讲中丹田。最后一句讲其功效。可见，很多术语都带有隐喻性质，所说的神灵也不是外来的，都是存思想象的（图3-8）。在古代若无师授或不参考注解，不了解道教观念，很难明白其练习方法，也难以达到好的养生效果。

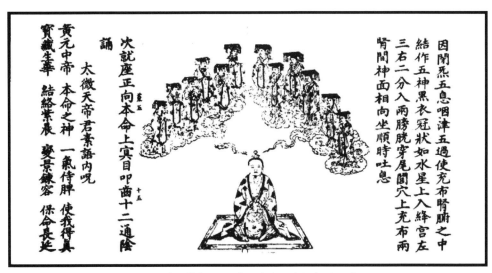

图3-8　《道藏》中的《上清大洞真经》中的存思图
（图中所绘的神灵形象，供修习者在修习时于脑中存思。其文字说明对存思、呼吸、导引、诵经等都有固定的步骤和规定）

（二）《上清黄庭外景经》

　　《上清黄庭外景经》内容与"内景"相似，分上、中、下三部。选其上部经，全文如下：

　　"老子闲居作七言，解说身形及诸神。上有黄庭下关元，后有幽阙前命门，呼吸庐间入丹田，玉池清水灌灵根，审能修之可长存。黄庭中人衣朱衣，关元壮籥阖两扉，幽阙使之高巍巍，丹田之中精气微，玉池清水上生肥，灵根坚固老不衰。中池有士服赤衣，田下三寸神所居，中外相距重闭之，神庐之中当修理。悬膺气管受精符，急固子精以自持，宅中有士常衣绛，子能见之可不病。横立长尺约其上，子能守之或无恙，呼吸庐间以自偿，保守完坚身受庆。方寸之中谨盖藏，精神还归老复壮，使以幽阙流下竟，养子玉树令可壮。至道不烦无旁午，灵台通天

① 梁丘子. 黄庭经集释［M］. 北京：中央编译出版社，2015：97-98.
② 梁丘子. 黄庭经集释［M］. 北京：中央编译出版社，2015：97-98.

临中野，方寸之中至关下，玉房之中神门户，皆是公子教我者。明堂四达法海源，真人子丹当吾前，三关之中精气深，子欲不死修昆仑。绛宫重楼十二级，宫室之中五气集，赤城之子中池立，下有长城玄谷邑。长生要妙房中急，弃捐淫欲专守精。寸田尺宅可理生，系子长留心安宁，观志游神三奇灵，闲暇无事心太平，常存玉房神明达，时念太仓不饥渴，役使六丁玉女谒，闭子精路可长活。正室堂前神所居，洗身自理无敢污，历观五脏视节度，六腑修治洁如素，虚无自然道之故。物有自然事不烦，垂拱无为身体安，虚无之居在帏间，寂寞旷然口不言，修和独立真人官，恬淡无欲游德园，清净香洁玉女存，修德明达道之门。"①

　　这里同样有大量的道教术语，实际上主要讲三方面，即强调存思、守精和咽津。如论存思谓"黄庭中人衣朱衣""中池有士服赤衣""宅中有士常衣绛"等。论守精谓"长生要妙房中急，弃捐淫欲专守精……闭子精路可长活"，言断欲方能固精炼气。论咽津云"呼吸庐间入丹田，玉池清水灌灵根"，"玉池清水上生肥，灵根坚固老不衰"。总的精神则如中部经所言"扶养性命守虚无，恬淡自乐何思虑"，以此而求长生久视。

　　《黄庭经》流传广，后世注解多，对道教养生学的传播起到重要作用。《道藏》所收与"黄庭"有关的著作还有《黄庭内景五脏六腑图》1卷、《黄庭内景五脏六腑补泻图》1卷、《黄庭遁甲缘身经》1卷、《太上黄庭中景经》1卷、《上清黄庭养神经》1卷、《上清黄庭五脏六腑真人玉轴经》1卷等。《藏外道书》则收有刘一明《黄庭经解》1卷、东方朔等《太上黄庭内景玉经注》3卷、蒋国柞《黄庭内景经注》1卷和《黄庭外景经注》3卷等。

二、京黑先生《神仙食气金匮妙录》

　　京黑先生，据称为隋朝人，生平不详。《道藏》收录有《神仙食气金匮妙录》与《神仙服饵丹石行药法》两本书，其中前者是重要的气功文献。

　　《神仙食气金匮妙录》共1卷，收录多种气功方法。较重要的有3篇。一是《行气法》，是一种简便易行的气功法：

　　"初行气小不调，久行易耳。正偃卧，握固，两足间相去四五寸，两臂间相去亦四五寸，去枕，微息四九三百六十息。如委衣，骨节皆解。初为势，至三十息后，自转易，觉气如云行体中，经营周身，濡润形体，浇灌皮肤，五脏六腑，皆悉充满，旧疾皆散。为之不止，则康壮矣。握固者，如婴儿之卷手也。

　　"初行气，先安稳其身而和其气，无与意争，若不和且止，和乃为之。常守之，勿倦也。小行即小得之，大行即大得之。气至则形安，形安则鼻息调和，鼻息调和则清气来至，清气来至则觉形热，觉形热则颇汗出，汗出勿使起则神安，神安则道自见矣！养气务欲其久，当去忿怒愁忧，去忿怒愁忧则气不乱，气不乱则正气来至，正气来至则口中甘香，口中甘香则多唾，多唾则鼻息微长，鼻息微长则五脏安，五脏安则气各顺其理，百病退去，饮食甘美。三气和则形轻强。寿老证见，遂长生矣。

　　"行气以鼻纳气，以口吐气，微而引之，名曰长息。纳气有一，吐气有六。纳气一者谓吸也，吐气六者谓吹、呼、嘻、呵、嘘、呬，皆出气也。凡人之息，一呼一吸，无有此数。欲为长息吐气之法，时寒可吹，时温可呼，委曲治病。吹以去寒；呼以去热；嘻以去风，又以去痛；呵以去烦，又以下气；嘘以散滞；呬以解极。凡人极者，则多嘘呬。道家行气，率不欲嘘呬者，嘘呬者长息之忌也。此男女俱存法，本于仙经。"②

　　文中还具体指出三丹田之所在，云：

①　梁丘子. 黄庭经集释［M］. 北京：中央编译出版社，2015：133-142.
②　裘沛然. 中国医学大成三编：第8册［M］. 长沙：岳麓书社，1994：926.

"天有三光日月星，人有三宝神气精。三丹田者，两眉间泥丸宫，上丹田也；心为绛宫，中丹田也；脐下三寸，下丹田也。常念此三丹田中赤子、真人、婴儿，此要道也。言人能守一万事毕，正谓此也。"①

二是《行气诀》：

"凡欲求仙，大法有三：一保精，二行气，三服饵。……凡行气之道，其法当在密室，闭户安床，暖厚席褥，枕高二寸半，方与身平。正身偃卧，瞑目闭气，自止于胸隔，以鸿毛着鼻上，毛不动，经三百息，耳无所闻，目无所视，心无所思，当以渐除之耳。若食生冷、五辛、鱼肉及喜怒忧恚而引气者，非止无益，更增气病，上气攻逆也。不能闭之，则稍学之。则稍学之初，起三息、五息、七息、九息而一舒，更吸之。若能十二息气者，为小通也；百二十息不舒者，为大通也。此治身之大要也。常以夜半后生气之时闭气，以心中默数数之，令耳不闻也。凡行气服气，日午以后，夜半以前，名为死气，不可服用也。唯酉时气可服，为日近明净，不为死气，加之服亦可耳。"②

其后还指出行气的时间和注意事项。三是《治万病诀》，共收录30多种疾病的气功疗法，部分如：

"凡治诸病，病在喉中、胸中者，枕高七寸；病在心下者，枕高四寸；病在脐下者，去枕。以口出气，鼻纳气者，名曰泻；闭口温气咽之者，名曰补。欲引头病者仰头，欲引腰脚病者仰足十指，欲引胸中病者俯足十指，欲引去腹中寒热诸所不快者，皆闭气胀腹，欲息者，须以鼻息。已复为，至愈乃止矣。

"一平坐，生腰脚两臂，展手据地，口徐吐气，以鼻纳之者，除胸中、肺中之痛。咽气令温，闭目用也。

"一端坐，生腰，以鼻内气闭之，自前后摇头各三十者，除头虚空花耗地转之疾，闭目摇之。

"一左胁侧卧，以口吐气，以鼻纳之者，除积聚心下不快之证。"

"一端坐，使两手如张弓势，满射。可治四肢烦闷，背急。每日或时为之，佳。

"一端坐，生腰，举右手，仰掌，以左手承左胁，以鼻内气，自极七息。除胃中寒食、不变，则愈。"③

从方式来看是动静结合，颇有特色。此三法中，前两法其实在《养性延命录》《养生要集》等书中出现过，但由于此书总结得较好，因此后人常称之为"京黑先生行气法"；后一法"治万病诀"之名也为后世常用，不过有的书称其为"王子乔八神导引法"，同时一些招式也见于《诸病源候论》。

三、司马承祯气功著作

司马承祯（647—735年），字子徽，法号道隐，又号白云子，唐河内温县（今河南温县）人，道教上清派第十二代宗师。自少笃学好道，无心仕宦之途。师事嵩山道士潘师正，得受上清经法及符箓、导引、服饵诸术。后来遍游天下名山，隐居在天台山玉霄峰，自号"天台白云子"。他文学修养很深，与陈子昂、卢藏用、宋之问、王适、毕构、李白、孟浩然、王维、贺知章并称"仙宗十友"。

司马承祯是唐代著名高道，作为神仙道教中的重要人物，他曾先后被武则天、唐睿宗、唐玄宗征召入宫，宣讲道法，并且礼遇有加。司马承祯著述颇丰，主要有《天隐子》《服气精义论》《坐忘论》《道体论》《修真秘旨》《上清含象剑鉴图》《采服松叶法》等近20种，收入《四库全书》

① 裘沛然. 中国医学大成三编：第8册［M］. 长沙：岳麓书社，1994：927.
② 裘沛然. 中国医学大成三编：第8册［M］. 长沙：岳麓书社，1994：927-928.
③ 裘沛然. 中国医学大成三编：第8册［M］. 长沙：岳麓书社，1994：926-928.

《道藏》内。这些著作精取老庄，合以禅理，为内丹仙学的兴起做了理论上的准备。

最能反映司马承祯道教思想的代表作为《坐忘论》《天隐子》《服气精义论》等。

（一）《坐忘论》

《坐忘论》连同后来增补的《坐忘枢翼》，是司马承祯重要的养生著作。书中指出：

"夫人之所贵者，生也；生之所贵者，道也。人之有道，如鱼之有水。……故《妙真经》云：人常失道，非道失人；人常去生，非生去道。故养生者慎勿失道，为道者慎勿失生。使道与生相守，生与道相保，二者不相离，然后乃长久。言长久者，得道之质也。"①

他认为养生所得的长久，并非指生命上的长久，而是得道的境界。要得道，重在于修心，故"约著安心坐忘之法"，即《坐忘论》与《坐忘枢翼》。两本书中，司马承祯将修道分为"七阶次"，即信敬、断缘、收心、简事、真观、泰定、得道，集中讲了坐忘收心、主静去欲等道教关于生命修炼的问题。

第一论《信敬》，首先解决对坐忘这一修习方法的信念问题，他说：

"夫信者道之根，敬者德之蒂。根深则道可长，蒂固则德可茂。……如人有闻坐忘之法，信是修道之要，敬仰尊重，决定无疑者，加之勤行，得道必矣。故庄周云：堕肢体，黜聪明，离形去智，同于大通，是谓坐忘。夫坐忘者，何所不忘哉！内不觉其一身，外不知乎宇宙，与道冥一，万虑皆遗，故庄子云同于大通。此则言浅而意深，惑者闻而不信，怀宝求宝，其如之何。故经云：信不足，有不信。谓信道之心不足者，乃有不信之祸及之，何道之可望乎！"②（《坐忘论·信敬第一》）

第二论《断缘》，司马承祯说：

"断缘者，谓断有为俗事之缘也。弃事则形不劳，无为则心自安，恬简日就，尘累日薄。迹弥远俗，心弥近道，至神至圣，孰不由此乎？……若事有不可废者，不得已而行之，勿遂生爱，系心为业。"③（《坐忘论·断缘第二》）

意为要修习坐忘，就要断绝或者减少外事干扰，避免形神劳累。

第三论《收心》，司马承祯说：

"夫心者，一身之主，百神之帅。静则生慧，动则成昏。欣迷幻境之中，唯言实是。甘宴有为之内，谁悟虚非？心识颠痴，良由所托之地。……所以学道之初，要须安坐，收心离境，住无所有，不著一物，自入虚无，心乃合道。故经云：至道之中，寂无所有，神用无方，心体亦然。源其心体，以道为本，但为心神被染，蒙蔽渐深，流浪日久，遂与道隔。分若能净除心垢，开释神本，名曰修道。无复流浪，与道冥合。安在道中，名曰归根，守根不离，名曰静定。静定日久，病消命复。复而又续，自得知常，知则无所不明，常则永无变灭。出离生死，实由于此，是故法道安心，贵无所著。"④

坐忘最难的是克服心思散杂。司马承祯强调要"安心""贵无所著"，其说有援释入道的特点，使用了如空、定、慧等佛教名词。他指出：

"若执心住空，还是有所，非谓无所。凡住有所，则自令人心劳气发，既不合理，又反成疾。但心不著物，又得不动，此是真定正基。用此为定，心气调和，久益轻爽，以此为验，则邪正可知。

① 司马承祯. 坐忘录［M］// 王书良，方鸣，杨慧林. 中国文化精华全集·宗教卷. 北京：中国国际广播出版社，1992：676.

② 司马承祯. 坐忘录［M］// 王书良，方鸣，杨慧林. 中国文化精华全集·宗教卷. 北京：中国国际广播出版社，1992：677.

③ 司马承祯. 坐忘录［M］// 王书良，方鸣，杨慧林. 中国文化精华全集·宗教卷. 北京：中国国际广播出版社，1992：677-678.

④ 司马承祯. 坐忘录［M］// 王书良，方鸣，杨慧林. 中国文化精华全集·宗教卷. 北京：中国国际广播出版社，1992：678.

若心起皆灭，不简是非，永断知觉，入于盲定。若任心所起，一无收制，则与凡人元来不别。若唯断善恶，心无指归，肆意浮游，待自定者，徒自误耳。若遍行诸事，言心无染者，于言甚美，于行甚非。真学之流，特宜戒此。

　　"今则息乱而不灭照，守静而不著空，行之有常，自得真见。如有时事或法有要疑者，且任思量，令事得济，所疑复悟，此亦生慧正根。事讫则止，实莫多思，多思则以知害恬，为之伤本，虽骋一时之俊，终亏万代之业。若烦邪乱想，随觉则除。若闻毁誉之名、善恶等事，皆即拨去，莫将心受。若心受之，即心满，心满则道无所居。所有闻见，如不闻见，则是非美恶，不入于心。心不受外，名曰虚心，心不逐外，名曰安心，心安而虚，则道自来止。故经云：人能虚心无为，非欲于道，道自归之。"①（《坐忘论·收心第三》）

　　这种心无所著但又不蹈空的境界，也就是坐忘气功的最难点。故司马承祯指出，一定要内外兼修，行为举止配合内心的宁静，才能达到安心坐忘的境界。他说：

　　"内心既无所著，外行亦无所为。非净非秽，故毁誉无从生；非智非愚，故利害无由至。实则顺中为常权，可与时消息，苟免诸累，是其智也。若非时非事，役思强为者，自云不著，终非真觉，何耶？心法如眼也，纤毫入眼，眼则不安。小事关心，心必动乱，既有动病，难入定门。是故修道之要，急在除病，病若不除，终不得定。又如良田，荆棘未诛，虽下种子，嘉苗不成。爱见思虑，是心荆棘，若不除剪，定慧不生。或身居富贵，或学备经史，言则慈俭，行乃贪残，辩足以饰非，势足以威物，得则名己，过必尤人，此病最深，虽学无益。所以然者，为自是故。"②（《坐忘论·收心第三》）

　　对于"收心"这一问题，司马承祯强调得最多，并指出是修道之要：

　　"然此心由来依境，未惯独立，乍无所托，难以自安，纵得暂安，还复散乱。随起随制，务令不动，久久调熟，自得安闲。无问昼夜，行立坐卧，及应事之时，常须作意安之。若心得定，但须安养，莫有恼触，少得定分，则堪自乐，渐渐驯狎，唯觉清远。平生所重，已嫌弊漏，况因定生慧，深达真假乎！牛马，家畜也，放纵不收，犹自生鲠，不受驾驭；鹰鹯，野鸟也，被人系绊，终日在手，自然调熟。况心之放逸，纵任不收，唯益粗疏，何能观妙？故经云：虽有拱璧，以先驷马，不如坐进此道。夫法之妙者，其在能行，不在能言，行之则此言为当，不行则此言为妄。又时人所学，贵难贱易，若深论法，惟广说虚无，思虑所不达、行用所无阶者，则叹不可思议而下风尽礼；如其信言不美，指事陈情，闻则心解、言则可行者，此实不可思议而人不信。故经云：吾言甚易知，甚易行，天下莫能知，莫能行。夫唯不知，是以不吾知也。或有言火不热、灯不照暗，称为妙义。夫火以热为用，灯以照为功，今则盛言火不热，未尝一时废火。空言灯不照暗，必须终夜燃灯，言行相违，理实无取。此只破相之言，而人反以为深元之妙。虽则惠子之宏辩，庄生以为不堪，肤受之流，谁能科简，至学之士，庶不留心。或曰：夫为大道者，在物而心不染，处动而神不乱，无事而不为，无时而不寂。今犹避事而取静，离动而之定，劳于控制，乃有动静二心，滞于住守，是成取舍两病。不觉其所执，仍自谓道之阶要，何其谬耶？述曰：总物而称，大道物之。谓道在物而不染，处事而不乱，真为大矣，实为妙矣。然则吾子之鉴，有所未明，何则？徒见贝锦之辉焕，未晓始抽于素丝；才闻鸣鹤之冲天，讵识先资于谷食。蔽日之干，起于毫末，神凝之圣，积习而成。今徒学语其圣德，而不知圣之所以德，可谓见卵而求时夜，见弹而求鸮炙，何其造次哉！故经云：玄德深矣，远矣，与物反矣！然后乃至大顺。"③（《坐忘论·收心第三》）

---

① 司马承祯. 坐忘录［M］//王书良，方鸣，杨慧林. 中国文化精华全集·宗教卷. 北京：中国国际广播出版社，1992：678–679.
② 司马承祯. 坐忘录［M］//王书良，方鸣，杨慧林. 中国文化精华全集·宗教卷. 北京：中国国际广播出版社，1992：679.
③ 司马承祯. 坐忘录［M］//王书良，方鸣，杨慧林. 中国文化精华全集·宗教卷. 北京：中国国际广播出版社，1992：679–680.

第四论《简事》，即摒去外事，简于生活，"知生之有分，不务分之所无，识事之有常，不任非常之事"。"是以修道之人，要须断简事物，知其闲要，较量轻重，识其去取，非要非重，皆应绝之"，因为"夫以名位比于道德，则名位假而贱，道德真而贵，能知贵贱，应须去取，不以名害身，不以位易道"①。这些是非常有意义的人生格言。

第五论《真观》，具体强调以生命为重的价值观。他说：

"夫观者，智士之先鉴，能人之善察，究觉来之祸福，详动静之吉凶。得见机前，因之造适，深祈卫定，功务全生，自始之末，行无遗累，理不违此，故谓之真观。"②

因为养生是长久的事情，司马承祯指出："一餐一寝，居为损益之源；一言一行，堪成祸福之本。"只有自己对养生有深刻的认识，自觉地融入一言一行之中，才能收效。这一点，在日常生活中最难做到，"若见事为事而烦躁者，心病已动，何名安心"，因此，司马承祯不惜笔墨反复论述修道与生活的关系，提出"虽有营求之事，莫生得失之心"的经典名言：

"夫人事衣食者，我之船舫，我欲渡海，事资船舫，渡海若讫，理自不留，何因未渡先欲废船？衣食虚幻，实不足营，为欲出离虚幻，故求衣食。虽有营求之事，莫生得失之心，则有事无事，心常安泰。与物同求而不同贪，与物同得而不同积，不贪故无忧，不积故无失。迹每同人，心常异俗。此实行之宗要，可力为之。"③

人们最难舍弃且萦于心中的，不外乎是色、财、命三者。司马承祯一一解析说：

"前虽断简，病有难除者，且依法观之。若色病重者，当观染色，都由想耳。想若不生，终无色事。若知色想外空，色心内妄，妄心空想，谁为色主？经云：色者，全是想耳。想悉是空，何有色耶？又思妖妍美色，甚于狐魅。狐魅惑人，令人厌患，身虽致死，不入恶道，为厌患故，永离邪淫；妖艳惑人，令人爱著，乃至身死，留恋弥深，为邪念故，死堕地狱，永失人道，福路长乖。故经云：今世发心为夫妻，死后不得俱生人道。所以者何？为邪念故。又观色若定是美，何故鱼见深入，鸟见高飞，仙人以为秽浊，贤士喻之刀斧？一生之命，七日不食便至于死，百年无色，翻免夭伤。故知色者，非身心之切要，适为性命之仇贼，何乃系恋，自取销毁？若见他人为恶，心生嫌恶者，犹如见人自杀己身，引项承取他刃，以自害命。他自为恶，不遣代当，何故引取他恶，以为己病？又见为恶者若可嫌，见为善者亦须恶。夫何故？同障道故。

"若苦贫者，则审观之，谁与我贫？天地平等，覆载无私，我今贫苦，非天地也；父母生子，欲令富贵，我今贫贱，非由父母。人及鬼神，自救无暇，何能有力，将贫与我？进退寻察，无所从来，乃知我业也，乃知天命也。业由我造，命由天赋，业命之有，犹影响之逐形声，既不可逃，又不可怨。唯有智者，因而善之，乐天知命，不觉贫之可苦。故庄子云：业入而不可舍为自业。故贫病来入，不可舍止。经云：天地不能改其操，阴阳不能回其业。由此言之，故知真命非假物也，有何怨焉。又如勇士逢贼，无所畏惧，挥剑当前，群寇皆溃，功勋一立，荣禄终身。今有贫病恼害我者，则寇贼也；我有正心，则勇士也；用智观察，则挥剑也；恼累消除，则战胜也；湛然常乐，则荣禄也。凡有苦事来迫，我心不作此观而生忧恼者，如人逢贼，不立功勋，弃甲背军以受逃亡之罪。去乐就苦，何可愍焉？若病者，当观此病，由有我身，我若无身，患无所托。故经云：及吾无身，吾有何患。次观于心，亦无真宰，内外求觅，无能受者，所有计念，从妄心生，若枯体灰心，则万病俱泯。

"若恶死者，应念我身是神之舍，身今老病，气力衰微，如屋朽坏，不堪居止，自须舍离，别处求安，身死神逝，亦复如是。若恋生恶死，拒违变化，则神识错乱，自失正业，以此托生

① 司马承祯. 坐忘录［M］//王书良，方鸣，杨慧林. 中国文化精华全集·宗教卷. 北京：中国国际广播出版社，1992：680-681.
② 司马承祯. 坐忘录［M］//王书良，方鸣，杨慧林. 中国文化精华全集·宗教卷. 北京：中国国际广播出版社，1992：681.
③ 司马承祯. 坐忘录［M］//王书良，方鸣，杨慧林. 中国文化精华全集·宗教卷. 北京：中国国际广播出版社，1992：681-682.

受气之际，不感清秀，多逢浊辱，盖下愚贪鄙，实此之由。是故当生不悦，顺死无恶者，一为生死理齐，二为后身成业。若贪爱万境，一爱一病，一肢有疾，犹令举体不安，而况一心万疾，身欲长生，岂可得乎？凡有爱恶，皆是妄生，积妄不除，何以见道？是故心舍诸欲，住无所有，除情正信，然后返观，旧所痴爱，自生厌薄。若以合境之心观境，终身不觉有恶；如将离境之心观境，方能了见是非。譬如醒人，能知醉者为恶，如其自醉，不觉他非。故经云：吾本弃俗，厌离人间。又云：耳目声色，为予留愆，鼻口所喜，香味是怨。老君厌世弃俗，犹见香味为怨。嗜欲之流，焉知鲍肆为臭哉！"①

如果色、财、命都能看破，以一种平常自然的心态来修习坐忘，则易有成效。

第六论《泰定》，云：

"夫定者，尽俗之极地，致道之初基，习静之成功，持安之毕事。形如槁木，心若死灰，无感无求，寂泊之至，无心于定，无所不定，故曰泰定。"②

即思想达到了较高的境界，"或因观利而见害，惧祸而息心，或因损舍，涤除积习，心熟同归于定，咸若自然，疾雷破山而不惊，白刃交前而无惧，视名利如过隙，知生死若溃痈，故知用志不分，乃凝神也。心之虚妙，不可思也"。

第七论《得道》。书中描述了得道者的境界：

"夫道者，神异之物，灵而有性，虚而无象，随迎莫测，影响莫求，不知所以然而然。通生无匮谓之道。……神性虚融，体无变灭，形与之同，故无生死。隐则形同于神，显则神同于形。所以蹈水火而无害，对日月而无影，存亡在己，出入无间。身为滓质，犹至虚妙，况其灵智益深益远乎！……山有玉，草木因之不凋；人怀道，形体得之永固。资薰日久，变质同神，炼神入微，与道冥一。散一身为万法，混万法为一身。智照无边，形超有际。总空色以为用，合造化以为功，真应无方，信惟道德。……且身与道同，则无时而不存；心与道同，则无法而不通。耳则道耳，无声而不闻；眼则道眼，无色而不见。六根洞达，良由于此。"③

应该说，这里所说的"形体永固"，实际上已不是炼丹术士所鼓吹的身形不坏，而是指在精神上达到与道同一，则自然永久不灭，"形超有际"，即不再在意身体的存亡了。

《坐忘枢翼》是司马承祯对《坐忘论》的总结，见于《道藏》。篇中提出三戒、五时、七候的说法。

"三戒"为：

"一曰简缘，二曰无欲，三曰静心。勤行此三戒而无懈退者，则无心求道而道自来。"④

"五时""七候"为：

"夫得道之人，心有五时，身有七候。

"心有五时者：一、动多静少。二、动静相半。三、静多动少。四、无事则静，事触还动。五、心与道合，触而不动。心至此地，始得安乐，罪垢灭尽无复烦恼。

"身有七候者：一、举动顺时，容色和悦。二、宿疾普消，身心清爽。三、填补夭伤，还元复命。四、延数千岁，名曰仙人。五、炼形为气，名曰真人。六、炼气成神，名曰神人。七、炼神合道，名曰至人。"⑤

所论的是不同境界的成就。"五时""七候"之说等同于孙思邈的《存神炼气铭》，但简略得多。

① 司马承祯. 坐忘录［M］//王书良，方鸣，杨慧林. 中国文化精华全集·宗教卷. 北京：中国国际广播出版社，1992：682-683.
② 司马承祯. 坐忘录［M］//王书良，方鸣，杨慧林. 中国文化精华全集·宗教卷. 北京：中国国际广播出版社，1992：683.
③ 司马承祯. 坐忘录［M］//王书良，方鸣，杨慧林. 中国文化精华全集·宗教卷. 北京：中国国际广播出版社，1992：685.
④ 司马承祯. 司马承祯集［M］. 北京：社会科学文献出版社，2013：162.
⑤ 司马承祯. 司马承祯集［M］. 北京：社会科学文献出版社，2013：162.

（二）《天隐子》

《天隐子》也是谈练气方法的。其序中再次显示司马承祯对养气的重视。他说：

"神仙之道，以长生为本；长生之要，以养气为根。夫气受之于天地，和之于阴阳。阴阳神灵，谓之心；主昼夜寤寐，谓之魂魄。是故人之身，大率不远乎神仙之道矣。天隐子，吾不知其何许人，著书八篇，包括秘妙，殆非人间所能力学者也。观夫修炼形气，养和心灵，归根契于伯阳，遗照齐于庄叟。长生久视，无出是书。承祯服习道风，惜乎世人夭促真寿，思欲传之同志，使简易而行。信哉！自伯阳以来，惟天隐子而已矣。"①

按司马承祯所说，《天隐子》是一部被称为天隐子的异人所著的著作，里面所说的方法深为司马承祯所推崇，故加以整理。

对于什么是"神仙"，《天隐子》所描述的其实是一个修炼有成的得道之人的境界：

"人生时禀得灵气，精明通悟，学无滞塞，则谓之神。宅神于内，遗照于外，自然异于俗人，则谓之神仙。故神仙亦人也，在于修我灵气，勿为世俗所沦污；遂我自然，勿为邪见所凝滞，则成功矣。（喜、怒、哀、乐、爱、恶、欲七者，情之邪也；风、寒、暑、湿、饥、饱、劳、逸八者，气之邪也，去此邪，成仙功也。）"②（《天隐子·神仙章》）

由此说明，"神仙"是可学可修的。天隐子提倡以渐法入道。他认为修性练功，可以通过循序渐进的方法进行，以臻于大悟之境。这一思想，在书中有着充分的体现。如说：

"《易》有渐卦，道有渐门。人之修真达性，不能顿悟，必须渐而进之，安而行之，故设渐门，观我所入，则道可见矣。"③（《天隐子·渐门章》）

其所谓"渐门"，包括斋戒、安处、存想、坐忘、神解共5门。

所谓"斋戒"，《天隐子》认为这是渐门之首：

"斋戒者，非蔬茹饮食而已；澡身者，非汤浴去垢而已。益其法在节食调中，摩擦畅外者也。夫人禀五行之气而食五行之物，实自胞胎有形也。呼吸精血，岂可去食而求长生！但世人不知休粮服气，是道家之权宜，非永绝粒食之谓也。故食之有斋戒者，斋乃洁净之务，戒乃节约之称。有饥即食，食勿令饱，此所谓调中也。百味未成熟勿食，五味太多勿食，腐败闭气之物勿食，此皆宜戒也。手常摩擦皮肤，温热熨去冷气，此所谓畅外也。久坐、久立、久劳役，皆宜戒也。此是调理形骸之法，形坚则气全，是以斋戒为渐门之首也。"④（《天隐子·斋戒章》）

一方面，《天隐子》认为"休粮服气，是道家之权宜，非永绝粒食之谓也"，在当时"辟谷食气"盛行的社会环境下，这是极为可贵的；另一方面也指出斋戒不仅仅是蔬茹饮食，汤浴去垢，还包含"节食调中，摩擦畅外"一系列做法。

所谓"安处"，是练习时对环境的要求。司马承祯认为其主要在于：

"南向而坐，东首而寝，阴阳适中，明暗相半。……吾所居室，四边皆窗户，遇风即阖，风息即开。吾所居座，前帘后屏，太明则下帘，以和其内映；太暗则卷帘，以通其外曜。内以安心，外以安目，心目皆安则身安矣。明暗尚然，况太多事虑，太多情欲，岂能安其内外哉！故学道以安处为次。"⑤（《天隐子·安处章》）。

所谓"存想"，《天隐子》曰：

"存谓存我之神，想谓想我之身。闭目即见自己之目，收心即见自己之心。心与目皆不离我身，不伤我神，则存想之渐也。凡人目终日视他人，故心亦逐外走；终日接他事，故目亦务外瞻。曾曾浮光，未尝复照，奈何不病且夭耶？是以归根曰静，静曰复命，成性存存，众妙之门。

---

① 司马承祯. 司马承祯集［M］. 北京：社会科学文献出版社，2013：329-330.

② 司马承祯. 司马承祯集［M］. 北京：社会科学文献出版社，2013：330.

③ 司马承祯. 司马承祯集［M］. 北京：社会科学文献出版社，2013：331.

④ 司马承祯. 司马承祯集［M］. 北京：社会科学文献出版社，2013：331.

⑤ 司马承祯. 司马承祯集［M］. 北京：社会科学文献出版社，2013：332.

此存想之渐，学道之功半矣。"①（《天隐子·存想章》）

认为学道之人，只要闭目收心，存神于身，可获事半功倍之效。

在存想基础之上更进一层的功夫便是"坐忘"。《天隐子》说：

"坐忘者，因存想而得，因存想而忘也。行道而不见其行，非坐之义乎？有见而不行其见，非忘之义乎？何谓不行？曰：心不动故。何谓不见？曰：形都泯故。或问曰：何由得心不动？天隐子默而不答。又问：何由得形都泯？天隐子瞑而不视。或者悟道，乃退曰：道果在我矣！我果何人哉？天隐子果何人哉？于是彼我两忘，了无所照。"②（《天隐子·坐忘章》）

坐忘的关键是"忘"。如何做到"忘"？那就是存想。把存想与坐忘结合起来，是对气功养生的一大贡献，亦符合《天隐子》"渐"的思想。

所谓"神解"，《天隐子》谓：

"一斋戒谓之信解，二安处谓之闲解，三存想谓之慧解，四坐忘谓之定解，信、定、闲、慧，四门通神，谓之神解。"③《天隐子·神解章》

《天隐子》把养生的关键归纳为信、定、闲、慧、神"五解"，并认为神解是"万法通神"的，当然，神仙是不可得的，但欲求长寿却是有路可寻的，依法修炼，必有所得。此外，《天隐子》又曰："习此五渐之门者，了一则渐次至二，……了四则渐次至五，神仙成矣。"④（《天隐子·渐门章》）

应当指出的是，上述各篇谈论思想和行为的准备较多，具体方法则未详。司马承祯在《天隐子》的后序中补充了练习方法，称自己"诵《天隐子》之书三年，恍然有所悟，乃依此五门渐渐进习。又三年，觉身心之闲，而名利之淡矣"，后来才得到天隐子的亲自传授口诀，"其要在《存想篇》'归根复命，成性众妙'者是也"。具体分吐纳、漱咽、存想三种心诀。内容如下：

"夫人之根本由丹田而生，能复则长命，故曰归根复命。夫人之灵识，本乎理性，性通则妙，万物而不穷，故曰成性众妙。然而呼吸由气而活，故我有吐纳之诀；津液由水藏而生，故我有漱咽之诀；思虑由心识而动，故我有存想之诀。

"人身荣卫血脉，寤即行于外，寐即行于内，寤寐内外，相养和平。然后每日自夜半子时至日中午时，先平卧，舒展四肢，次起身导引，喘息均定。乃先叩当门齿，小鸣；后叩大齿，大鸣。以两手摩面及眼，身觉暖畅，复端坐盘足，以舌搅华池，候津液生而漱之，默记其数，数及三百而一咽之。凡咽津，候呼定而咽，咽毕而吸，如此则吸气与津顺下丹田也。但子后午前，食消心空之时，频频漱咽，无论遍数，意尽则止。

"凡五日为一候，每候当焚香于静室中，存想自身，从首至足，又自足至丹田，上脊膂，入于泥丸。想其气如云，直贯泥丸。想毕复漱咽。乃以两手掩两耳，搭其脑，如鼓鸣，三七下。伸两足，端坐俛首，极力直颈，两手握固，又于两胁下，接腰胯骨傍，乃左右耸两肩甲，闭息顷刻，候气盈面赤即止。凡行七遍，气从脊膂上彻泥丸，此修养之大纲也。

"然更有要妙，在乎与天地真气冥契同运，能识气来之时，又辨气息之所，若是则与天地齐其长久，谓之神仙矣。法起冬至夜子时，一阳气始来，或迟或早，先须辨识气来形候，才觉气来，则运自己之气适与天地之气偕作。次日复候此气而消息之。"

司马承祯指出：

"此是神仙至妙至精之术，人罕达之。倘三百六十日内，运气适合真气三两次，则自觉身体清和，异于常时矣。况久久习之，积累冥契，则神仙之道不难至矣。"⑤

① 司马承祯. 司马承祯集［M］. 北京：社会科学文献出版社，2013：332.
② 司马承祯. 司马承祯集［M］. 北京：社会科学文献出版社，2013：332-333.
③ 司马承祯. 司马承祯集［M］. 北京：社会科学文献出版社，2013：333.
④ 司马承祯. 司马承祯集［M］. 北京：社会科学文献出版社，2013：331.
⑤ 司马承祯. 司马承祯集［M］. 北京：社会科学文献出版社，2013：333-334.

（三）《服气精义论》

《服气精义论》一书记录了"五牙法"与"服气法"等功法。其序言说：

"夫气者，道之几微也。几而动之，微而用之，乃生一焉，故混元全乎太易。……登仙之法，所学多途，至妙之旨，其归一揆。或飞消丹液，药效升腾；或斋戒存修，功成羽化。然金石之药，实虚费而难求；习学之功，弥岁年而易远。若乃为之速效，专之克成，虚无合其道，与神灵合其德者，其唯气妙乎！……气全则生存，然后能养志，养志则合真，然后能久登生气之域。可不勤之哉！"①

由此可见其重吐纳而轻金丹的思想。司马承祯认为前人所论虽多，但散乱或不畅达，为便于学习，故综集道经中各种吐纳之法著成此书。书中第一部分《五牙论》，称：

"夫形之所全者，本于脏腑也。神之所安者，质于精气也。虽禀形于五神，已具其象，而体衰气耗，乃致凋败。故须纳云牙而溉液，吸霞景以孕灵。荣卫保其纯和，容貌驻其朽谢。"②

具体的"服真五牙法"，主要是分别针对五脏，存想五色，并配合漱津、纳气和祝咒，例如：

"凡服五牙之气者，皆宜思入其脏，使其液宣通，各依所主，既可以周流形体，亦可以攻疗疾病。令服青牙者，思气于肝中，见青气氲氲，青液融融。分明良久，乃见足大敦之气，修服而至，会于脉中，流散诸脉，上通于目。"③

第二部分《服气论》是此书的主体内容。首先论其重要性：

"夫气者，胎之元也，形之本也。胎既诞矣，而元精已散，形既动矣，而本质渐弊。是故须纳气以凝精，保气以炼形。精满而神全，形休而命延。元本充实，可以固存耳。观夫万物，未有有气而无形者，未有有形而无气者。摄生之子，可不专气而致柔乎！"④

随后有"太清行气符""服六戊气法""服三五七九气法""养五脏五行气法"等功法。其中"太清行气符"是一种道教符，要服符之后再行以下吐纳之法：

"以子时之后，先解发梳头数百下，便散发于后矣（初服须如此，久后亦不须散发也）。烧香（勿用熏陆香也），东向正坐，澄心定思，叩齿，导引（其法具后篇）。又安坐定息，乃西首而卧（本经皆曰东首，然面则向西，于存思吸引殊为不便），床须厚暖，所覆适寒温自得，稍暖为佳。腰脚已下尤宜暖。其枕宜令低下，与背高下平，使头颈顺，身平直。解身中衣带，令阔，展两手，离身三寸，仍握固。展两脚，相去五六寸。且徐吐气息，令调。然后想之东方初曜之气，共日光，合丹紫流晖，引此景而来，至于面前，乃以鼻（先拔鼻孔中毛，每初以两手大指下掌按鼻左右上下，动之十数过，令通畅）微引吸而咽之（久久乃不须引吸，但存气而咽之，其气自入，此便为妙）。咽之三，乃入肺中。小开唇，徐徐吐气。人气有缓急，宜自任性调息，必不得顿引至极，则气粗，粗则致损。又引咽之三，若气息长，加至五六咽，得七尤佳。如此以觉肺开大满为度，且停咽，乃闭气，存肺中之气。随两肩入臂至手，握中入存，下入于胃至两肾中，随脾至两脚心中，觉皮肉间习习如虫行为度。讫，任微喘息，少时待喘息调，依法引咽，导送之，觉手足温和畅调为度（诸服气方，直存入腹，不先向四肢，故致四肢逆冷，五脏壅滞，是以必须先入四肢，然后入腹，其气自然流宣）。此后不复须存在肺，直引气入大肠、小肠中，鸣转通流脐下为度，应如此，以肠中饱满乃止。则竖两膝，急握固，闭气鼓腹九度，就鼓中仍存其气，散入诸体。闭欲极，徐徐吐之，慎勿长。苦气急，稍稍并引而吐之。若觉腹中阔些，极则止。如腹犹满急，更闭气鼓之。讫，舒脚，以手摩面，将胸心而下，数十度，并摩腹绕脐，可数十度，展脚趾向上，反偃数度。乃纵手纵体，忘心遗形。良久，待气息关节调平，讫，乃起。若有汗，以粉摩拭头

① 司马承祯. 司马承祯集［M］. 北京：社会科学文献出版社，2013：64-65.
② 司马承祯. 司马承祯集［M］. 北京：社会科学文献出版社，2013：66.
③ 司马承祯. 司马承祯集［M］. 北京：社会科学文献出版社，2013：69.
④ 司马承祯. 司马承祯集［M］. 北京：社会科学文献出版社，2013：69.

面颈项，平坐，稍动摇关节，体和如常，可起动。其中随时消息，触类多方，既不云去烦述善，宜以意调适之。"①

这是一套完整的呼吸练习方法。练习要注意天时，"凡服气，皆取天景明澄之时为佳，若当风雨晦雾之时，皆不可引吸外气，但入密室闭服纳气，加以诸药也"②。

而"服三五七九气法"似是练习闭气的循序渐进之法：

"徐徐以鼻微引气，纳之三，以口一吐死气，久久便三气。次后引五气，以口一吐死气，久久便五气。次引七气，以口一吐死气，久久便七气。次引九气，以口一吐死气，久久便九气。因三、五、七、九而并引之以鼻，二十四气纳之，以口一吐死气，久久便二十四气咽，逆报之。报之法，因从九数下到三，复顺引之，咽，可九九八十一咽气而一吐之，以为节也。此法以入气多吐气少为妙。若不作此限数，渐增入，则阙于常数耳。死气者，是四时五行休死之气，存而吐之，自余节度，仍依常法。"③

从吸三呼一，一直练到九吸一呼，总之"以入气多吐气少为妙"，是一种独特的练习法。

还有一种是全年按不同季节练习的"养五脏五行气法"：

"春以六丙之日，时加巳，食气百二十助于心，令心胜肺，无令肺伤肝，此养肝之义也。

"夏以六戊之日，时加未，食气百二十以助脾，令脾胜肾，不伤于心也。

"季夏以六庚之日，时加申，食气百二十以助肺，令肺胜肝，不伤于脾也。

"秋以六壬之日，时加亥，食气百二十以助肾，令肾胜心，不伤于肺也。

"冬以六甲之日，时加寅，食气百二十以助肝，令肝胜脾，不伤于肾也。

"右此法是五行食气之要明，时各有九，凡一千八十食气，各以养脏，周而复始，不相克，精心为之。"④

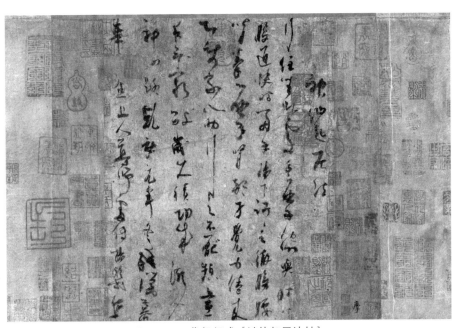

图 3-9　五代杨凝式《神仙起居法帖》

（纸本，草书，纵 27 厘米，横 21.2 厘米，现藏于故宫博物院。内容为按摩导引功法，释文如下："行住坐卧处，手摩胁与肚。心腹通快时，两手肠下踞。踞之彻膀腰，背拳摩肾部。才觉力倦来，即使家人助。行之不厌频，昼夜无穷数。岁久积功成，渐入神仙路。乾祐元年冬残腊暮，华阳焦上人尊师处传。杨凝式"）

① 司马承祯. 司马承祯集［M］. 北京：社会科学文献出版社，2013：71-73.
② 司马承祯. 司马承祯集［M］. 北京：社会科学文献出版社，2013：75.
③ 司马承祯. 司马承祯集［M］. 北京：社会科学文献出版社，2013：78.
④ 司马承祯. 司马承祯集［M］. 北京：社会科学文献出版社，2013：78.

如春季逢六丙日（即丙寅、丙子、丙戌、丙申、丙午或丙辰 6 个天干含"丙"的日子），在巳时，食气 120 次，其余季节类推。每个月有 3 次，一季有 9 次，即"时各有九"（夏季与季夏应合计为 9 次），每季则食气 1 080 次，以助所对应的脏腑。有意思的是，这里不是按五行五季直接配属来对应练习，而是按照五行生克来练习，如肝属春季，春天却不是练习助肝法，而是练习助心法，使心（火）旺而克肺（金），肺（金）受制就不会克肝（木），这是间接性助肝的方法。

司马承祯以"渐"入道的理论和方法以及对修道各层次的论述，对后世养生很有指导意义。

四、《钟吕传道集》（附《养生辩疑诀》）

《钟吕传道集》简称《传道集》，题为"正阳真人钟离权云房述，纯阳真人吕岩洞宾集，华阳真人施肩吾希圣传"，作者施肩吾为五代时人。全书以唐代钟离权与吕岩师徒问答的形式，论述内丹术要义，共 18 卷，分别为真仙、大道、天地、日月、四时、五行、水火、龙虎、丹药、铅汞、抽添、河车、还丹、炼形、朝元、内观、磨难、证验。此书是道教钟吕派内丹体系的奠基作，对后世影响甚大。

作为道教著作，此书开篇同样首先探讨何为"神仙"，提出了"法有三成""仙有五等"之说：

"法有三成者，小成、中成、大成之不同也。仙有五等者，鬼仙、人仙、地仙、神仙、天仙之不等，皆是仙也。鬼仙不离于鬼，人仙不离于人，地仙不离于地，神仙不离于神，天仙不离于天。"[①]

这些所谓的"仙"，其实指修炼达到的不同层次。如：

"人仙者，五仙之下二也。修真之士，不悟大道，道中得一法，法中得一术，信心苦志，终世不移。五行之气，误交误合，形质且固，八邪之疫不能为害，多安少病，乃曰人仙。"

"地仙者，天地之半，神仙之才。不悟大道，止于小成之法。不可见功，唯长生住世，而不死于人间者也。"

"神仙者，以地仙厌居尘世，用功不已，关节相连，抽铅添汞而金精炼顶。玉液还丹，炼形成气而五气朝元，三阳聚顶。功满忘形，胎仙自化。阴尽阳纯，身外有身。脱质升仙，超凡入圣。谢绝尘俗以返三山，乃曰神仙。"

"地仙厌居尘世，用功不已，而得超脱，乃曰神仙。地仙厌居三岛而传道人间，道上有功，人间有行，功行满足，受天书以返洞天，是曰天仙。"[②]（《钟吕传道集·论真仙第一》）

书中说"用法求道，道固不难。以道求仙，仙亦甚易"，强调神仙可求。但所谓的"道"，不是一般的各种练习法，书中说：

"有斋戒者、有休粮者、有采气者、有漱咽者、有离妻者、有断味者、有禅定者、有不语者、有存想者、有采阴者、有服气者、有持净者、有息心者、有绝累者、有开顶者、有缩龟者、有绝迹者、有看读者、有烧炼者、有定息者、有导引者、有吐纳者、有采补者、有布施者、有供养者、有救济者、有入山者、有识性者、有不动者、有受持者，旁门小法不可备陈。至如采日月之华，夺天地之气，心思意想、望结丹砂，屈体劳形，欲求超脱，多入少出，攻病可也；认为真胎息，绝念忘言，养性可也；指作太一含真气，金枪不倒，黄河逆流，养命之下法；形如槁木，心若死灰，集神之小术。奈何古今奉道之士，苦苦留心，往往挂意，以咽津为药，如何得造化？聚气为丹，如何得停留？指肝为龙，肺为虎，如何得交合？认坎为铅，离为汞，如何得抽添？四时浇灌，望长黄芽。一意不散，欲求大药。差年错月，废日乱时。不识五行根蒂，安知三才造化？寻枝摘叶，迷惑后人。致使大道，日远日疏，异端并起，逐成风俗，以失先师之本意，良由道听途说、

① 施肩吾. 钟吕传道集［M］. 上海：上海古籍出版社，1989：4.
② 施肩吾. 钟吕传道集［M］. 上海：上海古籍出版社，1989：4-6.

口耳之学，而指诀于无知之徒，递相训式，节序入于泉下，令人寒心。"①（《钟吕传道集·论大道第二》）

这里反映出道教内也有不同的认识，钟吕派独重内丹，认为其他的练习方法都非正道。为了弘扬大道，书中连续用四篇天地、日月、四时、五行，讲述阴阳五行的基本道理，文字简明，不尚隐语。这在道经中并不多见。如用阴阳之理来说明金丹大法，其基本要旨为：

"始也法效天机，用阴阳升降之理，使真水、真火合而为一，炼成大药，永镇丹田，浩劫不死，而寿齐天地。如厌居尘世，用功不已，当取日月之交会，以阳炼阴，使阴不生；以气养神，使神不散。五气朝元，三花聚顶，谢绝俗流，以归三岛。"②（《钟吕传道集·论日月第四》）

可见，《钟吕传道集》虽以"成仙"为追求目标，但仍以内丹为本，注重个人修行。书中认为，内丹是成仙大道，其余导引、吐纳、服气、漱咽等都属"旁门小法"。其丹道则分十二阶次，即匹配阴阳第一、聚散水火第二、交媾龙虎第三、烧炼丹药第四、肘后飞金晶第五、玉液还丹第六、玉液炼形第七、金液还丹第八、金液炼形第九、朝元炼气第十、内观交换第十一、超脱分形第十二等。一些具体理论与脏腑学说结合更为紧密，对后来的中医学也产生重要影响。

《钟吕传道集》中的许多术语，一直为后世内丹所宗，所以其解释很重要。如水、火，书中说：

"凡身中以水言者，四海、五湖、九江、三岛、华池、瑶池、凤池、天池、玉池、昆池、元潭、阆苑、神水、金波、琼液、玉泉、阳酥、白雪，若此名号，不可备陈。凡身中以火言者，君火、臣火、民火而已。三火以元阳为本，而生真气，真气聚而得安，真气弱而成病。若以耗散真气而走失元阳，元阳尽，纯阴成，元神离体，乃曰死矣。"③（《钟吕传道集·论水火第七》）

由于"三火起于群水众阴之中，易为耗散而难炎炽。若此阳弱阴盛，火少水多，令人速于衰败而不得长生"，因此，炼内丹的目标是"阳长阴消，金丹可成而胎仙自化"。因为水、火又分别用龙、虎来形容，所以炼丹要达到"龙虎交媾"。书中说：

"人之长生者，在炼就金丹。欲炼金丹，先采黄芽。欲得黄芽，须得龙虎。所谓真龙出于离宫，真虎生于坎位。"④（《钟吕传道集·论水火第七》）

"肾水生气，气中有真一之水，名曰阴虎，虎见液相合。心火生液，液中有正阳之气，名曰阳龙，龙见气相合"。⑤（《钟吕传道集·论龙虎第八》）

也就是说，阳龙为心，阴虎为肾，炼内丹重在心肾水火相交。由于金丹派理论盛行，因此内丹派借用金丹术语，又说：

"八石之中惟用朱砂，砂中取汞。五金之中惟用黑铅，铅中取银。汞比阳龙，银比阴虎。"⑥（《钟吕传道集·论丹药第九》）

所以炼内丹的铅、汞，就是人身之水、火。在炼外丹时，铅、汞化合产生"黄芽"，这是成丹的重要步骤。现代研究认为，"黄芽"是一种呈橙黄色的以氧化铅为主并含有少量氧化汞的物质⑦，是后来成大丹之前的过程。那么炼内丹如何套用这个步骤？书中说：

"铅本父母之真气，合而为一，纯粹而不离。既成形之后藏在肾中。二肾相对，同升于气，乃曰元阳之气，气中有水，乃曰真一之水。水随气升，气住水住，气散水散。水与气，如子母之不相离。善观者，止见气不见水。以此真一之水，合于心之正阳之气，乃曰龙虎交媾而变黄芽，

①　施肩吾. 钟吕传道集［M］. 上海：上海古籍出版社，1989：7.
②　施肩吾. 钟吕传道集［M］. 上海：上海古籍出版社，1989：12.
③　施肩吾. 钟吕传道集［M］. 上海：上海古籍出版社，1989：18.
④　施肩吾. 钟吕传道集［M］. 上海：上海古籍出版社，1989：18.
⑤　施肩吾. 钟吕传道集［M］. 上海：上海古籍出版社，1989：21.
⑥　施肩吾. 钟吕传道集［M］. 上海：上海古籍出版社，1989：23.
⑦　姜生，汤伟侠. 中国道教科学技术史·汉魏两晋卷［M］. 北京：科学出版社，2002：382.

以黄芽为大药。"①（《钟吕传道集·论铅汞第十》）

这个过程是用存想来实现的。书中说：

"其想也，九皇真人引一朱衣小儿上升，九皇真母引一皂衣小女下降，相见于黄屋之前。有一黄衣老姬接引，如人间夫妇之礼，尽时欢悦。女子下降，儿子上升，如人间分离之事。既毕，黄姬抱一物，形若朱桔，下抛入黄屋，以金器盛留。此儿者，是乾索于坤，其阳复还本位，以阳负阴而会本乡。此女者，是坤索于乾，其阴复还本位，以阴抱阳而会本乡。是坎离交而配阴阳之想也。若以炎炎火中见一黑虎上升，滔滔浪里见一赤龙下降，二兽相逢，交战在楼阁之前。朱门大启，渟渟烟焰之中，有王者指顾于大火焚天，而上有万丈波涛，火起复落，烟焰满天地。龙虎一盘一绕，而入一金器中，下入黄屋间，似置在笼柜中。此龙虎交媾，而变黄芽之想也。"②（《钟吕传道集·论内观第十六》）

得到的黄芽也如真实的炼外丹一样，每次只得一点，保存在体内：

"肾气投心气，气极生液，液中正阳之气，配合真一之水，名曰龙虎交媾。每日得之黍米之大，名曰金丹大药，保送黄庭之中。且黄庭者，脾胃之下，膀胱之上，心之北而肾之南，肝之西而肺之东，上清下浊，外应四色，量容二升，路通八水。所得之药，昼夜在其中。"③（《钟吕传道集·论铅汞第十》）

其实，书中颇有意图将内丹术以前流行的修炼法都融于一体，以吸引各派修道之士。所以除用外丹术语外，也用了大量房中术语。如龙虎相交叫作"交媾"，即有此意。而存想中的"匹配阴阳"的过程，还有主动激发阳气兴起，都有使精充满而后便于"采药"的含意。包括接下来的"进火"一词，原来也是房中术语。如《备急千金要方·种子法》说："进火之时，当到阴节间止，不尔则过子宫矣。"但此处则是存想成真正的"进火"：

"其想也，一器如鼎如釜，或黄或黑，形如车轮，左青龙而右白虎，前朱雀而后玄武。旁有二臣，衣紫袍，躬身执圭而立。次有仆吏之类，执薪燃火于器。次有一朱衣王者，乘赤马，驾火云，自空而来，举鞭指呼，唯恐火小焰微。炎炎亘空，撞天欲出，天关不开，烟焰复下。周围四匝，人物、器釜、王者、大臣，尽在红焰之中，互相指呼，争要进火。器中之水，无气而似凝结。水中之珠，无明而似光彩。此进火烧丹药之想也。"④（《钟吕传道集·论内观第十六》）

然后"抽添"，即所谓"抽铅添汞"，也是用房中术语形容体内的变化：

"既以采药为添汞，添汞须抽铅，所以抽添非在外也。自下田入上田，名曰肘后飞金晶，又曰起河车而走龙虎，又曰还精补脑而长生不死。铅既后抽，汞自中降，以中田还下田。始以龙虎交媾而变黄芽，是五行颠倒，继以抽铅添汞而养胎仙，是三田返复。"⑤（《钟吕传道集·论抽添第十一》）

这里，"采药为添汞"意为忍精不泄；"添汞须抽铅"即用意念将精从下丹田输至上丹田，从而还精补脑。这个从下至上的过程，则称作"河车"。书中说：

"盖人身之中，阳少阴多，言水之处甚众。车则取意于搬运，河乃主象于多阴，故此河车，不行于地而行于水。自上而下，或前或后，驾载于八琼之内，驱驰于四海之中。升天则上入昆仑，既济则下奔凤阙（心肺之间）。运载元阳，直入于离宫；搬负真气，曲归于寿府（黄庭）。往来九州而无暂停，巡历三田而无休息。龙虎既交，令黄婆驾入黄庭；铅汞才分，委金男搬入金阙（泥丸）。玉泉千派，运时止半日工夫；金液一壶，搬过只片时功绩。五行非此车搬运，难得生成一气，非此车搬运，岂能交会？应节顺时而下功，必假此车而搬之，方能有验。养阳

① 施肩吾. 钟吕传道集［M］. 上海：上海古籍出版社，1989：25.
② 施肩吾. 钟吕传道集［M］. 上海：上海古籍出版社，1989：42-43.
③ 施肩吾. 钟吕传道集［M］. 上海：上海古籍出版社，1989：26.
④ 施肩吾. 钟吕传道集［M］. 上海：上海古籍出版社，1989：43.
⑤ 施肩吾. 钟吕传道集［M］. 上海：上海古籍出版社，1989：28.

炼阴之事，必假此车而搬之，始得无差。乾坤未纯，或往来其阴阳，是此车之功也；宇宙未周，或交通其血气，是此车之功也。自外而内，运天地纯粹之气，而接引本宫之元阳。自凡而圣，运阴阳真正之气，而补炼本体之元神，其功不可以备纪。"①（《钟吕传道集·论河车第十二》）

更深一步，"河车"可以分为三种：

"五行循环，周而复始，默契颠倒之术，龙虎相交而变黄芽者，小河车也。肘后飞金晶，还晶入泥丸，抽铅添汞而成大药者，大河车也。龙虎交而变黄芽，铅汞交而成大药。真气生而五气朝中元，阳神就而三神超内院。紫金丹成，常如玄鹤对飞；白玉汞就，正似火龙踊起。金光万道，罩俗骨以光辉；琪树一株，现鲜葩而灿烂。或出或入，出入自如；或去或来，往来无碍。搬神入体，且混时流，化圣离俗，以为羽客。乃曰紫河车也。"②（《钟吕传道集·论河车第十二》）

最后的紫河车已经是丹成的境界了。至于所谓的内丹，其实也有许多不同的层次：

"有小还丹、有大还丹、有七运还丹、有九转还丹、有全液还丹、有玉液还丹、有以下丹还上丹、有以上丹还中丹、有以中丹还下丹、有以阳还阴丹、有以阴还阳丹。名号不同，亦以时候差别，而下手处各异也。"③（《钟吕传道集·论还丹第十三》）

丹成之后对形体的影响，谓之"炼形"，可以"因形留气，以气养形，小则安乐延年，大则犹留住世。既老者，返老还童。未老者，定颜长寿"，甚至达至更高境界：

"根源牢固，元气不损，呼吸之间可以夺天地之正气，以气炼气，散满四大。清者荣而浊者卫，悉皆流通。纵者经而横者络，尽得舒畅。寒暑不能为害，劳苦不能为虞，体轻骨健，气爽神清，永保无疆之寿，长为不老之人。苟或根源不固，精竭气弱，上则元气已泄，下则本宫无补，所吸天地之气浩浩而出，入十一丈元气九九而损。不为己之所有，反为天地所取，何能夺天地之正气？积而阴盛阳衰，气弱而病，气尽而死，堕入轮回。"④（《钟吕传道集·论炼形第十四》）

炼形之后更有"炼气朝元"达到所谓"长生"的境界，就偏于神奇了。整个过程对人的影响，书中描述如下：

"依法区分，自一日之后，证验次序，以至脱质升仙，无差毫末。

"始也淫邪尽罢，外行兼修，凡采药之次，金精充满，心境自除，以煞阴鬼。

"次心经上涌，口有甘液。

"次阴阳击搏，时时腹中闻风雷之声。

"次魂魄不定，梦寐多有恐悸之境。

"次六腑四肢或生微疾，小病不疗自愈。

"次丹田自暖，形容清秀。

"次居暗室目有神光。

"次梦中雄勇，物不能害，人不能欺，或如抱得婴儿归。

"次金关玉锁封固，绝梦泄遗漏。

"次鸣雷一声，关节通连，惊汗四溢。

"次玉液烹漱以成凝酥。

"次灵液成膏，渐畏腥膻，以充口腹。

"次尘骨将轻而变神室，步趋奔马，行止如飞。

①　施肩吾. 钟吕传道集［M］. 上海：上海古籍出版社，1989：29-30.
②　施肩吾. 钟吕传道集［M］. 上海：上海古籍出版社，1989：31.
③　施肩吾. 钟吕传道集［M］. 上海：上海古籍出版社，1989：32.
④　施肩吾. 钟吕传道集［M］. 上海：上海古籍出版社，1989：36.

"次对境无心而绝嗜欲。

"次真气入物，可以疗人疾病。

"次内观明朗而不暗昧。

"次双目瞳仁如点漆，皱脸重舒，绀发再生，已少者永驻童颜。

"次真气渐足而似常饱，所食不多，饮酒无量，终不见醉。

"次身体光泽神气秀媚，圣丹生味。灵液透香，真香异味，常在口鼻之间，人或知而闻之。

"次目睹百步而见秋毫。

"次身体之间，旧痕残癗，自然消除，涕泪涎汗亦不见有。

"次胎完气足以绝饮食。

"次内志清高，以合太虚，凡情凡爱，心境自绝。下尽九虫，上死三尸。

"次魂魄不游，以绝梦寐。神彩精爽，更无昼夜。

"次阳精成体，神府坚固，四体不畏寒暑。

"次生死不能相干，而坐忘内观，以游华胥神仙之国，女乐楼台，繁华美丽，殆非人世所有也。

"次功满行足，阴功报应，密授三清真箓。阴阳变化，预知人事，先见灾福。

"次触目尘冗，厌与往还，洁身静处，胎仙可现，身外有身，是为神圣。

"次真气纯阳，吁呵可干外汞。

"次胎仙常欲腾飞，祥光生于卧室。

"次静中时闻乐声。

"次常人对面，虽彼富贵之徒，亦闻腥秽，盖凡骨俗体也。

"次神彩自可变移，容仪成而仙姿可比玉树，异骨透出金色。

"次行止去处，常有神祇自来朝现，驱用指呼，一如己意。

"次静中外观，紫霞满目，金光罩体。

"次身中忽火龙飞，或玄鹤起，便是神灵脱凡骨而超俗流，乃曰超脱。

"次超脱之后，彩云缭绕，瑞气纷纭，天雨奇花，玄鹤对飞。异香散而玉女下降，授天书紫诏既毕，而仙冠、仙衣之属具备。节制威仪，前后左右不可胜纪。相迎相引，以返蓬莱，于紫府朝见太微真君。契勘乡原名姓，校量功行等殊，而于三岛安居，乃曰真人仙子。"[①]（《钟吕传道集·论证验第十八》）

从身体日渐健康少病，到后面出现种种神迹，虽然有不少神仙色彩，但其对健康的意义仍是处于首位的。另外该书对整个步骤叙述非常清晰，易于实践学习。由此可见，钟吕内丹术将此前的道教存思方法做出进一步的规范，形成一种特定的内丹模式，在理论上更加严密，并且与医学理论关系密切，因此对养生学影响较大。

附：施肩吾《养生辩疑诀》

《养生辩疑诀》一篇，题"栖真子施肩吾述"，《道藏》收录。施肩吾在本篇中，辩驳凡人对养生之道的讥讽，反对服气绝粒、驱役考召、清静绝食诸术，提倡保气栖神功法。篇中说：

"一气无方，与时消息，万物生死，共气盛衰。处自然之间，而皆不知所以然而然。其所禀习，在覆载之下。有形者先须知其本，知其本则求无不通。修道先须正其源，正其源则流无不应。"[②]

故此，他指出：

"若不知虚无恬淡妙用之理，徒委志于寂默之间，妄作于形神之外，是谓无益之用，非摄生之鸿渐也。"

① 施肩吾. 钟吕传道集［M］. 上海：上海古籍出版社，1989：48-49.
② 吴曾祺. 涵芬楼古今文钞简编［M］. 上海：商务印书馆，1916：42.

他一是反对服饵，说：

"抑又服饵草木金石以固其形，而不知草木金石之性，不究四时顺逆之宜，久而服之，反伤和气。远不出中年之内，疾害俱生。"①

二是批评诸种所谓的"长生"方法，说：

"夫服气绝粒者，道家之所尚，人苟得之，皆有不食之功，身轻之效。便自言肠胃无滓，立致云霄，形体获轻，坐希鸾鹤。采饵者，复以毛女为凭；呼吸者，又引灵龟作证。曾不知真气暗减，胎精内枯，犹执滞理于松筠，守迷端于翰墨，良可嗟矣！宁不怪乎？

"至于驱役考召之流，盖是道中之法事。研讨至精，穷其真诰，诚为身外之虚名，妄作人间之孟浪。在己无征于延益，于人有验于轸攘。乱构休祥，徒陈祸福。如斯之辈，并非保生之道也。

"或以清静无为，深居绝俗，形同槁木，志类死灰，不知天地动用之心，不察阴阳运行之理。如此则虽游恍惚，其恍惚而无涯；纵合窅冥，其窅冥而莫测。翻使希夷之外，神用罔然；虚白之中，玄关失守。"②

他强调说：

"大凡保气栖神，不可以湛然而得之，亦不可以兀然而守之。且神无方而气常运，形至静而用无穷。是知保气者，其要在乎运；栖神者，其秘在乎用。吾尝闻之于师曰：体虚而气周，形静而神会。此盖为出世之玄机，无名之大用矣。"③

此段主要是表达有关养生的看法，没有具体的方法。

五、崔希范《入药镜》

唐末五代时人崔希范所著的《入药镜》也是重要的内丹著作。全文为三言歌诀，共 82 句。简明扼要，论述丹法。

《入药镜》所述的内容与钟吕派内丹理论近似。"入药"一词，也是指将自身精、气、神，炼成大药，进而修成内丹。其文如下：

"先天气，后天气，得之者，常似醉。日有合，月有合，穷戊己，定庚甲。

"上鹊桥，下鹊桥，天应星，地应潮。起巽风，运坤火，入黄房，成至宝。

"水怕干，火怕寒，差毫发，不成丹。铅龙升，汞虎降，驱二物，勿纵放。

"产在坤，种在乾，但至诚，法自然。盗天地，夺造化，攒五行，会八卦。

"水真水，火真火，水火交，永不老。水能流，火能焰，在身中，自可验。

"是性命，非神气，水乡铅，只一味，归根窍，复命关，贯尾闾，通泥丸。

"真橐籥，真鼎炉，无中有，有中无。托黄婆，媒姹女，轻轻地，默默举。

"一日内，十二时，意所到，皆可为。饮刀圭，窥天巧，辨朔望，知昏晓。

"识浮沉，明主客，要聚会，莫间隔。采药时，调火功，受气吉，防成凶。

"火候足，莫伤丹，天地灵，造化悭。初结胎，看本命，终脱胎，看四正。

"密密行，句句应。"④

将《入药镜》与《钟吕传道集》相对照，则其所讲述修炼内丹的原理和方法相近，水火、龙虎、铅汞等术语也大致相同。但《入药镜》的文字简明扼要，故后世流传颇广，有王道渊、李攀龙、彭好古等多种注释本。

---

① 吴曾祺. 涵芬楼古今文钞简编［M］. 上海：商务印书馆，1916：42.
② 吴曾祺. 涵芬楼古今文钞简编［M］. 上海：商务印书馆，1916：42—43.
③ 吴曾祺. 涵芬楼古今文钞简编［M］. 上海：商务印书馆，1916：43.
④ 崔希范. 入药境［M］. 上海：上海古籍出版社，1989：1—33.

六、《幻真先生服内元气诀》与《嵩山太无先生气经》

《幻真先生服内元气诀》，简称《服内元气诀》，大致成书于唐代。正统《道藏》将此书收入洞神部方法类，《云笈七签》卷六十亦收录此书。《嵩山太无先生气经》为道教经书，又称《太无先生气经》，2卷，不著撰人，但《新唐书·艺文志》有著录。两书内容大部分相近。近代人研究认为《幻真先生服内元气诀》成书较早。理由一是《幻真先生服内元气诀》成书于唐朝天宝年间（742—755年），而《嵩山太无先生气经》成书于唐代大历年间（766—779年），时间较后。二是从篇章结构上看，《幻真先生服内元气诀》文理连贯，《嵩山太无先生气经》之章节有割裂的痕迹，如《幻真先生服内元气诀》的《食饮调护诀》一章，在《嵩山太无先生气经》中被分为《饮食诀》《调护诀》，似乎不合文理；此外《幻真先生服内元气诀》有《守真诀》《服气胎息诀》，比《嵩山太无先生气经》有相似内容的《慎真诀》《修存诀》篇名更为达意。三是《嵩山太无先生气经》有增辑自他书的内容，有枝蔓之感[1]。

本节以《幻真先生服内元气诀》为主进行介绍。书前有序云：

"夫形之所恃者，气也；气之所依者，形也。气全即形全，气竭即形毙。是以摄生之士，莫不炼形养气，以保其生，未有有形而无气者、有气而无形者也。则形之与气，相须而成，岂不皎然哉。余慕至道，备寻经诀，自执气守真，向三十余载，所闻所见，殊未惬心。天宝年中，遭遇罗浮山王公，自北岳而返，倚策邮亭，依然相顾，余意以其异人乎？近之与语，果然方外有道之君子也。哀余恳至，见授吐纳，洎一二理身之要。仰殊恩之罔极，非言词所能尽。每云道之至要，不在经书，悉传于口。其二景、五牙、六戊及诸服气法，皆为外气，外气刚劲，非俗中之士所宜服也。至如内气，是曰胎息，身中自有，非假外求。不得口诀，徒为劳苦，终久无成。今所撰录，皆承真人之旨要，以申明之训，非愚蒙所自裁断。王公常谓余曰：老君云，我命在我，不在于天；又曰，吾与天地，分一气而理焉，天地焉能生死于吾者哉。斯实真言之要也。修奉之士，宜三复之。参承训诱，敢不俯伏！偶得此诀，须慎传之，无或泄露，以致殃耳。"[2]

按其所说，此诀是唐代天宝年间（742—755年）由罗浮山王公所传。全书15节，依次为《进取诀》《淘气诀》《调气诀》《咽气诀》《行气诀》《炼气诀》《委气诀》《闭气诀》《布气诀》《六气诀》《调气液诀》《饮食调护诀》《休粮诀》《慎守诀》《服气胎息诀》。

其《进取诀》云：

"凡欲服气，先须高燥净空之处，室不在宽，务在绝风隙。常令左右烧香（不用秽污），床须厚软，脚稍令高（《真诰》曰：床高，鬼吹不及，言鬼神善因地气以吹人为祟，床高三尺可也）。衾被适寒温，令冬稍暖尤佳。枕高二寸余，令与背平。每至半夜后生气时，或五更睡之初觉，先吹出腹中浊恶之气，一九下止。若要细而言之，则亦不在五更，但天气调和，腹中空，则为之。先闭目，叩齿三十六通，以警身神。毕，以手指捻目大小眦，兼按鼻左右，旋耳及摩面目，为真人起居之法。更随时加之导引，以宣畅关节。乃以舌拄上腭，料口中内外津液，候满口则咽之，令下入胃，存胃神承之，如此三，止。是谓漱咽灵液，灌溉五脏，面乃生光。此之去就，大体略同。便兀然放神，使心如枯木，空身若委衣，内视返听，万累都遣，然后淘之。每事皆闭目握固，唯临散气之时，则展指也。夫握固，所以闭关防而却精邪。初服气之人，气道未通，则不得握固，待至百日或半年，觉气通畅，掌中汗出，则可握固。《黄庭经》云：闭塞三关握固停，漱咽金醴吞玉英，遂至不食三虫亡，久服自然得兴昌。"[3]

此诀是准备功夫。后面有《淘气诀》《调气诀》和《咽气诀》，分别说：

"淘气诀。诀曰：凡人五脏，亦各有正气。夜卧闭息，觉后欲服气，先须转令宿食消，故气得出，

① 黄永锋.《幻真先生服内元气诀》辨析[J].上海道教，2008[2]：28-30.
② 汪茂和.中国养生秘籍全书·诸真经圣胎神气诀[M].北京：北京科学技术出版社，1993：313-314.
③ 汪茂和.中国养生秘籍全书·诸真经圣胎神气诀[M].北京：北京科学技术出版社，1993：315-316.

然后始得调服。其法闭目握固，仰卧，倚两拳于乳间，竖两膝，举背及尻，间闭气，则鼓气海中气，使自内向外，轮而转之，呵而出之，一九或二九止。是曰淘气，毕则调之。

"调气诀。诀曰：鼻为天门，口为地户，则鼻纳之，口宜吐之，不得有误。误则气逆，气逆则生疾。吐纳之际，尤宜慎之，亦不使自耳闻，调之或五或七至九，令平和也。是曰调气，毕则咽之，夜睡则闭之，不可口吐之也。

"咽气诀。诀曰：服内气之妙，在乎咽气。世人咽外气以为内气，不能分别，何以谬哉？纳吐之士，宜审而为之，无或错误耳。夫人皆禀天地之元气而生身，身中自分元气而理。每咽及吐纳，则内气与外气相应，自然气海中气随吐而上，直至喉中，但喉吐极之际，则辄闭口，连鼓而咽之，令郁然有声，汩汩然从男左女右而下，纳二十四节，如水沥沥，分明闻之也。如此，则内气与外气相顾，皎然而别也。以意送之，以手摩之，令速入气海。气海，脐下三寸是也，亦谓之下丹田。初服气人，上焦未通，以手摩之，则令速下，若流通，不摩亦得。一闭口，三连咽，止于咽，号曰云行；一湿口咽，取口中津咽，谓之雨施。初服气之人，气未流行，每一咽则旋行之，不可遽至三连咽也。候气通畅，然后渐渐加之，直至于小成也。一年后始可流通，三年功成，乃可恣服。新服气之人，气既未通，咽或未下，须一咽以为候，但自郁然有声，汩汩而下，直入气海。"[1]

之后是较为复杂的行气方法，即《行气诀》：

"诀曰：下丹田近后二穴，通脊脉，上达泥丸。泥丸，脑宫津名也。每三连咽，即速存下丹田所，得内元气，以意送之，令入二穴。因想见两条白气，夹脊双引，直入泥丸，薰蒸诸宫，森然遍下毛发、面部、头项、两臂及手指，一时而下，入胸至中丹田。中丹田，心宫神也。灌五脏，却离入下丹田，至三星，遍经脾膝、胫、踝，下达涌泉。涌泉，足心是也。所谓分一气而理，鼓之以雷霆，润之以风雨之状也。只如地有泉源，非雷霆腾鼓，无以润万物。若不回荡浊恶之气，则令人有不安。既有津液，非漱咽之，不堪溉灌五脏，发其光彩，终不能还精补脑，非交合则不能溯而上之。咽服内气，非吐纳则不能引而用之。是知回荡之道，运用之理，所以法天则地。想身中浊恶结滞，邪气瘀血，被正荣气荡涤，皆从手足指端出去，谓之散气。气散则展手指，不须握固。如此一度，则是一通。通则无疾，则复调之，以如使手。使手复难，鼓咽如前。闭气鼓咽至三十六息，谓之小成。若未绝粒，但至此常须少食，务令腹中旷然虚净，无问坐卧，但腹空则咽之，一日通夕至十度，自然三百六十咽矣。若久服气，息顿三百六十咽，亦谓之小成；一千二百咽，谓之大成，谓之大胎息。但闭气数至一千二百息，亦是大成。然后胎不结，然不能炼形易质，纵得长生，同枯木，无精光。"[2]

后面诸诀不具录。另外有关于练习过程中饮食注意原则的《饮食调护诀》，对饮食养生也有一定的借鉴作用：

"诀曰：服气之后，所食须有次第，可食之物有益，不可食之物必有损，损宜永断，益乃恒服。每日平旦，食少许淡水粥，或胡麻粥，甚益人，理脾气，令人足津液。日中淡面馎饦及饼并佳，只不得承热食之，勃乱正气也。煮葱薤羹可佳，饭必粳米，大麦面益人。服气之人，经四时甚宜服食之。此等物不必日日食也，任随临时之意欲食之。鹿肉作白脯，食之佳，如是斋戒，即不得食也。三十六禽神直日，其象鸟并不可食。枣、栗之徒兼馉饼，亦得食也。乍可馁，慎勿饱，饱则伤心，气尤难行。凡热面、萝卜羹，切忌切忌。咸酸辛物，宜渐渐节之。每食毕，即须呵出口中食毒浊气，永无患矣。

"服气之人，肠胃虚净，生冷、醋滑、粘腻、陈硬、腐败、难消之物，不用食。若偶然食此等之物一口，所在处必当微痛，慎之。但食软物，乃合宜也。每食先三五咽气，后吃食令作主，

① 汪茂和. 中国养生秘籍全书・诸真经圣胎神气诀［M］. 北京：北京科学技术出版社，1993：317–319.
② 汪茂和. 中国养生秘籍全书・诸真经圣胎神气诀［M］. 北京：北京科学技术出版社，1993：320–321.

兼吞三五粒生椒，佳也。食毕，更吞三粒下走引气。此物能消食，引气向下，通三焦，利五脏，逐浊秽，消宿食，助正气也。宜长久服之，能辟寒冱暑湿，明目、生发、理气，功力不可具述，备在《太清经》中，服椒别有方。服候有气下，则泄之，慎而勿留，留则恐为疾。每空腹随性饮一两杯清酒，甚佳。冬温夏冷，助正气排遣诸邪，其功不细。戒在多，多则惛醉，醉则伤神损寿。若遇尊贵，不获已，即宜饮，放即呵三五口，饮并即大开口呵十数下，以遣出曲蘖之毒，调理之。常时饮一二升，徐徐饮之，亦不中酒，兼不失食，味亦不退，乃如故矣。

"不用冲生产、死亡并六畜，一切秽恶不洁之气，并不宜及门，况近之耶？甚不宜正气。如不意卒逢以前诸秽恶，速闭气上风，闭目速过，便求一两杯酒以荡涤之。觉气入腹不安，即须调气，逼出浊气，即咽纳新气，以意送之，当以手摩之，则便吞椒及饮一两杯酒，令散矣。如不肯散，即不须过理逼，任出无苦。此则上焦壅，故终须调气理之，使和平也。而食油腻辛味，甚犯正气，切意省之。当知向犯，使勿忤也。亦有服气一年通气，二年通血实，三年功成，元气凝实，纵有触犯，无能为患。日服千咽，不足为多，返老还童，渐从此矣。气化为津，津化为血，血化为精，精化为髓，髓化为筋。一年易气，二年易血，三年易脉，四年易肉，五年易髓，六年易筋，七年易骨，八年易发，九年易形，即三万六千真神皆在身中，化为仙童，号曰真人矣。勤修不倦怠，则关节相连，五脏牢固。《黄庭经》云：千千百百自相连，一一十十似重山。是内气不出，外气不入，寒暑不侵，刀兵不害，升腾变化，素同三光也。"[①]

此篇内容与司马承祯所述的功法也有相似之处，可见是唐代道门的时行功法。

七、敦煌写本《呼吸静功妙诀》

1900年敦煌莫高窟藏经洞现世，发现其中有一份唐代写本《呼吸静功妙诀》（图3-10），该写本分为两个部分，前一部分是《呼吸静功妙诀》正文，共13行273字；后一部分是附录《神仙粥》，共4行73字。卷子完好，但抄写水平欠工整，无抄者姓名和抄写年代。其内容如下：

"人生以气为本，以息为元，以心为根，以肾为蒂。天地相去八万四千里，人心肾相去八寸四分，此肾是内肾，脐［下］一寸三分是也。中有一脉，以通元息之浮沉。息终百脉，一呼则百脉皆开，一吸则百脉皆阖（合）。天地化工流行，亦不出呼吸二字。人呼吸常在心肾之间，则血气自顺，元气自固，七情不帜（炽），百病不治自消矣。每子午卯西（酉）时，于静室中，原（厚）褥铺于杨（榻）上，盘脚大坐，瞑目视脐，以（棉）塞耳，心绝念虑，以意随呼吸一来一往，上下于心肾之间，勿亟勿徐，任其自然。坐一炷香后，觉得口鼻之气不粗，渐渐和柔。又一炷香后，觉得口鼻之气似无出入，后然（然后）缓缓伸脚、开目，去耳塞，下榻行数步。又偃卧榻上少睡片时起来，啜淡粥半碗。不可坐（作）劳恼怒，以损静功。每日能专心依法行之，两月之后，自见功效。

"神仙粥：山药蒸熟，去皮，一斤。鸡头实，半斤，煮熟去壳，捣为末，入粳半升，慢火煮成粥，空心食之。或韭子末二三雨（两）在内尤妙。食粥后用好热酒饮三杯，妙。

"此粥善补虚劳，益气强志，壮元阳，止泄精，神妙。"

"呼吸静功妙诀"之名最早在后世文献中见于明代龚廷贤的《寿世保元》，敦煌写本的发现，将这一功法上推至唐代。

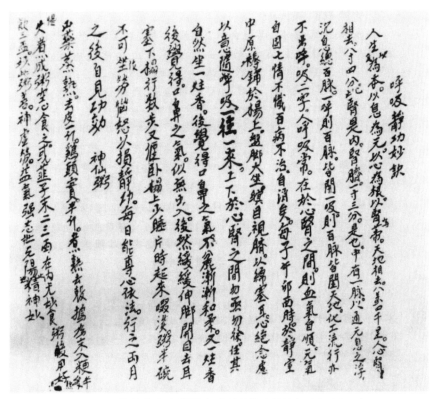

图 3-10　敦煌出土唐代写本《呼吸静功妙诀》（P. 3810）

八、王仲丘《摄生纂录》

《道藏》收录《摄生纂录》一卷，原不著撰人。《新唐书·艺文志》载"王仲丘《摄生纂录》一卷"，故作者应为唐时人。王仲丘生平不详。

全书分《导引》《调气》《居处》《行旅》四篇，总体上以气功为主。《导引》篇载有赤松子坐引法、婆罗门导引法。"赤松子坐引法"如下：

"长跪，两手向前。各分开，以指向外。次长跪，两手叉腰。次复长跪，右手曳后去，左手叉腹前。次复缓形长跪，左右手更曳向前，更从叉腰。次复长跪，伸两手着背后。次复平坐，以膝相张，两足向外，两手叉腰。能常为此法，令人耳目聪明，延年益寿，百病不生。为此法讫，当立以手摩身令遍，勿大寒、大热、风燥、醉饱时作之。"[①]

"婆罗门导引法"不完全同于孙思邈《千金要方》中的方法，且有十二式命名：

"第一，龙引：以两手向上拓，兼似挽弓势，右左同。又叉手相捉头上过。

"第二，龟引：峻坐，两足如八字，以手拓膝，行摇动，又左顾右顾。

"第三，麟盘：侧外，屈手承头，将近将脚，屈向上，傍脏展上，脚向前拗。左右同。

"第四，虎视：两手据状，拔身向背后视。左右同。

"第五，鹤举：起立，徐徐返拗引颈，左右挽。

"第六，鸾趋：起立，以脚徐徐前踏，又握固，以手前后策。

"第七，鸳翔：以手向背上相捉，低身，徐徐宛转。

"第八，熊奋：迟以两手相叉，翻覆向胸臆，抱膝头上，宛转。

"第九，寒松空雪：大坐，手据膝，渐低头，左右摇动，徐徐回转。

"第十，冬柏凌风：两手据将，或低或举，左右引，细拔回旋。

---

① 高鹤亭. 中华古典气功文库：第四册［M］. 北京：北京出版社，1991：344.

"第十一，仙人排天：大坐，斜身偏倚，两手据床，如排天。左右同。

"第十二，凤凰鼓翅：两手交捶膊井连臂，返捶背上连腰脚，各三数度。为之细拔回旋，但取使快为上，不得过度，更至疲顿。"①

《调气》篇载吐纳练气法、胎食胎息法、食日月精法。篇中对"调气"的作用论述颇精，如云：

"夫天地万物皆因气以成形。故知气在人中，人在气中。气聚即生，气亡则死。善行气者，内以养身，外以却患，然百姓日用而不知焉。故善加调摄，必销众疾，苟有壅滞，便即生疗。养生者当先存此道矣。

"仙经云：服气者神明而寿。虽能服食而不知调气，效乃迟。若专调气而疗疾者，效速于针石矣。人能常存之，不死之道也。"②

对呼吸行气的作用论述也较为详细，不过与他书差别不大。如说：

"凡行气，以鼻纳气，以口吐气微引之，名曰长息。纳气有一，吐气有六。纳气有一者，谓吸也。吐气有六者，谓吹、呼、嘻、呵、嘘、呬，皆出气也。

"凡人之息，一呼一吸，无有此数为长息。吐气之法，时寒可吹，时温可呼，委曲疗病，吹以去热，嘻以去风，呵以去烦，又以下气虚者则多嘘呬。道家行气，卒不欲嘘呬者，长息之忌也。此男女俱可行此法。出《仿仙经》。闭气法：亦以鼻纳气，便闭之于内，为可久极，乃开口微吐之，口小吐之，鼻复小纳，如此再三，乃长吐之，亦如上吹、呼、嘻、呵之法。闭气数至千五百，复当但入不出者，但从鼻入通手足，不复从口出也。欲自通之于口，乃从口出耳。譬如水流，前水过去后水续处，不复往反，长生之道，决于斯矣。"③

另外还有具体的功法说明。《居处》篇有摄理法、推岁德法、推月德法、埋沙法、老君说河曲父谢天地法、辟盗贼法等。《行旅》篇则列举时日方向及吉日选择，又列举六十甲子及五兵姓名，使人呼名自卫，更有念咒、佩符之法，术数味道较浓。

九、智颛《修习止观坐禅法要》

智颛，南朝陈、隋时代的僧人。俗姓陈，字德安，荆州华容（今湖北潜江西南）人。中国佛教天台宗创始者。天台宗是中国佛教史上第一个独立的佛学宗派，其思想源于印度的大乘龙树学，经后秦鸠摩罗什的翻译、引进，六朝慧文、慧思大师特别是智颛大师的再创造而最终形成，又因以《妙法莲华经》为主要教义根据，所以天台宗也被称为法华宗。

"止观"译自梵文，"止"原为 samatha，音译作"奢摩他"，意为"平静"；"观"原为 vipassanà，音译作"毗婆舍那"，意为"观觉无常"。"止观"合起来，即在"止"的基础上生智慧，辨清事理。这是佛教强调的开悟法门之一。智颛将"止观"之法教义化、组织化、体系化，著有《摩诃止观》《童蒙止观》《修习止观坐禅法要》等说明止观之理的书。后者又名《小止观》，是对止观禅修法的简易说明。

《修习止观坐禅法要》一书2卷，分具缘、诃欲、弃盖、调和、方便、正修、善发、觉魔、治病、证果等10章，论述佛家修禅和觉悟的原则、方法、作用、意义。略去书中所述的佛教教义不提，以此书第四章《调和》为例，对坐禅过程中的一系列注意事项进行细致论述。该章对传统气功颇有影响。

《调和》将坐禅分为五个步骤。第一步"调食"和第二步"调睡眠"属于事前准备阶段。

关于"调食"，书中提出"饮食知节量"的原则，指出：

"食若过饱，则气急心满，百脉不通，令心闭塞，坐念不安；若食过少，则身羸心悬，意虑不固。

---

① 高鹤亭. 中华古典气功文库：第四册［M］. 北京：北京出版社，1991：344.

② 高鹤亭. 中华古典气功文库：第四册［M］. 北京：北京出版社，1991：344.

③ 高鹤亭. 中华古典气功文库：第四册［M］. 北京：北京出版社，1991：345.

此二皆非得定之道。若食秽触之物，令人心识昏迷；若食不宜之物，则动宿病，使四大违反。此为修定之初，须深慎之也。"①

关于"调睡眠"，书中指出合适的睡眠有助于禅修，但不能过于昏沉：

"若其眠寐过多，非唯废修圣法，亦复丧失功夫，而能令心暗昧，善根沉没。当觉悟无常，调伏睡眠，令神气清白，念心明净，如是乃可栖心圣境，三昧现前。"②

第三步"调身"、第四步"调息"和第五步"调心"，属于禅定时的事项。三者应同时注意，各有许多细节。

"调身"，是指禅定时身体的安放与调整，书中说：

"初至绳床，即须先安坐处，每令安稳，久久无妨。次当正脚，若半跏坐，以左脚置右脚上，牵来近身，令左脚指与右髀齐，右脚指与左髀齐。若欲全跏，即正右脚置左脚上。次解宽衣带周正，不令坐时脱落。次当安手，以左手掌置右手上，重累手相对，顿置左脚上，牵来近身，当心而安。次当正身，先当挺动其身，并诸支节，作七八反，如似按摩法，勿令手足差异。如是已，则端直，令脊骨勿曲勿耸。次正头颈，令鼻与脐相对，不偏不斜，不低不昂，平面正住。次当口吐浊气，吐气之法，开口放气，不可令粗急，以之绵绵，恣气而出，想身分中百脉不通处，放息随气而出，闭口，鼻纳清气，如是至三。若身息调和，但一亦足。次当闭口，唇齿才相挂着，舌向上腭。次当闭眼，才令断外光而已。当端身正坐，犹如奠石，无得身首四肢切尔摇动。"③

简言之，"不宽不急，是身调相"。

"调息"，是指禅定时对呼吸的调整，强调要避免风、喘、气三种情况：

"坐时则鼻中息出入觉有声，是风也。""坐时息虽无声，而出入结滞不通，是喘相也。""坐时息虽无声，亦不结滞，而出入不细，是气相也。"④

正确的调息，应达到"不声、不结、不粗，出入绵绵，若存若亡，资神安隐，情抱悦豫"。要达到这一点，有三个关键：

"若欲调之，当依三法：一者下着安心，二者宽放身体，三者想气遍毛孔出入通同无障。"⑤

达到之后，"息调则众患不生，其心易定"。简言之，"不涩、不滑，是调息相也"。

"调心"，是指禅定时思维的集中与调整。具体分三个阶段：入、住、出。所谓"入"，是指进入禅定境界，需要注意两个方面：

"一者调伏乱想，不令越逸；二者当令沉浮，宽急所得。何等为沉相？若坐时心中昏暗，无所记录，头好低垂，是为沉相。尔时当系念鼻端，令心住在缘中，无分散意，此可治沉。何等为浮相？若坐时心好飘动，身亦不安，念外异缘，此是浮相。尔时宜安心向下，系缘脐中，制诸乱念，心即定住，则心易安静。举要言之，不沉、不浮，是心调相。"⑥

所谓"住"，指在禅定过程中的注意事项，关键是要"身、息、心三事调不调相"。身体上要注意"其身或宽、或急、或偏、或曲、或低、或昂，身不端直，觉已随正，令其安隐，中无宽急，平直正住"；气息方面，"如上所说，或风、或喘、或复气息，身中胀满，当用前法随而治之，每令息道绵绵，如有如无"；心绪方面，注意"心或浮沉宽急不定，尔时若觉，当用前法，调令中适。"这三者是整个坐禅过程中都要注意的。

所谓"出"，指结束和脱离禅定状态：

"行人若坐禅将竟，欲出定时，应前放心异缘，开口放气，想从百脉随意而散，然后微微动身。次动肩、膊及手、头、颈。次动二足，悉令柔软。次以手遍摩诸毛孔。次摩手令暖，以掩两眼，

① 蒋维乔，袁了凡，智颉. 禅定入门［M］. 北京：九州出版社，2012：199.
② 蒋维乔，袁了凡，智颉. 禅定入门［M］. 北京：九州出版社，2012：199—200.
③ 蒋维乔，袁了凡，智颉. 禅定入门［M］. 北京：九州出版社，2012：201.
④ 蒋维乔，袁了凡，智颉. 禅定入门［M］. 北京：九州出版社，2012：202.
⑤ 蒋维乔，袁了凡，智颉. 禅定入门［M］. 北京：九州出版社，2012：202.
⑥ 蒋维乔，袁了凡，智颉. 禅定入门［M］. 北京：九州出版社，2012：203.

然后开之。待身热稍歇，方可随意出入。若不尔者，坐或得住心，出既顿促，则细法未散，住在身中，令人头痛，百骨节强，犹如风劳，于后坐中烦躁不安。是故心欲出定，每须在意。此为出定调身、息、心方法。"[①]

《修习止观坐禅法要》一书以简洁清楚的描述，阐述了打坐静养时应注意的问题及调整方法，十分便于学习，推动了坐禅的流行。

第八节　食疗知识的丰富

魏晋南北朝至隋唐时期，有关食疗的知识大量得到充实，出现了许多"食经"一类的著作，同时在各种本草书籍中有关食疗记载的内容也大量增加。

一、食疗专书

（一）各种食经

两晋南北朝时，出现了多种含有"食经"之名的专门著作。虽然大部分已佚，但仍可从各种文献中部分辑复，得知其基本面貌。从现在可以见到的《七卷食经》《崔禹锡食经》《马琬食经》《朱思简食经》《食经》等辑复本中，可以看出唐代以前的食经类书籍，内容包括孕妇饮食禁忌、食物组合禁忌、服药禁忌、食物或药物中毒解救方、各种患者适宜吃的食物说明、四时食物宜忌、解酒方、饮水的宜忌、食入异物解救方、饮食注意事项、常见口腔和消化道疾病方以及杂禁等内容。

1.《七卷食经》（佚名）

历代史志书目未见《七卷食经》，但是丹波康赖的《医心方》（成书于984年）有引录《七卷食经》11处，引录《七卷经》52处，合计63处。其内容专述食性、食宜、食禁、食疗。其内容涉及病后食物禁忌（特别有时行病后食禁），不宜吃的食物和水，食物类药物的本草说明有禁悲食、禁饱食、禁夜食等。

书中记载了食物类药物的本草说明内容，包括五果部、五肉部、五菜部等分类，与本草著作相似。如：

"杏仁：不可多食，令人热利。"

"菰根：除消渴。"

"蘩蒌：主消渴。"

"粳米：味甘，微寒，止寒热；利大肠，疗漆疮。"

"饴糖：置饴糜粥中食之，杀人未详。"

"柑子：味甘酸，其皮小冷，治气胜于橘皮，去积痰。"

"鸡头实：食之益精气。"

"猪肉：合五辛食之，伤人肝脾；鲫鱼合食，令人发损消。又不可合鲤鱼子，伤人。"

"饮水禁：凡远行途中逢河水，勿洗面，生乌肝。"

"柚：味醋，皮乃可食，不入药用。"

"干枣：食之轻身，和百药。"

"生枣：常服枣核中人，百邪不于也。"

"李：味酸，熟实可食之。"

"牛乳：不可合生肉，生腹中虫；不可合生鱼食，反成症。"

"鹑：味辛，平，食之令人善忘。"

"雁：食无损益。"

"茄子：温，平，食之多动气损阳。"

"苋菜：味甘，益气力，不饥。"

"蒜：损人，不可长食。"（《医心方·卷第三十》）

记载了伤寒后的饮食禁忌，如：

"时行病愈，食禁葫、韭、虾、鳝。不禁，病复发则难治，后年辄发。时行病后禁饼饵、鱼脍、诸生果菜，难消之物，皆复发病。时行汗解愈后，勿饮冷水，损心胞，常虚不能伏。"（《医心方·卷第十四》）

记载了饮食宜忌，如调食："悲来哭讫，即勿用食，反成气满病。"夜食禁："夜食饱满，不媾精，令成百病。又云：夜食不用啖生菜，不利人。夜食啖诸兽脾，令人口臭气。夜食不用诸兽肉，令人口臭。"饱食禁："饱食媾精，伤人肝；面目无泽，成病伤肌。又云：饱食即沐发者，作头风病。"

论及饮食卫生也提出："凡众鸟自死，口不闭、翼不合者，食之杀人。"[1]

2. 崔禹锡《崔禹锡食经》

崔禹锡，隋朝医家。里籍欠详。撰《食经》4卷，已佚。部分佚文被《医心方》《证类本草》所引用。

《隋书·经籍志》著录《崔氏食经》四卷，而无《崔禹锡食经》，《旧唐书·经籍志》和《新唐书·艺文志》亦无记载。然而《日本国见在书目》却记有"《食经》四卷，崔禹锡撰"。疑《隋书·经籍志》所载的《崔氏食经》即《崔禹锡食经》，其卷数亦相符。《崔禹锡食经》大概成书于六朝时期。日本丹波元胤的《医籍考》曾据《医心方》中所载《崔禹锡食经》佚文中的名物、语言等进行考证，以为"盖以菌为蕈，芥为辛菜，萍蓬为骨蓬，款冬为蓰，斑鸠为鹪，告天子为云雀，秋鸡为龟鸟，刺鬣鱼为鲷，赫鲈为鲩，香鱼为鲇之类是也，想举当时之名称而所记，后世字书遂失其训者，尤篁之为竹田，岚之为猛风，帐之为薄，均是六朝间之称"[2]。在《医心方》中，还辑录有《崔禹食经》、崔禹锡、崔禹等条文，共160余处，其内容较为丰富。

书中记载了很多食疗方，如治口臭方、治哕方、治积聚方、治赤白利方、治石淋方、治虚劳不得眠方、治伤寒困笃方等。如：

治口臭方："取薰薁根汁、果煎如膏，常食之。又方：亦可食怀（蘹）香。又方：末槟榔子含之。"（《医心方·卷第五》）

治哕方："薯蓣为粉，和蘖汁煮作粥食之。"（《医心方·卷第九》）

治积聚方："取蔓菁子一升捣研，以水三升，煮取一升，浓服之，为妙药也，亦治症瘕也。"（《医心方·卷第十》）

治赤白利方："鹪、云雀、鹑等任意食之。又方：通草子食之。"（《医心方·卷第十一》）

治石淋方："煮葵子服汁。"（《医心方·卷第十二》）

治虚劳不得眠方："蚝，治夜不眠，志意不定。"（《医心方·卷第十三》）

治伤寒困笃方："梨，除伤寒时行，为妙药也。"（《医心方·卷第十四》）

① 佚名. 七卷食经［M］//严世芸，李其忠. 三国两晋南北朝医学总集. 北京：人民卫生出版社，2009：1357-1358.
② 丹波元胤. 中国医籍考［M］. 北京：人民卫生出版社，1956：173-174.

治饮酒大醉方："煮鲶食之，止醉，亦治酒病。"（《医心方·卷第二十九》）

治误食菹菜，误吞水蛭方："服马蓼汁甚效。"（《医心方·卷第二十九》）

治食鱼中毒方："犀角二两，细切，以水四升，煮取二升，极冷顿服。"（《医心方·卷第二十九》）

书中还对食物按功效做了分类。

下利人可食之物：

"通草（崔禹云：止赤白下利）、云雀（崔禹云：主赤白下利）、鹑（崔禹云：主赤白下利）、鶊（崔禹云：主赤白下利）、鹈（崔禹云：主赤白下利）、鲇鱼（崔禹云：主赤白下利）、鲭（崔禹云：主血利）、鲹（崔禹云：主下利）、鲑（崔禹云：主止下利）、海鼠（崔禹云：干者温，主下利）、小蠃（崔禹云：主赤白下利）、薰藁（崔禹云：止冷利）。"（《医心方·卷第十一》）

渴家可食之物：

"猕猴桃（崔禹云：主消渴）、葵菜（崔禹云：主消渴）、石莼（崔禹云：治消渴）、紫苔（崔禹云：止消渴）、鹿头（崔禹云：主消渴）、海月（崔禹云：主消渴）、石阴子（崔禹云：主消渴、渴利）、龙蹄子（崔禹云：主消渴、渴利）、寄居（崔禹云：主渴）、河贝子（崔禹云：主消渴）。"（《医心方·卷第十二》）

对饮食宜忌和食物配伍禁忌，有孕妇禁食法，小儿禁食、调食法，季节饮食注意事项、饮水宜忌。

四时宜食：

"春七十二日，宜食酸咸味；夏七十二日，宜食甘苦味；秋七十二日，宜食辛咸味；冬七十二日，宜食咸酸味。四季十八日，宜食辛苦甘味。"（《医心方·卷第二十九》）

四时食禁：

"春七十二日，禁辛味，黍、鸡、桃、葱是也；夏七十二日，禁咸味，大豆、猪、栗、藿是也；秋七十二日，禁酸味，麻子、李、菲是也；冬七十二日，禁苦味，麦、羊、杏、薤是也；四季十八日土王，禁酸咸味，麻、大豆、猪、犬、李、栗、藿是也。右食禁可慎。相贼之味，其伤生气，故不成王相也。"（《医心方·卷第二十九》）

月食禁：

"三月芹子不可食，有龙子，食之杀人。又云：三月三日食鸟兽及一切果菜五辛，伤人。崔禹云：五月不可食韭，伤人目精。又云：五月五日，莫食一切菜，发百病。崔禹云：勿食鹰鹜，伤人精气。又云：五六月，芹菜不可食，其茎孔中有虫之，令人迷闷。"（《医心方·卷第二十九》）

饮水宜：

"春宜食浆水，夏宜食蜜水，（按：《大清经》云：作蜜浆法，白粳米二斗，净洮汰，五蒸五露竟，以水一石、白蜜五斗，合米煮之。作再沸止。纳瓮器中成，香美如乳汁味。夏月作此饮之佳。）秋宜食茗水。（按：《食经》云：采叶茗苗叶，蒸，曝干，杂米捣为饮粥食之，神良。）冬宜食白饮，是谓为调水养性矣。"（《医心方·卷第二十九》）

饮水禁：

"人常饮河边流泉沙水者，必作瘿瘤，宜以犀角渍于流中，因饮之，辟疟瘤之吒。又云：食诸生鱼脍及臑而勿饮生水，即生白虫。又云：食蛤苏，勿饮生水，即生长虫。又云：食辛蠃，而勿饮水，作蛔虫。又云：食鲫脍即勿饮水，生蛔屯。"（《医心方·卷第二十九》）

合食禁：

"食大豆屑后，啖猪肉，损人气。又云：胡麻不可合食并蒜，令疾血脉。又云：兰蒿草勿合鹿肪食，令人阴痿。又云：鹰勿合生海鼠食，令肠中冷，阴不起。又云：李实不可合牛苏食之，王鳖子。又云：葵不可合蕨菜食，生蛔虫。若觉合食者，取鬼花煮汁，饮一二升即消去。（鬼花者，

八月九月梨花耳。采以为非常之备也。）"（《医心方·卷第二十九》）

《医心方·卷第三十》论述了五谷部、五果部、五肉部、五菜部等各类食物的性味和养生除病功效。如：

"胡麻：炼饵之法，当九蒸九曝，令尽脂润及皮脱。其不熟者，则令人发颐落。"

"大豆：大豆少冷无毒，煮饮汁，疗温毒水肿为验，除五淋，通大便，去结积。"

"粳米：又有秕米，是被含秫壳未熟者曰秕，以水炙焦，春成米者，食之补五脏，驻面色，不老衰也。"

"稻米：稻米、粳米同之，一名稬米。又有乌米，江东呼米，性冷，好治血气。"

"橘：食之利水谷，下气。皮，味辛苦，并可啖之。"

"柑子：食之下气，味甘酸，小冷，无毒，主胸热烦满。皮主上气烦满。"

"柚：多食之，令人有痰。"

"干枣：食之益气力，去烦。又有猗枣，甚甘美，大如鸡子，能益人面色，出猗氏县，故以名。"

"生枣：食生大枣者，令发人胃中热渴，蒸煮干食之益人。"

"李：小冷，又临水上食之，为蛟龙被吞之。"

"牛乳：益胃气，令人润泽。"

"鹿：鹿味咸，温，无毒，主大风、冷气、口僻、消渴。心主安中，肝主安肝，肺主安肺，肾主安肾，脾主安脾，膏主四肢不随。"

"雁：味甘，小冷，主风热、烦心，驻面色，理腰脚痿弱，凡雁类甚多，大曰鸿，小曰雁。"

"鲤鱼：鲤温，无毒，主脚气忤疾，益气力。"

"竹笋：味甘，少冷，主利水道，止消渴、五痔。"

"白瓜子：味甘，冷，无毒，食之利水道，去痰水。未熟者冷，黄熟者平。其瓤甘，补中，除肠胃中风，杀三虫，止眩冒。"

"冬瓜：除水胀，风冷人勿食，益病。"[①]

3. 马琬《马琬食经》

马琬，隋朝以前医家，履贯不详。《隋书·经籍志》载其著《食经》三卷。书虽未传，但有佚文散见于日本人丹波康赖《医心方》之中。

由佚文可见，此书对服药禁物、服药中毒方、调食、合食禁等方面进行了论述。如：

"服杏仁忌食猪肉，杀人。"（《医心方·卷第一》）

"酱杀百药势力，葱叶百药毒。"（《医心方·卷第一》）

"猪肉合葵菜食之，夺人气。"（《医心方·卷第二十九》）

"凡食，欲得安神静气，呼吸迟缓，不用吞咽迅速，咀嚼不精，皆成百病。"（《医心方·卷第二十九》）

对五谷部、五果部、五肉部、五菜部等各类食物的特性做了论述。如：

"秫米，温，食之不及黍米，不任进御也。"（《医心方·卷第三十·五谷部第一》）

"柑子，小冷，食之胜橘，去积痰。"

"藕实，食之养神，除百病。根效与实相似也。"（《医心方·卷第三十·五果部第二》）

"鹿胃食之不利人。

"猪目睫不可食，伤人。"（《医心方·卷第三十·五肉部第三》）

"白瓜子，有两鼻，食之杀人。"[②]（《医心方·卷第三十·五菜部第四》）

① 崔禹锡. 崔禹锡食经［M］//严世芸，李其忠. 三国两晋南北朝医学总集. 北京：人民卫生出版社，2009：1361-1364.
② 马琬. 马琬食经［M］//严世芸，李其忠. 三国两晋南北朝医学总集. 北京：人民卫生出版社，2009：1369-1370.

4. 朱思简《朱思简食经》

朱思简，唐代人。生平里居未详。著有《食经》一书，已佚。其内容尚有散见于《医心方》者。其中对饮食起居禁忌、食物搭配禁忌、妊娠饮食禁忌、季节饮食禁忌等方面做了论述。有调食、月食禁、合食禁、孕妇禁食法、杂禁、各种食物性味功效等内容。佚文如：

"经宿羹腥，不可更温食之，害人。"（《医心方·卷第二十九》）

"七月不得食落地果子及生麦。"（《医心方·卷第二十九》）

"鲫鱼合鹿肉生食之，筋急嗔怒。"（《医心方·卷第二十九》）

"（孕妇）勿食诸肉，令子喑哑无声。又云：饮酒醉，令儿癫痫。"（《医心方·卷第二十二》）

"刀刃不得向身，大忌，令损人年寿。"（《医心方·卷第二十七》）

"橘：橘皮食，杀虫鱼毒，啖鲙必须橘皮为齑用。"

"干枣：味甘，令热，虚冷人食之补益。"

"梨子：食发宿病。又凡用梨治咳嗽，皆须待冷，候喘息定食之。今愚夫以椒、梨等冲气热食之，反成嗽，不可拔救也。"

"鹿：鹿肉合生菜食之，使腹中生疽虫。鹿胆白者不可食之。"

"猪：合鱼共食，人腹动风，令生虫；肝合芹菜食之，令人腹中终身雷鸣。"

"雉：凡食雉肉，不得食骨，大伤人筋骨。"

"鲤鱼：白头者，不可食交葱、桂，食之令人恶病。"

"鲫鱼：合鹿肉生食之筋急。又鲤鱼子、鲫鱼不可同食之。又不可共酪同食。又沙糖不与鲫鱼同食，成甘虫。又不可共笋食之，使笋不消成食症，身不能行步。"[①]（《医心方·卷第三十》）

5.《食经》（佚名）

出自不知名作者的《食经》佚文也不少，其内容包括注重饮食疗法及饮食保健，记载了治目涕出不止方、治齿龈肿方、治诸痔方、脚气宜食、治石淋方等食疗方及饮食禁忌等。如：

"治目涕出不止方：蒸煮百合食，止涕泣也。"（《医心方·卷第五》）

"治齿龈肿方：郁根煮含之。"（《医心方·卷第五》）

"治诸痔方：橿实主五痔；鲷主去痔虫；蠡鱼主五痔；海鼠疗痔为验；竹笋主五痔。"（《医心方·卷第七》）

"脚气宜食：昆布，鹿肉，鲤，石决明。"（《医心方·卷第八》）

"治石淋方：鳣头中有石，江南人呼曰石首鱼者是也。"（《医心方·卷第十二》）

饮食禁忌包含了调食、月食禁、饮水宜、饮水禁、合食禁、诸果禁、诸菜禁、诸兽禁、虫鱼禁等。如：

"凡饮食衣服，亦欲适寒温。寒无凄沧，暑无出汗。食饮者，热毋灼灼，寒无沧沧。又云：凡饮食调和，无本气息者，有毒。饮食上有蜂蟹蛸并有苍蝇者，有毒。"

"四月建巳，勿食雉肉。五月五日，勿食青黄花菜及韭，皆不利人，成病。"

"采茗苗叶，蒸，曝干，杂米捣，为饮粥食之，神良。"

"食讫饮冰水，成病。又云：食诸饼即饮冷水，令人得气病。"

"鹿、雉并煮食之，杀人。"

"空腹勿食生果，喜令人膈上热，为骨蒸，作痈疖。又云：诸果和合食，伤人。"

"诸菜和合食，伤人。"

① 朱思简. 朱思简食经［M］//严世芸，李其忠. 三国两晋南北朝医学总集. 北京：人民卫生出版社，2009：1371-1372.

"凡诸兽，有歧尾、奇纹、异骨者，不可食，皆成病，杀人。又云：兽赤足，食之杀人。又云：凡自死兽无创者，勿食，杀人。又云：兽自病疮死，食之伤人。又云：肉中有腥如朱，不可食之。又云：凡避饥空肠，勿食肉，伤人。又云：生肉若熟肉有血者，皆杀人。"

"凡鱼不问大小，其身体有赤黑点者，皆不当啖，伤人。又云：凡勿食诸生鱼，目赤者生瘕。又云：鱼身白首黄，食之伤人。又云：凡鱼有角不可食，伤人。又云：凡鱼头中鳃者不可食，杀人。"（《医心方·卷第二十九》）

《食经》还记载了治饮酒大醉方、治食诸鱼中毒方。如解酒毒之物：

"龙蹄子（醒酒）、寄居（醒酒）、蟹（醒酒）、田中螺子（醒酒）、蛎（主酒热）、丹黍（醒酒）、胡麻（杀酒）、熟柿（解酒热毒）、葵菜（主酒热不解）、苦菜（醒酒）、水芹（杀酒毒）、菰根（解酒消食）"（《医心方·卷第二十九》）

治食诸鱼中毒方：

"煮橘皮，凉饮之，治食脍及生肉太多妨闷者。"（《医心方·卷第二十九》）

五肉部：

"《食经》云：鹿雉合煮，食之杀人。鳀鱼赤目须及无鳃，食杀人。鲈鱼为羹，食不利人。又云：鲈肝不可食之，杀人。又云：治鲈鱼中毒方：捣绞芦根汁饮之，良。蟹，率皆冷利动嗽，不可多食。"[1]（《医心方·卷第三十》）

（二）孟诜《食疗本草》

《食疗本草》为唐代孟诜所撰。孟诜（621—713年），汝州（今河南汝州）人。此书是在《千金要方》中《食治》篇增补而成的记述可供食用又能疗病的本草专著。书目见《旧唐书·艺文志》。范行准认为原书名是孟诜的《补养方》，后经张鼎增补而易此名。

《食疗本草》是唐代食物药治病专书。原书早佚，仅有残卷及佚文散见于《医心方》《证类本草》等书中，各本所存佚文出入很大。1907年敦煌出土该书残卷，存药26味。原书共3卷，有条目138条，据《嘉祐本草》记载："张鼎（唐开元间人）又补其不足者八十九种，并归为二百二十七条。皆说食药治病之效。"书中除收有许多卓有疗效的药物和单方外，还记载了某些药物禁忌。所载食疗方下均注明药性，其次分别记载功效、禁忌，其间或夹有形态、产地等。另有动物脏器的食疗方法和藻菌类食品的医疗应用，产妇、小儿等饮食宜忌等记述。该书是我国现存最早的食疗专著，也是世界上现存最早的食疗专著，后世多有引用，是研究食疗和营养学的一部重要文献。

从现有残存佚文来看，有不少为《唐本草》失载的药物。如荞麦、绿豆、菠菜、白苣、芫荽、鲈鱼、鳜鱼、石首鱼等，都是本书首次记载。所载波斯石蜜、高昌榆白皮等，能反映亚洲中部地区使用食疗药的情况。

《食疗本草》对研究本草文献及饮食疗法发展史，均有重要的参考价值。记载了石燕、黄精、甘菊、天门冬、地黄、薯蓣（山药）、白蒿、决明子、生姜、苍耳、葛根、栝蒌（天花粉）、燕覆子、百合、艾叶、蓟菜、恶食（牛蒡）、海藻、昆布、紫菜、船底苔等240多种食物药等（图3-11）。以下分类略述[2]。

① 佚名. 食经［M］//严世芸，李其忠. 三国两晋南北朝医学总集. 北京：人民卫生出版社，2009：1373-1375.
② 孟诜，张鼎. 食疗本草［M］. 北京：人民卫生出版社，1984.

又搗根傅胡臭毒腫甚良
冬瓜 寒 右主治小腹水鼓脹 又利小便止消渴 又其子主益
氣耐老除心胸氣滿消痰止煩 又 冬瓜子七升絹袋盛
投三沸湯中須臾曝乾 又內湯中如此三度乃止曝乾
与滑苦酒浸之一宿曝乾為末服之方寸匕日二服令人悅肥
又 明目延年不老 ・案經壓丹石去頭面熱風 又熱發者
服之良 患冷人勿食之令人益瘦 ・取冬瓜一顆和桐葉
与猪食之一冬更不食諸物其猪肥長三四倍矣 又
煑食之能鍊五藏精細欲得肥者勿食之為下氣欲瘦
小輕健者食之甚健人 又 冬瓜人三升退去皮殼擣為丸
空腹及食後各服廿丸令人面滑靜如玉可入面脂中用
瓤子 冷 右主治消渴 患惡瘡患脚氣虛腫者不得食之
加甚 ・案經治熱風及服丹石人始可食之除此一切人不可
食也 患冷氣人食之加甚 又發固疾
蓮子 寒 右主治五藏不足傷中氣絕利益十二經脉廿五絡

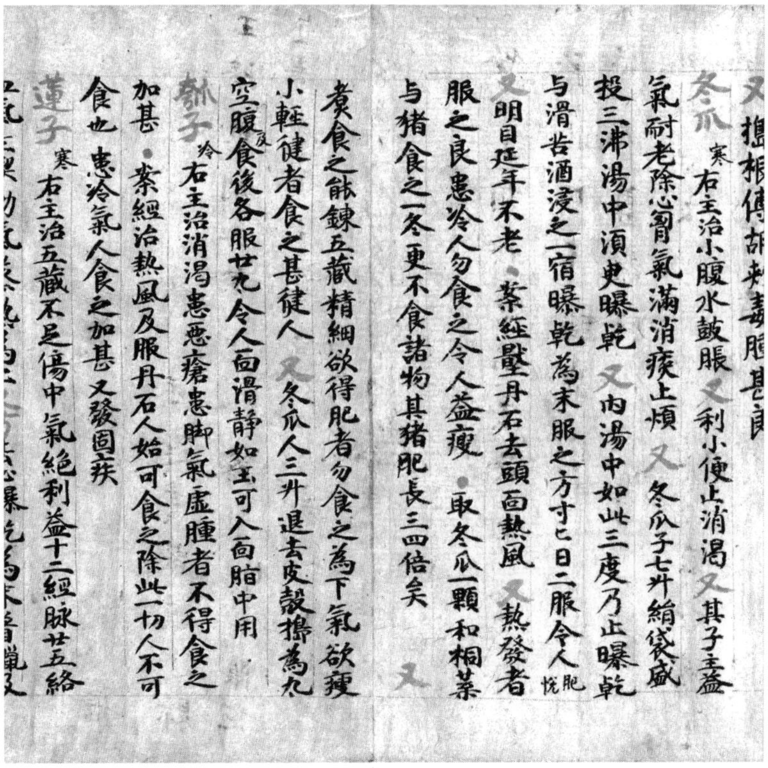

图 3–11 敦煌出土唐代抄本《食疗本草》（部分）

1. 植物类

薏苡仁，性平，“去干湿脚气，大验”。

赤小豆，“和鲤鱼烂煮食之，甚治脚气及大腹水肿”，“止痢”。

冬瓜，性寒，“利小便，止消渴”；冬瓜子“主益气耐老，除心胸气满，消痰止烦”“明目，延年不老”。还可以减肥美容，“煮食之，能炼五脏精细。欲得肥者，勿食之，为下气。欲瘦小轻健者，食之甚健人”，“冬瓜人（仁）三（五）升，退去皮壳，（捣）为丸。空腹及食后各服廿丸，令人面滑静如玉。可入面脂中用”。

濮瓜，“肺热消渴，取濮瓜去皮，每食后嚼吃三二两，五七度良”。

萝卜（莱菔），性冷，“利五脏，轻身益气”。

韭，“冷气人，可煮，长服之”，“五月勿食韭”。

薄荷，性平，可以“解劳，与薤相宜。发汗，通利关节”。

马齿苋，“延年益寿，明目”，煮粥可以“止痢，治腹痛”。

落葵，“其子悦泽人面，药中可用之”，“其子令人面鲜华可爱。取蒸，烈日中曝干。按去皮，取人（仁）细研，和白蜜敷之，甚验”。

黄精，称“饵黄精，能老不饥”，并详述其法：“可取瓮子去底，釜上安置令得，所盛黄精令满。密盖，蒸之。令气溜，即曝之。第二遍蒸之亦如此。九蒸九曝。凡生时有一硕，熟有三四斗。蒸之若生，则刺人咽喉。曝使干，不尔朽坏。”“其生者，若初服，只可一寸半，渐渐增之。十日不食，能长服之，止三尺五寸。服三百日后，尽见鬼神。饵必升天。”

地黄，性微寒，“以少蜜煎，或浸食之，或煎汤，或入酒饮，并妙。生则寒，主齿痛，唾血，折伤。叶可以羹”。

薯蓣（山药），“治头疼，利丈夫，助阴力。和面作馎饦，则微动气，为不能制面毒也。熟煮和蜜，或为汤煎，或为粉，并佳。干之入药更妙也”。

葛根，“蒸食之，消酒毒。其粉亦甚妙”。

艾叶，"治百恶气，取其子，和干姜捣作末，蜜丸如梧子大，空心三五匙服之，以饭三五匙压之，日再服。其鬼神速走出，颇消一切冷气。田野之人与此方相宜也"。

青蒿（草蒿），性寒，"益气长发，能轻身补中，不老明目"。

酸枣，"主寒热结气，安五脏，疗不能眠"。

桑，下面又分桑椹、桑根白皮、桑叶、桑皮来论述。桑椹"性微寒，食之补五脏，耳目聪明，利关节，和经脉，通血气，益精神"；桑根白皮"煮汁饮，利五脏"；桑叶"煎饮之止渴"；桑皮"煮汁可染褐色，久不落"。

茗（茶），茗叶能"利大肠，去热解痰"，还可以煮粥，"煮取汁，用煮粥良"；又"茶主下气，除好睡，消宿食，当日成者良"。

还记载了一些水果的功效。如说橙，性温，皮、瓤均可以用盐腌制以和中，"去恶心，胃风。取其皮和盐贮之"，"瓤去恶气。和盐蜜细细食之"。

干枣，性温，"主补津液，养脾气，强志"，但"生者食之过多，令人腹胀。蒸煮食之，补肠胃，肥中益气"，并提到"枣和桂心、白瓜仁、松树皮为丸，久服香身，并衣亦香"。

蒲桃（葡萄），性平，"益脏气，强志，疗肠间宿水，调中"，可以酿酒、安胎，"（止）呕哕及霍乱后恶心"，"女人有娠，往往子上冲心。细细饮之即止。其子便下，胎安好"。但"其子不宜多食，令人心卒烦闷，犹如火燎。亦发黄病。凡热疾后不可食之"。

栗子，"生食治腰脚"。

覆盆子，性平，"主益气轻身，令人发不白。"

鸡头子（芡实），性寒，"补中焦，益精，强志意，耳目聪明。作粉食之，甚好。此是长生之药。与莲实同食，令小儿不（能）长大，故知长服当亦驻年"。

枇杷，性温，"利五脏，久食亦发热黄"。

荔枝，性微温，"食之通神益智，健气及颜色，多食则发热"。

甘蔗，"主补气，兼下气。不可共酒食，发痰"。

樱桃，性热，"益气，多食无损。"

羊（杨）梅，性温，"主（和）脏腑，调腹胃，除烦愦，消恶气，去痰实"，随水土地域不同，食后反应也不同："若多食，损人筋骨。甚酸之物，是土地使然。若南人北，杏亦不食。北人南，梅亦不噉。皆是地气郁蒸，令烦愦，好食斯物也。"

书中认为每种水果都有不同的性味，如杏热，石榴温，梨寒，李平，胡桃平，藤梨（猕猴桃）寒，要根据体质来选用。

2. 动物类

牛乳，"乌牛乳酪，寒。主热毒，止渴，除胸中热"。

羊乳，"补肺肾气，和小肠。亦主消渴，治虚劳，益精气。合脂作羹食，补肾虚"。

醍醐，性平，"主风邪，通润骨髓。性冷利，乃酥之本精液也"。

乳腐，"微寒。润五脏，利大小便，益十二经脉。微动气"。其制法及服法为"细切如豆，面拌，醋浆水煮二十余沸，治赤白痢。小儿患，服之弥佳"。

鹿，对鹿茸、鹿头肉、蹄肉、肉、角、骨等各论功效，认为"鹿茸主益气"，"鹿头肉主消渴"，"蹄肉主脚膝骨髓中疼痛"。又说"肉主补中益气力"，"角主痈疽疮肿，除恶血"，"骨温，主安胎，下气，杀鬼精，可用浸酒"。

猪（豚）肉，"味苦，微寒"，"主疗人肾虚"。但"肉发痰，若患疟疾人切忌食，必再发"。

麋肉，"益气补中，治腰脚"；麋骨，"除虚劳至良。可煮骨作汁，酿酒饮之。令人肥白，美颜色"；麋角，"补虚劳，填髓"；麋茸，"甚胜鹿茸，仙方甚重"。

驴肉，"能安心气"。

鹅脂，"可合面脂"；鹅肉"性冷，不可多食"；鹅卵"温，补五脏，亦补中益气"。

鸱鸪，"能补五脏，益心力，聪明"。

雁，雁膏"可合生发膏。仍治耳聋"；雁骨灰和泔洗头，能"长发"。

牡蛎，"火上炙，令沸。去壳食之，甚美。令人细润肌肤，美颜色"。

龟甲，温，"主除温瘴气，风痹，身肿，蹉折"。

鳝鱼，"补五脏，逐十二风邪"。

鲤鱼，"胆，主除目中赤及热毒痛，点之良"，"肉，白煮食之，疗水肿脚满，下气"，"鱼血，主小儿丹毒，涂之即瘥"，"脂，主诸痫，食之良"，"肠，主小儿腹中疮"。

鲈鱼，性平，"主安胎，补中"，"补五脏，益筋骨，和肠胃，治水气。多食宜人。作鲙犹良"。

鲂鱼，"调胃气，利五脏"。

《食疗本草》还重视饮食卫生，注重饮食洁净，载有进食宜忌，如鳖"足斑、目赤不可食，杀人"，"犬自死、舌不出者食之害人"，认为食物宜新鲜洁净，富有活力；必要时要辨别有无毒性，慎从口入。

（三）昝殷《食医心鉴》

昝殷（847—859年），唐代蜀地成都（今四川成都）人，精于妇科，儿科，唐大中年间（847—852年）著有《经效产宝》3卷。《食医心鉴》则是关于食疗的专著，也有3卷，但后来失传。近代罗振玉在日本发现1卷，是日本人多纪元坚从朝鲜的《医方类聚》中采辑的辑本。

《食医心鉴》称为"食医"，内容偏重于对疾病的饮食治疗或病后的饮食康复。在现存的《食医心鉴》中，论述了中风、脚气、消渴、淋病等内科病及部分妇儿科病的食治诸方。各病先述病因、病机、分类、症状，然后附以食治方及其适应证。这些食疗方对病后养生是很有帮助的。以其"论脾胃气弱不多下食食治诸方"为例，论述称：

"脾胃者中宫，中宫，土脏也。土生万物，四脏皆含其气，故云：'人之虚者，补之以味。'《左传》曰：'味以行气，气以实志，滋行润神，必归于食。'《庄子》云：'口纳滋味，百节肥焉。'脾养肥肉，脾胃气弱即不能消化五谷，谷气若虚则肠鸣，泄痢、溏痢既多，即诸脏竭，肥肉消瘦，百病辐凑，且宜以饮食和邪，益脾胃气，滋脏腑，养于经脉，疾之甚可谓上医。故《千金方》云：'凡欲治病，且以食疗，不愈，然后用药。'"[①]

脾胃虚弱食疗方见表3-4。

表3-4　《食医心鉴》脾胃虚弱食疗方

方名（含功效）	组　成	做　法
治脾胃气弱不多下食，四肢无力，日渐消瘦方	面四两，白羊肉四两	右溲面作索饼，以羊肉作臛，熟煮，空心食之。以生姜汁溲面更佳
治脾胃气弱食饮不下，黄瘦无力方	莼菜、鲫鱼各四两	右鱼以纸裹，炮令熟，去骨研，以橘皮、盐、椒、姜依如莼菜羹法，临熟下鱼和，空心食之
治脾胃气冷不能下食，虚弱无力方	鲫鱼半斤，作鲙	右熟煎，豉汁投之，著椒、姜、橘皮末，作鹑胗，空心食之
治脾胃气弱不多下食，宜酿猪肚方	猪肚一枚净洗，人参、橘皮各四分，下馈饭半升，猪脾一枚，净洗细切	右以饭拌人参、橘皮、猪脾等酿猪肚中，缝缀讫，蒸令极熟，空腹食之。盐酱多少任意
治脾胃气弱见食呕吐，瘦薄无力方	面四大两，鸡了清四枚	右以鸡了清溲面作索饼，熟煮，于豉汁中调，空心食之
治脾胃气弱食不消化，瘦薄羸劣方	面、曲各二两，生姜汁三大合	右以姜汁溲面并曲等作索饼，熟煮，著橘皮、椒、盐，以羊肉臛豉汁食之

① 昝殷. 食医心鉴［M］// 虞舜，于莉英，张燕萍. 中华食疗本草经典文库. 南京：江苏科学技术出版社，2008：10.

续表

治脾胃冷，虚劳羸瘦，苦不下食方	羊脊骨一具捣碎，白米半升	右先煮骨，取汁，下米及葱白、椒、姜、盐作粥，空腹食之。作羹亦得
治脾胃餐入即吐出方	羊肉半斤去脂，切	作生以蒜齑食之
治呕吐汤饮不下方	粟米半升捣粉，沸汤和丸，如桐子大	煮熟，点少盐食之
治干呕方	羊乳一杯	暖，空腹饮之
治呕吐百治不差方	生姜一两，切如绿豆大	右以酸浆水七合，于银器中煎取三合，空腹和汁吃
治脾胃气弱恶心，愦愦常欲吐方	虎肉四两	右切作炙，著葱、椒腊，炙令熟，停冷食之。经云："热食虎肉坏人齿。"
治脾胃气弱，不能食，黄瘦无力方	生姜汁四合，生地黄汁一升，蜜二合	右微火煎，令如稀饧，空腹服一匙，暖酒下之

（四）其他食疗杂著

1.《金匮录》（无名氏）

在《医心方》中引录《金匮录》4处，包括"服食延年方""服食开心聪明不忘方"。从《金匮录》佚文分析，其书属于服食养生之专著。

延年方如：

"《金匮录》云：黄帝所受真人中黄直七禽食方。（今按《大清经方》七禽散）

"黄帝斋于悬圃，以造中黄直。中黄直曰：子何为者也？黄帝曰：今弃天下之主，愿闻长生之道。中黄直曰：子为天下久矣，而复求长生之道，不贪乎？黄帝曰：有天下实久矣，今欲躬耕而食，深居靖处，禽兽为伍，无烦万民，恐不得其道，敢问治身之要，养生之宝。中黄乃仰而叹曰：至哉！子之问也。吾将造七禽之食，可以长生，与天相保，子其秘之，非贤勿与之。常以七月七日采泽泻，泽泻者白鹿之加也，寿八百岁；以八月朔日采柏实，柏实者猿猴之加也，寿八百岁；以七月七日采蒺藜，蒺藜者腾蛇之加也，寿二千岁；以八月采菴芦，菴芦者驱驉之加也，寿二千岁；以八月采地衣，地衣者车前实也，子陵之加也，寿千岁；以九月采蔓荆实，蔓荆实者白鹄之加也，寿二千岁；以十一月采彭勃，彭勃者白蒿也，白蒿之加也，寿八百岁。皆阴干，盛瓦器中，封涂无令泄也。正月上辰日治合下筛，令分等，美枣三倍诸草，美桂一分，置韦囊中，无令泄，以三指撮，至食后，为饮服之。百日，耳目聪明，夜视有光，气力自倍，坚强。常服之，寿蔽天地。"

"《金匮录》云：五茄者，五行之精，五叶同本而外分，故名。五者，如五家相邻，比之青雾染茎，禀东方之润；白气营节，资西方之津；赤色注花，含南方之晖；玄精入骨，承北方之液；黄烟熏皮，得戊己之泽。五种镇生，相感而成，行之者升仙，服之者返婴。鲁宣公母单服其酒，以遂不死。或方：服五茄散方：五茄，天门冬，茯苓，桂，椒，冬葵子。六物，分等捣筛，以井花水服一刀圭，先食，日三。三十日勿绝，仿佛见神；五十日司命去死籍；七十日与神通。"

"《金匮录》云：南阳郦县山中有甘谷，水甘美，所以尔者，谷上左右皆生菊，菊华堕其中，历世弥久，故水味为变。其临此谷居民，皆不穿井，悉食谷水。食谷水者无不寿考，高者百四五十岁，下者不失八九十，无天年者，正是得此菊力也。汉司空王畅、太尉刘宽、太尉袁隗，皆曾为南阳太守，每到官，常使郦县月送甘水三十斛，以为饮食。此诸公多患风痹及眩冒，皆得愈。"（《医心方·卷第二十六》）

益智方如：

"《金匮录》云：真人开心聪明不忘方：

"菖蒲　远志（各二十两）　茯苓（八两）。

"治合，服方寸匕，后食，日二。三十日诵经千言，百日万言，过是不忘一字。

"又方：菖蒲根　远志　茯苓（各六分）　石苇　甘草（各四分）。

"凡五物，捣下筛，后食服方寸匕，日三。十日问一知十。

"又云：孔子练精神，聪明不忘，开心方：

"远志（七分）　菖蒲（三分）　人参（五分）　茯苓（五分）　龙骨（五分）　蒲黄（五分）

"凡六物，治合下筛，以王相日，以井花水服方寸匕，日再。二十日闻声，知情不忘。"（《医心方·卷第二十六》）①

2. 陆羽《茶经》

《茶经》是现存最早的完整全面介绍茶的第一部专著，由唐代陆羽所著。此书内容丰富，论述了关于茶叶的历史、源流、现状、生产技术以及饮茶技艺、茶道原理等。作者陆羽，名疾，字鸿渐、季疵，自幼好学用功，学识渊博。760年为避安史之乱，陆羽隐居浙江苕溪（今湖州），创作《茶经》，被后世尊称为"茶神"和"茶仙"。

《茶经》分三卷十节。卷上包括：《一之源》，论茶的起源、形状、功用、名称、品质；《二之具》，谈采茶制茶的用具；《三之造》，论述茶的种类和采制方法。卷中包括：《四之器》，叙述煮茶、饮茶的器皿。卷下包括：《五之煮》，谈烹茶的方法和各地水质的品第；《六之饮》，讲述饮茶的风俗、历史；《七之事》，叙述古今有关茶的故事、产地和药效等；《八之出》，谈各地所产茶叶的优劣；《九之略》，论采茶、制茶用具的简略之法；《十之图》，教人用绢素写茶经。这些论述中，包含了不少与养生有关的内容。

在《一之源》一节中，谈到饮茶的功效：

"茶之为用，味至寒，为饮，最宜精行俭德之人。若热渴、凝闷、脑疼、目涩、四肢烦、百节不舒，聊四五啜，与醍醐、甘露抗衡也。"

但是也指出不能不讲究其制法，如"采不适，造不精，杂以卉莽，饮之成疾"。甚至以人参为比较专门论述说：

"茶为累也，亦犹人参。上者生上党，中者生百济、新罗，下者生高丽。有生泽州、易州、幽州、檀州者，为药无效，况非此者。设服荠苨，使六疾不瘳。知人参为累，则茶累尽矣。"②

意为饮茶需精选上品的茶叶，方为有益。

在《五之煮》中，还讲到煮茶用水注意事项，提出：

"其水，用山水上，江水中，井水下。其山水，拣乳泉、石地漫（慢）流者上。其瀑涌湍漱，勿食之，久食，令人有颈疾。"③

有"颈疾"可能是指多饮山区缺乏碘的水导致甲状腺肿大。

在《六之饮》中，谈到茶的生活功用。如说"救渴饮之以浆，蠲忧忿饮之以酒，荡昏寐饮之以茶"；还谈到一些"或用葱、姜、枣、橘皮、茱萸、薄荷之等"同煮的药茶。

此外，在《七之事》中，收录了一些与养生有关的茶事和茶论。如"华佗《食论》：苦茶久食，益意思"，"壶居士《食忌》：苦茶久食，羽化。与韭同食，令人体重"等。

饮茶在我国有悠久的历史，《茶经》作为第一本茶学专著，对后世影响巨大。

3.《杂药酒方》（无名氏）

《隋书·经籍志》载录《杂药酒方》15卷，无著者姓名。其书已佚。《医心方》卷第三、

---

① 佚名. 金匮录［M］//严世芸，李其忠. 三国两晋南北朝医学总集. 北京：人民卫生出版社，2009：1411–1412.

② 沈冬梅. 茶经校注［M］. 北京：中国农业出版社，2006：2.

③ 沈冬梅校注. 茶经校注［M］. 北京：中国农业出版社，2006：34–35.

第十三，载录《杂酒方》3处，即独活酒方、枸杞石决明酒及桑白皮酒，疑为《杂药酒方》之佚文。

养生药酒也为后世常用。从此书佚文可见部分当时习用的药酒。如：

"《杂酒方》枸杞石决明酒，治除腰脚疾，疝癖，诸风痹，恶血，去目白肤翳，赤膜痛，眨眨泪出，瞽盲。轻身，补肾气，和百节，好颜色，延寿，肥健长变方：

"石决明（干者一大斤，洗，炙）　枸杞根白皮（小一斤）

"右二物，细切，盛绢袋，以清酒四斗五升渍之，春五日、夏三日、秋七日、冬十日，去滓，始服多少不占。"[①]（《医心方·卷第十三》）

二、本草中的食疗养生资料

两晋南北朝是中国历史上民族大融合的重要时期，大量少数民族的内迁，带来了他们的用药经验；随着生产和医疗实践的深入，人们对药物的认识不断加深。至隋、唐统一，经济的发展，中外交流的日益扩大，大量外来药物的传入，使此时期药物著作大量增加，《食疗本草》《食医心鉴》为食疗药物专著；《本草经集注》《本草拾遗》《食疗本草》《新修本草》记载了养生药品。因为本草著作的传承性强而变异性很小，所以很多前朝人所著的本草书不断被引用，养生药物的品种、功效、分类等在很多本草著作中都相类似，连一些表述语言都相似。

本草中记载药物的养生功效多为久服轻身、延年、不老神仙、令人不忘、志高、悦泽不老、耐寒暑等，多为上品，包括了矿物药、草木、虫兽、果菜米谷等。

这一时期重要的本草著作中，《本草经集注》已见于陶弘景一节，其余还有《新修本草》《本草拾遗》等。

（一）《新修本草》

《新修本草》，苏敬（599—674年）等编著，世称《唐本草》，是我国第一部由国家颁布的药典，也是世界上最早的药典。此书有本草20卷，目录1卷，药图25卷，图经7卷，计53卷，载药844种。它系统总结了唐以前药物学的成就，内容丰富，图文并茂，具有较高的学术水平和科学价值。

《新修本草》的特点是在汇集前人言论的基础上，记载得更具体详细。略举常用养生药物术为例，书中记载：

"术，味苦、甘，温，无毒。主风寒，湿痹，死肌，痉疸，止汗，除热，消食。主大风在身面，风眩头痛，目泪出，消痰水，逐皮间风水结肿，除心下急满，及霍乱，吐下不止，利腰脐间血，益津液，暖胃，消谷，嗜食。作煎饵，久服轻身、延年、不饥。一名山蓟，一名山姜，一名山连。生郑山山谷、汉中、南郑。二月、三月、八月、九月采根，曝干。防风、地榆为之使。郑山，即南郑也。今处处有。以蒋山、白山、茅山者为胜。十一月、十二月、正月、二月采好，多脂膏而甘。《仙经》云：亦能除恶气，弭灾疹。丸散煎饵并有法。其苗又可作饮，甚香美，去水。术乃有两种：白术叶大有毛而作丫，根甜而少膏，可作丸散用；赤术叶细无丫，根小苦而多膏，可作煎用。昔刘涓子挪（挼）取其精而丸之，名守中金丸，可以长生。东境术大而无气烈，不任用。今市人卖者，皆以米粉涂令白，非自然，用时宜刮去之。［谨案］利小便，及用苦酒渍之，用拭面黯黯极效。"[②]

除药效外，还提到了服饵用法及功效，比以前的本草著作详尽得多。

① 佚名. 杂药酒方［M］//严世芸，李其忠. 三国两晋南北朝医学总集. 北京：人民卫生出版社，2009：1410.
② 苏敬. 新修本草［辑复本］［M］. 合肥：安徽科学技术出版社，1981：151-152.

（二）《本草拾遗》

《本草拾遗》，陈藏器撰。陈藏器（687—757年），四明（今浙江宁波）人，唐代开元年间（713—741年）为京兆府三原（今陕西）县尉。他精通医术，撰《本草拾遗》10卷。此书有关养生的内容也不少，略撷数例。

如关于茶，有"诸药为各病之药，茶为万病之药"之说，并有如是记述：

"茗、苦茶：寒，破热气，除瘴气，利大小肠，食之宜热，冷即聚痰。茶是茗嫩叶，捣成饼，并得火良。久食令人瘦，去人脂，使不睡。"[①]

首次写到茶的不少功效。

书中还记载了有关养生延年的特殊功效之水，包括玉井水、千里水及东流水、甘露水、繁露水、秋露水、乳穴中水、甑气水等。如云玉井水能"久服神仙，令人体润，毛发不白"，原因是"出诸有玉处，山谷水泉皆有，犹润于草木，何况于人乎。夫人有发毛，如山之草木，故山有玉而草木润，身有玉而毛发黑……又太华山有玉水，人得服之长生。玉既重宝，水又灵长，故能延生之望。今人近山多寿者，岂非玉石之津乎？故引水为玉证"。甘露水"食之润五脏，长年不饥神仙"。繁露水是"秋露繁浓时也，作盘以收之，煎令稠，可食之，延年不饥"。秋露水"在百草头者，愈百疾，止消渴，令人身轻不饥，肌肉悦泽。亦有化云母成粉，朝露未晞时拂取之。柏叶上露，主明目。百花上露，令人好颜色。露即一般，所在有异，主疗不同"。乳穴中水"久服肥健人，能食，体润不老，与乳同功"。甑气水，即甑蒸饭时滴下的气水，"主长毛发。以物于炊饮饭时承取，沐头，令发长密黑润，不能多得。朝朝梳小儿头，渐渐觉有益"[②]。

一些药物来自外国，如红莲花、白莲花"久服令人好颜色，变白，却老"，产地"西国，胡人将来至中国也"[③]。

果菜米部，记载了荔枝、胡桃、无漏子、摩厨子、钩栗、石都念子、白苣、仙人杖、东廧、络石等养生药物。《解纷（二）卷第九》还记载了黄牛乳、羊乳等养生之品。如黄牛乳，"生服利人，下热气；冷补润肤，止渴；和酥煎三五沸食之，去冷气，痃癖，羸瘦。凡服乳，必煮一二沸停冷啜之，热食即壅。不欲顿服，欲得渐消，与酸物相反，令人腹中结症。凡以乳及溺屎去病，黑牛胜黄牛"[④]。这与《备急千金要方》中《食治》卷的记载相比更详细。

第九节　方书中的养生资料

晋唐也是方书大量出现的时期，但多数方书没有完整保存下来，幸而很多在《外台秘要》和《医心方》得到引录，个别尚可辑复概貌。从中可以见到，当时的方书中有许多关于养生、美容方面的资料。

一、王焘《外台秘要》

王焘（675—755年），唐朝万年县（今陕西郿县）人，是唐朝宰相王珪的曾孙。王焘"幼多疾病，长好医术"，曾在当时的国家图书馆——弘文馆工作了26年，因此有机会阅读大量的

① 陈藏器.《本草拾遗》辑释［M］. 尚志钧，辑释. 合肥：安徽科学技术出版社，2002：385.
② 陈藏器.《本草拾遗》辑释［M］. 尚志钧，辑释. 合肥：安徽科学技术出版社，2002：44-52.
③ 陈藏器.《本草拾遗》辑释［M］. 尚志钧，辑释. 合肥：安徽科学技术出版社，2002：64.
④ 陈藏器.《本草拾遗》辑释［M］. 尚志钧，辑释. 合肥：安徽科学技术出版社，2002：397.

医学书籍。后来，亲眼看到许多患者生命垂危，依赖经方才得以存活，于是发愤搜集编纂医方，"凡古方纂得五六十家，新撰者向数千百卷"，"上自炎昊，迄于盛唐，括囊遗阙，稽考隐秘"，将唐以前的许多医学著作进行了系统整理，删繁就简，去粗取精，分类编辑，斟酌取舍，凡所采纳的医方均注明其出处、来源、书名和卷次。用了约 10 年时间，于唐天宝十一年（752 年）整理编成一部既有论又有方的综合性医著——《外台秘要》，又称《外台秘要方》。

书中收录了《诸病源候论》《千金方》《肘后备急方》等多部方书中的养生方导引法、美容方、饮食起居宜忌、房室宜忌，其中有不少很有价值的内容。

（一）论养生将息

例如卷第十一《将息禁忌论一首》详细论述了养性之术：

"夫人虽尝服饵，而不知养性之术，亦难以长生。养性之道不欲饱食便卧，亦不宜终日久坐，皆损寿也。人欲小劳，但莫久劳疲极也，亦不可强所不能堪耳。人不得每夜食，食毕即须行步，令稍畅而坐卧。若食气未消，而伤风或醉卧，当成积聚百疾，或多霍乱，令人暴吐。又食欲得少而数，不欲顿而多，多即难消也。能善养性者，皆先候腹空积肌乃食，先渴后饮，不欲触热而饮，饮酒伤多，即速吐之为佳。亦不可当风卧，及得扇之，皆令人病也。才不逮而思之，伤也；悲哀憔悴，伤也；力所不胜而举之，伤也。凡人冬不欲极温，夏不欲穷凉，亦不欲雾露星月下卧，大寒、大热、大风，皆不用触冒之。五味入口，不欲偏多，偏多则损人脏腑。故曰酸多即伤脾，苦多即伤肺，辛多即伤肝，咸多即伤心，甘多即伤肾，此是五行自然之理。又伤初即不觉，久乃损寿耳。夫吃生肉鲙，必须日午前即良，二味之中，其鲙尤腥而冷也，午后阴阳交错，人腹中亦顺天时，不成症积，亦能霍乱矣。夫人至酉戌时后，不要吃饭。若冬月夜长，性热者须少食，仍须温软，吃讫须摇动，令食消散，即不能成脚气。凡冲热有汗，不用洗手面及漱口，令人五脏干枯少津液。又冬夏月不用枕冷物，石铁尤损人，木枕亦损人，纵不损人，及少年之时，即眼暗也。"①

其主要内容虽然与《养性延命录》等书相近，但经过删订，较为简明。

（二）论食物宜忌

卷第十一还有录自《近效方》的《叙鱼肉等一十五件》《叙菜等二十二件》《叙米豆等九件》，分别论述了肉类、菜类及米豆等主食的功效，注明"以上遂是祠部方法，亦一家秘宝也"。如：

"羊肉甚补虚，患风及脚气不用吃，偶食即生姜和煮。又猪肉、兔肉、鹑肉、牛肉、驴马肉、大鲤、鱿鱼、河豚等并禁，不可食之。鹿肉微冷少吃。獐肉温不可炙吃，令人消渴。久吃炙肉，令人血不行。野鸡春月以后不堪吃。鲫鱼长六七寸以上者，并益人，仍不要生吃。生干脯不可吃，不消化，为虫。"

又说：

"白米甚益人，小豆、绿豆、白豆并动气，仍下津液，少吃任意。大豆甚下气益人，久服令人身重。荞麦不可食。小麦面吃之令人动热，不可频餐之。大麦面甚益人，性小冷，发癣气。粳米性寒。南中温湿，茶不可多吃，热温煮桑代之。酒有热毒，渍地黄、丹参、大豆即得饮之。"②

卷第三《天行瘥后禁忌方二首》中谈到病后饮食的注意事项。如：

"论曰：凡热病新瘥及大病之后，食猪肉及羊、血、肥鱼、油腻等，必大下痢，医不能疗也，必至于死。若食饼饵、粢黍、饴脯、鲙炙、枣栗诸果物脯修及坚实难消之物，胃气尚虚弱，不能消化，

① 王焘. 外台秘要方［M］. 王淑民，校注. 北京：中国医药科技出版社，2011：184.
② 王焘. 外台秘要方［M］. 王淑民，校注. 北京：中国医药科技出版社，2011：184–185.

必更结热，适以药下之，则胃中虚冷，大痢难禁，不下必死，下之复危，皆难救也。"[1]

此外又认为：

"病新瘥，但得食糜粥，宁可少食令饥，慎勿饱，不得他有所食，虽思之勿与。引日转久，可渐食羊肉糜，若羹汁，雉兔鹿肉，慎不可食猪犬肉也。新瘥后，当静卧，慎勿令人早起梳头洗面，非但体劳，亦不可多言语用心使意劳，凡此皆令劳复。"[2]

（三）论补益及药饵

卷第十七《素女经四季补益方七首》，是关于房中补益的内容。又有《杂疗五劳七伤方三首》，载《古今录验》中"疗丈夫五劳七伤"的薯蓣丸和"疗五劳七伤，诸虚补益及下元虚损"[3]的五石黄耆丸等。《虚劳百病方五首》则有"彭祖丸"，称其"无所不疗"，功效包括"延年益寿，通腑脏，安神魂，宁心意，固荣卫，开益智慧，寒暑风湿气不能伤"[4]等。

在卷第三十一中，有《古今诸家酒方一十二首》，里面有补益强身酒方和茶方，如地黄酒，"疗虚羸，令人充悦，益气力，轻身明目"，并特地标明"雍州高长史服用效"；还有"代茶新饮方"，功效"除风破气，理丹石，补腰脚，聪耳明目，坚肌长肉，缓筋骨，通膝理。主头脑闭闷，眼睛疼痛，心虚脚弱，不能行步，其效不可言。……禅居高士特宜多饮，畅腑脏，调适血脉。少服益多，心力无劳，饥饱饮之甚良"[5]。这些都是很宝贵的古代养生资料。

另外，卷第三十七《乳石论序》说：

"按古先服饵，贤明继踵，合和调炼，道术存焉。详其羽化太清，则素凭仙骨，若以年留寿域，必资灵助。此盖金丹乳石之用，岂流俗浅近而能知？所患其年代浸深，诀箓微密，世有传习，罕能详正。更加服石之士，精粗不同，虽志贪补养，而法未精妙，遂使言多鄙亵，义益繁芜。"[6]

认为金丹乳石之说，人们多难得真传，导致很多人服用后出现各种病证，书中记载了不少缓解不良反应的方法。

二、范汪《范汪方》

《范汪方》一书，东晋范汪所撰。范汪（308—372年），字玄平，又称范东阳，雍州刺史范晷之孙，南阳顺阳（今河南内乡）人。曾任东阳太守。在郡大兴学校，甚有惠政。晚年屏居吴都。东晋医家，善医术，常以拯恤为事。凡有疾者，不问贵贱，皆为之治疗，每多治愈。撰有《范汪方》（又作《范东阳方》《范东阳杂药方》）170余卷，今佚。其佚文散见于《外台秘要》《医心方》等。此书为唐以前研治伤寒较有成就的医学方书，于外科治疗亦有一定水平，并收集当时民间单验方，故陶弘景谓其书"勘酌详用，多获其效"。与养生相关的多为美容方。比如：

"《范汪》灭瘢方：

"禹余粮　半夏

"右二味等分，末，以鸡子黄和之。先以新布拭瘢上令赤，以涂之，勿令见风，二十日灭矣。十年瘢无不愈，平复如故。"

"《范汪方》治面无色，令人曼泽肥白方：

"紫菀（二分，□□方五分）　白术（五分）　细辛（五分）

① 王焘. 外台秘要方［M］. 王淑民，校注. 北京：中国医药科技出版社，2011：179.
② 王焘. 外台秘要方［M］. 王淑民，校注. 北京：中国医药科技出版社，2011：179.
③ 王焘. 外台秘要方［M］. 王淑民，校注. 北京：中国医药科技出版社，2011：285.
④ 王焘. 外台秘要方［M］. 王淑民，校注. 北京：中国医药科技出版社，2011：298.
⑤ 王焘. 外台秘要方［M］. 王淑民，校注. 北京：中国医药科技出版社，2011：557.
⑥ 王焘. 外台秘要方［M］. 王淑民，校注. 北京：中国医药科技出版社，2011：674.

"凡三物，为散，酒服方寸匕，十月知之。

"又云：令人面目肥白方：

"干麦门冬（一升，去心）　杏仁（八百枚，去皮生用）

"凡二物，为丸，先食，酒服如杏仁二丸，日三，十日知之。

"又云：令人妩媚白好方：

"蜂子（三升）　妇人乳汁（三升）

"二物，以竹筒盛之，熟，和埋阴垣下，二十日出，以敷面，百日如素矣。"

"《范汪方》令人体香方：

"白芷　薰草　杜若　杜蘅　藁本（等分）

"右五味末之，蜜和。旦服如梧子三丸，暮服四丸。三十日足下悉香。"①

三、萧纲《如意方》

萧纲（503—551 年），梁代文学家，即南朝梁简文帝，字世缵。兰陵（今江苏武进）人，梁武帝第三子。由于长兄萧统早死，他在中大通三年（531 年）被立为太子。太清三年（549 年）侯景之乱，梁武帝被囚饿死，萧纲即位。大宝二年（551 年）为侯景所害。萧纲精通医术，著有《沐浴经》3 卷、《如意方》10 卷，均佚。

《如意方》中记录了长发术、软发术、光发术、染发白术、治鬓黄术、治鬓发秃落术、眉中无毛方、治头面疮方、美色方、芳气方、益智方等美容美发养生益智方。如：

"长发术：东行枣根，直者长三尺，以中央当甑饭蒸之。承两头汁以涂头，发长七尺。

"又方：白芷四两，煮沐头，长发。

"又方：麻子仁（三升）　白桐叶（一把）

"米汁煮，去滓，适寒温以沐，二十日发长。

"又方：麻子仁（三升）　秦椒（二升）

"合研，渍之一宿以沐头，日一，长发二尺。

"又方：乙卯丙辰日沐浴，令人发长。"

"软发术：沐头竟，以酒更濯，日一，亦发即软。

"又方：新生乌鸡子三枚，先作五升麻沸汤，出，扬之令温，破鸡子悉内汤中，搅令和，复煮令热，方为三沐三灌之，三日一沐，令发软。"

"又云：光发术：捣大麻子蒸令熟，以汁润发，令发不断，生光泽，大良。"

"染发白术：取榖实捣取汁，和水银以拭发，皆黑。

"又方：熟桑椹以水渍，服之，令发黑。

"又云：反白发术：以五八午日烧白发。

"又方：癸亥日除白发，甲子日烧之，自断。"

"治鬓黄术：胡粉，白灰分等，以水和，涂鬓。

"一方：浆和，夕涂，明日洗去，便黑。"

"眉中无毛方：以针挑伤，敷蜜，生毛。"

"欲得美色细腰术：三树桃花阴干，下筛，先饭，日三，服方寸匕。"（《僧深方》以酒服。）

"悦面术：杏仁一升，胡麻去皮捣屑五升，合膏，煎，去滓，纳麻子仁半升更煎。大弹弹正白下之，以脂面，令耐寒白悦光明，致神女下。"

"令人身体香方：白芷　薰草　杜若　薇衡　藁本

---

① 范汪. 范汪方［M］//严世芸，李其忠. 三国两晋南北朝医学总集. 北京：人民卫生出版社，2009：728-730.

"凡分等，末，蜜和，旦服如梧子三丸，暮四丸。二十日身香。（按：《如意方》云：昔侯昭公服此药坐人上，一座悉香。）"

"香身术：瓜子、松皮、大枣，分等末，服方寸匕，日再，衣被香。"

"令人不惛忘术：菖蒲、远志、茯苓，分等，末，服方寸匕，日三。"①

四、徐之才《徐之才方》

徐之才（492—572年），南北朝时期一代名医，出身世医家庭，其先祖为徐熙。南朝丹阳（今安徽当涂丹阳）人，人称"东海徐氏"。

徐之才提出孕妇逐月养胎法，被《千金方》《外台秘要》先后引用而流传至今。其中提出在怀孕的各个阶段，要注重饮食调摄，注意劳逸适度，讲究居住衣着，重视调理心神、陶冶性情、施行胎教等，这些有关孕妇调理、胎教的观点都是创新性的。

比如，《逐月养胎方》提到：

"妊娠一月，阴阳新合为胎。寒多为痛，热多卒惊，举重腰痛，腹满胞急，卒有所下，当预安之，宜服乌雌鸡汤方：

"乌雌鸡（一只，治如食法）　茯苓（二两）　吴茱萸（一升）　芍药　白术（各三两）麦门冬（五合）　人参（三两）　阿胶（二两）　甘草（一两）　生姜（一两）

"右十味，㕮咀，以水一斗二升煮鸡，取汁六升；去鸡下药，煎取三升，内酒三升并胶，烊尽，取三升，放温。每服一升，日三。"

"妊娠四月，有寒，心下愠愠欲呕，胸膈满，不欲食；有热小便难，数数如淋状，脐下苦急。卒风寒，颈项强痛，寒热。或惊动身躯，腰背腹痛，往来有时，胎上迫胸，心烦不得安，卒有所下，菊花汤方：

"菊花（如鸡子大一枚）　麦门冬（一升）　麻黄　阿胶（各三两）　人参（一两半）　甘草　当归（各二两）　生姜（五两）　半夏（四两）　大枣（十二枚）

"右十味，㕮咀，以水八升，煮减半，内清酒三升并阿胶，煎取三升。分三服，温卧。当汗，以粉粉之，护风寒四五日。一方用乌雌鸡一只，煮水煎药。"

"妊娠八月，中风寒，有所犯触，身体尽痛，乍寒乍热，胎动不安，常苦头眩痛，绕脐下寒，时时小便白如米汁，或青或黄，或使寒栗，腰背苦冷而痛，目𥊤𥊤，芍药汤主之。方：

"芍药　生姜（各四两）　厚朴（二两）　甘草　当归　白术　人参（各三两）　薤白（切，一升）

"右八味，㕮咀，以水五升、清酒四升合煮，取三升。分三服，日再夜一。一方用乌雌鸡煮汁以煎药。"

以上是逐月养胎中的几例。此外对于临产前的调理，也有多首专方，例如：

"养胎临月服，令滑易产，丹参膏方：

"丹参（半斤）　芎䓖　当归（各三两）　蜀椒（五合，有热者，以大麻仁五合代）

"右四味，㕮咀，以清酒溲湿，停一宿以成，煎猪膏四升，微火煎膏色赤如血，膏成，新布绞去滓。每日取如枣许，纳酒中服之，不可逆服。至临月乃可服，旧用常验。"

"甘草散，令易生，母无疾病，未生一月日预服，过二十日，行步动作如故，儿生堕地，皆不自觉方：

"甘草（二两）　大豆黄卷　黄芩（一方作茯苓）　干姜　桂心　麻子仁　大麦蘖（一方用粳米）　吴茱萸（各三两）

① 萧纲. 如意方［M］//严世芸, 李其忠. 三国两晋南北朝医学总集. 北京: 人民卫生出版社, 2009: 1159-1161.

"右八味，治下筛。酒服方寸匕，日三。暖水服亦得。"

"千金丸：主养胎，及产难颠倒、胞不出，服一丸；伤毁不下，产余病汗不出，烦满不止，气逆满，以酒服一丸良，一名保生丸方：

"甘草　贝母　秦椒　干姜　桂心　黄芩　石斛　石膏　粳米（一作糯米）　大豆黄卷（各六铢）　当归（十三铢）　麻子（三合）

"右十二味，末之，蜜和丸，如弹子大。每服一丸，日三，用枣汤下。一方用蒲黄一两。"

"治妊娠养胎，令易产，蒸大黄丸方：

"大黄（三十铢，蒸）　枳实　芎䓖　白术　杏仁（各十八铢）　芍药　干姜　厚朴（各十二铢）吴茱萸（一两）

"右九味，末之，蜜丸，如梧桐子大。空腹酒下二丸，日三，不知稍加之。"①

① 徐之才. 徐之才方［M］// 严世芸，李其忠. 三国两晋南北朝医学总集. 北京：人民卫生出版社，2009：1181-1184.

第四章

宋金元时期的
养生

唐朝晚期藩镇割据，尔后进入五代十国的分裂时期，至辽宋夏金时期，中国处于多个政权并立的格局，时战时和，最终由元朝统一。这一时期既有北宋中原文化和科技的高度发展，又有南宋偏安江南，中国文化重心南移带来南北文化交融的局面，更有元朝时中外多民族文化交流的盛况。

宋代重文轻武，士人的社会地位和作用不断提高。宋代教育打破了魏晋南北朝严格的门阀贵族限制，科举制向平民开放，取士人数较唐代大幅增加。大量培养儒士的结果，进一步促进了文化科技的发展，其中一部分文人进入医学队伍成为儒医。

两宋时期，南方社会相对稳定，促进了江南经济的发展，南宋时期出现了"苏湖熟，天下足"的谚语。中国长期以来以北方中原地区为全国经济中心的格局到这时发生了转变，经济中心由北方转移到南方。元朝统一全国后，为了巩固和维护政权统治，大量启用汉人，沿袭汉人制度，还在全国范围内修建驿道，开挖、疏浚运河，发展交通，经济较宋代有了更大的发展。经济的发展为各学科的发展奠定了坚实的物质基础，也为日后明清南方医学中心的形成奠定了基础。

此外，经济的发展又促进了商业贸易，中原地区与周边各国开设榷场，交换药材、马匹、瓷器、布帛等器物，促进了药材及医疗技术在各政权中的流通与交换。宋元对外贸易繁荣，泉州、福州、广州等城市都是当时繁华的对外贸易口岸，海船从这些口岸出发航行至东南亚、阿拉伯国家、非洲红海沿岸，同这些地区进行贸易往来和商品交换。大规模的对外贸易引进了许多海外药物，其中尤以香料药物为多，如豆蔻、乳香、沉香、龙脑、檀香、木香、胡椒等，丰富了我国本草学，为香料药物在中医学中的广泛运用打下了基础。此外，许多外国医学也随着贸易往来而传入我国，如阿拉伯医学、波斯医学等。

宋金元时代，科学技术也取得了长足的发展。北宋布衣毕昇发明的活字印刷术是人类印刷史上的一次飞跃，促进了文明的传播。大量的医学著作在此时得以印刷发行，加快了中医学的传播与普及速度，使更多的医家及文儒们有机会阅读多种中医文献书籍，提高了研究水平，为金元医学的创新打下了坚实的基础。同时，印刷术的改良也使养生著作得以出版传世，促进养生学术的发展。此外，许多外来药物与医学技术在这时进入中国，既为中医学的发展注入了新的元素，也为养生学增添了新的内容。

第一节　宋代士林与养生

宋代士林出现了两个对养生有显著影响的现象，即理学兴起与文人知医。理学是以儒学为主体，兼融释道，以伦理为特征的新儒学，代表人物有邵雍、张载、程颢、程颐、朱熹等。理学影响深远，渗透到国家政治、经济、社会生活、科学技术等各个方面，这一时期的医学和养生的思想都受这一社会思潮的影响。同时宋代精通医术的文人众多，他们留下了大量与医学及养生相关的文献。

一、理学对养生的影响

宋代理学的兴起，促进了儒家学术的新发展。理学吸收了佛教和道教的一些思想，在哲学理论和思想方面有更深的发展。理学家如程颢、程颐、朱熹、张载等对思想界影响深远。例如在本体论方面，张载提出气本论哲学，认为太虚之气是万物的本原；"二程"（程颢、程颐）建立"天即理"的理本论哲学；朱熹提出理为"本"，气为"具"的学说。又如在心性论上，张载认为天地之性来源于太虚之气；程颢提出了心即天以及性无内外的命题，把心、性、天三者统一起来；程颐则说性即理；朱熹认为心之本体即是性，是未发之中，心之作用便是情，是已发之和，性和情是体用关系，而心是"主宰"。这方面的思考和讨论，深化了传统哲学思想。

　　理学在中国哲学史上占有特别重要的地位，对中医学影响也很大。理学的太极、理、气、心、性、命及"存天理灭人欲"等思想在解释世界的本源、世界的运动本质、阴阳的互根与互化、人欲与养生等方面与传统的中医学理论极为贴近，于是就被当时的医家所应用，来解释人体的生理、病理，为当时医家的理论创新提供了思想基础。宋金元时期的医家多受理学影响，如刘完素援"易"入医；张子和著有医书《儒门事亲》；理学有"阳常盈、阴常亏"（《濂洛关闽书》卷八）之说，医家朱震亨有"阳有余，阴不足"之论。著名的"儒之门户分于宋，医之门户分于金元"（《四库全书总目提要》）之说，就说明金元医学不同学派的形成与理学思潮有密切关联。

　　养生学术也直接受到理学的影响，主要有以下几个方面。

（一）仁寿观与养生

　　儒学思想原本就重视伦理道德，这一特点在理学盛行后得到进一步强化。朱熹在《学校贡举私议》中说："德行之于人大矣……士诚知用力于此，则不唯可以修身，而推之可以治人，又可以及夫天下国家。故古之教者，莫不以是为先。"[①]孔子曾经提出过"仁"与"寿"的关系。在重视德行的理学中，对此有更进一步的论述。

　　对于儒家"仁"的概念，理学家有更加详细的表述。程颢在《识仁篇》中指出："义、礼、智，皆仁也。"[②]朱熹说："仁是个生底意思，如四时之有春，彼其长于夏，逐于秋，成于冬，虽各具气候，然春生之气皆贯通于其中。"[③]指出"仁"像四时之春季，没有

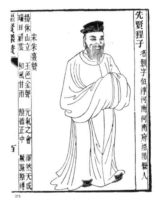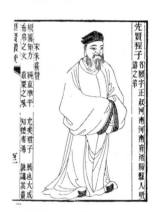

图 4-1　程颐（右）、程颢（左）像
（采自《圣贤像赞》）

春便没有夏、秋、冬三季，是生发的起点，因此如没有"仁"就没有"义""礼""智"，故"仁"可以总括其他品德。

　　关于"仁"与"寿"的关系，"二程"说："然人有不善之心积之多者，亦足以动天地之气。如疾疫之气亦如此。不可道事至目前可见，然后为见也。更加尧舜之民，何故仁寿？桀纣之民，何故鄙夭？才仁便寿，才鄙便夭。寿夭乃是善恶之气所致。仁则是善气也，所感者亦善。善气所生，安得不寿？鄙则恶气也，所感者亦恶。恶气所生，安得不夭？"[④]

　　这种天人合一的思想，认为仁人得善气，恶人得恶气，从现实的角度来看未必合理。朱熹也知道这一点，他针对有人在亲人染疫时避开而不加以护理的事情，指出：

　　"俚俗相传，疫疾能传染人，有病此者，邻里断绝，不通迅（讯）问，甚者虽骨肉至亲，亦或委之而去。伤俗害理，莫此为甚。或者恶其如此，遂著书以晓之，谓疫无传染，不须畏避，其意善矣，然其实不然，是以闻者莫之信也。予尝以为诬之以无染而不必避，不若告之以虽有染而不当避也。盖曰无染而不须避者，以利害言也。曰虽染而不当避者，以恩义言也。告之以

①　朱熹. 朱熹集：六［M］. 成都：四川教育出版社，1996：3633.
②　程颢，程颐. 二程集：第一集［M］. 北京：中华书局，1981：13.
③　朱熹. 朱子语类［M］. 北京：中华书局，1986：103.
④　朱熹. 二程语录［M］. 北京：中华书局，1985：144.

利害，则彼之不避者，信吾不染之无害而已，不知恩义之为重也，一有染焉，则吾说将不见信。而彼之避也，唯恐其不速矣。告之以恩义则彼之不避者，知恩义之为重而不忍避也。知恩义之为重而不忍避，则虽有染者，亦知吾言之无所欺而信此理之不可违矣。抑染与不染，亦系乎人心之邪正、气体之虚实，不可一概论也。"①

　　朱熹反对有人歪曲事实，谎称疫疾不会传染，但他主张即使知道可能会传染，仍应以恩义为重，不可弃染疫亲人而去，实际上相当于儒家所提倡的舍生取义。客观而言，对患传染病的亲人如何照顾，这在古代确实是个难题。朱熹说，人心邪正对会否染疾有影响未必科学，但秉持仁心的人胸怀坦荡，积极乐观，对养生防病确有积极的一面。

（二）理欲之辨与养生

　　理学的伦理道德观也对当时的社会产生重要的影响，尤其是"理欲之辨"。

　　理学所谓的理，指天理，朱熹曾说："合道理的是天理。"（《朱子语类》卷七十八）而天理与人欲，在某种程度上是对立的。《礼记·乐记》一书就曾说："好恶无节于内，知诱于外，不能反躬，天理灭矣。夫物之感人无穷，而人之好恶无节，则是物至而人化物也。人化物也者，灭天理而穷人欲者也。"②认为人被物欲所诱惑，不能节制自己的好恶之情，就是灭掉天理而穷极嗜欲。宋代理学家将这一观点加以发挥。程颢说："人心莫不有知，惟蔽于人欲，则忘天理也。"程颢、程颐又把理欲问题与所谓古圣贤相传的"道心""人心"联系起来，认为"道心"是天理、善的根源，"人心"是人欲、恶的渊薮，明确提出人欲为私欲，主张理须待灭而后明，"人心私欲，故危殆。道心天理，故精微。灭私欲则天理明矣"③。进而指出，峻宇雕墙、酒池肉林、淫酷残忍等都是"人欲之过"，因此要"存天理，灭人欲"。《河南程氏遗书》卷二十二甚至说妇女"饿死事极小，失节事极大"④，而"养心者，只须是教他寡欲"⑤。

　　朱熹继承和发展了这种思想，称"未有天地之先，毕竟也只是理"⑥，"理即礼也"，"父子君臣，天下之定理，无逃于天地之间"⑦，他认为仁义礼智的道德观念，都是天理。而人欲，是指感官的欲望和需求。朱熹在《伪古文尚书》中宣讲道心与人心的问题时指出，"此心之灵，其觉于理者，道心也；其觉于欲者，人心也"⑧，认为欲望是人心中为恶的一面，是一切不善行为的根源。他在《四书集注·孟子·滕文公上》中提出："天理人欲，不容并立。"⑨必须"革尽人欲，复尽天理"。他还认为"人之一心，天理存，则人欲亡；人欲盛，则天理灭"，"不为物欲所昏，则浑然天理矣"（《朱子语类》卷十三）⑩，说圣人千言万语，也"只是叫人明天理，灭人欲"（《朱子语类》卷十二）。

　　由于理学家认为"天理"既是宇宙的根本，又是道德的本源，认为"未有父子，已先有父子之理；未有君臣，已先有君臣之理"（《朱子语类》卷九十五），即天理具体体现为仁义礼智等儒家伦理，因此他们主张通过"居敬穷理""学问思辨"或"省察克治""知行合一"的内心修养来"存理去欲"。

　　虽然在理欲问题上宋代也有不同的观点，但"二程"和朱熹的观点居于主流地位，这对社会生活产生了较大的影响。中医养生传统上受道家与道教的俭、啬思想的影响，反对放纵欲望。

① 朱熹. 朱熹集：六［M］. 成都：四川教育出版社，1996：3698.
② 崔高维，校点. 礼记［M］. 沈阳：辽宁教育出版社，1997：125-136.
③ 朱熹. 河南程氏遗书［M］. 上海：商务印书馆，1935：342.
④ 朱熹. 河南程氏遗书［M］. 上海：商务印书馆，1935：318.
⑤ 朱熹. 河南程氏遗书［M］. 上海：商务印书馆，1935：32.
⑥ 黎靖德. 朱子语类：第一卷［M］. 长沙：岳麓书社，1997：1.
⑦ 朱熹. 河南程氏遗书［M］. 上海：商务印书馆，1935：84.
⑧ 朱熹. 朱熹集：五［M］. 成都：四川教育出版社，1996：2863.
⑨ 朱熹. 四书集注［M］. 南京：凤凰出版社，2008：245.
⑩ 黎靖德. 朱子语类：第一卷［M］. 长沙：岳麓书社，1997：199-200.

理学"理欲之辨"道德观的盛行更强化了这一传统思想。金元以后的医书中，鲜有对"房中术"的探讨，一般认为是受理学影响的结果，还影响到朱震亨的节欲养生理论。

（三）持敬养心与养生

理学家对佛道的神仙之说并不赞成，但对延年养生是重视的。程颐在回答弟子"问神仙之说有诸"时，说："若说白日飞升之类则无；若言居山林间，保形炼气以延年益寿，则有之。"① 程颐对弟子强调要重视孟子所说的养气，而且从其言论中可知还有较高的造诣，如说：

"《孟子》养气一篇，诸君宜潜心玩索。须是实识得，方可勿忘勿助长。只是养生之法，如不识怎生养？有物始言养，无物又养个什么？浩然之气，须见是一个物，如颜子言，如有所立卓尔，孟子言跃如也。卓尔跃如，分明见得，方可持其志，无暴其志，内外相养也。"②

对如何才有这种浩然之气，程颐说：

"气须是养，集义所生。积习既久，方能生浩然气象。

"气直养而无害，便塞乎天地之间。少有私意，即是气亏。无不义便是集义，有私意便是馁。"③

他认为养气需要以心性、仁义为基础。

程颐还说："今之学者，唯有义理以养其心；若威仪辞让，以养其体；文章物采，以养其目；声音以养其耳；舞蹈以养其血脉。"④ 他赞同从生活的各个方面来养身心，不过养心仍然居于首位。《河南程氏遗书》卷四又载："有人语导气者，问先生曰：'君亦有术乎？'曰：'吾尝夏葛而冬裘，饥食而渴饮，节嗜欲，定心气，如斯而已矣。'"⑤

关于心性，是理学最为强调的内容。"二程"批判佛教一味强调出世，是对身体过于重视。"二程"说：

"人只为自私，将自家躯壳上头起意，故看得道理小了他底。放这身来，都在万物中一例看，大小大快活。释氏以不知此，去他身上起意思，奈何那身不得，故却厌恶；要得去尽根尘，为心源不定，故要得如枯木死灰。然没此理，除是死也。释氏其实只是爱身，放不得，故说许多。譬如蝜蝂之虫，已载不起，犹自更取物在身。又如抱石沉河，以其重愈沉，终不道放下石头，惟嫌重也。孟子论四端处，则欲扩而充之；说约处，则欲扩而充之；说约处，则博学详说而反说约。此内外交相养之道也。"⑥

所谓"内外交相养"，主要是以内养外。理学中有许多关于如何"存养"（即"存心养性"）的言论。如朱熹强调："如今要下工夫，且须端庄存养，独观昭旷之原。"（《朱子语类》卷一一五）"存养"是为了不使本心丧失。"圣贤千言万语，只要人不失其本心"，"心若不存，一身便无主宰"⑦。他们还强调"持敬"，朱熹说：

"敬字工夫，乃圣门第一义，彻头彻尾，不可顷刻间断。"

还说：

"敬之一字，圣学之所以成始而成终者也。为小学者不由乎此，固无以涵养本原，而谨夫洒扫应对进退之节与夫六艺之教。为大学者不由乎此，亦无以开发聪明，进德修业，而致夫明德新民之功也。"⑧

---

① 朱熹. 二程语录 [M]. 北京：中华书局，1985：144.
② 朱熹. 二程语录 [M]. 北京：中华书局，1985：155.
③ 朱熹. 河南程氏遗书 [M]. 上海：商务印书馆，1935：85.
④ 朱熹. 河南程氏遗书 [M]. 上海：商务印书馆，1935：22–23.
⑤ 朱熹. 河南程氏遗书 [M]. 上海：商务印书馆，1935：76.
⑥ 朱熹. 河南程氏遗书 [M]. 上海：商务印书馆，1935：34–35.
⑦ 黎靖德. 朱子语类：第一卷 [M]. 长沙：岳麓书社，1997：178.
⑧ 黎靖德. 朱子语类：第一卷 [M]. 长沙：岳麓书社，1997：187–188.

这种"敬"与佛教的"静"相比，显得更积极。"二程"说：

"敬则自虚静，不可把虚静唤做静。居敬则自然行简，若居简而行简，却是不简，只是所居者只剩一个简字。才说静，便入于释氏之说也。不用静字，只用敬字，才说着静字，便是忘也。"①

从养生的角度，心静有利于健康，这一点"二程"是认可的。但他们强调的是，静不能消极，要有积极的心态；另外，不能通过逃避世俗来求心静。《宋元学案·明道学案下》记载：

"谢子曰：'吾尝习忘以养生。'明道曰：'施之养生则可，于道有害。习忘可以养生者，以其不留情也；学道则异于是。'"②

能离弃世俗专门习静固然可以养生，但大多数人恐怕做不到这一点。所以他们强调要在纷纷扰扰的日常生活中磨炼，力求做到在烦冗世事中保持心静。为了区别于佛教的"静"，他们又专门立了个"敬"字。朱熹说：

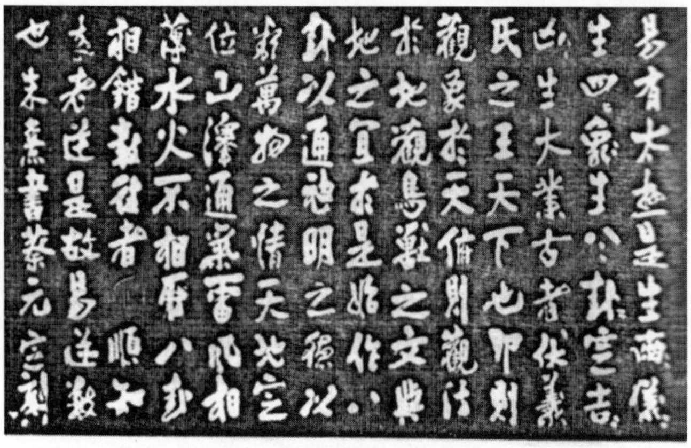

图4-2　朱熹写经碑拓片
（拓片文字为："易有太极，是生两仪，两仪生四象，四象生八卦，八卦定吉凶，吉凶生大业。古者伏羲氏之王天下也，仰则观象于天，俯则观法于地，观鸟兽之文与地之宜，于是始作八卦，以通神明之德，以类万物之情。天地定位，山泽通气，雷风相薄，水火不相容。八卦相错，数往者顺，知来者逆，是故易逆数也。朱熹书，蔡元定刻。"）

"程先生所以有功于后学者，最是敬之一字有力。人之心性，敬则常存，不敬则不存。"③

他指出"今虽说主静，然亦非弃物事以求静"④，并提出"敬贯动静"，说：

"如何都静得！有事须着应，人在世间，未有无事时节。要无事，除是死也。自早至暮，有许多事，不成说事多挠（扰）乱，我且去静坐。敬不是如此。若事至前，而自家却要主静，顽然不应，便是心都死了。无事时敬在里面，有事时敬在事上。有事无事，吾之敬未尝间断也。"

又说：

"或曰静中常用存养。曰：说得有病，一动一静，无时不养。"⑤

认识到这些，对于人们来说也是切合现实的养生原则的。

（四）论静坐与调息

朱熹说："持敬是穷理之本。究得理明，又是养心之助。"⑥前文所提到的诸如道德、寡欲和持敬都能做到的话，身体就会受益，但当然不能解决全部问题，有必要时仍须借助医药。朱熹说：

"诚、敬、寡欲，不可以次序做工夫。数者虽则未尝不串，然其实各是一件事。不成道敬则欲自寡，却全不去做寡欲底工夫，则是废了克己之功也。但恐一旦发作，又却无理会。譬如平日慎起居，节饮食，养得如此了，固是无病。但一日意外病作，岂可不服药？敬只是养底工夫。克己是去病。须是俱到，无所不用其极。"⑦

---

① 朱熹. 河南程氏遗书 [M]. 上海：商务印书馆，1935：174.
② 黄宗羲. 宋元学案：第一册 [M]. 北京：中华书局，1986：576.
③ 黎靖德. 朱子语类：第一卷 [M]. 长沙：岳麓书社，1997：187.
④ 黎靖德. 朱子语类：第一卷 [M]. 长沙：岳麓书社，1997：184.
⑤ 黎靖德. 朱子语类：第一卷 [M]. 长沙：岳麓书社，1997：182.
⑥ 黎靖德. 朱子语类：第一卷 [M]. 长沙：岳麓书社，1997：182.
⑦ 黎靖德. 朱子语类：第一卷 [M]. 长沙：岳麓书社，1997：191.

既然"无所不用其极"，也就不排除静坐，而且对静坐也有一套原则。朱熹说"明道、延平（按：指程颐弟子李侗）皆教人静坐"[①]，"始学工夫，须是静坐。静坐则本原定，虽不免逐物，及收归来，也有个安顿处。譬如人居家熟了，便是出外，到家便安。如茫茫在外，不曾下工夫，便要收敛向里面，也无个着落处"[②]。但是他认为没有必要如佛教那样入定。朱熹说：

"静坐非是要如坐禅入定，断绝思虑。只收敛此心，莫令走作闲思虑，则此心湛然无事，自然专一。及其有事，则随事而应；事已，则复湛然矣。"[③]

并且朱熹认为，及时应对处理事情是获得内心真正宁静的办法，他说：

"动时也有静，顺理而应，则虽动亦静也。故曰：'知止，而后有定；定，而后能静。'事物之来，若不顺理而应，则虽块然不交于物以求静，心亦不能得静。"[④]

为了帮助养心，朱熹曾作有《调息箴》。其序说：

"预作调息箴，亦是养心一法。盖人心不定者，其鼻息嘘气常长，吸气常短，故须有以调之。息数停匀，则心亦渐定，所谓持志，无暴其气也。"

其文为：

"鼻端有白，我其观之。随时随处，容与猗移。静极而嘘，如春沼鱼。动极而翕，如百虫蛰。氤氲开阖，其妙无穷。谁其尸之，不宰之功。云卧天行，非予敢议。守一处和，千二百岁。"[⑤]

其内容显然借鉴了佛、道两家的一些做法。

理学的观点，重视反观内省的精神修养方法，与佛、道两家的既有相似之处，也有很大区别。这些理论丰富了养生学的内容，对后世也产生了重要的影响。

二、文人知医与养生实践

宋代重文轻武，科举制向平民开放，取士人数较唐代大幅增加。大量培养儒士的结果，促进了文化科技的发展，其中一部分文人进入医学队伍成为儒医。另一方面，印刷术促使医学书籍的流通，打破了医术家传的局限，文人获得了学习医学知识的条件。理学家更认为士人知医是儒者事亲的应有之举。程颢说："病卧于床，委之庸医，比于不慈不孝，事亲者，亦不可不知医。"[⑥]程颐认为"人子事亲学医"之事"最是大事"，并说："今人视父母疾，乃一任医者之手，岂不害事？必须识医药之道理，别病是如何，药当如何，故可任医者也。"[⑦]宋代名相范仲淹为布衣时，到灵祠祈祷，"曰：他时得相位乎？不许。复祷之曰：不然，愿为良医"[⑧]，于是"不为良相，愿为良医"成为儒者"达则兼善天下，穷则独善其身"古训的新版本，广为流传。

文人知医，进而注重养生，成为一种时尚。如曾做过北宋宰相的富弼，"少好道，自言吐纳长生之术，信之甚笃"[⑨]。还有许多名人如苏轼、陆游、沈括、欧阳修、王安石、黄庭坚等，大多懂医术、善养生，亦文亦医，在防病治病、养生保健方面，形成了独具特色的养生思想和方法。其中尤以苏轼、陆游最为突出。

① 黎靖德. 朱子语类：第一卷［M］. 长沙：岳麓书社，1997：187.
② 黎靖德. 朱子语类：第一卷［M］. 长沙：岳麓书社，1997：193.
③ 黎靖德. 朱子语类：第一卷［M］. 长沙：岳麓书社，1997：193–194.
④ 黎靖德. 朱子语类：第一卷［M］. 长沙：岳麓书社，1997：195.
⑤ 朱熹. 朱熹集：七［M］. 成都：四川教育出版社，1996：4378.
⑥ 朱熹. 二程语录［M］. 北京：中华书局，1985：275.
⑦ 朱熹. 二程语录［M］. 北京：中华书局，1985：186–187.
⑧ 吴曾. 能改斋漫录［M］. 上海：上海古籍出版社，1984：381.
⑨ 叶梦得. 岩下放言［M］. 上海：上海古籍出版社，1992：732.

（一）苏轼的养生理论与实践

苏轼（1037—1101 年），号东坡居士，眉州眉山（今四川眉山）人。曾上书力言王安石新法之弊，后因作诗讽刺新法而下御史狱，贬黄州。宋哲宗时任翰林学士，曾出知杭州、颍州，官至礼部尚书，后又贬谪惠州、儋州。苏轼著作众多，其诗文集中与养生有关的篇章甚多，名篇有《养生诀》《问养生》《续养生论》《广心斋铭》《静常斋记》《养生偈》《养老篇》《日喻》《采日月精华赞》等。其记载的医药养生知识《良方》被后人与沈括的著作合编成《苏沈良方》。此外还有以养生修道内容为主的《仇池笔记》等著作。

苏轼一生，积极论政，为此屡遇坎坷，但矢志不改，有着鲜明的儒者风骨。而在人生低谷之时也参究佛道，交游方外，涉猎了许多养生方术。

1. 和、安思想与旷达精神

苏轼说："养生者，不过慎起居饮食，节声色而已。节慎在未病之前，而服药于已病之后。"[①]具体的养生原则，他曾在《上皇帝书》中进行论述：

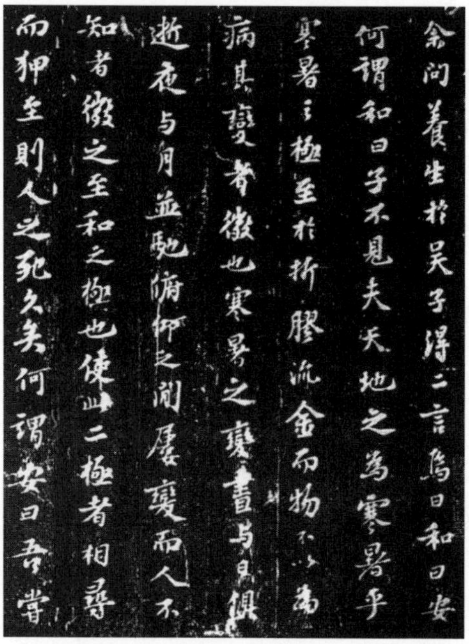

图 4-3　苏轼《问养生》手迹

"人之寿夭在元气……是以善养生者，慎起居，节饮食，导引关节，吐故纳新，不得已而用药，则择其品之上，性之良，可以服而无害者，则五脏和平而寿命长。"[②]

后来到岭南，得友人吴子野之教，苏轼更宗奉以"和""安"二字为主要养生思想。"和"是平和自然，"安"是顺应规律。苏轼在《问养生》中说：

"余问养生于吴子，得二言焉。曰和。曰安。何谓和？曰：子不见天地之为寒暑乎？寒暑之极，至于折胶流金，而物不以为病，其变者微也。寒暑之变，昼与日俱逝，夜与月并驰，俯仰之间，屡变而人不知者，微之至，和之极也。使此二极者，相寻而狎至，则人之死久矣。何谓安？曰：吾尝自牢山浮海达于淮，遇大风焉，舟中之人，如附于桔槔，而与之上下，如蹈车轮而行，反逆眩乱不可止。而吾饮食起居如他日。吾非有异术也，惟莫与之争，而听其所为。故凡病我者，举非物也。食中有蛆，人之见者必呕也。其不见而食者，未尝呕也。请察其所从生。论八珍者必咽，言粪秽者必唾。二者未尝与我接也，唾与咽何从生哉？果生于物乎？果生于我乎？知其生于我也，则虽与之接而不变，安之至也。安则物之感我者轻，和则我之应物者顺。外轻内顺，而生理备矣。吴子，古之静者也。其观于物也，审矣。是以私识其言，而时省观焉。"[③]

文中的"吴子"，全名吴复古，字子野，北宋潮州揭阳人。苏轼《答吴秀才书》曾说："子野一见仆，便论出世间法，以长生不死为余事，而以练气服药为土苴也。仆虽未能行，然喜诵其言，尝作《论养生》一篇，为子野出也。"[④]《问养生》中就是吴子野教他的内容，主旨是说，天地纵有极寒极暑，山海纵有大风大浪，但只要顺应自然，"惟莫与之争，而听其所为"，就不会为害，"安则物之感我者轻，和则我之应物者顺。外轻内顺，而生理备矣"。

这一思想在苏轼的人生中体现得最为明显。如他被贬岭南，那里被认为是瘴疠之地，人们

---

① 曾枣庄，舒大刚. 三苏全书：第 14 册［M］. 北京：语文出版社，2001：245.
② 曾枣庄，舒大刚. 三苏全书：第 11 册［M］. 北京：语文出版社，2001：440.
③ 曾枣庄，舒大刚. 三苏全书：第 14 册［M］. 北京：语文出版社，2001：415-416.
④ 曾枣庄，舒大刚. 三苏全书：第 13 册［M］. 北京：语文出版社，2001：203.

多有恐惧，而苏轼给友人写信说：

"瘴疠病人，北方何尝不病？是病皆死得人，又何必瘴气？但苦无医药。京师国医手里死汉尤多。"①

话语中虽然说岭南缺医少药不好，却戏谑说京城之地有国医人也会死。苏轼后来又被贬至海南，"环视天水无际，凄然伤之曰：'何时得出此岛也？'已而思之：天地在积水中，九洲在大瀛（瀛）海中，中国在少海中。有生孰不在岛者？"②如此积极乐观地面对艰苦条件，正是"和"与"安"的精神心理及健康思想的体现，这也使苏轼平安度过了流贬生涯。

2. 养生方法与实践

苏轼记载的各种养生方法很多，包括各种道家气功方法。他在京师就与道士姚丹元来往，到岭南又结交道士邓守安、何宗一和"海上隐者"等，学习了许多内丹术。如其《续养生论》详细论述了他对内丹术"铅汞龙虎之说"的理解：

"何谓铅？凡气之谓铅，或趋或蹶，或呼或吸，或执或击。凡动者皆铅也。肺实出纳之。肺为金，为白虎，故曰铅，又曰虎。何谓汞？凡水之谓汞，唾涕脓血，精汗便利。凡湿者皆汞也。肝实宿藏之。肝为木，为青龙，故曰汞，又曰龙。"③

这一解释与《钟吕传道集》有一定的相承关系。《钟吕传道集》本来明确地说："龙非肝也，乃阳龙，阳龙出在离宫真水之中。虎非肺也，乃阴虎，阴虎出在坎位真火之中。"④（《钟吕传道集·论五行第六》）苏轼所说似与之不同。其实前者是从阴阳层面论龙虎、铅汞，后来到了五行层面，《钟吕传道集》也说过五行中肝为青龙、肺为白虎与铅汞的关系，如说："肾气足而肝气生，肝气既生以绝肾之余阴而纯阳之气上升者也……以其肝属阳，以绝肾之余阴，是以知气过肝时即为纯阳。纯阳气中包藏真一之水，恍惚无形，名曰阳龙。以其肺属阴，以绝心之余阳，是知液到肺时即为纯阴。纯阴液中负载正阳之气，杳冥不见，名曰阴虎。"⑤（《钟吕传道集·论龙虎第八》）苏轼所发挥的正是这一点，不过用了生活中的事项来说明：

"古之真人论内丹者曰：'五行颠倒术，龙从火里出。五行不顺行，虎向水中生。'世未有知其说者也。方五行之顺行也，则龙出于水，虎出于火，皆死之道也。心不官而肾为政，声色外诱，邪淫内发，壬癸之英，下流为人，或为腐坏。是汞龙之出于水者也。喜怒哀乐。皆出于心者也。喜则攫拿随之，怒则殴击随之，哀则擗踊随之，乐则抃舞随之，心动于内，而气应于外，是铅虎之出于火者也。汞龙之出于水，铅虎之出于火，有能出而复返者乎？故曰皆死之道也。

"真人教之以逆行，曰：'龙当使从火出，虎当使从水生也。'其说若何？孔子曰：'思无邪。凡有思皆邪也，而无思则土木也。孰能使有思而非邪，无思而非土木乎？盖必有无思之思焉。夫无思之思，端正庄栗。如临君师，未尝一念放逸。然卒无所思。如龟毛兔角，非作故无本性，无故是之谓戒。戒生定，定则出入息自住，出入息住，则心火不复炎上。火在易为离。离，丽也。必有所丽，未尝独立，而水其妃也，既不炎上，则从其妃矣。水火合则壬癸之英，上流于脑，而溢于玄膺，若鼻液而不咸，非肾出故也，此汞龙之自火出者也。长生之药，内丹之萌，无过此者矣。……汞龙之出于火，流于脑，溢于玄膺，必归于根心，火不炎上，必从其妃，是火常在根也。故壬癸之英，得火而日坚，达于四支（肢），浃于肌肤而日庄，其究极，则金刚之体也。此铅虎之自水生者也。龙虎生而内丹成矣。故曰顺行则为人，逆行则为道，道

---

① 曾枣庄，舒大刚. 三苏全书：第13册［M］. 北京：语文出版社，2001：330.

② 曾枣庄，舒大刚. 三苏全书：第13册［M］. 北京：语文出版社，2001：472.

③ 曾枣庄，舒大刚. 三苏全书：第14册［M］. 北京：语文出版社，2001：416–417.

④ 施肩吾. 钟吕传道集［M］. 上海：上海古籍出版社，1989：14.

⑤ 施肩吾. 钟吕传道集［M］. 上海：上海古籍出版社，1989：21.

则未也，亦可谓长生不死之术矣。"①

大意是说，正常人本来是"汞从水中出，虎从火中出"，前者如精液从肾流，后者如情绪从心生，这些都是自然生理，但日久会消耗生命从而死亡。而内丹养生，就是要做到"颠倒"这一过程。一方面通过还精上脑，不使外流而到上部，可以说是汞龙从火生；另一方面心无邪念，心火不上炎，达于全身润泽四肢，就可以说铅虎从水生。这样就与正常人相反，达到"五行颠倒"，从而可以逆转生命自然死亡的进程。这一解释简要地说明了五行颠倒的原理。

至于练习方法，有隐者曾具体教给他，苏轼如获至宝，撰文详细记载如下：

"有隐者教予曰：人能正坐瞑目，调息，握固，心定，微息则徐闭之。（达磨胎息法亦须闭若此，佛经待其自止，恐卒不能到也）虽无所念，而卓然精明。毅然刚烈，如火之不可犯。息极则小通之，微则复闭之。（方其通时亦须一息一息扫之下丹田）为之惟数，以多为贤，以久为功。不过十日，则丹田温而水上行。愈久愈温，几至如烹。上行水。翕然如云蒸于泥丸，盖离者丽也。着物而见，火之性也。吾目引于色，耳引于声，口引于味，鼻引于香，火辄随而丽之。今吾寂然无所引于外，火无所丽。则将安往，水者其所妃也。势必从之，坎者陷也。

"物至则受，水之性也，而况其配乎？水火合，则火不炎而水自上。则所谓龙从火里出也。龙出于火，则龙不飞而汞不干。旬日之外，脑满而腰足轻。方闭息时常卷舌而上。以舐（悬）雍虽不能，而意到焉，久则能也。如是不已，则汞下入口。方调息时，则漱而烹之，须满口而后咽。若未满，且留口中，俟后次也，仍以空气送至丹田。常以意养之，久则化而为铅，此所谓虎向水中生也。此论奇而通，妙而简，决为可信者。"②

苏东坡曾积极练习这些方法，他在惠州建了一个"思无邪斋"，专为炼丹所用，作《思无邪丹赞》说：

"饮食之精，草木之华，集我丹田，我丹所家。……昼炼于日，赫然丹霞。夜浴于月，皓然素葩。金丹自成，曰思无邪。"③

在听到罗浮隐者的教导后，他写信给弟弟苏辙说：

"此论奇而通，妙而简，决为可信也。……已令造一禅榻，两大案，明窗之下，专欲治此。……已作干蒸饼百枚，自二月一日为首，尽绝人事。饥则食此饼，不饮汤水，不啖食物，细嚼以致津液，或饮少酒而已。午后，略睡，一更便卧，三更乃起，坐以待旦。有日采日，有月采月，余时非数息炼阴，则行今所谓龙虎诀尔。如此百日，或有所成。不读书著文，且一时搁起，以待异日。不游山水，除见道人外，不接客，不会饮，无益也。"④

一般静养练习时要求舌尖舐上腭，苏轼又学到一种难度更高的方法：

"养舌以舐悬雍，近得此法。初甚秘惜，云此禅家所得向上一路，千金不传。人之所见如此虽可笑，然极有验也。但行之数日间，舌下筋微急痛，当以渐驯致。若舌尖果及悬雍，则致华池之水莫捷于此也。又言此法名洪炉上一点雪，宜秘之。"⑤

苏东坡个性洒脱，自知难以坚持每天练习，不能达到道教内丹的效果，但他结合个人实际，总结了一套可行的养生功法，颇有成效。他给朋友写信说："近来颇留意养生，读书延纳方士多矣，其法数百，择其简而易行者，间或为之，辄验。……其效初亦不甚觉，但积累百余日，功用不可量，比之服药，其力百倍。"具体方法是：

"每夜以（于）子后（三更三四点至五更以来）披衣起（在床上拥被坐亦可），面东若南，盘足，叩齿三十六通，握固（以两拇指握第三指，或第四指握拇指，两手拄腰腹间也），闭息（闭息，最是道家要妙处。先须闭息却虑，扫火坐相，使心澄湛，诸念不起，自觉出入息调匀，

---

① 曾枣庄，舒大刚. 三苏全书：第 14 册［M］. 北京：语文出版社，2001：417–418.
② 曾枣庄，舒大刚. 三苏全书：第 15 册［M］. 北京：语文出版社，2001：96.
③ 曾枣庄，舒大刚. 三苏全书：第 15 册［M］. 北京：语文出版社，2001：231.
④ 曾枣庄，舒大刚. 三苏全书：第 15 册［M］. 北京：语文出版社，2001：96.
⑤ 曾枣庄，舒大刚. 三苏全书：第 15 册［M］. 北京：语文出版社，2001：96.

即闭定口鼻也），内观五脏，肺白、肝青、脾黄、心赤、肾黑（常求五脏图挂壁上，使心中熟识五脏六腑之形状）。次想心为炎火，光明洞彻，丹田中。待腹满气极，即徐出气（不得令耳闻）。候出入息均调，即以舌接唇齿，内外漱炼津液（若有鼻液，亦须漱使，不嫌其咸，炼久自然甘美，此是真气，不可弃之也），未得咽。复前法。闭息内观，纳心丹田，调息漱津，皆依前法。如此者三，津液满口鼻也即低头咽下，以气送入丹田。须用意精猛，令津与精气谷谷（汩汩）然有声，径入丹田。又依前法为之。凡九闭息，三咽津而止。然后以左右手热摩两脚心（此涌泉穴上彻顶门，气诀之妙），及脐下腰脊间，皆令热彻（徐徐摩之，使微汗出，不妨，不可喘足尔），次以两手摩熨眼、面、下［颌］、项，皆令极热。仍案（按）捏鼻梁左右五七下，梳头百余梳而卧，熟寝至明。

　　"右其法至简易，在常久不废而有深功。且试行一二十日，精神自已不同，觉脐下实热，腰脚轻快，久之不已，去仙不远。但当习闭息，使渐能持久。以脉候之，五至为一息。近来闭得渐久，每一闭百二十至而开，盖已闭得二十余息也。又不可台闭多时，使气错乱，或奔突而出，反为之害。慎之！慎之！又须常节晚食，食腹中宽虚，气得回转。昼日无事，亦时时闭目内观，漱炼津液咽之，摩熨耳目，以助真气。但清净专一，即易见功矣。"①（《养生诀》）

　　可见苏轼确实是有练习心得的。同时他的书信，也反映出当时道教内丹广为文人所接受，是文人讨论的养生热点。

　　苏轼诗文中还有大量的其他养生内容。如论饮食说：

　　"东坡居士自今日以往，早晚饮食，不过一爵一肉。有尊客，盛馔则三之，可损不可增。有召我者，预以此告之，主人不从而过是者，乃止。一曰安分以养福，二曰宽胃以养气，三曰省费以养财。"②

　　《养老篇》曰：

　　"软蒸饭，烂煮肉。温美汤，厚毡褥。少饮酒，惺惺宿。缓缓行，双拳曲。虚其心，实其腹。丧其耳，忘其目。久久行，金丹熟。"③

　　《书四适赠张鹗》曰：

　　"吾闻《战国策》中有一方，吾尝服之，有效，故以奉传。其药四味而已，一曰无事以当贵，二曰早寝以当富，三曰安步以当车，四曰晚食以当肉。"④

　　这些言论涉及药物养生、饮食养生、精神养生和环境养生等许多方面。清代王如锡辑有《东坡养生集》一书12卷，将苏轼有关养生的诗文分为饮食、方药、居止、服御、翰墨、游览、达观、妙理、调摄、利济、述古、志异共12个方面，做了较全面的纂辑和整理。

（二）陆游的养生诗

　　陆游（1125—1210年），字务观，号放翁，越州山阴（今浙江绍兴）人，南宋著名诗人。孝宗时赐进士出身。中年入蜀，投身军旅生活，官至宝章阁待制。晚年退居家乡。著有《剑南诗稿》《渭南文集》《老学庵笔记》等。其诗作今存9 000多首，内容极为丰富，当中众多的养生诗一直受到人们的重视。

　　陆游养生以儒家的思想为主，也兼习一些道释的导引、行气、内丹、坐禅等内容，尤其注重生活中的养生。

---

① 曾枣庄，舒大刚. 三苏全书：第15册［M］. 北京：语文出版社，2001：99-100.
② 曾枣庄，舒大刚. 三苏全书：第15册［M］. 北京：语文出版社，2001：93.
③ 曾枣庄，舒大刚. 三苏全书：第15册［M］. 北京：语文出版社，2001：220.
④ 曾枣庄，舒大刚. 三苏全书：第14册［M］. 北京：语文出版社，2001：547.

1. 论治心

陆游有《醉题》一诗说：

"不学空门不学仙，清樽随处且陶然。人情正可付一笑，生世元知无百年。"①

他以儒为本，不以百年长生为追求。而且深刻地认识到，长寿要有良好的心态。有诗说：

"人寿至耄期，如位至王公。非以德将之，往往不克终。"②

他认为重德则要治心。如《治心》一诗说：

"治心无他法，要使百念空。秋毫作其间，有若海飓风。飓风孰能止，三日力自穷。"③

清心节欲，不作妄想，是养生的关键。在《寿考如富贵》中，他说：

"予少多疾恙，五十已遽衰。齿摇颔须白，萧然蒲柳恣。俯仰忽二纪，卧病实半之。富贵不可求，寿亦岂汝私。万事付自然，孰为乐与悲。惟当老益学，易箦以为期。"④

他的多首诗都表达了这种观念。著名的《铭座》一诗说：

"天下本无事，庸人实扰之。吾身本无患，卫养在得宜。一毫不加谨，百疾所由滋。人生快意事，噬脐莫能追。汝顾不少忍，杀身常在斯。深居不妄动，一动当百思。"⑤

所以，治心需要做到不动心和忍，那么就可以"心闲身自安"（《疏山东堂昼眠》）和"心安病自除"（《午醉径睡比觉已甲夜矣》）。

2. 论啬与养

"啬"虽是道家思想，但对老年养生确实是要务。陆游多次谈及这一问题。《东斋杂事》云："吾闻诸先贤，养生莫如啬。"《次韵李季章参政哭其夫人》云："养生尤要啬精神。"《独学》一诗形容得更加形象："秋风弃扇知安命，小炷留灯悟养生。"。

啬的同时，要养元气。陆游《杂感之五》诗云："养生孰为本，元气不可亏。"《修居室赋诗自警》说："防疾如待敌，爱气如守关。"养气也与治心相关，所谓"养气勿动心"（《访医》），"养气安心不计年"（《养气》）等。

陆游还认为生活起居要处处留心，防止疾病，这对老年生活特别重要。《自诒》诗说："愈老愈知生有涯，此时一念不容差……饭余解带摩便腹，自取风炉煮晚茶。"⑥《养生》诗中说：

"起居食饮间，恐惧自贵珍。一念少放逸，祸败生逡巡。所以古达者，训诫常谆谆。不死正尔得，成真非有神。"⑦

起居饮食，均不可一念放松，所谓"养生如蓺木，培植要得宜。常使无夭伤，自有干云时"⑧（《暑中北窗昼卧有作》）。

3. 论饮食

陆游的养生方法中，饮食占有很重要的位置。在另一首题为《养生》的诗中，陆游说：

"昔虽学养生，所遇少硕师。金丹既茫昧，鸾鹤安可期。惟有庖丁篇，可信端不疑。爱身过拱璧，奉以无缺亏……衣巾视寒燠，饮食节饥饱。虎兕虽在旁，牙爪何由施？"⑨

提倡以庖丁之技来爱身。所谓"庖丁篇"不是指美味，而是注意饮食的意思。他晚年主张

① 钱忠联. 陆游全集校注：第3册［M］. 杭州：浙江教育出版社，2011：267.
② 钱忠联. 陆游全集校注：第8册［M］. 杭州：浙江教育出版社，2011：26.
③ 钱忠联. 陆游全集校注：第6册［M］. 杭州：浙江教育出版社，2011：391.
④ 钱忠联. 陆游全集校注：第5册［M］. 杭州：浙江教育出版社，2011：64.
⑤ 钱忠联. 陆游全集校注：第5册［M］. 杭州：浙江教育出版社，2011：108.
⑥ 钱忠联. 陆游全集校注：第5册［M］. 杭州：浙江教育出版社，2011：357-358.
⑦ 钱忠联. 陆游全集校注：第6册［M］. 杭州：浙江教育出版社，2011：465.
⑧ 钱忠联. 陆游全集校注：第7册［M］. 杭州：浙江教育出版社，2011：488.
⑨ 钱忠联. 陆游全集校注：第6册［M］. 杭州：浙江教育出版社，2011：157.

不食肉，有诗说"放翁年来不食肉"（《素饭》），"养生所甚恶，旨酒及大肉"（《对食有感》）。还专门就老年人食肉一事作《杂感》诗说：

"肉食养老人，古虽有是说。修身以待终，何至陷饕餮？晨烹山蔬美，午漱石泉洁。岂役七尺躯，事此服寸舌？"[①]

认为从健康着想，不要为"寸舌"诱导而过多食肉。他主张饮食清淡。另外提倡食粥，有《食粥》诗说：

"世人个个学长年，不悟常年在目前。我得宛秋平易法，只将食粥致神仙。"[②]

诗前小序云：

"张文潜有食粥说，谓食粥可以延年，余窃爱之。"

平时偶有小疾，陆游即以自警，提醒自己要更加注意。《小疾自警》一诗说：

"老来土弗强，举著辄作病。造物盖警之，何啻三下令。而我不自珍，若与疾竖竞。岂惟昧摄养，实亦缺忠敬。颠踣乃自诒，何用死不瞑。自今师古训，念念贵清静。羔豚昔所美，放斥如远佞。淖糜煮石泉，香饭炊瓦甑。采蔬撷药苗，巾縻相照映。膨脖亦宜戒，仅饱勿惮剩。隐书有至理，要使气常胜。因之戒友朋，苦语君试听。"[③]

此外，陆游还有许多关于饮茶、药枕、运动、休闲的记载。他是老年休游养生的榜样，而且成效显著，"年垂九十身犹健"（《老健》）。

（三）其他文人论养生

除了最有代表性的苏轼和陆游，这一时期其他文人论述养生的著作还有很多。例如北宋名臣真德秀（号西山）创作的《卫生歌》云：

"天地之间人为贵，头象天兮足象地。父母遗体宜宝之，箕畴五福寿为最。

"卫生切要知三戒，大怒大欲并大醉。三者若还有一焉，须防损失真元气。

"欲求长生先戒性，火不出兮神自定。木还去火不成灰，人能戒性还延命。

"贪欲无穷忘却精，用心不已走元神。劳形散尽中和气，更仗何能保此身。

"心若太费费则竭，形若太劳劳则歇。神若太伤伤则虚，气若太损损则绝。

"世人欲识卫生道，喜乐有常嗔怒少。心诚意正思虑除，顺理修身去烦恼。

"春嘘明目夏呵心，秋呬冬吹肺肾宁。四季长呼脾化食，三焦嘻却热难停。

"发宜多梳气宜炼，齿宜数叩津宜咽。子欲不死修昆仑，双手揩摩常在面。

"春月少酸宜食甘，冬月宜苦不宜咸。夏要增辛聊减苦，秋辛可省但加酸。

"季月少咸甘略戒，逢然五脏保平安。若能全减身康健，滋味偏多无病难。

"春寒莫放绵衣薄，夏月汗多须换着。秋冬衣令渐加添，莫待病生才服药。

"惟有夏月难调理，内有伏阴忌冰水。瓜桃生冷宜少餐，免至秋来成疟痢。

"心旺肾衰切宜记，君子之人守斋戒。常令充实勿空虚，日食须当去油腻。

"太饱伤神饥伤胃，太渴伤血多伤气。饥餐渴饮莫太过，免致膨脖损心肺。

"醉后强饮饱强食，未有此身不生疾。人资饮食以养生，去其甚者将安适。

"食后徐行百步多，手摩脐腹食消磨。夜半灵根灌清水，丹田浊气切须呵。

"饮酒可以陶情性，大饮过多防有病。肺为华盖倘受伤，咳嗽劳神能损命。

"慎勿将盐去点茶，分明引贼入其家。下焦虚冷令人瘦，伤肾伤脾防病加。

"坐卧切防风入脑，脑内入风人不寿。更兼醉饱卧风中，风才一入成灾咎。

① 钱忠联. 陆游全集校注：第 6 册［M］. 杭州：浙江教育出版社，2011：170.

② 钱忠联. 陆游全集校注：第 5 册［M］. 杭州：浙江教育出版社，2011：78.

③ 钱忠联. 陆游全集校注：第 6 册［M］. 杭州：浙江教育出版社，2011：350.

"雁有序兮犬有义，黑鲤朝北知臣礼。人无礼义反食之，天地神明俱不喜。

"养体须当节五辛，五辛不节养伤身。莫教引动虚阳发，精竭容枯疾病萦。

"不问在家并在外，若遇迅雷风雨至。急须端肃敬天威，静室收心须少避。

"恩爱牵缠不自由，利名索绊几时休。放宽些子自家福，免致中年早白头。

"顶天立地非容易，饱食暖衣宁不愧。思量无以报洪恩，晨夕焚香谢天地。

"身安寿永是如何，胸次平夷积善多。惜命惜身兼惜气，请君熟玩卫生歌。"①

可见其养生知识和经验都非常丰富。

北宋政治家王安石有"养生在于保形，充形在于育气"之论，其《礼乐记》中写道：

"神生于性，性生于诚，诚生于心，心生于气，气生于形。形者，有生之本。故养生在于保形，充形在于育气，养气在于宁心，宁心在于致诚，致诚在于尽性，不尽性不足以养生。能尽性者，至诚者也；能至诚者，宁心者也；能宁心者，养气者也；能养气者，保形者也；能保形者，养生者也。不养生不足以尽性也。……衣食所以养人之形气，礼乐所以养人之性也。……养生以为仁，保气以为义，去情却欲以尽天下之性，修神致明以趋圣人之域。"②

另一著名政治家、文人黄庭坚著有《士大夫食时五观》一文，所说的"食时五观"本是佛教观念，但黄庭坚改作世俗化的解读，其中第三、第四观就与养生有关。如：

"三防心离过，贪等为宗。治心养性，先防三过，美食则贪，恶食则嗔，终日食而不知食之所从来则痴。君子食无求饱，离此过也。

"四正事良药，为疗形苦。五谷五蔬以养人，鱼肉以养老。形苦者，饥渴为主病，四百四病为客病，故须食为医药以自扶持。是故，知足者举箸常如服药。"③（《山谷集外集》卷九）

陆游曾提到的张文潜，对食粥颇有心得，作有《粥记赠潘那老》云：

"张安道每晨起，食粥一大碗。空腹胃虚，谷气便作，所补不细，又极柔腻，与脏腑相得，最为饮食之良。妙齐和尚说山中僧，每将旦一粥，甚系利害，如或不食，则终日觉脏腑燥渴。盖能畅胃气，生津液也。今劝人每日食粥，以为养生之要，必大笑。大抵养性命，求安乐，亦无深远难知之事，正在寝食之间耳。"④（《梁溪漫志》卷九《张文潜粥记》）

文人罗大经的《鹤林玉露》是有名的宋代笔记，其中也有许多养生言论。其中一则如：

"大凡贪淫之过，未有不生于奢侈者，俭则不贪不淫，是可以养德也。人之受用自有剂量，省啬淡泊，有久长之理，是可以养寿也。醉酦饱鲜，昏人神志，若疏食菜羹，则肠胃清虚，无滓无秽，是可以养神也。奢则妄取苟求，志气卑辱，一从俭约，则于人无求，于己无愧，是可以养气也。"⑤（《鹤林玉露》乙编卷五）

在养生成为热潮的背景下，许多富有含义的养生谚语在社会上广为流传。像文人李之彦的《东谷所见·药石》有一则条文称：

"赎伪药而觊疗病者，愚益甚矣！吾辈宜何策？且宜于饮食、衣服上加谨。古人首重食医，春多酸，夏多苦，秋多辛，冬多咸，调以滑甘，平居必节饮食。饭后行三十步，不用开药铺。饮食之加谨者，此也。"⑥

"饭后行三十步，不用开药铺"这类谚语，上口且易记。后来出现了一本集中收录这类格言谚语的专著，即温革、陈晔的《琐碎录》。温革（1006—1076年）为宋代教育家，曾建"柏林讲学堂"和"柏林书楼"，宋宝元二年（1039年）被恩赐为进士，并敕封为大儒。他曾广泛搜集前人精粹语录，编成《琐碎录》（又作《分门琐碎录》），后南宋陈晔续增。全书内容

① 真德秀. 真文忠公全集［M］. 台北：文友书店，1974：1469-1494.
② 王安石. 临川先生文集［M］. 北京：中华书局，1959：702-703.
③ 黄庭坚. 黄庭坚全集：第3册［M］. 成都：四川大学出版社，1992：1422.
④ 贵衮. 梁溪漫志［M］. 西安：三秦出版社，2004：274.
⑤ 罗大经. 鹤林玉露［M］. 北京：中华书局，2008：208.
⑥ 李之彦. 东谷所见［M］. 北京：中华书局，1991：14.

主体属农书，谈农植及畜牧事较多，但其中收集有不少宋朝士人的养生言论。后来朝鲜《医方类聚》一书摘引了该书养生言论列于"养性"门，可以较集中地了解到宋代这类格言谚语。如：

"颜蠋曰：晚食当肉，缓步当车。无罪当富，无灾当福。莫饮卯时酒，莫餐申时食。避风如避箭，避色如避贼。国初有人作座右铭云：避色如避仇，避风如避箭。莫吃空心茶，少餐申后饭。

"孙景初号四休居士，其曰：粗茶淡饭饱即休，补破遮寒暖即休，三平二满过即休，不贪不妒老即休。山谷以此为安乐法。

"东坡有三养之说：一曰安分以养福；二曰宽胃以养气；三曰省费以养财。且谓自今日以往，早晚饮食，不过一爵一肉。有尊客，盛馔则三之，可损不可增。有召我者，预以此告之，主人不从而过是者，乃止。

"若要安乐，频脱频着，南方语也。若要安乐，不脱不着，北方语也。

"痛后食补不如睡补。

"有人告入广者云：朝不可虚，暮不可实，然不独广也。薄滋味，省思虑，节嗜欲，戒喜怒，惜元气，简言语，轻得失，破忧沮，除妄想，远好恶，收视听，勤内顾。"[1]（《医方类聚·养性门》）

此外，一些养生功法在宋元时期发展逐渐定型，也由文人记载下来。如八段锦功法，在南宋文人洪迈所著《夷坚志》出现第一次记载：

"政和七年，李似矩为起居郎……尝以夜半时起坐，嘘吸按摩，行所谓八段锦者。"[2]

这里所说的应是坐式八段锦。南宋时据载已有《八段锦》著作一卷，"不题撰人，吐故纳新之诀也"[3]，惜已失传。立式八段锦也已出现，南宋文人陈元靓编《事林广记·修真秘旨》中有"吕真人安乐法"，有歌诀说：

"昂首仰托顺三焦，左肝右肺如射雕；东脾单托兼西胃，五劳回顾七伤调；鳝鱼摆尾通心气，两手搬脚定于腰；大小朝天安五脏，漱津咽纳指双挑。"[4]

至此，基本已奠定后世八段锦功法的框架。

第二节　医学养生的发展

宋金元时期，政府重视医学，医药著作大量增多。中医学从基础到临床各学科都涌现出一批具有专业特色的著名医家和著作。其中，所论述的养生内容非常丰富。

一、宋金元时期医学发展概况

宋金元时期，各政权统治者对医学发展较为重视，促进了中医学的发展。宋朝历任统治者颁布了许多促进中医学发展的诏令，设立了多个政府医药卫生行政机构，如翰林医官院、尚药局、御药院、太医局、校正医书局、惠民药剂局等，专门负责与医药相关的事务。

此外宋朝政府还组织人员校正、整理、出版各种医学书籍，如林亿等人主持校勘《伤寒论》《金匮要略方论》等古典医籍，以及方书《太平圣惠方》《太平惠民和剂局方》等的编纂、出版，促进了医学知识的传播。宋金元时期医学临床经验的积累日渐丰富，专科理论日趋成熟，

① 金礼蒙. 医方类聚：第九分册［M］. 北京：人民卫生出版社，1983：401.
② 洪迈. 夷坚志：第1册［M］. 北京：中华书局，1981：258.
③ 晁公武. 郡斋读书志校注：下册［M］. 上海：上海古籍出版社，1990：765.
④ 陈元靓. 事林广记［M］. 北京：中华书局，1998：114.

具有标志性的成果有针灸学的《新铸铜人腧穴针灸图经》《针灸资生经》、妇科陈自明的《妇人大全良方》、儿科钱乙的《小儿药证直诀》、法医学的《洗冤集录》等。

宋元时期，全面整理了前代本草文献。宋代从开宝六年（973 年）起，在不到 150 年间，就由政府组织人力、物力进行了 5 次本草修订，对本草文献和民间药物经验进行了大规模的整理与总结。这一时期涌现的本草著作种类甚多，有官刊也有个人著作，有巨著也有小册子。无论是在药物的综合编纂方面，还是在药学理论的提高方面，以及药物的鉴别、炮制和食疗方面，都取得了卓越的成就。金元医家和养生家根据阴阳五行等理论，对药物性味功用的认识多有创新，使其既适用于疾病辨治，又有利于防病保健。

针灸学在宋元时期有了很大的发展，出现了闻名国内外的“针灸铜人”以及新的针灸专著，如《新铸铜人腧穴针灸图经》《针灸资生经》《十四经发挥》等，同时，又出现了子午流注针法，主张依据不同时间，选择不同穴位，达到治疗保健的目的。

南宋海路交通的拓展，指南针的使用等，使中外医药交流日渐频繁，香药大量进口。此外，南宋“局方医学”和“易简方”盛行，反映了医学出现追求简约的倾向，这与南宋偏安一隅的政治局面也有一定关系。

两宋时期，多位帝皇喜欢研究医学，笃好养生，也直接推动养生学的发展，如宋太宗赵炅在位时（976 — 997 年），曾命丞相李昉、医官王怀隐等人分别编撰了《太平御览》和《太平圣惠方》，两书收集了不少养生资料。宋真宗赵恒在位时（997 —1022 年），太医官赵自化写了《四时养颐录》，真宗将其改名为《调膳摄生图》；同时宋真宗还亲自选出《四时摄生论》（唐代郑景岫主编）和《集验方》（宋代陈尧叟编）两本养生治病的著作，颁行天下，促进了养生实践的深入开展。宋徽宗主持编修的《圣济总录》和《圣济经》也对医学养生有重要阐发。

二、方书中的养生内容

宋太宗、宋徽宗两任皇帝都曾有组织编集大型方书之举，收集古今名方，形成综合性方书，即《太平圣惠方》与《圣济总录》。另外医家也兴起私人编集之风，形成众多方书。这些著作中都收录有许多养生学内容。

（一）《太平圣惠方》

《太平圣惠方》简称《圣惠方》，共 100 卷，北宋王怀隐等奉敕编纂。太平兴国三年（978 年），宋太宗诏命翰林医官院诸太医各献家传经验方，共得方万余首，加上太宗即位前亲自搜集的经验效方千余首，命翰林医官使王怀隐，副使王佑、郑奇（一作郑彦）、医官陈昭遇等“参对编类”。王怀隐等对众多医方进行了认真细致的整理归类，根据疾病证候划分为 1 670 门，每门之前都冠以巢元方《诸病源候论》有关理论，次列方药，以证统方，以论系证。全书之首还详述诊脉及辨阴阳虚实诸法，次列处方与用药基本法则。全书理、法、方、药俱全，全面系统地反映了北宋初期以前医学发展的水平。这部大型方书，编纂经历了 14 年，至淳化三年（992 年）才完成。全书收方 16 834 首，涉及五脏病证、内、外、骨伤、金创、胎产、妇、儿、丹药、食治、补益、针灸等内容。书成后宋太宗亲为之序，颁行天下。

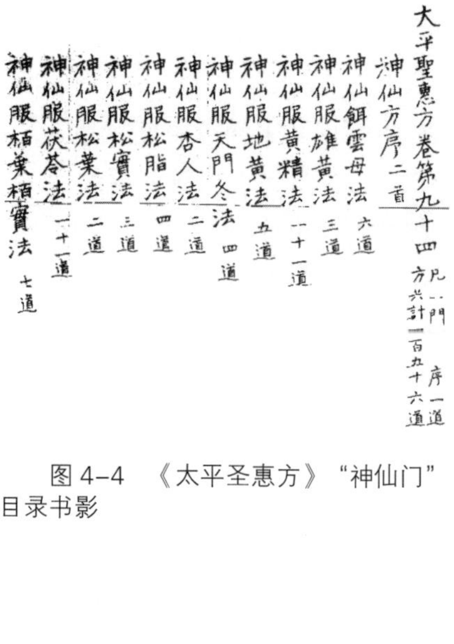
太平聖惠方卷第九十四 凡一門 方共計一百五十六道 序一道
神仙方序二首
神仙餌雲母法 六道
神仙服雄黃法 三道
神仙服黃精法 一十一道
神仙服地黃法 五道
神仙服天門冬法 四道
神仙服杏人法 二道
神仙服松脂法 四道
神仙服松實法 三道
神仙服松葉法 二道
神仙服茯苓法 一十一道
神仙服栢葉栢實法 七道

图 4–4 《太平圣惠方》“神仙门”目录书影

《太平圣惠方》卷九十四与卷九十五为“神仙门”，属于养生内容。其中卷九十四为神仙服饵，所载既有饵云母、雄黄等矿物药法，也有值得研究的饵黄精、天门冬、茯苓、杏仁、松实、松叶、胡麻、菊花等药食之法。其效果有的称"益寿延年，老人复少"，有的称"诸疾不生，可为地仙"，带有明显的道教色彩。如服食杏仁一方："夏姬服杏仁法。杏仁三斗，汤去皮尖、双仁，早朝蒸之，至午时，即便慢火微烘之，至七日即止。每日空腹，不拘多少，随意服之。延驻、治病秘验。"[①]服食胡麻一方："神仙饵胡麻膏，益寿延年，老人复少方。胡麻膏一斗，韭头一斤，上二味相和。慢火煎令韭焦黄。去韭。每日温酒调下二合。服之百日，去黯，肌肤充盈；二百日老者复少；三百日延年益寿；久服不已长生。"[②]

卷九十五为"丹药论"，内容分两部分，前面为丹药方，均以金石方为主，不具录。后一部分为药酒方，颇有特色，序称：

"夫酒者，谷蘖之精，和养神气，性惟剽悍，功甚变通，能宣利胃肠，善导引药势。今则兼之名草，或彼香醪，莫不采自仙方，备乎药品，疴恙必涤，效验可凭，取存于编简尔。"[③]

其所列药酒方有黄精酒方、天门冬酒方、枸杞酒方、石斛酒方、菊花酒方、菖蒲酒方、松叶酒方、五加皮酒方、紫苏子酒方等多种，功效多样（见表4-1）。

《太平圣惠方》卷九十六和卷九十七的"食治门"，则对宋以前的食疗养生做了很好的总结。两卷宗孙思邈所论"若能用食平疴，可谓上工"之旨，卷九十六共15门，有论1首，病源14首，方160首；卷九十七共14门，论1首，病源13首，方160首。具体内容包括食治中风诸方、食治风邪癫痫诸方、食治风热烦闷诸方、食治三消诸方、食治水肿诸方、食治咳嗽诸方、食治烦热诸方、食治霍乱诸方、食治五噎诸方、食治心腹痛诸方、食治一切疾病诸方、食治五痔诸方、食治五淋诸方、食治小便数多诸方、食治妊娠诸方、食治产后诸方、食治小儿诸方、食治养老诸方、食治眼痛诸方、食治耳鸣耳聋诸方、食治骨蒸劳诸方、食治五劳七伤诸方、食治虚损羸瘦诸方、补益虚损于诸肉中蒸煮石英及取汁作食治法、食治脾胃气弱不下食诸方、食治脚气诸方、食治腰脚疼痛诸方和药茶诸方。

仅仅从目录可见，此书有关食疗的内容比《备急千金要方》更为丰富，也更成体系。除其中《食治养老诸方》内容多与《千金翼方》中的《养老食疗》相同外，其余针对28种疾病详载的食疗法，都是综罗诸家经验而来。有粥、羹、饼、茶、菜肴、点心等剂型，仅粥方就有132首。这些食疗方搭配合理，如治疗中风的菖蒲羹方，由菖蒲、猪肾、粳米、葱白组成，具有益气通阳、化浊开窍的功效；青头鸭羹方，由青头鸭、豆豉、冬瓜、萝卜组成，具有补虚利水之功。其他还有羊肾馄饨方、鲤鱼粥、羊肾骨羹方等。

《药茶诸方》是此卷中颇有特色的一节，其中列出8种药茶方。从其记述可见，北宋初年的药茶，一类是用药煎汤，然后加入茶末服用；另一类是直接用有药用功效的植物嫩叶，按制药法制成茶末，再按当时的饮茶法服用。详见表4-1。

表4-1　《太平圣惠方》中的药酒方与药茶诸方

方　名	功　效	组　成	制法与用法
地黄酒方	治虚羸，益气力，轻身明目。令人能食。久久服，去万病。妇人服之更佳	生地黄（肥粗者，切，一石五斗于净木臼中捣，以生布绞取汁五斗）、大麻子（一斗，微炒，捣烂）、糯米（一硕，拣择）、细曲（十斤，细捣）、杏仁（一斗，去皮尖、双仁，炒黄，捣为膏）	先以地黄汁五斗，入瓮浸曲。候发。炊米二斗为饭。冷暖如人体。取杏仁、麻子末各一升二合，拌和，酘曲汁中。待饭消，又炊米一斗，取杏仁、麻子各一升二合拌。一依前法酘之。如此凡八酘讫，待酒沸定，封泥二七日，即熟。取清，温服一盏，日再服

① 王怀隐. 太平圣惠方：下［M］. 北京：人民卫生出版社，1958：3026.
② 王怀隐. 太平圣惠方：下［M］. 北京：人民卫生出版社，1958：3032.
③ 王怀隐. 太平圣惠方：下［M］. 北京：人民卫生出版社，1958：3064.

续表

方　名	功　效	组　成	制法与用法
黄精酒方	补益变白方	肥地黄（一杵，捣碎）、糯米（五斗，炊熟）、面曲（五斤，捣碎）	相和，于盆中熟捣，纳于不津瓮中，密封。春夏三七日，秋冬五七日。日满启之。当中有一盏绿汁，是其精也，宜先酌饮之。余以布绞取，置器中，任性饮之。续酿使其相接。不过三剂，发黑。若以新牛膝捣绞，取汁三升，用拌馈，即变白更急矣
	大补益，令人不衰，发不白	生地黄（一斗，细切）、糯米（一斗，淘净）	相和炊熟，摊令绝冷，更和面末二升，同入于七斗酒中，搅令相得。入于瓮中。热即歇头，冷即盖瓮。瓮有汗即拭之。候熟，压滤。冬温夏冷，日饮三杯
	主万病，延年补养，发白再黑，齿落更生方	黄精（四斤）、天门冬（三斤去心）、（白）术（四斤）、松叶（六斤）、枸杞根（五斤）	都锉，以水三硕，煮取汁一硕。浸曲十斤，炊米一硕。如常法酿酒。候熟，任饮之
天门冬酒方	补五脏六腑不调，亦令无病方	天门冬（三十斤，去心，捣碎，以米二石，煮取汁一石）、糯米（一石，净淘）、细曲（十斤，捣碎）	先炊米熟，三味相拌，入瓮，密封三七日。候熟，压滤。冬温夏冷，日饮三杯
	延年不老方	醇酒（一斗）、细曲末（一斤）、糯米（一斗，淘净）、天门冬煎（五升，取天门冬去心皮，捣绞取汁，缓火煎如稀饧）	先以酒浸曲，候曲发热，炊糯米为饭，适寒温。将天门冬煎都拌和令匀，入不津瓮中。密封，秋夏一七日，数看，勿令热过。春冬三七日。候熟，取酒，每服五合，日再服之
枸杞酒方	长筋骨，留容颜方	枸杞根（不生冢上者，净洗去苍皮，寸锉一硕，以水二硕煮取一硕，去滓入小麦曲末十斤，候曲发，即用半糯米秫共一硕，净淘，炊之令熟，摊冷暖得所，即下后药）、大麻仁（二升，炒令香熟）、乌麻仁（二升，炒令香；三味并捣碎）、甘菊花（十两）、生地黄（一斗，切）	都捣熟，入曲米中，搅拌令匀，入于瓮中。候发定，即泥瓮头。三七日令熟初开。先下筒取清，然后压如常法。冬温夏冷，随性饮之，不令至醉为妙
	除五脏邪气、消渴风湿，下胸胁气，利大小肠，填骨髓，长肌肉，治五劳七伤，利耳目，消积瘀、伤寒、虚劳、瘅气、虚劳、呼吸短气及脚气肿痹并主之方	米（一硕，黍、糯并得）、细曲（十斤，捣碎）、生地黄（十斤，净洗细切）、枸杞根（二十斤，刮去浮皮，锉，以水二硕渍三日，煮取汁一硕）、豆豉（二升，以枸杞汤煮取汁）、秋麻子仁（三升，微炒，细研，以枸杞汤淋，绞取汁）	以地黄共米同蒸熟，候饭如人体温，以药汁都和一处，入瓮密盖头，经三七日即开。冬温夏冷，日可三杯
	疗虚羸黄瘦，不能食。服不过两剂，必得肥充，无所禁断方	枸杞子（五升，干者，碎捣）、生地黄（切，三升）、大麻子（五升，捣碎）	先蒸麻子令熟，摊去热气，入地黄、枸杞子相和得所，纳生绢袋中。以无灰清酒五斗浸之，密封。春夏一七日，秋冬二七日，取服，多少任性。常令体中微有酒力醺醺为妙
	治风冷虚劳方	枸杞根（切，一硕）、鹿骨（一具，打碎）	以水三硕，煎取汁一硕，去滓澄清，入糯米一硕。净淘炊熟，细曲十斤，捣碎，都和一处。入瓮密封，三七日开。冬温夏冷，日饮三杯
	主补虚，长肌肉，益颜色，肥健，能去劳热方	生枸杞子（五斤）	以好酒二斗，搦勿碎，浸七日，漉去滓。饮之，初以三合为始，后即任性饮之

续表

方　名	功　效	组　成	制法与用法
石斛酒方	主补虚劳，益气力，除腰脚痹弱，利关节，坚筋骨，及头面游风方	石斛（四两，去根），黄芪、丹参、杜仲（去粗皮）、牛膝（去苗）、人参（去芦头）、五味子、白茯苓、薯蓣、萆薢、防风（去芦头）、生姜各二两，枸杞子、天门冬（去心）、细辛、薏苡仁各三两	都细锉，以生绢袋盛，用酒五斗，于瓷瓮中浸之。七日开。初温服三合。日再服。渐加至一盏为度
	治风虚劳，腹内冷，不多食方	石斛（四两，去根），丹参、芎䓖、杜仲（去粗皮）、防风（去芦头）、（白）术、人参（去芦头）、桂心、五味子、白茯苓、陈橘皮（汤浸去白瓤，焙）、黄芪、薯蓣、当归各二两，干姜（二两，炮裂），甘草（一两，炙微赤），牛膝（三两，去苗）	都细锉，以生绢袋盛，用清酒五斗，于瓮中渍，七日开。初温服三合。日再服。渐加至一盏为度
	治风痹脚弱，腰髀冷疼，利关节，坚筋骨，令人强健悦泽方	石斛（十两，去根）、牛膝（半斤，去苗）、杜仲（四两，削去粗皮）、丹参（四两）、生地黄（切，一升，曝令水气干）	都细锉，以生绢袋盛，用清酒五斗，于瓮子中密封。浸七日开。每服一中盏，日可二三服
薯蓣酒方	治头风眩，不能食，补益气力方	薯蓣（八两）、防风（十两，去芦头）、山茱萸（八两）、人参（六两，去芦头）、（白）术（八两）、五味子（八两）、丹参（六两）、生姜（六两）	都细锉，以生绢袋盛，用清酒三斗，入瓷瓮中，浸七日开。每度温饮一盏，日二杯为定
	补虚损，益颜色方	生薯蓣	将薯蓣于砂盆中烂研，然后刮下于铫子中。先以小火酥炒一大匙令香，次旋添入酒一盏，煎搅令匀，空腹饮之佳
菊花酒方	治八风十二痹，补虚损不足方	菊花（八两）、五加皮（八两）、甘草（四两）、生地黄（一斤，切）、秦艽（四两，去苗）、枸杞根（八两）、白术（八两）	都捣碎。以水三硕，煮至一硕，以槽床压取汁。用糯米一硕炊熟，细曲一（十）斤捣碎。拌和令匀，入于瓮中，密封三七日，取饮任性，不得过醉
	壮筋骨，补髓，延年益寿耐老方	菊花（五斤）、生地黄（五斤）、枸杞根（五斤）	都捣碎。以水一硕，煮取汁五斗，炊糯米五斗。细曲碎，同拌令匀。入瓮密封。候熟澄清，每温饮一盏。日三杯
菖蒲酒方	主大风十二痹，通血脉，调荣卫，治骨立萎黄方。医所不治者，服一剂，服经百日，颜色丰足，气力倍常，耳目聪明，行及奔马，发白更黑，齿落再生，昼夜有光，延年益寿，久服得与神通	菖蒲（削治，薄切，曝干，一斗，以生绢袋盛之）	以好酒一硕，入不津瓮中，安药囊在酒中，密封泥之。百日发视之，如绿叶色。复炊一斗秫米纳酒中，复封四十日，但漉去滓。温饮一盏，日三。其药滓曝干，捣细罗为散，酒调一钱，服之尤妙
			菖蒲捣绞，取汁五斗，糯米五斗炊熟，细曲五斤捣碎，相拌令匀，入瓮密盖，三七日即开。每温饮一中盏，日三服之
	令人不老强健，面色光泽	菖蒲（一斗，细锉蒸熟）、生（白）术（一斗，去皮细锉）	都入绢袋盛，用清酒五斗，入不津瓮中盛，密封，春冬二七日，秋夏一七日，取开。每温饮一盏，日三合

续表

方　名	功　效	组　成	制法与用法
松叶酒方	除一切风挛跛蹙，疼闷，手不上头，腰背强直，两脚酸疼，顽痹，不能久立，半身不遂，头风，耳聋目暗，见风泪出，鼻不闻香臭，唇口生疮，恶疰流转，如锥刀所刺，皆悉主之	松叶（十斤）、独活（十两）、麻黄（十两，去节）	都细锉，入生绢袋盛，以酒五斗，入瓮密封渍之，春秋七日，冬十日，夏五日，候日足，每温饮一小盏，日三
	去大风，治骨节疼痛方	五粒松叶（二十斤，锉碎，净洗，漉干）、清酒（一硕）	都入不津瓮中，密封，七七日熟，量力饮之
松脂酒方	治大风有验方	松脂（三斤，捣为末）、糯米（二斗）、曲末（三斤）	炊米令熟，放冷，以炊米汤三斗温二物拌和，入不津瓮中，封盖候熟，即量性饮之妙
松节酒方	治百节风虚，脚痹疼痛方	松节（十斤，捶碎，以水一硕，煮取汁三斗，去滓）、糯米（五斗，炊熟）、细曲（五斤，捣碎）	拌和，入瓮密封，三七日开，取酒，可温饮一盏，日三
柏叶酒方	治传尸骨蒸，瘦病方	柏叶（二十斤，捣碎，以水一硕，煮取汁五斗）、黍米（一硕，净淘）、细曲（十斤，捣碎）	以柏叶汁，渍曲发动，即炊米令熟，候冷拌和令匀，入瓮密封，一七日开，压取酒，日三度。量力饮之
白术酒方	十日万病除，百日白发再黑，齿落更生，面有光泽。久服延年不老	（白）术（三十斤，去黑皮）	净洗捣碎，以东流水三硕，于不津器中渍之，二十日压漉去滓，以汁于瓮中盛……其汁当变如血，旋将汁以渍曲，如家酿法造酒。酒熟，任性饮之
	久服延年不老	（白）术（五斗）、糯米（一硕）、细曲（十斤）	（白）术以水淘刷去黑皮，曝干粗捣，以水一硕，煮令极软，稍稍溢水，少取汁看候黄色，乃压漉取汁，可及七斗。糯米炊熟，细曲捣碎，以（白）术汁都拌和入瓮，密封。三七日开，日饮三杯
	服五十日诸病皆愈，气力十倍，行及奔马	（白）术煎（一斗）、好酒（三斗）	相和，入瓷瓮中盛，泥封头，三七日开，初服一盏，后即任意，勿至醉为妙
乌麻子酒方	治虚劳，补五脏，久服延年不老方	乌麻子五斤	微炒，捣碎，以酒二斗浸经宿，随性饮之，尽即旋造
	除风气，令人充悦强壮方	乌麻子投水中，掠去浮者，取一斗	九蒸九曝，炒令香，以木杵白捣细，用疏生绢袋盛之，令极宽转，即结袋头，又以一细绳子接系代处，悬于瓮中。下无灰酒五斗，以新盆覆瓮，其盆底钻一小窍，引出系袋绳头，又系于小横木子上，以泥固缝，莫使泄气。每日期六七度引挽其绳，令药汁入于酒中。满七日药成，乃开瓮。举袋沥汁令尽。冬温夏冷，随性饮之，不令至醉。若以此酒浸石斛、丹参、牛膝、杜仲、石英、磁石等，补腰脚，尤善。未尽一剂，充悦倍常，亦无所忌。患风者宜用大麻子蒸热炒香，捣入袋中，一准乌麻法作，大良矣
五加皮酒方	治风痹不仁，四肢挛急疼痛方	五加皮（细锉，一升）	以清酒一斗，渍十日，温服一中盏，日三服，亦可与（白）术、地黄各二十斤，细锉，以水一硕五斗，煮取一硕，以渍细曲十斤，黍米一硕，净淘炊熟，都拌和入瓮，盖覆如法。候熟，任性饮之，不令至醉

续表

方　名	功　效	组　成	制法与用法
桃仁酒方	令人光悦，下三虫，益颜色，甚妙	桃仁（一千二百枚，汤浸，去皮尖、双仁）、清酒（三斗）	先捣桃仁令碎，纳砂盆中细研，以少酒绞取汁，再研再绞，使桃仁尽即止，都纳入小瓷瓮中，置于釜中，以重汤煮。看色黄如稀饧，便出。每服一中盏，日二服。其味极美，女人服之更佳
紫苏子酒方	治风，顺气，利膈，神效方	紫苏子（一升，微炒）、清酒（一斗）	捣碎，以生绢袋盛，纳于酒中，浸三宿，少少饮之
丹参酒方	通九窍，神五脏，令人不病方	丹参（五斤）、清酒（五斗）	洗净，曝去水气，寸切，以绢袋盛，纳于酒中，浸三日，量力饮之
鼠粘子酒方	治一切风方	鼠粘子（一斗，以水淘去浮者）	曝干，捣碎，于净砂盆内，入无灰酒五升，研令极烂，即以绢罗滤取白汁，其滓再以酒五升研之，候滤白汁尽为度。续入酒二斗，相和令匀，纳不津器中，密封。春秋二七日，夏一七日，冬三七日。日足则开。每日平旦，以物搅起令浊，即取温服一小盏，次一小盏服讫，封之，勿使气泄。良久方可饮食。晚间再服
葡萄酒方	驻颜，暖腰肾方	干葡萄末（一斤）、细曲末（五斤）、糯米（五斗）	炊糯米令熟，候稍冷，入曲并葡萄末，搅令匀，入瓮盖覆，候熟，即时饮一盏
五枝酒方	治中风，手足不遂，筋骨挛急方	夜合枝、花桑枝、槐枝、柏枝、石榴枝（以上并取东南嫩者，各半斤，锉）、防风（十两，去芦头）、羌活（十两）、糯米（五斗）、小麦曲（五斤，末）、黑豆（择紧小者，二斗）	以上五枝，用水一硕，煎取三斗，去滓，澄滤浸米及豆，二宿，漉出蒸熟，后更于药汁内入曲，并防风、羌活等末，同搅和入瓮，如法盖覆。候酒熟时，饮一盏，常令醺醺，甚有大效
天蓼木酒方	治膝，补五劳，祛风益气方	天蓼木（十斤，锉）、秫米（一硕）、细曲（十斤，捣碎）、黑豆（二斗）	以水三硕，先煮天蓼木取汁一硕，去滓，其秫米、黑豆一处净淘，蒸熟放冷，以药汁都拌和令匀，入不津瓮中密封，三七日开，温饮一盏，日再为良
商陆酒方	尸虫并去，瘢痕皆灭	商陆末（五斤，白色者）、天门冬末（五斤）、细曲（十斤，捣碎）、秫米（一硕，净淘）	先炊米令熟，放如人体温，别煎熟水一硕，放冷，都拌和令匀，入不津瓮中密封，酿六十日成。去滓，随性饮之。五日食减，廿日腹满绝谷，不复用食
三石浸酒方	下治肾气，补虚损方	磁石（八两）、白石英（十两细研）、阳起石（六两）	捣碎，以水淘清后，用生绢袋盛，以酒一斗，浸经五日后，任意暖服。其酒旋取旋添，极妙
葱豉茶方	治伤寒头痛壮热	葱白（三茎，去须）、豉（半两）、荆芥（一分）、薄荷（三十叶）、栀子仁（五枚）、石膏（三两，捣碎）	以水二大盏，煎取一大盏，去滓，下茶末。更煎四五沸，分二服
石膏茶方	治伤寒头疼烦热	石膏（二两，捣末）、紫笋茶（碾为末）	以水一中盏，先煎石膏末三钱，煎至五分，去滓，点茶服之
薄荷茶方	治伤寒，鼻塞头痛烦躁	薄荷（三十叶）、生姜（一分）、人参（半两，去芦头）、石膏（一两，捣碎）、麻黄（半两，去根节）	锉，先以水一大盏，煎至六分，去滓，分二服，点茶热服之
硫黄茶方	治宿滞冷气，及止泻痢	硫黄（三钱，细研）、紫笋茶（三钱，末）、诃黎勒皮（三钱）	相和令匀，以水依常法煎茶，稍热服之
槐芽茶方	治肠风	嫩槐芽	采取，蒸过火焙，如作茶法，每旋取碾为末，一依煎茶法，不计时候，服一小盏
萝茶方	兼治风及气补暖	上萝叶	夏采，蒸熟，如造茶法，火焙干，每旋取碾为末，一依煎茶法，不计时候服

续表

方　名	功　效	组　成	制法与用法
皂荚芽茶方	治肠风，兼去脏腑风湿	嫩皂荚芽	蒸过火焙，如造茶法，每旋取碾为末，一依煎茶法。不计时候。入盐花亦佳
石楠芽茶方	治风补暖	嫩石楠芽	采取，蒸熟，火焙，如造茶法，每旋取碾为末。煎法如茶服之

卷九十八列《补益方序》56 首。其中说：

"夫人禀中和气，生二仪间，处寒暑四时之宜，法阴阳五行之度，莫不精气内调，形神外融。保其根则表里丰盈，失其源则邪置寝荡。是则万灵之要，所全者形，一身之先，所存者气形全则群动莫能犯，气存则众妙由是臻。乃知人之于身，贵哉大矣！若能清虚静泰，少私寡欲，外不劳形，内无损志，恬澹是务，动静随宜，保气全神，深根固蒂，悟厚味之损性，知一过之害生，爱憎不感于情，忧喜不留于意，泊然无惑，而体气和平，故使形神相亲，表里俱济也。苟或背其至理，徇彼嚣情，耳聆繁渍之声，目乱玄黄之色，思虑役其智，嗜欲乱其真，既不能御气以全身，又不能饵药而延寿，欲期胶固长世，绵历永年，不可得也。是以善摄生者，兴寝有度，则夭阏莫得时迁；昧养命者，丁壮是凭，谓修短必以分定。斯乃惑反观之理，而何明固抱之言，自取其亡，良可为叹。设使齿发亡耄，体力渐衰，如能固性命之基，饵补益之药，即何异江河欲竭，引别派以还流；灯烛将残，假他油而更朗。固有益矣。诚宜勉欤！"[①]

序中对药物补益与养生的作用论述颇为透彻。卷内所列补益方，多数均注明有补益脏腑、补元气、补益筋血、补虚乏、益精志、美颜色的功效，对养生有重要价值。

此外，书中还有许多美容方剂。如卷四十中《令面光泽洁白诸方》有 19 首，包括内服 6 首、外用 13 首，针对面部点状色素沉着、面黑斑驳无光泽等肌肤问题，用祛风除湿、化痰散结、清热解毒、理气活血药物配合增白药、滋润药，内调外敷。如"治面黑䵟，令洁白光悦，宜服桃花丸方""治面黑斑驳令人光悦洁白方"等。另外还有专门的美容护肤方《面脂诸方》25 首，专列用于涂手敷面的各种膏剂，如"令人面色润腻鲜白如玉面脂方""洗手面令光润猪蹄汤方"等。

（二）《圣济总录》

《圣济总录》是北宋末年宋徽宗组织大量人力编写而成的医学巨著，反映了北宋末年的医学学术水平。全书共 200 卷，200 多万字，分内、外、妇、儿、五官、针灸及养生、杂治等共 66 门，内容十分丰富，包括运气、用药及治法、风痹、疟等外感诸病，脏腑诸病，内科杂病，五官及咽喉诸病，外科诸病，妇人妊产诸病，小儿诸病，乳石、补益及食治、针灸、符禁和神仙服饵。

下诏编修《圣济总录》的宋徽宗本身是一位对道教特别崇奉的皇帝，对养生之术也有独到的心得。他为《圣济总录》所写的序言说：

"人之生也，其位参于天地，其灵贵于万物，形不盈仞，而心侔造化。昆仑尺宅，修之可以长生；寸田神膲，闲之可以反照；天关神庐，息之可以召和。去土符，书金格，炼丹却粒，御气凌虚，不假于物而裕然自足。嗟夫！达士可以神解，昧者且不能养其形，而况于了其心乎？"[②]

其言辞有明显的道教色彩。因此，书中各种"长生"亦即养生之术的内容相当丰富，对养生及疾病治疗与康复的种种方法收罗详尽。在大的原则上，书中首重治神，指出：

①　王怀隐.太平圣惠方：下［M］.北京：人民卫生出版社，1958：3130.

②　赵佶.圣济总录：上［M］.北京：人民卫生出版社，1962：3.

"四气调神,于起居动作之间,每以志意顺四时为急务。迫其感疾,亦察精神志意存亡得失,以为治法。盖谓有生之本,营卫气血也。诸血皆属于心,气之升降舒结,又因乎喜怒悲忧恐之变,病有至于持久不释,精气弛坏,营泣卫除者,岂特外邪之伤哉? 神不自许也。……盖上古恬淡,治病之法,祝由而已,迫夫忧患既攻,巧诈复起,邪之感人也深,医之用功也倍。专恃毒药,而不问其情,则精神不进,志意不治,故病不可愈……凡以形体之乖和,神先受之,则凡治病之术,不先致其所欲,正其所念,去其所恶,损其所恐,未有能愈者也。"[①](《圣济总录·卷四治法·治神》)

说明治神应贯彻于整个养生过程中。应用其他方法也各有要点,有关内容略述如下。

1. 论食治

关于食治,《圣济总录》指出:

"人资食以为养,故凡有疾,当先以食疗之,盖食能排邪而保冲气也。食疗不已,然后命药者,其不得已而用之欤。"[②](《圣济总录·卷三叙例·食治》)

书中专设《食治门》,共有 3 卷,即第 188~190 卷。在总论中强调"先食后药"的观点:

"论曰:天产动物,地产植物,阴阳禀贷,气味浑全。饮和食德,节适而无过,则入于口,达于脾胃;入于鼻,藏于心肺。气味相成,神乃自生。平居暇日,赖以安平者,兼足于此。一有疾疢,资以治疗者,十去其九。全生永年,岂不有余裕哉! 是以别五肉、五果、五菜,必先之五谷,以夫生生不穷,莫如五谷为种之美也。辨为益、为助、为充,必先之为养,以夫五物所养,皆欲其充实之美也。非特如此,精顺五气以为灵,若食气相恶,则为伤精;形受五味以成体,若食味不调,则为损形。阴胜阳病,阳胜阴病,阴阳和调,人乃平康。故曰:安身之本,必资于食,不知食宜,不足以存生。又曰:食有成败,百姓日用而不知,苟明此道,则安腑脏,资血气,悦颜爽志,平疴去疾,夫岂浅浅耶? 孙思邈谓医者先晓病源,知其所犯,以食治之,食疗不愈,然后命药,又以药性刚烈,犹兵之猛曝,信斯言也。今对病药剂,悉已条具,兹复别叙食治。盖先食后药,食为民天之谓也。"[③]

其后以病为纲,列各种食疗方。涉及病证 29 种,包括诸风、虚劳、吐血、消渴、水病、脚气、腰痛、心腹痛、脾胃、反胃呕吐、久新咳嗽、泻痢、妇人血气、妊娠诸病、产后诸病、小儿诸病、发背痈疽、五痔、耳病、目病、五淋、小便数、蛔虫等有关内、外、妇、儿、眼、耳等多科病证。与《太平圣惠方》相比,没有单列"药酒方""养老方"与"药茶方"。

在《食治门》所载内容中,不但有病、症、方、法,还有饮食禁忌等。书中共有食疗方剂 303 首,除粥、羹、索饼外,又有酒、散、饮、汁、煎、饼、面等各种制作方法。所载食疗方简便实用,针对常见的疾病。如治疗"产后小便不利淋涩"的滑石粥方,由滑石、瞿麦、粳米组成,重于利水通淋;治疗水肿的鲤鱼冬瓜羹方,由鲤鱼、冬瓜、葱白组成,行水消肿;还有"产妇蓐中好食热面酒肉而成渴燥"之症,用生藕汁饮方,由生藕汁、生地黄汁组成,起到滋阴生津、止咳解烦的功效。

2. 论服饵

《圣济总录》第 198~200 卷为《神仙服饵门》,相当于养生专论。起首说:

"飞丹炼石,导引按跷,与夫服气辟谷,皆神仙之术所不废者。"[④](《圣济总录·卷一百九十八神仙服饵门·神仙统论》)

其中"神仙草木药"与"神仙辟谷",均属于"服饵"范围。其论服草木药说:

① 赵佶. 圣济总录:上[M]. 北京:人民卫生出版社,1962:176-177.
② 赵佶. 圣济总录:上[M]. 北京:人民卫生出版社,1962:174.
③ 赵佶. 圣济总录:下[M]. 北京:人民卫生出版社,1962:3081.
④ 赵佶. 圣济总录:下[M]. 北京:人民卫生出版社,1962:3234.

"神仙服饵草木，必取其柯叶坚固，形质不变，若松柏茯苓之类，其意盖以延年益寿为本。至于其他，非具五行之秀，则必备四气之和，其意深矣。《千金》谓服饵大法，必先去三虫，三虫既去，次服草药，草药得力，次服木药，木药得力，次服石药，精粗相代。由粗以至精，其序不可紊也。"①（《圣济总录·卷一百九十八神仙服饵门·神仙草木药上》）

所服饵的主要有松脂、松实、松根、松叶、柏实、柏叶、茯苓、椒、杏仁、苍术、枸杞、胡麻、黄精、地黄等，有单方也有复方。略选数例：

"吴真君服椒方：

"椒性禀五行，其叶青，其皮赤，其花黄，其膜白，其实黑，暖丹腑，通血脉，助元气，消酒食毒，辟温邪气，安五脏，调三焦，而热不上蒸，芳草之中，功皆莫及。每金州椒一斤，拣去浮及合口者并目，银器内炒令透，地上铺纸两重，倾在纸上，用新盆合定。周回以黄土培，半日许其毒成汗自出。晒干，木臼内轻杵。取红皮四五两，再入铁臼杵为末。以木蜜为丸，如梧桐子大，候干纱袋盛，挂通风处。每日空心酒下十丸，至十五丸，半年加至二十丸，一年后加至二十五丸。"

"张果先生服杏仁方：

"杏仁安五脏，补筋骨，添血髓，益精神，强记明目，消痰癖，久服神仙。昔王子晋、丁令威服生杏仁，皆致神仙。盖生者气力全，熟则减半。又其性不与诸药相妨，唯忌不淘者白粳米甜水粥，食之少有不安，须臾即可。若客行逢此粥，但放冷，任食少多无妨。按本草：性温平、味苦，久即美。服之三年，更不觉苦，唯觉甘美。性不下气，能去膈上热，壮腰脚。服者当自知之。凡服，去皮、尖、双仁，取黄色者尤妙。每于平旦空腹，未漱口时，取生杏仁二七枚，口中退皮、尖，熟嚼，令津液半口，咽之。如行一里，任食诸食。如欲延年者，任食肉及荤辛。如欲升腾者，即不得食一切肉及荤辛，任畜妻子，营养庸作。肉者易败之物，所以无益于长生之道，仙家忌之。能断诸肉，即仙道易成。或服生杏仁，一年百病自除，二年身轻目明，视彻千里。"

"神枕方：

"汉武帝东狩至太山下，见一老父锄地道侧，头上有白光，高数尺。怪而问之，老父对曰：臣年八十有五时，头白齿落，有道士教臣绝谷，但服术饮水，并作神枕枕之。中有三十二味药，其二十四味，以当二十四气；其八毒，以应八风。臣行之，白发更黑，齿落更生，日行三百里。臣今年一百八十岁矣。帝受其方，赐之彩帛。老人云：当入岱山，十年复还乡里，三百年后，乃不复还也。其法用五月五日，七月七日，采山阳柏木，长一尺二寸，高四寸，广三寸五分，容一斗二升，柏心赤者为盖，悉厚四分，密致钻蒸上孔如容黍粟，三行，行四十，孔一百二十。

"当归、芎䓖、白芷、辛夷、杜仲（去粗皮）、蒿本（去苗土）、肉苁蓉、柏实、薏苡仁、藁芜、秦椒（去目及合口者）、木兰皮、蜀椒（去目及合口者）、桂（去粗皮）、干姜、飞廉、防风（去叉）、款冬花、人参、桔梗、白薇、荆实、山蓟、白薜皮，以上应二十四气。

"乌头（去皮）、附子（去皮尖）、藜芦（去芦头）、皂荚、莽草、半夏、矾石、细辛（去苗叶）各半两，以上应八风。

"上三十二味，并生㕮咀，纳枕中，毒者安下，香者安上，既满即用竹丁钉盖，四边悉用蜡封，唯上不用封，乃以绛纱三重裹之。枕及一百日，筋骨强壮，身面光泽，即去一重纱。二百日血气充实，白疾皆愈，又去一重。三百日又去一重。一年一易。其药每起时用蜡纸裹，以缯囊盛之。每用冬至为首。三年后，齿发益壮，容色还童矣。"②（《圣济总录·卷一百九十八神仙服饵门·神仙草木药下》）

① 赵佶. 圣济总录：下［M］. 北京：人民卫生出版社，1962：3234.
② 赵佶. 圣济总录：下［M］. 北京：人民卫生出版社，1962：3243–3246.

关于辟谷，卷中说：

"人以胃气为本，水谷所以致养。山林之士，乃有休粮辟谷者，其说悉本神农之书。究其性味，非养气而轻身，则必坚重而却老。神仙之术，有出乎此，理或然也。"①（《圣济总录·卷一百九十八神仙服饵门·神仙辟谷》）

其中所列的辟谷方用药很多与上述相同，也有用云母等制成药丸的。

值得一提的是，《圣济总录》卷一百八十三与卷一百八十四是《乳石发动门》，专门针对服石的不良反应。卷前说：

"世之服乳石者，至于轻生伤性，恃毫发所得，不戒夫毒烈之过。夭于中道，十有七八。夫岂知大冶范形，精全神固，和理均足，初无加损也。能者养以取福，则全生尽年。若乃情窦一开，嗜欲滋甚，方且资刚暴勇猛之剂，以薪补养，积之畎浍，泄之尾闾，果何所赖耶？说者乃以益气补精，安五脏，通百节，利九窍，延年益寿，利人如此其多，谓不可不食。其食也，乃分少稚强壮之先后，又以石精石滓，分上士下士所服之优劣。夫以其有益于人，必欲资是以祛沉疴痼疾可也。当气体调和，营卫流通，亦何必区区于炼饵哉！胡不考服食之后，将护多端，一失其度，发作异态。饮食之细，则有或热或温之过；衣服坐卧，则有温衣厚衣久坐久停之患。其他六反七急，八不可，三无疑，又须谨畏而力行，惝（倘）有不慎，疾不旋踵。与其服食失度，自诒伊戚，曷若清静恬淡，克保冲和？今叙疾之由，庶几无轻饵。"②（《圣济总录·卷一百八十三乳石发动门·乳石发动统论》）

认为矿石类药物"以祛沉疴痼疾可也"，正常人不宜服饵，鲜明地表达反对服饵乳石的观点。

3. 论导引

《圣济总录》卷一百九十九专论《神仙导引》，辑录了晋唐以来常用的导引、按摩方法，如鼓腹淘气、导引按跷、摩手熨目、下摩生门等14种。对导引与按摩两种治法的功效，书中有专门论述。论导引说：

"一气盈虚，与时消息。万物壮老，由气盛衰，人之有是形体也。因气而荣，因气而病，喜怒乱气，情性交争，则壅遏而为患，炼阳消阴，以正遣邪，则气行而患平。矧夫中央之地，阴阳所交，风雨所会，其地平以湿，其民食杂而不劳，其病多痿厥寒热，故导引按跷之术，本从中央来。盖斡旋气机，周流营卫，宣摇百关，疏通凝滞，然后气运而神和。内外调畅，升降无碍，耳目聪明，身体轻强，老者复壮，壮者益治。圣人谓呼吸精气，独立守神，然后能寿敝天地，调和阴阳，积精全神，然后能益其寿命。盖大而天地。小而人物，升降出入，无器不有。善摄生者，惟能审万物出入之道，适阴阳升降之理，安养神气，完固形体，使贼邪不得入，寒暑不能袭，此导引之大要也。"③（《圣济总录·卷四治法·导引》）

论按摩说：

"可按可摩，时兼而用，通谓之按摩。按之弗摩，摩之弗按。按止以手，摩或兼以药，曰按曰摩，适所用也。……世之论按摩，不知析而治之，乃合导引而解之。夫不知析而治之，固已疏矣，又合以导引，益见其不思也。大抵按摩法，每以开达、抑遏为义。开达则壅蔽者以之发散，抑遏则剽悍者有所归宿，是故按一也。有施于病之相传者，有施于痛而痛止者，有施于痛而无益者，有按之而痛甚者，有按之而快然者，概得陈之。风寒客于人，毫毛毕直，皮肤闭而为热，或痹不仁而肿痛，既传于肝，胁痛出食，斯可按也。肝传之脾，名曰脾风，发瘅腹中热，烦心出黄，斯可按也。脾传之肾，名曰疝瘕，少腹冤热而痛出白，一名为蛊，斯可按也。前所谓施于病之相传有如此者。寒气客于脉外，则脉寒，寒则缩蜷，缩蜷则脉络急，外引小络，

① 赵佶. 圣济总录：下［M］. 北京：人民卫生出版社，1962：3249.
② 赵佶. 圣济总录：下［M］. 北京：人民卫生出版社，1962：2972.
③ 赵佶. 圣济总录：上［M］. 北京：人民卫生出版社，1962：183-184.

卒然为痛，又与热气相搏，则脉满而痛，脉满而痛，不可按也。寒气客于肠胃之间，膜原之下，血不得散，小络急引，是痛也，按之则血气散而痛止。迫夫客于侠脊之脉，其藏深矣，按不能及，故按之为无益也。风雨伤人，自皮肤入于大经脉，血气与邪，并客于分腠间，其脉坚大，若可按也。然按之则痛甚，寒湿中人，皮肤不收，肌肉坚紧，营血泣，卫气除，此为虚也。虚则聂辟气乏，惟按之则气足以温之，快然而不痛。前所谓按之痛止，按之无益，按之痛甚，按之快然有如此者，夫可按不可按若是，则摩之所施，亦可以理推矣。养生法，凡小有不安，必按摩按捺，令百节通利，邪气得泄。然则按摩有资于外，岂小补哉！摩之别法，必与药俱，盖欲浃于肌肤，而其势快利。若疗伤寒以白膏摩体，手当千遍，药力乃行，则摩之用药，又不可不知也。"①（《圣济总录·卷四治法·按摩》）

文中对导引与按摩两种治法的不同原理和适应证都做了讨论。当然其中所讲的主要是治疗性按摩，强调区别其可按与不可按。而与导引锻炼结合的往往是自我按摩。在《神仙导引上》一节中记载了一套按摩导引法，共15个部分：夜半子时、转胁舒足、鼓腹淘气、导引按跷、捏目四眦、摩手熨目、对修常居、俯按山源、营治城郭、击探天鼓、拭摩神庭、上朝三元、下摩生门、栉发去风、运动水土，内容包括了理论阐述、操作方法与基本作用等。这套功法据称出自《左洞真经》，故将其称为"左洞真经按摩导引诀"，原书已佚。本卷中在每节动作后引证道经或养生家言论来说明其作用。其中"夜半子时"谈到练功重视子时的原理：

"阳之气生于阴分，修生之士，于子时修炼，古人一日行持，始于子，一岁功用起于复。"

"鼓腹淘气"中包含了六字诀，但对其运用有更具体的讨论：

"淘气诀，闭目仰面，举腰脊，鼓气海中气，使内外转，吐而去之，不使耳闻，一九二九止。若五脏三焦壅，即以六气治之，所谓嘘呵呼呬吹嘻是也，嘘属肝，呵属心，呼属脾，呬属肺，吹属肾，嘻属三焦。导引家不经师授，大月从嘘为顺行，小月从嘻为逆行，以理推之，不应如是。大抵六字泻而不补，但觉壅即行，本脏疾已即止，岂可逐日行之？古人有言，六气出不可过，过则伤正气。"

"击探天鼓"说：

"天鼓者，耳中声也，举两手心紧掩耳门，以指击其脑户，常欲其声壮盛，相续不散，一日三探，有益下丹田，或声散不续无壮盛者，即元气不集也，宜整之。"

"运动水土"一节，专门针对脾胃：

"《登真秘诀》云：食饱不可睡，睡则诸疾生，但食毕须勉强行步，以手摩两胁上下良久，又转手摩肾堂令热。此养生家谓之运动水土，水土即脾肾也，自然饮食消化，百脉流，五脏安和。"②（《圣济总录·卷一百九十九神仙服饵门·神仙导引下》）

《神仙导引下》收录《备急千金要方》中的两套动功——太上混元按摩法、天竺国按摩法，即原书中的老子按摩法与天竺国按摩法。

4. 论服气

《圣济总录》卷二百中有《神仙服气》专门介绍吐纳法，分上、中、下三节。《神仙服气上》节前总论说：

"神仙服气之术，古方不载，黄庭内景，玉函隐书，虽有于世，而学人莫得其要，故服气之法，率多口传心授，或食从子至巳，或饮玉池之津，或吐故纳新，导引按跷，或餐日月，或闭所通，人抓气以形载，形以气充，气形充养，自然长久，所谓保其秀和，合彼太和者也。"③（《圣济总录·卷二百神仙服饵门·神仙服气上》）

---

① 赵佶. 圣济总录：上［M］. 北京：人民卫生出版社，1962：182-183.
② 赵佶. 圣济总录：下［M］. 北京：人民卫生出版社，1962：3258-3261.
③ 赵佶. 圣济总录：下［M］. 北京：人民卫生出版社，1962：3264.

文中详列了多种服气方法与注意事项。在功效方面指出：

"长生之道，在于行气，灵龟所以长存，服气故也。

"气和即元气自至，元气自至，即五脏滋润，五脏滋润，即百脉流通，百脉流通，即津液上应，津液上应，即不思五味，绝饥渴，气化为血，血化为髓，一年易气，二年易血，三年易脉，四年易肉，五年易髓，六年易骨，七年易发，八年易筋，九年易形。"①（《圣济总录·卷二百神仙服饵门·神仙服气中》）。

书中关于服气的方法也有多种。一种行气法，如：

"行气一名炼气。其法正卧，徐漱醴泉咽之（醴泉者华池也），以鼻微微纳气，徐引之，勿令太极满。入五息已，可吐一息。屈指数之，至九十息，若身大烦满者，可频伸。频伸讫，复行之。满四九三百六十息为一周。久久众病。凡纳气则气上升，吐气则气下流，久自觉气周于身中。若行气未定，意中疲倦，便炼气以九十息为一节，三九二百七十息为一周。行气令胪胪满脏，无令气大出。闭气于内，九十息一咽，咽未足者，复满九十息，三九自足，无顿数也。当念气使随发际上极，及流四肢，四肢自热，下至三里。"②（《圣济总录·卷二百神仙服饵门·神仙服气上》）

一种闭气法，如：

"以鼻微微引纳之，数满于口中微吐之，小吐即更以鼻小引咽之，如此再三，可长吐之。"③（《圣济总录·卷二百神仙服饵门·神仙服气上》）

书中还较多地论述了服气的注意事项。如说"凡初行气之时，先安身和体"；"诸行气，无令意中有忿怒愁忧"；"凡服气，静定安坐寂然，瞑目叩齿，闭口鼓腹"；"凡服气，先导引为佳"；"凡初服气，必须心意坦然，勿疑勿畏"；"凡服气，但不失时节，丹田当满，纵出人事，亦不可废"；"闭气之时，当苦体中满，发烦闭，以意推排，令气周布四肢，上至头中，遍行一身，意得之者，手足皆热常汗出，此为行气之中最妙者也，若得其道，病可立去"④。这些都对练习有一定的参考价值。

以上内容其实大多引自道经。《圣济总录》引用时通常只说"经云"，或者不列出处。对照《云笈七签》，有的出处较清楚，如来自《神仙绝谷行气经》《延陵君修养大略》等。因此如果深入研究，需要结合道教经典进行整理。总体来说，此卷所选择的"神仙服气"方法虽多来自道教，但经过主修的医家选择，较注重其在医学养生方面的意义。

5. 论补益

《圣济总录》卷一百八十五至卷一百八十七为《补益门》。补益是养生与治疗都共用的法则。此书的特点是将补益方面按功效进行了细分，比《太平圣惠方》《补益门》仅以方名排列，显得更为系统。

《圣济总录》中的《补益门》各节细目分别为补益统论、平补、峻补、补虚益气、补虚益精髓、补虚固精、补壮元阳、补虚益血、补虚壮筋骨、补虚强力益志、补虚治风、补虚治痼冷、补虚理腰膝、补虚进饮食、补虚调腹脏、补虚消痰、补虚明耳目、补虚益髭发、补虚驻颜色、补虚治小肠、补益诸疾。其"统论"指出：

"夫人之血气，与天地同流，不能无盈虚也。有盈虚矣，不能无损益也。治疗之宜，损者益之，不足者补之。随其缓急而已，是故有平补，有峻补。或益其气，或益其精，或益其血脉，或壮其筋骨。以至益髭发，驻颜色，其治不一。要之，随宜适可，无过不及之患，斯为善矣。"⑤（《圣

① 赵佶. 圣济总录：下［M］. 北京：人民卫生出版社，1962：3269.
② 赵佶. 圣济总录：下［M］. 北京：人民卫生出版社，1962：3264-3265.
③ 赵佶. 圣济总录：下［M］. 北京：人民卫生出版社，1962：3267.
④ 赵佶. 圣济总录：下［M］. 北京：人民卫生出版社，1962：3268-3271.
⑤ 赵佶. 圣济总录：下［M］. 北京：人民卫生出版社，1962：3009.

济总录·卷一百八十五补益门·补益统论》）

其对"平补"与"峻补"的区分，也体现了养生与治疗的区别。论"平补"说：

"一阴一阳之谓道，偏阴偏阳之谓疾。不明乎道，未有能已人之疾者，世人贪饵药石，惟务酷烈，非徒无益，反伤和气。故方书论平补之法，欲阴阳适平而已。"①（《圣济总录·卷一百八十五补益门·平补》）

论"峻补"则说：

"阴阳之气本自和平，过则生患。峻补之药，施于仓猝，缘阳气暴衰，真气暴脱。或伤寒阴证诸疾急于救疗者，不可缓也。盖人之禀受有限，嗜欲太过，疾病横生，固当助阳气以扶衰弱。则峻补诸方，经所谓补下治下制以急，急则气味厚者，此之谓也。"②（《圣济总录·卷一百八十五补益门·峻补》）

用药方面，包括使用鹿茸、附子的复方也都是平补，而峻补则均为以硫黄为主药之剂。在其余各节中，则根据不同脏腑虚损及表现情况，详列各种补剂，其对补法的运用相当合理。如《补虚驻颜色》中说：

"血气者人之神，又心者生之本。神之变，其华在面，其充在血脉。服药以驻颜色，当以益血气为先。倘不知此，徒区区于膏面染髭之术，去道远矣。"③（《圣济总录·卷一百八十七补益门·补虚驻颜色》）

认为"驻颜色"即美容应以由内而外为根本，胜于各类涂面染发的方法。其他各类补法，则大多是补脾胃与补肾为主，体现出重视人体元阳的一面。

此外，《圣济总录》的《面体门》也含有不少美容方药，针对一系列头面问题，列有内服美容药方 151 首，剂型有丸、散，用温酒、温水、茶等送服或含化咽津；有外用方 43 首，有汤、散、膏等，用法包括涂、摩、点、洗、沐、梳、磨等。

（三）其他宋元方书与养生

除《太平圣惠方》《圣济总录》这样的大型官修方书外，宋代还有许多私人方书，其中也记录有不少养生方法和食疗方剂。

南宋杨倓的《杨氏家藏方》有 36 首补益方，如"安神养气，补填骨髓，起弱扶衰，润泽肌肤，聪明耳目。久服黑髭发，牢牙齿书，心力不倦"④ 的保命延龄丸；"治真元气虚，脚膝缓弱"⑤ 的仁寿丸等。还有食疗养生方，如蜜饯双仁方，由杏仁、桃仁、蜂蜜组成，具有补肺止咳平喘的功效；"羊肉汤"，由羊肉、当归、生姜、川芎、人参组成，治各种虚损等。

吴彦夔《传信适用方》有著名的解酒药"醉香宝屑"，"能宽中化痰，治呕吐恶心，解醒，醉后雅宜随意服之"⑥，由陈皮、砂仁、红豆、甘草、生姜、丁香、巴豆、白豆蔻和盐等制成。

南宋洪遵《洪氏集验方》首载养生名方"还少丹"与"琼玉膏"：

"西川罗赤脚仙还少丹：大补心肾脾胃，一切虚损，神志俱耗，筋力顿衰，腰脚沉重，肢体倦怠，血气羸之，小便浑浊（陈晦叔敷文传）。

"干山药、牛膝（酒浸一宿，焙干）各一两半，山茱萸、白茯苓（去皮）、五味子、肉苁蓉（酒浸一宿，焙干）、石菖蒲、巴戟（去心）、远志（去心）、杜仲（去粗皮，用生姜汁并酒合和，涂炙令熟）、楮实、舶上茴香各一两，枸杞子、熟干地黄各半两。

---

① 赵佶. 圣济总录：下［M］. 北京：人民卫生出版社，1962：3009.
② 赵佶. 圣济总录：下［M］. 北京：人民卫生出版社，1962：3015.
③ 赵佶. 圣济总录：下［M］. 北京：人民卫生出版社，1962：3072.
④ 杨倓. 杨氏家藏方［M］. 上海：上海科学技术出版社，2014：135.
⑤ 杨倓. 杨氏家藏方［M］. 上海：上海科学技术出版社，2014：137.
⑥ 吴彦夔. 传信适用方［M］. 上海：上海科学技术出版社，2003：95.

"上捣罗为末，炼蜜，入枣肉为丸，如梧桐子大。每服三十丸，温酒盐汤下，日进三服，皆食空时。如早食并服之无妨。至五日觉有力，十日精神爽健，半月气力稍盛，二十日目明，一月夜思饮食，冬月手足常暖。久服无毒，令人身体轻健，筋骨壮盛，怡悦难老。更看体候加减，如身热加山栀子一两，心气不宁加麦门冬一两，少精神加五味子一两，阳弱加续断一两。常服齿牢，永无瘴疟。妇人服之，姿容光悦，去一切病，治子宫久冷。"

"铁瓮先生神仙秘法琼玉膏（陈晦叔服此药有验）：

"新罗人参二十四两（春一千下，为末），生地黄一秤十六斤（九月采，捣），雪白茯苓四十九两（木春千下，为末），白沙蜜十斤。

"上件，人参、茯苓为细末，蜜用生绢滤过，地黄取自然汁，捣时不得用铁器，取汁尽去滓用。药一处拌，和匀，入银石器或好磁器内封用，如器物小，分两处物盛。用净纸二三十重封闭，入汤内，以桑木柴火煮六日，如连夜火即三日夜。取出，用蜡纸数重包瓶口，入井内，去火毒。一伏时取出，再入旧汤内，煮一日，出水气。取出开封，取三匙，作三盏，祭天地百神，焚香设拜，至诚端心。每晨朝，以二匙温酒化服，不饮者，白汤化之。

"此膏填精补髓，肠化为筋，万神具足，五脏盈溢，髓实血满，发白变黑，返老还童，行如奔马，日进数食，或终日不食亦不饥，关通强记，日诵万言，神识高迈，夜无梦想。人年二十七岁以前，服此一料，可寿三百六十岁；四十五岁以前服者，可寿二百四十岁；六十三岁以前服者，可寿百二十岁；六十四岁以上服之，可寿至百岁。服之十剂，绝嗜欲，修阴功，咸地仙矣。一料分五处，可救五人痈疾；分十处，可救十人劳瘵。修合之时，沐浴志诚，勿轻示人。"[①]

还有如宋代王贶的《全生指迷方》用鲫鱼汤调牡蛎散（独牡蛎一味）治疗气喘，严用和的《济生方》用猪腰子粥治产后发热，张锐的《鸡峰普济方》用桃仁粥方治劳疰等，不胜枚举。

三、香药的盛行及其对养生的影响

两宋时期，科技文化和经济高度发达。随着造船工业的发展及指南针的应用，航海技术进一步提高，"海上丝绸之路"比唐代更加繁荣，中外经济交流更加频繁。这时许多国外香药大量传入中国，社会上用香药之风兴盛，对医学用药也带来较大的影响。

（一）香药流行及对医学的影响

北宋政府在广州、杭州、明州、温州、泉州、密州、华亭海，共设7个市舶司，专门管理海外贸易。当时海外贸易中，进口贸易以香药为大宗。北宋神宗熙宁十年（1077年），"明、杭、广州市舶司博到乳香计三十五万四千四百四十九斤"，"其内明州所收惟四千七百三十九斤，杭州所收惟六百三十七斤，而广州收者则有三十四万八千六百七十三斤。"[②]每年进口数量众多，《玉海》卷一百八十六载："海舶岁入象犀珠玉香药之类，皇祐中五十三万有余，治平中增十万，中兴岁入二百万缗。"[③]

为了有效管理香料的进口贸易，北宋于太平兴国二年（977年）设置"榷易院"，创立了以乳香为主的进口商品专卖制度，并与后来的中成药专卖制度相配套。如宋代高承的《事物纪原·东西列班·香药》载："太平兴国中……始议于京师置香药榷易院，增香药之直，听商

① 洪遵. 洪氏集验方［M］. 上海：上海科学技术出版社，2003：5-6.
② 梁廷枏. 粤海关志［M］//续修四库全书编委会. 续修四库全书. 史部. 第843册. 上海：上海古籍出版社，1997：491.
③ 王应麟. 玉海［M］. 南京：江苏古籍出版社，1987：3402.

人市之，命张逊为香药库使以主之。此盖置官之初也。"①部分香品如乳香等被列入禁榷物品，由政府专卖，民间不得私自交易。但进口的香药中有不少是中药常用药，由于有些药用较广，太平兴国七年（982年），宋太祖下诏令对37种海外香药香料放通行，允许民间买卖，如丁香、木香、龙脑香、乳香、草豆蔻、沉香、檀香、龙涎香、苏合香油等。北宋祥符年间（1008—1016年）政府设置香药库，掌出纳外来香药、宝石等物。宋代庞元英的《文昌杂录》记载："内香药库在谯门内，凡二十八库。"②宋代还设有专为官府贵家宴会服务的"四司六局"，六局之中的"香药局"主要掌管"龙涎、沉脑、清和、清福异香、香垒、香炉、香球、装香簇细灰"③等事务，专司香料的使用。南宋绍兴三年（1133年），又诏广南东路提举司市舶官："今后遵守祖宗旧制，将中国有用之物如乳香药物及民间常使香货，并多数博买。内乳香一色客算尤广，

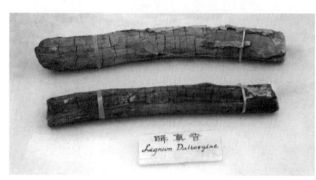

图4-5　宋代泉州沉船出土的香药
（1974年出土于泉州后渚港）

所差官自当体国招诱博买。"④这些香料和药材通过水陆道路运至内地，《宋会要辑稿·食货四六·水运》载："广南金银、香药、犀象、百货陆运至虔州，而水运入京师。"⑤

大量香药的进口，对医学用药带来不小的影响，医学家们探索外来药物的药性，并运用到治疗与养生之中。1098年，唐慎微著《证类本草》，全书计32卷，共收载1 746种药物。此书在《本草纲目》问世前一直是本草学的范本。其中对一些香药的药性做了详细的记载，如卷十二记载：

"乳香，微温，疗风水毒肿，去恶气，疗风瘾疹痒毒。《日华子》云……下气益精，补腰膝，治肾气，止霍乱，冲恶中邪气，心腹痛，痊气。"⑥

唐慎微在此首次将乳香单独列为1种药物，改变了以前本草将乳香附于沉香条目下的做法，然后征引众多文献说明其功效。这反映出他对香药的认识更加精确了。

《圣济总录》的《诸风门》中收录了以"蕃药"为主的成方药，计有乳香丸8种、乳香散3种、乳香丹1种、木香丸5种、没药散3种、安息香丸2种，肉豆蔻丸1种、共计23种。宋代官定的成药手册《太平惠民和剂局方》中以"蕃药"为主并以其标名的药剂，南宋绍兴以前有10种，绍兴年间（1131—1162年）续添3种，宝庆年间（1225—1227年）新增4种，以后续增18种，共达35种。不少名方如苏合香丸、至宝丹、牛黄清心丸等都成为中医急证良药。

（二）香药养生文化

由于香药大量增多，用香成为一种文化，普及到宋代社会生活中，并遍及皇宫内院、文人士大夫阶层以至普通百姓。《清明上河图》中有多处描绘了与香有关的景象，其中即可看到一家香铺门前招牌上写有"刘家上色沉檀拣香"的字样（图4-6）。文人咏香、论香的诗词和著作也大量出现，如苏轼的《和鲁直韵》、黄庭坚的《香之十德》、陈去非的《焚香》、朱熹的《香界》、丁渭的《天香传》等。尤其是洪刍著《香谱》，为今存北宋最早、也是保存比较完整的香药谱录类著作，对历代用香史料、用香方法以及各种合香配方等广为收罗，反映出宋代香事活动高

① 高承. 事物纪原［M］. 北京：中华书局，1989：300.
② 庞元英. 文昌杂录［M］//朱易安，傅璇琮. 全宋笔记. 第2编：第4册. 郑州：大象出版社，2006：152.
③ 吴自牧. 梦粱录［M］. 杭州：浙江人民出版社，1980：184.
④ 徐松. 宋会要辑稿：第3册［M］. 北京：中华书局，1957：3372.
⑤ 徐松. 宋会要辑稿：第3册［M］. 北京：中华书局，1957：5604.
⑥ 唐慎微. 证类本草［M］. 北京：华夏出版社，1993：366.

度发展的真实状况。而宋代李昉等编修的《太平御览》也辑有《香部》3卷，专论香药及其典故。在宋代街市上还有专门卖香的"香铺""香人"，有专门制作"印香"的商家。人们在生活、饮食、建筑、婚育仪式、宗教活动、宴会庆典、节日习俗等日常生活中广泛使用香品，妆饰香品香膏，佩戴香囊，居室厅堂焚香熏香，墨锭加香，食沏香点香茶，沐浴香汤，调服香药、香酒，品香、制香等。

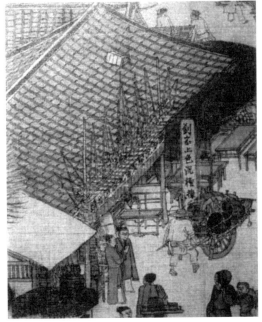

图 4-6　《清明上河图》中的香药铺

　　由于香药有益于身体健康，香药的广泛应用也就相当于一种特殊养生手段的普及。焚香祛病消暑，消除浊秽之气，净化空气和居室环境，从而达到保健和防病的目的，在某种程度上丰富了宋代的保健文化。民间多种多样的香料食品，则在一定意义上又增添了宋代饮食文化的内涵。香药的常见应用有以下方面。

1. 香药沐浴

　　唐慎微的《证类本草》卷六记木香说：

　　"主邪气，辟毒疫温鬼……常能煮以沐浴，大佳尔。"[①]

　　卷九记茅香花曰：

　　"（茅香花）苗、叶可煮作浴汤，辟邪气，令人身香。"[②]

　　宋代人们也把香用于新生儿的洗浴，以祛除邪秽之气，预防疮疤，令皮肤光泽，并渐成一种风习。孟元老《东京梦华录》卷五记载北宋东京习俗，说：

　　"至满月则生色及绷绣钱，贵富家金银犀玉为之，并果子，大展洗儿会，亲宾盛集，煎香汤于盆中……"[③]

　　至南宋，临安也延续了用香洗儿的习俗，"亲朋俱集，煎香汤于银盆内，下洗儿果、彩钱等，仍用色彩绕盆，谓之围盆红"[④]。

2. 香药饮膳

　　宋代有用香药泡水饮的习俗。宋代笔记《萍州可谈》说，当时人们待客，"客至则啜茶，去则啜汤"。所谓汤是"取药材甘香者屑之，或温或凉，未有不用甘草者"[⑤]。《西湖老人繁胜录》记载在南宋市面上都有"沉香水"作为饮品出售。《居家必用事类全集》收录了一些香药"熟水"的制作方法，如丁香熟水："丁香五粒，竹叶七片，炙，沸汤，密封片时用之。"[⑥]

　　香药还可用于泡酒饮，可以和气血、辟外邪。沈括《梦溪笔谈》卷九载：

　　"王文正（旦）太尉，气羸多病，真宗面赐药酒一注瓶，令空腹饮之，可以和气血、辟外邪。文正饮之，大觉安健，因对称谢，上曰：'此苏合香酒也。每一斗酒以苏合香丸一两同煮，极能调五脏，却腹中诸疾，每冒寒夙兴，则饮一杯。'因出数榼赐近臣，自此臣庶之家皆仿为之。"[⑦]

　　陈直《寿亲养老新书》卷四也记载了苏合香酒的制作过程及其保健效果：

① 唐慎微. 证类本草［M］. 北京：华夏出版社，1993：263.
② 唐慎微. 证类本草［M］. 北京：华夏出版社，1993：272.
③ 孟元老. 东京梦华录［M］. 北京：中国画报出版社，2013：99.
④ 吴自牧. 梦粱录［M］. 杭州：浙江人民出版社，1980：190.
⑤ 陈师道，朱彧. 后山谈丛·萍州可谈［M］. 北京：中华书局，2007：178.
⑥ 佚名. 居家必用事类全集［M］. 北京：中国商业出版社，1986：24.
⑦ 沈括. 梦溪笔谈［M］. 济南：齐鲁书社，2007：62.

“苏合香丸，右用十分好醇酒，每夜将五丸浸一宿，次早服一杯，除百病，辟四时寒邪不正之气，旧酒尤佳。”①

同书卷三记述了龙脑香、木香用于雪花酒的制作：

“雪花酒，羊精肉一斤，去筋膜，温水浸洗，批作薄片，用极好酒一升煮令肉烂，细切研成膏，别用羊骨髓三两，窠案脂一两，于银锅内熔作油，去滓，却入先研肉膏内，并研令匀。又入龙脑少许，拌和，倾入瓷瓶内。候冷，每用时，取出切作薄片，入酒杯中，以温酒浸饮之。龙脑候极温方入，如无脑，入木香少许，亦佳，二味各入少许，尤佳。”②

为了保持口腔卫生，士大夫嚼鸡舌香来避口臭。《梦溪笔谈》卷二十六载：“三省故事：郎官日含鸡舌香，欲其奏事对答，其气芬芳。”③

当然过多应用香药饮膳也不适宜。元代李鹏飞说：

“贵如沉香则燥脾，木骨草则涩气，蜜香则冷胃……如此之类，皆有所损。”④

可见香药辛燥，需要辨证应用。

3. 净化环境

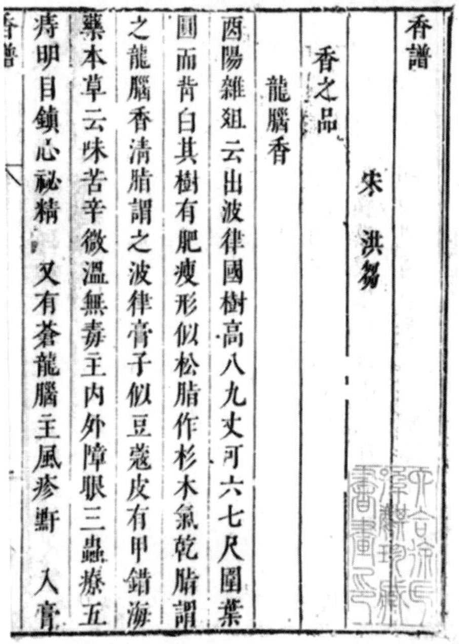

香譜

宋 洪芻

香之品

龍腦香

酉陽雜俎云出波律國樹高八九丈可六七尺圍葉圓而背白其樹有肥瘦形似松脂作杉木氣乾脂謂之龍腦香清脂謂之波律膏子似豆蔻皮有甲錯海藥本草云味苦辛微溫無毒主內外障眼三蟲療五痔明目鎮心祕精 又有蒼龍腦主風疹䵟 入膏

图 4–7 宋代洪刍著《香谱》书影

香药芳香醒脑，有祛病消暑的作用。宋人颜博文《香史》序中说，薰香“不徒为熏洁也，五脏惟脾喜香，以养鼻通神观，而去尤疾焉”⑤。宋代名臣王博文每日焚香，据载：

“枢密王博文，每于正旦四更，烧丁香以辟瘟气。”⑥

宋代洪刍的《香谱》（图 4–7）载：

“地上魔邪之气直上冲天四十里，人烧青木香、薰陆（香）、安息（香）、胶香于寝所，拒浊臭之气，却邪秽之雾。”⑦

人们于居所焚烧香药，消除浊臭之气，净化空气，清洁居住环境。宋代词人周邦彦在《苏幕遮》中就有“燎沉香，消溽暑”，描绘了百姓庭院人家焚香消暑时充满情趣的生活情景。

4. 生活应用

宋代还将香药用于生活中的佩戴或其他应用，如用于制作香药枕。据陈敬《陈氏香谱》卷四载：

“麝枕，置真麢香于枕中，可绝恶梦。”⑧

也可用以醒酒，《陈氏香谱》卷三载：

“玉华醒醉香，采牡丹蕊与荼靡花，清酒拌，挹润，得所当风阴一宿，杵细，捻作饼子，窨干以龙脑为衣，置枕间，芬芳袭人，可以醒醉。”⑨

还可用于制作香囊，《陈氏香谱》卷三载：

“贵人绝汗香，丁香一两，川椒六十粒，右以二味相和，绢袋盛而佩之，辟绝汗气。”⑩

---

① 陈直，邹铉．寿亲养老新书［M］．福州：福建科学技术出版社，2013：133.
② 陈直，邹铉．寿亲养老新书［M］．福州：福建科学技术出版社，2013：94.
③ 沈括．梦溪笔谈［M］．济南：齐鲁书社，2007：170.
④ 李鹏飞．三元参赞延寿书［M］．福州：福建科学技术出版社，2013：53.
⑤ ［明］周嘉胄．香乘［M］．北京：九州出版社，2014：270.
⑥ ［明］周嘉胄．香乘［M］．北京：九州出版社，2014：556.
⑦ ［明］周嘉胄．香乘［M］．北京：九州出版社，2014：264.
⑧ 陈敬．陈氏香谱［M］//文渊阁四库全书：第 884 册．台北：台湾商务印书馆，1986：325.
⑨ 陈敬．陈氏香谱［M］//文渊阁四库全书：第 884 册．台北：台湾商务印书馆，1986：308.
⑩ 陈敬．陈氏香谱［M］//文渊阁四库全书：第 884 册．台北：台湾商务印书馆，1986：310.

当时临安城夜市中，"夏秋多扑青纱、黄草帐子、挑金纱、异巧香袋儿、木樨香数珠"[①]，其中"异巧香袋儿"可能就是香囊。说明香囊已成为许多市民生活中经常佩戴的一种物品。佩香可以辟绝汗臭气，有利于保持个人卫生和保健。

四、医学流派与养生

金元时期战争频仍，人民经历着长久的战乱，生活极端痛苦，疫病广泛流行，过去对病因、病机的解释和当时盛行的经方、局方等医方，已不能适应临床需要，当时一些医家产生了"古方不能治今病"的思想。刘完素、张元素、张从正、朱震亨、李杲、王好古等医学家相继兴起，他们从实践中对医学理论做出新的探讨，阐发了各自的不同认识，创立成各具特色的理论学说，形成以刘完素为代表的河间学派和以张元素为代表的易水学派，展开了学术争鸣。《四库全书总目》医家类有云："儒之门户分于宋，医之门户分于金元。观元好问《伤寒会要》序，知河间之学与易水之学争；观戴良作《朱震亨传》，知丹溪之学与宣和局方之学争也。"[②]所谓"河间之学"是指金元四大家第一人刘河间所分立的门户；而"易水"则是指张元素、李东垣一派；"丹溪之学"则是从河间学派分出的具有东南地域特色的朱震亨滋阴派，他们对养生学的发展都有重要的影响。

（一）河间学派与养生

河间学派创自金代刘完素，后继者张从正、朱震亨等，都是金元时期著名医学家。朱震亨又自成一派，故另做介绍。

1. 刘完素

刘完素（1120—1200 年），字守真，河北河间人。阐发《内经》之病机 19 条，认为人体致病皆为火热，治病需从寒凉法入手。以降心火、益肾水为第一要旨，反对滥用局方中燥热之剂。因其善用寒凉，后世称其为寒凉派。其著述有《素问玄机原病式》《黄帝素问宣明论方》《素问病机气宜保命集》等。

刘完素强调"主性命者在乎人""修短寿夭，皆人自为"的思想。这种"人主性命"说，说明只要发挥摄养的主观能动性，就能达到延年益寿的境界。对于养生补养的方法，则发挥《内经》之旨，主张用谷畜果蔬进行食养。他在《素问病机气宜保命集》中说：

"经曰：观天之道，执天之行，尽矣。盖天一而地二，北辨而南交，入精神之运以行矣。拟之于象，则水火也；画之于卦，则坎离也。两者相须，弥满六合，物物得之，况于人乎！盖精神生于道者也，是以上古真人，把握万象，仰观日月，呼吸元气，运气流精，脱骨换形，执天机而行六气，分地纪而运五行，食乳饮血，省约俭育，日夜流光，独立守神，肌肉若一，故能寿敝天地，无有终时，此其道生之要也。夫道者能却老而全形，身安而无疾。夫水火，用法象也；坎离，言交变也。万亿之书，故以水为命，以火为性。土为人，人为主性命者也。是以主性命者在乎人，去性命者亦在乎人，养性命者亦在乎人。何则？修短寿夭，皆自人为。……性命在乎人，故人受天地之气，以化生性命也。是知形者生之舍也，气者生之元也，神者生之制也。形以气充，气耗形病，神依气位，气纳神存。修真之士，法于阴阳，和于术数，持满御神，专气抱一，以神为车，以气为马，神气相合，可以长生。"[③]

①　吴自牧. 梦粱录［M］. 杭州：浙江人民出版社，1980：119.
②　纪昀. 四库全书总目提要［M］. 石家庄：河北人民出版社，2000：2591.
③　刘完素. 素问病机气宜保命集［M］. 北京：中国医药科技出版社，2012：1.

刘完素认为人的生命来自于天地，能否与天地同一，则在于人为，亦即养生。对于养生的方法，他说：

"智者明乎此理，吹嘘呼吸，吐故纳新，熊经鸟伸，导引按跷，所以调其气也。平气定息，握固凝想，神宫内视，五脏昭彻，所以守其气也。法则天地，顺理阴阳，交媾坎离，济用水火，所以交其气也。神水华池，含虚鼓漱，通行荣卫，入于元宫，溉五脏也。服气于朝，闭息于暮，阳不欲送，阴不欲复，炼阴阳也。以至起居适早晏，出处协时令，忍怒以全阴，抑喜以全阳，泥丸欲多柿，天鼓欲常鸣，形欲常鉴，津欲常咽，体欲常运，食欲常少。眼者身之鉴也，常居欲频修；耳者体之牖也，城廓欲频治；面者神之庭也，神不欲复；发者脑之华也，脑不欲减；体者精之元也，精不欲竭；明者身之宝也，明不欲耗。补泻六腑，淘炼五精，可以固形，可以全生，此皆修真之要也。"①

刘完素用高度凝练的文字概括了最常见的呼吸吐纳、导引按摩等养生方法，认为养气方法当从调气、守气、交气三方面着手。但是，他更着重从心、肾的角度论养生，指出形神关系最为重要：

"故修真之要者，水火欲其相济，土金欲其相养。是以全生之术，形气贵乎安，安则有伦而不乱；精神贵乎保，保则有要而不耗。故保而养之，初不离于形气精神。及其至也，可以通神明之出。神明之出，皆在于心。独不观心为君主之官，得所养，则血脉之气王而不衰，生之本无得而摇也，神之变无得而测也。肾为作强之官，得所养，则骨髓之气荣而不枯，蛰封藏之本无得而倾也，精之处无得而夺也。夫一身之间，心居而守正，肾下而立始。精神之居，此官不可太劳，亦不可竭。故精太劳则竭，其属在肾，可以专啬之也；神太用则劳，其藏在心，静以养之，唯精专然后可以内守。故昧者不知于此，欲拂自然之理，谬为求补之术，是以伪胜真，以人助天，其可得乎？"②（《素问病机气宜保命集·原道论》）

他认为，心神不能过劳，要以静为养；心静则肾精能守，才能封藏。因此反对房中术，认为无益于养生。

此外，刘完素还很注重饮食起居与摄生的关系，认为"饮食者养其形，起居者调其神"。关于饮食，他说：

"饮食起居，乃人生日用之法，纵恣不能知节，而欲传精神、服天气者，不亦难乎？又经曰：饮食自倍，肠胃乃伤，起居如惊，神气乃浮，是以圣人春木旺以膏香助脾，夏火旺以膏腥助肺，金用事膳膏臊以助肝，水用事膳膏膻以助心，所谓因其不胜而助之也。故食饮之常，保其生之要者，五谷、五果、五畜、五菜也。脾胃待此而仓廪备，三焦待此而道路通，荣卫待此以清以浊，筋骨待此以柔以正。故经云：盖五味相济，斯无五宫之伤，所以养其形也。虽五味为之养形，若味过于酸，肝气以津，脾气乃绝；味过于咸，大骨气劳，短肌心气抑；味过于甘，心气喘满色黑，肾气不衡；味过于苦，脾气不濡，胃气乃厚；味过于辛，筋脉沮弛，精神乃央。所谓失五味之常，而损其形也。王注曰：味有偏缘，脏有偏绝。此之谓也。"③（《素问病机气宜保命集·摄生论》）

指出饮食之五味是人体养形所必需，但又不能太过，否则反而伤形。而关于起居，则宗《黄帝内经·四气调神论》，特别强调顺应四时与神志的关系。他说：

"饮食者养其形，起居者调其神。是以圣人春三月夜卧早起，被发缓形，见于发陈之时，且曰以使志生；夏三月夜卧早起，无厌于日，见于蕃秀之时，且曰使志无怒，使气得泄；秋三月早卧早起，与鸡俱兴，见于容平之时，收敛神气，且曰使志安宁，以应秋气；冬三月早卧晚起，去寒就温，见于闭藏之时，且曰使志若伏若匿，若有私意，若已有得。此顺生长收藏之道，

---

①　刘完素. 素问病机气宜保命集［M］. 北京：中国医药科技出版社，2012：1-2.
②　刘完素. 素问病机气宜保命集［M］. 北京：中国医药科技出版社，2012：2.
③　刘完素. 素问病机气宜保命集［M］. 北京：中国医药科技出版社，2012：7.

春夏养阳，秋冬养阴，顺四时起居法，所以调其神也。经所谓逆于春气，则少阳不生，肝气内变；逆于夏气，则太阳不长，心气内洞；逆于秋气，则太阴不收，肺气焦满；逆于冬气，则少阴不藏，肾气独沉。此失四时之气，所以伤其神也。智者顺四时，不逆阴阳之道，而不失五味损益之理，故形与神俱，久矣乃尽其天年而去。与夫务快其心，逆于生乐者，何足与语此道哉。故圣人行之，贤者佩之，岂虚语哉！"[①]（《素问病机气宜保命集·摄生论》）

2. 张从正

张从正（1156—1228 年），字子和，号戴人。睢州考城（今河南兰考）人。他推崇刘完素的学术思想，尤其注重祛邪，对汗、吐、下三法祛邪的运用有独到的见解，又被称为"攻下派"。《金史·张从正传》称赞他"精于医，贯穿《难》《素》之学，其法宗刘守真，用药多寒凉，然起疾救死多取效"[②]。主要医著有《儒门事亲》15 卷。

张从正主张用攻法防病治病，认为祛邪即扶正，邪去则正气自安。他认为：

"夫病之一物，非人身素有之也。或自外而入，或由内而生，皆邪气也。邪气加诸身，速攻之可也，速去之可也，揽而留之，何也？虽愚夫愚妇，皆知其不可也。及其闻攻则不悦，闻补则乐之。今之医者曰：'当先固其元气，元气实，邪自去。'世间如此妄人，何其多也！夫邪之中人，轻则传久而自尽，颇甚则传久而难已，更甚则暴死。若先论固其元气，以补剂补之，真气未胜，而邪已交驰横骛而不可制矣。惟脉脱、下虚、无邪、无积之人，始可议补；其余有邪积之人而议补者，皆鲧湮洪水之徒也。今予论吐、汗、下三法，先论攻其邪，邪去而元气自复也。"[③]（《儒门事亲·卷二·汗下吐三法该尽治病诠》）

他认为治病不应滥用补法。对于人体是否应当补的疑问，他认为不必用药补，只要饮食调养即是"补"。他说：

"然则圣人不言补乎？曰：盖汗下吐，以若草木治病者也。补者，以谷肉果菜养口体者也。夫谷肉果菜之属，犹君之德教也；汗下吐之属，犹君之刑罚也。故曰：德教，兴平之粱肉；刑罚，治乱之药石。若人无病，粱肉而已；及其有病，当先诛伐有过。病之去也，粱肉补之，如世已治矣，刑措而不用。岂可以药石为补哉？必欲去大病大瘵，非吐汗下未由也已。……且予之三法，能兼众法，用药之时，有按有跷，有揃有导，有减有增，有续有止……所谓三法可以兼众法者，如引涎、漉涎、嚏气、追泪，凡上行者，皆吐法也；灸、蒸、熏、渫、洗、熨、烙、针刺、砭射、导引、按摩，凡解表者，皆汗法也；催生下乳、磨积逐水、破经泄气，凡下行者，皆下法也。以余之法，所以该众法也。"[④]（《儒门事亲·卷二·汗下吐三法该尽治病诠》）

他说导引、按摩等方法治病实际是汗法，这与养生所用不同。总之强调无事滋补不但不必要反而有害。为了说明这一点，张从正还另作了一篇《原补》进一步讨论说：

"夫养生当论食补，治病当论药攻。然听者皆逆耳，以予言为怪。盖议者尝知补之为利，而不知补之为害也。论补者盖有六法：平补，峻补，温补，寒补，筋力之补，房室之补。以人参、黄芪之类为平补；以附子、硫黄之类为峻补；以豆蔻、官桂之类为温补；以天门冬、五加皮之类为寒补；以巴戟、肉苁蓉之类为筋力之补；以石燕、海马、起石、丹砂之类为房室之补。此六者，近代之所谓补者也。若施之治病，非徒功效疏阔，至其害不可胜言者。"[⑤]（《儒门事亲·原补》）

他随后列举了许多滥用温补的害处，然后强调说：

① 刘完素. 素问病机气宜保命集［M］. 北京：中国医药科技出版社，2012：7-8.
② 脱脱. 金史：第 2 册［M］. 北京：中华书局，2008：1881.
③ 张从正. 儒门事亲校注［M］∥徐江雁，刘文礼，校注. 郑州：河南科学技术出版社，2015：55.
④ 张从正. 儒门事亲校注［M］∥徐江雁，刘文礼，校注. 郑州：河南科学技术出版社，2015：56.
⑤ 张从正. 儒门事亲校注［M］∥徐江雁，刘文礼，校注. 郑州：河南科学技术出版社，2015：72.

"余用补法则不然。取其气之偏胜者，其不胜者自平矣。医之道，损有余，乃所以补其不足也。余尝曰：吐中自有汗，下中自有补，岂不信然！"①

也就是说，他虽然不用补药，但用汗、吐、下的方法使人体阴阳平衡，同样也是"补"。因此他说：

"余虽用补，未尝不以攻药居其先，何也？盖邪未去而不可言补，补之则适足资寇。故病蹇之后，莫若以五谷养之，五果助之，五畜益之，五菜充之，相五脏所宜，毋使偏倾可也。凡药皆毒也，非止大毒、小毒谓之毒，虽甘草苦参，不可不谓之毒，久服必有偏胜。气增而久，夭之由也。是以君子贵流不贵滞，贵平不贵强。"②（《儒门事亲·卷二·推原补法利害非轻说》）

张从正的这些说法其实是很高明的道理。人体有自然之道，并非一味地多用补药就好，任何治法使人体达到健康都可以说是"补"。张从正运用饮食养身的"食补"，是与其攻邪治病法相结合的。他常常在用药物攻除疾病的同时，用饮食扶助人身正气。如治痔漏肿痛，先以导水丸之类攻泻，后"更加以葵羹、菠菜、猪羊血等，通利肠胃"③；治腰膝痛，用舟车丸、通经散、调胃承气汤加牵牛大下之，患者痛大减而口渴，即让患者任意饮水，吃西瓜、梨、柿等；治疗厥证，先用涌吐法使患者苏醒，"次服降火益水，和血通气之药，使粥食调养"④。类似这些都取得了很好的治疗效果。

此外，《儒门事亲》的整理编集者张从正的弟子常仲明，续作有一篇《补论》，对滥用补法的问题做了更具体的说明：

"无病而补者……或咨诸庸医，或问诸游客。庸医以要用相求，故所论者轻，轻之则草木而已，草木则苁蓉、牛膝、巴戟天、菟丝之类；游客以好名自高，故所论者重，重之则金石而已，金石则丹砂、起石、硫磺（黄）之类。吾不知此为补也，而补何脏乎？以为补心耶？而心为丁火，其经则手少阴，热则疮疡之类生矣！以为补肝耶？肝为乙木，其经则足厥阴，热则掉眩之类生矣！脾为己土，而经则足太阴，以热补之，则病肿满。肺为辛金，而经则手太阴，以热补之，则病愤郁。心不可补，肝不可补，脾不可补，肺不可补，莫非为补肾乎？人皆知肾为癸水，而不知经则子午君火焉。补肾之火，火得热而益炽；补肾之水，水得热而益涸。既炽其火，又涸其水，上接于心之丁火，火独用事，肝不得以制脾土，肺金不得以制肝木。五脏之极，传而之六腑；六腑之极，遍而之三焦，则百病交起，万疾俱生。小不足言，大则可惧。不疽则中，不中则暴瘖而死矣。以为无病而补之者所得也。"⑤（《儒门事亲·卷三·补论》）

通常补药都偏于热。五脏各有属性，如无病用补剂，无论心、肝、脾、肺、肾都会出现问题。常仲明遵张从正教导，指出日常饮食已足以调养。他说：

"人之所禀，有强有弱。强而病，病而愈，愈而后必能复其旧矣；弱而病，病而愈，愈而后不必复其旧矣。是以有保养之说。然有是说，热药亦安所用哉？慎言语，节饮食是矣。以日用饮食言之，则黍稷禾麦之余，食粳者有几？鸡豚牛羊之余，食血者有几？桃杏李梅之余，食梨者有几？葱韭薤蒜之余，食葵者有几？其助则姜桂椒荙，其和则盐油醯酱，常而粥羹，别而焦炒，异而烧炙，甚则五辣生鲊，而荐酒之肴，以姜醋羹羊，而按酒之病。大而富贵，比此尤甚，小而市庶，亦得以享。此吾不知何者为寒？何物为冷？而以热药为补哉？日用饮食之间，已为太过矣！尝闻人之所欲者生，所恶者死，今反忘其寒之生，甘于热之死，则何如？"⑥（《儒门事亲·卷三·补论》）

①　张从正. 儒门事亲校注 [M] //徐江雁，刘文礼，校注. 郑州：河南科学技术出版社，2015：74.
②　张从正. 儒门事亲校注 [M] //徐江雁，刘文礼，校注. 郑州：河南科学技术出版社，2015：75.
③　张从正. 儒门事亲校注 [M] //徐江雁，刘文礼，校注. 郑州：河南科学技术出版社，2015：139.
④　张从正. 儒门事亲校注 [M] //徐江雁，刘文礼，校注. 郑州：河南科学技术出版社，2015：134.
⑤　张从正. 儒门事亲校注 [M] //徐江雁，刘文礼，校注. 郑州：河南科学技术出版社，2015：120-121.
⑥　张从正. 儒门事亲校注 [M] //徐江雁，刘文礼，校注. 郑州：河南科学技术出版社，2015：122.

文中指出在日常饮食中，属热性的食材已偏多，何必还要加以热药来温补？

张从正对疾病忌口也有独到的观点，反对一味少食。他说：

"胃为水谷之海，不可虚怯。虚怯则百邪皆入矣。或思荤茹，虽与病相反，亦令少食，图引浆粥，此权变之道也。若专以淡粥责之，则病人不悦而食减，久则病增损命，世俗误人矣。"[①]（《儒门事亲·卷九·杂记》）

河间学派以清热或攻邪为特色，但又善于运用食养补益的方法，对于养生防病、辅助治疗和疾病康复都很有价值。

（二）易水学派与养生

易水学派创自张元素，后继者有李杲、罗天益等著名医学家。

1. 张元素

张元素，字洁古，金代易州（今河北易县）人，生卒之年不详。其所处时代略晚于与其同时期的医家刘完素。著有《医学启源》《脏腑标本寒热虚实用药式》《洁古本草》《洁古家珍》《珍珠囊》等。

张元素注重以脏腑寒热虚实以言病机，同时对药物学颇有研究，尤其发展了药物归经理论。他认为，不同的药物对于不同脏腑的效用之所以不同，是因为其各归于某一经的缘故，提出了组方时的"引经报使"之说，如羌活为手足太阳引经药，升麻为手足阳明引经药，柴胡为少阳、厥阴引经药，独活为足少阴引经药等。这些观点为辨证施治、遣药处方提供了中药效用的理论依据，对临床和养生都有积极的意义。

张元素对于脾胃病的调养有着比较系统、完整的方法。他提出"养正积自除"的观点，还创制了治疗脾胃病的代表方剂——枳术丸用以治痞、消食、强胃。原方出自《金匮要略》，原本枳实用量重于白术，以消化水饮为主，兼顾脾胃。张元素改汤为丸，白术用量多于枳实，变成用以补养脾胃为主，兼治痞消食。配荷叶芬芳升清，以之裹烧；又用米饭为丸，与术协力，则更能增强其养胃气的作用。不仅治病，对于老年体虚的调养也很有效果。其弟子李杲记载：

"易水张先生常戒不可峻利，食药下咽，未至药丸施化，其标皮之力始开，便言快也，所伤之物已去。若更待一两时辰许，药尽化开，其药峻利，必有情性。病去之后脾胃既损，是真气元气败坏，促人之寿。当时设下一药：枳实（一两，麸炒黄色为度），白术（二两）。只此二味，荷叶裹烧饭为丸。以白术甘温，甘温补脾胃之元气，其苦味除胃中之湿热，利腰脐间血，故先补脾胃之弱，过于枳实克化之药一倍；枳实味苦寒，泄心下之痞闷，消化胃中所伤。此一药下胃，其所伤不能即去，须待一两时辰许，食则消化，是先补其虚而后化其所伤，则不峻利矣。……（荷叶）更以烧饭和药，与白术协力滋养谷气，而补令胃厚，再不至内伤，其利广矣、大矣。"[②]（《兰室秘藏·卷上·脾胃虚损论》）

2. 李杲

李杲（1180—1251年），字明之，号东垣老人，师从张元素，尤其进一步发扬治疗脾胃疾病的学术，著有《脾胃论》《内外伤辨惑论》《兰室秘藏》等书，又被称为"补土派"。李杲论述养生当重视脾胃的观点，认为人之早夭的根本原因在于元气耗损，"人寿应百岁……其元气消耗，不得终其天年"[③]（《兰室秘藏·卷上·脾胃虚损论》）。反之，"元气之充足，

① 张从正. 儒门事亲校注［M］//徐江雁，刘文礼，校注. 郑州：河南科学技术出版社，2015：274.
② 李东垣. 兰室秘藏［M］. 北京：中国医药科技出版社，2011：6-7.
③ 李东垣. 兰室秘藏［M］. 北京：中国医药科技出版社，2011：8.

皆由脾胃之气无所伤，而后能滋养元气"①（《脾胃论·卷上·脾胃虚实传变论》）。这说明调养脾胃之气，维护后天之本，是防病抗衰、延年益寿的一条重要原则。他认为"养生当实元气"，指出："阴精所奉其人寿，谓脾胃既和，谷气上升，春夏令行，故其人寿；阳精所降，谓脾胃不和，谷气下流，收藏令行，故其人夭。"②人体元气充实与否，关键在于脾胃元气的盛衰。

李杲注重饮食养生，认为"饮食不节"是酿成内伤的重要原因，"饮食自倍，则脾胃之气即伤，而元气亦不能充，则诸病之所由生也"③。饮食养生需做到食物合理搭配、饥饱适宜、因人而异、适寒热等。《脾胃论》中有专门的"脾胃将理法"云：

"白粥、粳米、绿豆、小豆、盐豉之类，皆淡渗利小便，且小便数不可更利，况大泻阳气，反得行阴道？切禁湿面，如食之觉快，勿禁。

"药中不可服泽泻、猪苓、茯苓、灯心、琥珀、通草、木通、滑石之类，皆行阴道而泻阳道也；如渴，如小便不利，或闭塞不通则服，得利勿再服。

"忌大咸，助火邪而泻肾水真阴；及大辛味，蒜、韭、五辣、醋、大料物、官桂、干姜之类，皆伤元气。

"若服升沉之药，先一日将理，次日腹空服，服毕更宜将理十日；先三日尤甚，不然则反害也。

"夫诸病四时用药之法，不问所病，或温或凉，或热或寒，如春时有疾，于所用药内加清凉风药；夏月有疾，加大寒之药；秋月有疾，加温气药；冬月有疾，加大热之药，是不绝生化之源也。钱仲阳医小儿，深得此理。《内经》：必先岁气，毋伐天和，是为至治。又曰：无违时，无伐化。又曰：无伐生生之气。皆此常道也。用药之法，若反其常道，而变生异证，则当从权施治。假令病人饮酒，或过食寒，或过食热，皆可以增病。如此，则以权衡应变治之。权变之药，岂可常用乎。"④（《脾胃论·卷下·脾胃将理法》）

他提倡人们在日常生活中不宜多服淡渗、利小便的食物，如白粥、粳米、绿豆、小豆等以避免"大泻阳气"。指出饮食不能偏嗜，尤忌大咸、大辛，饮食寒温要适中等。此外，强调"安养心神调治脾胃"，指出：

"凡怒、忿、悲、思、恐惧，皆损元气。夫阴火之炽盛，由心生凝滞，七情不安故也。心脉者，神之舍，心君不宁，化而为火，火者，七神之贼也。故曰阴火太盛，经营之气，不能颐养于神，乃脉病也。神无所养，津液不行，不能生血脉也。心之神，真气之别名也，得血则生，血生则脉旺，脉者神之舍。若心生凝滞。七神离形，而脉中唯有火矣。善治斯疾者，惟在调和脾胃，使心无凝滞，或生欢忻，或逢喜事，或天气暄和，居温和之处，或食滋味，或眼前见欲爱事，则慧然如无病矣，盖胃中元气得舒伸故也。"⑤（《脾胃论·卷中·安养心神调治脾胃论》）

他还强调要远欲以及注意起居养生，因为种种不慎都会伤及脾胃。如说：

"残躯六十有五，耳目半失于视听，百脉沸腾而烦心，身如众脉漂流，瞑目则魂如浪去，神气衰于前日，饮食减于曩时，但应人事，病皆弥甚，以己之所有，岂止隋候之珠哉！安于淡薄，少思寡欲，省语以养气，不妄作劳以养形，虚心以维神，寿夭得失，安之于数，得丧既轻，血气自然谐和，邪无所容，病安增剧？苟能持此，亦庶几于道，可谓得其真趣矣。"⑥（《脾胃论·卷下·远欲》）

"忌浴当风，汗当风。须以手摩汗孔合，方许见风，必无中风、中寒之疾。

"遇卒风暴寒，衣服不能御者，则宜争努周身之气以当之，气弱不能御者病。

---

① 李东垣. 脾胃论［M］. 北京：中国中医药出版社, 2007：2.
② 李东垣. 脾胃论［M］. 北京：中国中医药出版社, 2007：4.
③ 李东垣. 脾胃论［M］. 北京：中国中医药出版社, 2007：2.
④ 李东垣. 脾胃论［M］. 北京：中国中医药出版社, 2007：94–95.
⑤ 李东垣. 脾胃论［M］. 北京：中国中医药出版社, 2007：52.
⑥ 李东垣. 脾胃论［M］. 北京：中国中医药出版社, 2007：96.

"如衣薄而气短，则添衣，于无风处居止；气尚短，则以沸汤一碗熏其口鼻，即不短也。

"如衣厚于不通风处居止而气短，则宜减衣，摩汗孔合，于漫风处居止。

"如久居高屋，或天寒阴湿所遇，令气短者，亦如前法熏之。

"如居周密小室，或大热而处寒凉，气短，则出就风日。凡气短，皆宜食滋味汤饮，令胃调和。

"或大热能食而渴，喜寒饮，当从权以饮之，然不可耽嗜。如冬寒喜热物，亦依时暂食。

"……饥而睡不安，则宜少食；饱而睡不安，则少行坐。

"遇天气更改，风寒阴晦，宜预避之。大抵宜温暖，避风寒，省语，少劳役为上。"① (《脾胃论·卷下·摄养》)

李东垣以顾护脾胃而益寿延年的精辟理论为养生别树一帜，为后世实践所肯定。

3. 罗天益

罗天益（1220—1290年），字谦甫，为李杲弟子，元代真定（今河北藁城）人。他得到李杲医术真传，李杲的多部医学著作均由罗天益整理刊行。此外著有《卫生宝鉴》一书24卷（1281年）。书中有《春服宣药辨》，发挥其"先师东垣老人论春月奉生之道"；又有《无病服药辨》一篇，反对盲目服药养生，认为"无病服药"为"无稽之说，为害甚大"。他认为：

"夫天之生物，五味备焉，食之以调五脏，过则生疾。……五味口嗜而欲食之，必自裁制，勿使过焉。至于五谷为养，五果为助，五畜为益，五菜为充，气味合而食之，补精益气，倘用之不时，食之不节，犹或生疾，况药乃攻邪之物，无病而可服焉？"②

罗天益赞同韩愈"余不知服食说自何世起，杀人不可计，而世慕尚之益至，此其惑也"的言论，他在韩愈举出六七个有名有姓因服丹药患病的朋友事例之外，又增补其"目见者"事例，以作警戒。其中有些事例并非服丹药，只是养生方法不对，盲目误食不适合身体的药物，日久也会带来危害。如：

"张秀才者，亦听方士之说，服四生丸，推陈致新。服月余，大便或溏或泻，饮食妨阻，怠惰嗜卧，目见黑花，耳闻蝉声，神虚头旋，飘飘然身不能支。至是方知药之误也。遂调饮食，慎起居，谨于保养，三二年间，其证犹存，逾十年后方平复。

"刘氏子闻人言腊月晨，饮凉水一杯，一月，至春而无目疾。遂饮之，旬余，觉腹中寒痛不任，咳嗽呕吐，全不思食，恶水而不欲见，足胫寒而逆。医以除寒燥热之剂急救之，终不能效。"（《卫生宝鉴·无病服药辨》）

对此，罗天益均给予强烈的批评，并强调无病之时应以"不药之药"为主。他说：

"此皆无故求益生之祥，反生病焉，或至于丧身殒命。壁里安柱，果如何哉？且夫高堂大厦，梁栋安，基址固，壤涂毁暨，柱于壁中，甚不近人情。洁古老人云：无病服药，乃无事生事。此诚不易之论。人之养身，幸五脏之安泰，六腑之和平，谨于摄生，春夏奉以生长之道，秋冬奉以收藏之理，饮食之有节，起居而有常，少思寡欲，恬淡虚无，精神内守。此无病之时，不药之药也。"③ (《卫生宝鉴·无病服药辨》)

这些观点，既表明医家养生与道家服食渐渐拉开了距离，也指出了养生不要走入盲区。

（三）丹溪学派与养生

元代著名中医朱震亨（1281—1358年），字彦修，号丹溪，婺州义乌（今浙江义乌）人。学医受业于刘完素再传弟子罗知悌，医学观点与河间学派有一脉相承之处，但又因其理论创新甚多，特色鲜明，后人认为足以自成一派，名为丹溪学派。

① 李东垣. 脾胃论［M］. 北京：中国中医药出版社，2007：95-96.
② 罗天益. 卫生宝鉴［M］. 北京：中国中医药出版社，2007：3.
③ 罗天益. 卫生宝鉴［M］. 北京：中国中医药出版社，2007：4-5.

朱震亨主要著作有《格致余论》和《局方发挥》。主要养生观点见于《格致余论》，大约成书于元至正七年（1347年）。书中共43篇，对医学理论、临床各科、摄生养老等都有论述，包括《饮食色欲箴序》《阳有余阴不足论》《治病必求其本论》《养老论》《慈幼论》《茹淡论》《倒仓论》《相火论》《房中补益论》《张子和攻击注论》等。

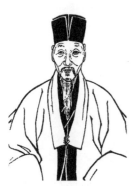

图4-8 朱震亨像

1. 论节欲养生

朱震亨曾师从理学家许谦求学，其医学理论受理学影响很大，因而提出"阳有余阴不足论"，强调保精节欲。他说：

"人受天地之气以生，天之阳气为气，地之阴气为血。故气常有余，血常不足。何以言之？天地为万物父母。天大也为阳，而运于地之外；地居天之中为阴，天之大气举之。日实也，亦属阳，而运于月之外；月缺也，属阴，禀日之光以为明者也。人身之阴气，其消长视月之盈缺。故人之生也，男子十六岁而精通，女子十四岁而经行，是有形之后，犹有待于乳哺水谷以养，阴气始成而可与阳气为配，以能成人，而为人之父母。古人必近三十、二十而后嫁娶，可见阴气之难于成，而古人之善于摄养也。……《内经》曰：年至四十阴气自半而起居衰矣。又曰：男子六十四岁而精绝，女子四十九岁而经断。夫以阴气之成，止供得三十年之视听言动，已先亏矣。人之情欲无涯，此难成易亏之阴气，若之何而可以供给也？"[①]（《格致余论·阳有余阴不足论》）

指出人的各种情欲往往因心动而起，形成相火，耗伤阴分。他接着说：

"主闭藏者肾也，司疏泄者肝也。二脏皆有相火，而其系上属于心。心君火也，为物所感则易动，心动则相火亦动，动则精自走，相火翕然而起，虽不交会，亦暗流而疏泄矣。所以圣贤只是教人收心养心，其旨深矣。……古人谓不见所欲，使心不乱。夫以温柔之盛于体，声音之盛于耳，颜色之盛于目，馨香之盛于鼻，谁是铁汉，心不为之动也？"[②]

这等于从医学养生角度进一步证明理学"不动心"的重要性。他又说：

"惟人之生，与天地参，坤道成女，乾道成男。配为夫妇，生育攸寄，血气方刚，惟其时矣。成之以礼，接之以时，父子之亲，其要在兹。眷彼昧者，徇情纵欲，惟恐不及，济以燥毒。气阳血阴，人身之神，阴平阳秘，我体长春。血气几何？而不自惜！我之所生，翻为我贼。女之耽兮，其欲实多。闺房之肃，门庭之和。士之耽兮，其家自废，既丧厥德，此身亦瘁。远彼帷薄，放心乃收，饮食甘美，身安病瘳。"[③]（《格致余论·饮食色欲箴序》）

他主张去欲主静、茹淡饮食、戒色欲、养心收心，不使相火妄动，把养阴抑阳作为贯穿终身的主要养生原则。

道教有所谓的房中术，是否不同于一般情欲伤身呢？朱震亨虽未彻底否定，但也明确说明绝不可以轻试，他说：

"人之有生，心为火居上，肾为水居下，水能升而火能降，一升一降，无有穷已，故生意存焉。水之体静，火之体动，动易而静难，圣人于此未尝忘言也。儒者立教曰：正心、收心、养心。皆所以防此火之动于妄也。医者立教：恬淡虚无，精神内守，亦所以遏此火之动于妄也。……彼壮年贪纵者，水之体非向日之静也，故著房中之法为补益之助。此可用于质壮心静，遇敌不动之人也。苟无圣贤之心、神仙之骨，未易为也。"[④]（《格致余论·房中补益论》）

① 朱震亨. 格致余论 [M]. 沈阳：辽宁科学技术出版社，1997：1.
② 朱震亨. 格致余论 [M]. 沈阳：辽宁科学技术出版社，1997：1.
③ 朱震亨. 格致余论 [M]. 沈阳：辽宁科学技术出版社，1997：1.
④ 朱震亨. 格致余论 [M]. 沈阳：辽宁科学技术出版社，1997：17.

2. 论保阴养生

朱震亨强调阴气保养对养生的意义。为此，要特别注意在一年中最炎热最易伤阴的月份如农历四月、五月、六月、十月和十一月时的保养。他说：

"天地以五行更迭衰旺而成四时，人之五脏六腑亦应之而衰旺。四月属巳，五月属午，为火大旺。火为肺金之夫，火旺则金衰。六月属未，为土大旺，土为水之夫，土旺则水衰。况肾水常藉肺金为母，以补助其不足，故《内经》谆谆于资其化源也。古人于夏必独宿而淡味，兢兢业业于爱护也。保养金水二脏，正嫌火土之旺尔。

"《内经》曰：冬不藏精者，春必病温。十月属亥，十一月属子，正火气潜伏闭藏，以养其本然之真，而为来春发生升动之本。若于此时恣嗜欲以戕贼，至春升之际，下无根本，阳气轻浮，必有温热之病。夫夏月火土之旺，冬月火气之伏，此论一年之虚耳。若上弦前下弦后，月廓月空，亦为一月之虚。大风大雾，虹霓飞电，暴寒暴热，日月薄蚀，忧愁忿怒，惊恐悲哀，醉饱劳倦，谋虑勤动，又皆为一日之虚。若病患初退，疮痍正作，尤不止于一日之虚。今日多有春末夏初，患头痛脚软，食少体热，仲景谓春夏剧秋冬瘥，而脉弦大者，正世俗所谓注夏病。若犯此四者之虚，似难免此。夫当壮年便有老态，仰事俯育一切隳坏。兴言至此，深可惊惧。……善摄生者，于此五个月出居于外。苟值一月之虚，亦宜暂远惟（帷）幕，各自珍重，保全天和，期无负敬身之教，幸甚！"①（《格致余论·阳有余阴不足论》）

朱震亨认为，人到老年，更要注意属阴的精血的亏耗情况。他指出老年人的特点是"精血俱耗"：

"人生至六十、七十以后，精血俱耗，平居无事，已有热证。何者？头昏，目眵，肌痒，溺数，鼻涕，牙落，涎多，寐少，足弱，耳聩，健忘，眩运，肠燥，面垢，发脱，眼花，久坐兀睡，未风先寒，食则易饥，笑则有泪，但是老境，无不有此。"②（《格致余论·养老论》）

但老年人恰恰多喜用补剂，而补剂多辛热，朱震亨认为适足以伤阴，应当引以为戒。他说：

"或曰：《局方》乌附丹剂，多与老人为宜，岂非以其年老气弱不虚，理宜温补，今子皆以为热，乌附丹剂将不可施之老人耶？余晓之曰：奚止乌附丹剂不可妄用……而况人身之阴难成易亏。六七十后阴不足以配阳，孤阳几欲飞越，因天生胃气尚尔留连，又藉水谷之阴，故羁縻而定耳！所陈前证，皆是血少。《内经》曰：肾恶燥。乌附丹剂，非燥而何？夫血少之人，若防风、半夏、苍术、香附，但是燥剂，且不敢多，况乌附丹剂乎？或者又曰：一部《局方》，悉是温热养阳，吾子之言，无乃谬妄乎？予曰：《局方》用燥剂，为劫湿病也。湿得燥则豁然而收。《局方》用暖剂，为劫虚病也。补肾不如补脾，脾得温则易化而食味进，下虽暂虚，亦可少回。《内经》治法，亦许用劫，正是此意。盖为质厚而病浅者设。此亦儒者用权之意。若以为经常之法，岂不大误！彼老年之人，质虽厚，此时亦近乎薄，病虽浅，其本亦易以拨，而可以劫药取速效乎？若夫形肥者血少，形瘦者气实，间或可用劫药者，设或失手，何以取救？吾宁稍迟，计出万全，岂不美乎？乌附丹剂其不可轻饵也明矣。"③（《格致余论·养老论》）

朱震亨称"六七十后阴不足以配阳，孤阳几欲飞越"，因此不可乱用燥剂、暖剂，体现了其注重养阴的宗旨。

3. 论饮食养生

朱震亨作有《饮食箴》云：

"人身之贵，父母遗体。为口伤身，滔滔皆是。人有此身，饥渴洊兴，乃作饮食，以遂其生。眷彼昧者，因纵口味，五味之过，疾病蜂起。病之生也，其机甚微，馋涎所牵，忽而不思。病

① 朱震亨. 格致余论［M］. 沈阳：辽宁科学技术出版社，1997：1-2.
② 朱震亨. 格致余论［M］. 沈阳：辽宁科学技术出版社，1997：2.
③ 朱震亨. 格致余论［M］. 沈阳：辽宁科学技术出版社，1997：2-3.

之成也，饮食俱废，忧贻父母，医祷百计。山野贫贱，淡薄是谙，动作不衰，此身亦安。均气同体，我独多病，悔悟一萌，尘开镜净，日节饮食。《易》之象辞，养小失大。孟子所讥，口能致病，亦败尔德。守口如瓶，服之无致。"①（《格致余论·饮食色欲箴序》）

他指出饮食应"淡薄是谙"，否则导致多病。关于这一点另作有《茹淡论》详述，说：

"或问：《内经》谓精不足者，补之以味。又曰：地食人以五味。古者年五十食肉，子今年迈七十矣，尽却盐醯，岂中道乎？何子之神茂而色泽也？

"曰：味有出于天赋者，有成于人为者。天之所赋者，若谷、菽、菜、果，自然冲和之味，有食人补阴之功，此《内经》所谓味也。人之所为者，皆烹饪调和偏厚之味，有致疾伐命之毒，此吾子所疑之味也。今盐醯之却，非真茹淡者，大麦与粟之咸，粳米、山药之甘，葱、薤之辛之类，皆味也。子以为淡乎？安于冲和之味者，心之收，火之降也。以偏厚之味为安者，欲之纵，火之胜也，何疑之有？《内经》又曰：阴之所生，本在五味。非天赋之味乎？阴之五宫，伤在五味，非人为之味乎？圣人防民之具，于是为备。凡人饥则必食。彼粳米甘而淡者，土之德也，物之属阴而最补者也。惟可与菜同进，《经》以菜为充者，恐于饥时顿食，或虑过多，因致胃损，故以菜助其充足，取其疏通而易化，此天地生物之仁也。《论语》曰：肉虽多，不使胜食气。《传》曰：宾主终日百拜，而酒三行，以避酒祸。此圣人施教之意也。盖谷与肥鲜同进，厚味得谷为助，其积之也久，宁不助阴火而致毒乎？故服食家在却谷者则可，不却谷而服食，未有不被其毒者。《内经》谓久而增气，物化之常；气增而久，夭之由也。彼安于厚味者，未之思尔！

"或又问：精不足者，补之以味，何不言气补？曰：味，阴也；气，阳也。补精以阴，求其本也。故补之以味，若甘草、白术、地黄、泽泻、五味子、天门冬之类，皆味之厚者也。《经》曰虚者补之，正此意也。上文谓形不足者温之以气，夫为劳倦所伤，气之虚，故不足。温者，养也。温存以养，使气自充，气完则形完矣。故言温，不言补。经曰劳者温之，正此意也。彼为《局方》者，不知出此，凡诸虚损证，悉以温热佐辅补药，名之曰温补，不能求经旨者也。"②（《格致余论·茹淡论》）

他以年逾七旬的高龄现身说法，指出淡味的好处。关于老年人不宜肥甘厚味，其原因是老年人精血已亏，消化功能下降。他说：

"至于好酒腻肉，湿面油汁，烧炙煨炒，辛辣甜滑，皆在所忌。或曰：子何愚之甚耶？甘旨养老，经训具在。为子为妇，甘旨不及，孝道便亏。而吾子之言若是，其将有说以通之乎？愿闻其略。予愀然应之曰：正所谓道并行而不悖者，请详言之。古者井田之法行，乡间之教兴，人知礼让，比屋可封。肉食不及幼壮，五十才方食肉。强壮恣饕，比及五十，疾已蜂起。气耗血竭，筋柔骨痿，肠胃壅阏，涎沫充溢。……夫老人内虚脾弱，阴亏性急。内虚胃热则易饥而思食，脾弱难化则食已而再饱，阴虚难降则气郁而成痰，至于视听言动，皆成废懒。百不如意，怒火易炽。虽有孝子顺孙，亦是动辄拂腕。况未必孝顺乎！所以物性之热者，炭火制作者，气之香辣者，味之甘腻者，其不可食也明矣。虽然肠胃坚厚，福气深壮者，世俗观之，何妨奉养，纵口固快一时，积久必为灾害。由是观之，多不如少，少不如绝，爽口作疾，浓味措毒，前哲格言，犹在人耳，可不慎欤！"③（《格致余论·养老论》）

所以朱震亨特别指出，不让老人多吃肉，并非不孝，"君子爱人以德，小人爱人以姑息。况施于所尊者哉！惟饮与食将以养生，不以致疾。若以所养转为所害，恐非君子之所谓孝与敬也"。（《格致余论·养老论》）

① 朱震亨. 格致余论 [M]. 沈阳：辽宁科学技术出版社，1997：1.
② 朱震亨. 格致余论 [M]. 沈阳：辽宁科学技术出版社，1997：16.
③ 朱震亨. 格致余论 [M]. 沈阳：辽宁科学技术出版社，1997：2-3.

4. "节养"养老方

朱震亨强调养老要慎用乌头、附子等配成的过于温燥的补剂。而对于老年人的养护，他在侍奉母亲的过程中，总结出"节养"的方法，并有一首常用方。他说：

"予事老母，固有愧于古者，然母年逾七旬，素多痰饮，至此不作。节养有道，自谓有术。只因大便燥结时，以新牛乳、猪脂和糜粥中进之，虽以暂时滑利，终是腻物积多。次年夏时，郁为粘（黏）痰，发为胁疮。连日作楚，寐兴陨获。为之子者，置身无地，因此苦思而得节养之说。时进参、术等补胃、补血之药，随天令加减，遂得大腑不燥，面色莹洁，虽觉瘦弱，终是无病。老境得安，职此之由也。因成一方，用参、术为君，牛膝、芍药为臣，陈皮、茯苓为佐。春加川芎；夏加五味、黄芩、麦门冬；冬加当归身，倍生姜。一日或一帖或二帖，听其小水才觉短少，便进此药。小水之长如旧，即是却病捷法。"[①]（《格致余论·养老论》）

此方以养阴血为主，兼顾护脾胃，体现了朱震亨的学术思想。

朱震亨大力提倡"相火论"基础上的"阳常有余，阴常不足"的学说，并一再强调阴气"难成易亏"，因此在治疗与养生上都主张以滋阴为主。其弟子戴思恭、王履等也是丹溪学派的重要传承者，发扬其学，并对明代温补学派有重要影响。

第三节　饮食养生的发展

宋元时期思想文化活跃，人们生活多彩多样。饮食文化、医药养生文化都相当盛行。两者的结合，使得饮食养生之道在社会广泛流行，文人们也竞相传述，因此为后人留下了丰富的饮食养生文献，并且出现了不少专著。

一、保健饮食的商品化

宋代，具有养生保健功能的各种汤饮在社会盛行，成为各地待客的通用饮料，并呈商品化流行。如孟元老《东京梦华录》载汴京市面天晓时就有人卖"煎点汤茶药"，繁华地段整天都有"香药果子"[②]出售。吴自牧记载杭州的茶肆"四时卖奇茶异汤，冬月添卖七宝擂茶、馓子、葱茶，或卖盐豉汤，暑天添卖雪泡梅花酒或缩脾饮暑药之属"[③]。南宋周密在《武林旧事》里也记载当时市面供应的汤饮有沉香水、雪泡缩脾饮、五冬大顺散、香薷饮、紫苏饮等。这些保健饮食大致有如下几类。

（一）汤

煎汤多为复方，可热饮或暑天凉饮，多有药用功效。宋代朱彧的《萍洲可谈》说："汤取药材甘香者屑之，或温或凉。"宋代王辟之《渑水燕谈录·卷八·事志》载"今并、代间士人多以长松参、甘草、山药为汤"[④]。还有如前面提到有二陈汤、缩脾饮、大顺散、香薷饮等，原本都是中药复方，其中多用辛香之药。宋代人喜爱饮用，以至街头巷尾均有出售。其饮法也有两种，即煎或点。煎是煎服，《东京梦华录》载市面有售"诸般蜜煎香药"；点是制成粉末，

① 朱震亨. 格致余论［M］. 沈阳：辽宁科学技术出版社，1997：3.
② 孟元老. 东京梦华录［M］. 济南：山东友谊出版社，2001：36-37.
③ 吴自牧. 梦梁录［M］杭州：浙江人民出版社，1980：140.
④ 王辟之，陈鹄. 渑水燕谈录·西塘集耆旧续闻［M］. 上海：上海古籍出版社，2012：63.

服时点入开水兑服。

宋代医家吴彦夔《传信适用方》中有专门的汤类，载有 12 首汤方，其中以功效命名的就有清中汤、快气汤、爽气汤、御府五辛宽膈汤等。而制法较详的则有功效为"温中调气"的柠（橙）面汤：

"大香柠（橙）十个，甘草四两（别为末），白檀香半两，干净白盐四两，生姜三两（切作片，别置一处），白梅肉半两（别切作薄片）。

"上将柠（橙）子切开，去子，切作薄片，入甘草末、生姜片子，三物一处和匀，用微火焙令半干，次入白梅肉片子，再和匀，添火焙令极干，方入檀香，一处为末，入盐和匀，瓷器收，勿令见风。凡入药味次第须依本法，上焙须宽缓着意，勿令伤火。"①

元代《居家必用事类全集》也载有不少汤方，同时详载制法。如"通心气，益精髓"的"水芝汤"：

"干莲实（一斤，带皮，炒极燥，捣，罗为细末），粉草（一两，微炒）。

"右为细末。每二钱入盐少许。沸汤点服。莲实捣、罗，至黑皮如铁不可捣，则去之。世人用莲实去黑皮及涩皮并心，大为不便。黑皮坚气而涩皮住精。世人多不知也。此汤夜坐过饥，气乏不欲取食，则饮一盏，大能补虚助气。昔仙人务光子服此得道。"②

"中酒后服之"可以醒酒的"解醒汤"，传说为李东垣之方，由其孙李信之传下。方为：

"白茯苓（一钱半），白豆蔻仁（半两），木香（半钱），桔（橘）红（一钱半），莲花青皮（三分），泽泻（二钱），神曲（一钱，炒黄），缩砂仁（半两），葛花（半两），猪苓（去黑皮，半钱），干生姜（二钱），白术（二钱），人参（一钱）。

"右为细末，和匀。每服二钱半。白汤调下。但得微汗，酒疾去矣。不可多食。"③

同样为李东垣所传的可以"除湿、止渴、快气"的"干木瓜汤"，方如下：

"干木瓜（去皮净，四两），白檀（一两），沉香（半两），茴香（炒，一两），白豆蔻（半两），缩砂仁（一两），粉草（炙，二两半），干生姜（二两）。

"右为极细末。每用半钱加益，沸汤点服。"④

而"须问汤"则可煎可点，有歌诀流传：

"东坡居士歌括云：半两生姜（干用）一斤枣（干用，去核），三两白盐（炒黄）二两草（炙，去皮），丁香、木香各半钱，约量陈皮一处捣（去白）。煎也好，点也好，红白容颜直到老。"⑤

（二）渴水

元代《居家必用事类全集·己集》还记载了各种渴水，主要以果品制成，有御方渴水、林檎渴水、杨梅渴水、木瓜渴水、五味渴水、葡萄渴水、香糖渴水、清凉饮等。如五味渴水的制法：

"北五味子肉一两为率，滚汤浸一宿，取汁同煎，下浓豆汁，对当的颜色恰好。同炼熟蜜对入，酸甜得中，慢火用熬一时许，凉热任用。"⑥

而"造清凉饮法"所制的清凉饮则可以"生气爽神"，方法如下：

"葛粉、郁金、山栀（各一钱），甘草（一两）。

"右为细末。以新汲水逐旋调饮。"⑦

广州还有宜母果制的渴水：

① 吴彦夔. 传信适用方［M］. 上海：上海科学技术出版社，2003：127.
② 佚名. 居家必用事类全集：己集［M］. 北京：书目文献出版社，1988：224.
③ 佚名. 居家必用事类全集：己集［M］. 北京：书目文献出版社，1988：226.
④ 佚名. 居家必用事类全集：己集［M］. 北京：书目文献出版社，1988：226.
⑤ 佚名. 居家必用事类全集：己集［M］. 北京：书目文献出版社，1988：256.
⑥ 佚名. 居家必用事类全集：己集［M］. 北京：书目文献出版社，1988：257.
⑦ 佚名. 居家必用事类全集：己集［M］. 北京：书目文献出版社，1988：257.

"元时于广州荔枝湾作御果园，栽种里木树，大小八百株，以作渴水。里木即宜母子也，一名黎蒙子。吴莱诗：广州园官进渴水，天风夏热宜蒙子，百花酝作甘露浆，南园烹成赤龙髓。盖以里木子榨水煎糖也。蒙古以为舍里别，即渴水也，一名药果。"①

此类渴水属于饮料，药用功效偏弱。

（三）熟水

"熟水"饮品主要通过浸泡出味，类似于茶剂。这种饮法甚至得到皇帝的倡导。宋末陈元靓《事林广记》中记载：

"仁宗敕翰林定熟水，以紫苏为上，沉香次之，麦门冬又次之。苏能下胸隔滞气，功效至大。炙苏须隔竹纸，不得翻，候香，以汤先泡一次，倾却，再泡用，大能分气，极佳。"②

《居家必用事类全集·己集》也记载有"熟水"的制作方法：

"造熟水法：夏月凡造熟水，先倾百沸滚汤在瓶内，然后将所用之物投入，密封瓶口则香倍矣，若以汤泡之，则不甚香。若用来年木樨或紫苏，须略向火上炙过，方可用。"

如沉香熟水：

"先用净瓦一片，窑中烧微红，安平地上，焙香一小片，以瓶盖定，约香气尽，速倾滚汤入瓶中，密封盖。檀香、速香之类，亦依此法为之。"③

元代邹铉增补而成的《寿亲养老新书》提到其他各类熟水及其制法，说：

"稻叶、谷叶、楮叶、橘叶、樟叶皆可采，阴干，纸囊悬之，用时火炙使香，汤沃，幂其口良久。"④

此类熟水特点是要预先制备，当中用到多种药材，故也有很好的养生功效。如宋人杨无咎《清平乐·熟水》词云："开心暖胃，最爱门冬水。"⑤ 史浩《南歌子·熟水》云："浓熏沉麝入金瓶，泻出温温一盏，涤烦膺。"⑥

（四）果品

《东京梦华录》卷八记载：

"紫苏、菖蒲、木瓜，并皆茸切，以香药相和，用梅红匣子盛裹。"⑦

市面有一种人"又有向前换汤斟酒歌唱，或献果子香药之类，客散得钱，谓之'厮波'"⑧。所说"果子香药"应也是用香料制成的果品。周去非《岭外代答》卷六记载宋代广州人制作香药槟榔：

"加丁香、桂花、三赖子诸香药，谓之香药槟榔，唯广州为甚。"⑨

《陈氏香谱》卷四记载木香饼子的制作：

"木香、檀香、丁香、甘草、肉桂、甘松、缩砂仁、丁（香）皮、莪术各等分，莪术醋煮过，用盐水浸出醋，浆米浸三日，为末，蜜和，同甘草膏为饼，每服三五枚。"⑩

《居家必用事类全集·己集》"法制香药"项也记载了宋代许多香药保健食品的加工制作，

① 赵学敏. 本草纲目拾遗［M］. 北京：中国中医药出版社，1998：272.
② 陈元靓. 事林广记［M］. 北京：中华书局，1999：528.
③ 佚名. 居家必用事类全集：己集［M］. 北京：书目文献出版社，1988：257-258.
④ 陈直，邹铉. 寿亲养老新书［M］. 北京：中华书局，2013：98.
⑤ 吕树坤. 分类新编全宋词：第6册［M］. 北京：作家出版社，2013：2775.
⑥ 吕树坤. 分类新编全宋词：第4册［M］. 北京：作家出版社，2013：1820.
⑦ 孟元老. 东京梦华录［M］. 济南：山东友谊出版社，2001：81-82.
⑧ 孟元老. 东京梦华录［M］. 济南：山东友谊出版社，2001：22.
⑨ 周去非. 岭外代答校注［M］. 杨武泉，校注. 北京：中华书局，1999：235.
⑩ 陈敬. 陈氏香谱［M］// 文渊阁四库全书：第884册. 台北：商务印书馆，1986：321.

例如：

"法制半夏。半夏（半斤，圆白者），晋州绛矾（四两），丁（香）皮（三两），草豆蔻（二两），生姜（五两，切成片）。右件，洗半夏去滑，焙干，三药粗锉，以大口瓶盛生姜片，并前药一处，用好酒三升浸。春夏三七日，秋冬一月，却取出半夏，水洗，焙干。余药不用。不拘时候，细嚼一二枚，服至半月，咽喉自然香甘。"①

"木香煎。木香（二两，捣为细末），用水三升煎至二升，入乳汁半升、蜜二两，再入银石器中，煎如稀面糊，即入罗过粳米粉半盒，又煎，候米熟稠硬，捍（擀）为薄饼，切成棋子，晒干为度。"②

"法制木瓜。取初收木瓜于汤内焯过，令白色，取出放冷，于头上开为盖子，以尖刀取去穰子，便入盐一小匙，候水出，即入香药、官桂、白芷、藁本、细辛、藿香、川芎、胡椒、益智子、缩砂仁。右件药捣为细末。一个木瓜，入药一小匙。以木瓜内盐水调匀，更曝。候水干，又入熟蜜令满，曝直候蜜干为度。"③

以这些药食两用材料加工制作的保健品在社会上流行，反映出宋元时期人们注重饮食调护保健的风尚。

二、饮茶养生的发展

宋代茶艺较前代有重要发展，最显著的是建茶的风行。建茶以产于福建建溪流域而得名。北宋太平兴国三年（978年），宋太宗遣使至建安北苑（今福建省建瓯市），监督制造一种皇家专用的茶，因茶饼上印有龙凤形的纹饰，名为"龙凤团茶"。其后历任官员如丁谓、蔡襄、贾青、郑可简等不断创新，有小龙团茶、密云龙、龙园胜雪、银丝水芽等许多品种，成为最著名的贡茶。宋代还有蔡襄的《茶录》、宋徽宗的《大观茶论》、熊蕃的《宣和北苑贡茶录》等茶学著作传世。

当时团茶的一大特点是掺香药于茶中，《陈氏香谱》记载的就有以白豆蔻、白檀香、麝香、沉香、片龙脑香等多种香药加工制作的"经进龙麝香茶"，用孩儿香、片龙脑香、麝香、薄荷等多种香药加工制作的"孩儿香茶"等香茶方。不过品茶人对此有不同看法，蔡襄说：

"茶有真香，而入贡者微以龙脑和膏，欲助其香。建安民间试茶皆不入香，恐夺其真。若烹点之际，又杂珍果香草，其夺益甚。正当不用。"④

《大观茶论》也同意这种看法，认为"茶有真香，非龙（脑）、麝（香）可拟"⑤。苏轼在《东坡志林》中还说："唐人煎茶用姜……又有用盐者矣。近世有用此二物者，辄大笑之。"⑥他们均崇尚茶之本味。

南宋末陈元靓的《事林广记》中还记载了一些花茶的制法，如蒙顶白茶：

"细嫩白茶五斤，枸杞英五两，焙，绿豆半斤炒过，糯米二合炒过。右件焙干，碾罗，合细煎点，绝奇。"⑦

同书还有百花香茶的制法，用"木樨、茉莉、橘花、素馨花，收曝干，又依前法熏之"等。这些制法中加入的花类都有养生药效。

对于各种流行的茶艺，时人从养生医疗的角度来看，对其功效有所论述。如陈承《别说》

① 佚名. 居家必用事类全集：己集［M］. 北京：书目文献出版社，1988：231.
② 佚名. 居家必用事类全集：己集［M］. 北京：书目文献出版社，1988：232.
③ 佚名. 居家必用事类全集：己集［M］. 北京：书目文献出版社，1988：232.
④ 蔡襄. 茶录（外十种）［M］. 上海：上海书店：2015：12.
⑤ 蔡襄. 茶录（外十种）［M］. 上海：上海书店：2015：45.
⑥ 曾枣庄，舒大刚. 三苏全书：第5册［M］. 北京：语文出版社，2001：261.
⑦ 陈元靓. 事林广记［M］. 北京：中华书局，1999：530.

记载：

"近人以建茶治伤暑，合醋治泄泻，甚效。"①

宋代许多文人的诗文也描述了喝茶的好处，如范仲淹《和章岷从事斗茶歌》云：

"众人之浊我可清，千日之醉我可醒。"②

黄庭坚《寄新茶与南禅师》说："筠焙熟香茶，能医病眼花。"③据说苏东坡在杭州任通判时得病，到孤山谒惠勤禅师，一日之中饮浓茶数碗，病已痊愈，题七绝一首说：

"示病维摩元不病，在家灵运已忘家。何须魏帝一丸药，且尽卢同七碗茶。"④

南宋林洪《山家清供》则明确指出，茶即是药：

"茶即药也，煎服则去滞而化食，以汤点之，则反滞膈而损脾胃。盖世之嗜利者，多采他叶杂以为末，人多怠于煎煮，宜有害也。今法采芽，或用擘碎，以活水火煎之，饭后必少顷乃服。东坡诗云：'活水须将活火烹。'又云：'饭后茶瓯味正深。'此煎服法也。《茶经》亦以'江水为上，山与井俱次之'。今世不惟不择水，且入盐及果，殊失正味。不知惟姜去昏，惟梅去倦，如不昏不倦，亦何必用？古之嗜茶者，无如玉川子，惟闻煎吃，如以汤点，则又安能及七碗乎？山谷词云：'汤响松风，早减了七分酒病。'倘知此，则口不能言，心下快乐，自省之禅参透矣。"⑤（《山家清供·茶供》）

元代忽思慧总结说：

"凡诸茶，味甘、苦，微寒，无毒。去痰热，止渴，利小便，消食下气，清神少睡。"⑥

而吴瑞的《日用本草》说到了茶叶有瘦身的功效：

"茶，诸处皆有，惟建安、北苑、武夷数处产者性味独佳。若久食，令人瘦，肌肤消乏。春分以前采者为茗，以后采者为茶。凡饮者宜热，冷则聚痰。"⑦

不过，茶也有对健康不利的一面。宋代本草学家苏颂指出：

"真茶性极冷，惟雅州蒙山出者，温而主疾……其性似不甚冷。大都饮茶，少则醒神思，过多则致疾病。"⑧

元代《饮食须知》对茶不利于健康的一面讲得较多：

"茶，味苦而甘，茗性大寒，性微寒。久饮令人瘦，去人脂，令人不睡。大渴及酒后饮茶，寒入肾经，令人腰脚膀胱冷痛，兼患水肿挛痹诸疾。尤忌将盐点茶，或同咸味食，如引贼入肾。空心切不可饮。同榧食，令人身重。饮之宜热，冷饮聚痰，宜少勿多，不饮更妙。酒后多饮浓茶，令吐。食茶叶令发黄成癖。唯蒙茶性温，六安、湘潭茶稍平。松茗伤人为最。若杂入香物，令病透骨。况真茶即少，杂茶更多，民生日用，受其害者，岂可胜言？妇姁蹈其弊者更甚。服威灵仙、土茯苓者忌之。服史君子者忌饮热茶，犯之即泻。茶子捣仁洗衣，去油腻。广南一种苦蕒，性大寒，胃冷人勿食。"⑨

苏轼发明一种不伤身体兼能护齿的饮茶方法，其《漱茶说》载：

"除烦去腻，世不可缺茶，然暗中损人殆不少。吾有一法，常自珍之。每食已，辄以浓茶漱口，烦腻既去而脾胃不知。"⑩

也有不少药茶配方。如沈括《梦溪笔谈》中的"合足味茶法"诗：

① 唐慎微. 证类本草［M］. 北京：华夏出版社，1993：385.
② 叶羽. 中国茶诗经典集萃［M］. 北京：中国轻工业出版社，2004：97.
③ 叶羽. 中国茶诗经典集萃［M］. 北京：中国轻工业出版社，2004：155.
④ 叶羽. 中国茶诗经典集萃［M］. 北京：中国轻工业出版社，2004：168.
⑤ 林洪. 山家清供［M］. 北京：中华书局，1985：23.
⑥ 忽思慧. 饮膳正要［M］. 北京：中国中医药出版社，2009：39.
⑦ 吴瑞. 日用本草［M］//郑金生. 海外回归中医善本古籍丛书：第九册. 北京：人民卫生出版社，203：441.
⑧ 唐慎微. 证类本草［M］. 北京：华夏出版社，1993：385.
⑨ 贾铭. 饮食须知［M］. 济南：山东画报出版社，2007：79.
⑩ 曾枣庄，舒大刚. 三苏全书：第15册［M］. 北京：语文出版社，2001：130-131.

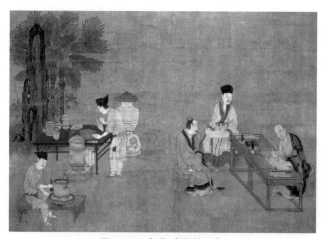

图 4-9 宋代《撵茶图》
（南宋刘松年作）

"甘三苦四妙通神（甘草三两，苦参四两），五斤干茶五斤蒸（干茶叶五斤、蒸过的茶五斤），绿豆四升同捣合（豆炒过），此方宜利胜烧银。"①

还有《居家必用事类全集·己集》载"枸杞茶"云：

"于深秋摘红熟枸杞子，同干面拌和成剂，捍（擀）作饼样，晒干，研为细末。每江茶一两，枸杞子末二两，同和匀，入炼化酥油三两，或香油亦可。旋添汤搅成稠膏子，用盐少许，入锅煎熟饮之，甚有益及明目。"②

这一时期，茶道也传到外国。日本僧人荣西于宋代来华，1191 年回国，从中国带回禅宗的同时，还带回了茶种和饮茶方法，在日本着力宣扬吃茶的好处，著有《吃茶养生记》一书。

三、饮食专著论养生

宋金元时期，出现不少饮食专著，对饮食养生都有较多的论述。其中元代忽思慧的《饮膳正要》和贾铭的《饮食须知》影响最大。

（一）《修真秘录》

《修真秘录》见于《通志·艺文略》著录，宋代符度仁编，成书年代不详。书中分《食宜篇》《月宜篇》两篇，记载四季和十二月所宜食物，列食物百余种。全书以道家学说为主，以设问开头："夫修养之士，何物所宜食之，充饥得不伤损矣？"托名"真人"回答说：

"酸、咸、甘、苦，食之各归其时。春、夏、秋、冬，顺之勿逆其脏。所食太过，成疾亦深。节戒作方，延益无限。"③

说明了编集此书之旨。书前引列前代养生著作中有关四时五味的论述，其中对一些看似矛盾的说法所加的注解颇有价值。

如引《礼记·内则》的说法："凡和春多酸，夏多苦，秋多辛，冬多咸，调以滑甘。"编者加注并与《黄帝内经》的说法做比较，说：

"经曰：春无食酸，夏无食苦。四时各减时味者，谓气壮也，减其时味以杀盛气；《内则》所云多其时味，恐气虚羸，故多其时味以养其气也。"④

他认为古代关于四季主味的不同说法各有道理，应视身体虚实情况取舍。又概括饮食养生的功效：

"是故谨和五味，则骨正筋柔，气血以流，胜理以密。如是则气骨以精。谨道如法，长有天命。"⑤

书中收录各种肉类、果类、菜类、谷类食物共 77 种，各论其性味与功效，多综合前

① 沈括. 梦溪笔谈［M］. 长沙：岳麓书社，1998：322.
② 佚名. 居家必用事类全集：己集［M］. 北京：书目文献出版社，1988：255.
③ 符度仁. 修真秘录［M］//高鹤亭. 中国古典气功文库：第 7 册. 北京：北京出版社，1991：150.
④ 符度仁. 修真秘录［M］//高鹤亭. 中国古典气功文库：第 7 册. 北京：北京出版社，1991：150.
⑤ 符度仁. 修真秘录［M］//高鹤亭. 中国古典气功文库：第 7 册. 北京：北京出版社，1991：150.

人所论。如：

"莲子，寒。主五脏不足，伤中气绝，利益十二经脉、二十五络，益血气，食之心欢，止渴，去热，补中，养神，除百病。久服轻身，耐老延年。

"藕，寒，主补中，益气力，养精神，除目病，久服轻身，耐老不饥，延年。"①

这两条综合了《神农本草经》与《食疗本草》的内容。

"葱白，味辛，温平。冬月食之甚益人，不可多食，虚人。葱青叶，温，归肉。除肝邪，安中，利五脏，益目精，杀百药毒。"②

此处葱白功效源自《食疗本草》，葱青叶功效则源自孙思邈《备急千金要方》。

"薤，味苦辛。宜心，归骨。除寒热，去水气，温中，散结气，轻身耐老。学道人长服之，通神安魂，益气力，续筋骨。"③

此条分别源自《名医别录》与《食疗本草》。可见《修真秘录》采撷甚广，但又非完全照搬，经过了整理。主要是选用与养生相关的功效，对用于治疗的药效则忽略未提。

在《月宜篇》则按月论"每月宿下，各有所宜之物"，认为"人若择而食之，亦可除其疾疹矣"。内容选用《养生论》中的十二月宜忌，如说：

"《养生论》云：正月卯日食鲷鱼，使人无瘟病。

"二月春分食龟，使人不蛔，子孙蕃息。

"三月宿毕，食鲔鱼，使人不随。美色，多气力。送迎各二日。

"春三月食犬肉，又先酸麦，无齿病，因甲乙以具。

"四月宿昴，食鸡，使人目明。

"五月夏至食鸣鸠，送迎各二日。食鸱枭，送迎十日。

"六月宿房，食野雉，使人阳多，遂子孙矣。

"夏三月食鸡雉及苦，先麦食之，无瘴病，因丙丁以具。

"七月食蠹，使人宜子孙，送迎各二日。蠹，木蝎也。

"八月秋分食蠹，使人无病淫，众人畏之，送迎二日。

"九月宿建星，食雁，使人不病瘅。得良辰，美筋骨，送迎二日。

"秋三月食马肉及辛，食之无寒病，因庚辛以具。

"十月宿营室，食诸鸟，使人烁心，益寿美色，送迎二日。

"十一月冬至，食兔，令人不蛔，利足不僵。

"十二月腊夜，令人持椒外井傍（旁），无与人言，纳椒井中，除瘟病。

"冬三月食彘及咸，食之无足病，因壬癸以具。常以其月不尽三月，夕半食者无饱。"④

其所引的《养生论》未知出处，内容有一定的术数色彩。

（二）《山家清供》

《山家清供》，南宋林洪撰，成书于南宋景炎元年（1276年）。书前无序言，全书共记载膳食方104首，其种类有粥、饭、糕、饼、面、馄饨、粉、羹、浆、菜、脯、茶、酒等。

此书在介绍菜肴时，多谈其典故出处，以及原料、制作方法及服法，间有论及养生功效。如全书之首为"青精饭"，是用旱莲草汁浸蒸饭，谓其"久服益颜延年"。其内容如下：

"青精饭，首以此，重谷也。按《本草》：南烛木，今名黑饭草，又名旱莲草，即青精也。采枝叶捣汁，浸上白好粳米，不拘多少，候一二时，蒸饭，曝十，坚而碧色，收贮。如用时，

① 符度仁. 修真秘录［M］//高鹤亭. 中国古典气功文库：第7册. 北京：北京出版社，1991：151.
② 符度仁. 修真秘录［M］//高鹤亭. 中国古典气功文库：第7册. 北京：北京出版社，1991：151.
③ 符度仁. 修真秘录［M］//高鹤亭. 中国古典气功文库：第7册. 北京：北京出版社，1991：152.
④ 符度仁. 修真秘录［M］//高鹤亭. 中国古典气功文库：第7册. 北京：北京出版社，1991：153.

先用滚水，量以米数，煮一滚，即成饭矣。用水不可多，亦不可少。久服，延年益颜。

"仙方又有青精石饭，世未知石为何也。按《本草》：用青石脂三斤、青粱米一斗，水浸三日，捣为丸，如李大，白汤送服一二丸，可不饥。是知石脂也。

"二法皆有据，第以山居供客，则当用前法；如欲效子房辟谷，当用后法。每读杜诗，既曰：'岂无青精饭，令我颜色好。'又曰：'李侯金闺彦，脱身事幽讨。'当时才名如杜、李，可谓切于爱君忧国矣，天乃不使之壮年以行其志，而使之俱有青精、瑶草之思，惜哉！"①

此处介绍两种青精饭，但是指出第二方加入石脂，是道家的"仙方"，与普通人有所区别，并提醒人们勿轻用矿石类作饮食。

饭类还有用菊花做成的"金饭"：

"危巽斋诗云：梅以白为正，菊以黄为正。过此，恐渊明、和靖二公不取也。今世有七十二种菊，正如本草所谓今无真牡丹，不可煎者。法采紫茎黄色正菊英，以甘草汤和盐少许，焯过，候饭少熟，投之同煮，久食可以明目延龄。"②

菜肴类有"蓝田玉"，其实是用葫芦切片蒸食，内容如下：

"《汉·地理志》：蓝田出美玉。魏李预每羡古人餐玉之法，乃往蓝田，果得美玉种七十枚，为屑服饵，而不戒酒色。偶疾笃，谓妻子曰：'服玉，必屏居山林，排弃嗜欲，当大有神效。而我酒色不绝，自致于死，非药过也。'要之，长生之法，当能清心戒欲，虽不服玉，亦可矣。今法：用匏瓜一二枚，去皮毛，截作二寸方片，烂蒸，以酱食之。不须烧炼之功，但除一切烦恼妄想，久而自然神清气爽，较之前法差胜矣。故名法制蓝田玉。"③

借用前人服玉屑之故事，指出"长生之法，能清心戒欲，虽不服玉，亦可矣"，认为饮食得当则"不须烧炼之功"，也能有养生之效，"较之前法差胜矣"。

又有"柳叶韭"：

"韭菜嫩者，用姜丝、酱油、滴醋拌食，能利小水，治淋闭。"④

面食类有"百合面"：

"春、秋仲月，采百合根曝干。捣、筛，和面，作（做）汤饼，最益血气。"⑤

饼类有"通神饼"，用姜、葱、甘草和面制成，"能已寒"，具体做法：

"姜薄切，葱细切，以盐汤焯，和白糖白面，庶不太辣。入香油少许煤之，能去寒气。朱晦翁论语注云：姜通神明。故名之。"⑥

黄精可做果也可做饼：

"仲春，深采根，九蒸九曝，捣如饴，可作果食。又细切一石，水二石五升煮，去苦味，漉入绢袋，压汁，澄之，再煎如膏，以炒黑豆黄为末，作饼约二寸大。客至可供二枚。又采苗可为菜茹。隋羊公服法，芝草之精也，一名仙人余粮，其补益可知矣。"⑦

"酥琼叶"为炸面饼片，可"止痰化食"：

"宿蒸饼，薄切，涂以蜜，或以油，就火上炙，铺纸地上散火气，甚松脆，且止痰化食。杨诚斋诗云：'削成琼叶片，嚼作雪花声。'形容尽善矣。"⑧

糕类有蓬糕，材料、制法与作用如下：

"采白蓬嫩者，熟煮细捣，和米粉，加以白糖蒸熟，以香为度。世之贵介子弟，但知鹿茸、

① 林洪. 山家清供［M］. 北京：中国商业山版社，1905：1.
② 林洪. 山家清供［M］. 北京：中国商业出版社，1985：63-64.
③ 林洪. 山家清供［M］. 北京：中国商业出版社，1985：10-11.
④ 林洪. 山家清供［M］. 北京：中国商业出版社，1985：34.
⑤ 林洪. 山家清供［M］. 北京：中国商业出版社，1985：23.
⑥ 林洪. 山家清供［M］. 北京：中国商业出版社，1985：62.
⑦ 林洪. 山家清供［M］. 北京：中国商业出版社，1985：25-26.
⑧ 林洪. 山家清供［M］. 北京：中国商业出版社，1985：36.

钟乳为重，而不知食此实大有补益。讵可以山食而鄙之哉！"①

粥类有"真君粥"：

"杏实去核，候粥熟同煮，可谓'真君粥'。向游庐山，闻董真君未仙时多种杏，岁稔则以杏易谷，岁歉则以谷贱粜，时得活者甚众，后白日升仙，世有诗云：'争似莲花峰下客，种成红杏亦升仙。'岂必专于炼丹服气？苟有功德于人，虽未死而名以仙矣。因名之。"②

其实只是用杏仁做粥，取董奉真君"杏林"典故来命名，也强调了不需炼丹即可养生的理念。

酒类则有胡麻酒：

"旧闻有胡麻饭，未闻有胡麻酒。盛夏，张整斋招饮竹阁，正午饮一巨觥，清风飒然，绝无暑气。其法，渍麻子二升，煎熟，略炒，加生姜二两，生龙脑叶一撮，同入炒，细研，投以煮醯五升，滤渣去水，浸之，大有所益。因赋之曰：'何须便觅胡麻饭，六月清凉却是仙。'《本草》名巨胜，云桃源所有，胡麻即此物也，恐虚诞者自异其说云。"③

解酒的则有"沆瀣浆"，其实是萝卜甘蔗水：

"雪夜，张一斋饮客。酒酣，簿书何君时峰出沆瀣浆一瓢，与客分饮，不觉酒容为之洒然。客问其法，谓得于禁苑，止用甘蔗、萝菔（萝卜），各切方块，以水烂煮而已。盖蔗能化酒，萝菔（萝卜）能化食也。酒后得此，其益可知矣。《楚辞》有蔗浆，恐即此也。"④

《山家清供》所列食品大部分为素食，也有仿肉食的素食，如"假煎肉"：

"瓠与麸薄切，各和以料煎，麸以油浸煎，瓠以肉脂煎，加葱、椒、油、酒共炒瓠与麸。不惟如肉，其味亦无辨者。吴何铸晏客，或出此。吴中贵家，而喜与山林朋友，嗜此清味，贤矣！"⑤

又有"玉灌肺"：

"真粉、油饼、芝麻、松子、核桃去皮，加莳萝少许，白糖、红曲少许为末拌和，入甑蒸熟，切作肺样块子，用辣汁供。今后苑名曰御爱玉灌肺，要之不过一素供耳。然以此见九重崇俭不嗜杀之意，居山者岂宜侈乎！"⑥

林洪认为这样用于宴客，可以逼真，但又保持"清味"以利养生。

其他还有如地黄馎饦、椿根馄饨、栝楼粉、进贤菜（苍耳饭）等，其养生功效都很有特点，且大多经林洪本人应用过。所列制法具体，足以供效法。

（三）忽思慧与《饮膳正要》

《饮膳正要》（三卷），元代忽思慧撰，成书于元天历三年（1320年）。忽思慧，一译和斯辉，蒙古族人，于元仁宗延祐年间（1314—1320年）被选充饮膳太医一职。此书明刊本前有明景泰帝"御制"序言说：

"人物皆禀天地之气以生者也。然物又天地之所以养乎人者，苟用之失其所以养，则至于戕害者有矣。如布帛菽粟鸡豚之类，日用所不能无，其为养甚大也。然过则失中，不及则未至，其为戕害一也。其为养甚大者尚然，而况不为养而为害之物，焉可以不致其慎哉！此特其养口体者耳。若夫君子动息威仪，起居出入，皆当有其养焉，又所以养德也。"⑦

可见元、明宫廷对饮食调养的重视。而忽思慧自序，述及"饮膳太医"之职设自元世祖忽必烈，原因是元朝"奄有四海"，"珍味奇品，咸萃内府，或风土有所未宜，或燥湿

① 林洪. 山家清供［M］. 北京：中国商业出版社，1985：70.
② 林洪. 山家清供［M］. 北京：中国商业出版社，1985：84-85.
③ 林洪. 山家清供［M］. 北京：中国商业出版社，1985：107-108.
④ 林洪. 山家清供［M］. 北京：中国商业出版社，1985：51-52.
⑤ 林洪. 山家清供［M］. 北京：中国商业出版社，1985：75-76.
⑥ 林洪. 山家清供［M］. 北京：中国商业出版社，1985：44-45.
⑦ 忽思慧. 饮膳正要［M］. 北京：中国中医药出版社，2009：御序.

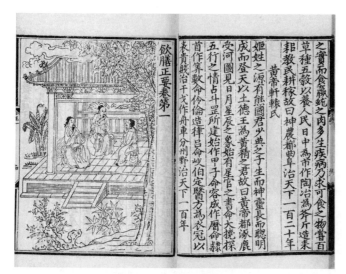

图 4-10　《饮膳正要》书影

不能相济，倘司庖厨者，不能察其性味而概于进献，则食之恐不免于致疾"，因此仿《周礼·天官》食医之典，"设掌饮膳太医四人"，主要职责及工作程序是：

"于本草内选无毒、无相反，可久食、补益药味，与饮食相宜，调和五味。及每日所造珍品，御膳必须精制。所职何人，所用何物，进酒之时，必用沉香木、沙金、水晶等盏，斟酌适中，执事务合称职，每日所用，标注于历，以验后效。至于汤煎、琼玉、黄精、天门冬、苍术等膏，牛髓、枸杞等煎，诸珍异馔，咸得其宜。"①

忽思慧正是在担任饮膳太医多年的基础上，"将累朝亲侍进用奇珍异馔，汤膏煎造，及诸家本草，名医方术，并日所必用谷肉果菜，取其性味补益者，集成一书，名曰《饮膳正要》，分为 3 卷"，成为著名的饮食疗法专著。

1. 论饮食养生原则

《饮膳正要》一书内容非常丰富。书前先论养生的要义：

"天之所生，地之所养，天地合气，人以禀天地气生，并而为三才。三才者，天地人。人而有生，所重乎者心也。心为一身之主宰，万事之根本，故身安则心能应万变，主宰万事，非保养何以能安其身。保养之法，莫若守中，守中则无过与不及之病。调顺四时，节慎饮食，起居不妄，使以五味调和五脏。五脏和平则血气资荣，精神健爽，心志安定，诸邪自不能入，寒暑不能袭，人乃怡安。夫上古圣人治未病不治已病，故重食轻货，盖有所取也。故云：食不厌精，脍不厌细。鱼馁肉败者，色恶者，臭恶者，失饪不时者，皆不可食。

"然虽食饮，非圣人口腹之欲哉！盖以养气养体，不以有伤也。若食气相恶则伤精，若食味不调则损形。形受五味以成体，是以圣人先用食禁以存性，后制药以防命。盖以药性有大毒，有大毒者治病，十去其六；常毒治病，十去其七；小毒治病，十去其八；无毒治病，十去其九。然后谷肉果菜，十养一尽之，无使过之，是以伤其正。虽饮食百味，要其精粹，审其有补益助养之宜，新陈之异，温凉寒热之性，五味偏走之病。若滋味偏嗜，新陈不择，制造失度，俱皆致疾。可者行之，不可者忌之。如妊妇不慎行，乳母不忌口，则子受患。若贪爽口而忘避忌，则疾病潜生，而中不悟，百年之身，而忘于一时之味，其可惜哉！孙思邈曰：谓其医者，先晓病源，知其所犯，先以食疗，不瘥，然后命药，十去其九。故善养生者，谨先行之。摄生之法，岂不为有裕矣！"②

文中说"保养之法，莫若守中"，即"以五味调和五脏"，故提倡"善养生者"应先行食疗，并在各卷进行分述。

卷一包括《三皇圣记》《养生避忌》《妊娠食忌》《乳母食忌》《饮酒避忌》《聚珍异膳》。其中最全面的是《养生避忌》一节，再次强调"守中"的重要性，同时又列举了各种饮食起居注意事项：

"夫上古之人，其知道者，法于阴阳，和于术数，食饮有节，起居有常，不妄作劳，故能而寿。今时之人不然也，起居无常，饮食不知忌避，亦不慎节，多嗜欲，厚滋味，不能守中，不知持

① 忽思慧. 饮膳正要 [M]. 北京：中国中医药出版社，2009：自序.
② 忽思慧. 饮膳正要 [M]. 北京：中国中医药出版社，2009：前言.

满，故半百衰者多矣。夫安乐之道，在乎保养，保养之道，莫若守中，守中则无过与不及之病。春秋冬夏，四时阴阳，生病起于过与，盖不适其性而强。故养生者，既无过耗之弊，又能保守真元，何患乎外邪所中也。故善服药者，不若善保养，不善保养，不若善服药。世有不善保养，又不能善服药，仓卒病生，而归咎于神天乎！善摄生者，薄滋味，省思虑，节嗜欲，戒喜怒，惜元气，简言语，轻得失，破忧阻，除妄想，远好恶，收视听，勤内固，不劳神，不劳形，神形既安，病患何由而致也？故善养性者，先饥而食，食勿令饱，先渴而饮，饮勿令过。食欲数而少，不欲顿而多。盖饱中饥，饥中饱，饱则伤肺，饥则伤气。

"若食饱，不得便卧，即生百病。

"凡热食有汗，勿当风，发痓病，头痛，目涩，多睡，夜不可多食，卧不可有邪风。

"凡食讫温水漱口，令人无齿疾、口臭。汗出时，不可扇，生偏枯。勿向西北大小便。勿忍大小便，令人成膝劳、冷痹痛。勿向星辰、日月、神堂、庙宇大小便。夜行，勿歌唱大叫。一日之忌，暮勿饱食；一月之忌，晦勿大醉；一岁之忌，暮勿远行；终身之忌，勿燃灯房事。服药千朝，不若独眠一宿。如本命日，及父母本命日，不食本命所属肉。

"凡人坐，必要端坐，使正其心；凡人立，必要正立，使直其身。立不可久，立伤骨；坐不可久，坐伤血；行不可久，行伤筋；卧不可久，卧伤气；视不可久，视伤神；食饱勿洗头，生风疾。如患目赤病，切忌房事，不然令人生内障。沐浴勿当风，腠理百窍皆开，切忌邪风易入。不可登高履险，奔走车马，气乱神惊，魂魄飞散。

"大风、大雨，大寒、大热，不可出入妄为。口勿吹灯火，损气。

"凡日光射，勿凝视，损人目。勿望远，极目观，损眼力。坐卧勿当风、湿地。夜勿燃灯睡，魂魄不守。昼勿睡，损元气。食勿言，寝勿语，恐伤气。

"凡遇神堂、庙宇，勿得辄入。

"凡遇风雨雷电，必须闭门，端坐焚香，恐有诸神过。怒不可暴，怒生气疾、恶疮。远唾不如近唾，近唾不如不唾。虎豹皮不可近肉铺，损人目。

"避色如避箭，避风如避雠，莫吃空心茶，少食申后粥。

"古人有云：入广者，朝不可虚，暮不可实。然不独广，凡早皆忌空腹。古人云：烂煮面，软煮肉，少饮酒，独自宿。古人平日起居而摄养，今人待老而保生，盖无益。

"凡夜卧，两手摩令热，揉眼，永无眼疾。凡夜卧，两手摩令热，摩面，不生疮皯。一呵十搓，一搓十摩，久而行之，皱少颜多。凡清旦，以热水洗目，平日无眼疾。凡清旦刷牙，不如夜刷牙，齿疾不生。凡清旦盐刷牙，平日无齿疾。凡夜卧，被发梳百通，平日头风少。

"凡夜卧，濯足而卧，四肢无冷疾。盛热来，不可冷水洗面，生目疾。

"凡枯木大树下，久阴湿地，不可久坐，恐阴气触人。立秋日，不可澡浴，令人皮肤粗糙，因生白屑。常默，元气不伤；少思，慧烛内光；不怒，百神安畅；不恼，心地清凉；乐不可极，欲不可纵。"① （《饮膳正要·卷一·养生避忌》）

从内容看，很多是搜集前人言论取舍而成的。在后面所列的各节也是如此，论"禁忌""食忌"内容详尽，还论及妊娠、乳母的注意事项。在"饮酒避忌"中又指出：

"酒，味苦甘辛，大热，有毒。主行药势，杀百邪，去恶气，通血脉，浓肠胃，润肌肤，消忧愁。少饮尤佳，多饮伤神损寿，易人本性，其毒甚也。醉饮过度，丧生之源。

"饮酒不欲使多，知其过多，速吐之为佳，不尔成痰疾。醉勿酩酊大醉，即终身百病不除。酒不可久饮，恐腐烂肠胃，渍髓蒸筋。

"醉不可当风卧，生风疾。醉不可向阳卧，令人发狂。醉不可令人扇，生偏枯。醉不可露卧，生冷痹。醉而出汗当风，为漏风。醉不可卧黍穰，生癞疾。醉不可强食、嗔怒，生痈疽。醉不可走马及跳踯，伤筋骨。醉不可接房事，小者面生皯、咳嗽，大者伤脏、澼、痔疾。醉不

---

① 忽思慧. 饮膳正要［M］. 北京：中国中医药出版社，2009：3-6.

可冷水洗面，生疮。醉，醒不可再投，损后又损。醉不可高呼、大怒，令人生气疾。"①（《饮膳正要·卷一·饮酒避忌》）

"四时所宜"则是按季节来论饮食宜忌，中云：

"春气温，宜食麦以凉之，不可一于温也。禁温饮食及热衣服。

"夏气热，宜食菽以寒之，不可一于热也。禁温饮食、饱食、湿地、濡衣服。

"秋气燥，宜食麻，以润其燥。禁寒饮食、寒衣服。

"冬气寒，宜食黍，以热性治其寒。禁热饮食、温炙衣服。"②（《饮膳正要·卷二·四时所宜》）

2. 载养生饮食方药

《饮膳正要》卷一最后有《聚珍异馔》章，是选录累朝所进的以山珍异品制作、有益寿延年功效的膳食，计94种，分别介绍诸品功用、原料及调剂方法。其中以羊作为原料的食品就有51方，且烹饪方法多样，应用的材料包括羊肉、羊心、羊肝、羊肺、羊肚、羊肠、羊髓、羊脑、羊头、羊尾、羊肋、羊胫、羊蹄、羊皮、羊血、羊乳、羊酪等。喜用羊肉体现了元朝蒙古族人的食俗偏好。以羊肉为主要食材的菜肴有马思苔吉汤、大麦汤、八儿不汤、沙乞某儿汤、苦豆汤、木瓜汤、松黄汤、秒汤、大麦筭子粉、大麦片粉、糯米粉挑粉、河豚羹、阿菜汤、鸡头粉雀舌子、鸡头粉血粉、鸡头粉搠面、鸡头粉挑粉、鸡头粉馄饨、杂羹、荤素羹、珍珠粉、黄汤、三下锅、葵菜羹、瓠子汤、团鱼汤、盏蒸、台苗羹、围像、春盘面、皂羹面、挂面、经带面、秃秃麻食、细水滑、水龙饆子、马乞、搠罗脱因、乞马粥、汤粥、河西米汤粥、撒速汤等多种，功效大多为"补中益气"。烹调时多用草果、生姜、回回豆、陈皮、良姜、官桂、胡椒等香药熟调味，这不仅仅是调味，也有增助或改变药性的作用。其中，不少材料来自域外音译，所以有的配料名和菜名看上去颇为奇怪。

如"马思苔吉汤"，功效"补益，温中，顺气"，做法为：

"羊肉［一脚子，卸成事件（碎块）］，草果（五个），官桂（二钱），回回豆子（半升，捣碎，去皮）。

"上件，一同熬成汤，滤净，下熟回回豆子二合，香粳米一升，马思苔吉一钱，盐少许，调和匀，下事件肉碎块、芫荽叶。"③（《饮膳正要·卷一·聚珍异馔》）

作为汤名的"马思苔吉"，后面卷三有收载，称：

"味苦香，无毒。去邪恶气，温中利膈，顺气止痛，生津解渴，令人口香（生回回地面，云是极香种类）。"④（《饮膳正要·卷三·料物性味》）

据现代研究，"马思苔吉"是阿拉伯语"乳香"的音译⑤。

又如"八儿不汤"，称"系西天茶饭名，补中，下气，宽胸膈"，做法：

"羊肉［一脚子，卸成事件（碎块）］，草果（五个），回回豆子（半升，捣碎，去皮），萝卜（二个）。

"上件，一同熬成汤，滤净，汤内下羊肉（切如色数大），熟萝卜（切如色数大），咱夫兰一钱，姜黄二钱，胡椒二钱，哈昔呢半钱，芫荽叶、盐少许，调和匀，对香粳米干饭食之，入醋少许。"⑥（《饮膳正要·卷一·聚珍异馔》）

"八儿不"是尼泊尔的译音，"西天"则指印度。这个来自南亚的食疗方，其中用到咱夫兰、哈昔呢两种西域调料。据卷三载：

---

① 忽思慧. 饮膳正要［M］. 北京：中国中医药出版社，2009：8-9.
② 忽思慧. 饮膳正要［M］. 北京：中国中医药出版社，2009：47-48.
③ 忽思慧. 饮膳正要［M］. 北京：中国中医药出版社，2009：9-10.
④ 忽思慧. 饮膳正要［M］. 北京：中国中医药出版社，2009：93.
⑤ 刘正埮，高名凯，麦永乾，等. 汉语外来词词典［M］. 上海：上海辞书出版社出版，1984：226.
⑥ 忽思慧. 饮膳正要［M］. 北京：中国中医药出版社，2009：10-11.

"咱夫兰　味甘，平，无毒。主心忧郁积，气闷不散，久食令人心喜（即是回回地面红花，未详是否）。

"哈昔呢　味辛，温，无毒。主杀诸虫，去臭气，破症瘕，下恶除邪，解蛊毒。（即阿魏）"①（《饮膳正要·卷三·料物性味》）

前者即藏红花，后者为阿魏，两者在南亚应用颇多。又如书中"撒速汤"，"系西天茶饭名。治元脏虚冷，腹内冷痛，腰脊酸疼"，做法：

"羊肉（二脚子，头蹄一副），草果（四个），官桂（三两），生姜（半斤），哈昔呢（如回回豆子两个大）。

"上件，用水一铁络，熬成汤，于石头锅内盛顿，下石榴子一斤，胡椒二两，盐少许，炮石榴子用小油一杓，哈昔呢如豌豆一块，炒鹅黄色微黑，汤末子油去净，澄清，用甲香、甘松、哈昔呢、酥油烧烟熏，瓶封贮任意。"②

这些反映出当时宫廷博采四海饮食物料，可见元朝民族饮食多元化的特点。

《饮膳正要》卷二记载各种饮膳方，内容包括六个方面。

第一，诸种煎汤。共列浆、汤、饼、煎、油、茶等56种，是用生津止渴、益气温中、芳香除湿、化痰止咳的中药与（白）砂糖、（蜂）蜜、盐等一起浸泡、煎熬而成，多具有生津止渴、益气和中、除湿化痰、顺气止咳等作用。如"桂沉浆"：

"去湿逐饮，生津止渴，顺气。紫苏叶（一两，锉），沉香（三钱，锉），乌梅（一两，取肉），沙（砂）糖（六两）。右件四味，用水五六碗，熬至三碗，去滓，入桂浆一升，合和作浆饮之。"③

第二，诸水，介绍3种水的主治、性味、用法及产地。内容虽不多，但这是首次将水单列为一个类别。如：

"泉水　甘平，无毒。治消渴，反胃，热痢。今西山有玉泉水，甘美味胜诸泉。

"井华水　甘平，无毒。主人九窍大惊出血，以水噀面即住。及洗人目翳。投酒醋中，令人损败，平旦汲者是也。

"邹店水　今内府御用之水，常于邹店取之。缘自至大初武宗皇帝幸柳林飞放，请皇太后同往观焉。由是道经邹店，因渴思茶，遂命普兰奚国公金界奴朵儿只煎造。公亲诣诸井选水，唯一井水味颇清甘。汲取煎茶以进，上称其茶味特异。内府常进之茶，味色两绝。乃命国公于井所建观音堂，盖亭井上，以栏翼之，刻石纪其事。自后御用之水，日必取焉。所造汤茶，比诸水殊胜，邻左有井，皆不及也。此水煎熬过，澄莹如一。常较其分两与别水增重。"④

第三，神仙服饵24方，取自《抱朴子》《食医心鉴》《食疗方》《神仙传》《列仙传》《孙真人枕中方》《东华真人煮石经》《药经》《日华子》等古籍，记载了延年益寿各种方药制法。

第四，四时所宜，五味偏走。内容以《黄帝内经》中有关四时饮食与五味入脏腑的内容为主。

第五，食疗诸病，记载了61种食疗食物的功用、组成、调制方法及服法，有羹、粥、汤、酒等，其中应用羊的肉或器官为主的食疗方也占了近1/5的比例，用于治疗肾虚、腰膝腿痛、五脏亏弱、脾胃虚弱等。

第六，服药食忌、食物利害、食物相反、食物中毒、禽兽变异，都有附图。提出详尽的因时、因人配膳原则及配伍注意事项，如"服药食忌"列出15项药食配伍禁忌，"食物相反"列出46项食物配伍禁忌，"食物中毒"介绍了19种食物中毒的药食解救方法。另外，首次使用了"食物中毒""食物禁忌"等术语。

卷三分米谷、兽品、禽品、鱼品、果品、菜品、料物等各类，阐述228种食物的性味、良

---

① 忽思慧. 饮膳正要［M］. 北京：中国中医药出版社，2009：93.
② 忽思慧. 饮膳正要［M］. 北京：中国中医药出版社，2009：21–22.
③ 忽思慧. 饮膳正要［M］. 北京：中国中医药出版社，2009：31.
④ 忽思慧. 饮膳正要［M］. 北京：中国中医药出版社，2009：39–40.

毒、主治病证、过食危害及烹调方法，膳品计有羹、粉、汤、面、粥、饼、浆、膏、煎、茶、酒等，附图百余幅。以酒为例，书中引进了不少域外制酒法，如"阿剌吉酒"，一般认为这是我国记载的最早的蒸馏酒。但书中对酒的利害作了客观分析，云：

"酒　味苦甘辣，大热，有毒。主行药势，杀百邪，通血脉，浓肠胃，润皮肤，消忧愁，多饮损寿伤神，易人本性。酒有数般，唯酝酿以随其性。"[①]

书中所列各种酒见表4-2。

表4-2　《饮膳正要》酒方

方　名	功　效	制法与用法
虎骨酒	治骨节疼痛，风疰冷痹痛	以酥炙虎骨捣碎，酿酒
枸杞酒	补虚弱，长肌肉，益精气，去冷风，壮阳道	以甘州枸杞依法酿酒
地黄酒	治虚弱，壮筋骨，通血脉，治腹内痛	以地黄绞汁酿酒
松节酒	治冷风虚，骨弱，脚不能履地	仙方以农历五月初五采松节，锉碎，煮水酿酒
茯苓酒	治虚劳，壮筋骨，延年益寿	仙方，依法酿酒
松根酒	治风，壮筋骨	以松树下撅坑置瓮，取松根津液酿酒
羊羔酒	大补益人	依法酿酒
五加皮酒	治骨弱不能行走，久服壮筋骨，延年不老	五加皮浸酒，或依法酿酒
膃肭脐酒	治肾虚弱，壮腰膝，大补益人	
小黄米酒	性热，不宜多饮，昏人五脏，烦热多睡	
葡萄酒	益气调中，耐饥强志	酒有数等，有西番者，有哈剌火者，有平阳太原者，其味都不及哈剌火者。田地酒最佳
阿剌吉酒	味甘辣，大热，有大毒。主消冷坚积，去寒气	用好酒蒸熬，取露成阿剌吉
速儿麻酒（又名拨糟）	味微甘辣。主益气，止渴。多饮令膨胀、生痰	

（四）吴瑞与《日用本草》

《日用本草》成书于元天历二年（公元1329年），作者吴瑞，字元瑞，又字瑞卿，海宁（今浙江海宁）人，曾担任海宁县医学教授。此书后世多见题为元代吴瑞编辑、明末钱允治校注的《日用本草》，据考证实为伪书。现存从日本龙谷大学复制回国的《日用本草》，是明嘉靖四年（1525年）刊本，保存了真正的原貌。

书前有元至正年间（1341—1367年）阿思兰海涯子素的序言，说：

"世之人养生也，莫先乎饮食。苟一物弗当，亦致使不寿。是故达者去浮华而从实理，却珍馐而甘淡薄，不为奢侈移志，与乐诸天然。昧者反者，斯又非养生之论。"[②]

序中称赞吴瑞此书"夫志养生也，去其饮食有不善于人，谨其节而审其性"。作者的自序则说：

"瑞世家医学，医之于人，俱供方也，谓之补养，固不敢不审。而人之所以自养，莫切于饮食，或不审焉……因阅《神农经》及诸方书，撼凡药物寻常可登觞俎者，水、谷、禽兽、虫鱼、蔬茹、果蓏，分为六部。物之性寒温、良毒、主治，编为书，部各一卷，著之梓墨，以幸士大夫

---

① 忽思慧. 饮膳正要［M］. 北京：中国中医药出版社，2009：70.

② 吴瑞. 日用本草［M］//郑金生. 海外回归中医善本古籍丛书：第九册. 北京：人民卫生出版社，203：351.

其览存之。淄渑之饮，期于昌才，日食万钱，谨于下箸，则饮食而寿康将日得矣。"①

此书共分 8 卷，收载日用饮食物 540 种，现存版本实际分为 8 类，依次为诸水类 13 种、五谷类 32 种、五畜类 152 种、诸禽类 64 种、虫鱼类 66 种、五果类 98 种、五菜类 81 种、五味类 34 种。这种分类也体现出"日用"的特点。

有研究认为，此书一大特点是在本草类书中首创"诸水类"和"五味类"②。其实较其稍早的《饮膳正要》已有"诸水"与"料物性味"两类，但后者毕竟不是系统本草著作，且仅收录饮食物料，内容也较少，故此书仍属创举。如"诸水类"，作者认为：

"天一生水，善利万物，人非水不能活，况疗病乎？辄取水之一条，冠于卷首。"③

水部的内容，不少在唐代《本草拾遗》、宋代《本草衍义》等已有记载，不过只是作为个别条文，而且《本草衍义》不列性味。《日用本草》则单列为一部，内容也更为详尽，体现了对水类的重视。现将其水部内容列于表 4-3。

表 4-3　《日用本草》"诸水类"（附《本草衍义》对比）

名　称	特　性	性　味	功　效	《本草衍义》记载
半天河水	竹篱头水及空树中所盛雨露水	味甘，性寒，无毒	主鬼疰狂、邪气蛊恶，精神恍惚。槐树间者，主诸风疥痒	半天河水，在上，天泽水也。故治心病、鬼疰、狂、邪气、恶毒
春雪水	立春后雪消为水	味甘，性冷，无毒	食之令人牙蛀	
梅雨水	五月雨水	味甘寒，微毒	主洗疮疥，灭瘢痕	
秋露水	在百草头者	味甘，性平，无毒	主愈不疾，主消渴。柏叶上露主明目；百花上露令人好颜色	
腊雪水	腊月所积之雪消为水	味甘，性冷，无毒	主解一切毒，治天行时气，温疫，小儿热痌狂嚏，大人丹石发动，酒后暴热，黄疸，温服之可以涤热	腊雪水，大寒水也，故解一切毒，治天行时气、温疫、热痌、丹石发、酒后暴热、黄疸
井华水	平旦第一汲者	味甘，性平，无毒	主治人九窍大惊出血，以水噀面；亦治口臭，正朝含之，吐弃厕下则瘥；洗目云翳，及酒后热痢	井华水，清冷澄澈水也，故通九窍，洗目云翳，及酒后热痢
新汲水	凡用水疗病，必旋汲取之	味甘平，无毒	主解合口椒毒。下鱼肉骨鲠，取一杯水，合口向水，鲠自下	
泉水	岩谷及石窟自出者	味甘，性平，无毒	主消渴，反胃，热痢，热淋，小便赤涩，下热气	
屋漏水			主犬咬疮。甘烂，以水洗之	
地浆水	掘地作窟，用水浇沃其中，搅令浊，候澄清取解诸毒	性寒，无毒	主解中毒烦闷。山中有毒菌，人误食之，或误食枫木菌，令人笑不休，饮此可解。余药毒不能救矣	
浆水	煮粟米饮，酿令酸	味甘、酸，性温，无毒	主调中引气，开胃止渴，泻痢，消宿食，解烦。水浆至冷，妊妇不可食，绝子	浆水不可同李实饮，令人霍乱吐利
东流水	千里水即长流水		取其快顺，通关下膈。解虚烦	后世又用东流水者，取其快顺疾速，通关下膈也。倒流水，取其回旋留止，上而不下也

---

① 吴瑞. 日用本草［M］//郑金生. 海外回归中医善本古籍丛书：第九册. 北京：人民卫生出版社，203：352.

② 吴瑞. 日用本草［M］//郑金生. 海外回归中医善本古籍丛书：第九册. 北京：人民卫生出版社，203：454.

③ 吴瑞. 日用本草［M］//郑金生. 海外回归中医善本古籍丛书：第九册. 北京：人民卫生出版社，203：377.

续表

名　称	特　性	性　味	功　效	《本草衍义》记载
热汤	滚沸者佳	味甘，性平，无毒	助阳气，行经络，主忤死，霍乱转筋。以衣着患人腹上，以热汤淋熨之，冷则再易。用醋煮汤更良	助阳气，行经络。患风冷气痹人，多以汤渫脚至膝上，浓覆，使汗出周身。然别有药，亦终假汤气而行也。四时暴泻痢，四肢冷，脐腹疼，深汤中坐，浸至腹上，频频作，生阳佐药，无速于此。虚寒人始坐汤中必战，仍常令人伺守

　　类似地，其余各部的收集和整理后新增补的内容不少。全书各食物条下叙述形态、产地、采收、制作及食用方法、性味、功效主治等。正如作者在著书过程中所说，"上考神农疗疾《本草》，及历代名贤所著，与夫《道藏》诸方书"，收录范围很广，内容非常详尽。

　　该书另一特色是较多论述饮食宜忌。一是在各条目的叙述顺序上，常将饮食宜忌放在食品的功效主治之前，以突出其重要性。在诸条之下列有相关的饮食宜忌包括食物配伍、妊娠、小儿、食用时间、多食久食禁忌等。如"杨梅"条说：

　　"有红、紫、白三色，会稽杨梅为天下之奇。味甘酸无毒；熟，热微毒。多食损齿及筋骨，发疮致痰。忌生葱。干亦可作糖梅，主去痰止呕哕，消食下酒，止吐酒恶心，和五脏，除烦愦。烧灰服之止痢。"①

　　二是在各卷后，综述该类食物的禁忌，如五畜类、诸禽类、虫鱼类、五果类之后分别列有"诸脯腊""诸肉""诸禽有毒""诸鱼""诸果有毒"等"不可食"的具体情况，有的是沿用《金匮要略》的论述，但又有新的增补。例如"诸脯腊"条下说：

　　"诸脯见水不动者，烧不动者；脯久而尘不去者；诸腊藏五种米中食之人闷；羊脯三月后生虫者；市得野脯多有射罔，不可食；曝肉不燥，入腹不消；曝肉不干者；雨漏沾脯者；以上皆不可食。"②

　　三是在全书之后，附有《查脏腑气候宜忌服食诀》，包括《四时调神所宜》《四季末一十八日皆主脾旺》《五味所走所疾》《黄帝问伯高谷之所主》《五味五色相宜所合》《饮食所宜所忌》《五行相生相克五脏六腑表里应候》等，详谈各类宜忌。如《饮食所宜所忌》说："鱼脍、生肉甚宜忌之"，不提倡生食鱼片、肉片。

　　在四时宜忌方面，虽同为元代著作，《日用本草》与《饮膳正要》却颇为不同。《日用本草》着眼于五行生克来讨论。如说：

　　"每于春三月，七十二日，减省于酸味饮食，增添甘味，以养脾气，此春气之应，养生之道也。

　　"夏三月，七十二日，减省苦味，增添辛味之物，以养肺气，此夏气之应，养长之道也。

　　"秋三月，七十二日，饮食减省于辛味，增添于酸味之物，以养肝气，此秋气之应，养收之道也。

　　"冬三月，七十二日，饮食减省于酸味，增添于苦味，以养于心之气，此冬气之庆，养脏之道也。

　　"每于四季末一十八日，合减省于甘甜之味，当增添于咸味，以养肾气，故以衰其所旺者

① 吴瑞. 日用本草［M］//郑金生. 海外回归中医善本古籍丛书：第九册. 北京：人民卫生出版社，2003：420.
② 吴瑞. 日用本草［M］//郑金生. 海外回归中医善本古籍丛书：第九册. 北京：人民卫生出版社，2003：365.

也。"①

《日用本草》的季节宜忌原则是"衰其所旺",即按照五行生克,增食当季受克之脏所属之味来扶助。如春属木,木克土,故养脾;夏属火,火克金,故养肺,依此类推。其基本内容与宋代陈直《养老奉亲书》所说的四时摄养相近。但《日用本草》采用五季划分法,春、夏、秋、冬各以72天计,每季末为长夏,这是与《养老奉亲书》不同的地方。书中总结指出:

"五行造化之理,养生之道也。平则安宁,互相济养。过则失常,而祸患由生。若论养生之道,则当诚心避忌一切能为害者矣。"②

(五)贾铭《饮食须知》

贾铭,字文鼎,自号华山老人,原籍海宁(今浙江海宁),主要生活于元代,卒于明代初年。元朝时曾任万户(统兵数千的军事长官)一类的官职,对摄生保养很有研究,并且卓有成效。入明时已年满百岁,明太祖朱元璋曾召问颐养之法,答以谨慎饮食,并进呈所撰《饮食须知》一书,当即受到赞许(一说此书为托名于贾铭之作③)。

贾铭在《饮食须知》的自序中说:

"饮食借以养生,而不知物性有相反相忌,丛然杂进,轻则五内不和,重则立兴祸患,是善生者亦未尝不害生也。历观诸家本草疏注,各物皆损益相半,令人莫可适从。兹专选其反、忌,汇成一编,俾尊生者日用饮食便于检点耳。"④

序中充分体现了他撰著此书之主旨。

全书分水火、谷类、菜类、果类、味类、鱼类、禽类、兽类8卷。首卷介绍用水,内容上比起《日用本草》"诸水类"又多了天雨水、立春节雨水、液雨水、冰、冬霜、冰雹水、方诸水、井水、节气水、山岩泉水、乳穴水、温泉、海水、古冢中水、磨刀水、齑水、甑气水、生熟汤(阴阳水)等许多名目。同时火也列为一类,有燧火、桑柴火、灶下灰火和艾火4种。

卷二为谷类,介绍了粳米、糯米、稷米、黍米、粟米、大麦、小麦、荞麦等近40种主食。内容比以往更为详尽,尤其侧重说明地域差异。以粳米为例,《饮食须知》内容与以前各书比较见表4-4。

表4-4 《饮食须知》与以前各书"粳米"条文比较

出 处	"粳米"条内容
《备急千金要方》	米,味辛、苦、平、无毒。主心烦,断下利,平胃气,长肌肉,温中
《证类本草》	味甘、苦,平,无毒。主益气,止烦,止泄。陶隐居云:此即人常所食米,但有白、赤、小、大,异族四五种,犹同一类也。……臣禹锡等谨按蜀本云:断下痢,和胃气,长肌肉,温中……又补中益气,坚筋,通血脉,起阳道
《本草衍义》	白晚米为第一,早熟米不及也。平和五脏,补益胃气,其功莫逮。然稍生则复不益脾,过熟则佳
《饮膳正要》	味甘、苦,平,无毒。主益气,止烦,止泄,和胃气,长肌肉。即今有数种(香粳米、匾子米、雪里白、香子米),香味尤胜。诸粳米捣碎,取其圆净者,为圆米,亦作渴米
《日用本草》	即晚米也,味甘、苦,性平,无毒。生不益脾胃,熟佳。主益气,解烦,止泻,断痢,长肌肉,补中益肠胃,安和五脏

---

① 吴瑞. 日用本草［M］//郑金生. 海外回归中医善本古籍丛书:第九册. 北京:人民卫生出版社,2003:446-447.
② 吴瑞. 日用本草［M］//郑金生. 海外回归中医善本古籍丛书:第九册. 北京:人民卫生出版社,2003:450.
③ 尚志钧,林乾良,郑金生. 历代中药文献精华［M］. 北京:科学技术文献出版社,1989:281.
④ 贾铭. 饮食须知［M］. 北京:中华书局,2011:1.

续表

出　处	"粳米"条内容
《饮食须知》	味甘，北粳凉，南粳温。赤粳热，白粳凉，晚白粳寒。新粳热，陈粳凉。生性寒，熟性热。新米乍食动风气，陈米下气易消，病患尤宜……黄者出西洛，白者出东吴，青者出襄阳。白青二粱味甘，性微寒。米味甘，性温。陈廪米年久者，其性凉，炒则温，同马肉食发痼疾。香稻米味甘，性软，其气香甜。红者谓之香红莲，其熟最早。晚者谓之香稻米

从表中可见，有关"北粳凉、南粳温。赤粳热、白粳凉、晚白粳寒。新粳热、陈粳凉"等内容，是《饮食须知》加入的特点。类似的还有如"小麦"条，书中记载：

"麦性凉，面性热，麸性冷，曲性温。北麦日开花，无毒。南麦夜开花，有微毒。"[①]

"荞麦"条载：

"作面和猪羊肉热食，不过八九顿，即患热风，须眉脱落，还生亦希（稀）。泾以北，人多此疾。"[②]

这些地域差异的记载，很有研究价值。

卷三为菜类，列举了韭、薤、葱、小蒜、大蒜、芸薹、菘菜、芥菜、苋菜、菠菜、胡萝卜等75种蔬菜。

卷四为果类，介绍了李、杏、桃、栗、枣、柿、梨等50多种水果及甘蔗、西瓜之类。

卷五为味类，叙述了盐、豆油、麻油、白砂糖、蜂蜜、酒、醋等30多种调味品。

卷六为鱼类，陈述了鲤、鲫、鳊、鲋、鲈、鳜、鲢、鳙、鲩等60多种鱼及虾蟹龟鳖之类。

卷七为禽类，载有鹅、鸭、鸡、野鸭、野鸡、雀、雁、鹑、鹧鸪等30多种家禽和飞禽。

卷八为兽类，记载了猪肉、羊肉、黄牛肉、狗肉、马肉、驴肉、鹿肉、野猪肉、豺肉、狼肉乃至老鼠肉等30多种家畜及野兽的肉类。

全书共收录食品355种，加上附收的部分，总数在375种以上。全书对食物的性味、禁忌、毒性、收藏等进行了编选介绍，尤其以注意禁忌为特点。如序中所说"物性有相反相忌"，即食物品种的搭配，书中所记的如"粟米，与杏仁同食，令人吐泻"；粳米"同马肉食发痼疾，同苍耳食卒心痛"；韭菜，"不可与蜂蜜及牛肉同食，成症瘕"；羊肉"同荞麦面、豆酱食，发痼疾。同醋食，伤人心。同鲊脍酪食，害人"。有的则注重食品性味对不同体质的人的宜忌，如卷三中，载"莴苣菜，患冷人不宜食"，葵菜"味甘，性寒，为百菜之长，解丹石毒，性冷滑利，大便燥结宜食，胃寒泄泻者则不可食"等。

此外，由于认为"各物皆损益相半"，因此该书另一个重要观点是反对"多食"，认为食物药性各有偏性，偏嗜则不利于身体健康。包括主食都不宜久食，如卷二论小麦"多食长宿癖"；糯米"多食发热，壅经络之气，令身软筋缓。久食发心悸，及痈疽疮疖中痛"；黍米"多食闭气。久食令人多热烦，发痼疾，昏五脏，令人好睡，缓筋骨，绝血脉"等。其中只有大麦"为五谷之长，不动风气，可久食"。卷三中载"葱，多食令人虚气上冲"；"南瓜，多食发脚气、黄疸"；黄瓜"多食损阴血，发疟病，生疮疥，积瘀热，发疰气，令人虚热上逆"等。只有胡萝卜"味甘辛，性微温。有益无损，宜食"。卷四载"葡萄，多食助热"；杏"多食昏神，令膈热生痰，动宿疾，发疮痈，落须眉"；大枣"久食最损脾，助湿热"；橘子"多食恋膈生痰，滞肺气。橘皮干者，若多用久服，能损元气"等。卷五载糖类"多食助热，损齿生虫，易生疳疾"，酒"多饮助火生痰，昏神软体，损筋骨，伤脾胃，耗肺气，夭人寿"等。卷八载猪肉"多食闭血脉，弱筋骨，虚人肌。久食令人少子伤精，发宿疾。多食令人暴肥，盖虚风所致也"。

《饮食须知》对后世饮食类本草影响很大，很多内容一直被转抄沿用。

① 贾铭. 饮食须知［M］. 北京：中华书局，2011：38.
② 贾铭. 饮食须知［M］. 北京：中华书局，2011：38.

第四节　老年养生专著

在唐代孙思邈重视老年保健的基础上，宋元医家、养生家继续寻求新的老年保健方法，全面认识老年人的生理、病理特点，丰富老年人的治疗、保健原则和方法，促进了老年医学的发展。宋代陈直撰《养老奉亲书》，元代邹铉在此书的基础上继增 3 卷，并更名为《寿亲养老新书》，它们标志着老年养生专著的出现。

一、陈直《养老奉亲书》

《养老奉亲书》（1 卷），北宋陈直撰，成书于北宋元丰八年（1085 年）前，又名《奉亲养老书》《寿亲养老书》。陈直又名陈真，宋代元丰中曾为泰州兴化县（今江苏兴化）县令，生平已无法考证。《养老寿亲书》针对老年人心身调摄、老年病的防治和食疗药治等进行全面论述，是现存最早的老年养生专著。

《养老奉亲书》分上、下两部。上部共 16 篇，160 条，论述老年人常见内科病及耳目病的食疗方法，所列方剂多从序中所言的各书精选而来，简便易得，实用。下部共 13 篇，论述老年人形证脉候、医药扶持、性气好嗜、宴处起居、戒忌保护、四时摄养等；卷末附《简妙老人备急方》及"养老奉亲书续添"，分述急用单方及老年人起居用药宜忌，对前述内容有所补充。

（一）论饮食调治

该书对老年保健首重食疗。陈直说：

"缘老人之性，皆厌于药而喜于食，以食治疾，胜于用药。况是老人之疾，慎于吐利，尤宜用食以治之。凡老人有患，宜先食治；食治未愈，然后命药，此养老人之大法也。是以善治病者，不如善慎疾；善治药者，不如善治食。今以《食医心镜》《食疗本草》《诠食要法》诸家法馔，泊《太平圣惠方》食治诸法，类成养老食治方。各开门目，用治诸疾，具列于下。为人子者，宜留意焉。"[①]

"饮食调治第一"开篇即指出：

"主身者神，养气者精，益精者气，资气者食。食者，生民之天，活人之本也。故饮食进则谷气充，谷气充则气血盛，气血盛则筋力强。故脾胃者，五脏之宗也。四脏之气，皆禀于脾，故四时皆以胃气为本。《生气通天论》云：气味辛甘发散为阳，酸苦涌泄为阴。是以一身之中，阴阳运用，五行相生，莫不由于饮食也。"

进而专门论述老年人更当注意饮食，说：

"若少年之人，真元气壮。或失于饥饱，食于生冷，以根本强盛，未易为患。其高年之人，真气耗竭，五脏衰弱，全仰饮食以资气血。若生冷无节，饥饱失宜，调停无度，动成疾患。凡人疾病，未有不因八邪而感。所谓八邪者，风、寒、暑、湿、饥、饱、劳、逸也。为人子者，得不慎之？若有疾患，且先详食医之法，审其疾状，以食疗之。食疗未愈，然后命药，贵不伤其脏腑也。凡百饮食，必在人子躬亲调治，无纵婢使慢其所食。

"老人之食，大抵宜其温热熟软，忌其粘硬生冷。每日晨朝，宜以醇酒，先进平补下元药一服。女人，则平补血海药一服，无燥热者良。寻以猪、羊肾粟米粥一杯压之，五味、葱、薤、鹑脊等粥皆可。至辰时，服人参平胃散一服。然后次第以顺四时软熟饮食进之。食后，引行一二百步，令运动消散。临卧时，进化痰利膈人参半夏丸一服。

---

① 陈直，邹铉. 寿亲养老新书［M］. 天津：天津科学技术出版社，2003：22—23.

"尊年之人，不可顿饱，但频频与食，使脾胃易化，谷气长存。若顿令饱食，则多伤满，缘衰老人肠胃虚薄，不能消纳，故成疾患。为人子者，深宜体悉，此养老人之大要也。日止可进前药三服，不可多饵。如无疾患，亦不须服药，但只调停饮食，自然无恙矣。"①（《养老奉亲书·饮食调治第一》）

陈直在此对疾病病因提出"八邪"说，即风、寒、暑、湿、饥、饱、劳、逸，而且特别强调了与老年人密切相关的"饥饱劳逸"，提出"尊年之人，不可顿饱，但频频与食，使脾胃易化，谷气长存。若顿令饱食，则多伤满"，"暮夜之食不可令饱，阴雾晦暝不可令饥"，"食后，引行一二百步"等老年养生原则。

陈直所说的"凡老人有患，宜先以食治，食治未愈，然后命药"，实际上是将老年人养生分为三个层次。首先，健康时注意饮食。其次，有疾患者先用食治，书中上卷所载的大量食治方如补虚益气牛乳方，食治老年人益耳目聪明、补中强志莲实粥方，食治老年人脾胃气弱、不多食、四肢困乏无力黄瘦、羊肉索饼方等，都具有简、便、验的特点。最后，如果食治不愈，才用医药治疗。

（二）情绪护理与起居防护

陈直很注意老年人的精神摄养。《性气好嗜第四》一节指出：

"眉寿之人，形气虽衰，心亦自壮，但不能随时、人、事遂其所欲。虽居处温给，亦常不足，故多咨煎背执，等闲喜怒，性气不定。止如小儿，全在承奉颜色，随其所欲，严戒婢使子孙，不令违背。若愤怒一作，血气虚弱，中气不顺，因而饮食，便成疾患。深宜体悉，常令人随侍左右，不可令孤坐独寝。缘老人孤僻，易于伤感。才觉孤寂，便生郁闷。养老之法，凡人平生为性，各有好嗜之事，见即喜之。有好书画者，有好琴棋者，有好赌扑者，有好珍奇者，有好禽鸟者，有好古物者，有好佛事者，有好丹灶者。人之僻（癖）好，不能备举。但以其平生偏嗜之物，时为寻求，择其精纯者，布于左右，使其喜爱、玩悦不已，老人衰倦，无所用心。若只令守家孤坐，自成滞闷。今见所好之物，自然用心于物上，日日看承戏玩，自以为乐；虽有劳倦，咨煎性气，自然减可。"②（《养老奉亲书·性气好嗜第四》）

老年人经常遇事心有余而力不足，情绪不定，故子女应当尽量顺从老年人心意，不令老年人发怒。老年人容易有空虚、失落、形骸独居之感，因此性格变得固执而乖张，应当努力使老年生活趣味化、生动化、优美化。这是一个十分有价值的观点。

在起居方面，陈直也有专论云：

"凡人衰晚之年，心力倦怠，精神耗短，百事懒于施为，盖气血筋力之使然也。全藉子孙孝养，竭力将护，以免非横之虞。凡行住坐卧，宴处起居，皆须巧立制度，以助娱乐。栖息之室，必常洁雅。夏则虚敞，冬则温密。其寝寐床榻，不须高广。比常之制，三分减一。低，则易于升降；狭，则不容漫风。茵褥厚藉，务在软平；三面设屏，以防风冷。其枕，宜用夹熟色帛为之，实以菊花，制在低长。低，则寝无罅风；长则转不落枕。其所坐椅，宜作矮禅床样，坐可垂足履地，易于兴居。左右置栏，面前设几，缘老人多困，坐则成眠，有所栏围，免闪侧之伤。其衣服制度，不须宽长。长，则多有蹴绊；宽，则衣服不着身。缘老人骨肉疏冷，风寒易中，若窄衣贴身，暖气着体，自然血气流利，四肢和畅。虽遇盛夏，亦不可令袒露。其颈后连项，常用紫软夹帛，自颈后巾帻中垂下着肉，入衣领中，至背甲间，以护腠理。尊年人肌肉瘦怯，腠理开疏，若风伤腠中，便成大患。深宜慎之。"③（《养老奉亲书·宴处起居第五》）

文中指出老年人的居室宜洁雅，夏则虚蔽，冬则温密。床榻不宜太高，应坐可垂足履地，

---

① 陈直，邹铉. 寿亲养老新书［M］. 天津. 天津科学技术出版社，2003：1-2.
② 陈直，邹铉. 寿亲养老新书［M］. 天津. 天津科学技术出版社，2003：3-4.
③ 陈直，邹铉. 寿亲养老新书［M］. 天津. 天津科学技术出版社，2003：4.

起卧方便。被褥宜松软，枕头宜低长，可用药枕保健。衣服不可宽长，宜全体贴身，以利气血流畅等。

书中又有《戒忌保护第七》一节，其实是从反面论述了在情绪和生活上照顾老年人应注意的事项：

"人，万物中一物也，不能逃天地之数。若天癸数穷，则精血耗竭，神气浮弱，返同小儿，全假将护以助衰晚。

"若遇水火、兵寇、非横惊怖之事，必先扶侍老人于安稳处避之，不可喧忙惊动。尊年之人，一遭大惊，便致冒昧，因生余疾。凡丧葬凶祸，不可令吊；疾病危困，不可令惊；悲哀忧愁，不可令人预报；秽恶臭败，不可令食；粘（黏）硬毒物，不可令餐；敝漏卑湿，不可令居；卒风暴寒，不可令冒；烦暑燠热，不可令中；动作行步，不可令劳；暮夜之食，不可令饱；阴雾晦暝，不可令饥；假借鞍马，不可令乘；偏僻药饵，不可令服；废宅欹宇，不可令入；坟园冢墓，不可令游；危险之地，不可令行；涧渊之水，不可令渡；暗昧之室，不可令孤；凶祸远报，不可令知；轻薄婢使，不可令亲；家缘冗事，不可令管。

"若此事类颇多，不克备举。但人子悉意深虑，过为之防，稍有不便于老人者，皆宜忌之，以保长年。常宜游息精兰，崇尚佛事，使神识趣向，一归善道。此养老之奇术也。"[①]（《养老奉亲书·戒忌保护第七》）

（三）医药扶持

陈直主张老年人平时也应适当服一些调理药物，如前面提到的平补下元药、平补血海药等。在有疾患先用食治不愈时，则更要及时用药物治疗。但是他强调，老年人用药要特别注意体质情况：

"常见世人治高年之人疾患，将同年少，乱投汤药，妄行针灸，以攻其疾，务欲速愈。殊不知上寿之人，血气已衰，精神减耗，危若风烛，百疾易攻。至于视听不至聪明，手足举动不随；其身体劳倦，头目昏眩，风气不顺，宿疾时发；或秘或泄，或冷或热，此皆老人之常态也。不顺治之，紧用针药，务求痊瘥，往往因此别致危殆。且攻病之药，或吐或汗，或解或利。缘衰老之人，不同年少真气壮盛，虽汗吐转利，未至危困。其老弱之人，若汗之，则阳气泄。吐之，则胃气逆；泻之，则元气脱，立致不虞。此养老之大忌也。大体老人药饵，止是扶持之法。只可用温平顺气、进食补虚、中和之药治之，不可用市肆赎买、他人惠送、不知方味及野狼虎之药与之服饵，切宜审详。若身有宿疾，或时发动，则随其疾状，用中和汤药调顺，三朝五日，自然无事。然后调停饮食，依食医之法，随食性变馔治之。此最为良也！"[②]（《养老奉亲书·医药扶持第三》）

老年人体质中，特别需要注意的是"虚阳"情况。他指出：

"高年之人，形羸气弱，理自当然。其有丈夫、女子，年逾七十，面色红润，形气康强，饮食不退，尚多秘热者，此理何哉？且年老之人，痿瘁为常，今反此者，非真阳血海气壮也。但诊左右手脉，须大紧数，此老人延永之兆也。老人真气已衰，此得虚阳气盛，充于肌体，则两手脉大，饮食倍进，双脸常红，精神康健，此皆虚阳气所助也。须时，有烦渴膈热，大腑秘结，但随时以平常汤药，微微消解，三五日间自然平复。常得虚阳气存，自然饮食得进，此天假其寿也。切不得为有小热，频用转泻之药通利，苦冷之药疏解。若虚阳气退，还复真体，则形气尪赢，脏腑衰弱，多生冷痰，无由补复。"[③]（《养老奉亲书·形证脉候第二》）

他的致病"八邪"之说，在"六淫"之中未取"燥"与"火"，原因或许是老年人阳气已衰，

---

① 陈直，邹铉. 寿亲养老新书 [M]. 天津：天津科学技术出版社，2003：4-5.

② 陈直，邹铉. 寿亲养老新书 [M]. 天津：天津科学技术出版社，2003：2-3.

③ 陈直，邹铉. 寿亲养老新书 [M]. 天津：天津科学技术出版社，2003：2.

不易得热病。他指出，有的老年人即使看上去精神尚可，但多属"虚阳"，仍需要注重医药扶持。在治疗注意事项中，后来的续添又总结几项：

"年老丰肥之人，承暑冒热，腹内火烧，遍身汗流，心中焦渴。忽遇冰雪冷浆，尽力而饮，承凉而睡，久而停滞。秋来，不疟则痢。

"老人目暗耳聋，肾水衰而心火盛也。若峻补之，则肾水弥涸，心火弥茂。

"老人肾虚无力，夜多小溲。肾主足，肾水虚而火不下，故足痿。心火上乘肺而不入胯囊，故夜多小溲。若峻补之，则火益上行，胯囊亦寒矣。

"老人喘嗽，火乘肺也。若温补之，则甚。峻补之，则危。

"老人脏腑结燥，大便秘涩，可频服猪羊血，或葵菜血脏羹，皆能疏利。

"老人可常服杏汤，杏仁板儿，炒熟，麻子、芝麻作汤服之。亦能通利。"①（《养老奉亲书·续添》）

关于老年人的常用方药，书中有《简妙老人备急方》，计有18首，其中外用方4首、内服方14首，主要用于各种急症。而平时的调理方，则有《四时通用男女妇人方》，列方24首。此外，还有春、夏、秋、冬四季的"用药诸方"，颇为全备。

（四）四时养老

陈直书中占篇幅最多的，是"四时养老"诸法，按春、夏、秋、冬四季，将以上各项原则的具体事项一一列举，颇为实用，列于表4-5。

表4-5 《养老奉亲书》四时养老要点

季节特点	饮食宜忌	易患病候	起居防护	情志调节	导引、药物
春属木，主发生。宜戒杀，茂于恩惠，以顺生气。春，肝气旺，肝属木，其味酸	木能胜土，土属脾，主甘。当春之时，其饮食之味，宜减酸、益甘，以养脾气。春时，人家多造冷馔、米食等，不令下与；如水团兼粽粘冷肥僻之物，多伤脾胃，难得消化，大不益老人，切宜看承	正月、二月间，乍寒乍热。高年之人，多有宿疾，春气所攻，则精神昏倦，宿患发动。又复经冬已来，拥炉熏衾，啖炙饮热，至春成积，多所发泄，致体热头昏，膈壅涎嗽，四肢劳倦，腰脚不任，皆冬所发之疾也，常宜体候	春时，遇天气煦暖，不可顿减绵衣。缘老人气弱骨疏，怯风冷，易伤肌体。但多穿夹衣，过暖之时，一重渐减一重，即不致暴伤也	常择和暖日，引侍尊亲，于园亭楼阁虚敞之处，使放意登眺，用摅滞怀，以畅生气；时寻花木游赏，以快其意。不令孤坐、独眠，自生郁闷。春时，若亲朋请召，老人意欲从欢，任自遨游，常令嫡亲侍从，惟酒不可过饮	肝气盛者，调嘘气以利之。若稍利，恐伤脏腑。别主和气，凉膈化痰之药消解。或只选食治中性稍凉、利饮食，调停与进，自然通畅
夏属火，主于长养。夏心气旺，心主火，味属苦	火能克金，金属肺，肺主辛。其饮食之味，当夏之时，宜减苦、增辛，以养肺气。饮食温软，不令太饱，畏日长永，但时复进之。渴宜饮粟米温饮、豆蔻熟水。生冷肥腻，尤宜减之	盛夏之月，最难治摄。阴气内伏，暑毒外蒸，纵意当风，任性食冷，故人多暴泄之患	惟是老人，尤宜保护。若檐下过道，穿隙破窗，皆不可纳凉。此为贼风，中人暴毒。宜居虚堂净室，水次木阴，洁净之处，自有清凉	宜往洁雅寺院中，择虚敞处，以其所好之物悦之。若要寝息，但任其意，不可久卧。但时时令歇，久则神昏，直召年高相协之人，日陪闲话，论往昔之事，自然喜悦，忘其暑毒。细汤茗茶，时为进之。晚凉方归	心气盛者，调呵气以疏之。每日凌晨，进温平顺气汤散一服。若是气弱老人，夏至以后，宜服不燥热、平补肾气暖药三二十服，以助元气，肉苁蓉丸、八味丸之类

① 陈直，邹铉. 寿亲养老新书［M］. 天津：天津科学技术出版社，2003：53-54.

续表

季节特点	饮食宜忌	易患病候	起居防护	情志调节	导引、药物
秋属金，主于肃杀。秋，肺气旺，肺属金，味属辛	金能克木，木属肝，肝主酸。当秋之时，其饮食之味，宜减辛，增酸，以养肝气。其新登五谷，不宜与食，动人宿疾	秋时，凄风惨雨，草木黄落。高年之人，身虽老弱，心亦如壮。秋时思念往昔亲朋，动多伤感。季秋之后，水冷草枯，多发宿患	此时人子，最宜承奉，晨昏体悉，举止看详	若颜色不乐，便须多方诱说，使役其心神，则忘其秋思	肺气盛者，调呬气以泄之。若素知宿患，秋终多发，或痰涎喘嗽，或风眩痹癖，或秘泄劳倦，或寒热进退。计其所发之疾，预于未发以前，择其中和应病之药，预与服食，止其欲发
冬属水，主于敛藏。冬，肾气旺，属水，味属咸	水克火，火属心，心主苦。当冬之时，其饮食之味，宜减咸而增苦，以养心气。冬燥煎炉之物，尤宜少食。晨朝宜饮少醇酒，然后进粥	缘老人血气虚怯，真阳气少，若感寒邪，便成疾患，多为嗽、吐逆、麻痹、昏眩之疾。故盛冬月，人多患膈气满急之疾，老人多有上热下冷之患。如冬月阳气在内，虚阳上攻，若食炙爆爆热之物，故多有壅、噎、痰嗽、眼目之疾	三冬之月，最宜居处密室，温暖衾服，调其饮食，适其寒温。不可轻出，触冒寒风。高年阳气发泄，骨肉疏薄，易于伤动，多感外疾，惟早眠晚起，以避霜威。亦不宜澡沐		肾气盛者，调吹气以平之。大寒之日，山药酒、肉酒，时进一杯，以扶衰弱，以御寒气。临卧，宜服微凉膈化痰之药一服

　　这些详细的内容对老年人很有指导意义，因此《养老奉亲书》也成为老年养生的经典著作之一。

二、邹铉《寿亲养老新书》

　　《寿亲养老新书》为元代大德年间邹铉对《养老奉亲书》增补3卷后改名而成。增补后全书共4卷。卷一即陈直的《养老奉亲书》，卷二至卷四为邹铉续增的内容。卷二分保养、服药诸篇，罗列古今丸、丹、膏、散、酒、粥、糕、饼等具体方药与主治；卷三包括养性、用具、茶汤、药糜、种植等；卷四为"古今嘉善行七十二事"（此书有两种编排，四库全书本顺序不同，本书依据清同治刻本及相应校点本编著）。

（一）论老年保养与服药

　　邹铉增续的第二卷内容非常丰富，开篇《保养》一节集中反映了作者观点。书中说：
　　"安乐之道，惟善保养者得之。孟子曰：'吾善养吾浩然之气。'太乙真人曰：'一者少言语养内气；二者戒色欲养精气；三者薄滋味养血气；四者咽精液养脏气；五者莫嗔怒养肝气；六者美饮食养胃气；七者少思虑养心气。人由气生，气由神住，养气全神，可得真道。'凡在万形之中，所保者莫先于元气。摄养之道，莫若守中实内以陶和。将护之方，须在闲日，安不忘危，圣人预戒，老人尤不可不慎也。春秋冬夏，四时阴阳，生病起于过用，五脏受气，盖有常分，不适其性而强云为，用之过耗，是以病生。善养生者，保守真元，外邪客气，不得而干

之。至于药饵，往往招徕真气之药少，攻伐和气之药多。故善服药者，不如善保养。"① (《寿亲养老新书·卷二·保养》)

"凡在万形之中，所保者莫先于元气"，这一思想很有意义。邹铉进而强调"善养生者，保守真元，外邪客气不得而干之"，认为需要平时时刻留意，"须在闲日，安不忘危"。

邹铉不提倡盲目服药，说"善服药者，不如善保养"，但他认为平时有必要贮药以备急用，在"服药"一节中建议：

"平居服七宣丸、钟乳丸，量其性冷、热、虚、实，自求好方。常服红雪三黄丸、青木香丸、理中丸、神明膏、陈元膏、春初冰解散、天行茵陈丸散，皆宜先贮之，以防疾发，忽有卒急，不备难求。其防危救急不可阙者：伏火丹砂，保精养魄，尤宜长服；伏火硫黄，益气，除冷癖，理腰膝，能食有力；小还丹，愈疾祛风；伏火磁石，明目坚骨；伏火水银，压热镇心；金银膏，养精神去邪气。如上方药，固宜留心，其余丹火，须冀神助，不可卒致。有心者亦宜精恳，或遇其真。"② (《寿亲养老新书·卷二·服药》)

邹铉所说的药物中有不少属于金石类丹药，这反映了他的思想倾向。另外卷中也有常用方，是在陈直的基础上续增，邹铉说：

"凡人少、长、老，其气血有盛、壮、衰三等。岐伯曰：'少火之气壮，壮火之气衰。'盖少火生气，壮火散气，况复衰火，不可不知也。故治法亦当分三等，其少日服饵之药，于壮老之时，皆须别处之。陈令尹集方，俱为老人备用，今所续编，亦皆据平日见闻，为老人对证处方者品列之。"③ (《寿亲养老新书·卷二·集方》)

其所集计有32首。首列平胃散，邹铉最为推崇，说：

"此药人人常服，独此方煮透，滋味相和而美，与众不同，所以为佳，老人尤宜服之。"④ (《寿亲养老新书·卷二·集方》)

此卷中还收集了前人一些养生言论与方法，计有东坡治脾节饮水说、饮食用暖、戒夜饮说、擦涌泉穴、擦肾俞穴、东坡《酒经》、仲长统《乐志论》等。其后又列"食治方"，对食疗提出自己的看法：

"凡饮养阳气也，凡食养阴气也。天产动物，地产植物。阴阳禀质，气味浑全。饮和食德，节适而无过，则入于口，达于脾胃；入于鼻，藏于心肺。气味相成，阴阳和调，神乃自生。盖精顺五气以为灵，若食气相恶则伤其精。形受五味以成体，若食味不调则伤其形。阴胜则阳病，阳胜则阴病。所以谓安身之本，必资于食。不知食宜，不足以存生。古之别五肉、五果、五菜，必先之五谷。以夫生生不穷，莫如五谷，为种之美也。苟明此道，安腑脏，资血气，悦神爽志，平痾去疾，何待于外求哉。孙真人谓：'医者先晓病源，知其所犯，以食治之，食疗不愈，然后命药。'陈令尹书食治之方已备，《续编》糜粥之法已详，此卷所编诸酒、诸煎、诸食治方，有草木之滋焉。老人平居服食，可以养寿而无病，可以消患于未然。临患用之，可以济生而速效也。"⑤ (《寿亲养老新书·卷二·食治方》)

其中《诸酒》收录"真一酒"等养生酒类10种，以及"醉乡宝屑"等解酒药5种。《诸煎》中有的类似于膏方，制令"稠如饧"或"慢火熬成膏"，如地黄煎、金樱子煎、金髓煎、茯苓煎、补骨脂煎、五味子煎和薄荷煎；其他则有熟水、糕、粥、散、饼、面、羹、菜等剂型，及烧肝散、参归腰子等菜式。邹铉强调说：

"食治诸方，不特老人用之，少壮者对证疗病，皆可通用，负阴抱阳，有生所同，食味和调，

百疾不生，保生永年，其功则一。"①（《寿亲养老新书·卷二·食治方》）

（二）详载六字气诀

《寿亲养老新书》卷三多收录前人食生经验。卷首《太上玉轴六字气诀》颇为重要。邹铉指出陈直四时摄养中所说的六字诀呼吸法过于简单，另有更完整的方法源自邹铉曾叔祖朴庵的《炎簷集》，故将其收录。对比之下，书中确实比此前陶弘景、巢元方、孙思邈等人所说的要详尽。其内容如下：

"《道藏》有《玉轴经》，言五脏六腑之气，因五味熏灼不和，又六欲七情积久生疾，内伤脏腑，外攻九窍，以致百骸受病，轻则痼癖，甚则盲废，又重则丧亡。故太上悯之，以六字气诀，治五脏六腑之病。其法：以呼而自泻出脏腑之毒气，以吸而自采天地之清气以补之。当日小验，旬日大验，年后万病不生，延年益算，卫生之宝，非人勿传。

"呼有六，曰：呵、呼、呬、嘘、嘻、吹也。吸则一而已。呼有六者，以呵字治心气，以呼字治脾气，以呬字治肺气，以嘘字治肝气，以嘻字治胆气，以吹字治肾气。此六字气诀分主五脏六腑也。

"凡天地之气，自子至巳为六阳时，自午至亥为六阴时。如阳时则对东方，勿尽闭窗户，然忌风入，乃解带正坐，叩齿三十六以定神，先搅口中浊津漱炼二三百下，候口中成清水，即低头向左而咽之，以意送下。候汩汩至腹间，即低头开口，先念呵字，以吐心中毒气。念时，耳不得闻呵字声，闻即气粗，反损心气也。念毕，仰头闭口，以鼻徐徐吸天地之清气，以补心气。吸时耳亦不得闻吸声，闻即气粗，亦损心气也。但呵时令短，吸时令长，即吐少纳多也。吸讫，即又低头念呵字，耳复不得闻呵字声，呵讫，又仰头以鼻徐徐吸清气以补心，亦不可闻吸声。如此吸者六次，即心之毒气渐散，又以天地之清气补之，心之元气亦渐复矣。

"再又根据此式念呼字，耳亦不闻呼声，又吸以补脾，耳亦不可闻吸声。如此者六，所以散脾毒而补脾元也。次又念呬字以泻肺毒，以吸而补肺元，亦须六次。次念嘘字以泻肝毒，以吸而补肝元。嘻以泻胆毒，吸以补胆元。吹以泻肾毒，吸以补肾元。如此并各六次，是谓小周。小周者六六三十六也。三十六而六气遍，脏腑之毒气渐消，病根渐除，祖气渐完矣。

"次看是何脏腑受病，如眼病，即又念嘘、嘻二字各十八遍，仍每次以吸补之，总之为三十六。讫，是为中周。中周者，第二次三十六，通为七十二也。次又再根据前呵、呼、呬、嘘、嘻、吹六字法各为六次，并须呼以泻之，吸以补之，愈当精虔，不可怠废。此第三次三十六也，是为大周。即总之为一百单八次，是谓百八诀也。

"午时属阴时，有病即对南方为之。南方属火，所以却阴毒也。然又不若子后巳前，面东之为阳时也。如早起床上，面东，将六字各为六次，是为小周，亦可治眼病也。凡眼中诸证惟此诀能去之，他病亦然。神乎！神乎！此太上之慈旨也，略见《玉轴真经》，而详则得之师授也。如病重者，每字作五十次，凡三百而六脏周矣。乃漱炼咽液叩齿，讫，复为之，又三百次讫，复漱炼咽液叩齿如初。如此者三，即通为九百次，无不愈。秘之秘之，非人勿传。"②

本卷的《食后将息法》《养性》两篇出自沈括，如说："平旦点心讫，即自以热手摩腹，出门庭，行五六十步，消息之。中食后，还以热手摩腹行一二百步，缓缓行，勿令气急。"也很有实用价值。其后的《茶汤用具诸法》《晨朝补养药糜诸法》中有许多食疗用的汤方、茶方、香方、粥方等。

值得重视的是，《茶汤用具诸法》以及其他章节中记载了一些老年生活用具。如安车、游山具、欹床、醉床、蒲花褥和汤铫等，还有卷二《煴阁》一节谈到的保暖设施，也扩充了《寿

① 陈直，邹铉. 寿亲养老新书［M］. 天津：天津科学技术出版社，2003：75.
② 陈直，邹铉. 寿亲养老新书［M］. 天津：天津科学技术出版社，2003：104-105.

亲养老书》的内容，进一步注意从生活细节中让老年人起居安乐，是陈直"凡行住坐卧，宴处起居，皆须巧立制度"思想的进一步落实。书中还提倡老有所为，作《种植》一节，介绍观赏或兼药用的常用植物栽种方法。

卷四为《古今嘉言善行七十二事》，收录历代有关养老的典故和诗文，以故事或实例的形式来说明养老的道理，也很有价值。例如一则引文云：

"《太乙真人七禁文》其六曰：'美饮食，美胃气。'彭鹤林（耜）云：'夫脾为脏，胃为腑。脾胃二气，互相表里。胃为水谷之海，主受水谷。脾为中央磨而消之，化为血气，以滋养一身，灌溉五脏。故修生之士，不可以不美其饮食。'所谓美者，非水陆毕备，异品珍馐之谓也。要在乎生冷勿食，粗硬勿食；勿强食，勿强饮，先饥而食，食不过饱；先渴而饮，饮不过多。以至孔氏所谓食馂而谒，鱼馁而肉败，不食等语。凡此数端，皆损胃气，非惟致疾，亦乃伤生。欲希长年，此宜深戒。而亦养老奉亲与观颐自养者之所当知也。"①

文中从医学的角度对饮食提出一个"美食"的概念，认为"修生之士，不可以不美其饮食"，但所谓美食，并非异品珍馐，而是注意饮食卫生。

第五节　综合养生专著

宋金元时期各类养生著作众多，上有帝王御笔，下有众多文人医家编集，可见社会重视养生的程度。这些著作也大大地丰富了养生学。

一、宋徽宗《圣济经》

宋徽宗赵佶以"道君皇帝"的称号闻名，格外重视道教与医药。现存由他署名的《圣济经》，是很有价值的医学理论和养生保健方法专著。全书共10卷42章，主要论述阴阳五行、天人相应、孕育胎教、察色诊脉、脏腑经络、病机治法、五运六气、食疗养生、药性方义等方面。每篇各有小序。

书前赵佶序言说：

"万机之余，口绎访问，务法上古，探天人之赜，原性命之理，明荣卫之清浊，七八之盛衰。辨逆顺，鉴盈虚，为书十篇，凡四十二章，名之曰《圣济经》。使上士闻之，意契而道存；中士考之，自华而撷实。可以养生，可以立命，可以跻一世之民于仁寿之域。……积亏成损，积损成衰，患固多藏于细微，而发于人之所忽。益止于眇浍，而损在于尾闾。戒之慎之。疾成而后药，神医不可为也。"②

此书或许不完全是赵佶手笔，经其手下的道者或医者润色，但总体上理论水平是相当高的。

（一）论养生重在阴阳适平

《圣济经》全书以阴阳五行之理相贯通，论述天人相应之理。书中指出天地之阴阳，以人得之最备，故生命之本不离阴阳。《体真篇·阴阳适平章》说：

"得于所性而周遍咸著，人为备焉。是故或上或下，俯仰得之。或惨或舒，喜怒得之。或往或来，屈伸得之。或启或闭，呼吸得之。以至一动静、一方圆，五脏六腑赅而存焉。脉有尺

① 陈直，邹铉. 寿亲养老新书［M］. 天津：天津科学技术出版社，2003：154.
② 赵佶. 圣济经［M］. 北京：人民卫生出版社，1990：序.

寸，上下以别。气有吹嘘，清浊以分。或养形以全生，或受中以立命，左右纵横，取足于身，未有偏胜独隆而底于安平者也。

"觉此而冥焉者，合阴阳于一德。知此而辨焉者，分阴阳于两仪。饮食有节，起居有常，丰其源而啬出，复其本而固存。吸新吐故以炼脏，专意稽精以适神。消息盈虚，辅其自然，保其委和，合彼大和，岂弊弊然以人助天哉。"①

书中认为，阴阳之道贵在平衡，从人的行为来说，应当精神内守，减少阴阳的耗用。而药用补养，也不应偏寒偏热，从而导致阴阳失衡。书中《体真篇·精神内守章》说：

"彼修真者蔽于补养，轻饵药石。阳剂刚胜，积若燎原，为消、狂、痈疽之属，则天癸竭而荣涸。阴剂柔胜，积若凝冰，为洞泄寒中之属，则真火微而卫散。"②

（二）论精神内守以调阴阳

《圣济经》认为，精神内守，安于静养是最好的平调阴阳的方法。书中《体真篇·精神内守章》说：

"夫何故精太用则竭？其属在肾，专以啬之可也。神太用则劳，其藏在心，静以养之可也。唯静养，然后可以内守……其或探元立本，自索于形体之中，息虑坐观，疑若有得矣。复持还精补脑，神光缠绵，五脏之论，未免徇于方士。殊不知至阴内景，自然清净；至阳外景，自然昭融。诚能葆光袭明，精之又精，神之又神，则可以相天，可以命物，其于变化云为可胜既哉。"③

就形气神的关系来说，书中认为神是最重要的。《卫生篇·存神驭气章》说：

"人受天地之中以生，所谓命也。形者生之舍也，气者生之元也，神者生之制也。形以气充，气蠹则形病。神依气住，气纳则神存。修真之士，法于阴阳，和于术数，持满御神，尊专抱一。以神为车，以气为马，神气相和，乃可长生。故曰：精有主，气有原，呼吸元气，合于自然，此之谓也。"④

所以《守机篇》中的《知极守一章》强调：

"定而存生谓之形，动而使形谓之气，形立气布，斡旋于中谓之神。神在肝为魂，在肺为魄，在脾为意与智，在肾为精与志。合而论之，以心为主。心脏神，是谓君主之官。以统内外，以养生则寿，以为天下则大昌。是故恬淡之世，邪不能深入。志意治，贼不能害。其神无却，物无自而入也。"⑤

同时，人的情志要顺应四时阴阳，《圣济经》称此为"颐神协序"，《体真篇·颐神协序章》云：

"春温夏暑，秋忿冬怒，四时迭运，气不齐也。方阳用事，万物以熙。人于是时，以析以因。方阴用事，万物以凝。人于是时，以夷以隩。盖天地有正气，皆本于阴阳。人本冲和，不离于阴阳。其交辨也、其出入也、其显晦也，既有自然之序，则人之动静作止、开合启处，固有不可紊之宜。"⑥

书中引用《黄帝内经》的《四气调神大论》的内容，指出四季之举止言行中，最重要的是志、气的调和，而非起居时间。如说：

"盖气者，神之主；志者，气之帅。志完气充，与时为宜，则神与生相保。神与生相保，则形神俱久矣。昧者徒知慎寝兴居处，不知志意神气之为养，虽微风雨寒暑之不袭，而五行真

① 赵佶. 圣济经 [M]. 北京：人民卫生出版社，1990：2-3.
② 赵佶. 圣济经 [M]. 北京：人民卫生出版社，1990：9.
③ 赵佶. 圣济经 [M]. 北京：人民卫生出版社，1990：7-10.
④ 赵佶. 圣济经 [M]. 北京：人民卫生出版社，1990：157.
⑤ 赵佶. 圣济经 [M]. 北京：人民卫生出版社，1990：132.
⑥ 赵佶. 圣济经 [M]. 北京：人民卫生出版社，1990：18.

气潜损于中。"①

（三）论饮食养生之理

《圣济经》对饮食养生也置其于重要的地位。《体真篇·饮和食德章》说：

"天地散精，动植均赋，气味滋荣，无器不有。气为阳，其成本乎天、味为阴，其成本乎地。天食人以五气，内藏心肺，故声色昭明；地食人以五味，散养五官，故气味相成而神自生。然则气也、味也，食饮之常然，保生之至要者。"②

《食颐篇·因时调节章》也说：

"盖天地之专精焉阴阳，阴阳变精为四时，四时散精为万物。惟人，万物之灵，备万物之善，饮和食德，以化津液，以淫筋脉，以行营卫，全生之术，此其要者。

"《内经》论食欲有节，为知道之人。凡以穷理尽性，非特从事于肥甘而已。况五方之民，嗜欲不同，味阴阳之一偏，故有一偏之病。养生者所以欲消息应变，不欲久服。虽五谷致养，犹有过食生患，如豆令人重者，矧非稼穑者乎？"③

《圣济经》论饮食的重要特点是注重说理。虽然立足点是基于古人的阴阳五行或万物相感理论，但比一般本草仅举功效来说，显得更为精深。如《体真篇·饮和食德章》从五脏苦欲论饮食说：

"五谷为养，五果为助，五畜为益，五菜为充，无非具阴阳之和。脾胃待此而仓廪实，三焦待此而道路通，荣卫待此以清以浊，筋骨待此以柔以正。故春多酸，夏多苦，秋多辛，冬多咸，所谓因其时而调之也。春木王，以膏香助脾；夏火王，以膏臊助肺；金用事，膳膏腥以助肝；水用事，膳膏膻而助心。所谓因其不胜而助之也。以子母有相生之道，亦气同而相求者。若心苦缓，酸以收之；肾苦燥，辛以润之也，以夫妇有相予之道，亦相克而相治者。若心欲软而食咸，肾欲坚而食苦是也。然食饮或过，适所以生患，故酸过则脾绝，咸过则心抑，甘过则肾不衡，辛过则筋脉不弛，苦过则胃气厚。以至脉凝泣而变色，肉胝皱而唇揭，皮槁毛拔，筋急爪枯，骨痛发落。与夫饮食自倍，肠胃乃伤；因而饱食，肠澼为痔；肥美之过，单阳成瘅；酒谷之过，醉饱成厥，是皆穷鼎俎之欲而过伤者也。故曰：阴之所生，本在五味；阴之五宫，伤在五味。其生其伤，有益有损。举味言气可知矣。"④

《食颐篇·因时调节章》则说：

"况谷入于口，聚于胃。胃为水谷之海，喜谷而恶药，药之所入，不若谷气之先达。治病之法，必以谷气为先。正其卒伍，然后可以语兵革；备其土木，然后可以语堤防；调其营卫，然后可以语汤剂。营卫衰微，则何以御悍毒之药？是以或养或益，或助或充，禀贷有多寡，治养有先后，举皆百物委和，以合天地之太和。圣人所谓无毒治病，十去其九者，奚专于药石为焉事耶。

"况物具一性，性具一理。其常也，资是以为食。其病也，审此以为治。在人在物，初无彼此，随证致用，皆有成理。故气相同则相求，若麻，木谷而治风；豆，水谷而治水也。气相克则相制，若牛，土畜，乳可以止渴疾；豕，水畜，心可以镇恍惚也。气有余则补不足，若熊肉振羸，兔肝明视也。气相感则以意使，若鲤之治水，鹜之利水也。乃若疏关节，达气液，葱之能忽；闭（辟）邪御臭，姜之能疆；发汗散气，芥之能介。苋能除翳，有取于见；艾能益氯，有取于欠。以至柚已愤厥，葵滑养窍，薤愈胸痹，藕破蕴血，又皆禀自然之气，为治疾之最。惟智足以周知，因鼎俎之欲，措诸治疗之间，辅以草苏草荄之伎，乃本木为助，标本两得之道也。昔人论真邪之气者，谓汗生于谷，不归功于药石。辨死生之候者，谓安谷则过期，不推数于五脏。

① 赵佶. 圣济经 [M]. 北京：人民卫生出版社，1990：20.
② 赵佶. 圣济经 [M]. 北京：人民卫生出版社，1990：14.
③ 赵佶. 圣济经 [M]. 北京：人民卫生出版社，1990：115.
④ 赵佶. 圣济经 [M]. 北京：人民卫生出版社，1990：16-17.

凡以明胃气为本，不以人胜天也。"①

其中的食疗原理，或从动物的五行属性来论，如牛属土、猪属水等；或从食物命名的音形来论，如"姜"音近"疆"，"芥"字含"介"等。当然也指出有的是自然属性，如薤治胸痹、藕能活血，并未强解。总体上强调指出：

"夫内合五脏，外干形体，气味之禁，皆五行至理。凡病皆生于气者，推此可以类举矣。"②

（四）论养生众术之理

"理"，始终是《圣济经》最重视的内容。书中讨论各种养生治疗法则，强调要"通术循理"，《体真篇·通术循理章》指出：

"声合五音，色合五行，脉合阴阳，孰为此者？理之自然也。玄牝赋形，既有自然之理；良工治疾，亦有自然之宜。或以指别，或以类推，或以意识，或以目察。有治而愈者，有不治而愈者。有可汤液醪醴者，有可针石灸焫者。惟能审常、明标本、知内外、别参伍，则万物之术举积此矣。奚必操诡谲以求异于世俗哉？"③

书中论述各种养生方法的作用，多从其调整五脏的作用来分析。五脏藏五神，故又称"神宫"，书中《卫生篇·神宫通理章》指出：

"然莫非养也：有所谓食饮者，有所谓起居者，有所谓和于术数者，有所谓恬淡虚无者。无过而贻五宫之伤，无多而致血气之走。食饮有节类如此也。出处以时，而寒暑有度；收拒适宜，而筋骨无援。起居有常类如此也。吹嘘呼吸，除旧置新；察水上火下，而两者交通；知七损八益，而二者以调。和于术数类如此也。志闲而少欲，心安而不惧；无嗔恚思想，而专气致柔。恬淡虚无类如此也。合数者而养之，其于全生庶几焉。"④

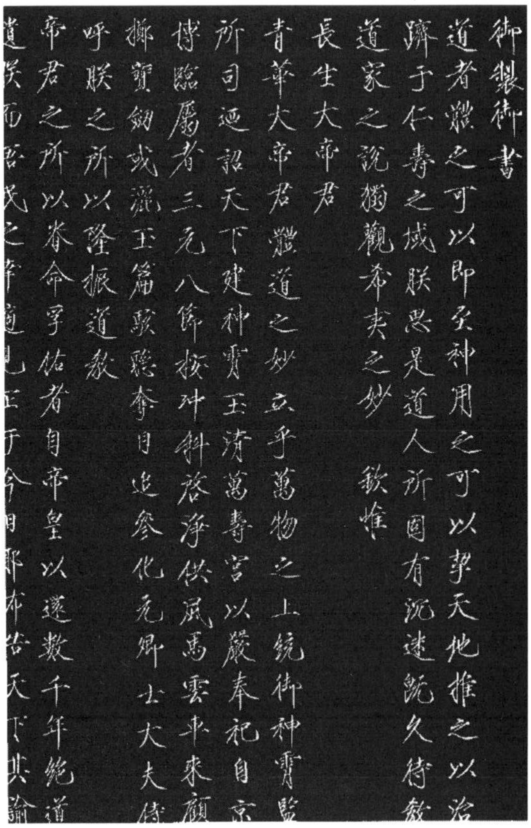

图4-11　宋徽宗御书《神宵玉清万寿宫诏》
（刻碑于汴京，拓片颁布各地翻刻，以倡道教。诏书内容有"稽参道家之说，独观希夷之妙"等语）

《黄帝内经》所说的食饮有节，起居有常，和于术数，恬淡虚无等，其中心要旨都是符合阴阳之理。所以书中认为把握了这一原则，各种方法合而用之，则养生不难。导引、饮食等，均同此理。《卫生篇·存神驭气章》综述前人养生之法说：

"昔之明乎此者，吹嘘呼吸，吐故纳新，熊经鸟伸，导引按跷，所以调其气也。平气定息，握固凝想，神宫内视，五脏昭彻，所以守其气也。法则天地，顺理阴阳，交遘坎离，济用水火，所以交其气。神水华池，含虚鼓漱，通行营卫，入于元宫，溉五脏也。服气于朝，闵息于暮，阳不欲浃，阴不欲覆，炼阴阳也。

"以至起居达早晏，出处协时令，忍怒以全阴，抑喜以存阳。泥丸欲多栉，天鼓欲常鸣，形欲常鉴，津欲常咽，体欲常运，食欲常少。眼者身之鉴也，常居欲频修。耳者体之牖也，城郭欲频治。面者神之庭也，神不欲伤。发者脑之华也，脑不欲减。精者髓之神也，精不欲竭。

① 赵佶. 圣济经［M］. 北京：人民卫生出版社，1990：116-120.
② 赵佶. 圣济经［M］. 北京：人民卫生出版社，1990：125.
③ 赵佶. 圣济经［M］. 北京：人民卫生出版社，1990：22.
④ 赵佶. 圣济经［M］. 北京：人民卫生出版社，1990：148.

明者身之宝也，明不欲耗。补泻六府，淘炼五精，可以固形全生者，无所不用其至，是皆修真之要道也。"①

《圣济经》具有较高的理论水平，虽然所论不只养生，但全书均站在治未病的立场上论述生命之理，对养生的指导意义极大。

二、蒲虔贯《保生要录》

蒲虔贯的《保生要录》，约成书于宋初。蒲虔贯曾任宋朝司议郎，所著《保生要录》，既集前人养生精华，又有自己的实践经验。全书包括养神气、调肢体、论起居、论衣服、论饮食、论居处、论药食六门。其序言说：

"尝闻松有千岁之固，雪无一时之坚。若植松于腐壤，不期月而必蠹；藏雪于阴山，虽累年而不消。违其性则坚者脆，顺其理则促者延。物情既尔，人理岂殊？然则所谓调摄之术者，又可忽乎？臣窃览前人所撰保生之书，往往拘忌太多，节目大繁，行者难之。在于崇贵，尤不易为。臣少也多病，留心养生，研究既久，编次云就。其术简易，乘间可行。先欲固其正气，次欲调其肢体，至于衣服、居处、药饵之方，蔬果、禽鱼之性，有益者必录，无补者不书。古方有误者，重明；俗用或乖者，必正。目之曰《保生要录》。"②

由此可见其宗旨是精选"简易"的养生之术，人人均可随时方便修习。其内容主要有如下几方面。

（一）简易导引按摩术

书中最重要的是《调肢体门》中独特的"小劳术"，内容如下：

"养生者，形要小劳，无至大疲。故水流则清，滞则污。养生之人，欲血脉常行，如水之流。坐不欲至倦，行不欲至劳，频行不已，然宜稍缓，即是小劳之术也。

"故手足欲时其屈伸，两臂欲左挽右挽，如挽弓法。或两手双拓，如拓石法；或双拳筑空；或手臂左右前后轻摆；或头项左右顾；或腰胯左右转，时俯时仰；或两手相捉细细挼，如洗手法；或两手掌相摩令热，掩目摩面。事间随意为之，各十数过而已。每日频行，必身轻目明，筋节血脉调畅，饮食易消，无所拥滞。体中小不佳快，为之即解。旧导引方太烦，崇贵之人不易为也。今此术不择时节，亦无度数，乘闲便作，而见效且速。"③

另外，有一种夜卧干浴咽津养生法，也是随时随地可行之。方法如下：

"夫人夜卧，欲自以手摩四肢胸腹十数过，名曰干浴。卧欲侧而曲膝，益气力。常时浊唾则吐，清津则咽。常以舌拄上腭，聚清津而咽之。润五脏，悦肌肤，令人长寿不老。《黄庭经》曰：口为玉池大和宫，嗽咽灵液灾不干。又曰：闭口屈舌食胎津，使我遂炼获飞仙。频叩齿令齿牢，又辟恶。夫人春时暑月，欲得晚眠早起，秋欲早眠早起，冬欲早眠晏起。早不宜在鸡鸣前，晚不宜在日出后。热时欲舒畅，寒月欲收密。此合四气之宜，保身益寿之道也。"④

（二）论起居饮食

书中从衣服、饮食、居住三个角度叙述生活中的注意事项。如《论衣服门》说：

"臣闻衣服厚薄，欲得随时合度。是以暑月不可全薄，寒时不可极温。盛热能着单熟衣卧

① 赵佶. 圣济经 [M]. 北京：人民卫生出版社，1990：156-157.
② 蒲虔贯. 保生要录 [M]. 上海：上海古籍出版社，1990：1.
③ 蒲虔贯. 保生要录 [M]. 上海：上海古籍出版社，1990：1-2.
④ 蒲虔贯. 保生要录 [M]. 上海：上海古籍出版社，1990：2.

熟帐，或腰腹膝胫以来覆被，极宜人。冬月绵衣莫令甚厚，寒则频添重数。如此则令人不骤寒不骤热也。故寒时而热则减，减则不伤于温；热时而寒则加，加则不伤于寒。寒热若时，妄自脱着，则伤于寒热矣。寒欲渐着，热欲渐脱。腰腹下至足胫，欲得常温。胸上至头，欲得稍凉。凉不至冻，温不至燥。衣为汗湿，实时易之。薰衣火气未歇，不可便着。夫寒热平和，形神恬静，疾疹不生，寿年自永。"①

《论饮食门》说：

"饮食者，所以资养人之血气。血则荣华形体，气则卫护四肢。精华者，为髓为精；其次者，为肌为肉。常时不可待极饥而方食，候极饱而撤馔。常欲如饥中饱，饱中饥。青牛道士云：人欲先饥而后食，先渴而后饮。不欲强食强饮故也。又不欲先进热食而随餐冷物，必冷热相攻而为患。凡食，先热食，次温食，方可少餐冷食也。凡食太热则伤骨，太冷则伤筋。虽热不得灼唇，虽冷不可冻齿。

"凡食，温胜冷，少胜多，熟胜生，淡胜咸。凡食热汗出，勿洗面，令人失颜色，面上如虫行。食饱沐发作头风。凡所好之物，不可偏耽，偏耽则伤而生疾。所恶之味，不可全弃，全弃则脏气不均（如全不食苦则心气虚，全不食咸则肾气弱是也）。

"是以天有五行，人有五脏，食有五味。故肝法木，心法火，脾法土，肺法金，肾法水。酸纳肝，苦纳心，甘纳脾，辛纳肺，咸纳肾。木生火，火生土，土生金，金生水，水生木。木制土，土制水，水制火，火制金，金制木。故四时无多食所生并所制之味，皆能伤所生之脏也。宜食相生之味，助王气也。王脏不伤，王气增益。饮食合度，寒温得宜。则诸疾不生，遐龄自永矣。"②

《论居处门》说：

"常居之室，极令周密，勿有细隙，致风气得入，久居善中人。风者天地之气也，能生成万物，亦能损人。初入腠理之间，渐至肌肤之内，内传经脉，达于脏腑，传变既广，为患则深。故古人云：避风如避矢。盛暑久坐两头通屋，大招风，夹道尤甚。盛暑不可露卧。自立春后至立秋前，欲东其首；立秋后至立春前，欲西其首。常枕药枕，胜于宝玉，宝玉大冷伤脑。其枕，药性大热则热气冲上，大冷又冷气伤脑。唯用理风平凉者，乃为得宜。"③

此处提出不宜用玉质枕头，是针对贵族之家而言。按古人常用瓷枕，应该也在不宜之列。

（三）论食药养生

蒲虔贯对服外丹金石的方法批评说：

"夫金石之药，其性骠悍而无津液，人之盛壮，服且无益；若及其衰弱，毒则发焉。夫壮年，则气盛而滑利。盛则能制石，滑则能行石，故不发也。及其衰弱，则荣卫气涩。涩则不能行石，弱则不能制石。石无所制而行者留积，故为人大患也。欲益而损，何固驻之有哉？"④

因此他主张养生主要依靠食物，书中列果、谷、菜和肉各类分述。另外有些简易的养生方，如药枕方，用蔓荆子、甘菊花、细辛、吴白芷、白术、川芎、通草、防风、藁本、羚羊角、犀角、石菖蒲、黑豆等药制成，"久枕治头风、目眩、脑重、冷痛、眼暗、鼻塞，兼辟邪"⑤。又如榴梨浆方，用青梨、石榴榨汁拌淡竹沥制成，"治风热、昏闷、烦躁"⑥。其他还有莲实粉、栗子粉、葡萄浆等，都是方便易行的食疗方法。

①　蒲虔贯. 保生要录［M］. 上海：上海古籍出版社，1990：2-3.
②　蒲虔贯. 保生要录［M］. 上海：上海古籍出版社，1990：3.
③　蒲虔贯. 保生要录［M］. 上海：上海古籍出版社，1990：3-4.
④　蒲虔贯. 保生要录［M］. 上海：上海古籍出版社，1990：4-5.
⑤　蒲虔贯. 保生要录［M］. 上海：上海古籍出版社，1990：4.
⑥　蒲虔贯. 保生要录［M］. 上海：上海古籍出版社，1990：6.

三、周守忠《养生类纂》及《养生月览》

周守忠，一名守中，字榕庵（一作松庵），南宋钱塘（今浙江杭州）人。博览群书，曾集前代医家医事撰成《历代名医蒙求》2卷。养生著作有《养生类纂》（一名《类纂诸家养生至宝》）和《养生月览》。

《养生类纂》约成书于南宋嘉定十五年（1222年），以收集前人所撰内容为主，共收罗南宋之前的130余种古籍中的养生内容，分类编排，主要篇目有养生总叙、天文、地理、人事、毛兽、鳞介、米谷、果实、菜蔬、草木、服饵等部。全书22卷，前3卷为《养生总叙》，汇集前人养生言论。卷四《天文部》与卷五《地理部》，则提出根据自然环境和气候注意养生，主张要顺应四时气候的变化，慎避雨雪雷电等异常气候。卷六至卷十为《人事部》，主要收录日常起居中的卫生注意事项与养生原则，以及老年人、小儿、乳母、妊妇、产妇、病人等特殊人群的注意事项。卷十一无标题，内容为居室环境卫生。卷十二《服章部》论服饰。卷十三之后为饮食养生的内容，先有总叙，后列羽禽、毛兽、鳞介、米谷、果实、菜蔬、草木、服饵等各部。明代万历年间出版商胡文焕编校刻印《寿养丛书》和《格致丛书》时，整理《养生类纂》为两卷本，内容变成11部，上卷分为养生部、天文部、地理部、人事部，下卷分为毛兽部、鳞介部、米谷部、果实部、菜蔬部、草木部、服饵部。

《养生类纂》对前人养生资料收罗较广，但有些不常见。如录自《普生论》（作者不详）的一则言论如下：

"大凡著生，先调元气。身有四气，人多不明。四气之中，各主生死。一曰乾元之气，化为精，精反为气，精者连于神，精益则神明，精固则神畅，神畅则生健。若精散则神疲，精竭则神去，神去则死。二曰坤元之气，化为血，血复为气，气血者通于内，血壮则体丰，血固则颜盛，颜盛则生合。若血衰则发变，血败则脑空，脑空则死。三曰庶气，庶气者一元交气。气化为津，津复为气，气运于生，生托于气，阴阳动息，滋润形骸，气通则生，气乏则死。四曰众气，众气者谷气也。谷济于生，终误于命，食谷气虽生，蕴谷气还死。精能附血，气能附生，当使循环，即身永固。乾元之阳，阳居阴位，脐下气海是也。坤元之阴，阴居阳位，脑中血海是也。生者属阳，阳贯五脏，喘息之气是也。死者属阴，阴纳五味，秽恶之气是也。气海之气，以壮精神，以填骨髓。血海之气，以补肌肤，以流血脉。喘息之气，以通六腑，以扶四肢。秽恶之气，以乱身神，以腐五脏。"①

还有如摘自北齐思想家刘昼《刘子新论》中的两则：

"形者生之气也，心者形之主也，神者心之宝也。故神静而心和，心和而形全。神躁则心荡，心荡则形伤。将全其形，先在理神。故恬和养神，则自安于内；清虚栖心，则不诱于外。神恬心清，则形无累矣。虚室生白，人心若空，虚则纯白不浊，吉祥至矣。人不照于昧（烁）金而照于莹镜者，以莹能明也；不鉴于流波而鉴于静水者，以静能清也。镜水以清明之性，故能形物之形。由此观之，神照则垢灭，形静而神清。垢灭则内欲永尽，神清则外累不入。今清歌奏而心乐，悲声发而心哀。夫七窍者，精神之户牖也。志气者，五脏之使候也。耳目诱于声色，鼻口之于芳味，四体之于安适，其情一也。七窍徇于好恶，则精神驰骛而不守。志气系于趣舍，则五脏滔荡而不安。嗜欲之归（连绵）于外，心腑壅塞于内，曼衍于荒淫之波，留连于是非之境，而不败德伤生者，盖亦寡矣！是以圣人清目而不视，聪（静）耳而不听，闭口而不言，弃心而不虑，贵身而忘贱。故尊势不能动，乐道而忘贫；故厚利不能倾，容身以怡情。而游一气，浩然纯白于衷，故形不养而神自全，心不劳而道自至也。

"身之有欲，如树之有蝎，树抱蝎则还自凿，人抱欲而反自害。故蝎盛则木折，欲炽而身亡，

---

①   周守忠，胡文焕. 养生类纂·类修要诀［M］. 上海：上海中医学院出版社，1989：24.

将收情欲，先敛五关。五关者，情欲之路，嗜欲之府也。目爱彩色，命曰伐性之斤。耳乐淫声，命曰攻心之鼓。口贪滋味，命曰腐肠之药。鼻悦芳馨，命曰熏喉之烟。身安舆驷，命曰召蹶之机。此五者所以养生，亦以伤生。耳目之于声色，鼻口之于芳味，肌体之于安适，其情也然。亦以之死，亦以之生，或为贤智，或为痴愚，由于处之异也。"①（文中括号处为与《刘子新论》不同之处，据后者所补。）

这些对阐明养生中形与神的关系均是很好的参考资料。

还有引自《九真高上宝书神明经》的较为详细的"叩齿之法"：

"左相叩名曰打天钟，右相叩名曰捶天磬，中央上下相叩，名曰鸣天鼓。若卒遇凶恶不祥，当打天钟三十六遍。若经凶恶辟邪威神大咒，当捶天磬三十六遍。若存思念道，致真招灵，当鸣天鼓。以正中四齿相叩，闭口缓颊，使声虚而深响也。"②

《养生月览》（二卷），大约成书于南宋嘉定十五年（1222年），也是收录前代养生资料之书，特点是按月编列。12个月共集507条，内容包括饮食、饮酒、服药、沐浴、起居、衣着、房中、睡眠、辟邪等方面，有些甚至具体到日。如：

"正月一日，烧术及饮术汤。

"正月一日，取枸杞菜煮作汤沐浴，令人光泽，不病不老。

"正月四日凌晨，拔白，永不生。神仙拔白日。他月仿此。拔白髭发。"③

如此等等，内容颇丰，与养生无关的术数内容也不少。

以上两书均以收集前人内容为主，只是编排方式体现了作者的一些想法。就以上两书的关系，《养生月览》书前有序做了说明："予尝讲求养生之说，编次成集，谓之《月览》矣。惧其遐遗，于是复写为《杂类》，收罗前书未尽之意。"他怕"昧者……始见予之《月览》也，或患乎拘；嗣见予之《杂类》也，复虑乎杂"，特地强调读者要"淘金于砂""采玉于石"④，善于取舍。

四、姚称《摄生月令》

姚称为北宋著名文人姚铉之子。所著《摄生月令》收录于《云笈七笺》，卷首说：

"夫摄生大体，略有三条：所为吐纳练藏，胎津驻容；其次饵芝术，飞伏丹英；其三次五谷资众味。终古不易者，生生性命，必系于兹也。气之与药，具标别卷。今所撰集，用食延生，顺时省味者也。"⑤

此书以起居饮食为主，重在按月论述"顺时"养生之旨。全书以十二消息卦配以孟春、仲春、季春、孟夏、仲夏、季夏、孟秋、仲秋、季秋、孟冬、仲冬、季冬12个月排序，论述每月的注意事项，其中有些规律可供参考，但术数内容较多。主要内容如下：

"泰……孟春，是月也，天地俱生，谓之发阳，天地资始，万物化生。夜卧早起，以缓其形，使志生，生而勿杀，予而勿夺，君子固密，无泄真气。

"大壮……仲春，是月也，号厌于日，和其志，平其心，勿极寒，勿极热，安静神气，以法生成。勿食黄花菜及陈菹，发宿疾，动痼气。勿食大蒜，令人气壅，关隔不通。勿食蓼子及鸡子，滞人气。勿食小蒜，伤人志性。勿食兔肉，令人神魂不安。勿食狐貉肉，伤人神。是月肾脏气微，肝脏正王，宜净膈去痰。宜泄皮肤，令得微汗，以散去冬温伏之气。

"夬……季春，是月也，万物发陈，天地俱生，阳炽阴伏。卧起俱早，勿发泄大汗，以养脏气。

① 周守忠，胡文焕. 养生类纂·类修要诀［M］. 上海：上海中医学院出版社，1989：24-25.
② 周守忠，胡文焕. 养生类纂·类修要诀［M］. 上海：上海中医学院出版社，1989：49.
③ 周守忠. 养生月览［M］. 北京：人民卫生出版社，1989：2-4.
④ 周守忠. 养生月览［M］. 北京：人民卫生出版社，1989：序.
⑤ 姚称. 摄生月令［M］//方春阳. 中国养生大成. 长春：吉林科学技术出版社，1992：51.

勿食韭，发痼疾，损神伤气。勿食马肉，令人神魂不安。勿食獐鹿肉等，损气损志。是月肝脏气伏，心当向王，宜益肝补肾，以顺其时。

"乾……孟夏，谓之播秀，天地始交，万物并实。夜卧早起，思无怒，勿泄大汗。

"姤……仲夏，是月也，万物以成，天地化生。勿以极热，勿大汗当风，勿曝露星宿，皆成恶疾。勿食鸡肉，生痈疽、漏疮。勿食蛇蟮等肉，食则令人折算寿，神气不安。慎勿杀生。是月肝脏以病，神气不行，火气渐壮，水力衰弱，宜补肾助肺，调理胃气，以助其时。……是月切忌西北不时之风，此是邪气，犯之令人四肢不通，致百关无力。

"遁……季夏，是月也，法土重浊，主养四时，万物生荣。增咸减甘，以资肾脏。勿食羊血，损人神魂，少志健忘。勿食生葵，必成水癖。是月肾脏气微，脾脏独王，宜减肥厚之物，宜助肾气，益固筋骨，切慎贼邪之气。……是月不宜起土功，威令不行，宜避温气。勿以沐浴后当风。勿专用冷水浸手足，慎东来邪风，犯之令人手瘫缓，体重气短，四肢无力。

"否……孟秋，谓之审平，天地之气以急正气，早起早卧，与鸡俱兴，使志安宁，以缓形，收敛神气。

"观……仲秋，是月也，大利平肃，安宁志性，收敛神气，宜增酸减辛，以养肝气。无令极饱，令人壅。勿食生蜜，多作霍乱。勿食鸡肉，损人神气。勿食生果子，令人多疮。是月肝脏少气，肺脏独王，宜助肝气，补筋养脾胃。……起居以时，勿犯贼邪之风，勿增肥腥物，令人霍乱。其正毒之气，最不可犯。

"剥……季秋，是月也，草木凋落，众物伏蛰，气清，风暴为朗，无犯朗风，节约生冷，以防厉疾。勿食诸姜，食之成痼疾。勿食小蒜，伤神损寿，魂魄不安。勿食蓼子，损人志气。勿以猪肝和饧同食，至冬成嗽病，经年不差。是月肝脏气微，肺金用事，宜减辛增酸，以益肝气，助筋补血，以及其时。勿食鸦、雉等肉，损人神气。勿食鸡肉，令人魂不安，魄惊散。

"坤……孟冬，谓之闭藏，水冻地坼，早卧晚起，必候天晓，使至温畅，无泄大汗，勿犯冰冻，温养神气，无令邪气外至。

"复……仲冬，是月也，寒气方盛，勿伤冰冻，勿以炎火炙腹背，勿食焙肉，宜减咸增苦，以助其神气。无发蛰藏，顺天之道。勿食蜗肉，伤人神魂。勿食螺、蚌、蟹、鳖等物，损人志气，长尸蛊。勿食经夏黍米中脯腊，食之成水癖疾。是月肾脏正王，心肺衰，宜助肺安神，补理脾胃，无乖其时。……切慎东南贼邪之风，犯之令人多汗面肿，腰脊强痛，四肢不通。

"临……季冬，是月也，天地闭塞，阳潜阴施，万物伏藏，去冻就温。勿泄皮肤大汗，以助胃气。勿甚温暖。勿犯大雪。勿食猪炖肉，伤人神气。勿食霜死之果菜，夭人颜色。勿食生薤，增痰饮疾。勿食熊黑肉，伤人神魂。勿食生椒，伤人血脉。……是月肺脏气微，肾脏方王，可减咸增苦，以养其神。宜小宣，不欲全补。是月众阳俱息，水气独行。慎邪风，勿伤筋骨，勿妄针刺，以其血涩，津液不行。"①

十二消息卦源于汉代卦气学说，因直观地反映12月阴阳消长情况，故与养生原则也能很好地配合。

五、丘处机与《摄生消息论》

丘处机（1148—1227年），为金元时期全真派王重阳弟子，全真派七真之一。成吉思汗晚年召他觐见，丘处机便长途跋涉，于1222年与成吉思汗见面。《长春真人西游记》载："上

---

① 姚称. 摄生月令 [M] //方春阳. 中国养生大成. 长春：吉林科学技术出版社，1992：53-54.

（指成吉思汗）悦，赐坐，食次，问：真人远来，有何长生之
药以资朕乎？师曰：有卫生之道，而无长生之药。"①可见他
虽属道教，但重养生而不论长生。

《摄生消息论》是丘处机专门论述四时养生的著作。此
书以老子和庄子顺应自然的思想为宗旨，讨论春、夏、秋、冬
四时的阴阳消长、养生之道、易发病症与对症治疗方法，许多
内容取自前代医书，但经过综合整理。

《摄生消息论》全书按四季顺序排列。如春季养生，书
中建议：

"春阳初升，万物发萌，正二月间，乍寒乍热。高年之人，
多有宿疾，春气所攻，则精神昏倦，宿病发动……若稍觉发动，
不可便行疏利之药，恐伤脏腑，别生余疾……若无疾状，不必
服药。春日融和，当眺园林亭阁虚敞之处，用摅滞怀，以畅生
气，不可兀坐以生抑郁，饭酒不可过多，米面团饼不可多食，
致伤脾胃，难以消化。老人切不可以饥腹多食……天气寒暄不
一，不可顿去棉衣……时备夹衣，遇暖易之，一重渐减一重，
不可暴去。"②

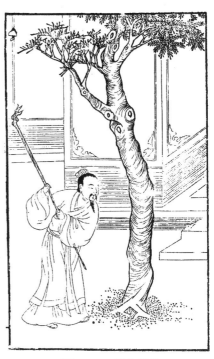

图 4-12　丘处机像
（采自《列仙全传》）

夏季炎热，则应注意：

"夏季心旺肾衰，虽大热，不宜吃冷淘冰雪……平居檐下、
过廊、街堂、破窗，皆不可纳凉……惟宜虚堂净室，水亭木阴，洁净空敞之处，自然清凉，更
宜调息净心，常如冰雪在心，炎热亦于吾心少减。……饮食温暖，不令大饱，时时进之……其
于肥腻当戒。不得于星月下露卧，兼使睡着，使人扇风取凉，一时虽快，风入腠里，其患最深。"③

时令至立秋之后，则应注意：

"稍宜和平将摄。但凡春秋之际，故疾发动之时，切须安养，量其自性将养……又当清晨
睡觉，闭目叩齿二十一下，咽津，以两手搓热，熨眼数次，多于秋三月行此，极能明目"。④

其"熨眼"的方法颇有特色。而至冬天，丘处机主张：

"寒极方加棉衣，以渐加厚，不得一顿便多，惟无寒即已……故宜养心，宜居处密室，温
暖衣衾，调其饮食，适其寒温，不可冒触寒风，老人尤甚。恐寒邪感冒……不可早出，以犯霜
威。"⑤

这种四季摄养之法，集养生家之大成，较多地参考了陈直《养老奉亲书》。由于丘处机的
地位较高且影响深远，故此篇流传很广。

六、王珪与《泰定养生主论》

《泰定养生主论》16 卷，元代王珪（生卒年不详）撰。王珪字均章，号中阳老人，又
号洞虚子，吴郡（今浙江杭州）人。40 岁时隐居于虞山下，明晓医理及养生之道。此书书
名取自《庄子》"宇泰定者发乎天光"之语及《养生主》篇名。书前有王珪自序和至元十五
年（1278 年）段天祐序，书后有杨易跋。书中首论修身养性的重要，其次论婚合、孕育、婴幼、
童壮、衰老诸阶段的宣摄避忌，用以防病。又论运气、标本、阴阳、虚实、脉证、证治，用以

祛病。书中按婚老壮幼分门别类地列证，备载验方。其书卷十四《痰证》中提到"余自幼多病……父母俱有痰疾，我禀此疾，则与生俱生也"①，在痰证论治及养生调理方法，尤有特色。

王珪论述养生保健理论，"首以原心为发明之始，次序婚合、孕育、婴幼、童壮、衰老宣摄避忌，以御未然之病"②。他提出"养生贵在养心"，说：

"甚哉，坟素之书，以心为身中君主之官，神明出焉，以此养生则寿，没齿不殆。主不明，则道闭塞而不通，形乃大伤，以此养生则殃。故《庄子》有'养生主篇'。盖有心者必有身，故人我交相胜，而物欲蔽其明也。……养生之为道，莫大于此。而身外琐琐，又何足以累吾之灵府哉！是则人心之病，如面不同，混厚之辞，难为通治。故述方内之道以正其心，方外之道以广其志，百氏之言以返其流，游谈之论以攻其蔽。或因激怒而愤悱，或因随喜而投机，使其各有所入，则庶不溺于常见也。"③

篇中还综引儒道佛三家之言论述养心的重要性，然后从婚、孕、婴、幼、壮、老各个时期起论养生，各有侧重。王珪强调，婚姻方面，男女必须等阴阳充实而后婚合，则能孕育有子而坚壮强寿。他说：

"上古之俗，淳淳全全，妙合自然。男子三十而婚，女子二十而嫁，故情满血盈，纯乎本始。是为父禀母受而有天命之初也，故孕育成人而安且寿。"④

书中反对带病结婚生子说：

"吁！世短人浮，惟图眼底，以病男羸女为不了而毕姻，则不唯有无后之忧，而恐有子夏之戚也。亦有以吉日之迫，而以病新瘥者结婚，则又不惟有劳瘵之疾，而又恐遗累世之患矣。"⑤

又强调妇女受孕后应停止性生活。如说：

"观夫古人制字，良有以也。以妇人有身为有孕，孕之为字，谓乃子也。子既形于内，而父可得而淫之乎？此亦礼也。……精血既凝之时，月经不至之后，子官已闭，血已荣胎，则当异寝，始终无犯，则胎壮母安。"⑥

还建议孕妇胎教应游目适怀，常观良金美玉，瑚琏簠簋之器，山川名画之祥，听诵经典，毋闻恶声，毋见恶事，朴素真常，以吉合吉，则胎气真纯"而生圣贤君子"。在胎孕期间，孕妇饮食要得宜，否则遗祸无穷。此外，在孕妇面前不要说利害异端和胎产艰难之事，不要让好说是非之人接近，以免孕妇心生恐惧，过喜过怒，畏忍搐缩，开阖参差，而气血乖张影响胎儿的发育和生产。婴儿出生后，应该各随风俗，诱其正性，童蒙养正，勿令侧目，勿教指抵，不可无礼骂人调笑，更不应惊吓，以免"乖张恶性，自此万端，惊气入心，触机而发"⑦。及少年之时，血气未定，应当去邪就正，戒在淫色，但是也要抑扬权变，使之"无旷夫怨女过时之瘵也"⑧。及至壮年，血气方刚，戒在争斗，同时量才负荷，不流于物，安乎本分，为摄养真谛。及至老年，戒在牵挂名利之得，年过六十，当闭固勿泄。自壮至老，衣服与药皆宜温厚。性寒伤胃、腥膻鲙炙生冷油腻之物，应当少食等。

王珪强调养生当注意自律，身体健康的重要性远胜于贫富之异。他说：

"凡除夏日之外，五日一沐，十日一浴。若频浴，则外觉调畅，而内实散气泄真也。年二十者，必不得已，则四日一施泄。三十者，八日一施泄。四十者，十六日一施泄。其人弱者，更宜慎之。毋恣生乐以贻父母之忧，而自取枉夭之祸，而雷同众人也。能保始终者，却疾延年，老当益壮，则名曰地行仙。虽有贫富之异，而荣卫冲融，四时若春，比之抱病而富且贵，则已为霄

① 王珪. 泰定养生主论［M］. 北京：中国医药科技出版社，2012：107-108.
② 王珪. 泰定养生主论［M］. 北京：中国医药科技出版社，2012：自序.
③ 王珪. 泰定养生主论［M］. 北京：中国医药科技出版社，2012：1.
④ 王珪. 泰定养生主论［M］. 北京：中国医药科技出版社，2012：3.
⑤ 王珪. 泰定养生主论［M］. 北京：中国医药科技出版社，2012：3.
⑥ 王珪. 泰定养生主论［M］. 北京：中国医药科技出版社，2012：5.
⑦ 王珪. 泰定养生主论［M］. 北京：中国医药科技出版社，2012：8.
⑧ 王珪. 泰定养生主论［M］. 北京：中国医药科技出版社，2012：9.

壤之间矣。况能进进不已，则非常人所可知也。但于名利场中，得失任命，知止知足，则渐入道乡也。道者，非特寂寥枯槁之谓也，如所谓素富贵则行此道于富贵，素贫贱则行此道于贫贱耳。"①

王珪指出，善于养生者一定要明了人身与天地义同而体异，"吾之天地阴阳无愆，则荣卫周密而六淫无自入也"，同时善养生者，要尽心忠事，"忌口耳之才，统博约之要"等。

对于衰老，王珪指出这是无法避免的过程，并生动地形容老年人的状况说：

"少壮既往，岁不我与。孔子曰：及其老也，血气既衰，戒之在得。盖因马念车，因车念盖，未得之，虑得之，既得之，虑失之，趑趄嗫嚅而未决，瘅痪惊悸而不安。夫二五之精，妙合而凝。两肾中间白膜之内，一点动气大如箸头，鼓舞变化，开阖周身，熏蒸三焦，消化水谷，外御六淫，内当万虑，昼夜无停，八面受攻。由是神随物化，气逐神消，荣卫告衰，七窍反常。啼号无泪，笑如雨流，鼻不嚏而出涕，耳无声而蝉鸣，吃食口干，寐则涎溢，溲不利而自遗，便不通而或泄。由是真阴妄行，脉络疏涩，昼则对人瞌睡，夜则独卧惺惺。故使之导引按摩以通彻滞固，漱津咽液以灌溉焦枯。若叩齿集神而不能敛念，一曝十寒而徒延岁月。虽云老者非肉不饱，肥则生风；非人不暖，暖则多淫。傥幸补药者，如油尽添油，灯焰高而速灭。老子云：以其厚生，所以伤生也。"②

对此，王珪指出当从心态上调整：

"盖年老养生之道，不贵求奇，先当以前贤破幻之诗，洗涤胸中忧结。而名利不苟求，喜怒不妄发，声色不因循，滋味不耽嗜，神虑不邪思。无益之书莫读，不急之务莫劳，三纲五常，现成规模。贫富安危，且据见定。"③

对老年人具体的养护方法，王珪说：

"人年五十者，精力将衰，大法当二十日一次施泄。六十者，当闭固勿泄也。如不能持者，一月一次施泄。过此皆常情也，不足为法。凡肥盛强密者，自壮至老，衣食与药，并用疏爽，肉虽多不使胜食气。果宜枣、柿、藕，菜宜韭与萝菔（萝卜）。饮食饥时先进热物，然后并宜温凉及时，勿恣食黏滑、烧炙、煎烤、辛辣、燥热之味，防有内郁风痰，外发痈疽之证。虽清瘦而素禀强实，兼有痰证者，与此同法。清癯虚弱者，自壮至老，衣服与药，皆宜温厚。性寒伤胃，腥膻鲙炙，生冷油腻，并宜少食。如肥而素禀滑泄虚寒易感者，与此同法。其余扶衰润槁之方，各类于后。"④

后面收录的各种病证治疗方法对老年人疾病很有价值。另外，据载王珪"慕丹术，尤邃于医……隐居所有柴关、丹灶、药栏之属"，由于多病，百药不效，他常"静室默坐，熟察病势之来"，通过静坐祛除了诸多病痛。他自称"飞金津于肘后，炼玉液于丹田，未尝思想，皆出自然"，"精凝神养气之术，尤邃于医……晚辟谷"。可见王珪精通内外养生丹术，但不以求仙为目的。《泰定养生主论》言虽浅易，实多有益于养生。

七、李鹏飞《三元参赞延寿书》

李鹏飞，元初著名的养生家和儒医，著有《三元参赞延寿书》5卷。在序言中，李鹏飞强调养生的重要性：

"所谓养生者，既非炉鼎之诀，使惮于金石之费者不能为；又非吐纳之术，使牵于事物之变者不暇为。郭橐驼有云：'驼非能使木寿且孳也，以能顺木之天，而致其性焉耳。'仆此书，

---

① 王珪. 泰定养生主论［M］. 北京：中国医药科技出版社，2012：10.
② 王珪. 泰定养生主论［M］. 北京：中国医药科技出版社，2012：11.
③ 王珪. 泰定养生主论［M］. 北京：中国医药科技出版社，2012：12.
④ 王珪. 泰定养生主论［M］. 北京：中国医药科技出版社，2012：14.

不过顺乎人之天，皆日用而不可缺者，故他书可有也，可无也。此书则可有也，必不可无也。”

他自称该书的理论来自一位道士传授：

“道人夜坐达旦，问其齿，九十余矣。诘其所以寿？曰：‘子闻三元之说乎？’……余稽手请之，曰：‘人之寿天元六十，地元六十，人元六十，共一百八十岁。不知戒慎，则日加损焉。精神不固，则天元之寿减矣；谋为过当，则地元之寿减矣；饮食不节，则人元之寿减矣。当宝啬而不知所爱，当禁忌而不知所避，神日以耗，病日以来，而寿日以促矣。其说皆具见于黄帝、岐伯、《素问》、老聃、庄周及名医书中。其与孔孟无异。子归以吾说求之，无他术也。’复为余细析其说，且遗以二图，余再拜谢。蚤夜以思之，前之所为，其可悔者多矣。于是以其说，搜诸书集而成编，以自警焉。”①

此即本书的由来。故全书以天、地、人三元为纲。卷一论天元之寿，卷二论地元之寿，卷三论人元之寿，卷四为神仙救世却老还童真诀，卷五为神仙警世、阴阳延寿论和涵三为一图歌等。

（一）论人生难得

《三元参赞延寿书》起首有《人说》一篇，论说生命的宝贵：

“天地之间人为贵，然囿于形而莫知其所以贵也。头圆象天，足方象地，目象日月，毛发肉骨象山林土石，呼为风，呵为露，喜而景星庆云，怒而震霆迅雷，血液流润，而江河淮海。至于四肢之四时，五脏之五行，六腑之六律，若是者，吾身天地同流也。岂不贵乎？”

此外还引用藏传佛教密宗对人体生成的理论，礼赞生命的形成：

“按藏教，父母及子相感，业神入胎，地水火风，众缘和合，渐得长生。一七日如藕根；二七日如稠酪；三七日如鞋袜；四七日如温石；五七日有风触胎，名摄提，头及两臂胫五种相现；六七日有风，名旋转，两手足四相现；七七及八七日，手足十指二十四相现；九七日眼、耳、鼻、口及下二穴、大小便处九种相现；十七日有风，名普门，吹令坚实，及生五脏；十一七日上下气通；十二七日大小肠生；十三七日渐知饥渴，饮食滋味，皆从脐入；十四七日身前身后，左右二边各生五十条脉；十五七日又生二十条脉，一身之中共有八百吸气之脉，至是皆具；十六七日有风，名甘露，安置两眼，通诸出入息气；十七七日有风，名毛拂，能令眼、耳、鼻、口、咽喉、胸臆一切合入之处，皆得通滑；十八七日有风，名无垢，能令六根清净；十九七日眼耳鼻舌四根成就得种报，曰身命意；二十七日有风，名坚固，二脚二手二十指节至，一身二百大骨及诸小骨，一切皆生；二十一日有风，名生起，能令生肉；二十二七日有风，名浮流，能令生血；二十三七日生皮；二十四七日皮肤光悦；二十五七日血肉滋润；二十六七日发毛爪甲皆与脉通；二十七七日发毛爪甲悉皆生就；二十八七日生屋宇园池河等八想；二十九七日各随自业，或黧或白；三十七日黧白想现；三十一七日至三十四七日渐得增长；三十五七日肢体具足；三十六七日不乐往腹；三十七七日生不净臭秽，黑暗三想；三十八七日有风，名蓝花，能令长伸两臂，转身向下，次越下风，能令足上首下，以向生门。是时也，万神必唱，恭而生男，万神必唱，奉而生女。至于五脏六腑，筋骨髓脑，皮肤血肢，精脏水脏，二万八千形景，一万二千精光，三万六千出入，八万四千毛窍，莫不各有其神以主之。”

元代统治者信仰藏传佛教，故密宗思想流行，此处可见其内容对道教中人也产生了一定的影响。由此，书中强调要重生以报父母之恩：

“然则人身，岂易得哉？鞠育之恩，又岂浅浅哉？夫以天地父母之恩生，此不易得之身至可贵。至可宝者五福，一曰寿而已。既得其寿，则富贵利达，致君泽民，光前振后，凡所掀揭宇宙者皆可为也。盖身者，亲之身。轻其身是轻其亲矣，安可不知所守以全天与之寿，而有以

① 李鹏飞．三元参赞延寿书［M］．上海：上海古籍出版社，1990：3-4.

尽事亲之大乎？"①

（二）论天元之寿

《三元参赞延寿书》从节欲、起居、饮食等角度论述了保养三元之法。卷一云"天元之寿"由"精神不耗者得之"，最重要在于节欲。李鹏飞指出：

"男女居室，人之大伦，独阳不生，独阴不成，人道有不可废者。……人身方其湛寂。欲念不兴，精气散于三焦，荣华百脉。及欲想一起，欲火炽然，翕撮三焦，精气流溢，并从命门输泻而去。可畏哉！嗟夫！元气有限，人欲无涯，火生于木，祸发必克，尾闾不禁，沧海以竭。少之时，血气未定，既不能守夫子在色之戒，及其老也，则当寡欲闲心。又不能明列子养生之方，吾不知其可也。麻衣道人曰：'天地人等列三才，人得中道，可以学圣贤，可以学神仙。'况人之数，多于天地万物之数。但今人不修人道，贪爱嗜欲，其数消灭，只与物同也。所以有老、病、夭、伤之患。鉴乎此，必知所以自重而可以得天元之寿矣。"②

至于如何"自重"，后文则从"欲不可绝""欲不可早""欲不可纵""欲不可强""欲有所忌""欲有所避""嗣续有方"直到妊娠、胎教、婴养等多方面，分别收集前人有关的论述，指出了房事养生与求嗣养育中的一系列注意事项。如引述齐大夫褚澄之言："嬴女则养血，宜及时而嫁；弱男则节色，宜待壮而婚。""男破阳太早，则伤其精气；女破阴太早，则伤其血脉。""精未通而御女以通其精，则五体有不满之处，异日有难状之疾。"论述男女须待壮且适时婚嫁，才不至于损伤精气和血脉。同时，李鹏飞又引用彭祖、全元起等名家之言，告诫人们不可纵欲，如"美色妖丽，娇妾盈房，以致虚损之祸，知此可以长生""劝世人，休恋色，恋色贪淫有何益"等，强调"欲不可强""强力入房则精耗，精耗则肾伤，肾伤则髓气内枯，腰痛不能仰"。此外书中在《欲有所忌》《欲有所避》篇辑录了诸多房中养生禁忌事宜，乃古人房事养生经验总结，值得借鉴。例如饱食或饮酒不宜行房事，情志不舒不宜行房事，女子月经未净不宜同房，以及疾病未愈不宜同房等。一些引文如：

"书云：声色动荡于中，情爱牵缠，心有念，动有着，昼想夜梦，驱逐于无涯之欲，百灵疲役而消散，宅舍无宝而倾颓。

"书云：恣意极情，不知自惜，虚损生也。譬枯朽之木，遇风则析将溃之岸，值水先颓。苟能爱惜节情，亦得长寿也。

"书云：肾阴内属于耳中，膀胱脉出于目眦，目盲所视，耳闭厥聪，斯乃房之为患也。

"书云：人寿夭在于樽节。若将息得所，长生不死；恣其情，则命同朝露。

"书云：欲多则损精。人可保者命，可惜者身，可重者精。肝精不固，目眩无光；肺精不交，肌肉消瘦；肾精不固，神气减少；脾精不坚，齿发浮落。若耗散真精不已，疾病随生，死亡随至。

"《神仙可惜许歌》曰：可惜许，可惜许，可惜元阳宫无主。一点既随浓色姤，百神泣送精光去。三尸喜，七魄怒，血败气衰将何补。尺宅丹田属别人，玉炉丹灶阿谁主。劝世人，休恋色，恋色贪淫有何益？一神去后百神离，百神去后人不知。几度待说说不得，临时下口泄天机。"③

不少条文仅称"书云"，出处不一，有的尚待考证。

（三）论地元之寿

李鹏飞认为保养地元之寿在于"起居有常"，包括情志活动、日常起居、四时调摄与宜忌

---

① 李鹏飞. 三元参赞延寿书［M］. 上海：上海古籍出版社，1990：5-6.
② 李鹏飞. 三元参赞延寿书［M］. 上海：上海古籍出版社，1990：7.
③ 李鹏飞. 三元参赞延寿书［M］. 上海：上海古籍出版社，1990：10.

等诸多方面。他说：

"人之身，仙方以屋子名之。耳、眼、鼻、口其窗牖、门户也；手足肢节其栋梁、榱桷也；毛发体肤其壁瓦、垣墙也。曰气枢、曰血室、曰意舍、曰仓廪玄府、曰泥丸绛宫、曰紫房玉阙、曰十二重楼、曰贲门、曰飞门、曰玄牝等门，盖不一也，而有主之者焉。今夫屋或为暴风疾雨之所飘摇，螫虫蚁蠹之所侵蚀，或又为鼠窃狗盗之所损坏，苟听其自如而不知检，则日积月累，东倾西颓，而不可处矣。盖身者屋也，心者居室之主人也。主人能常为之主，则所谓窗户、栋榱、垣壁皆完且固，而地元之寿可得矣。"①

后文则细分养生之道，忿怒、悲哀、思虑、忧愁、惊恐、憎爱、疑惑、谈笑、津唾、起居、行立、坐卧、沐浴洗面、栉发、大小便、衣着、天时避忌、旦暮避忌、杂忌等小节，收集前人言论，有的加以注解。如起居方面引广成子语"无劳尔形，无摇尔精，乃可以长生"，后注云："所谓无劳者，非若饱食坐卧，兀然不动，使经络不通，血气凝滞。但不必提重执轻，吃吃终日，无致精力疲极，则妙矣。"②又如提倡早晨含服生姜片可以振奋阳气，"早出含煨生姜少许，辟瘴开胃"；对食冰云"夏冰止可隐映饮食，不可打碎食之，入腹冷热相搏成疾"③等，对饮食卫生颇为注意。

（四）论人元之寿

关于保养人元之寿，要点是"饮食有度"。李鹏飞称：

"《黄帝内经》曰：'阴之所生，本在五味；阴之五宫，伤在五味。'扁鹊曰：'安身之本，必资于食，不知食宜者，不足以存生。'《乡党》一篇具载圣人饮食之节为甚详。后人奔走于名利而饥饱失宜，沉酗于富贵而肥甘之人，是务不顺四时，不和五味而疾生焉。戒乎此则人元之寿可得矣。"④

后文详述果实、米谷、菜蔬、飞禽、走兽、鱼类、虫类等7类共数百种食物的宜忌事项，并列举多种不良饮食习惯以为戒。如说"空心茶，宜戒；卯时酒、申后饭，宜少"，"饮酒，醉未醒，大渴饮冷水，又饮茶，被酒引入肾脏，为停毒之水。腰脚重腿，膀胱冷痛，兼患水肿，消渴挛痹"等。还结合地域讨论说："饮食生冷，北人土厚水深，禀气坚实，不损脾胃。久居南方，宜忌之。南人土薄水浅，禀赋多虚，不宜脾胃。久居北方者，尤宜忌之。"⑤

（五）论救世还元

《三元参赞延寿书》卷四《神仙救世却老还童真诀》所论为道教"神仙之术"，主要是服饵导引等。所谓救世，意指如果以前未能注意养生，则仍可以通过修道来补救。卷中云：

"三元之道，所谓地元、人元，百二十岁之寿，得其术则得其寿矣。如迷途一呼，万里可彻。然天元六十者固已失之东隅，能不收之桑榆者乎？归而求之，又将与天地终始，岂止六十而已哉？乔松、彭祖，当金在下风。

"或曰：此道神仙所秘也。少火方炎，强勉而行，真可一蹴而造仁寿之域，奈之何道不易知也，纵知之亦未易行也。人年八八，卦数已极，汞少铅虚，欲真元之复，殆渴而穿井，不亦晚乎？煮石为粥，曾不足以喻其难。吁，是岂知道也哉！剥不穷，则复不返也；阴不极，则阳不生也。

① 李鹏飞. 三元参赞延寿书［M］. 上海：上海古籍出版社，1990：16.
② 李鹏飞. 三元参赞延寿书［M］. 上海：上海古籍出版社，1990：23.
③ 李鹏飞. 三元参赞延寿书［M］. 上海：上海古籍出版社，1990：29-30.
④ 李鹏飞. 三元参赞延寿书［M］. 上海：上海古籍出版社，1990：32.
⑤ 李鹏飞. 三元参赞延寿书［M］. 上海：上海古籍出版社，1990：34-35.

知是理，可以制是数矣。"①

因此书中强调，"若遇明师指诀，信心苦求，则虽百二十岁犹可还乾"，以乾卦来代表完满之身。具体做法是"滋补有药，导引有法，还元有图"，从这三方面汇集资料，如"滋补有药"一节收录孙思邈的"麋角妙药"与成都道士的"斑龙脑珠丹"。《导引有法》一节收录自我按摩导引法，例如：

"又，两足心涌泉二穴，能以一手举足，一手摩擦之，百二十数，疏风去湿健脚力。"②

至于《还元有图》一节，则录图4幅，主要说明阴阳消长之理，以供参悟。卷五《神仙警世》分为《阴德延寿论》《函三为一图歌》两篇，论述积阴德延寿的养生思想，指出"一念之觉，固所有得三元之寿考；一德之修，又所以培三元之寿脉"③，奉劝世人行善积德。

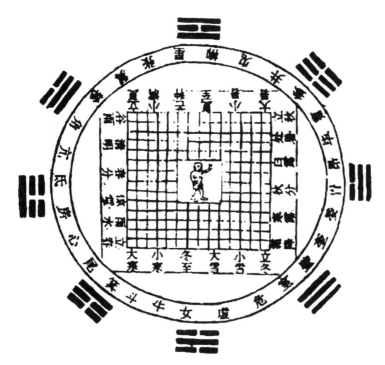

图4-13　《三元参赞延寿书》的"函三为一图"
（附录歌诀有"天地人三元，每元60年……1岁加一点，渐比乔彭肩"的说法。图中纵横14线网格，共196格，减去中间小人所占的16格，正好180格，对应三元之寿180岁）

八、愚谷老人《延寿第一绅言》

《四库全书提要》提到宋代愚谷老人的《延寿第一绅言》一书，全书仅1卷27条，内容是论述节欲养生之旨。首先论述纵欲之害，批评一些邪术说：

"世传三峰采战之术，托黄帝元素之名，以为容成公，彭祖所以获高寿者，皆此术，士大夫惑之，多有以此丧其躯，可哀也已！葛洪喻之为水盆盛汤，外苞蓄火；或以为舔刀刃之蜜，探虎穴之子，岂不险哉！"④

书中列举许多纵欲亡身的事例，并引用不少程朱理学言论，强调节欲保精，反对"忘生徇欲"，

① 李鹏飞. 三元参赞延寿书［M］. 上海：上海古籍出版社，1990：56.
② 李鹏飞. 三元参赞延寿书［M］. 上海：上海古籍出版社，1990：59.
③ 李鹏飞. 三元参赞延寿书［M］. 上海：上海古籍出版社，1990：60.
④ 愚谷老人. 延寿第一绅言及其他二种［M］. 上海：商务印书馆，1937：1.

尊程伊伊川之语说"待老而求保生，是犹贫而后蓄积，虽勤亦无补矣"。但据推测，该书可能为明人所辑，主要内容则来自宋元时期俞琰的《席上腐谈》[1]，其内容较杂，兼论述有不少内丹和养生之事。

第六节　气功导引养生理论与专著

宋金元时期道教理论发展深化，其中内丹派影响不断增大，相继出现了内丹派南北宗以及陈抟、张伯端、丘处机等著名道教养生家。明代编纂的《正统道藏》以及宋代整理的《云笈七签》中，记载很多这一时期的导引、气功、按摩等方法，对于防病保健具有重要的价值。

一、陈抟与气功养生

陈抟（871—989年）主要活动于五代宋初，《宋史》中有其传记，称：

"陈抟，字图南，亳州真源人……举进士不第，遂不求禄仕，以山水为乐……因服气辟谷历二十余年，但日饮酒数杯。移居华山云台观，又止少华石室。每寝处，多百余日不起。"

他曾先后受后周世宗和宋太宗征召，但不肯言方术，而是说：

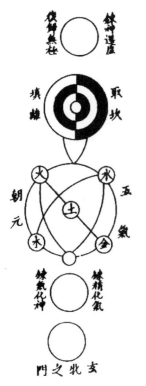

"抟山野之人，于时无用，亦不知神仙黄白之事，吐纳养生之理，非有方术可传。假令白日冲天，亦何益于世？"[2]

宋太宗闻而器重之，赐号"希夷先生"。《宋史》还说他"好读《易》，手不释卷。常自号扶摇子，著《指玄篇》81章，言导养及还丹之事"。其他相关著作还有《观空篇》《胎息诀》和《阴真君还丹歌注》。此外，据宋元明三代学者的记载，陈抟还有3幅图流传下来，一是先天太极图，二是龙图，三是无极图。其中无极图主要讲内丹修炼。

（一）无极图及内丹著作

据明末黄宗炎考证，陈抟的无极图如图4-14所示。

黄宗炎认为，此图内容"乃方士修炼之术……其图自下而上，以明逆则成丹之法"。该图的最下圈，名为"玄牝之门"，黄宗炎说：

"元牝即谷神也，牝者窍也，谷者虚也。指人身命门两肾空隙之处，气之所由以生，是为祖气。凡人五官百骸之运用知觉，皆根于此。"[3]

倒数第二圈旁有文字"炼精化气，炼气化神"，黄宗炎说，这是"炼有形之精，化为微芒之气。炼依希呼吸之气，化为出有入无之神，使贯彻于五脏六腑"。这就来到中层的五行联络圈，名为"五气朝元"。五气朝元修习的结果是"水火交媾而为孕"，故其上层是黑白相间的一圈，取名为"取坎填离"，以示结成圣胎。圣胎结成之后，还要"复还于无始"，所以最上一圈名为"炼神还虚，复归无极"。黄宗炎概括说，"始于得窍，次于炼己，次于和合，次于得药，终丁脱胎求仙，真长生之秘诀也"。其来源，"河上公本图名'无极图'……陈刻之华山石"。清代考据大家朱彝尊《太极图授受考》也说：

图4-14　无极图

---

① 裘沛然. 中国医籍大辞典: 下册［M］. 上海: 上海科学技术出版社, 2002: 1244.

② 脱脱. 宋史: 第11册［M］. 北京: 中华书局, 2003: 10413.

③ 李申, 郭彧. 周易图说总汇: 中册［M］. 上海: 华东师范大学出版社, 2004: 900-901.

"陈抟居华山，曾以无极图刊诸石，为圆者四位，五行其中。自下而上：初一曰玄牝之门；次二曰炼精化气、炼气化神；次三五行定位，曰五气朝元；次四阴阳配合，曰取坎填离；最上曰炼神还虚，复归无极。故谓之无极图，乃方士修炼之术尔。"①

陈抟"无极图"以图示的形式简练地阐述了内丹修炼的全部过程，不但对道教内丹术影响甚大，而且还影响理学的思想。据记载，陈抟"无极图"几经辗转，从穆修手中传到北宋大儒周敦颐手中，由周敦颐作成反映宇宙演化的"太极图"，从理论上填补了儒家宇宙论上的空白。

陈抟的著作《指玄篇》和《阴真君还丹歌注》也涉及内丹的内容。如《阴真君还丹歌注》，陈抟为相传由阴真君所作的《还丹歌》作注解，其中反对炼金丹说：

"世人多取五金、八石、诸般草木烧之，要觅大还丹，岂不妄也！

"世人取砂银为汞，取朱铜铁为砂，是也。若将此求道，不成也。

提倡内丹修炼，指出：

"从无入有，从有入无，将无质气结为阴气，交感是也。大丹无药，五行真气是也。"

"免妄为。诸事遂，默心修炼，静意保持，不退初心，勘拼前志。方乃炼之、饵之，成真仙耳。"

注中对内丹修炼方法及各个步骤都有解说。如就内丹"还精"解释说：

"真正道者，人之精华也。多失泄于妇女，即生男女，更面貌形神真似父母，根性若也。留结住在己身，又采上元之水，用合下田为丹，名曰珍宝。"

论修道注意事项说：

"凡欲行道，静隐闲居，导引、叩齿、集神、握固、平坐，密而行之。护持者，减食、少语、莫喜怒。"②

道藏中的《玉诠》一书，还收录一篇据传是陈抟所写的自身修行体会，云：

"我向年入道，并未曾究心于升降水火之法，不过持定《心印经》'存无守有'四字。有无二字，包括阴阳两个字。无者，太极未判之时，一点太虚灵气，所谓视之不见、听之不闻是也。这点灵气贯入心，则曰绛真；流入于牝，则曰牝灵。全在我心承受，不可增损。如何谓之增？增者，妄意坐玄，虚摹存想，使这点灵光渐染成墨，不见本来，纵使立功行善，也不能补还先天真气矣！损者，心本静也，念以牵之，使心摇撼而不能成其真；肾本滋也，欲以耗之，使肾枯竭而不能廓其灵，所以说个存字以养之。有者，见外之三品也。内之三品者，无形无色，唯有太虚一点真英所化。英者，穷之发。身之九窍，发为九英。九英之灵，上合九星，故又曰身中九灵。何不呼之？呼者，非呼其名，须时时呼护之。目欲常垂，有元光也；鼻欲常按，有阳光也；耳欲常闭，有智光也；口欲常缄，有慧光也；手欲常摩，有真光也；足欲常敛，有静光也。如是九窍生于外，三品固于内，内固在外荣，故曰守有。四字即有无量真诀，后人误以有无作龙虎观，浅鄙可笑，更且误人。子等从此四字，细细做工夫去，一层进一层，自然绛真与牝灵相合，水火暗交，不要起炉作灶，自然真气日凝，九光日现。可以长生，可以济世矣。"③

（二）睡功与坐功

《宋史》说陈抟"每寝处，多百余日不起"，后世称这是一种睡功。《历世真仙体道通鉴》载陈抟答人问论"睡功"之重要性说：

"于起居寝处尚不能识，欲脱离生死，跃出轮回，难矣。"④

---

① 李申，郭彧. 周易图说总汇：中册［M］. 上海：华东师范大学出版社，2004：893.
② 陈抟. 阴真君还丹歌注［M］//张宇初，张宇清，张国祥. 道藏：第2册. 北京：文物出版社，1988：878-880.
③ 佚名. 玉诠：卷五［M］//张宇初，张宇清，张国祥. 道藏：第21册. 北京：文物出版社，1988：9155-9156.
④ 赵道一. 历世真仙体道通鉴［M］//道藏：第5册. 北京：文物出版社，1988：388.

陈抟《睡答》一文流传颇广，其中认为睡亦有道，其睡法与"凡人之睡"是不同的：

"凡人之睡也，先睡目，后睡心；吾之睡也，先睡心，后睡目。凡人之醒也，先醒心，后醒目；吾之醒也，先醒目，后醒心。心醒，因见心，乃见世；心睡，不见世，并不见心。吾尽付之无心也。睡无心，醒亦无心。"①

关于其睡法，《赤凤髓》记载有《陈希夷华山十二睡法总诀》，其中说：

"松宽衣带而侧卧之。诀在闭兑，目半垂帘，赤龙头抵上腭，并膝，收一足，十指如钩，阴阳归窍，是外日月交光也。然后一手掐剑诀掩生门，一手掐剑诀曲而枕之，以眼对鼻，牝对生门，合齿，开天门，闭地户，心目内视，坎离会合，是内日月交精也。功法如鹿之运督，雀之养胎，龟之喘息。……行到此际，六贼自然消灭，五行自然攒簇，火候自然升降，醍就真液，浇养灵根。故曰：玄牝通一口，睡之饮春酒。朝暮谨行持，真阳永不走。凡睡之功毕，起时揩摩心地，次揩两眼，则身心舒畅。"②

其中虽有许多道教术语，但强调睡眠与练功相结合，寓养生于起居寝处之中，是一种有价值的方法。

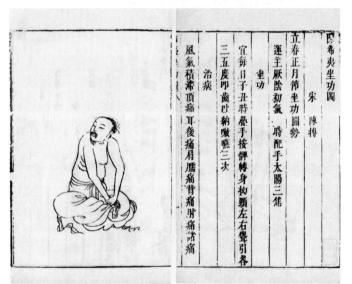

图 4-15　《遵生八笺》中的"二十四气坐功导引治病图"之一

另外，明代《遵生八笺》中收有"二十四气坐功导引治病图"，载为陈抟所创。该功法依据二十四节气配十二经脉进行，共 24 势，均以节气命名。其内容首言运主何气与何脏相配，次述坐功方法，末载主治病症。坐功内容包括按膝、捶背、伸展四肢、转身扭颈等导引动作，同时还结合叩齿、漱咽、吐纳等方式。如"立春正月节坐功图势"，其方法是："运主厥阴初气，时配手少阳三焦相火。宜每日子丑时，叠手按髀，转身拗颈，左右耸引，各三五度，叩齿吐纳漱咽 3 次。治风气积滞，顶痛、耳后痛、肩臑痛、背痛、肘臂痛，诸痛悉治。"③

从上例可见，"二十四气坐功导引治病图"将节气、功法与中医五运六气学说紧密联系。二十四节气中，除立春外，雨水也主厥阴初气，同配手少阳三焦相火。其他则是：惊蛰主厥阴初气，春分主少阴二气，均配手阳明大肠燥金；清明、谷雨主少阴二气，配手太阳小肠寒水；立夏主少阴二气，配手厥阴心包络风木；小满、芒种、夏至均主少阳三气，同配手少阴心君火；小暑主少阳三气，配手太阴肺湿土；大暑主太阴四气，配手太阴肺湿土；立秋、处暑主太阴四气，配足少阳胆相火；白露主太阴四气，秋分主阳明五气，配足阳明胃燥金；寒露、霜降主阳明五气，配足太阳膀胱寒水；立冬主阳明五气，小雪主太阳终气，同配足厥阴肝风木；大雪、冬至主太阳终气，配足少阴肾君火；小寒主太阳终气，大寒主厥阴初气，同配足太阴脾湿土。中医五运六气理论虽初现于唐代，但受到重视及广泛流行主要是在北宋后期及南宋，故该功法及文字是否由陈抟所传有一定疑问，但这种节气与练功相结合的思想符合传统中医养生之道。

---

① 赵道一. 历世真仙体道通鉴［M］//道藏：第 5 册. 北京：文物出版社，1988：340.

② 周履靖. 赤凤髓［M］. 上海：上海古籍出版社，1989：135-136.

③ 赵立勋. 遵生八笺校注［M］. 北京：人民卫生出版社，1994：73.

二、内丹南派

在陈抟之后，宋代道教对内丹的发展，形成了不同的派别。其中南派形成于北宋前期，有所谓"南五祖"之称，即由张紫阳开其法派，然后传石杏林，石杏林传薛道光，薛道光传陈泥丸，陈泥丸传白玉蟾。因为都是南方人，故称"南五祖"。张紫阳又传刘永年，白玉蟾又传彭鹤林，都是道家非常杰出的人物，故又合称为"南七真"。

南宗以张伯端的《悟真篇》为重要经典，传人中白玉蟾也有重要影响。

（一）张伯端及其《悟真篇》

张伯端（983—1082年），字平叔，号紫阳，后改名用成（或用诚）。北宋时浙江天台人。人称"悟真先生"，传为"紫玄真人"，又尊为"紫阳真人"。张伯端自幼博览三教经书，涉猎各种方术。曾中进士，后来遇事谪戍岭南。离开岭南后到成都遇"仙人"授道，于是著书立说，传道天下。张伯端主要著作有《悟真篇》和《禅宗诗偈》（即《悟真篇后遗》），另有由弟子编成的《玉清金笥青华秘文金宝内炼丹诀》。

张伯端内丹学说的特点是融汇三教之论，以内丹为修仙途径，重视性命双修。主要思想体现在其著作《悟真篇》中。

《悟真篇》撰于北宋熙宁八年（1075年），以《阴符经》《道德经》为两大理论依据，《四库全书总目提要》谓："是书专明金丹之要，与魏伯阳《参同契》，道家并推为正宗。"[①]全书体裁为诗词歌曲等，其中含七言律诗16首，七言绝句64首，五言四韵1首，《西江月》词12首（又一首），七言绝句5首，以及歌颂诗曲杂言30多首，有前、后两序。

《悟真篇》集中体现了张伯端的练养思想。首先是倡导三教合一。书中掺杂儒释道三教的思想，尤其运用了大量佛教禅宗术语，如云：

"见了真空空不空，圆明何处不圆通。根尘身法都无物，妙用方知与佛同。"[②]

《悟真篇·自序》说：

"释氏以空寂为宗，若顿悟圆通，则直超彼岸；如有习漏未尽，则尚徇于有生。老氏以练养为真，若得其枢要，则立跻圣位。如其未明本性，则犹滞于幻形。"[③]

佛教重在思想顿悟，道教则主张从练养肉身起步。张伯端吸收了佛教追求精神圆满的思想，不以道教传统的肉身成仙为根本，但仍主张先修炼身体，再注重精神。如张伯端在《悟真篇·后序》所说：

"窃以人之生也，皆缘妄情而有其身。有其身则有患；若无其身，患从何有！夫欲免夫患者，莫若体夫至道。

"此道至妙至微，世人根性迷钝，执其有身而恶死悦生，故卒难了悟。黄老悲其贪著，乃以修生之术，顺其所欲，渐次导之。以修生之要在金丹，金丹之要在神水华池，故《道德》《阴符》之教得以盛行于世矣，盖人悦其生也。"[④]

他认为只有通过修生之术，才能引起人们的向道之心。同时，这也是悟道所必需的："饶君了悟真如性，未免抛身却入身。若解更能修大药，顿超无漏作真人。"[⑤]也就是说肉身如未能练养成功，则思想上的圆满就失去根本，不得长久。张伯端称：

---

① 永瑢，纪昀. 四库全书总目提要［M］. 海口：海南出版社，1999：755.

② 张伯端. 悟真篇集释［M］. 北京：中央编译出版社，2015：132.

③ 张伯端. 悟真篇集释［M］. 北京：中央编译出版社，2015：9.

④ 张伯端. 悟真篇集释［M］. 北京：中央编译出版社，2015：107.

⑤ 张伯端. 悟真篇集释［M］. 北京：中央编译出版社，2015：104.

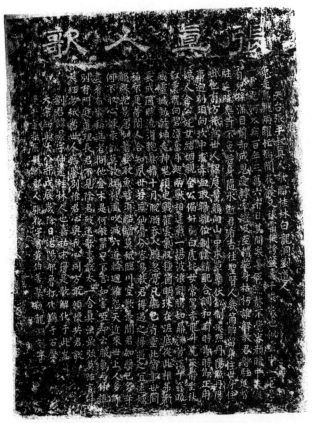

图 4-16　张伯端《张真人歌》石刻拓片
[原石刻于南宋绍兴十八年（1148 年），现存桂林刘仙岩。此歌原名《赠白龙洞刘道人歌》，其中有对内丹方法的论述，如说"闻君知药已多年，何不收心炼汞铅。休教烛被风吹灭，六道轮回莫怨天"等]

"故此《悟真篇》中，先以神仙命术诱其修炼，次以诸佛妙用广其神通，终以真如觉性遣其幻妄，而归夫究竟空寂之本源矣。"[①]

他主张先修命后修性，书中说：

"虚心实腹义俱深，只为虚心要识心。不若炼铅先实腹，且教守取满堂金。"[②]

由于该书引禅宗心性之说入内丹，被认为是道禅合流的代表。

其次在练养方法上，张伯端力主内丹，认为外丹、黄白为旁门邪术。书中说：

"要得谷神长不死，须凭玄牝立根基。真精既返黄金屋，一颗明珠永不离。"[③]

主张人体即是鼎炉，以精气为药物，以神为火候，通过内炼，使精气凝聚不散，结成金丹。《悟真篇》说：

"先把乾坤为鼎器，后搏乌兔药来烹。既驱二物归黄道，争得金丹不解生。"[④]

通常认为乾为头，坤为腹，乾、坤指上、下丹田，是为"鼎器"；"乌""兔"是分以日、月来喻阴、阳，"黄道"为日月的道路，通过修炼就可使人体元精元神炼成"金丹"。张伯端又云：

"安炉立鼎法乾坤，煅炼精华制魄魂。聚散氤氲成变化，敢将玄妙等闲论。"[⑤]

简述修炼原则。其他诗词还描述了更具体的过程。

张伯端所说的内丹，目标仍是"白日而飞升"的道教传统说法，不过已经带有一定的禅味，不一定指传说中的成仙。相对而言，他认为其他各种服气、服药等也有养生作用，但"止可以辟病"，无法达到根本目的。而炼金丹兼有各种好处，"先且去病更延年，用火烹煎变阳体"，因此比服气、服药更为高级。

《悟真篇》一书在《宋史·艺文志》、宋代马端临《文献通考》和陈振孙《直斋书录解题》、清代《四库全书》《古今图书集成》及明清《道藏》中皆有著录。其传世本很多，后世作注者也很多。仅宋金元时期就有叶士表《悟真篇注》、薛道光《悟真篇注》（实为翁葆光注）、陈致虚《注悟真篇序》、张士弘《紫阳真人悟真篇筌蹄》、戴起宗《悟真篇注疏》和《〈悟真篇注〉辨》等。后世的诠解之作更多。

（二）陈楠

南宗始祖张伯端之术，后来传与石泰。石泰为江苏常州人，被称为南宗二祖，石泰又传三祖薛道光。其后四祖陈楠和五祖白玉蟾将内丹术进一步发扬。

① 张伯瑞. 悟真篇集释［M］. 北京：中央编译出版社，2015：131.
② 张伯瑞. 悟真篇集释［M］. 北京：中央编译出版社，2015：73.
③ 张伯瑞. 悟真篇集释［M］. 北京：中央编译出版社，2015：69.
④ 张伯瑞. 悟真篇集释［M］. 北京：中央编译出版社，2015：43.
⑤ 张伯瑞. 悟真篇集释［M］. 北京：中央编译出版社，2015：49.

四祖陈楠（？—1213 年），字南木，号翠虚，广东惠州博罗白水岩人。《罗浮志》载：

"陈楠……盘拢箍桶为生，浮湛俗间，人无知者……后得太乙刀圭金丹法诀于毗陵禅师，又得景霄大雷琅书于黎姥山神人。每人求符水，翠虚捻土付之，病辄愈，故人呼之为陈泥丸。宋徽宗政和年中擢提举道录院事，后归罗浮，以道法行于世。"①

其事迹颇多被神化，如潮阳人家女子苦于被狐狸精困扰，陈楠便用"雷符熏狐，媚杀之"。又曾到广西苍梧，正好遇上大旱，陈楠便执鞭下渊潭以驱龙，顷刻间阴云密布，雷雨交作，变旱年为丰年，如此等等。另据载陈楠后来水解仙去，《罗浮志》云：

"翠虚常自言阅世四十三，然有四世见之者。有《翠虚妙悟全集》行于世，及作《罗浮翠虚吟》，以丹法授琼山白玉蟾。其出入，玉蟾常侍左右，楠于宁宗嘉定六年四月十四日在漳州赴鹤会罢，说与主云：我当来会裹尸解。主不以为然，遂作四句，命玉蟾题之，云：顶上雷声霹雳，混沌落地无踪。今朝得路更行，骑个无角火龙。彼时玉蟾随侍在漳州梁山，翠虚与一箍桶老子犄角入水而逝。其箍桶老子先有一斧在地，再寻其斧，斧亦不见。玉蟾叹曰：此水解也。"②

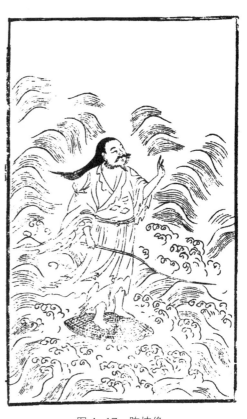

图 4-17　陈楠像
（采自《列仙全传》）

陈楠所作《罗浮翠虚吟》是很重要的南宗典籍，其中鲜明地反对阴阳双修、"三峰采战"等各种房中术，如说：

"有如迷者学采战，心心只向房中恋。谓之阴丹御女方，手按尾闾吸气咽。夺人精神补吾身，执著三峰信邪见。产门唤作生身处，九浅一深行几遍。轩后彭祖老容成，黄谷寿光赵飞燕。他家另有通宵路，酒肆淫房戏历炼（练）。莫信花里遇神仙，却把金篦换瓦片。树根已朽叶徒青，气海波翻死如箭。"③

又反对修道妄相，云：

"可怜愚夫自执迷，迷迷相指尽无为。个般诡怪颠（癫）狂辈，坐中摇动颤多时。屈伸偃仰千万状，啼哭叫唤如儿嬉。盖缘方寸无主人，精虚气散神狂飞。一队妄人相唱闹，以此诳俗诱愚凝。不知与道合其真，与鬼合邪徒妄为。一才心动气随动，跳跃颤掉运神机。或曰此是阻气来，或曰龙虎争战时；或曰河车千万匝，或曰水火相奔驰。看看摇摆五脏气，一旦脑泻精神羸。当初圣祖留丹诀，无中生有作丹基。何曾有此鬼怪状，尽是下士徒阐提。我闻前代诸圣师，无为之中无不为。尽于无相生实相，不假作想并行持。"④

陈楠对一些传统的养生方法给予一定程度的肯定，说：

"其他有若诸旁门，尚自可结安乐缘。有如服气为中黄，有如守顶为混元。有如运气为先天，有如咽液为灵泉。或者脾边认一穴，执定谓之呼吸根。或者口鼻为玄牝，纳清吐浊为返还。或者默朝高上帝，心目上视守泥九。与彼存思气升降，以此调之夹脊关。与彼闭息吞津唾，谓之玉液金液丹。与彼存神守脐下，与彼作念想眉间。又如运心思夹脊，又如合口拄舌端。丛肩缩头偃脊背，唤作直入玉京山。口为华池舌为龙，唤作神水流潺潺。此皆旁门安乐法，拟作天仙岂不难。"[1]

"八十放九咽其一，聚气归脐谓胎息。手持念珠数呼吸，冰壶土圭测时刻。或依灵宝毕法行，直勒尾闾咽精液。或参西山会真记，终日无言面对壁。时人虽是学坐禅，何曾月照寒潭碧。时人虽是学抱元，何曾如玉之在石。或言大道本无为，枯木灰心孤默默。或言已自显现成，试问幻身何处得。更有劳形采日月，谓之天魂与地魄。更有终宵服七曜，谓之造化真血脉。更有肘后飞金精，气自腾腾水滴滴。更有太乙含真气，心自冥冥肾寂寂。有般循环运流珠，有般静定想朱橘。如斯皆是养命方，即非无质生灵质。"[2]

尽管相对于道家修真成仙的目标，这些方法仍属旁门，但对于养生来说能起到"养命""安乐"的作用。

至于陈楠所倡导的修真成仙之术，属于"无为之中无不为""尽于无相生实相"的高级法门，要求：

"只取一味水中金，收拾虚无造化窟。捉将百脉尽归源，脉往气停丹始结。"

他对成丹之法有系统的描述，说：

"初时枯木依寒岩，二兽相逢如电掣。中央正位产玄珠，浪静风平雷雨歇。片时之间见丹头，软似绵团硬如铁。此是南方赤凤血，采之须要知时节。一般才得万般全，复命归根真孔穴。内中自有真壶天，风物光明月皎洁。龙吟虎啸铅汞交，灼见黄芽并白雪。每当天地交合时，夺取阴阳造化机。卯酉甲庚须沐浴，弦望晦朔要防危。随日随时则斤两，抽添运用在怡怡。十二时中只一时，九还七返这些儿。温养切须当固济，巽风常向坎中吹。行坐寝食总如如，惟恐火冷丹力迟。一年周天除卯酉，九转功夫月用九。至于十月玉霜飞，圣胎圆就风雷吼。一载胎生一个儿，子生孙兮孙又枝。千百亿化最妙处，岂可容易教人知。忘形死心绝尔汝，存亡动静分宾主。朝昏药物有浮沉，水火又符宜检举。真气薰蒸无寒暑，纯阳流溢无生死。有一子母分胎处，妙在层箕斗牛女。"[3]

《罗浮翠虚吟》对繁乱的道教修道养生术做了归纳和分析，指出真正有益于养生和成丹的方法，并明确提出"若欲延年救老残，断除淫欲行旁门"，其思想和方法有积极意义。

（三）白玉蟾

陈楠的弟子白玉蟾，为南宗五祖。白玉蟾（1194 —？），字如晦，琼山（今海南）人，自号海琼子，又有海南翁、琼山道人、紫清等号。《罗浮志》载其"幼举童子，长游方外，得翠虚陈泥丸之术……自得道之后，疏肠绝粒凡九年，而四方学者如牛毛"[4]。自陈楠尸解于临漳后，白玉蟾"乃往还于罗浮、霍童、武夷、龙虎、天台、金华、九日诸山"[5]。关于白玉蟾有种种神奇传说，如说他喜饮酒，不见其醉，善草书，又兼精隶篆，善画梅竹。始而蓬头跣足，辟谷断荤，晚而章甫缝掖（章甫即布冠，缝掖即儒服），放旷不拘，又有说他"入水不濡，逢兵不害"等。后来白玉蟾尸解于海丰。

白玉蟾的主要著作有《金华冲碧丹经秘旨》《白先生金丹火候图》《上清集》《武夷集》《海琼白真人语录》《紫清指玄集》《海琼问道集》《海琼传道集》等。其中，《金华冲碧丹经秘旨》是外丹著作，但白玉蟾只是稍涉此道。他在《海琼白真人语录》卷一曾说"外丹难炼而无成，

① 白玉蟾. 海琼传道集［M］//张宇初，张宇清，张国祥. 道藏：第33册. 北京：文物出版社，1988：132.
② 白玉蟾. 海琼传道集［M］//张宇初，张宇清，张国祥. 道藏：第33册. 北京：文物出版社，1988：132.
③ 白玉蟾. 海琼传道集［M］//张宇初，张宇清，张国祥. 道藏：第33册. 北京：文物出版社，1988：132.
④ 陈樵. 罗浮志［M］//胡道静，陈耀庭，段文桂，等. 藏外道书：第19册. 成都：巴蜀书社，1992：19.
⑤ 陈樵. 罗浮志［M］//胡道静，陈耀庭，段文桂，等. 藏外道书：第19册. 成都：巴蜀书社，1992：19.

内丹易炼而有成"①，主要思想是提倡内丹。

白玉蟾的内丹主张承张伯端之源流，重视性命学说，对精气神等理论有所阐发。《海琼白真人语录·东楼小参》说：

"气者形之根，形是气之宅；神者形之具。神即性也，气即命也。心静则气正，正则全气，全则神和，和则凝神，凝则全宝结矣。……命者，先天至精一气之谓也。精神，性命之根也。性之造化系乎心，命之造化系乎身。"

又说：

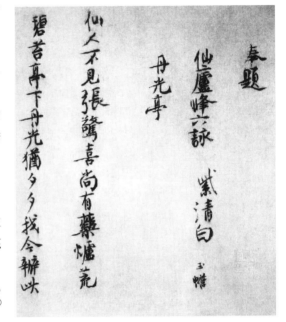

"形为心之根，心者神之舍……其心之神发于目而能视，视久则心神离，不在乎贪而丧心也；肾之精发于耳而能听，听久则肾精枯，不在乎淫而败肾也；肝之魂发于鼻而能嗅，嗅久则肝魂散，不在乎嗅而损肝也；胆之魄发于口而能言，言久则胆魄死，不能乎躁而暴胆也。至道之要，至静以凝。"②

这些论气、形、神关系以及主张至静以养五脏的观点，对中医理论和养生思想很有启发意义。白玉蟾的观念是主张可以通过炼人身自有之气、神而得道。

与陈楠一样，白玉蟾也认为"注想按摩八段锦，嘻呵六字拘与寝"等养生方法与"天门枸杞与黄精，豆杏姜椒田茯苓"之类服饵都是小术，习道者应追求"真根真蒂结真酥，真鼎真坛真药炉"③的根本修炼之法。白玉蟾《海琼问道集·玄关显秘论》指出：

"夫修此理者，不若先炼形；炼形之妙，在乎凝神。神凝则气聚，气聚则丹成，丹成则形固，形固则神全。"④

图4-18　白玉蟾手书《仙庐峰六咏诗帖》（局部）（藏于上海博物馆。释文为"奉题《仙庐峰六咏》，紫清白玉蟾。《丹光亭》：仙人不见张惊喜，尚有药炉荒碧苔。亭下丹光犹夕夕，我今办此［给方才］。"）

《海琼传道集》收录了白玉蟾的"丹法参同十九诀"，对修炼者有参考价值。十九诀为：

"一、采药：收拾身心，敛藏神气。

"二、结丹：凝气聚神，念念不动。

"三、烹炼：玉符保神，金液炼形。

"四、固济：忘形绝念，谓之固济。

"五、武火：奋迅精神，驱除杂念。

"六、文火：专气致柔，含光默默，温温不绝，绵绵若存。

"七、沐浴：洗心涤虑，谓之沐浴。

"八、丹砂：有无交入，隐显相符。

"九、过关：果生枝上终期熟，子在胞中岂有殊。

"十、分胎：鸡能抱卵心常听，蝉到成形壳自分。

"十一、温养：知白守黑，神明自来。

"十二、防危：一念外驰，火候差失。

"十三、工夫：朝收暮采，日炼时烹。

"十四、交媾：念念相续，同成一片。

①　白玉蟾. 海琼传道集［M］//张宇初, 张宇清, 张国祥. 道藏：第33册. 北京：文物出版社，1988：121.
②　白玉蟾. 海琼传道集［M］//张宇初, 张宇清, 张国祥. 道藏：第33册. 北京：文物出版社，1988：130.
③　白玉蟾. 海琼传道集［M］//张宇初, 张宇清, 张国祥. 道藏：第33册. 北京：文物出版社，1988：135.
④　白玉蟾. 海琼问道集［M］//张宇初, 张宇清, 张国祥. 道藏：第33册. 北京：文物出版社，1988：142.

"十五、大还：对景无心，昼夜如一。

"十六、圣胎：蛰其神于外，藏其气于内。

"十七、九转：火候足时，婴儿自现。

"十八、换鼎：子又生孙，千百亿化。

"十九、太极：形神俱妙，与道合真。"①

白玉蟾还善于用图像来表达炼丹的过程。如用"仙化图"形容九转还丹的过程说：

"此图论药物。老君曰：后其身而身先，忘其身而身存。

"第一转金丹（谓之一返，谓之一还）。如粪壤中有虫，名曰蛣蜋（用铅不用铅，须向铅中作）。

"第二转金丹（谓之二返，谓之二还）。如蛣蜋採（采）粪成丸子（玄珠成象，太乙归真）。

"第三转金丹（谓之三返，谓之三还）。如蛣蜋有两个，一雌一雄（夫妇老相逢，思情自留恋）。

"第四转金丹（谓之四返，谓之四还）。如蛣蜋共衰（滚）粪丸，从地上行（周天火候，自在河车）。

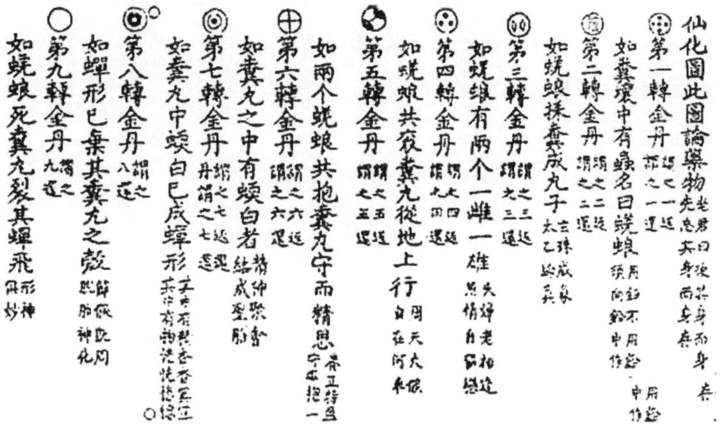

图4-19　白玉蟾"仙化图"

"第五转金丹（谓之五返，谓之五还）。如两个蛣蜋，共抱粪丸，守而精思（养正持盈，守雌抱一）。

"第六转金丹（谓之六返，谓之六还）。如粪丸之中有蛹白者（精神聚会，结成圣胎）。

"第七转金丹（谓之七返还丹，谓之七还）。如粪丸中蛹白已成蝉形（其中有精，杳杳冥冥，其中有物，恍恍惚惚）。

"第八转金丹（谓之八还）。

如蝉形已弃其粪丸之壳（节候既周，脱胎神化）。

"第九转金丹（谓之九还）。如蛣蜋死，粪丸裂，其蝉飞（形神俱妙）。"②

白玉蟾又作有《无极图说》，谓：

"夫道也，性与命而已。性无生也，命有生也。无者万物之始也，有者万物之母也。一阴一阳之谓道，生生不穷之谓易。易即道也。〇道生一⊙者，混沌也；一生二◉。阳奇阴偶，即已二生三矣。纯乾☰性也，两乾而成坤☷命也。犹神与形也，乾之中阳入坤而成坎☵，坤之中阴入乾而成离☲。离乃心之象也◉，所谓南方之强欤。坎乃肾之象也，所谓北方之强欤。夫心者⊙象日也，肾者象月也。日月合而成易，千变成化而未尝灭焉。然则肾即仙之道乎？寂然不动，盖刚健中正纯粹精者存，乃性之所寄也，为命之根矣。心即佛之道乎？感而遂通，盖喜怒哀乐爱恶欲者存，乃命之所寄也，为性之枢矣。性与命犹日月也，日月即水火也。火者离象也，惩忿则心火下降。水者坎象也，窒欲则肾水上升。君子黄中通理，正位居体，美在其中，畅于四肢。于是默而识之，闲邪存诚，终日如愚，专气致柔，故能以坎中天理之阳，点破离中人欲之阴，是谓之克己复礼，复还纯阳之天。吁！万物芸芸，各归其根，归根曰静，静曰复命。穷理尽性而至于命，则性命之道毕矣。斯可与造物者游而柄其终始。"③

此篇以丹道解"无极图"，与周敦颐《太极图说》旨趣不同。此外，白玉蟾的许多养生言论也常为后人所引用。如《修道真言》中说：

---

① 白玉蟾. 海琼传道集［M］//张宇初，张宇清，张国祥. 道藏：第33册. 北京：文物出版社，1988：150.

② 白玉蟾. 海琼传道集［M］//张宇初，张宇清，张国祥. 道藏：第33册. 北京：文物出版社，1988：145.

③ 曾枣庄，刘琳. 全宋文：第二九六册［M］. 上海：上海辞书出版社，2006：212-213.

"大道之妙，全在凝神处。凡闻道者，宜领此意求之。凝神得窍，则势如破竹，节节应手。否则面墙而立，一步不能进。

"学道之人，须要海阔天空，方可进德。心宜虚空，神宜安定，能使心不动，便可立丹基。

"学道之人，以养心为主。心动神疲，心定神闲。疲则道隐，闲则道生。胸次浩浩，乃可载道。

"邪说乱道久矣，采战、烧汞、搬运皆邪道也。年少者、不笃信者、遑遑趋利者，皆未易言此道。欲修此道，先宗一淡字。……

"心乃一身之主，故主人要时时在家。一时不在，则百骸乱矣。所以学道贵恒，始勤终怠，或作或辍，则自废也。……

"静坐者，不在坐时静，要在常时静。……

"人当以圣贤自待，不可小视自己，则上达矣。故天下未有不圣贤的神仙。世人当知俭之道，俭于目可以养神，俭于言可以养气，俭于事可以养心，俭于欲可以养精，俭于心可以出生死，是俭为万化之柄。若不知俭之道，惟以刻薄悭吝是趋，则于俭之道失之远矣。

"无上妙道，原从沉潜幽静中得来。若是一念纷纭，则万缘蔚起，身心性命，何日得了。一己尚不能照应，何暇及他事哉。人须亟亟回首，早登彼岸。

"玄功不但要养气足精，仍宜运髓补脑。家私攒聚到十分，方称富足。倘身中稍有缺乏，便是空体面的穷汉子。分明一条好路，为何不走，可惜一个神仙阙，夜间难道也匆忙。

"烦恼是伐性之斧，人当于难制处下功。若不将气质变化完善，怎得成善士？

"凡学道人，言语行事，必较世俗人要超脱些。若仍走俗人行径，何贵乎学道。学道先以变化气质为主，再到与人接物上浑厚些，方是道器。"①

总体上，宋元时期南宗内丹术使道教内丹之学达到一个新的高峰。

三、内丹北宗

道教内丹北宗以重阳真人王喆为始祖，其门下有7个弟子，称为"七真"，又称"七祖"，即丘处机、刘处传、谭处端、马处钰、郝太古、王处一、孙不二。

全真道的实际创始人王重阳（1113—1170年），原名中孚，字允卿，又名世雄，字德威，创道后改名王喆，字知明，道号重阳子，故称王重阳。据说他48岁才遇真人点化得道，著作有《重阳全真集》，内收传道诗词千余首。另有《重阳立教十五论》《重阳教化集》《分梨十化集》等著作，均收入《正统道藏》。

王重阳的理论与张伯端有类似之处，两者同样主张三教合一，吸收释、儒理论，但最大的区别是王重阳主张丹学功法应先性后命。王重阳说：

"但凡学道者，先要炼性。盖性本先天之物，必须将他炼得圆陀陀，光灼灼，方为妙用。夫性与情连，性情发动，如龙虎之猖狂，若不炼之使其降伏，焉能去其猖狂而归于虚无也？炼性之道，要混混沌沌，不识不知，无人无我，炼之方得入法。降龙伏虎之道既行，又必锁心猿而拴意马。"②

他认为如心性不定，根本无法降伏杂念，也就不能炼成金丹得道。《重阳全真集》有诗云：

"本来真性唤金丹，四假为炉炼作团。不染不思除妄想，自然衮出入仙坛。"③

其《重阳立教十五论》中专门谈到"降心"的重要性：

① 白玉蟾. 海琼传道集［M］//张宇初，张宇清，张国祥. 道藏：第33册. 北京：文物出版社，1988：799-800.
② 黄永亮. 七真传［M］. 北京：团结出版社，1999：60.
③ 王重阳. 王重阳集［M］. 济南：齐鲁书社，2005：30.

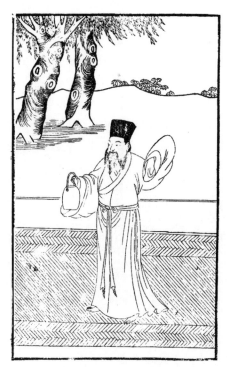

图4-20 王重阳像

"凡论心之道,若常湛然,其心不动,昏昏默默,不见万物,冥冥杳杳,不内不外,无丝毫念想,此是定心,不可降也。若随境生心,颠颠倒倒,寻头觅尾,此名乱心也,速当剪除,不可纵放,败坏道德,损失性命。住行坐卧,常勤降心,闻见知觉,无病患矣!"①

王重阳认为如果做不到降心,则打坐就不能成功:

"凡打坐者,非言形体端然,瞑目合眼,此是假坐也。真坐者,须十二时辰,住行坐卧,一切动静中间,心如泰山,不动不摇,把断四门,眼耳口鼻,不令外景入内,但有丝毫动静思念,即不名静坐。能如此者,虽身处于尘世,名已列于仙位。不须远参他人,便是身内圣贤。百年功满,脱壳登真,一粒丹成,神游八表。"②

显然王重阳将心性放在丹成的首位。"降心"之后再"炼性",再下来才是"匹配五气",也就是炼命:

"五气聚于中宫,三元攒于顶上,青龙喷赤雾,白虎吐乌烟。万神罗列,百脉流冲。丹砂晃朗,铅汞凝澄,身且寄向人间,神已游于天上。"③

然后则要"混性命"。王重阳认为:

"性者神也,命者气也。性若见命,如禽得风,飘飘轻举,省力易成。《阴符经》云:'禽之制在气。'是也。"④

由于注重炼性,全真派主张出家以求清静,甚至用苦行来磨炼自己。王重阳曾经将自己关在坟墓里炼性,称活死人墓,自称活死人。他的七大弟子在入道后都用乞讨的方式炼性,历经人间艰苦,才得以性情清明静澈而成道。《重阳全真集》有《磨镜》一诗描述磨炼心性后达到的境界:

"磨镜争如磨我心,我心自照远还深。鉴回名利真清净,显出虚无不委沉。一片灵光开大道,万般莹彩出高岑。教公认取玄玄宝,挂在明堂射古今。"⑤

这种重在心性的成道更为重要,王重阳反而认为传统道教所说的肉身成仙之说不必强求。他在《论养身之法》中说:

"法身者,无形之相也。不空不有,无后无前,不下不高,非短非长。用则无所不通,藏之则昏默无迹。若得此道,正可养之。养之多则功多,养之少则功少。不可愿归,不可恋世,去往自然矣!"⑥

在《论离凡世》中更指出:

"离凡世者,非身离也,言心地也。身如藕根,心似莲花。根在泥而花在虚空矣!得道之人,身在凡而心在圣境矣!今之人,欲永不死,而离凡世者,大愚不达道理也!"⑦

王重阳的7个弟子中,影响最大的是丘处机。丘处机曾于金兴定三年(1219年)应邀赴中亚成吉思汗行营与其论道,影响巨大。在内丹学上他大力发扬王重阳的思想,其《长春祖师语录》(又名《丘祖语录》)提出"三分命功,七分性学"的说法,并说:

① 王重阳. 王重阳集 [M]. 济南·齐鲁书社,2005:277.
② 王重阳. 王重阳集 [M]. 济南:齐鲁书社,2005:277.
③ 王重阳. 王重阳集 [M]. 济南:齐鲁书社,2005:278.
④ 王重阳. 王重阳集 [M]. 济南:齐鲁书社,2005:278.
⑤ 王重阳. 王重阳集 [M]. 济南:齐鲁书社,2005:278.
⑥ 王重阳. 王重阳集 [M]. 济南:齐鲁书社,2005:279.
⑦ 王重阳. 王重阳集 [M]. 济南:齐鲁书社,2005:279.

"以后只称性学，不得称功。命方称功，有为之事也。功者工也，有阶有级。性何功哉？佛祖也只完得性学而已。今世人贪生之甚，希慕长生，究无长生者，心不真也。虽极劳形以养生，为形起见，总属私心。不合天心，何能上寿？"①

这鲜明地体现了北宗内丹的特点。

四、内丹中派

内丹中派创立者为宋末元初著名道士李道纯。李道纯，湖南都梁（今湖南武冈）人，字元素，号清庵，别号莹蟾子。其师王金蟾为道教丹功南宗白玉蟾的弟子，至李道纯则融合内丹道派南北二宗。著作有《中和集》《三天易髓》等。

李道纯的内丹理论以"守中"为要诀，故后人称其为内丹学中的中派。《中和集》由李道纯门人编成，因李道纯曾取《礼记》"喜怒哀乐之未发谓之中，发而皆中节谓之和"之意，题其所居曰"中和庵"，故门人取书名为《中和集》。书中绘有"中和图"。图释云：

"《礼记》云：'喜怒哀乐未发谓之中，发而皆中节谓之和。'未发，谓静定中谨其所存也，故曰中；存而无体，故谓天下之大本。发而中节，谓动时谨其所发也，故曰和；发无不中，故谓天下之达道。诚能致中和于一身，则本然之体虚而灵、静而觉、动而正，故能应天下无穷之变也。老君曰：'人能常清静，天地悉皆归。'即子思所谓：'致中和，天地位，万物育。'同一意。中也，和也，感通之妙用也，应变之枢机也，《周易》生育流行，一动一静之全体也。予以所居之舍'中和'二字匾名，不亦宜乎哉！"②

李道纯作为南宗传人，兼修北宗丹法，融南北二宗丹法为一体，成为中派丹法之祖。其主要思想体现于《中和集》一书中。该书共5卷，有以下特点。

其一，提倡三教合一，主张性命双修。卷五《满江红》一词前半阕云：

"三教正传，这蹊径，元来蓦直。问老子机缄，至虚静极。释氏性从空里悟，仲尼理自诚中入。算始初、立教派分三，其源一。"③

卷一绘制有"太极图"，并以此作为三教合一的基点。

图释说：

"释曰'圆觉'，道曰'金丹'，儒曰'太极'，所谓'无极而太极'者，不可极而极之谓也。释氏云：'如如不动，了了常知。'《易·系》云：'寂然不动，感而遂通。'丹书云：'身心不动以后，复有无极真机。'言太极之妙本也。是知三教所尚者，静定也，周子所谓'主于静者'是也。盖人心静定，未感物时，湛然天理，即太极之妙也。一感于物，便有偏倚，即太极之变也。苟静定之时，谨其所存，则天理常明，虚灵不昧，动时自有主宰，一切事物之来俱可应也。静定工夫纯熟，不期然而自然至此，无极之真复矣，太极之妙应明矣，天地万物之理悉备于我矣。"④

他认为儒、释、道三教皆以卦象未画前之太极为本源。而道教修炼金丹，则是循太极之道而逆行之，使精、气、神三物凝结为圣胎，而复归无极。

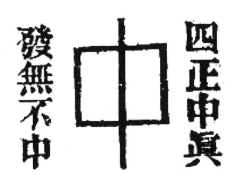

图4-21　《中和集》"中和图"书影

---

① 丘处机. 丘处机集［M］. 济南：齐鲁书社，2005：150.
② 李道纯. 李道纯集［M］. 长沙：岳麓书社，2010：5.
③ 李道纯. 李道纯集［M］. 长沙：岳麓书社，2010：79.
④ 李道纯. 李道纯集［M］. 长沙：岳麓书社，2010：4.

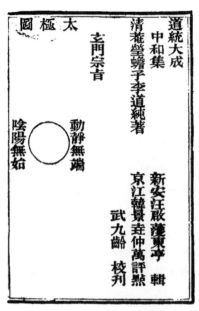

图4-22 《中和集》"太极图"书影

卷三释"金丹"说：

"金者，坚也；丹者，圆也。释氏喻之为圆觉，儒家喻之为太极。初非别物，只是本来一灵而已。本来真性永劫不坏，如金之坚，如丹之圆，愈炼愈明。释氏曰：○，此者真如也。儒曰：○，此者太极也。吾道曰：○，此乃金丹也。体同异名。"①

卷五《隐语·教外名言》更引三教言论以证异流同源，如称"三教唯心"，学佛在乎"见性"，学道在乎"存性"，学儒在乎"尽性"等。

在性命关系上，李道纯提出要性命双全，卷四《性命论》谓："性之造化系乎心，命之造化系乎身。""性无命不立，命无性不存。"对于"性"和"命"，李道纯做了说明：

"夫性者，先天至神一灵之谓也；命者，先天至精一气之谓也。精与性，命之根也。性之造化系乎心，命之造化系乎身。见解智识，出于心也；思虑念想，心役性也；举动应酬，出于身也；语默视听，身累命也。命有身累，则有生有死；性受心役，则有往来。是知身心两字，精神之舍也。精神乃性命之本也。性无命不立，命无性不存。其名虽二，其理一也。

"不可谓性命本二，亦不可做一件说。本一，而用则二也。苟或执着偏枯，各立一门而入者，是不明性命者也。不明性命，则支离为二矣。性命既不相守，又焉能登真摄境者哉？"②

他认为，修炼金丹必须性命双修，"炼精化气，所以先保其身；炼气化神，所以先保其心。身定则形固，形固则了命。心定则神全，神全则了性。身心合，性命全，形神妙，谓之丹成也"③。性命包括身、心、意三者，"丹书云：炼精化气为初关，身不动也；炼气化神为中关，心不动也；炼神还虚为上关，意不动也……身心意合，即三家相见结婴儿也。作是见者，金丹之能事毕矣，神仙之大事至是尽矣。至于丹书种种法象，种种异名，并不外乎身心意也"④。

李道纯强调内丹无固定次序，不过实际修炼既可以先性后命，也可以先命后性，视各人资质而定。他说：

"性理之学本无次序，或谓穷理尽性以至于命，尽有次序；或谓三事一时都了。今之学者，不知孰是，我今分明说与公。中下之士须从渐入，先穷物理，穷尽始得尽性，才有一物不尽，便有窒碍处。须先一一穷尽，得见自己性，然后至于命也。上智人则不然，但穷得一理尽，万理自通，尽性至命一时都了，如禅家戒定慧一同也。下根下器人忘情绝念，谓之戒，寂然不动谓之定，默识潜通谓之慧。上根器人则不然。上根器人戒则自定，定则自然慧通，三事一时都了。炼金丹者，渐教起手之初，炼精化气，渐次炼气化神，然后炼神还虚；顿教则不然，以精气神谓之元药物，下手一时都了。如此求之，性理之学有甚次序？"⑤

其二，深化内丹理论。对于各种修炼方法，李道纯同样强调内丹方为修炼大道，并别出心裁地作"旁门九品论"批评其他种种修炼法。其中"下三品"包括"御女房中，三峰采战""用胞衣为紫河车，炼小便为秋石"等千余条，为"邪道"；"中三品"包括"休粮辟谷""吞霞采气""或想身中三气"等千余条，为"外道"；"上三品"包括如存思、吐纳、按摩、闭息行气、屈伸导引、

① 李道纯. 李道纯集［M］. 长沙：岳麓书社，2010：39.
② 李道纯. 李道纯集［M］. 长沙：岳麓书社，2010：50-51.
③ 李道纯. 李道纯集［M］. 长沙：岳麓书社，2010：49.
④ 李道纯. 李道纯集［M］. 长沙：岳麓书社，2010：23.
⑤ 李道纯. 李道纯集［M］. 长沙：岳麓书社，2010：184.

固守丹田、服中黄气等千余条，为"旁门"。指出即使行中、上之品也只能却病，唯有丹法才是正道。

具体丹法上，李道纯也有独特之见。一是主张"守中"。内丹修炼强调守"玄关"，"玄关"何谓？李道纯的说法与他人不同，作上、中、下"三乘"论。《中和集》卷二《渐法三乘》中说，"下乘"以肾前脐后为玄关，"中乘"以泥丸为玄关，"上乘"以天心为玄关，"最上一乘"以"中"为玄关。这种"最上一乘"境界最高：

"夫最上一乘，无上至真之妙道也。以太虚为鼎，太极为炉，清静为丹基，无为为丹母，性命为铅汞，定慧为水火，窒欲惩忿为水火交，性情合一为金木并，洗心涤虑为沐浴，存诚定意为固济，戒、定、慧为三要，中为玄关，明心为应验，见性为凝结，三元混一为圣胎，性命打成一片为丹成，身外有身为脱胎，打破虚空为了当。"①

对于所守的"中"，他说：

"夫玄关一窍者，至玄至要之机关也。非印堂，非顶门，非肚脐，非膀胱，非两肾，非肾前脐后，非两肾中间，上至顶门，下至脚跟，四大一身，才着一处，便不是也。亦不可离了此身，向外寻之。所以圣人只以一'中'字示人，只此'中'字便是也。"②

这里的禅味更浓，但也体现性命合一的观点。

二是详述火候。例如《三天易髓》用《周易》乾、坤二卦卦爻诠释内丹修炼过程中"阳进阴退"的火候：

乾卦——

"潜龙勿用：一阳生，宜守静，常存诚，心正定，龙得潜藏，勿宜轻进。

"见龙在田：鼓巽风，进火功，刹那间，满炉红。

"终日乾乾：天地交，阴阳均，汞八两，铅半斤，姹女敛伏，婴儿仰承。

"或跃在渊：水制火，金克木，到斯时，宜沐浴，或跃在渊，存中谨笃。

"飞龙在天：五气朝，三花聚，木金交，铅汞住，飞龙在天，云行雨致。

"亢龙有悔：体纯乾，六阳备，便住火，莫拟议，若不持盈，亢龙有悔。"

坤卦——

"履霜至冰：始生阴，莫妄行，牢执捉，谨守城，防微杜渐，履霜至冰。

"直方大：逢六二，渐渐退，阴正中，阳伏位，烟雨蒙蒙，不习自利。

"含章可贞：白雪凝，黄芽生，牢爱护，莫驰情，阳炉固济，含章可贞。

"括囊无咎：汞要飞，铅要走，至斯时，宜谨守，把没底囊，括结其口。

"黄裳元吉：群阴尽，丹道毕，至精凝，元气息，收拾归中，黄裳元吉。

"龙战于野：阴既藏，阳再生，到这里，再提防，若逢野战，其血玄黄。"③

书中又有以十二消息卦、六十卦配年月日等说明火候的方法。如配十二消息卦说：

"冬至阳生复卦、十二月二阳临卦、正月三阳泰卦、二月四阳大壮卦、三月五阳夬卦、四月纯阳乾卦；阳极阴生，五月一阴姤卦、六月二阴遯卦、七月三阴否卦、八月四阴观卦、九月五阴剥卦、十月纯阴坤卦。阴极阳生，周而复始，此火符进退之机。"④

用六十卦说：

"六十卦共三百六十爻，象一年三百六十日之数。自冬至后起屯蒙，大雪尽日是既未也。"⑤

这些都可增进对内丹修炼过程的理解。不过李道纯明确指出，这些都是比喻阴阳进退的道理，

---

① 李道纯. 李道纯集［M］. 长沙：岳麓书社，2010：30.
② 李道纯. 李道纯集［M］. 长沙：岳麓书社，2010：25.
③ 李道纯. 三天易髓［M］//张宇初，张宇清，张国祥. 道藏：第4册. 北京：文物出版社，1988：524–525.
④ 李道纯. 李道纯集［M］. 长沙：岳麓书社，2010：181.
⑤ 李道纯. 李道纯集［M］. 长沙：岳麓书社，2010：140.

并非真的要按日子来练习。他说：

"奈何学者执文泥象，以冬至日下手进火，夏至退符，二八月沐浴，由不知其要也……真师云：'一刻之工夫，自有一年之节候。'又曰：'父母未生以前，焉有年月日时。'此圣人诱喻，初学勿错用心。"

因此，他干脆地说：

"余今直指与公，身中癸生时，便是一阳也；阳升阴降，便是三阳也。阴阳分便是四阳体。二月如上弦比卯时，为沐浴，然后进火。阴阳交，神气合，六阳也……阴极阳生，顷刻之间一周天也。"①

《中和集》的丹法主张"中和"，追求"性命双全"的更上乘境界，对后世有较大影响。

五、曾慥《道枢》及养生诗词

曾慥字伯端，号至游子，宋代晋江（今福建泉州）人，生卒年不详。曾官至尚书郎、直宝文阁。后隐居银峰，晚年潜心至道。《道枢》是曾慥编集的一本道教类书，收集了众多南宋以前的道教内丹养生资料，也有部分作者的见解。

此书内容虽以道教为主，但兼取儒、释、道三家之论。其《众妙篇》中有"至游子"论呼吸的言论：

"多出不如少出，少出不如不出……佛家谓之胎息，道家谓之太一含真气，儒者谓之养浩然正气，殊途而同归也。"②（《道枢》卷三十五）

其文体现了三教兼融的思想。此书在收录内容方面也不限于内丹，兼及服气、内视、存想、坐忘、守一、按摩、导引、胎息、周天、咽津、服食、辟谷、服雾、祝咒、外丹、房术等方法，但在思想上以内丹为重。曾慥认为"无为之道莫过乎金丹"（《道枢》卷十二），《众妙篇》中"至游子"说：

"吾有修命之宗，世未之知也。上纳于气，下勿泄于精，于是运之与玉池之渊相合，久而斯为丹矣。"③

但也认为其他方法各有其用，《圣胎篇》云：

"夫穿关透节之用，非屈伸导引则无以流而运之；克寒泻热之用，非吐纳呵吹则无以平而出之；荡毒实清之用，非鼓饮漱咽则无以湛而凝之；还精采气之用，非雄雌交合则无以走而上之；结胎分形之用，非蚌消龟息则无以任而诞之；降魔杀尸之用，非密机圣化则无以消而灭之。此六者，登真之梯航，行道之轨辙也。"④（《道枢》卷十五）

所以《众妙篇》中也以"至游子"的身份列举了多种养生方法。如"度世炼形法"：

"至游子曰：吾闻古先至人有度世炼形之法篇。其要曰：于子之时，一阳之始生者也。披衣，握固，叩齿三十有六，收视反听，内存五脏之所在，下腭舌顺绞焉。随日转者三，顺绞者三，自然津生于华池。其漱满口而三咽之。经于华盖，与夫心也、肝也、脾胃也，如此者三。则想胃之间白气二道，复观于二肾，自肾之间，二道白气出于夹脊，绞以辘轳，上入于泥丸、于是由其面门而至于腭，则神水盈于口矣。如此者三，为一咽焉。由于中丹田以心包焉，送于下丹田而止，如此者三。次发其火，以焚乎下丹田所纳之神水。如此者九，是为一过。以津之数，九九则八十有一也；自子而至于午可以行矣，久则功斯臻焉。于是有黄河逆流之势。何也？项之下，咽喉之畔有二脉焉，此长生之路也。以手捏其二脉，其数二百左右。腕之下有二脉焉。

① 李道纯. 李道纯集［M］. 长沙：岳麓书社，2010：181–182.
② 曾慥. 道枢［M］//陈可冀，程士德，张九超. 中国养生文献全书：第1卷. 兰州：甘肃人民出版社，2000：1295.
③ 曾慥. 道枢［M］//陈可冀，程士德，张九超. 中国养生文献全书：第1卷. 兰州：甘肃人民出版社，2000：1291.
④ 曾慥. 道枢［M］//陈可冀，程士德，张九超. 中国养生文献全书：第1卷. 兰州：甘肃人民出版社，2000：1189.

此四象之周圜也，先左次右，以手按之，各五十焉。二腔之中（肶腔也）有二脉焉，此金关玉锁也，二溪也。以手按之，其数八百焉。二臁之边（脚臁刃也）有二脉焉，此太一之路也。以手按之，其数各二百焉。日勤行之，功斯见矣。于冬至之后，则先其重，后其轻焉。夏至之后，先其轻，后其重焉。"①

有"小炼形法"，见于《众妙篇》：

"日用寅午戌之时，取火焉；居于静室，施厚茵于榻，叠足南向而坐，以左右手兜抱其肾，掩于脐轮之下。澄湛其思虑，内外自如。然后端想其脐轮之内有物焉，其大如弹丸，其色如朱橘，皎如白日，使鼻中所入之气甚微，其息存入于弹丸之内。一念或萌，则抖擞精神，应时灭之。复端想其弹丸，使所入之息常存其中，渐觉脐轮温暖，稍稍如火。即叩齿九通，漱津液满口者九过，每咽以意送入泥丸之内，然后行起火之法，叩齿九通，咽律九过（九口也），即闭气三口。乃摩左右掌使极热，先摩目尾数过。次摩其掌热，以摩鼻数过。次摩其掌热，以摩左右耳数过。次摩其掌热，以摩面及颈使热。然后左右闭气，各开弓者三过。若日独行此法，亦能使八邪不干，面目光泽而形不衰，所谓小炼形者也。"②

有"日月飞腾法"，见于《众妙篇》：

"大坐，凝神定气，以左手抱脐之下，右手握固于股之上，想乎大烟焰火，以焚其心，次之焚其肝其肺。于是鼻微放其气，使通焉。少选，复想其火下焚于丹田，俟其极热。则昼想日之光，夜想月之光，无则不想可也。焚心之时，宜少焉。焚丹田之时，宜多焉。次之立其膝，左右手抱之。使其热周于身，热极则止。其行无时。吾饱食则运火，可使之立消焉。何也？垂手敛足，动摇其腹，收气偃身，俟其气满则回身焉，于是火上炎矣。"③

还有"至游子"所述的导引法，正是后世的立式八段锦，见于《众妙篇》：

"至游子曰：仰掌上举以治三焦者也；左肝右肺如射雕焉；东西独托，所以安其脾胃矣；返复而顾，所以理其伤劳矣；大小朝天，所以通其五脏矣；咽津补气，左右挑其手；摆鳝之尾，所以祛心之疾矣；左右手以攀其足，所以治其腰矣。"④

还有"水火相交法"，见于《道枢》卷十一《泥金篇》：

"修气者从冬至子之时，先之以沐浴，入于静室，燃香，东向平坐，闭目冥心，叩齿三十有六次，鸣天鼓三十有六，于是存想焉：左有青龙，右有白虎，前有朱雀，后有玄武。然后以舌漱玉液，相连咽之者三十有六，相续不断。既以存心在于下丹田，其神气集于一。其名曰水火相交，曰子母相守。必使其口鼻无出入之气，如入禅定，始为妙也。平旦至于午而如斯焉。凡子之后午之前，行止寝兴，惟存心在于下田，使其气相守。至四月六日，阳生既足，其神不散。至十月六日，阴生既足。一年周匝，其气乃成，结珠于下田，大如鸡子，而常动转焉。九年气足形圆，其光满室。十有八年；发黑齿生，寒暑不侵。八十一年，脏腑空旷，其气珠自下田而来脾之上，如日月相薄，吞而咽之，自然饱满。于是其气珠离于下田，而上结黄芽。一百八十年，其气珠上朝于泥丸，时转于顶，其足常浮，此上升之候也。自然身出五色之气，化为五色之云，浮于足下，腾空而起，入于崆峒之天，坐于退骨之台。冥心闭目，其玄珠从顶而出，化成一身，逍遥自在，是为真人。"⑤

这些都是重要的气功养生资料。另外，该书反对邪术，南宋陈振孙《直斋书录解题》评论此书说："初无所发明，独黜采御之法，以为残生害道云。"⑥

此外，在后人所集的《杂著捷径》一书中也收录了多首曾慥的养生诗词。如《劝道歌》：

① 曾慥. 道枢［M］//陈可冀，程士德，张九超. 中国养生文献全书：第1卷. 兰州：甘肃人民出版社，2000：1292.
② 曾慥. 道枢［M］//陈可冀，程士德，张九超. 中国养生文献全书：第1卷. 兰州：甘肃人民出版社，2000：1296.
③ 曾慥. 道枢［M］//陈可冀，程士德，张九超. 中国养生文献全书：第1卷. 兰州：甘肃人民出版社，2000：1293.
④ 曾慥. 道枢［M］//陈可冀，程士德，张九超. 中国养生文献全书：第1卷. 兰州：甘肃人民出版社，2000：1293.
⑤ 曾慥. 道枢［M］//陈可冀，程士德，张九超. 中国养生文献全书：第1卷. 兰州：甘肃人民出版社，2000：1173-1174.
⑥ 陈振孙. 直斋书录解题［M］. 济南：山东画报出版社，2004：214.

"乱性多因纵酒，损真慎勿伤茶。太饱难于克化，饥时频吃些些。知足可以常足，无思自是无邪。若爱清虚恬淡，何羡富贵荣华。天真自然炉鼎，赤水种就黄芽。百病生于元气，一顶要聚三花。妙用六通四辟，循环运转河车。大道本来平易，学流浪自波查。三教元无二道，和同都为一家。爱河岂有穷极，苦海浩无津涯。奈何迷痴贪著，白玉自作疵瑕。不积涓埃功行，因循自满恒沙。幸有超脱门路，勿使六贼邀遮。回机便同本得，熟炼铅汞丹砂。决定长生久视，平地紫府烟霞。登山各自努力，千里毫厘不差。莫待腊月三十，是时追悔怨嗟。"①（虚靖先生大道歌，司马子微坐忘歌，何仙姑亦作证道歌，其言深切著明，有补于世。予因拾神仙之遗旨，作劝道歌，普劝修真，同证大道。至游居士曾慥书。）

又如《临江仙》：

"子后寅前东向坐，

"冥心琢齿（三十六通）鸣鼍（鸣天鼓三十六），

"托天（三次，每次行'嘻'字气）回顾（握固按腿，左右各三，先右次左。左行'嘘'字气，右行'呬'字气也）眼光摩（挼搓手摩眼七次，闭目转睛七次，以中指节捻太阳三十六），

"张弓（左右二三十挽，每次行'呵'字气）仍踏弩（左右各三次，每次三挽七踏，行'呵'字气），

"升降辘轳多（左右运转辘轳三十六，行'吹'字气）。

"三度朝元（三次，每次按腿闭目咽气，名为朝元；每次行'吹'字气）九度转（想气自丹田转九交），

"背摩（盘足闭气搓手热，摩肾俞上下，行'吹'字气）双摆（按腿瞑目闭气，左右摇摆身，不限数，名鳌鱼摆尾，行'呵'字气）扳（舒脚以手低头扳脚，行'呵'字气）拿（跪膝，反手左右拿脚跟三次，每次行'呼'字气），

"虎龙交际咽元和（以舌搅取津满口，漱三十六，一气分三咽，想至丹田中。如此三遍，行'吹'字气），

"浴身（鼻引清气闭住，搓按两手极热，遍身擦，令微汗出）挑甲罢（左右臂举手齐发，遍挑十指甲，不限数），

"便可蹑烟萝（凡行吹肾、呵心、嘘肝、嘻三焦、呬肺、呼脾六字，不可令耳闻声，出气欲细而长，凡行持皆闭气行持罢，方吐气出，呼所行字）。"

词后有后记云：

"《钟离先生八段锦》，吕公手书石壁上，因传于世……绍兴辛未仲春至游居士曾慥记。"②

此法将坐式八段锦与"六字诀"相结合，也广为流传。

另有4首"永遇乐"：

"个个修行，人人咽纳，谁悟真道？曲径多歧，旁门小法，误了人多少？容成岂是，神仙究竟，采药谩多炉灶。忽一朝，脱却桶底，性根坏倒。争如内观，无为清净，学取本来庄老。匹配阴阳，抽添铅汞，八卦为端表。人生如梦，流年似箭，回首也须闻早。贪迷恋，春花秋月，甚时是了？"

"万法由心，应观法界，一切心造。老子瞿昙，同归去撯，不离心是道。自从识得，坎离交济，炼药粗知昏晓。云腾雨飞，蟾宫兔走，丹阙更无烦恼。气中真液，液中真气，和合不多不少。种出黄芽，炼成赤水，龙虎交围绕。九还七返，工夫到后，还我旧时年少。待三千，功圆行满，恁时是了。"

"学道修心，存神炼性，直要轻举。补脑还精，流水不腐，户枢终不蠹。日魂月魄，抟归炉鼎，真气自然留聚。把心猿，缚住意马，追回迥无尘虑。定中明有，阳龙阴虎，水火透时为度。八

① 佚名. 杂著捷径［M］//张宇初，张宇清，张国祥. 道藏：第4册. 北京：文物出版社，1988：702.
② 佚名. 杂著捷径［M］//张宇初，张宇清，张国祥. 道藏：第4册. 北京：文物出版社，1988：704.

段奇文，千口活法，向上有一路。吕公高尚，未离人世，有分也须相遇。约十洲三岛，骖鸾跨鹤，大家同去。"

"养水养精，养神养血，先须养气。日月阴阳，六爻八卦，细看参同契。灵躯灵宝，千言万语，不过坎离两字。向昆仑岭上，返本还元，要明终始。一身虽小，如同天地，八万四千余里。玄牝之门，生生万化，都在冲和内。此真真外，别无真谛，方信道一而已。异时见，钟吕如有，未明请师指示。"

词后有《后记》云：

"世间有道人，以旁门小法迷误学者。有二三名公，自云人生岂不擘画得活数百岁，为房中术，自以为莫己若。桶底一旦脱去，性根堕落，追悔何及？东汉载冷寿光学容成公御妇人法，年可百五六十岁，须发尽白，而色理如三四十时，亦不免于死。寿光尚尔，况不及寿光者乎？予作永遇乐四词，因劝世人回光返照，直深戒为容成之术者，庶几觉悟，聿修清净无为之地，方为究竟。"①

这些均体现了曾慥的养生思想。

六、《灵剑子》《灵剑子引导子午记》

《灵剑子》与《灵剑子引导子午记》二书原题为晋代许逊（号旌阳）著，据朱越利先生考证，《灵剑子》当为宋代崇拜许逊的道教净明派道士所著而托名②，《灵剑子引导子午记》或亦同之，故在本章介绍。

（一）《灵剑子》

《灵剑子》起首《序》强调服气的重要性，说：

"夫欲学道长生，服气为先。处俗求利名，名彰则利盈，名成则利生，气成则延龄。是君子之抱命，岂小人之矜智？及文武俱备，可为佐国之忠臣。精气双全，乃是真仙之子。夫子称予不知道本根由，乃问老子，方知道之是气。形神不足，虚受辛勤。心愿若偏，终无所得，心正则神调，神调则道气足矣。"③

该书第三篇《服气》则论服气的内容，说：

"形之所依者，气也。气之所因者，形也。形气因依而成身体，魂魄踷而往来，降注为神，而生五脏焉。气之为母，血之为子。血之为母，精之为子。精之为母，神之为子。神之为母，形之为子，未有无气而自成形者也。气因形有，乃魂魄偕之。神者，气之母也。

"……向巳心之气，上通泥丸宫，下补八尸百关，毛发悉能应彻，故无碍元和，理疗千疗万病。心君发火，亘天地无有不焚，明然百谷五味，久行自渐稀之。初可三十六咽，一干一湿，存心中之气，以意送之，归脐下气海之中，夹之日月。左肾为日，右肾为月，此乃两畔同升合为一。即先存思右肾为月，白气入气海中，从脊右边上至顶泥丸宫，眉间入三寸是也。却存历洞房宫，又历明堂宫，守寸双田下，历十二重楼，历绛宫，入气海金室，日月照两畔。又存左肾为日，黄气从脊左边骨缝上，直入泥丸宫存，出历洞房宫、明堂宫，守寸双田下，历十二重楼，历绛宫，入气海中心，日月左右照。又存白气为里，黄气为表，团圆为珠尔。外黄内白，悬在气海之中，黄光灿烂，圆如弹丸，黄如橘，久久行之光斗日月，此为玄珠尔，玄牝子肾宫尔，珠则珠尔。亦曰两物合成一体，一阴一阳而成，俱黄者为表，黄表却白里尔。赤水则血尔。玄珠若成，津

① 佚名. 杂著捷径［M］//张宇初, 张宇清, 张国祥. 道藏: 第4册. 北京: 文物出版社, 1988: 705-706.
② 朱越利.《灵剑子》的年代、内容与影响［M］//詹石窗. 道韵: 第九辑. 台北: 中华大道文化公司, 2001: 127-148.
③ 许逊. 灵剑子［M］//韦溪, 张苌. 摄生服气法全. 北京: 中国人民大学出版社, 1991: 124.

血自盈。"①

后面还谈到药炼成后逐渐绝粮的方法，以及练功中出现各种异常的处理方法，并提到用于治病的诀窍，说：

"以是故气成之后，变寒暄于呼吸之间，视六合于毫芒之内，海水用气吹之可以逆流千里，皆从凡入神也。初服气之士，静去于鼻中毫，鼻中能通彻五脏六腑，出入气息之沟也。微微鼻吸，清气咽之，口吐浊气，微微出之。凡诸热疾，大开口呵之为泻，不必六气也。有疾冷，即吹以补之，则调理上焦之疾，往来微，自求安之道也。二段者，上元一段，从心中元并下元为一段，号曰二段。上段理上焦诸疾用之，下段服气心中之内气。凡服气调咽用内气，号曰内丹。心中意气，存之绵绵，不得用上段外气引外风，损人五脏，故曰两段分理之者。不能分之两段，玄珠赤水莫能知之。凡服气，曾服者有师，则气熟易行，不曾服者无师，则气生难服之。久久能行之，犯了自诀之，亦乃自知矣。"②

《灵剑子》第六篇《松沙记》提到"持内丹长生久视之法"。有著作认为这是"内丹"一词首次出现，但该书如非晋代所作，则此说就不确定了。

《灵剑子》第八篇《导引势》记载了一种重要的导引方法：

"凡欲胎息服气，导引为先，开舒筋骨，调理血脉，引气臻圆，使气存至极力后见焉。摩拭手脚，偃亚球拳，伸展拏搦，任气出旋，诸疾退散，是病能瘥，五脏六腑，神气通玄，来往自熟，道气成焉。或存至泥丸顶发，或下至脚板涌泉。久久修之，后知自然。魂魄聿盛，精髓充坚。行此法者，皆作神仙。五脏有势，逐时补元。春夏秋冬，以意通宣。老子学道，亦乃如然。岂悟众圣，造次流传。子书之内，尽着佳篇，今引诸势，一十六端。

"补肝脏三势，春用之：

"一势。以两手掩口，取热汗及津液摩面，上下三五十遍。食后为之，令人华润。又以两手摩拭面，使极热，令人光泽不皱。行之三年，色如少女，兼明目，散诸故疾。从肝脏中出肩背，然引元和，补肝脏入下元。行导引之法，皆闭气为之。先使血脉通流，从遍身中出，百病皆瘥。慎勿开口，舒气为之。用力之际，勿以外邪气所入于脏腑中，返招祸害，慎护之。

"二势。平身正坐，两手相叉，争力为之。治肝中风，掩项后，使面仰视之。使项与手争力，去热毒、肩疼痛、目视不明。积聚风气，不散元和，心气焚之，令出散。然调冲和之气补肝，下气海，添内珠尔。

"三势。以两手相重，按胜拔去左右，极力去腰间风毒之气及胸膈，补肝兼能明目。

"补脾脏一势，季春用之：

"四势。左右射雕，去胸肋及胸膈结聚风气，脾脏诸疾，来去用力为之，闭口使内气趁散之尔。

"补心脏三势，夏用之：

"五势。大坐斜身，用力偏敧如排山势，极力去腰脊风冷，宣通五脏六腑，散脚气。左右同，补心益智。

"六势。以一手按胜，一手向上，极力如托石，去两胁间风毒，治心脏，通和血脉。左右同，闭气为之，十二月俱依此尔。第一势后，便行此法。

"七势。常以两手合掌，向前筑去臂腕，淘心脏风劳，宣散关节。左右同，皆须依春法尔。

"补脾脏一势，季夏用之：

"八势。端身正坐，舒手指，直上反拘，三举，前屈，去腰脊脚膝痹风，散膀胱气。前后同，至六月十四日以后用之。

"补肺脏三势，秋用之：

① 许逊. 灵剑子［M］//韦溪，张芐. 摄生服气法全：中国人民大学出版社，1991：125–126.
② 许逊. 灵剑子［M］//韦溪，张芐. 摄生服气法全：中国人民大学出版社，1991：127–128.

"九势。以两手抱头项，宛转回旋俯仰，去胁胸筋背间风气、肺脏诸疾，宣通项脉，左右同，依正月法。

"十势。以两手相叉于头上，过去左右伸曳之，十遍，去关节中风气，治肺脏诸疾。

"十一势。以两手拳脚胫十余遍，此是开胸膊膈，去胁中气，治肺藏诸疾，并依正月闭气为之。仍叩齿三十六通应之。

"补脾脏一势，季秋用之：

"十二势。九月十二日以后用，补脾。以两手相叉于头上，与手争力。左右同，治脾脏四肢，去胁下积滞、风气膈气，使人能食，闭气为之。

"补肾脏三势，冬用之：

"十三势。以两手相叉，一脚踏之，去腰脚拘急、肾气诸疾、冷痹、脚手风毒气、膝中疼痛之疾。

"十四势。大坐伸手指，缓拘脚指（趾），治脚痹诸风、注气、肾脏诸毒气、远行脚痛不安，并可常为最妙矣。

"十五势。以一手托膝反折，一手抱头，前后左右为之，去骨节间风，宣通血脉、膀胱、肾气、肾脏诸疾。

"补脾脏，一势季冬用之：

"十六势。以两手耸上，极力，三遍，去脾脏诸疾不安，依春法用之。

"右以前一十六势，并闭气为之则妙也。"①

（二）《灵剑子引导子午记》

《灵剑子引导子午记》记载一套自我按摩的导引方法。所谓子午，是指练功时间，认为"夜半子少阳之气，生于阴分"②，"日南午，太阴之气，乘于余阳"③，故此指出：

"圣胎内结，握固凝然，卫生之经，思过半矣。自子至午为炼阳，自午至酉为炼阴。阳主乎动，阴主乎静。阳不欲溢，阴不欲覆。阴平阳秘，精神乃治。然而知之非难，持之在久无间断，与道相应，则内外俱进，而还丹之事可议矣。"④

《灵剑子引导子午记》是配合炼丹的导引方法，子时、午时的方法各有不同。

子时导引方法有纡伸转掣、鼓腹淘气、气息平定、内视神宫、叩齿及牙、捏目四眦、摩手熨目、对修常居、灌溉中岳、俯按山源、营治城郭、击探天鼓、上朝三元、下摩生门、山巅取水、海底觅火、养虎咽气、偷龙咽津等法。每式下有说明，如"纡伸转掣"指起床时的舒展动作，云：

"《混元经》：戌亥子三时，阴气生而人寐。既寐即气滞于百节，养生家睡不厌缩，觉不厌伸，转掣务令荣卫周流。"⑤

"灌溉中岳"指按摩鼻梁，云：

"《消魔经》：鼻欲得按其左右，唯令无数，令人气平。所谓灌溉中岳，名书帝录。"⑥

"俯按山源"指按摩鼻中隔靠人中处，云：

"紫微夫人云：俯按山源，是鼻下人中之本侧，在鼻下小谷中也。楚庄公时，市长宋来子常洒扫一市，常歌曰：天庭发双华，山源障阴邪。清晨按天马，来诣太清家。真人无那隐，又以灭百邪。常歌此乞食，一市无人解其歌者。乞食公，西岳真人冯延寿也，周宣王时史官也。手为天马，鼻为山源。每经危险之路，庙貌之间，心中有疑忌之意者，乃先反舌内向，咽津

① 许逊. 灵剑子［M］//韦溪，张芟. 摄生服气法全. 北京：中国人民大学出版社，1991：131-135.
② 许逊. 灵剑子引导子午记［M］//韦溪，张芟. 养生导引秘籍. 北京：中国人民大学出版社，1990：115.
③ 许逊. 灵剑子引导子午记［M］//韦溪，张芟. 养生导引秘籍. 北京：中国人民大学出版社，1990：122.
④ 许逊. 灵剑子引导子午记［M］//韦溪，张芟. 养生导引秘籍. 北京：中国人民大学出版社，1990：125.
⑤ 许逊. 灵剑子引导子午记［M］//韦溪，张芟. 养生导引秘籍. 北京：中国人民大学出版社，1990：115.
⑥ 许逊. 灵剑子引导子午记［M］//韦溪，张芟. 养生导引秘籍. 北京：中国人民大学出版社，1990：118.

一二过毕，以左手第二第三指，摄两鼻孔下人中之本，鼻中隔孔之内际。鼻中隔之际曰山源，一名鬼井，一名神池，一名魂台。手按山源则鬼井闭门，手薄神池则邪根散分，手临魂台则玉真守关。于是感激灵根，天兽来卫，千精震伏，莫干我气，此自然之理使然也。鼻下山源，是一身之武津、真邪之通府。守真者所以遏万邪，在我运摄之耳。"①

"下摩生门"指按摩腹部，云：

"《黄庭经》云：两部水王对生门。生门者，脐也。闭内气，鼓小腹，令满，以手摩一周天。"②

午时导引方法包括燕坐、调息、心无外缘、以神驭气、闭神庐以定火候、开生门而复婴儿等法。如"燕坐"云：

"燕坐者，儒家所谓潜神，释氏所谓坐禅。左玄真人云：夫欲修生，放拾外事，无令干心，然后安坐内观于心，若觉一念起即除灭。其法，要于净室，宽衣叠足蟠坐，闭目安稳，一切善恶都莫思量，则元气自复，兀然而住矣。"③

"开生门而复婴儿"云：

"胎息者，抱一守中之法也。婴儿在腹中，取气于脐管。十月脱胎，即取气于神庐。真人鼻无出入，其息深深。《老子》所谓复归于婴儿者，胎息之谓也。《胎息歌》云：鼻口非呼吸，方为胎息功。虽居宇宙内，如在胞胎中。世人为生门有脐，盖闭塞所以气出不得。脐虚之后求息，则息自然气从此处出，鼻中无息也。蟠足正坐，两手交在脐上者，为脐虚存一之后，应从此处出也。"④

最后的《引导诀》则正是动功八段锦，文字上比《道枢》等更为详细。内容如下：

"并闭息，为之息满，急则微微吐放。

"仰托一度理三焦：双手极力向上，如擎天状托之，左右各三次。

"左肝右肺如射雕：先左引，次右引，极力为之如前。

"东肝单托西通肾：右手握固，柱右肾堂，左手极力托之。左手握固，柱左肾堂，右手极力托之。左右各三次。

"五劳回顾七伤调：右手抱左肘则左顾，左手抱右肘则右顾，皆极力三作。

"游鱼摆尾通心脏：双展两臂摆之，数多为妙。

"手攀双足理于腰：正坐舒展双足，以双手取足心，极力三攀之。

"次鸣天鼓三十六，两手掩耳后头敲：双手紧掩两耳，叩齿三十六下，以第二指敲耳后骨。"⑤

七、张君房《云笈七签》

宋代张君房汇编的《云笈七签》是重要的道教养生文献。

张君房，岳州安陆人。生卒年均不详，约宋真宗时人。因宋真宗崇尚道教，张君房被召去整理道书，共编得 4 565 卷进献。后来他取其精要共万余条，编成《云笈七签》122 卷。

本书虽是辑录，但保存了众多珍贵资料，且张君房做了分类编排，纲目清晰，在一个总题目下引录若干道书精要，因价值颇高。如卷一《道德部》，采摘《老君指归》《韩非子》《淮南鸿烈》《混元圣纪序》《唐开元皇帝道德经序》中之语，总论老子的道德之旨；卷二《混元混洞开辟劫运部》，辑道教关于宇宙生成变化的言论等。其中跟养生关系密切的，较集中在卷二十九至卷三十一的《禀生受命部》、卷三十二至卷三十六的《杂修摄部》、卷五十六至卷

---

① 许逊. 灵剑子引导子午记［M］//韦溪，张芟. 养生导引秘籍. 北京：中国人民大学出版社，1990：118.
② 许逊. 灵剑子引导子午记［M］//韦溪，张芟. 养生导引秘籍. 北京：中国人民大学出版社，1990：120.
③ 许逊. 灵剑子引导子午记［M］//韦溪，张芟. 养生导引秘籍. 北京：中国人民大学出版社，1990：122.
④ 许逊. 灵剑子引导子午记［M］//韦溪，张芟. 养生导引秘籍. 北京：中国人民大学出版社，1990：125.
⑤ 许逊. 灵剑子引导子午记［M］//韦溪，张芟. 养生导引秘籍. 北京：中国人民大学出版社，1990：126.

六十二的《诸家气法部》、卷六十三至卷七十三的《金丹部》、卷七十四至卷七十八的《方药部》等。

《禀生受命部》主要论人之生成，强调生命之可贵，以及养生之重要。如引《生神章经》和《真文经》说：

"《生神章经》曰：人之受生，于胞胎之中，三元育养，九气结形。九月神布，气满能声。十月神具，九天称庆。太一执符，帝君品命，主录勒籍，司命定算，五帝监生，圣母卫房，天地神祇，三界备守，九天司马在庭，东向读《生神宝章》九过，男则万神唱恭，女则万神唱奉；男则司命敬诺，女则司命敬顺，于是而生。九天司马不下命章，万神不唱恭诺，终不生也。人得还生人道，濯形太阳，惊天骇地，贵亦难称。天真地祇，三界齐临，亦不轻也。当生之时，亦不为陋也。若能爱其形，保其神，贵其气，固其根，终不死坏，而得神仙，骨肉同飞，上登三清，与三气合德，九气齐并。反于此者，自取死坏耳，可不哀乎？

"《真文经》曰：人之生也，头圆象（像）天，足方法地，发为星辰，目为日月，眉为北斗，耳为社稷，口为江河，齿为玉石，四肢为四时，五脏法五行。与天地合其体，与道德齐其真，大矣！贵矣！善保之焉。昔天真皇人于峨嵋山中告黄帝曰：一人之身，一国之象也。胸腹之位，犹宫室也；四肢之列，犹郊境也；骨节之分，犹百官也；神犹君也；血犹民也。能知治身，则知治国矣。夫爱其民，所以安其国；瞳其气，所以全其身，民散则国亡，气竭则身死。亡不可复存，死不可复生。至人消未生之患，治未病之疾，坚守之于无事之前，不追之于既逝之后。民难养而易散，气难保而易失。审威德者，保其理；割嗜欲者，保其气。得不勤哉！得不成哉！"[①]

《杂修摄部》以各种养生方法为主，引录众多道书的服气、行气、导引、按摩等方法。例如有《太清导引养生经》中的"宁先生导引养生法"，但其文字比《道藏》所收的该经更多。如：

"宁先生导引养生法［虾（蛤）蟆龟鳖等气法附］

"宁先生者，黄帝时人也。为陶正，能积火自烧，而随烟上下，衣裳不灼。

"先生曰：夫欲导引行气，以除百病，令年不老者，常心念一，以还丹田。夫生人者丹，救人者还。全则延年，丹去尸存乃夭。所以导引者，令人肢体骨节中诸邪气皆去，正气存处。有能精诚勤习理行之，动作言语之间，昼夜行之，骨节坚强，以愈百病。若卒得中风，病固，痕瘷不随，耳聋不闻，头眩癫疾，咳逆上气，腰脊苦痛，皆可按图视像，于其疾所在，行气导引，以意排除去之。行气者则可补于中，导引者则可治于四肢，自然之道。但能勤行，与天地相保。

"解发东向，握固不息一通，举手左右导引，手掩两耳，令发黑不白。

"东向坐，不息再通，以两手中指口唾之，二七相摩，拭目，令人目明。

"东向坐，不息三通，手捻鼻两孔，治鼻宿息肉，愈。

"东向坐，不息四通，琢齿无数；伏前侧坐，不息六通，愈耳聋目眩。还坐，不息七通，愈胸中痛咳。

"抱两膝，自企于地，不息八通，愈胸以上至头耳目咽鼻疾。

"去枕，握固不息，企于地，不息九通，东首，令人气，上下通彻。鼻内气，愈赢弱，不能从阴阳法，大阴雾勿行之。

"虾（蛤）蟆行气法

"正坐，自动摇臂，不息十二通，愈劳及水气。

"左右侧卧，不息十二通，治痰饮不消。右有饮病，右侧卧；左有饮病，左侧卧。有不消者，以气排之。日初出、日中、日入时，向日正立，不息九通，仰头吸日精光，九咽之，益精百倍。若入火，垂两臂，不息，即不伤。

"又法，面南方蹲踞，以两手从膝中入，掌、足五指令内曲，利腰尻完，治淋遗溺愈。

---

① 张君房. 云笈七签［M］. 北京：华夏出版社，1996：163.

"箕踞，交两脚，手内并脚中，又叉两手，极引之，愈寐中精气不泄矣。两手交义顺下，自极，致肺气，治暴气咳。

"举右手，展左手，坐，以右脚上掩左脚，愈尻完痛。

"举手交颈上，相握自极，治胁下痛。

"舒左手，以右手在下握左手拇指，自极；舒右手，以左手在下握右手拇指，自极，皆治骨节酸疼。

"掩两脚，两手指著足五指上，愈腰折不能低。若血久瘀，为之愈佳。竖足五指，愈腰胸痛，不能反顾颈痛。

"以右手从头上来下，又挽下手，愈颈不能反顾视。

"坐地，掩左手，以右手指搭肩挽之，倾侧，愈腰膝及小便不通。

"龟鳖行气法

"龟鳖行气，以衣覆口鼻，不息九通，正卧，微微鼻出内气，愈塞不通。反两手据膝上，仰头像鳖取气，致元气至丹田，治腰脊不知痛。手大拇指急捻鼻孔，不息，即气上行，致泥丸脑中，令阴阳从，数至不倦。以左手急捉发，右手还项中，所谓血脉气各流其根，闭巨阳之气，使阴不溢，信明皆利阴阳之道也。

"正坐，以两手交背后，名曰带缚，愈不能大便，利腹，愈虚羸。

"坐地，以两手交叉，又其下，愈阴满。

"以两手捉绳，辘轳倒悬，令脚反在其上，愈头眩风癫。

"以两手牵，反著背上，挽绳自悬中，愈不专精，食不得下。

"以一手上牵绳，下手自持脚，愈尻久痔。

"坐地，直舒两脚，以两手叉挽两足，自极，愈肠不能受食，吐逆。

"东向坐，仰头，不息，五息五通，以舌撩口中沫满二七，咽，愈口干苦。

"雁行气，低头，倚臂，不息十二通，以意排留饮宿食，从下部出，息愈。

"龙行气，低头下视，不息十二通，愈风疥恶疮热，不能入咽。可候病者以向阳明仰卧，以手摩腹至足，以手持引足，低臂十二，不息十二通，愈脚足温痹不任行，腰脊痛。

"以两手着项相叉，治毒不愈，腹中大气即吐之。"①

《诸家气法部》收集大量道经中的服气方法，内容极其丰富。而其首《元气论》中的内容，对元气的属性与三丹田的特点进行论述就很有理论意义：

"夫元气者，乃生气之源，则肾间动气是也。此五脏六腑之本，十二经脉之根，呼吸之门，三焦之源，一名守邪之神，圣人喻引树为证也。此气是人之根本，根本若绝，则脏腑筋脉如枝叶，根朽枝枯，亦以明矣。问：何谓肾间动气？答曰：右肾谓之命门，命门之气，动出其间，间由中也，动由生也，乃元气之系也，精神之舍也。以命门有真精之神，善能固守，守御之至，邪气不得妄入，故名守邪之神矣。若不守邪，邪遂得入，入即人当死也。人所以得全生命者，以元气属阳，阳为荣，以血脉属阴，阴为卫，荣卫常流，所以常生也。亦曰荣卫，荣卫即荣华气脉，如树木芳荣也。荣卫脏腑，爱护神气，得以经营，保于生路。又云：清者为荣，浊者为卫，荣行脉中，卫行脉外，昼行于身，夜行于脏，一百刻五十周，至平旦大会，两手寸关尺，阴阳相贯常流，如循其环，终始不绝。绝则人死，流即人生，故当运用调理，爱惜保重，使荣卫周流，神气不竭，可与天地同寿矣。

"夫混沌分后，有天地水三元之气，生成人伦，长养万物，人亦法之，号为三焦三丹田，以养身形，以生神气。有三位而无正脏，寄在一身，主司三务。上焦法天元，号上丹田也，其分野自胃口之上，心下鬲（膈）已（以）上至泥丸，上丹田之位受天元阳气，治于膻（膻）中，

---

① 张君房. 云笈七签［M］. 北京：华夏出版社，1996：190–191.

亶（膻）中穴在胸，主温于皮肤肌肉之间，若雾露之溉焉；中焦法地元，号中丹田也，其分野自心下鬲（膈）至脐，中丹田之位受地元阴气，治于胃管，胃管穴在心下，主腐谷熟水，变化胃中水谷之味，出血以营脏腑身形，如地气之蒸焉；下焦法水元，号下丹田也。其分野自脐中下膀胱囊及漏泉，下丹田之位受水元阳气，治于气海（在脐下一寸），府于气街者，气之道路也（三焦都是行气之主，故府于气街，街，乃四通八达之大道也）。下焦主运行气血，流通经脉，聚神集精，动静阴阳，如水流就湿（湿即源，湿言水行赴下也），浇注以时，云气上腾，降而雨焉。"[1]

《金丹部》和《方药部》保存了大量道教炼丹术与服饵方的资料。全书引录道书极多，有的标出书名，有的只是某书中的篇名，也有的由张君房另拟一名，不过大都摘录原文，不加论说，基本上保留了原书的面貌。

八、《修真十书》

《修真十书》共60卷，约为元初所辑，辑录者不详。该丛书辑录唐末五代宋元12种内丹和养生专著，计有《杂著指玄篇》《金丹大成集》《钟吕传道集》《杂著捷径》《悟真篇》《玉隆集》《上清集》《武夷集》《盘山语录》《黄庭内景五脏六腑图》《黄庭内景玉经注》《外景玉经注》，为研究道教内丹、养生学说的重要文献。明代被收入《正统道藏》洞真部方法类。

此书对内丹养生研究有重要价值。其中尤为特别的是《杂著捷径》，是养生功法较多的著作。如其卷十九首次记载"钟离八段锦法"歌诀，即坐功八段锦，且有注有图。文谓：

"闭目冥心坐（冥心盘跌而坐），

"握固静思神。

"叩齿三十六，

"两手抱昆仑（叉两手向项后，数九息，勿令耳闻，自此以后，出入息皆不可使耳闻）。

"左右鸣天鼓，

"二十四度闻（移两手心掩两耳，先以第二指压中指弹击脑后，左右各二十四次）。

"微摆撼天柱（摇头左右顾，肩膊随动二十四，先须握固），

"赤龙搅水浑（赤龙者，舌也；以舌搅口齿并左右颊，待津液生而咽）。

"漱津三十六（一云鼓漱），

"神水满口匀。

"一口分三咽（所漱津液分作三口，作汩汩声而咽之），

"龙行虎自奔（液为龙，气为虎）。

"闭气搓手热（以鼻引清气，闭之少顷，搓手令极热，鼻中徐徐乃放气出），

"背摩后精门（精门者，腰后外肾也。合手心摩串，收手握固）。

"尽此一口气（再闭气也），

"想火烧脐轮（闭口鼻之气，想用心火下烧丹田，觉热极，即用后法）。

"左右辘轳转（俯首摆撼两肩三十六，想火自丹田透双关，入脑户，鼻引清气，闲步顷间），

"两脚放舒伸（放直两脚）。

"叉手双虚托（叉手相交向上，托空三次或九次），

"低头攀足频（以两手向前攀脚心十二次，乃收足端坐）。

"以候逆水上（候口中津液生，如未生，再用急搅取水同前法），

"再漱再吞津。

"如此三度毕，

---

① 张君房. 云笈七签［M］. 北京：华夏出版社，1996：327.

"神水九次吞（谓再漱三十六如前，一口分三咽，乃为九也）。

"咽下汩汩响，

"百脉自调匀。

"河车搬运讫（摆肩并身二十四及再转辘轳二十四次），

"发火遍烧身（想丹田火自下而上，遍烧身体。想时口及鼻皆闭气少顷）。

"邪魔不敢近，

"梦寐不能昏。

"寒暑不能入，

"灾病不能迍。

"子后午前作，

"造化合乾坤。

"循环次第转，

"八卦是良因（诀曰：其法于甲子日夜半子时起，首行时，口中不得出气，唯鼻中微放清气。每日子后午前各行一次，或昼夜共行三次。久而自知，蠲除疾疫，渐觉身轻，若能勤苦不怠，则仙道不远矣）。"[①]

此歌诀比曾慥《临江仙》流传更广。书中配图见图4-23。

此外，书中有"去病延寿六字诀"，将六字诀整理成总诀与分诀，文如下：

"总诀：肝若嘘时目争精，肺知呬气手双擎，心呵顶上连叉手，肾吹抱取膝头平，脾病呼时须撮口，三焦客热卧嘻嘻。

"肾吹气：肾为水病主生门，有疾尫羸气色昏。眉蹙耳鸣兼黑瘦，吹之邪妄立逃奔。

"心呵气：心源烦躁急须呵，此法通神更莫过。喉内口疮并热痛，依之目下便安和。

"肝嘘气：肝主龙涂位号心，病来还觉好酸辛。眼中赤色兼多泪，嘘之病去立如神。

"肺呬气：呬呬数多作生涎，胸膈烦满上焦痰。若有肺病急须呬，用之目下自安然。

"脾呼气：脾病属土号太仓，有痰难教尽择方。泻痢肠鸣并吐水，急调呼字次丹成。

"三焦嘻：三焦有病急须嘻，古圣留言最上医。若或通知去壅塞，不因此法又何知。"[②]

《杂著捷径》中还有多达81首的六言歌诀《养生篇》，部分如下：

"一、恍惚中，有物象，幽深微，妙元通。欲验六宫聚气，且观两脸潮红。

"二、五行有真造化，循环相克相生。一片黄云盖鼎，其中金液丹成。

"三、静坐少思寡欲，冥心养气存神。此是修真要诀，学者可以书绅。

"四、打坐正如打硬，晓夜不容少休。何似放教自在，一身有脉通流。

"五、高尚千口水法，吕公八段锦文。更有六字气诀，尽是安乐法门。

"六、鼻逐五香而塞，目逐五色以盲。是谓金木间隔，阴魄载了阳魂。

"七、养气如养小儿，去欲如去蔓草。定甲七情不生，清净无为是道。

"八、身中有三昧火，宿之弥壮长生。敛散勿令炎上，方可耳目聪明。

"九、正气须盈腔里，何妨燕处超然。达磨得胎息法，故能面壁九年。

"十、真气不离丹灶，元和常满玉池。饮食切须调节，饥中饱后无饥。

"十一、食后连行百步，双手将肚摩挲。夜半五更睡觉，五脏浊气须呵。

"十二、二液枯而眼暗，脑气泄则耳聋。智者能和五脏，三焦六府宣通。

"十三、坐卧须闭地户，升降仍勒阳关。捉住真龙真虎，自成九转还丹。

"十四、昼取日精吞炼，夜分仍进月华。真火真水既济，自然种出黄芽。

① 佚名. 杂著捷径 [M] //张宇初，张宇清，张国祥. 道藏：第4册. 北京：文物出版社，1988：693–694.
② 佚名. 杂著捷径 [M] //张宇初，张宇清，张国祥. 道藏：第4册. 北京：文物出版社，1988：694–695.

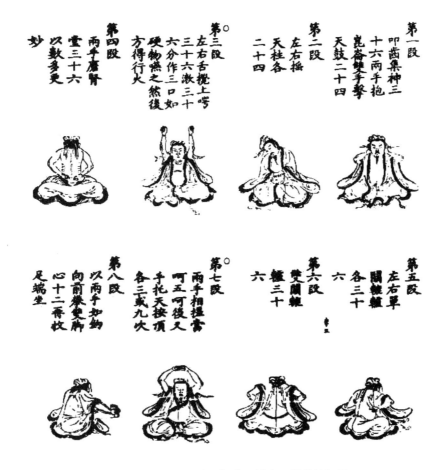

第一段
叩齿集神三
十六两手抱
昆仑双手击
天鼓二十四

第二段
左右摇
天柱各
二十四

第三段
左右舌搅上腭
三十六漱三十
六分作三口如
硬物燕之然后
方得行火

第四段
两手磨肾
堂三十六
以数多更
妙

第五段
左右单
关辘轳
各三十
六

第六段
双关辘
辘三十
六

第七段
两手相搓当
可五可后又
手托天按顶
各三或九次
○

第八段
以两手如钩
向前攀双所
心十二蒋牧
足端坐

图 4-23　《杂著捷径》载"钟离八段锦法"图
（引自《道藏》本《修真十书》）

"十五、不离心，心是道，众妙共，集一真。老而不死曰仙，无病而死曰人。
"十六、学道本无难事，自是人心不坚。初时炼漉辛苦，成就只一二年。
"十七、按月遵行易卦，阴阳消长六爻。此法未为简易，天真别有逍遥。
"十八、修养所戒有三，大怒大欲大醉。三者若有一焉，即时损失真气。
"十九、佛之所以为佛，仙之所以为仙。无非立诚而致，请读中庸一篇。
"二十、寅至申为七返，卯至坤为九还。小而论之一日，大而论之一年。
"二十一、住气调匀千息，升身撞透三关。炼得形神俱妙，方知火满金田。
"二十二、莫猙咽津行气，徒令苦己劳形。自有红楼宝塔，五云结就黄庭。
"二十三、灵根有阴阳髓，调和入鼎烹煎。醍醐上通绛阙，冲气下彻涌泉。
"二十四、妙处兼忘四象，透时岂问五行。要得抱元守一，自听玉响金声。
"二十五、虚籁时闻天鼓，元珠常照深渊。白雪炼成赤水，火龙耕就芝田。
"二十六、至道不拘子午，无为岂问朝昏。若要三花聚顶，须令五气朝元。
"二十七、出青入玄甚焕，尽归玄牝之门。果欲长生不死，劝君修取昆仑。
"二十八、灵台不留一物，收神归到神中。十二楼前春水，赤龙雪浪翻空。
"二十九、灵物何常有病，九窍百骸自安。有病不须服药，只消返照内观。
"三十、妙用循环不绝，搬运岂假河车？一点灵和常在，自然金鼎丹砂。
"三十一、学道须积阴德，不然动有障魔。若有宿植根本，自与福力相和。"[1]

① 佚名. 杂著捷径［M］//张宇初，张宇清，张国祥. 道藏：第 4 册. 北京：文物出版社，1988：695-696.

上述均为内丹练养以及日常起居应注意的养生事项，后面则更具体论及内丹修炼的过程，均简明易懂。

其他有养生价值的内容还有如：

"吕真人小成导引法：凡欲修养，须净室焚香，顺温凉之宜，明燥湿之异。每夜半后生气时，或五更，睡觉先呵出腹内浊气，或一九止，或五六止。定心闭目，叩齿三十六通，以集心神。然后以大拇指背拭目大小九过，兼按鼻左右七过。以两手摩令极热，闭口鼻气，然后摩面不以遍数，为真人起居法。次以舌柱上聘（腭），嗽口中内外，津液满口，作三咽下之，令入胃存，胃神承之。如此者之作，是三度九咽，庶得灌溉五脏，光泽面目。此虽旁门，亦极有力，不可轻忽。"

"明耳目诀：常以手按两眉后小穴中三九过，又以手心及手指摩两目颧上，以手旋目行三十过。唯合数，无时节也。毕，辄以手逆乘额三九过，从眉中为始。乃止，入发际中，口咽液多少无数也。如此常行，耳目聪明。"

"养生延寿论：一日之忌，暮无饱食。一月之忌，暮无大醉。一岁之忌，暮无远行。终身之忌，暮常护气。久视伤血，久行伤筋，久卧伤风，久立伤骨，久坐伤肉，久语伤气。多思则神怠，多念则志散，多事则形劳，多语则气急，多笑则伤脏，多愁则心颤，多怒则伤咏，多喜则伤血，多乐则气溢，多好则迷乱，多恶则憔悴。夏不极凉，春夏卧东首，秋冬卧西首。先饥而后食，先渴而后饮。太渴气不行，太饥气不藏，太饱伤肺，太饥伤气。鼻多引气，口微吐气。枕不欲高，唾不欲远。人欲（宜）劳不欲大疲。春夏脑足俱冻。春夏早卧，临起，欲出气少，欲入气多。秋冬温足冻脑，行走功语则失气。寝食不语，语则伤脏。春不可薄衣，令人伤寒，霍乱，不消食，头痛。春冬未半，衣欲下厚而上薄。春冬之初，皆服一服转泻药，则不染天时之气。冬月天地闭，血气藏，人不（宜）出汗发泄阳气，损人。每旦夜，令人掐脊及捻四肢头项，无时行之，疾不能染矣。旦朝以两手相摩令热，熨脊三次。且语勿唾，先叩齿二七次。方起，琢齿一七次。如此者乃名炼精。且未起，漱津令口满，力吞之。且起，洗面，勿开目，令人失明，目涩多泪。凡食讫，以手摩面，令津液通流。凡饱食欲少，而数令饥。饥中饱，饱中饥。凡食讫，忽精思营为，苦事促寿，湿衣汗衣，不可久着。凡心有爱，不用深爱□□□□用深憎，并伤神损寿。三十以下，勿食补药。四十以上，勿食泻药。人患热者，大吹五十遍，细吹一七遍。人患冷者，大咽五十遍，细咽十三遍（乙言吹呬等字，并以须声气似字）。发（血穷也，千梳，以理血气也）、〓（髓穷也，善固，以益其髓也）、耳（肉穷也，数揉拔，以实肉也）、舌（气穷也，少语言，以养气也）、齿（骨穷也，数叩琢，以坚其骨）、鼻（常去其中毛，谓之与通天气）、爪（筋穷也，勿数剪，以全其筋气也）。寒食伤肠，热食伤胃。春夏可以居其山，高明故顺气而疾不生也。"[1]

《养生延寿论》综合了前人言论，更为全面。其中以〓卦象指代男阴，强调固精的重要性。

《修真十书》中所收的《金丹大成集》也是一部较重要的内丹著作，为宋末萧廷芝撰述，共5卷。其第一卷中在《无极图说》后，收录"天心图""玄牝图""既济鼎图""河车图""周天火候图""泄天符火候图""六十卦火候图""大衍数图"等8幅图，又有"橐龠歌""金液还丹赋""金液还丹论"等，均属内丹理论。其中《无极图说》与白玉蟾原文大体相近，仅个别文字稍有不同。

九、陈冲素《规中指南》

陈冲素，字虚白，金元时期道士，生平不详。著作《规中指南》（又名《陈虚白规中指南》），辽、金、元正史的《艺文志》均著录，《道藏》亦收录。

该书分上、下两卷。上卷9章，分《止念》《采药》《识炉鼎》《入药起火》《坎离交媾》

---

[1] 佚名. 杂著捷径［M］//张宇初, 张宇清, 张国祥. 道藏: 第4册. 北京: 文物出版社, 1988: 707-709.

《乾坤交媾》《攒簇火候》《阳神脱胎》《忘神合虚》，具体介绍练养方法，其论述要言不烦。以第一章《止念》为例：

"止念第一（精满不思色，气满不思食）

"耳目聪明男子身，洪钧赋予不为贫。因探月窟方知物，为蹑天根始识人。乾遇巽时观月窟，地逢雷处见天根。天根月窟闲来往，三十六宫都是春。

"念起即觉，觉之即无，修行妙门，惟在此已。此法无多子，教人炼念头，一毫如未尽，何处觅踪由。

"夫无念者，非同土石草木，块然无情也。盖无念之念，谓之正念。正念现前，回光返照，使神御气，使气归神；神凝气结，乃成乘铅。

"牢擒意马锁心猿，慢著工夫炼乘铅。大道教人先止念，念头不住亦徒然。"①

文中对"止念"的解释颇为明晰。后面不仅有文字说明，还绘有简单的示意图。如"攒簇火候"节，全都配合周易的十二消息卦来论述。见图4-24。

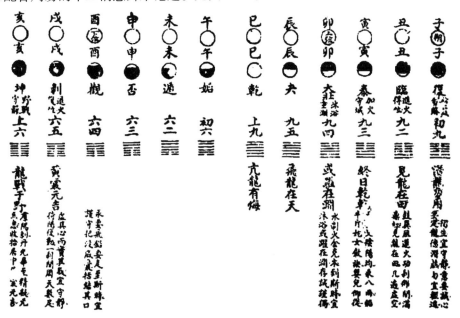

图 4-24 《规中指南》的"攒簇火候图"

该书下卷3章，即《玄牝》《药物》《火候》，提出"炼丹三要"，论述内丹的三个要点，声称：

"内丹之要有三，曰玄牝、药物、火候。丹经子书，摘为隐语，黄绢幼妇，读者惑之。愚今满口饶舌，直为天下说破。言虽俚缕，意在发明，字字真诀，肺肝相视。漏泄造化之机缄，贯串阴阳之骨髓，古今不传之秘，尽在是矣。鲸吞海水，尽露出珊瑚枝。"②

《玄牝》谈到何谓"规中"：

"夫身中一窍，名曰玄牝，受气以生，实为神府，三元所聚，更无分别，精神魂魄，会于此穴，乃金丹返还之根，神仙凝结圣胎之地也……然在身中而求之，非口非鼻、非心非肾、非肝非肺、非脾、非胃、非脐轮、非尾闾、非膀胱、非谷道、非两肾中间一穴、非脐下一寸三分、非明堂泥丸、非关元气海。然则何处？

"曰：我的妙诀，名曰规中，一意不散，结成胎仙。……正在乾之下，坤之上，震之西，兑之东，坎离水火交构之乡。人一身天地之正中，八脉九窍，经络联辏，虚闲一穴，空悬黍珠，不依形而立，

① 陈冲素. 规中指南 [M]. 上海：上海古籍出版社，1989：1.
② 陈冲素. 规中指南 [M]. 上海：上海古籍出版社，1989：8.

惟道体以生。似有似无，若亡若存，无内无外，中有乾坤，黄中通理，正位居体。……然此一窍，亦无边傍，更无内外。若以形体色象求之，则又成大错谬矣。故曰：不可执于无为，不可形于有作，不可泥于存想，不可着于持守。"①

　　文中指出"玄牝"即"规中"，但无形无象，不可执着言辞或想象为一个具体的形象。"玄牝"到底在于何处，作者宣称"泄天机密语"曰：

"愚敢净尽漏泄天机，指出玄关的大意，冒禁相付，使骨肉相合。修仙之士，一见豁然，心领神会，密而行之，句句相应。……其密语曰：

"径寸之质，以混三才。在肾之上，[处]心之下，彷（仿）佛其内，谓之玄关。不可以有心守，不可以无心求。以有心守之，终莫之有；以无心求之，终见其无。若何可也？盖用志不分，乃凝于神。但澄心绝虑，调息令匀，寂然常照，勿使昏散。候气安和，真人入定，于此定中，观照内景。才若意到，其兆那萌。便觉一息，从规中起。混混续续，兀兀腾腾。存之以诚，听之以心，六根安定，胎息凝凝。不闭不数，任其自如。静极而嘘，如春沼鱼；动极而噏，如百虫蛰。氤氲开阖，其妙无穷。如此少时，便须忘气合神，一归混沌，致虚之极，守静之笃，心不动念，无来无去，不出不入，湛然常住。是谓真人之息以踵。踵者，其息深深之义。神气交感，此其候也。前所谓元气之所由生，真息之所由起。此意到处，便见造化；此息起处，便是玄关。非高非下，非左非右，不前不后，不偏不倚。人一身天地之正中，正此处也。采取在此，交构在此；烹炼在此，沐浴在此，温养在此，结胎在此，脱胎神化，无不在此。

"今若不明说破，学者必妄意猜度，非太过则不及矣。……然此窍阳舒阴惨，本无正形，意到即开，开阖有时，百日立基，养成气母，虚室生白，自然见之。昔黄帝三月内观，盖此道也。自脐以下，肠胃之间，谓之酆都户地狱，九幽都司，阴秽积结，真阳不居。故灵宝炼度诸法，存想此谓幽关，岂修炼之所哉？学者诚思之。"②

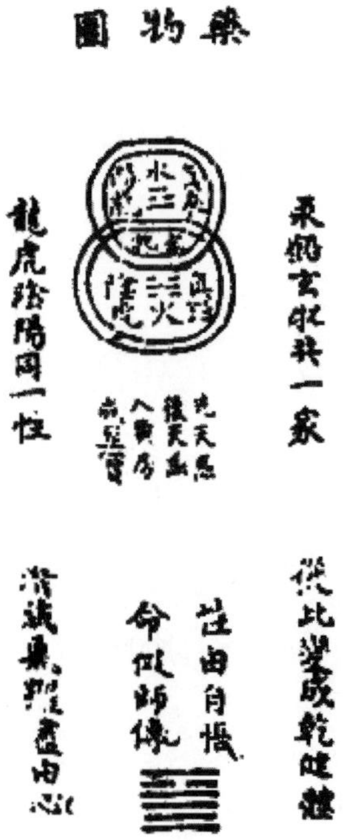

　　陈冲素认为"规中"在肾之上，心之下，人身上下左右之中，但决非脐以下。故此法所守的属于我们通常所说的中丹田，而非下丹田。

　　"规中"作为内丹练养之处，如何采取药物，在此书《药物》中也有说明，指出所谓"药物"即精、气、神：

"夫神与气精，三品上药，炼精化气，炼气成神，炼神合道，此七返九还之要诀也。红铅黑汞、木液金精、朱砂水银、白金黑锡、金翁黄婆、离女坎男、苍龟赤蛇、火龙水虎、白雪黄芽、交梨火枣、金乌玉兔、乾马坤牛、日精月华、天魂地魄、水乡铅、金鼎汞、水中金、火中木、阴中阳、阳中阴、黑中白、雄裹雌，异名众多，皆譬喻也。

"然则何谓之药物？曰：修丹之要，在乎玄牝，欲立玄牝，先固本根，本根之本，元精是也。精即元气所化，故精气一也。以元神居之，则三者聚于一矣。……是皆明身中之药物，非假外物而言也。然而产药有川源，采药有时节，制药有法度，入药有造化，炼药有火功。吾囊闻之师曰：西南之乡，土名黄庭，恍惚有物，杳冥有精。分明一味水中金，但向华池着意寻。此产药之川源也。垂帘塞兑，窒韵调息，离形去智，几于坐忘。劝君终

图4-25　《规中指南》的"药物图"

（图中形象地指示了"玄牝"之所在）

① 陈冲素. 规中指南 [M]. 上海：上海古籍出版社，1989：10–12.
② 陈冲素. 规中指南 [M]. 上海：上海古籍出版社，1989：12–14.

日默如愚，炼成一颗如意珠。此采药之时节也。天地之先，无根灵草，一意制度，产成至宝。大道不离方寸地，工夫细密有行持。此制药之法度也。心中无心，念中无念，注意规中，混融一气。又云：息息绵绵无间断，行行坐坐转分明。此入药之造化也。清静药材，密意为丸，十二时中，无念火煎。金鼎常令汤用暖，玉炉不要火教寒。此炼药之火功也。大抵玄牝为阴阳之原，神气之宅；神气为性命之药，胎息之根，呼吸之祖，深根固蒂之道。……

"其诀曰：专气至柔，能如婴儿乎？除垢止念，静心守一，外想不入，内想不出，终日混沌，如在母腹。神定以会乎气，气和以合乎神，神即气而凝，气即神而住。于寂然大休歇之场，恍兮无何有之乡，天心冥冥，注意一窍，如鸡抱卵，似鱼在水，呼至于根，吸至于蒂，绵绵若存，再守胎中之一息也。守无所守，真息自住，泯然若无，虽心于心，无所存住，杳冥之内，但觉太虚之中，一灵为造化之主宰。时节若至，妙理自彰，轻轻然运，默默然举，微以意而定气，应造化之枢机，则金木自然混融，水火自然升降，忽然一点大如黍珠，落于黄庭之中。此乃采铅汞之机，为一日之内，结一日之丹。"[1]

此书所论内丹奥秘，要言不烦，故颇受后代学者重视。

宋元时期各种内丹导引著作非常丰富，此处仅述部分要籍。传统的气功导引养生方法，发展至这一时期已经趋于成熟。

---

① 陈冲素. 规中指南［M］. 上海：上海古籍出版社，1989：14-17.

第五章

明至清中期的养生

　　1368 年，朱元璋建立明王朝。明政府采取了一系列积极的措施恢复经济，如精简机构，整饬吏治，奖励垦荒，兴修水利，减轻赋税，使社会生产力得以迅速恢复和发展，城市工商业也随之繁荣。明中叶以后，以江浙一带为代表，社会经济得到了全面的发展，出现了许多商贾云集的市镇。在科技方面，明代冶炼业、造船业都很发达。特别是郑和七下西洋，促进了国内外交通的发展。明朝中后期，由于政治混乱，农民起义不断爆发，努尔哈赤建立的后金乘机崛起。明末李自成、张献忠等大规模起义给明王朝严重的打击，后金入关南下，于 1644 年攻占北京，建立了清王朝。清朝前期通过励精图治，使国力兴盛，达到一个高峰。清朝中后期国势逐渐衰落，在政治军事等方面落后于工业革命后的西方列强。1840 年鸦片战争爆发后被迫打开国门，成为半殖民地半封建国家。

　　从明朝到鸦片战争爆发的长达 400 多年中，中国的思想文化和社会发展有非常重要的变化，对养生学术也带来很大的影响。

　　明、清两朝，在科举制度方面，限定儒家经典"四书"为考试范围，采取八股取士制度，加强了思想控制。明朝官方教育以钦定《四书大全》《五经大全》《性理大全》为教材，思想界中程朱理学占统治地位，并出现了以王守仁为代表的"心学"。这时期，理学的有关内容如太极、气化、体用、先天后天等，对中医理论产生较大影响。清朝则是考据学兴盛时期，文字学、音韵学、训诂学、目录学、版本学、校勘学、辨伪学、辑佚学等传统学术得到了空前的发展。

　　明清时期，中国与欧洲国家的交流增多，尤其是西方传教士来华，在明清王朝的上层社会产生了一定影响。15 世纪发现美洲新大陆后，欧洲掀起一股海外殖民浪潮，罗马教廷也开展海外传教活动，一大批天主教传教士来到中国，其中不乏掌握科学技术的人才，他们将许多西方文化知识（包括西医的解剖学、生理学、药物与治疗方法等）传入中国，也将中国文化（包括中医药知识）带回西方。

第一节　思想文化的发展及对养生的影响

一、明代理学的发展及对养生的影响

　　明代理学较宋元又有重要的发展。江门陈献章开心学之先，学宗自然，而归于自得，静中养出端倪，将明代学术导入精微。以后王守仁发明致良知之旨，建立心学体系，其主要哲学思想为"心外无物""心外无理"，强调"格物穷理"，认为"穷理"是一个积累的过程。他们的养心、养性理论及静坐等方法，均与养生有密切关系。

　　陈献章是广东江门人，曾在白沙村居住，世称白沙先生。《明史》说："献章之学，以静为主。其教学者，但令端坐澄心，于静中养出端倪。"[①] 这种静坐，与陈献章的身体也有一定关系。陈献章自小体弱，自称"无岁不病"。多次进京会试落第，至 55 岁时得推荐入京任职，不久还乡。他的诗文屡屡以"病夫"自号，曾说："仆自染疾来，六七年间，每遇疾作，遍身自汗若雨，或遭数月不止，既止复作，畏劳怯冷，沉绵反复，元气寖耗，力加防慎，庶几保全。"[②] 于是他形成"静坐"做学问的主张。陈献章说："佛氏教人曰静坐，吾亦曰静坐；曰惺惺，吾亦曰惺惺。调息近于数息，定力有似禅定。"[③] "惺惺"的意思是虽静坐不动但不能昏昏沉沉，更不要睡着。

① 张廷玉. 明史：第 6 册［M］. 北京：中华书局，2000：4854.
② 陈献章. 陈献章集［M］. 北京：中华书局，1987：125.
③ 陈献章. 陈献章集［M］. 北京：中华书局，1987：147.

初练者为了做到这一点，可以"数息"即数呼吸次数来帮助集中心神。陈献章说："若平生忙者，此尤为对症药也。"他主张静中悟出自然，说：

"人心上容留一物不得，才着一物，则有碍。且如功业要做，固是美事，若心心念念只在功业上，此心便不广大，便是有累之心。是以圣贤之心，廓然若无，感而后应，不感则不应。又不特圣贤如此，人心本体皆一般，只要养自以静，便自开大。"①

陈献章的弟子湛甘泉，对理学与养生的关系也有明确论述。他认为朱熹之学之所以为人们所重视，与养生有关：

"其势较易于圣学，其利本于养生，以故豪杰之负聪明才辨者，于此既能闻道，又能养生，孰不动乎旧所传习，挽而入乎此者？"②

明代大儒王守仁，在悟道前对道教养生也有一定了解。据传，他17岁时"偶间入铁柱宫，遇道士跌坐一榻，既而叩之，因闻养生之说，遂相与对坐忘归"。37岁时，他被谪居到地处边远的龙场，悟道而创立"心学"，注重静坐功夫。如说：

"一日，论为学功夫。先生曰：'教人为学，不可执一偏。初学时心猿意马，拴缚不定，其所思虑多是人欲一边，故且教之静坐、息思虑。久之，俟其心意稍定，只悬空静守如槁木死灰，亦无用，须教他省察克治。省察克治之功，则无时而可间，如去盗贼，须有个扫除廓清之意，无事时将好色好货好名等私逐一追究，搜寻出来，定要拔去病根，永不复起，方始为快。常如猫之捕鼠，一眼看着，一耳听着，才有一念萌动，即与克去，斩钉截铁，不可姑容与他方便，不可窝藏，不可放他出路，方是真实用功，方能扫除廓清，到得无私可克，自有端拱时在。虽曰何思何虑，非初学时事，初学必须思省察克治，即是思诚，只思一个天理，到得天理纯全，便是何思何虑矣。'"③

又载与弟子问答说：

"又问：'静坐用功，颇觉此心收敛，遇事又断了。旋起个念头，去事上省察。事过又寻旧功，还觉有内外，打不作一片。'先生曰：'此格物之说未透。心何尝有内外？即如惟浚，今在此讲论，又岂有一心在内照管？这听讲说时专敬，即是那静坐时心，功夫一贯，何须更起念头？人须在事上磨炼做功夫，乃有益。若只好静，遇事便乱，终无长进。那静时功夫，亦差似收敛，而实放溺也。'后在洪都，复与于中、国裳论内外之说。渠皆云：'物自有内外，但要内外并着功夫，不可有间耳！'以质先生，曰：'功夫不离本体；本体原无内外。只为后来做功夫的分了内外，失其本体了。如今正要讲明功夫不要有内外，乃是本体功夫。'是日俱有省。"④

可见，王阳明是将类似道家内功、佛家禅定那样的功夫，用于澄清思虑，从而"致良知"。而达到"致良知"之后，则不必拘泥于动静。如：

"一友静坐有见，驰问先生。答曰：'吾昔居滁时，见诸生多务知解，口耳异同，无益于得，姑教之静坐。一时窥见光景，颇收近效。久之，渐有喜静厌动，流入枯槁之病。或务为玄解妙觉，动人听闻。故迩来只说致良知。良知明白，随你去静处体悟也好，随你去事上磨炼也好，良知本体原是无动无静的。此便是学问头脑。我这个话头自滁州到今，亦较过几番，只是致良知三字无病。医经折肱，方能察人病理。'"⑤

这种心学思想对明清思想界影响很大，对养生也是直接有关联的。王阳明的弟子陆澄"以多病，从事于养生，文成（即王阳明）语之以养德"，又载：

"养身只是一事，果能戒慎恐惧，则神住、气住、精住，而长生久视之说，亦在其中矣。"⑥

① 陈献章. 陈献章集［M］. 北京：中华书局，1987：732.
② 黄宗羲. 明儒学案［M］. 北京：中华书局，1985：1034.
③ 王守仁. 王阳明全集［M］. 上海：上海古籍出版社，1992：16.
④ 王守仁. 王阳明全集［M］. 上海：上海古籍出版社，1992：92.
⑤ 王守仁. 王阳明全集［M］. 上海：上海古籍出版社，1992：104–105.
⑥ 黄宗羲. 明儒学案［M］. 北京：中华书局，1985：270.

不少学者认为理学养性功夫兼具养生作用。如薛西原说：

"方士之言养生者，往往穿凿于性命之外，不知养生之道，不越乎养性。世儒率言知性知天，而斥小养生，不知养其性者，即同乎天道而不亡。"①

由于理学的静坐功夫越来越带有佛道养生色彩，有人质疑两者是否有区别。王阳明另一弟子王畿（号龙溪）在发扬阳明之学时，与王阳明弟子聂双江有多次辩论，其中也论及这一点。如聂双江称：

"与物同之。驭气摄灵，与定息以接天地之根，诸说，恐是养生家所秘，与吾儒之息未可强同。"

王畿则回答说：

"驭气摄灵与呼吸定息之义，不可谓养生家之言而遂非之。方外私之以袭气母，吾儒公之以资化元，但取用不同耳。"②

通过这样的讨论，主流学术界也认可静坐、养心等非佛道所专有，在儒学中有其特别之处。这使得与之有关的养生方法得到更大范围的推广。

二、明清帝王与养生

（一）明清帝王的炼丹崇佛

明清许多帝王对道教相当尊崇，使炼丹服食之风一度复兴。明朝太祖以后诸帝，尤多迷信占卜、丹药、房中术，至世宗嘉靖皇帝时崇道达到高峰。嘉靖20多年不理朝政，沉迷炼丹，其子明穆宗隆庆帝也好方术。《野获编》载：

"陶仲文以仓官召见，献房中秘方，得幸世宗……盖陶之术，前后授受三十年间，一时圣君哲相，俱堕其彀中，叨忝富贵如此。……成化间方士李孜省官通政使、礼部左侍郎掌司事，妖僧继晓，累进通玄翊教广善国师，正德间色目人于永拜锦衣都指挥，皆以房中术骤贵，总之皆方技杂流也。"

"嘉靖间，诸佞幸进方最多，其秘者不可知，相传至今者，若邵、陶则用红铅、取童女初行月事炼之如辰砂以进。若顾、盛则用秋石、取童男小遗去头尾炼之如解盐以进。此二法盛行，士人亦多用之。然在世宗中年始饵此及他热剂，以发阳气，名曰长生，不过供秘戏耳。至穆宗以壮龄御宇，亦为内官所盅，循用此等药物，致损圣体，阳物昼夜不仆，遂不能视朝。"③

上既如此，下亦效之。明代社会风气为之一变。鲁迅论《金瓶梅》风行的社会背景时说：

"颓风渐及士流……瞬息显荣，世俗所企羡，侥幸者多竭智力以求奇方，世间乃渐不以纵谈闺帏方药之事为耻。"④

这种尊崇带来迷信炼丹、追求长生等不良影响，甚至造成影响政局的"红丸案"。1620年，即位不久的光宗泰昌帝病重，李可灼进献红丸，称其为"仙丹"，泰昌帝服后死去，由此引起一场政治风波。熹宗也因饮用大臣进献的方药而得疾致体肿。学者杨启樵指出方术对明代的影响颇大：

"综合而言之，明室因崇信方术而受影响者厥有五端：

"（一）帝王因一心祀奉神道而荒怠政事。

"（二）帝王因服食金石方药而罹疾，或竟（竟）至于丧身。

"（三）方士夤缘登进，与佞臣朋比为奸，贾乱朝政。

① 黄宗羲. 明儒学案［M］. 北京：中华书局，1985：1278.
② 沈德符. 万历野获编：下册［M］. 北京：文化艺术出版社，1998：582-583.
③ 沈德符. 万历野获编：下册［M］. 北京：文化艺术出版社，1998：582-583.
④ 鲁迅. 鲁迅全集·第2卷［M］. 编年版. 北京：人民文学出版社，2014：505-506.

"（四）廷内宫外斋醮月无虚日，伽蓝次第营建，遂使国库空竭，军民不胜其扰。

"（五）缁黄披剃者日益增加，若辈游食蠹民，驯至物力凋瘵，影响民生甚巨。"①

明代不少医药学家都对这些名为求长生实际伤生的行为加以批评。

清朝前期，雍正帝也好方剂，清宫档案中经常有他配制和服用丹药的记录。清朝皇帝除了尊崇道教和汉地佛教，还对蒙藏地区的喇嘛教给予重视，通过对喇嘛教上层的控制，维系与统治边疆地区。康熙五十二年（1713年）清廷册封五世班禅为"班禅额尔德尼"，并颁赐金册金印另立一个喇嘛教领袖，以便分权统治。

喇嘛教修行方法属于密宗。密宗在唐代曾盛行一时，后来主要在西藏、内蒙古等地区流行。南怀瑾评述：

"密教……其精神虽然出离世间，其方法不是完全遗世，它是联合人性生活而升华到佛性境界的。因此他们的修持，有一部分包括男女双修的双身法，流弊所及，祸害丛生。宗喀巴大师的改革密宗，创立黄教，就是针对这种方法的反应。"②

明代永乐年间宗喀巴所创的黄教在西藏影响很大，清朝时达赖、班禅活佛均由中央政府册封，而且在乾隆九年（1744年）将北京雍和宫改作正式的藏传佛教的喇嘛庙。据说雍正与乾隆都学习过密宗。这些支持促使密宗修炼方式逐渐进入汉族地区。

（二）清朝帝王的尊老举措

清朝中前期，国势强盛，社会经济发展。为了彰示盛世，康熙与乾隆时期先后举办过4次千叟宴，为前所未有的尊老之举。

康熙五十二年（1713年）农历三月，康熙帝60岁寿诞，在畅春园第一次宴请从天下各地来京为自己祝寿的老人。《清实录·圣祖仁皇帝实录》卷二百五十四记载：

"康熙五十二年癸巳，三月，戊寅朔。……壬寅，宴直隶、各省汉大臣官员、士庶人等，年九十以上者三十三人，八十以上者五百三十八人，七十以上者一千八百二十三人，六十五以上者一千八百四十六人，于畅春园正门前。传谕众老人曰：'今日之宴，朕遣子孙、宗室执爵授饮，分颁食品。尔等与宴时，勿得起立。以示朕优待老人至意。'……甲辰，宴八旗满洲、蒙古、汉军大臣官员、护军兵丁、闲散人等，年九十以上者七人，八十以上者一百九十二人，七十以上者一千三百九十四人，六十五以上者一千十二人，于畅春园正门前，诸皇子出视颁赐食品，宗室子执爵授饮。"③

这次宴请名义上还不叫"千叟宴"，也没有编纂"千叟宴诗"。康熙六十一年（1722年）农历正月，康熙帝69岁，为了预庆自己的70岁生日，他在乾清宫举办了第二次长寿老人宴会，并命名为"千叟宴"。《清实录·圣祖仁皇帝实录》卷二百九十六记载：

"康熙六十一年壬寅，春，正月，丁亥朔。……戊子，召八旗满洲、蒙古、汉军文武大臣官员及致仕退斥人员年六十五以上者六百八十人，宴于乾清宫前，命诸王、贝勒、贝子、公及闲散宗室等授爵劝饮，分颁食品。辛卯……召汉文武大臣官员及致仕退斥人员年六十五以上者三百四十人，宴于乾清宫前，命诸王、贝勒、贝子、公及闲散宗室等授爵劝饮，分颁食品，如前礼。御制七言律诗一首，命与宴满汉大臣官员各作诗纪其盛，名曰《千叟宴诗》。"④

《御制千叟宴诗》中康熙作诗云：

"百里山川积素妍，古稀白发会琼筵。还须尚齿勿尊爵，且向长眉拜瑞年。

① 杨启樵. 明清皇室与方术［M］. 上海：上海书店，2004：133.

② 南怀瑾. 道家、密宗——东方神秘学［M］. 上海：复旦大学出版社，1997：289.

③ 佚名. 圣祖仁皇帝实录：第3册［M］//佚名. 清实录：总第6册. 北京：中华书局，1985：509-514.

④ 佚名. 圣祖仁皇帝实录：第3册［M］//佚名. 清实录：总第6册. 北京：中华书局，1985：869.

"莫讶君臣同健壮，愿偕亿兆共昌延。万机惟我无休暇，七十衰龄未歇肩。"

众大臣纷纷和诗和赋诗，虽大多是歌颂圣恩，但不少也表达了对长寿的愿望。如礼部侍郎励廷仪和诗：

"蓬莱晓殿正宣妍，千叟承恩谳绮筵。满袖龙香擎舜酒，充廷鹤发祝尧年。"

"曈昽日下春常丽，长养风中福自延。敷锡兆民登寿世，九重宵旰一身肩。"①

乾隆晚年时，也开办千叟宴，第一次在乾隆五十年（1785 年）。《清实录·高宗纯皇帝实录》卷一千二百二十一载：

"乾隆五十年乙巳……上御乾清宫，赐千叟宴……年六十以上者三千人，皆入宴。……命以'千叟宴'联句，颁赏如意、寿杖、缯绮、貂皮、文玩、银牌等物有差。……御制'千叟宴，恭依皇祖元韵'诗。"②

嘉庆元年（即乾隆六十一年，1796 年），太上皇乾隆又主持再举"千叟宴"。《清实录》记载，与会者 70 岁以上的有 3 000 多人，未入座的有 5 000 人，几近万人宴了。

乾隆还经常作诗表彰老人。例如对地方官员报称有一位老人已 141 岁，他作诗说：

"楚省寿民汤云山，生于万历丙午，至今盖一百四十一岁矣，巡抚开泰。以旌表上请，念此非寻常期颐之寿可比，乃为是诗，并书赐之。

"常见六星辉楚地，曾无一字献丹枫，老翁真是仙而隐，举世应推寿且雄，矍铄他年将比窦（汉窦公年一百八十）。春秋此日已逾种，生平无病不知药（沈德潜典式楚省，曾见是翁。归述翁言若此，以下数语同），耄耋有时还似童，合宅孙曾凡几阅，一心念虚若为空，汉阳草树连天碧，仿佛犹存太古风。"（《高宗御制诗初集》卷三十三）

（三）康熙与乾隆的养生观念

康熙寿终时 69 岁，而其孙乾隆则寿至 89 岁，是最高寿的古代帝王。他们的长寿，除了宫中条件优渥，也与他们本身重视养生有关。

康熙的《庭训格言》中曾专门论及养生。他说：

"凡人养生之道，无过于圣人所留之经书。故朕惟训汝等熟习五经、四书、性理，诚以其中。凡存心养性立命之道，无所不具故也。看此等书，不胜于习各种杂学乎？"③

在养生的具体方法上，他最为注重饮食，如说：

"节饮食，慎起居，实却病之良方。"④

"人之养身，饮食为要。"⑤

"凡人饮食之类，各当择其宜于身者。所好之物，不可多食。"⑥

康熙提倡少饮酒，并对老年人饮食有所告诫。他说：

"朕自幼不喜饮酒，然能饮而不饮，平日膳后或遇年节筵宴之日，止小杯一杯。人有点酒不闻者，是天性不能饮也。如朕之能饮而不饮，始为诚不饮者。大抵嗜酒则心志为其所乱而昏昧，或致疾病，实非有益于人之物。"⑦

"高年人饮食宜淡薄，每兼菜蔬食之，则少病，于身有益。所以农夫身体强壮、至老犹健者，

①　佚名. 御定千叟宴诗（康熙六十　年敕编）［M］//四库全书：集部 1447 册. 上海：上海古籍出版社，1987：3-4.
②　佚名. 高宗纯皇帝实录：第 16 册［M］//佚名. 清实录：总第 24 册. 北京：中华书局，1985：385-389.
③　康熙. 庭训格言［M］. 郑州：中州古籍出版社，2010：17.
④　康熙. 庭训格言［M］. 郑州：中州古籍出版社，2010：17.
⑤　康熙. 庭训格言［M］. 郑州：中州古籍出版社，2010：48.
⑥　康熙. 庭训格言［M］. 郑州：中州古籍出版社，2010：73.
⑦　康熙. 庭训格言［M］. 郑州：中州古籍出版社，2010：47-48.

皆此故也。"①

"人于平日养身，以怯懦、机警为上。未寒凉即增衣服，所食物稍有不宜即禁忌之。愈谨慎、愈怯懦则大益于身。"②

康熙尤其对养生服药颇为谨慎，反对无事服补药。他指出：

"古人有言：'不药得中医。'非谓病不用药也，恐其误投耳。"③

"有人见朕之须白，言有乌须良方。朕曰：我等自幼凡祭祀时，尝以须鬓至白、牙齿尽黄为祝。今幸而须鬓白矣，不思福履所绥而反怨老之已至，有是理乎？"④

乾隆也一直注重长寿之道。一些文章称乾隆作有养生十六字诀，云："吐纳脏腑，活动筋骨，十常四勿，适时进补。"所谓"十常"指齿常叩、津常咽、耳常弹、鼻常揉、睛常转、面常搓、足常摩、腹常旋、肢常伸、肛常提，"四勿"指食勿言、卧勿语、酒勿醉、色勿迷。这些文字并未见于乾隆的诗文集，查其来源云是某清宫御医后人所言，可能反映了清宫太医为皇帝们提供的养生意见。

乾隆的诗文中也有不少与养生相关的内容，例如他晚年写过多首"安眠"诗，描写他睡眠安乐的状况及体会。嘉庆元年，刚退位的乾隆作"安眠口号"诗道：

"安眠半夜弗知久，望捷片时仍觉迟（迩岁年耄，率不能安眠，若历二十四刻得三时整睡则为幸。迩日或安眠至二十九刻，亦一快耳）。不怨不尤肙不忍，如临如履祇如斯（不怨不尤之语出《论语》，予以为不怨不尤，未免仍存二字之意，在惟应自思己过，知过而改乃益善。然言之易，而行之难。无意书此成语以为口号，亦纪近日学诣之境耳）。"（《高宗御制诗余集》卷八）

88岁时，乾隆皇帝再写下了关于睡眠的"口号二首"诗：

"年龄幸至八旬八，夜刻每眠三十三（年来常得安眠，每夜就枕，率至三十二三刻，实为老年难得佳境）。一切吟情例应减，促成聊此志佳谈。

"开印由来撰吉朝，依然晓起肯逍遥（节前后安眠，每自戌正至寅正二三刻，刻前多至二三刻。今已届开印之期，仍照常于寅正即起视事，不敢稍图逸豫也）。两旬节后倏以度，何日曾忘望捷焦。"（《高宗御制诗余集》卷十七）

同期还有"安眠"诗，有句诗说："尔来每喜饱安眠，一夜四八卅二刻。"（《高宗御制诗余集》卷十七）睡眠质量好是乾隆长寿的一个重要因素。

清朝帝王的一系列尊老举动，对社会上重视养生起到了一定的推动作用。

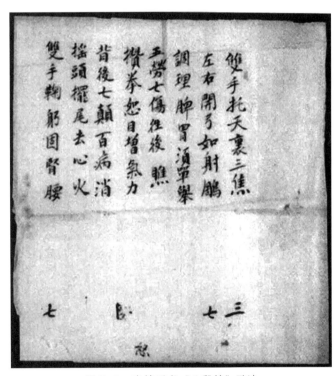

图5-1　光绪手书"八段锦"歌诀
（引自《清宫医案研究集成》）

① 康熙. 庭训格言［M］. 郑州：中州古籍出版社，2010：58.
② 康熙. 庭训格言［M］. 郑州：中州古籍出版社，2010：97.
③ 康熙. 庭训格言［M］. 郑州：中州古籍出版社，2010：134.
④ 康熙. 庭训格言［M］. 郑州：中州古籍出版社，2010：68.

第二节　中医药学术的发展及对养生的影响

　　明清时期的中医学，在实践的基础上，对金元时代发展起来的各种医学理论加以综合、折中、融汇、贯通，取得了新的发展。明清中医理论的极大丰富与临床水平的提高，也促使养生学术进一步发展，很多名医同时也撰写有养生专著。

一、中医药发展概况

（一）医政管理与医学交流

　　明清两朝设太医院作为国家最高医药行政管理机构，也是皇室医疗单位，具有国家医学教育、医学人才考试选拔、祭祀名医、医官任免与派遣等功能，并有奉旨诊视皇族大臣疾病的任务。明代太医院分为13科，即大方脉、妇人、伤寒、小方脉、针灸、口齿、咽喉、眼、疮疡、接骨、金镞、祝由、按摩。同元代13科相比，风科改为伤寒，金疮分为金镞和疮疡两科，杂科改为按摩，取消了禁科，较前代更适合临床需要。明太医院要求御医各专一科，每科由一名至数名御医或吏目掌管，下属有医士或医生。清代医学分科曾先后合并递减，但总体与明朝区别不大。明清两朝在府、州、县均设专职医生，府设医学正科，州设典科，县设训科，负责辖区的医药卫生行政和医学教育。各地还设有惠民药局、养济院和安乐堂。

　　在政策层面上，明清两朝较为注重医学的发展与教育，除建立以太医院和地方医学机构为中心的医药系统外，又定期朝拜和祭祀历史名医，增强民众医药养生观念；注意埋尸骨，颁方赠药，防治疫病等恤政。加上思想文化和社会经济的影响，使明清时期的中医药学术空前发展。

　　部分西方医学知识在明朝末年传入中国，带来了一些新的认识与观念。来华较早的西方传教士是意大利天主教士利玛窦（Matteo Ricci，1552—1610年）。他于1582年奉派到广东肇庆传教，1601年到达北京。他与中国知识分子合作，翻译了许多介绍西方科学技术的著作，如《西国纪法》，书中记述了神经学说，首次将西方神经学和心理学介绍给中国。万历三十四年（1606年）来华的意大利传教士熊三拔（P. Sabbathinusde Urisis，1575—1620年），在北京专修历书，研究水法，著《泰西水法》，其中涉及消化生理学的内容，在医学理论上遵奉希波克拉底的四元素说。1613年来华的意大利传教士艾儒略（Julio Aleni，1582—1649年）著《性学粗述》，述及生理学和病理学内容，提到四体液的生成、分离、功用和所藏部位，分析了四体液与疾病的关系，指出疾病、衰老死亡都是由于四体液不平衡造成的结果；还著有《西方问答》，介绍欧洲的验尿诊断及放血疗法等西医知识，其《职方外记》介绍了欧洲一些防疫方法。1621年来华的瑞士传教士邓玉函（Johann Termntius，1576—1630年），编修崇祯历法，译述《泰西人身说概》《人身图说》，向中国介绍西方解剖学。他们成为中西方科学与医学交流的桥梁。

（二）中医基础理论的提高

　　中医基础理论既是临床的指导，也是养生思想的基础。其中很多基本术语在历代发展的基础上，至明清时期得以确定。

　　例如八纲辨证与治疗八法，即在这一时期确立。明初楼英在《医学纲目》中说：

　　"诊病者必先分别气血、表里、上下、脏腑之分野，以知受病之所在；次察所病虚实、寒热之邪以治之，务在阴阳不偏颇，脏腑不胜负，补泻随宜，适其所病。"①

---

① 楼英. 医学细目［M］. 北京：中国中医药出版社，1996：自序.

张介宾在《景岳全书·阴阳篇》中，认为阴阳是医道的纲领，诊病施治，必先审阴阳。在《景岳全书·六变辨》中又指出：

"六变者，表里、寒热、虚实是也，是即医中之关键。明此六变，万病皆指诸掌矣。"[1]

在方剂治法方面，张介宾提出"八略"为攻、和、补、散、寒、热、固、因。至清代程国彭《医学心悟》则高度概括说：

"论病之原，以内伤、外感四字括之；论病之情，则以寒热、虚实、表里、阴阳八字统之；而论治之方，则又以汗、和、下、吐、清、温、消、补八法尽之。"[2]

这里确定了中医临证八纲和八法的提法。还有如"辨证论治"一词，在明清时有多种表述，后来逐渐成为表述中医思维特点的术语。如 1573 年明代《慎斋遗书》提到"辨证施治"；张介宾《景岳全书·传忠录》称"诊病施治"；清代徐大椿《伤寒类方》有"见症施治"之称，并在《外科正宗·卷一》的注释中说："辨证施治，圆通活泼，不可执也。"1825 年清代章虚谷的《医门棒喝》中说："不明六气变化之理，辨证论治岂能善哉！"明确出现"辨证论治"的提法。经现代中医学者的整理，这些都成为中医临床与养生通用的术语。

（三）新学派的形成

明清时期，承金元余绪，医学争鸣激烈，或主寒凉，或倡温补，代有兴衰。明代早期丹溪之学盛行，医家喜用寒凉。丹溪学派名家辈出，使苦寒凉润盛极一时，直到明代中期。明代中晚期，为了补偏救弊，温补学派兴起。温补学派对中医养生影响较大，后文详做介绍。到了明代后期，由于传染病流行严重，又促使外感新学派温病学派出现。

中医学所讲的温病是多种外感急性热病的总称，包括传染性与非传染性两大类，主要是前者。在创立中医温病学说中做出杰出贡献的是明末著名医家吴有性和清代医家桂、薛雪、吴瑭、王士雄等人。

吴有性，字又可，生活于 16 世纪 80 年代至 17 世纪 60 年代，江苏吴县人。吴有性亲身经历了崇祯十四年（1641 年）流行于河北、山东、江苏、浙江等地的温疫（传染病）。他通过亲身观察和诊病施药的大量实践，在继承前人有关湿病论述材料的基础上，结合自己的实践经验，创造性地提出了温病不同于伤寒的系统见解，于 1642 年编著《温疫论》，为温病学说的创立起到了奠基作用。其最大贡献是就温疫病的致病原因提出"戾气学说"的伟大创见。《温疫论》原序说："温疫之为病，非风、非寒、非暑、非湿，乃天地之间别有一种异气所感。"[3]他在书中又

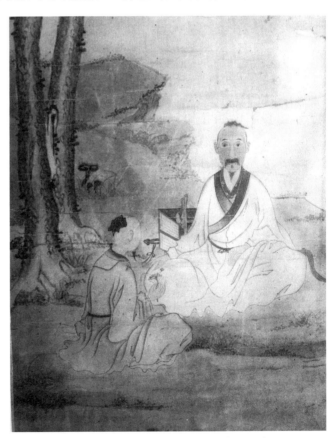

图 5-2　清王晋绘《名医叶天士像》（局部）
（广东中医药博物馆藏）

---

① 张介宾. 景岳全书［M］. 北京：中国中医药出版社，1994：4.
② 程国彭. 医学心悟［M］. 沈阳：辽宁科学技术出版社，1997：5.
③ 吴又可. 温疫论［M］. 沈阳：辽宁科学技术出版社，1997：4.

称这种异气为杂气、戾气、疠区、疫气。他说："六气有限，现在可测，杂气无穷，茫然不可测。专务六气，不言杂气，岂能包括天下之病软！"[①]突破了前人"六气病因说"和"外邪伤人皆从皮毛而入"的笼统观点。

叶桂（1667—1746年），字天士，号香岩，江苏吴县人。他出生于世医之家，幼得家学，长大后仍好学不辍，10年中曾先后师从17位有名望的医生，最终成为清初的一代名医。晚年由他的学生顾景文据其面提口授，整理成《温热论》。《温热论》对温病学说的最大贡献是指出温病转变的规律，即"大凡看法，卫之后方言气，营之后方言血"。指出温病发病一般要经过"卫、气、营、血"四个由浅入深的阶段，并分别采用相应的治疗方法，建立了卫气营血辨证作为温病辨证论治的纲领。

薛雪（1681—1770年），字生白，号一瓢，江苏吴县人。他与叶桂为同一时代的名医，勤研医籍，爱好较多。擅长治疗湿热病，撰《湿热条辨》一卷，分35条辨析湿热病的原因、各种临床表现、变化、特点及诊治法则。此书是湿热病的专著，对湿热病的发病机理、证候演变、审证要点及辨证论治做了较全面的论述。

吴瑭（1758—1836年），字鞠通，江苏淮阴人。1798年撰《温病条辨》，成为著名的温病学家。吴瑭将温病分为九种：风温、温热、温疫、温毒、暑温、湿温、秋燥、冬温、温疟，确定了温病学说的研究范围。他提出温病的三焦辨证："温病由口鼻而入，鼻气通于肺，口气通于胃。肺病逆传，则为心包。上焦病不治，则传中焦，胃与脾也。中焦病不治，则传下焦，肝与肾也。始上焦，终下焦。"[②]把温病转变与脏腑病机联系起来，补充和完善了叶桂的卫气营血辨证理论。吴瑭在书中还提出温病不同阶段的治疗方剂，如银翘散、桑菊饮、清营汤、清宫汤、犀角地黄汤等，为温病学说理、法、方、药系统的完善做出了重大贡献。

王士雄（1808—1867年），字孟英，晚字梦隐，号半痴山人，浙江杭州人。他先后撰写《霍乱论》和编述《温热经纬》。在《霍乱论》中，把霍乱区分为时疫霍乱和非时疫霍乱两类，指出时疫霍乱的病因主要是一种疫邪，多由饮水恶浊所致，故应采取疏通河道、广凿井泉等卫生预防措施。《温热经纬》（1852年）系以《内经》《伤寒杂病论》有关湿病条文为经，以叶桂、薛雪等众多医家有关湿病的论述为纬，并附述自己的见解编成。书中把温病分成新感和伏邪两大类。

温病学说对清朝以后中医学术的影响很大，名医名家们也多精于养生，相关情况见本章各节。

二、名医名著与养生学术

明清时期出现了许多水平较高、影响较大的名医，如李时珍、张介宾、楼英、薛己、李中梓、吴有性、汪机、张璐、叶桂、吴谦、徐灵胎、陈修园、吴瑭、王孟英、王清任等。在他们的努力下，中医学的基础理论和临床各科进一步丰富和成熟，已进入全面、系统、规范化的总结阶段。这一时期不少学科产生了一批高质量的综合性著述和集古代中医学大成的成果，成为我国古代医学发展的高峰时期。重要的著作，如本草学中的《本草纲目》《本草纲目拾遗》，方书中的《普济方》，全书中的《景岳全书》《古今医统大全》，丛书中的《证治准绳》《古今医统正脉全书》《医宗金鉴》，类书中的《古今图书集成·医部全录》，外科中的《外科正宗》《疡医大全》，妇科中的《妇科证治准绳》《济阴纲目》，针灸学中的《针灸大成》，眼科中的《审视瑶函》，医案中的《名医类案》《续名医类案》，温病学中的《温疫论》《温热论》《湿病条辨》等。明清时期的医家与医著对前人论述进行了全面总结和系统整理，内容丰富完备，思想高度概括，更好地体现了中医学术特点，也为养生学术奠定了更坚实的基础。

---

①　吴又可. 温疫论［M］. 沈阳：辽宁科学技术出版社，1997：18.

②　吴瑭. 温病条辨［M］. 北京：中国中医药出版社，2006：88.

（一）温补学派与养生

明代中晚期，出现一种新的学派，即温补派。代表人物有薛己、孙一奎、赵献可、张景岳、李中梓等。他们的医学思想各有特色，对养生学术也多有贡献。

1. 薛己

薛己（1487—1559 年），字新甫，号立斋，吴郡（今江苏苏州市）人。他出身医学世家，正德九年（1514 年）升御医，正德十四年（1519 年）任南京太医院院判。其著作颇多，有《内科摘要》《妇科撮要》《过庭新录》《外科发挥》《正体类要》等；又校注多种前人著作，附以己见，如校宋代陈自明的《妇人良方大全》、明代王纶的《明医杂著》等。

薛己认为疾病除外感疾患外，"大凡杂病属内因，乃形气、病气俱不足，当补不当泻"。临床特色是注重温补脾肾，他称之为"滋化源"。他在《明医杂著·医论注》中说：

"人以脾胃为本，纳五谷精液，其清者入营，浊者入卫，阴阳得此是谓囊篰，故阳则发于四肢，阴则行于五脏，土旺于四时，善载万物，人得土以养百骸，身失土以枯四肢。"[①]

突出了脾胃在人体功能中的重要地位。在《内科摘要·饮食劳倦亏损元气等症》中又指出：

"大凡足三阴虚，多因饮食劳役，以致肾不能生肝，肝不能生火而害脾土，不能滋化，但补脾土，则金旺水生，木得平而自相生矣。"[②]

认为补脾胃是关键，因此推崇李东垣的脾胃学说，临证喜用补中益气汤加减化裁，以温补脾胃。如《明医杂著·补中益气汤注》中提出"补肾不如补脾"之说：

"愚谓人之一身，以脾胃为主。脾胃气实，则肺得其所养，肺气既盛，水自生焉。水升则火降，水火既济而令天地交泰之令矣。脾胃一虚，四脏俱无生气，故东垣先生著脾胃内伤等论，谆谆然皆以固脾胃为本，旨可知矣，故曰补肾不若补脾，正此谓也。"[③]

薛己喜用补中益气汤、四君子汤、六君子汤、八珍汤、十全大补汤等，并且善于灵活加减。但如脾肾同病时，也注重脾肾合治，水火并补，故常以六味丸壮水，以八味丸益火，力主温补脾肾为养生及治疗所必需。

薛己在《薛氏医案》曾记述自己调养的医案，可作为慢性病调理的案例参考。他说：

"余素性爱坐观书，久则倦怠，必服补中益气加麦冬、五味、酒炒黑黄柏少许，方觉精神清安，否则夜间少寐，足内酸热，若再良久不寐，腿内亦热，且兼腿内筋似有抽缩意，致两腿左右频移，辗转不安，

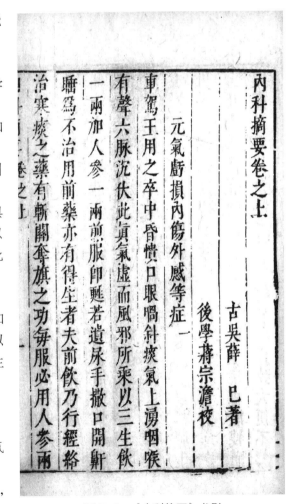

图 5-3　《内科摘要》书影

---

① 王纶. 明医杂著［M］. 北京：中国中医药出版社，2009：6-7.
② 薛己. 内科摘要［M］. 南京：江苏科学技术出版社，1985：8-9.
③ 王纶. 明医杂著［M］. 北京：中国中医药出版社，2009：188.

必至倦极方寐，此劳伤元气阴火乘虚下注。丁酉五十一岁，齿缝中有如物塞，作胀不安，甚则口舌有如疮然，日晡益甚，若睡良久，或服前药始安。至辛丑时五十有五，昼间齿缝中作胀，服补中益气一剂，夜间得寐。至壬寅有内艰之变，日间虽服前剂，夜间齿缝作胀，每至午前诸齿并肢体方得稍健，午后仍胀。观此可知，血气日衰，治法不同。"①

在对慢性病的治疗中如何应用补药，薛己认为，有些病"若朝宽暮急，属阴虚；暮宽朝急，属阳虚。朝暮皆急，阴阳俱虚也"。因此，他采用的治疗方法是"阳虚者，朝用六君子汤，夕用加减肾气丸。阴虚者，朝用四物汤加参、术，夕用加减肾气丸。真阳虚者，朝用八味地黄丸，夕用补中益气汤"②（《疠疡机要·变症治法》）。基于上述思路，薛己的医案中有许多病例或朝服补脾剂、夕服补肾剂，或反之或脾肾补剂同服。这种方法对治疗与保健均有启发意义。

薛己开启的温补法门对养生意义颇大，故黄承昊《折肱漫录》说：

"东垣、立斋之书，养生家当奉为蓍蔡也……立斋之论尤精。"③

2. 孙一奎

孙一奎（1522—1619 年），字文垣，号东宿、生生子，安徽休宁人。撰有《赤水玄珠》《医旨绪余》及《孙文垣医案》。

孙一奎的学术思想，受到理学太极理论的影响，吸收了理学的太极自然观，将其应用于人体上，提出了"命门—肾间动气"的太极生命观，对命门学说进行了创造性的发挥。

孙一奎仿周敦颐的《太极图说》作《命门图说》，云：

"天人一致之理，不外乎阴阳五行。盖人以气化而成形者，即阴阳而言之。夫二五之精，妙合而凝，男女未判，而先生此二肾，如豆子果实，出土时两瓣分开，而中间所生之根蒂，内含一点真气以为生生不息之机，命曰动气，又曰原气。禀于有生之初，从无而有。此原气者，即太极之本体也。名动气者，盖动则生，亦阳之动也，此太极之用所以行也。两肾，静物也，静则化，亦阴之静也，此太极之体所以立也。动静无间，阳变阴合，而生水火木金土也。其斯命门之谓欤？！"④

他将太极图原理应用于人身，指出人体是由阴阳五行的精气巧妙地凝结而成的。在胚胎发育之始、未分性别之前，最先生成的就是二肾。中含一点真气，是生命的始源，是此后生命历程展开的关键。"动气"，也叫"原气"。此肾间"动气"即命门，命门相当于"儒之太极，道之玄牝"。因此他纠正《难经》以右肾为命门的说法，将命门置于两肾之间，并说：

"右肾属水也，命门乃两肾中间之动气，非水非火，乃造化之枢纽，阴阳之根蒂，即先天之太极。五行由此而生，脏腑以继而成。若谓属水属火，属脏属腑，乃是有形质之物。"⑤

这样，命门成为生命从无形到有形的一个重要环节，具有重要的理论意义。

在性质上，"两肾中间动气，五脏六腑之本，十二经脉之根，谓之阳则可，谓之火则不可，故谓坎中之阳"，意为肾间动气为生理之阳气，不是病理的邪火，因此要注意培补，而不能克削，以此形成治病注重温补下元的特色。在临床上，孙一奎主张通过培补肾与命门元气从而达到"固本培元"的目的。他师承其师祖汪石山善用参芪的特点，创制温补下元的名方"壮元汤"，以人参、白术等益气药与附子、桂心、干姜等温阳药物同用，方中附子、桂心、干姜温补下元，人参、白术健脾行气，温阳在肾，益气在脾，先后天并重。其医著与医案中均有丰富的养生学术内容。

孙一奎还认为，养生要及早调理。《赤水玄珠·虚怯虚损痨瘵门》中收录颇多养生服饵方，说：

① 薛己. 薛氏医案［M］. 北京：中国中医药出版社，1997：180.
② 薛己. 薛氏医案［M］. 北京：中国中医药出版社，2009：1266.
③ 黄承昊. 折肱漫录［M］. 南京：江苏科学技术出版社，1987：6.
④ 孙一奎. 医旨绪余［M］. 南京：江苏科学技术出版社，1983：6-7.
⑤ 孙一奎. 医旨绪余［M］. 南京：江苏科学技术出版社，1983：9.

"凡为道者,常患于晚,不患于早也。余故采仙经要语以示人之摄养须当及时,药饵须早修制,不可尽委之天命。盖人定亦可以胜天也。"①

3. 赵献可

赵献可,生卒年不详,字养葵,自号医巫闾子,鄞县人。善易而精医,著有《医贯》等。也以提倡命门学说而闻名。

赵献可在孙一奎太极命门说的基础上,提出了"命门真主"之说。他对《黄帝内经》的"心为君主之官"的说法提出异议云:

"玩《内经》注文,即以心为主。愚谓人身别有一主,非心也。谓之君主之官,当与十二官平等,不得独尊心之官为主。若以心之官为主,则下文主不明则十二官危,当云十一官矣。此理甚明,何注内经者昧此耶?盖此一主者,气血之根,生死之关,十二经之纲维,医不达此,医云乎哉?"②

他认为生命真正的主宰是两肾之间的命门。他根据周敦颐《太极图说》的太极生阴阳五行万物的思想,构造了人体先天太极命门系统说:

"(命门)其右旁有一小窍,即三焦。三焦者,是其臣使之官,禀命而行,周流于五脏六腑之间而不息,名曰相火。相火者,言如天君无为而治,宰相代天行化,此先天无形之火,与后天有形之心火不同。其左旁有一小窍,乃真阴真水,气也,亦无形。上行夹脊,至脑中为髓海,泌其津液,注之于脉,以荣四肢,内注五脏六腑,以应刻数,亦随相火而潜行于周身,与两肾所主后天有形之水不同。但命门无形之火,在两肾有形之中,为黄庭,故曰五脏之真,惟肾为根。"③

对于命门的作用,赵献可说:

"命门为十二经之主,肾无此则无以作强,而技巧不出矣;膀胱无此则三焦之气不化,而水道不行矣;脾胃无此则不能蒸腐水谷,而五味不出矣;肝胆无此则将军无决断,而谋虑不出矣;大小肠无此则变化不行,而二便闭矣;心无此则神明昏,而万事不能应矣。"④

他认为命门在脏腑系统之中属火,为君火,但它又是由先天之水火共同构成的。他说:

"先天水火,原属同官,火以水为主,水以火为原。故取之阴者,火中求水,其精不竭;取之阳者,水中寻火,其明不息。斯大寒大热之病得以平矣。"⑤

赵献可认为,先天水火不能任意戕伐。对于命门不足的治疗,不是补水就是补火。崔氏八味丸与钱乙所制的六味地黄丸,一则"水中寻火",一则"火中求水",是补真火、真水的主方,并说:

"医家不悟先天太极之真体,不穷无形水火之妙用,而不能用六味八味之神剂者,其于医理,尚欠太半。"⑥

这些观点大大推广了六味地黄丸、八味丸在临床与养生方面的应用。

4. 张介宾

张介宾(1563—1640年),字会卿,号景岳,别号通一子。在京师从名医金英学医,尽得其传。又曾从戎游于北方,因成就不丰而弃戎就医。著成《类经》《类经图翼》《类经附翼》和《景岳全书》等书。

(1)重视命门真阴真阳

张介宾进一步发挥了肾命学说,他认为命门藏先天之水火,"命门为元气之根,为水火之宅,

① 孙一奎. 赤水玄珠［M］. 北京:中国中医药出版社,2011:229.
② 赵献可. 医贯［M］. 北京:中国中医药出版社,2009:1-2.
③ 赵献可. 医贯［M］. 北京:中国中医药出版社,2009:6.
④ 赵献可. 医贯［M］. 北京:中国中医药出版社,2009:6-7.
⑤ 赵献可. 医贯［M］. 北京:中国中医药出版社,2009:18.
⑥ 赵献可. 医贯［M］. 北京:中国中医药出版社,2009:78.

五脏之阴气非此不能滋，五脏之阳气非此不能发"①（《景岳全书·命门余义》）。命门之水火为元阴元阳，若元阴、元阳亏损，则必变生脏腑阴阳虚损之病，所谓"火衰其本则阳虚之证迭出，水亏其源则阴虚之病迭出"（《类经附翼·卷三求正录·真阴论》）。在命门中的元阴与元阳关系方面，张介宾的重要观点是阳重于阴，《景岳全书·命门余义》强调阳气的重要性说：

"为人不可不知医，以命为重也，而命之所系，惟阴与阳，不识阴阳，焉知医理？此阴阳之不可不论也。夫阴阳之体，曰乾与坤；阴阳之用，曰水与火；阴阳之化，曰形与气。以生杀言，则阳主生，阴主杀；以寒热言，则热为阳，寒为阴。若其生化之机，则阳先阴后，阳施阴受。先天因气以化形，阳生阴也；后天因形以化气，阴生阳也。形即精也，精即水也；神即气也，气即火也。阴阳二气，最不宜偏，不偏则气和而生物，偏则气乖而杀物。经曰：阴平阳秘，精神乃治；阴阳离决，精气乃绝。此先王悯生民之夭厄，因创明医道，以垂惠万世者，在教人以察阴阳、保生气而已也。

"……夫二者阴也，后天之形也；一者阳也，先天之气也。神由气化，而气本乎天，所以发生吾身者，即真阳之气也；形以精成，而精生于气，所以成立吾身者，即真阴之气也。……所谓阴者，即吾之精而造吾之形也。夫无形则无患，有形必有毁。故人生全盛之数，惟二八之后，以至四旬之外，前后止二十余年而形体渐衰矣，此诚阴虚之象也。由此观之，即谓之阳道实、阴道虚若无不可。……殊不知天癸之未至，本由乎气；而阴气之自半，亦由乎气。是形虽在阴，而气则仍从阳也。此死生之机，不可不辨。余所谓先言其二者，即此是也。何谓其一？一即阳也，阳之为义大矣。夫阴以阳为主，所关于造化之原，而为性命之本者，惟斯而已。……夫阳主生，阴主杀。凡阳气不充，则生意不广，而况于无阳乎？故阳惟畏其衰，阴惟畏其盛，非阴能自盛也，阳衰则阴盛矣。凡万物之生由乎阳，万物之死亦由乎阳，非阳能死物也，阳来则生，阳去则死矣。……人是小乾坤，得阳则生，失阳则死。阳衰者，即亡阳之渐也；恃强者，即致衰之兆也。可不畏哉！……由此言之，可见天之大宝，只此一丸红日；人之大宝，只此一息真阳。孰谓阳常有余，而欲以苦寒之物，伐此阳气，欲保生者，可如是乎？"②

张介宾称"天之大宝，只此一丸红日；人之大宝，只此一息真阳"，即认为人体生命的存在，主要是阳气的表现，而生命的终止，主要是阳气的先脱先绝，因此，"欲有生者，可不以此阳气为宝？即日虑其亏，亦非过也"（《景岳全书·传忠录·阳不足再辨》），"尝见多寿之人，无不慎节生冷，所以得全阳气"（《类经附翼·卷三求正录·真阴论》）。保全阳气，应从何处着手？张景岳则指出应在命门，比脾胃更为重要：

"客曰：至哉！余得闻所生之自矣。然既有其道，岂无其法，欲固此阳，计从安出？曰：但知根本，即其要也。曰：何为根本？曰：命门是也。曰：余闻土生万物，故脾胃为五脏六腑之本；子言命门，余未解也。曰：不观人之初生，生由脐带，脐接丹田，是为气海，即命门也。所谓命门者，先天之生我者，由此而受；后天之我生者，由此而栽也。夫生之门即死之户，所以人之盛衰安危，皆系于此者，以其为生气之源，而气强则强，气衰则病，此虽至阴之地，而实元阳之宅。若彼脾胃者，乃后天水谷之本，犹属元阳之子耳。"③

但是，张介宾又指出命门以真阴为根，他说："故物之生也生于阳，物之成也成于阴，此所谓元阴元阳，亦曰真精真气也。"所谓真阴，其实是较命门中的元阴元阳更高一个层次的概念。命门与真阴的关系，类似于功能与形质、用与体的关系，他说：

"所谓真阴之脏者，凡五脏五液，各有所主，是五脏本皆属阴也……而五精皆统乎肾，肾有精室，是曰命门，为天一所居，即真阴之腑。精藏于此，精即阴中之水也；气化于此，气即阴中之火也。命门居两肾之中，即人身之太极，由太极以生两仪，而水火具焉，消长系焉，故

① 张介宾. 景岳全书［M］. 北京：中国中医药出版社，1994：30.
② 张介宾. 类经图翼（附类经附翼）［M］. 北京：人民卫生出版社，1965：439-443.
③ 张介宾. 类经图翼（附类经附翼）［M］. 北京：人民卫生出版社，1965：443-444.

为受生之初，为性命之本。欲治真阴而舍命门，非其治也。"①

因此，"所谓真阴之用者，凡水火之功，缺一不可。命门之火，谓之元气；命门之水，谓之元精"。对生命而言，真阴只有不足，没有太过，需要时时补养。

在用药方面，无论养生和治病，张介宾都以温补著称。他认为真阴不足分别体现为命门火衰或命门之水亏，而六味地黄丸、八味丸于补命门水火尚有不足，新创左归、右归分另作为治疗命门元阴、元阳不足的主方。两方都应用熟地黄，这是张介宾最重视的温补药，他说：

"形质之本在精血，熟地以至静之性，以至甘至厚之味，实精血形质中第一纯厚之药。"②

其书中有"新方八阵"，使用熟地黄者计 47 方，占总方的 25% 左右。而"补阵"29 方，用熟地黄者 21 方，约占总方的 72%。另外，张介宾又强调补必兼温，认为：

"虚实之治，大抵实能受寒，虚能受热，所以补必兼温，泻必兼凉。"③

故扶正补虚又善用附子、肉桂、干姜、人参等药。另外，张介宾又在古方基础上创制了许多新方。以六味地黄丸为例，他新化裁的 5 首类方均为后世温补所常用：大补元煎即六味地黄丸加人参、当归，即变滋阴养肾之方为大补气血之剂；左归饮即六味地黄丸加枸杞子、甘草，改治肾阴不足，腰酸遗泄，舌红脉细；右归饮即六味地黄丸加杜仲、附子、肉桂、枸杞子，用于治肾阳不足、命门火衰、气怯神疲、肢冷脉细；左归丸即六味地黄丸加菟丝子、牛膝、龟板胶等而成滋补肾阴，填精益髓之剂；右归丸即六味地黄丸加附子、肉桂、当归等而成温补肾阳，用于治命门火衰之方。

（2）重视后天调养和中年修理

在养生思想上，张介宾有独特的发挥。他认为人生下来，寿命有期限，先天禀赋有强弱，"此人之制命于天也"，但他更强调后天的作用。其"先天后天论"中说：

"人生于地，悬命于天，此人之制命于天也。栽者，培之。倾者，覆之。此天之制命于人也。天本无二，而以此观之，则有天之天者，谓生我之天，生于无而由乎天也；有人之天者，谓成我之天，成于有而由乎我也。生者在前，成者在后，而先天后天之义，于斯见矣。故以人之禀赋言，则先天强浓者，多寿；先天薄弱者，多夭。后天培养者，寿者更寿；后天斫削者，夭者更夭。

"若以人之作用言，则先天之强者不可恃，恃则并失其强矣；后天之弱者当知慎，慎则人能胜天矣。所谓慎者，慎情志可以保心神，慎寒暑可以保肺气，慎酒色可以保肝肾，慎劳倦饮食可以保脾胃。惟乐可以养生，欲乐者莫如为善。惟福可以保生，祈福者切勿欺天。但使表里无亏，则邪疾何由而犯？而两天之权不在我乎？故广成子曰：毋劳尔形，毋摇尔精，乃可以长生。至矣哉，两言尽之矣。勿以此为易而忽之。"④

张介宾强调"先天之强者不可恃"而"先天之弱者当知慎"，这对养生很有指导意义。在后天调养方面，他还有一个很独特的观点，即"中年修理"理论，其"中兴论"中说：

"试观天地之道，有盈有虚，有消有长，是以日中则昃，月盈则蚀，此即天运之循环，而天亦不能违者，故有先天之说也。先天有定数，君子知命，固当听乎天也。若后天之道，则参赞有权，人力居多矣。何以见之？第就国家之否泰，可证人身之寿夭。虽曰天步多艰，无成不败，然如商周汉晋唐宋相传，国运皆有中兴，人道岂无再振？消长一理，小大皆然。

"至若人之大数，则犹有先天后天之体用，而兴亡之应变，则来培来覆，亦莫匪人之自为耳。何谓先天？如《内经》曰：人生十岁，血气始通，其气在下，故好走。二十，气血方盛，肌肉方长，故好趋。三十，五脏大定，血脉盛满，故好步。四十，脏腑经脉其盛已定，腠理始疏，故好坐。五十，肝气衰，故目不明。六十，心气衰，故好卧。七十，脾气衰。八十，肺气虚，故言善误。

① 张介宾. 类经图翼（附类经附翼）［M］. 北京：人民卫生出版社，1965：445-446.
② 张介宾. 景岳全书［M］. 北京：中国中医药出版社，1994：551.
③ 张介宾. 景岳全书［M］. 北京：中国中医药出版社，1994：15.
④ 张介宾. 景岳全书［M］. 北京：中国中医药出版社，1994：19.

九十，肾气竭。百岁，五脏六腑皆虚，神气皆去，故形骸独居而终矣。此即先天之常度，是即所谓天年也。天畀之常，人人有之，其奈今时之人，自有知觉以来，恃其少壮，何所不为。人生之常度有限，而情欲无穷。精气之生息有限，而耗损无穷。因致戕此先天而得全我之常度者，百中果见其几？残损有因，惟人自作，是即所谓后天也。然而所丧由人，而挽回之道，有不仍由人者乎？且此非逆天以强求，亦不过复吾之固有。得之则国运人运，皆可中兴，不有明哲，诚难语此；失之则落花流水，逝而罔觉，一衰即已，良可寒心，所以《易》重来复，正为此也。然求复之道，其道何居？盖在天在人，总在元气，但使元气无伤，何虞衰败？元气既损，贵在复之而已。

"常见今人之病，亦惟元气有伤，而后邪气得以犯之。故曰：邪之所凑，其气必虚。此客主相持之理，从可知矣。凡虚邪之辨，如情志之消索，神主于心也。治节之不行，气主于肺也。筋力之疲困，血主于肝也。精髓之耗减，骨主于肾也。四肢之软弱，肌肉主于脾也。损其一浅，犹肤腠也；损其二深，犹经络也；损其三四，则连及脏腑矣。当其微也，使不知徙薪牖户，则将为江河，将寻斧柯，恐无及于事矣。故人于中年左右，当大为修理一番，则再振根基，尚余强半。敢云心得，历验已多，是固然矣。然而修理之说，亦岂易言？修国家，良臣不易；修身命，良医亦难。第观从古至今，数千年来，凡得医之全量者为谁？而今则曰：此医也，彼亦医也，又何良医之多也？医难言矣，其毋为良医之所惑。"[①]

张介宾指"后天之道，则参赞有权，人力居多矣"，即人在养生长寿方面有着一定的主动性。不过人们在青年时通常意识不到其重要性，于是提出了"中年修理"的养生理论，强调"人于中年左右，当大为修理一番，然再振根基，尚余强半"。这个时候，虽然身体机能难免有所下降，甚至出现疾病，但张介宾指出，"所伤由人"，"挽回之道，有不仍由人者乎？"而且这种努力挽回"非逆天以强求，亦不过复吾之固有"，是可以成功的。

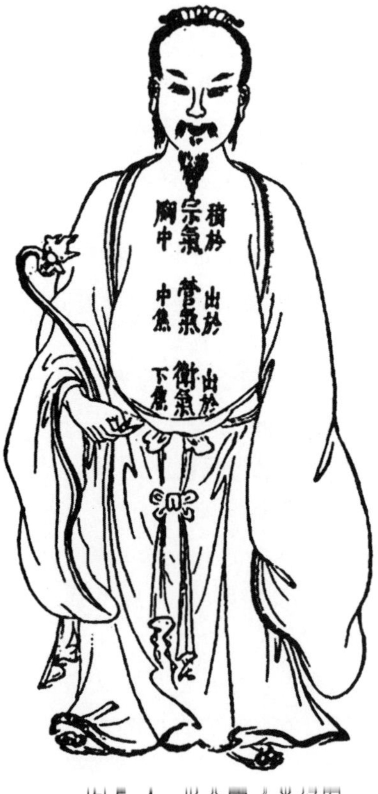

图 5-4　张介宾《类经图翼》中的"宗营卫三气图"

至于如何"修理"，张景岳认为，一方面在于无形的元气，"在天在人，总在元气"，因而应当以脾胃为先。他说：

"人之自生至老者，凡先天之有不足者，但得后天培养之功，则补天之功，亦可居其强半，此脾胃之气所关人生者不小……是以养生家必当以脾胃为先。"[②]

另一方面，他注重治有形身体中的精血。首先要减少损耗，如说：

"善养生者，必宝其精，精盈则气盛，气盛则神全，神全则身健，身健则病少。神气坚强，老而益壮，皆本乎精也。"[③]

其次则要补养精血，亦即"治形"。张介宾说：

"善养生者，可不先养此形，以为神明之宅，善治病者，不可不先治此形，以为兴复之基乎？虽治形之法非止一端，而形以阴言，实惟精血二字，足以尽之。所以欲去外邪，非从精血不能利而达；欲固中气，非从精血不能蓄而强；水中有真气，火中有真液，不从精血何以使之升降；脾为五脏之根本，肾为五脏之化源，不从精血，何以使之灌溉？

"然则精血即形也，形即精血也……故凡欲治病者，必以形体为主；欲治形者，必以精血为先。"[④]

① 张介宾. 景岳全书 [M]. 北京：中国中医药出版社，1994：23-24.
② 张介宾. 景岳全书 [M]. 北京：中国中医药出版社，1994：214.
③ 张介宾. 类经：上册 [M]. 北京：人民卫生出版社，1965：2.
④ 张介宾. 景岳全书 [M]. 北京：中国中医药出版社，1994：20-21.

他十分重视人体正虚为病，注重温补精血，认为："凡欲治病者必以形体为主，欲治形者必以精血为先，此实医家大门路也。"这些都是重要的养生思想和方法。

5. 李中梓

李中梓（1588—1655年），字士材，号念莪，又号尽凡居士。曾为明朝御医。著有《内经知要》《医宗必读》《删补颐生微论》《李中梓医案》等。

李中梓同样注重人身阴阳水火，善用易理解析。他系统总结了温补学派注重脾肾的思想，提出脾肾分别为"后天之本"与"先天之本"的说法，为医学临床与养生所重视。他在《医宗必读》中只作《肾为先天本脾为后天本论》一篇，而在《删补颐生微论》则分为《先天根本论》与《后天根本论》两篇，更为详尽。

（1）论肾为先天之本

《先天根本论》说：

"夫玄黄未兆，天一之水先生，胚体未成，两肾之元先立。……未有此身，先有两肾，故肾为脏腑之本，十二脉之根，呼吸之主，三焦之源，而人资之以始者也。故曰：肾水者，先天之根本也。一点元阳，则寓于两肾之间，是为命门。盖一阳居二阴之间，所以位乎北而成乎坎也。人非此火，无以营运三焦，腐熟水谷。……夫龙潜海底，龙起而火随之。元阳藏于坎府，运用应于离宫，此生人之命根也，乃知阳火之根，本于地下，阴火之源，本于天上，故曰：水出高源；又曰：火在水中。夫水火者，阴阳之征兆，天地之别名。独阳不生，独阴不长。天之用在于地下，地之用在于天上，则天地交通，水火混合而万物生焉。"

李中梓认为，肾者"先天之根本也"，此处肾也包含命门水火在内，所谓"一点元阳，则寓于两肾之间，是为命门"。其中所藏之精，对人体最为重要：

"夫精也者，水之华池，神倩之如鱼得水，气依之如雾覆渊。方其为婴孩也，未知牝牡之合，而勃然峻作，精之至也。纯纯全全，合于天方，溟溟清清，合于无沦，年十六而真精满，始能生子，精泄之后，乾破而为离，真体已亏，不知节啬，则百脉空虚，不危何待！"

"夫五脏俱有火，惟相火之寄于肝者，善则发生，恶则为害，独甚于他火，其阴器既宗筋之所聚，乃强于作用，皆相火充其力也。若遇接内，与阴气合，则三焦上下内外之火，翕然而下，从百体玄府悉开，其滋生之精尽会于阴器以跃出，岂止肾所藏者而已哉！……故足于精者，百疾不生；穷于精者，万邪蜂起。"

李中梓从易理卦象角度来论证人体应保护元阳，他说少年时元阳充足如同乾卦，"精泄之后乾破而为离"，说明"真体已亏"，所泄之精不仅是肾精，也是人体内之相火。因此强调"足于精者，百疾不生；穷于精者，万邪蜂起"，提出寡欲、节劳、息怒、戒酒和淡食等保精注意事项：

"世有以固精采补者，是大不然，男女交接，必扰其肾，外虽不泄，精已离宫，有真精数点，随阳之痿而溢出，如火之有烟焰，岂能复返于薪哉！是故贵寡欲。

"然损精伤肾，是非一端。若目劳于视，精以视耗；耳劳于听，精以听耗；心劳于思，精以思耗；体劳于力，精以力耗。随事而节之，则精与日积矣。是故贵节劳。

"肾司闭藏，肝主疏泄，二脏皆有相火，其系皆上属于心。心，君火也。怒伤肝。而相火动，则疏泄者用事，而闭藏者不得其职，虽不交合，精已暗耗矣，是故贵息怒。

"酒能动血，饮酒则身面俱赤，是扰其血也。数月不近色，精已凝浓，一夜大醉，精随薄矣，是故宜戒酒。

"《经》曰：精不足者，补之以味。然膏粱之味，未必生精，恬澹之味，最能益精。《洪范》论味，而曰稼穑作甘。世间之物，惟五谷得味之正，澹食五谷，大能养精。……人能淡食而徐饱者，大有益于脾肾。"

如果精亏，他则提倡用六味地黄丸、八味丸来补救，又指出咽津也是补肾精的养生佳法：

"先哲洞窥根本，力勉图全，遇症之虚者，亟保北方，以培生命之本。水不足者，壮水之主，以制阳光，六味丸是也；火不足者，益火之元，以消阴翳，八味丸是也。……古之至人，知金为水母，气为水源，坎可填离，舌水为活，绵绵纳咽，汩汩有声，会昆仑峰顶，山泽气通，则水源所发，混混乎不舍昼夜，水精所奉，洋洋乎为露为淋，故知气即水，水即气，因以明火即水，水即火也。水中有火，水出高原之义，不亦彰且著乎？"①

（2）论脾胃为后天之本

李中梓作《后天根本论》论脾胃的重要性说：

"夫人团地一声之后，命曰后天。后天之根本，脾胃是也。脾胃属土，土为万物之母，故《易》曰：至哉坤元，万物资生……水谷入胃，洒陈于六腑而气至焉，和调于五脏而血生焉，行于百脉，畅于四肢，充于肌肉，而资之以为生者也，故曰：安谷则昌，绝谷则亡。一日不食则饥，七日不食，则肠胃竭绝而死矣。"

他形容脾胃对健康的意义说："人之有脾胃，犹兵家之有饷道也，饷道一绝，万众立散，脾胃一败，百药难施。"在调理脾胃方面，推重李东垣、严用和等医家的法则，又提出以预防为先，说：

"且圣人治未病不治已病，故观既济之象，曰君子以思患而预防之。随之象曰：君子以向晦入晏息。颐之象曰：君子以节饮食。岂非明饮食劳倦之足以伤生耶？故养生家，尤亟于养气，行欲徐而稳，言欲定而恭，坐欲端而直，声欲低而和，常于动中习静，使此身常在太和元气中，久久自有圣贤气象。……《调食法》云：宁少毋食多，宁饥毋食饱，宁迟毋食速，宁热毋食冷，宁零毋食顿，宁软毋食硬，此六者调理脾虚之要法也（以上皆言饮食）。语云：修养不如节劳，服药不如忌口。斯言虽鄙，颇切理要，诚能如此谢摄，则土强而脏腑俱安，后天之根本不损，营卫中和，长有天命矣。"②

李中梓关于脾、肾为"后天之本"与"先天之本"的说法，更加强调了这两个脏器在养生与治疗中的意义，影响深远。

温补学派这些名医的观点以及临床实践经验，不但对明代以后的中医临床影响很大，同时也直接影响养生防病的调理法则。

（二）其他名医论养生

明清时期还有许多临证医学名家对养生也有深刻认识。明代著名医学家陈实功在其名著《外科正宗》中，不仅对外科诸病列症详、论治精，还详细谈及未病及得病之后的各种养生与康复原则。书中"调理须知"指出：

"凡人无病时，不善调理而致生百病，况既病之后，若不加调摄，而病岂能得愈乎？"③

具体如要求"患者又当安定心神，相忘诸念，毋使怆慌，乃保神气不得变乱也。再顺天时，假如夏热坐卧不可为风，忌置水于榻前床下，冬寒须避起居，常要温和"，"饮食须当香燥甘甜，粥饭随其喜恶，毋餐过饱，宜少、宜热、宜浓，方无停滞，又得易化故也"等。"杂忌须知"又指出各类卫生和忌口原则，均有指导意义。如说：

"先要洒扫房洁净，冬必温帏，夏宜凉帐，庶防苍蝇蜈蚣之属侵之。牛、犬、腥、腌腊、熏藏之物，俱能作渴；生干瓜、果、梨、柿、菱、枣生冷等类，又能损胃伤脾；鸡、鹅、羊肉、蚌、蛤、河豚、虾、蟹海腥之属，并能动风发痒；油腻、煎、炒、烹、炙、咸、酸厚味等件，最能助火生痰；赤豆、荞面动气发病，恼怒急暴，多生痞满。饮食太过，必致脾殃；疮愈之后，

① 李中梓. 删补颐生微论 [M]. 北京：中国中医药出版社，1998：14-17.
② 李中梓. 删补颐生微论 [M]. 北京：中国中医药出版社，1998：17-22.
③ 陈实功. 外科正宗 [M]. 北京：中国医药科技出版社，2011：21.

劳役太早，乃为羸症。"①

清代医家汪昂在方剂名著《医方集解》后附有《勿药元诠》一卷，专论养生，认为人们如能注重养生，"胜于修药而求医"。书中介绍了调息、小周天、道经六字诀、一秤金诀等养生功法，强调注意生活起居宜忌，如十六事宜、避免风寒、饮食、色欲和过劳之伤等。

清代医家陆以湉撰《冷庐医话》，卷一《保生篇》中提到的各种养生之术，如"咽气"法：

"咽气不得法，反足为害。惟咽津较易，亦甚有益。每日于闲暇时正坐闭目，以舌遍扰口中三十六次，津既盈满，分作三次咽下（咽时喉中须咽咽作声），以意送至丹田。此法行之久久，大可却病延年。余表兄周荔园（土煜），中年便血，误服热药，遂成痼疾，身羸足痿，十载不痊，后乃屏弃方药，专行此法，一年之后，诸恙悉愈，身体亦强健如初。"②

清代医家徐大椿著《医学源流论》，对一些养生的观点和方法有所创新。其书列"元气存亡论"于卷首，谈到元气在养生和治病中的重要性。他反对"养生者之言曰：'天下之人，皆可以无死'"的观点，指出养生的目的是健康防病，决非长生不死。他说：

"养生者之言曰：天下之人，皆可以无死。斯言妄也，何则？人生自免乳哺以后，始而孩，既而长，既而壮，日胜一日。何以四十以后，饮食奉养如昔，而日且就衰？或者曰：嗜欲戕之也。则绝嗜欲，可以无死乎？或者曰：劳动贼之也。则戒劳动，可以无死乎？或者曰：思虑扰之也。则屏思虑，可以无死乎？果能绝嗜欲，戒劳动，减思虑，免于疾病夭札则有之。其老而眊眊而死，犹然也。况乎四十以前，未尝无嗜欲、劳苦、思虑，然而日生日长。四十以后，虽无嗜欲、劳苦、思虑，然而日减日消，此其故何欤？盖人之生也，顾夏虫而却笑，以为是物之生死，何其促也，而不知我实犹是耳。当其受生之时，已有定分焉。所谓定分者，元气也。视之不见，求之不得，附于气血之内，宰乎气血之先。其成形之时，已有定数。譬如置薪于火，始燃尚微，渐久则烈，薪力既尽，而火熄矣。其有久暂之殊者，则薪之坚脆异质也。故终身无病者，待元气之自尽而死，此所谓终其天年者也。至于疾病之人，若元气不伤，虽病甚不死，元气或伤虽病亦死，而其中又有辨焉。有先伤元气而病者，此不可治者也；有因病而伤元气者，此不可不预防者也。亦有因误治而伤及元气者，亦有元气虽伤未甚，尚可保全之者，其等不一。"③

因此，要想终其天年，应以保养元气为要。医生的职责是治病，"若欲与造化争权，而令天下之人终不死，则无是理矣"。徐大椿的"补药可通融论"又批评了养生好用补药的风气，指出：

"古人病愈之后，即令食五谷以养之，则元气自复，无所谓补药也。神农、仲景之书，岂有补益之方哉？间有别载他书者，皆托名也。自唐千金翼等方出，始以养性补益等各立一门，遂开后世补养服食之法。以后医家凡属体虚病后之人，必立补方以为调理善后之计。若富贵之人，则必常服补药，以供劳心纵欲之资。而医家必百计取媚，以顺其意。其药专取贵重辛热为主，无非参、术、地、黄、桂、附、鹿茸之类，托名秘方异传。其气体合宜者，一时取效，久之必得风痹阴涸等疾，隐受其害，虽死不悔。此等害人之说，固不足论。至体虚病后补药之方，自当因人而施，视藏府之所偏而损益之。其药亦不外阴阳气血，择和平之药数十种，相为出入，不必如治病之法，一味不可移易也。故立方只问其阴阳藏府何者专重而已。况膏丸合就，必经月经时而后服完，若也每日视脉察色而后服药，则必须一日换一丸方矣。故凡服补药，皆可通融者也。其有神其说，过为艰难慎重，取贵僻之药，以为可以却病长生者，非其人本愚昧，即欲以之欺人耳。"④

他认为病后如体虚确需用补，也"自当因人而施"，并且"择和平之药"合为膏丸长期服用。这些观点对滥用温补的风气起到阻遏作用。

① 陈实功. 外科正宗［M］. 北京：中国医药科技出版社，2011：22-23.
② 陆以湉. 冷庐医话［M］. 北京：中国中医药出版社，1996：17.
③ 徐大椿. 医学源流论［M］. 北京：中国医药科技出版社，2011：1.
④ 徐大椿. 医学源流论［M］. 北京：中国医药科技出版社，2011：52-53.

温病学派辨证体系形成后，丰富了中医清热祛湿及养阴清热等治法的运用经验。他们临床经验丰富，对养生也有许多心得。以叶桂为例，他对老年人的体质特点与疾病治疗颇有经验。其医案中屡屡提到老年人"高年下焦空虚""向老下元阳惫"等体质特点，同时提出"形脉不足以柔药温养""温养宜柔，勿以桂附刚愎"，用药注重"忌刚用柔"，善用生地黄、沙参、麦冬、桑叶、花粉、玉竹等凉润，或熟地、枸杞子、牛膝、胡桃肉、巴戟肉、补骨脂等柔补，反对用辛温动风之药。对于老年虚弱，又提倡用血肉有情之品，例如《临证指南医案·肝风》中有一则医案说：

"周（七十），脉神形色，是老年衰惫，无攻病成法，大意血气有情之属，栽培生气而已。每日不拘用人乳或牛乳，约茶盏许，炖暖入姜汁三分。"①

另外对于一些慢性长期患病者，叶天士提出"食物自适者，即胃喜为补"的饮食疗养原则。他还注重多种方法综合保健，《临证指南医案·吐血》中对一个患者提出：

"潜心涤虑，勿扰情志，再于子午参以静功，俾水火交，阴阳偶。是药饵以外工夫，皆培植生气之助。"②

除叶桂外，薛雪、吴鞠通、王孟英等人也擅长于应用温病"养阴保津"等理论，进行体质调理或保健用药，丰富了中医养生学。王孟英同时还是养生食疗专家，著有食养专著《随息居饮食谱》，详见专节。

三、综合性本草、方书与养生

明清时期，本草方书为数甚多，在此选择影响最大的李时珍的《本草纲目》与朱橚的《普济方》，略述此类著作对养生学术的研究价值。

（一）《本草纲目》

明代李时珍（1518—1593年）所著《本草纲目》为古代本草学杰作，共52卷。《本草纲目》采取"析族区类，振纲分目"的分类方法，将药物分为水、火、土、金石、草、谷、菜、果、木、服器、虫、鳞、介、禽、兽、人16部，每类下又分类，共60类。载有药物1 892种，其中载有新药374种，收集药方11 096首。

李时珍在《本草纲目》的《序例》以及各部前的概述中，谈到药物养生治病的原理，很有指导价值。像对四气、五味这些药性基本理论，李时珍在引述前人言论之后，加以自己说明。例如"五味宜忌"，《黄帝内经》有五欲、五禁、五走、五伤、五过等不同说法，李时珍指出：

"五欲者，五味入胃，喜归本脏，有余之病，宜本味通之。五禁者，五脏不足之病，畏其所胜而宜其所不胜也……五走、五伤者，本脏之味自伤也，即阴之五宫，伤在五味也。五过者，本脏之味伐其所胜也，即脏气偏胜也。"③

更具体地说明其规律。关于"升降浮沉"，李时珍说：

"酸咸无升，甘辛无降，寒无浮，热无沉，其性然也。而升者引之以咸寒，则沉而直达下焦；沉者引之以酒，则浮而上至颠顶。此非窥天地之奥而达造化之权者，不能至此。一物之中，有根升、梢降，生升、熟降，是升降在物亦在人也。"④

这对理解古代药性有一定帮助。《本草纲目·序例》中述有"四时用药例"，是李时珍发

① 叶天士. 临证指南医案［M］. 北京：中国医药科技出版社，2011：17.
② 叶天士. 临证指南医案［M］. 北京：中国医药科技出版社，2011：47.
③ 李时珍. 本草纲目［M］. 北京：人民卫生出版社，1981：71.
④ 李时珍. 本草纲目［M］. 北京：人民卫生出版社，1981：73.

挥前人之言的经验，可见他对因时用药的重视。他说：

> "《经》云：必先岁气，毋伐天和。又曰：升降浮沉则顺之，寒热温凉则逆之。故春月宜加辛温之药……以顺春升之气；夏月宜加辛热之药……以顺夏浮之气；长夏宜加甘苦辛温之药……以顺化成之气；秋月宜加酸温之药……以顺秋降之气；冬月宜加苦寒之药……以顺冬沉之气，所谓顺时气而养天和也。"①

当然，他反对用药死板，指出：

> "月有四时，日有四时，或春得秋病，夏得冬病，神而明之，机而行之，变通权宜，又不可泥一也。"②

在各部的概述中，李时珍也谈到不同类别药物或食物的特点对人体的意义。如《水部》说：

> "水者，坎之象也。其文横则为 ☰，纵则为 川。其体纯阴，其用纯阳。上则为雨露霜雪，下则为海河泉井。流止寒温，气之所钟既异；甘淡咸苦，味之所入不同。是以昔人分别九州水土，以辨人之美恶寿夭。盖水为万化之源，土为万物

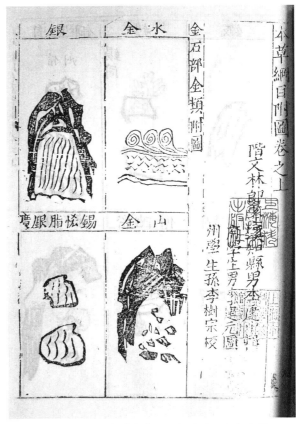

图5-5　金陵本《本草纲目》（影印本）书影

之母。饮资于水，食资于土。饮食者，人之命脉也，而营卫赖之。故曰：水去则营竭，谷去则卫亡。然则水之性味，尤慎疾卫生者之所当潜心也。"③

《菜部》说：

> "《素问》云：五谷为养，五菜为充。所以辅佐谷气，疏通壅滞也。……夫阴之所生，本在五味；阴之五官，伤在五味。谨和五味，脏腑以通，气血以流，骨正筋柔，腠理以密，可以长久。是以《内则》有训，食医有方，菜之于人，补非小也。"④

在《禽部》概括说"羽类则阳中之阳，大抵多养阳"等。

尤为值得一提的是《金石部》，李时珍说：

> "石者，气之核，土之骨也。大则为岩崖，细则为砂尘。其精为金为玉，其毒为礜为砒。气之凝也，则结而为丹青；气之化也，则液而为矾汞。其变也：或自柔而刚，乳卤成石是也；或自动而静，草木成石是也；飞走含灵之为石，自有情而之无情也；雷震星陨之为石，自无形而成有形也。大块资生，鸿钧炉构，金石虽若顽物，而造化无穷焉。身家攸赖，财剂卫养，金石虽曰死瑶，而利用无穷焉。是以《禹贡》《周官》列其土产，《农经》、轩典详其性功，亦良相、良医之所当注意者也。"⑤

在书中他仅说良医应当注意矿物的入药价值，但反对当时重新兴起的炼丹风气。在《金石部》"水银"条下指出：

> "水银乃至阴之精，禀沉着之性。得凡火炼，则飞腾灵变；得人气熏蒸，则入骨钻筋，绝阳蚀脑。阴毒之物无似之者。而《大明》言其无毒，《本经》言其久服神仙，甄权言其还丹元母，《抱

① 李时珍. 本草纲目［M］. 北京：人民卫生出版社，1981：73-74.
② 李时珍. 本草纲目［M］. 北京：人民卫生出版社，1981：74.
③ 李时珍. 本草纲目［M］. 北京：人民卫生出版社，1981：387.
④ 李时珍. 本草纲目［M］. 北京：人民卫生出版社，1981：1571.
⑤ 李时珍. 本草纲目［M］. 北京：人民卫生出版社，1981：455.

朴子》以为长生之药。六朝以下贪生者服食，致成废笃而丧厥躯，不知若干人矣！方士固不足道，本草其可妄言哉？水银但不可服食尔，而其治病之功，不可掩也。"①

这些是相当科学客观的评价。

《本草纲目》收录的药物中，涉及养生药用的极多，在 1 892 种药物中，属于食物和可以当作食物食用者多达 500 多种。功效中载有长生、不老、延年、益寿、神仙、增年、却老、耐老、增寿等功用的药物有 176 味。收录食疗配方 2 000 多首，剂型包括粥、羹、汤、酒、菜肴、茶剂等，其中药粥超过 40 种，药酒超过 70 种。李时珍还对一些不正确的说法进行辨证。如在"巴豆"条指出：

"汉时方士言巴豆炼饵，令人色好神仙，《名医别录》采入本草……陶氏信为实语，误矣。"②

在"黄连"条说：

"《本经》《别录》并无黄连久服长生之说，惟陶弘景言道方久服长生……窃谓黄连大苦大寒之药，用之降火燥湿，中病即当止。岂可久服？……观此则寒苦之药，不但使人不能长生，久则气增偏胜，速夭之由矣。当以《素问》之言为法，陶氏道书之说，皆谬谈也。"③

对一些常用的有益的养生药物，李时珍也有自己的见解，如胡麻：

"时珍曰：胡麻取油以白者为胜。服食以黑者为良，胡地者尤妙。取其黑色入通于肾，而能润燥也。赤者状如老茄子，壳厚油少，但可食尔，不堪服食。唯钱乙治小儿痘疹变黑归肾，百祥丸，用赤脂麻煎汤送下，盖亦取其解毒耳。《五符经》有巨胜丸，云：即胡麻，本生大宛，五谷之长也。服之不息，可以知万物，通神明，与世常存。《参同契》亦云：巨胜可延年，还丹入口中。古以胡麻为仙药，而近世罕用，或者未必有此神验，但久服有益而已耶？刘、阮入天台，遇仙女，食胡麻饭。亦以胡麻同米作饭，为仙家食品焉尔。又按苏东坡与程正辅书云：凡痔疾，宜断酒肉与盐酪、酱菜、厚味及粳米饭，唯宜食淡面一味。及以九蒸胡麻（即黑脂麻），同去皮茯苓，入少白蜜为麨食之。日久气力不衰而百病自去，而痔渐退。此乃长生要诀，但易知而难行尔。据此说，则胡麻为脂麻尤可凭矣。其用茯苓，本陶氏注胡麻之说也。近人以脂麻擂烂去滓，入绿豆粉作腐食。其性平润，最益老人。"④

对古代服食家推为仙物的各种灵芝，李时珍却怀疑说：

"时珍尝疑：芝乃腐朽余气所生，正如人生瘤赘，而古今皆以为瑞草，又云服食可仙，诚为迂谬。"

这些可见李时珍著书并不人云亦云。他往往在汇集前人观点的基础上得出自己的见解。如综论粥食养生功效说：

"时珍曰：按罗天益《宝鉴》云粳、粟米粥，气薄味淡，阳中之阴也。所以淡渗下行，能利小便。韩懋《医通》云：一人病淋，素不服药。予令专啖粟米粥，绝去他味。旬余减，月余痊。谁此五谷治病之理也。又张耒《粥记》云：每晨起，食粥一大碗。空腹胃虚，谷气便作，所补不细。又极柔腻，与肠胃相得，最为饮食之良。妙齐和尚说：山中僧，每将旦一粥，甚系利害。如不食，则终日觉脏腑燥涸。盖粥能畅胃气，生津液也。大抵养生求安乐，亦无深远难知之事，不过寝食之间尔。故作此劝人每日食粥，勿大笑也。又苏轼帖云：夜饥甚。吴子野劝食白粥，云能推陈致新，利膈益胃。粥既快美，粥后一觉，妙不可言也。此皆着粥之有益如此。诸谷作粥，详见本条。古方有用药物、粳、粟、粱米作粥，治病甚多。今略取其可常食者，集于下方，以备参考云。"⑤

① 李时珍. 本草纲目［M］. 北京：人民卫生出版社，1981：526.
② 李时珍. 本草纲目［M］. 北京：人民卫生出版社，1981：2054.
③ 李时珍. 本草纲目［M］. 北京：人民卫生出版社，1981：773—774.
④ 李时珍. 本草纲目［M］. 北京：人民卫生出版社，1981：1437—1438.
⑤ 李时珍. 本草纲目［M］. 北京：人民卫生出版社，1981：1537.

论酒说：

"时珍曰：酒，天之美禄也。面曲之酒，少饮则和血行气，壮神御寒，消愁遣兴；痛饮则伤神耗血，损胃亡精，生痰动火。《邵尧夫诗》云：美酒饮教微醉后。此得饮酒之妙，所谓醉中趣、壶中天者也。若夫沉湎无度，醉以为常者，轻则致疾败行，甚则丧邦亡家而陨躯命，其害可胜言哉？此大禹所以疏仪狄，周公所以著酒诰，为世范戒也。"[①]

《本草纲目》堪称是明清时期论述中药养生与治疗的代表著作。

（二）《普济方》

《普济方》是由明太祖第五子周定王朱橚主持，教授滕硕、长史刘醇等人执笔汇编而成，刊于 1406 年。该书是我国古代最大的一部方书。全书大致分为 12 部分，卷一至卷五为方脉，卷六至卷十二为运气，卷十三至卷四十三为脏腑，卷四十四至卷八十六为五官，卷八十七至卷二百五十为内科杂病，卷二百五十一至卷二百六十七为杂治，卷二百六十八至卷二百七十二为杂录和符禁，卷二百七十三至卷三百一十五为外伤科，卷三百一十六至卷三百五十七为妇科，卷三百五十八至卷四百零八为儿科，卷四百零九至卷四百二十四为针灸，卷四百二十五至卷四百二十六为本草。内容十分丰富。自古经方，此书最为完备。全书对养生有价值的内容可谓取之不尽，而最集中的，则是内科杂病中的《诸虚门》，杂治中的《食治门》《服饵门》和《诸汤香煎门》等。

《诸虚门》论人体虚证，详分总论、补虚益气、补虚益血、补虚壮筋骨、补虚治小肠、四季补益、补虚驻颜色、平补、补益诸虚等卷。《总论》说：

"夫人禀中和之气以生，若能保守真元，则何由而病？不善卫者，由思虑役其智，嗜欲乱其真。而荣卫一虚，积微成损，积损成衰。及其病也，既不能御气以全身，又不能为之补饵，不亦殆哉！

"盖人之一身，肾之液谓之精，意有所存谓之志。故经曰：肾藏精与志也。生性之本，元气之根，精神之所舍，名曰精神。故《灵枢经》曰'积精全神'者是也。人有精而后有神也。今人之虚损，皆由出于心肾。其盗汗，其白浊之类，奚可不治乎？且心之液泄自梦中出，觉来则汗如雨，未几便干。此则为盗汗。肾之液泄自小便中出，停久浊如泔，或上有脂油，或为梦遗，则气体弱，神情倦怠，眼目昏花，精神脱已，焉得而有神哉！且心者神藏之，肾者精藏之，今心既受病，则神不守舍。日则有怔忡健忘恍惚失志之证，夜则有登高涉险火发追捕之梦。肾既受于病，则髓海枯竭，遂有脚气膝软，精神倦怠，及梦脱便浊，消渴瘦瘁。诸虚百损，莫不自心肾而言。然病既至此，尚有不能守节，或孳孳于财利，或恋恋于色欲，伤动坎离，渐至沉羸，去生远矣！养生之士，闻此自当恻然有感于私。谨起居，节欲食，静室自处，勿贪富贵，勿怨贫贱，勿嗜酒色，事心服药，治法当以宁心凝神为先；次则涩精补肾，则疾无不愈矣。又有心经有热，心火烁肾水，而为赤浊白浊梦泄，此又可温补。惟当精心，学者更宜审焉。"[②]

文中认为虚多由心肾不足所致等。当然，这些内容并非新撰，据查分别来自宋代严用和所著《严氏济生方》及元代无名氏所著《治病活法秘方》等。因此书中有时前后言论并不统一，如后面又引录《普济本事方》观点说虚损主要补脾胃元气等。总之，其书各论和方药大多系由诸书汇集而来，但条目清楚，对系统了解和学习补虚诸法很有意义。

《普济方·食治门·总论》强调食疗的作用说：

"夫天产动物，地产植物，阴阳禀质，气味浑然。饮食和德，适节而无过，则入于口，达于脾胃，入于鼻，藏于心肺。气味相成，神乃自生，平居暇日，赖以安平。日兼足于此，一有疾病，

---

① 李时珍. 本草纲目［M］. 北京：人民卫生出版社，1981：1560.
② 朱橚. 普济方：第五册［M］. 北京：人民卫生出版社，1959：3303.

资以治疗者，十去其九。"①

《服饵门》虽带有道教色彩，但也注意法度，如其《总论》中说：

"故服饵大法，必先去三虫；三虫既去，次服草药；好得药力，次服木药；好得力讫，次服石药。依此次第，乃得遂其药性，庶其安稳，可以延龄矣。"②

后面有《丹药》《养性法》《服气法》《导引法》《按摩法》等各卷，内容丰富。又有《诸汤香煎门》，即是宋元以来宫廷以至民间喜用的养生药物汤饮汇编。这些资料都殊为可贵。

第三节　养生丛书与养生类书

明清时期，在中医理论发展的影响下，传统养生理论日臻完善，既有系统介绍养生原则与方法的专著，也有不少深入浅出、通俗易懂的养生读物。其中，不少书商或学者对养生著作进行了系列性的汇集出版或分类编集。较大型的养生丛书、养生类书的出现是这一时期养生学术发展的特征之一。

一、养生丛书

明清时期刻书业繁荣，社会对养生书籍需求高，各地书商汇集养生著作集中出版丛书的情况屡见不鲜，促进了养生知识的普及与传播。以下是一些影响较大的养生丛书。

（一）胡文焕《寿养丛书》

胡文焕，钱塘（今浙江杭州）人，字通甫，号全庵，又号抱琴居士。为明朝著名藏书家与刻书家，刻有多种丛书，如《百家名书》《格致丛书》《寿养丛书》《胡氏粹编五种》等。

1. 胡文焕刻书中的养生著作

胡文焕所刊刻的各种丛书，因当时颇为风行，故有多个版本，有时同一丛书不同版本所收书目也不一。以《格致丛书》为例，《四库全书》称：

"所列诸书，亦无定数。随印数十种，即随刻一目录……故世间所行之本，部部各殊，究不知其全书凡几种。"③

《四库全书》称《格致丛书》中含"尊生十八种"。而《中国医籍大辞典》载明万历三十一年刻本《格致丛书》收养生及本草学专著为 17 种，包括《类修要诀》《养生食忌》《养生类纂》《养生月览》《寿亲养老书》《三元延寿参赞书》《山居四要》《厚生训纂》《食鉴本草》《保生心鉴》《修真秘要》《锦身机要》《曜仙神隐》《摄生要义》《摄生集览》《食物本草》《养生导引法》。

《寿养丛书》则是胡文焕所编的专门养生丛书，也有不同版本，所收著作有 16 种、32 种、35 种的不同④。16 种为《摄生集览》《类修要诀》《养生导引法》《养生食忌》《食物本草》《养生类纂》《养生月览》《寿亲养老书》《三元参赞延寿书》《摄生要义》《厚生训纂》《山居四要》《保生心鉴》《修真秘要》《锦身机要附片骈篇》《食鉴本草》。1990 年中医古籍出版社据清精抄本影印本为 32 种，

① 朱橚. 普济方：第六册［M］. 北京：人民卫生出版社，1959：4295.

② 朱橚. 普济方：第六册［M］. 北京：人民卫生出版社，1959：4470.

③ 纪昀. 四库全书总目提要［M］. 海口：海南出版社，1999：687.

④ 王宝平. 胡文焕丛书考辨［M］//《中华文史论丛》编委会. 中华文史论丛：第 65 辑. 北京：中华书局，2001：120–145.

未收前面的《食物本草》《食鉴本草》，而另有《素问心得》《灵枢心得》《太素脉诀秘书》《太素心要》《医学权舆》《医学要数》《心印绀珠经》《应急良方》《轩辕黄帝治病秘法》《海上仙方》《香奁润色》《褚氏遗书》《药性赋》《四言脉诀》《医学便览》《怪证奇方》《医学碎金》《幼幼集》。

以上著作，除一部分为前人所著外，也有相当一部分为胡文焕所编校，可见他也是很有心得的养生家。署名为胡文焕选编或纂辑的著作有《素问心得》《灵枢心得》《摄生集览》《类修要诀》《养生食忌》《香奁润色》《医学要数》。

其中，《类修要诀》最有价值。《素问心得》与《灵枢心得》为从《素问》《灵枢》原书中摘取与养生相关的篇章而成。《摄生集览》则是胡文焕选取宋寇宗爽《本草衍义》的总论，删去其中关于本草的言论编成。《养生食忌》多是前人本草中有关食物宜忌的摘录。《医学要数》相当于与数字有关的医学术语集，如一息、二阳病、三焦、四海、五郁、六不治、七诊、八会、九针、十变、十二原等，各引用文献进行解释。

《香奁润色》则是别具特色的女性专著。辑录各种关于女性居家生活、美容美发、疾病防治等方面的资料及处方。书前有序说：

"佳人之修其仪容，洁其服饰，譬如花之得滋，玉之就琢，而其光莹为益增，是润色又所必假矣。矧世不皆西子、杨妃辈，此予所集聊为香奁之一助耳。至若其间，疗其疾病，证其怪异，调其经血，安其胎产，皆其至要者乎……而保摄修齐之道，盖见之此矣。"[①]

2. 养生专书《类修要诀》（附《类修要诀续附》）

《类修要诀》2卷，续附1卷，收集明代以前各家著名的养生歌诀，包括"孙真人卫生歌""陶真人卫生歌""抱一子逍遥歌""逍遥子导引诀""金丹四百字""百字碑""金谷歌""青天歌""大道歌""胎息铭""神仙起居法"等。书前有胡文焕序说：

"人之有生孰要哉？要莫过于全此生也。全此生孰要哉？要莫过于修此身也。于是玄门有修真之说，实吾儒修身之理一也。矧其间慎寒暑，节口腹，养性情，寡嗜欲，而尤修身之要者哉。且夫欲全此生，人心之所同然，然未有不修其身而能全此生者也。苟有以昧之，是何异愿凉而执热乎。噫！人心既欲全此生，则其惧死也必矣。故修真之说易为动之，无惑乎舍本求末，舍近求远，舍易求难，种种为无益之举也。余既有感于中，而复为多病所楚，妄希全生，敢曰无之？第惧蹈夫无益之举耳。故于暇日采其摄修之法，当于理而切于人者，编辑成书，目为《类修要诀》。内非歌诀，虽要而不录者，又取便夫记诵也。盖修门之端不一，余固编辑之而分其类，使之便于览，而知所趋矣。乃复等之，以自本而末，自近而远，自易而难者何哉？亦欲使世之为全生计者，不为易动所惑，躐等妄行而至于无益已也。试举其要者而先行之，非惟合乎吾儒修身之理，即自此而全生之效，庶亦为可获矣。倘未能合夫彼而惟徒务诸此，是虽生犹弗生也，奚益之有哉！此又余之深意存焉。世之论修者悟此，而知虽死犹生之道，不以儒玄为二途。则余是书或有小补。"[②]

序言中表达的意思，认为"全生"应当修身，但在儒家的角度又对道教所说的"修真"方法持审慎态度。所以编此书有两个原则，一是只收歌诀，以便记诵；二是按从易到难编排，易者是一般养生歌，难者是道教内丹类歌诀。他特别提出，假如前面的修身原则都做不好，只是徒务内丹长生之术，"是虽生犹弗生也"。序言很好地体现了儒生对所谓修真之术的态度。

《类修要诀》中所收的长篇歌诀均很有特色。如"陶真人卫生歌"据说是陶弘景所撰，文如下：

"世言服灵丹、饵仙药，白日而轻举者，但闻而未见也。至于运气之术，甚近养生之道。人禀血气而生，故《摄生论》云：'摄生之要，在去其害生者。'此名言也。予所编此歌，盖采诸家养生之要，能依而行之，则获安乐。若尽其妙，亦长生之可觊，今著其歌于下：

① 胡文焕. 寿养丛书全集［M］. 北京：中国中医药出版社，1997：451.
② 周守忠，胡文焕. 养生类纂·类修要诀［M］. 上海：上海中医学院出版社，1989：144.

万物惟人为最贵，百岁光阴如旅寄。自非留意修养中，未免病苦为心累。
何必餐霞饵火药，妄意延龄等龟鹤。但于饮食嗜欲间，失其甚者将安乐。
食后徐徐行百步，两手摩胁并腹肚。须臾转手摩肾堂，谓之运动水与土。
仰面仍呵三四呵，自然食毒气消磨。醉眠饱卧俱无益，渴饮饥餐犹戒多。
食不欲粗并欲速，只可少餐相接续。若教一饱顿充肠，损气伤脾非汝福。
生餐黏腻筋韧物，自死牲牢皆勿食。馒头闭气宜少餐，生脍偏招脾胃疾。
鲊酱胎卵兼油腻，陈臭腌菹尽阴类。老衰莫欲更餐之，是借寇兵无以异。
炙烤之物须冷吃，不然损齿伤血脉。晚食常宜申酉前，向夜徒劳滞胸膈。
饮酒莫教令大醉，大醉伤神损心志。渴来饮水兼啜茶，腰脚自兹成重坠。
尝闻避风如避箭，坐卧须当预防患。况因食后毛孔开，风才一入成瘫痪。
视听行坐不必久，五劳七伤从此有。人体亦欲得小劳，譬如户枢终不朽。
卧不厌踧觉贵舒，饱则入浴饥则梳。梳多浴少益心目，默寝暗眠神晏如。
四时惟夏难将摄，伏阴在内腹冷滑。补肾汤药不可无，食物稍冷休哺啜。
心旺肾衰何所忌，特忌疏通泄精气。寝处尤宜绵密间，宴居静虑和心气。
沐浴盥漱皆暖水，卧冷枕凉俱勿喜。瓜茹生菜不宜食，岂独秋来多疟痢。
伏阳在内三冬月，切忌汗多泄阳气。阴雾之中无远行，暴雨震雷宜速避。
不问四时俱热酒，大热不须难入口。五味偏多不益人，恐随脏腑成灾咎。
道家更有颐生法，第一令人少嗔恶。秋冬日出始求衣，春夏鸡鸣宜早起。
子后寅前寝觉来，瞑目叩齿二七回。吸新吐故无人悟，咽漱玉泉还养胎。
热手摩心熨两眼，仍更揩擦额与面。两指时将摩鼻茎，左右耳根凑数遍。
更能干浴遍身间，按膁时须扭两肩。纵有风劳诸冷症，何忧腰背复拘挛。
嘘呵呼嘻吹及呬，行气之人分六字。果能依用口诀中，新旧有疴皆可治。
声色虽云属少年，稍知栉节乃无愆。闭精息气宜闻早，莫使羽苞火中燃。
有能操履长方正，于名无贪利无竞。纵向歌中未能行，百行周身亦无病。"①

"戒怒歌"云：

"君不见，大怒冲天贯斗牛，擎拳嚼齿怒双眸。
兵戈水火亦不畏，暗伤性命君知否。
又不见，楚伯玉、周公瑾，疋马乌江空自刎。
只因一气殒天年，空使英雄千载忿。
劝时人，须戒性，纵使闹中还取静。
假若一怒不忘躯，亦至血衰生百病。
耳欲聋，又伤眼，谁知怒气伤肝胆。
血气方刚宜慎之，莫待临危悔时晚。"②

"抱一子逍遥歌"云：

"人言晚饭少吃口，享年直到九十九。我今一百又二岁，晚饭越多越寿久。
日间乳饼粥三顿，一顿两碗无余剩。缓足徐行百步多，双手摸肚往下运。
临卧两碗山药粥，煮熟红枣二十六。油盐炒栗十三双，雄吞大嚼才压足。
未到五更心上饿，糖煮秋梨吃一个。翻来覆去睡不着，老来还要少年货。
大便坚润小便长，精神矍铄骨筋强。有时矜持学检束，有时叫跳任猖狂。
子前午后正好修，心君常静肾常兜。牙齿常叩耳常按，手常辘轳脚常勾。

① 周守忠，胡文焕. 养生类纂·类修要诀［M］. 上海：上海中医学院出版社，1989：146.
② 周守忠，胡文焕. 养生类纂·类修要诀［M］. 上海：上海中医学院出版社，1989：149.

面皮呵手勤勤摸，脐腹换手勤勤擦。眼珠常转口常闭，唾津常咽胜服药。

脚底涌泉时常摩，腰眼肾腧时常搓。头颈常转肩常耸，鼻息常调不嫌多。

夜间守定泥丸宫，日间守定脐腹中。行住坐卧无间断，丹田里面暖溶溶。

锁住心猿不敢劣，拴住意马不敢蹶。守住庚申不敢犯，固住元阳不敢泄。

年来又长坚固子，两胯两肘皮肤里。不疼不痒如铁石，佛家舍利子可比。

一阴一阳之谓道，此语在人元切要。阴阳乖戾疾病生，阴阳翕合真玄妙。

齿落更生世罕有，一二十里不惮走。嘉肴佳蔬十数样，杂东杂西不离口。

背不负重腰不痛，眼不昏花耳不聋。三花已聚顶门上，五气复朝元海中。

半夜元神常放光，皮肤滋润不生疮。贪嗔痴绝性天定，精气神全骨肉香。

寿筋鲐背身有之，半夜肾囊如荔枝。外肾有时不见了，想归内窍筑丹基。

子子孙孙三十七，习诗习春兼学易。杼朱拽紫有定命，偎红倚翠无虚日。

我先每寻安乐法，逢人常结喜欢缘。吟风咏月偿吾债，随时保重学延年。

人人呼我陆地仙，曾炼先天与后天。铅汞相投丹易就，住世延年五福全。

修真事件虽然多，其间作用赖黄婆。人衰人补真妙诀，听我长生逍遥歌。"①

"钱九华山人金锁歌"云：

"人生寿夭贪色欲，听我从头说补益。要补益，锁心猿，牢擒意马养心田。

若还不守真阳气，气散形枯命不坚。紧提防，降五贼，时时照顾猿马劣。

猿马颠狂伏最难，一时火起性根灭。要保命，在坚精，坚精之法不易寻。

……

毋令泄，少人知，强兵战胜用枢机。倒吸小腹须着力，紧撮谷道内中提。

内中提，三十六，上关提动下关续。若要夹脊双关透，倒骑意马双辘轳。

双辘轳，大关键，铜汞相投成一片。黄河逆转至昆仑，九窍三关都贯串。

三十六宫总是春，须臾火发周天遍。先后天，着意寻，得之如醉保长春。

云情雨意休贪久，恐丧吾家无价珍。无价珍，要安逸，夫妇交欢情意翕。

壶中别有一乾坤，塞兑垂帘慢调息。绵绵固蒂与深根，时时温养知消息。

一日炼之一日功，功夫纯粹须百日。若人透得金锁歌，陆地神仙能事毕。"②

以上这些都属于朗朗上口关于日常锻炼方法的歌诀，稍涉及内丹修炼及房中术。其余收录的"金丹四百字""入药镜"等就属于专门的内丹篇章，在此不具引。

《寿养丛书》出版后，胡文焕又辑有《类修要诀续附》，也有一些歌诀颇有价值。如关于六字诀的就有两种，一种名"六气歌诀"，云：

"六气歌诀（病瘥即止，不可过。过即败气）

一曰呬，呬法最灵应须秘，外属鼻根内关肺，寒热劳闷及肤疮，以斯吐纳无不济。

二曰呵，呵属心王主其舌，口中干涩身烦热，量疾深浅以呵之，焦腑疾病自消灭。

三曰呼，呼属脾神主其土，烦热气胀腹如鼓，四肢壅闷气难通，呼而理之复如故。

四曰嘘，嘘属肝神主其目，赤翳昏昏泪如哭，都缘肝热气上冲，嘘而理病更神速。

五曰吹，吹属肾藏主其耳，腰膝冷多阳道微，微微纵气以吹之，不用外边求药饵。

六曰嘻，嘻属三焦有疾起，三焦所有不和气，不和之气损三焦，但使嘻嘻而自理。"③

另一种名"去病延年六字法"，云：

"去病延年六字法（其法以口吐鼻取）

总诀（此行六字功夫，秘要诀也。非此六气行不到于本经，以此导之，若引经耳，不可不知。）

① 周守忠，胡文焕. 养生类纂·类修要诀［M］. 上海：上海中医学院出版社，1989：149-150.
② 周守忠，胡文焕. 养生类纂·类修要诀［M］. 上海：上海中医学院出版社，1989：155-156.
③ 周守忠，胡文焕. 养生类纂·类修要诀［M］. 上海：上海中医学院出版社，1989：192.

肝若嘘时目睁睛，肺知呬气手双擎。

心呵顶上连叉手，肾吹抱取膝头平。

脾病呼时须撮口，三焦客热卧嘻宁。

吹肾气诀

肾为水病主生门，有疾尪羸气色昏。眉蹙耳鸣兼黑瘦，吹之邪妄立逃奔。

呵心气诀

心源烦燥急须呵，此法通神更莫过。喉内口疮并热痛，依之目下便安和。

嘘肝气诀

肝主龙涂位号心，病来还觉好酸辛。眼中赤色兼多泪，嘘之立去病如神。

呬肺气诀

呬呬数多作生涎，胸膈烦满上焦痰。若有肺病急须呬，用之目下自安然。

呼脾气诀

脾宫属土号太仓，痰病行之胜药方。泻痢肠鸣并吐水，急调呼字免成殃。

嘻三焦诀

三焦有病急须嘻，古圣留言最上医。若或通行去壅塞，不因此法又何知。

四季却病歌

春嘘明目木扶肝，夏至呵心火自闲。秋呬定收金肺润，肾吹惟要坎中安。

三焦嘻却除烦热，四季长呼脾化餐。切忌出声闻口耳，其功尤胜保神丹。"①

《类修要诀续附》无序言但有"类修要诀后言"。其中有胡氏所撰的"心丹歌"云：

"心丹歌

内丹成就能有几，外丹我心亦不喜。惟晓人生天地间，顺受其正而已矣。

父母遗体宜保全，更须为圣与为贤。圣贤万世不泯灭，要知能此即神仙。

神仙有个捷径法，便泄天机且谈却。真丹原来即此心，心本良兮休作恶。

任他众独不拘时，一味应教静养之。君既静兮则日休，四体诸臣自得宜。

修行第一戒妄想，妄想能令真元丧。真元既丧病来侵，未免魂升与魄降。

这粒真丹忒煞灵，好将性命认分明。若还苦被尘嚣累，何异风前去点灯。

更闻心是枢机比，不运之时心要死。去拙存仁念莫差，视听言动一以礼。

外役纷纷不可劳，精神有限易年高。行立坐卧皆须慎，无益之人莫妄交。

虽然莫劳亦莫逸，陶侃终朝曾运甓。若逢有事力不胜，此是先时未能习。

作事莫待筋力衰，少年去了不复来。天生我才必有用，肯教虚负天生才。

我负才兮因嗜酒，极能溃胃休沾口。我今止酒觉气清，寡欲由来寿能久。

寿能久，色莫贪，贪色何能种女男。采补之说亦邪道，阴阳道理合自然。

合自然，须听命，财若妄求命亦尽。至于大怒更伤肝，不见乌江空自硬。

人之脏腑要调和，大勇还须令不磨。七情俱要得其正，心自无疚乐自多。

寒和暑，慎衣服；饥与饱，节口腹。衣服慎兮虚亦安，口腹节兮穷亦足。

为人不可不知医，知医不被别人欺。无病休教常服药，药多不效反伤脾。

一身全是脾为主，脾若一伤无计处。六般呼吸甚分明，升得水时火不举。

火不举，在静中，莫听人言学坐功。坐功运气气不接，往日功夫一旦空。

劝君更莫将摩按，按摩血脉终分散。只是搓择自己行，自己行时甚方便。

或对天时欠爽神，也须珍重小天身。小天能与大天合，那羡大天千万春。

千万春兮如瞬息，此心更要存阴德。阴德从来用不穷，子子孙孙受其益。

① 周守忠，胡文焕. 养生类纂·类修要诀［M］. 上海：上海中医学院出版社，1989：193-195.

受其益，莫蹉跎，也须牢护此黄婆。若要形名长住世，请君试玩心丹歌。

我作此歌皆正道，歌向君前君莫笑。世人苟能依此修，内丹外丹俱不要。

舍却心丹若外求，何异挟山超海俦。不信但看黄河水，昼夜滔滔只顺流。"

歌后是胡氏的附记云：

"余既编辑是书而序诸前矣，不尽之意，将复有所后言。客曰：盍亦作一歌以代后言哉？余曰：余愧村妇驽马，乌敢效颦于西施之侧，驱驰于良骥之前哉？客曰：何伤乎？亦各言其志也。余遂唯唯承客命，援笔而作此歌，不尽之书后。"①

"心丹歌"主旨认为养心为健康之要，强调静养是以修德为主，其他皆不应过度，包括说"无病休教常服药，药多无效反伤脾""莫听人言学坐功，坐功运气气不接，往日功夫一旦空"以及"劝君更莫将摩按，按摩血脉终分散，只是搓揉自己行"等。可见胡氏在博学各家言论之后，仍是选择方便易行的方法作为日常练习之用，对坐功等仍抱谨慎态度。

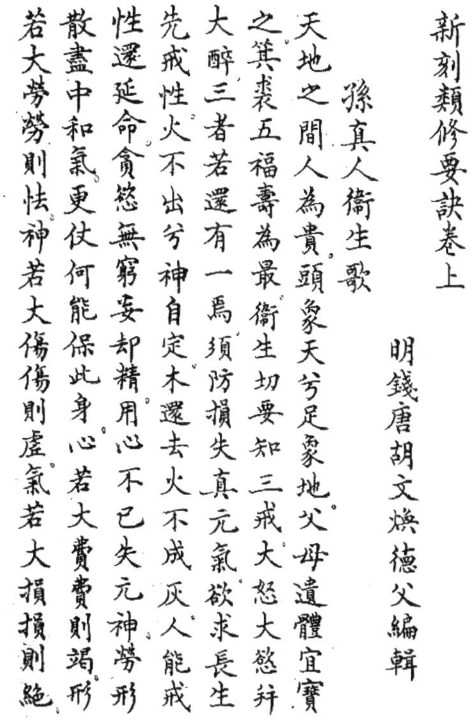

新刻類修要訣卷上

明錢唐胡文煥德父編輯

孫真人衛生歌

天地之間人為貴，頭象天兮足象地，父母遺體宜寶之，箕裘五福壽為最，衛生切要知三戒，大怒大慾並大醉，三者若還有一焉，須防損失真元氣，欲求長生先戒性，火不出兮神自定，木還去火不成灰，人能戒慎延命，貪慾無窮妄卻精，用心若太費費則竭，散盡中和氣更使，何能保此身心，若太傷傷則虛，若大勞勞則怯神，若大傷傷則虛，氣若大損損則絕

图 5-6　《类修要诀》书影

（二）周履靖《夷门广牍》

周履靖，字逸之，号梅墟、梅癫道人，于明万历二十五年（1597年）编成刊行《夷门广牍》丛书，共158卷，收书107种。战国时魏国隐士侯嬴为夷门（东门）监者，丛书名字取"夷门"乃寓隐居之义，故其所收均为陶冶性情之书，举凡健身、饮食、药品、疾病、衣服、器用、文具、游戏、蔬菜、果品、花竹、禽兽等无不涉及，在广义上都属于养生范围，且有专门的食品类与尊生类。

《夷门广牍》全书分为艺苑、博雅、尊生、书法、画薮、食品、娱志、杂占、禽兽、草木、招隐、闲适、觞咏等13类。其中"食品类"收有《山家清供》《茹草编》《水品全秩》《茶品要录》《茶寮记》《汤品》《易牙遗意》《酒经》《士大夫食时五观》，"尊生类"收有《胎息经》《天隐子》《赤凤髓》《炼形内旨》《玉函秘典》《金笥玄玄》《逍遥子导引诀》《唐宋卫生歌》《益龄单》《怪疴单》。

以上作品中，《茹草编》《赤凤髓》《唐宋卫生歌》《益龄单》4本为周履靖所撰或辑集。

1.《赤凤髓》

《赤凤髓》共3卷，为导引术专著。书前有刑部尚书彭辂序称：

"养生之学，昉于上古之广成子，屏居崆峒之上，而轩辕以万乘师之。其言止曰：'无视无听，抱神以静，形将自正。无泄汝精，无扰汝形，乃可以长生。'若是而已。盖虚无恬淡、清净寂寞无为之道也。至导引，抑末耳。然于三千八百旁门之中，此为抉玄而挈要，志葆摄者，恶得而废之。何以明其然也？昊穹之宰，元化蟠斡，轇轕阴阳，陶育万汇，人之参天而最灵，总之皆气也。天气节而成四时，稍拂其序，为凄风苦雨、霜雹冰稼扎厉之灾。气之在人也，周行于五脏六腑、百骸九窍之间，导而引之，小可却病，大可长年。故吹嘘呼吸、熊经鸟伸，推而衍之，

---

① 胡文焕. 寿养丛书全集［M］. 北京：中国中医药出版社，1997：255.

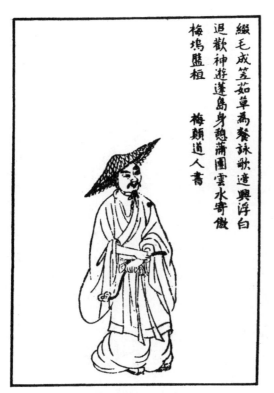

图 5-7　《赤凤髓》中的"梅颠道人"画像
　　　　（应系周履靖的自画像）

效五禽之戏；廓而散之，如户枢运转，至不可胜穷。其术吾不知所自始，要从上古即有之，其源远矣。异乎方士之服气饵食、金石丹砂，支离外求、诞谩不经者矣。……周子逸之，嗜古多闻人也，绘导引七十七图梓之，有神葆摄，甚惠雅也。"①

他认为导引术比起诞谩不经的道术更为实用，并且赞赏周履靖为导引术绘的图。而书后有周履靖本人跋记说：

"余少而有赢顿之疾，则聚族而谋养生。采苓饵木、烹炼炮炙之攻，月不日暇，然而体不加腴，急则且付之无若彼何矣。乃天启风灵，假以邂逅，遂悉心冥漠之道，捐床帷，谢闺榻，幽栖蠖屈，读《道德》《黄庭》而揣摩其窍奥。不匝期而气充然，旋复不惟疾愈，顾飘然有嘘云吸露之思矣。自是探山寻谷，结缘名流，凡有所遇，必馨其所得。往岁尝裹粮游黄山白岳之间，见其逸老，皆耆颐多寿，有年百旬以上者，遂与跌坐谭话、贻诗结盟。"②

可见其有亲身实践，身体曾直接受益于养生。

《赤凤髓》卷一选录的导引法有幻真先生服气法、六字诀、胎息法、五禽戏、坐式八段锦。卷二是圣真秘传四十六长生图诀，皆一个导引法配一图，并用文字指明习练方法和治疗功效。卷三是华山十二睡功图诀，前有总诀，其后也是一图配一段文字，动作均为卧式。

五禽戏及文字如下：

"羡门虎势戏

"闭气，低头，［拈］拳，战如虎发威势。两手如提千觔铁，轻起来；莫放气，平身，吞气入腹，使神气上而复［下］。觉得腹内如雷鸣，或五、七次。如此行之，一身气脉调，精神爽，百病除。

"庚桑熊势戏

"闭气，拈拳，如熊身侧起，左右摆脚，安前投立定，使气两胁傍，骨节皆响。能安腰力，能除腹胀。或三五次止。亦能舒筋骨而安神养血也。

"士成绮鹿势戏

"闭气，低头，拈拳，如鹿转顾尾间，平身缩肾［肩］立，脚尖跳跌，脚跟连天柱动，身皆振动，或二三次，可不时作一次，更妙也。

"费长房猿势戏

"闭气，如猿手抱树一枝，一只手如拈果，一只脚虚空握起，一只脚跟转身；更换神气连吞入腹，觉汗出方已。

"亢仓子鸟势戏

"闭气，如鸟飞欲起，尾间气朝顶，双手躬前，头腰［要］仰起，迎舞顶。"③

其所附五禽戏图，与罗洪先《卫生真诀》中的五禽戏图（见图 5-52）相比，动作基本近似，但图样与文字有小异，尤其是五种动作均加了神仙名字，应是周履靖改编的结果。

周履靖的八段锦图诀见图 5-8。

①　周履靖. 赤凤髓［M］. 上海：上海古籍出版社，1989：1-2.
②　周履靖. 赤凤髓［M］. 上海：上海古籍出版社，1989：157-159.
③　周履靖. 赤凤髓［M］. 上海：上海古籍出版社，1989：63-67.

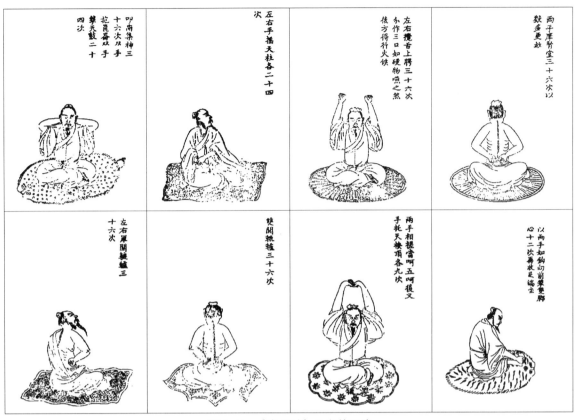

图 5-8　《赤凤髓》八段锦图诀

卷二的圣真秘传四十六长生图诀极有特色，也是全书最多的图幅。其诀图见图5-9。

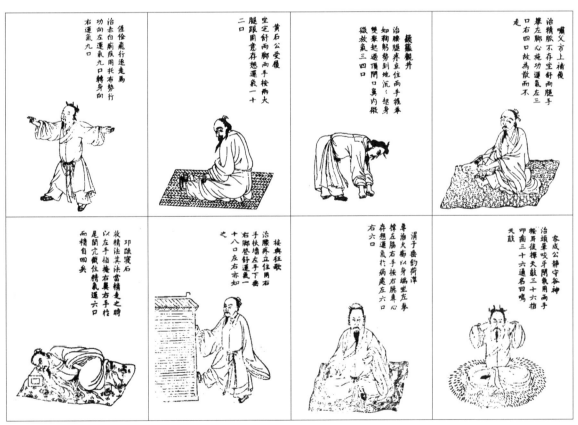

图 5-9　《赤凤髓》四十六长生图诀

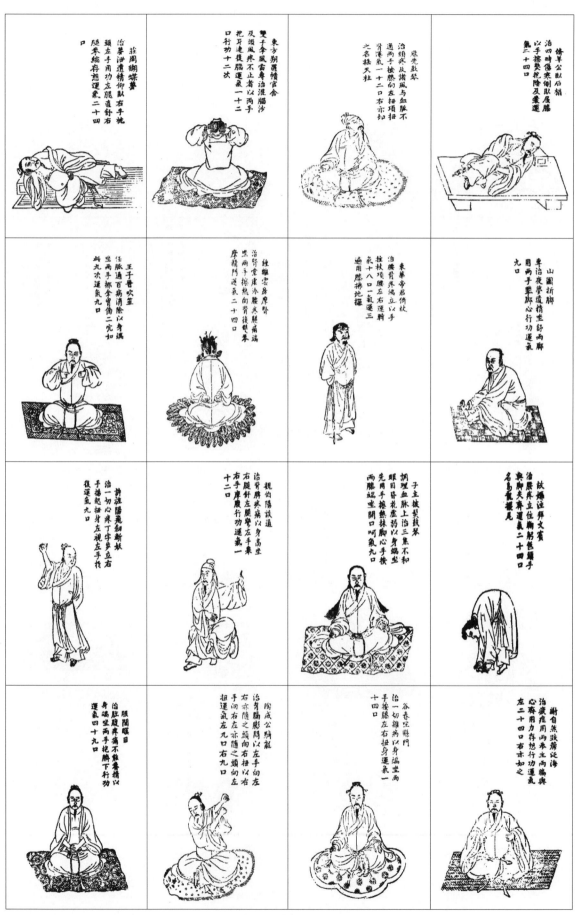

续图 5-9

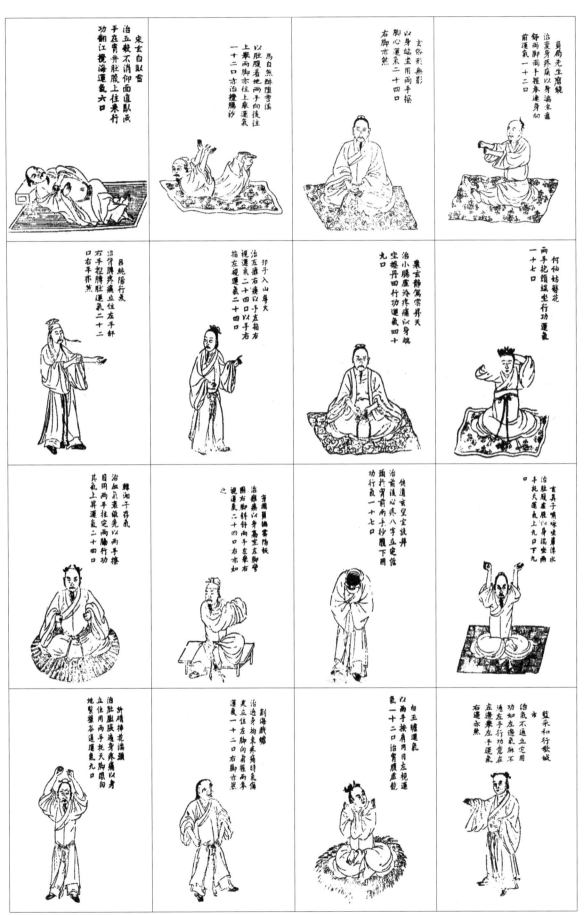

续图 5-9

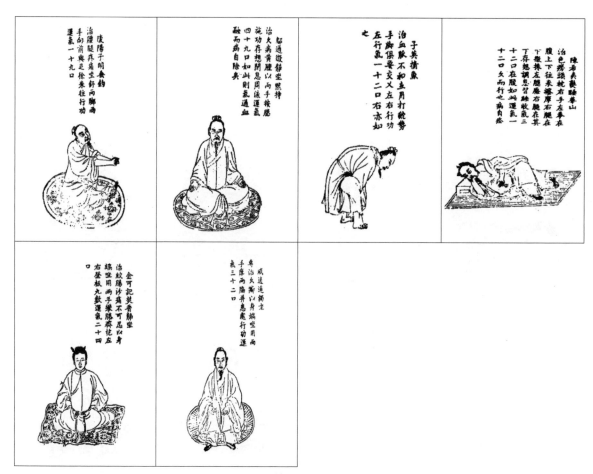

续图 5-9

图中均有文字，说明做法。每式用一位传说中的仙人来命名，仙人的典故往往与该式动作有一定关系。例如：

"篯铿观井。治腰腿疼。立住，两手握拳，如鞠躬势到地，沉沉起身，双举过顶，闭口，鼻内微微放气三四口。"

篯铿即彭祖，北京国子监现仍有一块明万历年间的"彭祖观井图"碑，图中彭祖将绳系在腰间，另一端缚在树上，在书童扶持下躬身观井，用意是说明在危险的地方要小心谨慎。此式动作则只是取其俯身"如鞠躬势"之意。又如：

"庄周蝴蝶梦。治梦泄遗精。仰卧，右手枕头，左手用功，左腿直舒，右腿蜷缩，存想，运气二十四口。"

此式取庄周梦蝶的典故，因为主治梦遗之症，又是卧式动作。还有如：

"马自然醉堕雪溪。以肚腹着地，两手向后往上举，两脚亦往上举，运气十二口。亦治搅肠沙。"

马自然名马湘，唐代道士，传说曾醉倒跌入湖州雪溪，浸了一天才出来。图中此式动作腹部着地，颇有点怪异，故以马自然醉态来比拟。又如：

"负局先生磨镜。治遍身疼痛。以身端坐，直舒两脚，两手握拳，连身向前，运气十二口。"

负局先生为三国时吴国医生，平时以磨镜为业。此式动作双手前伸，模拟磨镜动作。又如：

"许碏插花满头。治肚膨胀，遍身疼痛。以身立坐，用两手托天，脚跟向地，紧撮谷道，运气九口。"

许碏为唐时高阳人，传说曾插花满头，于酒楼上醉歌，成仙而去。此式动作两手高举过头，故命名。当然也有的动作只是取名人来命名，无特别关联，如：

"白玉蟾行气。以两手按肩，用目左视，运气十二口。治胸腹虚饱。"

《赤凤髓》这套动作，除了以神仙命名，有浓厚的文化色彩外，在动作上，较突出的一点是注重与运气行动相配合，将其与《诸病源候论》中的导引法相比较的话就更能看出这一特点。这也说明"导"与"引"有了更紧密的结合。

卷三为华山十二睡功，共十二式，其总诀见第四章陈抟节。所绘图 12 幅，见图 5-10。

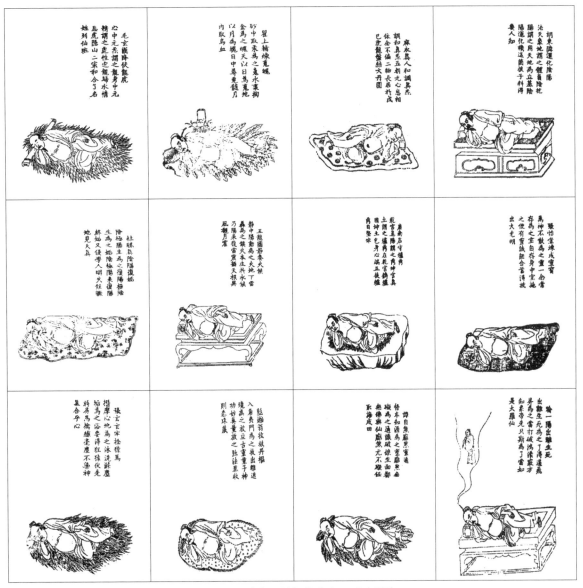

图 5-10　《赤凤髓》华山十二睡功图诀

这 12 幅睡功图，在睡姿方面基本一致，只是变换环境而已。其要点其实在于文字，论述睡中行功的 12 个步骤。

《赤凤髓》全书共有 72 幅图，按彭轫序言说："周子逸之，嗜古多闻人也，绘导引七十七图梓之，有神葆摄，甚惠雅也。"可见这些图均为周履靖所绘制，不过数量比彭氏所说的少 5 幅。周履靖的绘图，有利于学习，对导引法的传播起到非常大的推动作用。

2.《益龄单》

该书为周履靖辑录前人的养生经验而成，有养目法、洗眼方、洗眼吉日、养心法、养肝法、养肺法、养脾法、养肾法、养三焦法、六字治病、养生法、六久、三戒、七禁、十二多、十五伤、十二事、六疾、六余、六宜、饮食、寝息、沐浴、服饰、杂戒、房屋、春忌食物、夏忌食物、秋忌食物、冬忌食物、肉味、诸鱼、蔬菜、果实各节。

每节辑录的内容，有的详细标明出处，有的则由作者收集而来。如"养目法"：

"侵晨洗面，以手掬热汤沃眼，汤温为度，能除目疾。盖血得温则荣，泽眼赖血而滋养也。（苏、沈二内翰林方内）

"日间治事，或观书，眼力稍乏，须以汤沃眼，不致易错。或冲风冒寒夜归，并用汤沃，有益于目。（《养生况》）

"日间坐须瞪目注视，闭之少顷，可养其目。（《资生经》）

"每夜于暗处，运睛旋还八十一数，闭目集神，再运。不数夜神光自发，永除昏暗。（同上）

"朝暮以两手摩热，熨眼三次。（《养生延寿论》）

"黄昏以大指揩双目，皆名发神光。（《缮生集》）

"时常宜看黑漆屏风之类，以助目力。（《琐碎录》）

"每夜作尿，须仰面张目，大有所益。（同上）

"冬夜睡觉，切须开目引出热气。（《摄养方》）

"五更时分以指蘸津唾少许，抹两目除赤热。（《妙方》）

"勿久视日月光，勿久视灯烛光，视久损目。（《缮生集》）

"赤眼戒房室（犯则生内瘴）。

"古方一损读书，二减思虑，三专内视，四简外观，五晨晏起，六夜早眠（晋范宁张湛求此方，告之非但明目，亦可延年）。

"枸杞子明目（嫩苗亦可摘食之）。

"荠菜和气明目（东坡书札云：取荠三斤，生姜不去皮，槌碎，指大，同入釜中，浇生油一蚬壳，煮食，味鄙八珍）。

"目痒（风疾也，以干姜拭之）。"①

书中还有养心、肝、肺、脾、肾及三焦之法，即"六字诀"。又有"养生法"如下：

"鸡鸣时叩齿三十六遍，以舌搅口中，玉泉涌起，漱二七遍，分作二咽，能杀虫、补虚劳，令人强壮。

"常时不得频吐津，使喉涩大渴。又云远唾不如近唾，近唾不如不唾。

"闲时嘿气养神，闭气欲极，吐气使微，不得多言、大声呼唤，有损精神病。

"一日之忌，暮无饱食。一月之忌，暮无大醉。一岁之忌，暮无远行。终身之忌，暮无燃烛（行房也）。"②

书中有"十二多"之说源自孙思邈，"十五伤"之说源自《抱朴子》，而另有"十二事"可能是笔者所集，内容如下：

"不求（无谄无曲）。不执（可圆可方）。常默（元气不散）。少思（慧烛内光）。不怒（神思安畅）。不恼（心地清凉）。不贪（便是富贵）。不动（何惧公法）。味绝（灵泉自得）。志定（真息自调）。魂自死（方得神活）。魄散灭（方得荣昌）。"③

又有"六宜"说：

"面宜常摩（去面折，红润）；唾宜常咽（谓之漱玉泉，润丹田）；鼻毫长摘（谓之通天路）；拳宜常握（昼夜握固安神）；身宜常小劳（身动如枢常不朽。如饱食坐卧，不运气力，则血脉凝滞）；足宜夜濯（足是身之底，一夜一次洗濯，去冷和气）。"④

有关饮食卫生的内容辑录也非常有价值，内容如卜：

① 周履靖. 益龄单［M］. 北京：中华书局，1991：3-5.
② 周履靖. 益龄单［M］. 北京：中华书局，1991：10-11.
③ 周履靖. 益龄单［M］. 北京：中华书局，1991：13-14.
④ 周履靖. 益龄单［M］. 北京：中华书局，1991：15.

　　"朝欲实（真气未壮，常食充口）；暮欲虚（真气欲溢，食常减口）；朝饭细嚼（先将白饭五口咽下，五脏接此饭神安，米脂入腹养气，名白丹）；微饥而食（食欲数多勿太饱，多食则伤胃气，常令饱中饥，饥中饱，则百病不生）；微渴而饮（渴极而饮，则伤脏）；宜淡食（食淡精神爽，咸、五味多食则损五脏）；食毕漱口（齿不能败）；食后啜杯茶（食后不饮茶，口中生槎牙）；食讫以手摩面（以唾摩面，红润去皱）；食后行百步（消食）；食饱摩腹仰面呵气（消食）；食后打数喷嚏（通食气，下痰）；馒头多食闭气（古人以血汤破之）；馄饨与饭同食（胃膈下嗌）；夏月须食暖物（食生冷物至秋患疟痢）；酒不可热饮（损神）；酒不可饮过量（作疾）；怒勿饮酒（饮则生背疽）；空心出外须饮酒，可辟寒瘴气（昔日三人同早行，一人饮酒，一人吃汤，一人空腹，未几空腹者死，饮汤者病，饮酒者无事）；饮酒之法，始初自温至热，及筵散时极热饮一杯（免中酒之患）；饮酒后嚼鸡舌香，饮多不醉（即大丁香也）；恶酒急饮，好酒慢饮，酒多旋旋饮，酒少一顿饮，开煮酒用新汲水半盏，倾入瓶中，入定暖饮（可解经年灰火之毒）；煮酒久留在地，未免有阴湿之气，酌时先暖热（候温饮之）；铜器不可久贮酒，久则害人，饮酒后不可多饮冷水（久饮腐肠胃）；饮酒不可多饮茶（引茶入小肠，茶酒成气疾）；祭酒自耗者勿饮（饮则害人）；酒浆上不见人影者勿饮（饮则损人）；酒后勿冷水洗面（洗面即发疮）；醉勿强食，醉勿卧湿地及当风，醉勿露卧，醉勿打扇，醉勿走马跳掷，醉勿作劳力事，醉勿嗔怒，醉勿高歌；强醉宜吐，吐后勿再饮；月晦勿大醉，当食勿嗔怒，怒上亦勿食（食则心成痞）；当食勿悲愁（神志多乱，自伤其心）；勿食腐败之物（食则伤气）；热食汗出勿当风（当风则发头颈痛、目涩、多睡）；饱食上勿饮酒（饮则生痰呕）；饱食勿卧（卧则成积聚痞气并头风）；醉饱睡卧高碔足起（免食气归下成脚气）……"①

　　这些内容不但简单易记，切近生活，而且注释中对其方法或道理做了说明，更容易明了和施行。

（三）曹溶《学海类编·保摄门》

　　《学海类编》丛书由清人曹溶（字洁躬，号秋岳）编成，全书共 800 余卷，收录各种书籍达 420 种，分为经翼、子类、史参、集余四大类。在"集余"类中有"保摄"一门。书前"辑书大意"对收录这些内容说明称：

　　"炼丹辟谷、蝉蜕飞升，此事吾所不信。惟却病延年，善能保摄者，确有征焉。斯文养生之道，亦不可不讲也。人世难逢开口笑，若忧能伤人，此子不复永年矣。故人能随时随处无往而不乐者，吾知其必寿。"②

　　"保摄门"收录了以下著作：《延寿第一绅言》《赏心乐事》《林泉结契》《谐史》《炉火监戒录》《拊掌录》《摄生消息论》《饮食须知》《四时宜忌》《馔史》《修龄要旨》《二六功课》《摄生要语》《养生肤语》《摄生三要》《花里活》《养小录》《怡情小录》《鹿门隐书》《马氏日抄》《明皇十七事》《事原》《新书》《刑书释名》。其中大部分都是养生著作，但也有的似乎关系不大，对此"辑书大意"中说：

　　"愚以士君子苟不遇时，栖息烟霞，啸歌泉石，亦自可无求无患，以延寿算。彼竞征逐于名利之途，不知休息者，徒自戕其命耳。故隐居乐道之书，附于保摄，良有深意。"③

　　后有人将专论养生的 15 种著作辑录成为《保生摄生全书》，现存清大雅堂刻本。

　　其他养生丛书还有很多，例如明代著名藏书与刻书家洪楩于明嘉靖四十五年（1566 年）辑成《医药摄生类八种》，收 8 种医药养生著作，分别是《医学权舆》《寿亲养老新书》《食治养老方》

① 周履靖. 益龄单［M］. 北京：中华书局，1991：16–19.
② 曹溶. 学海类编：第一册［M］. 南京：江苏广陵古籍刻印社，1994：前言 3.
③ 曹溶. 学海类编：第一册［M］. 南京：江苏广陵古籍刻印社，1994：前言 3–4.

《太上玉轴气诀》《陈虚白规中指南》《霞外杂俎》《逸游事宜》《神光经》。清代叶志诜辑《颐身集》收录书籍5种，即丘处机《摄生消息论》、冷谦《修龄要旨》、汪昂《勿药元诠》、汪晟《寿人经》和方开《延年九转法》等。

二、养生类书

明清时期还有很多养生著作，摘录汇编前人言论，并分类编排，可以算作类书性质。其中编者个人见解虽不一定多，但其书也很有参考价值。以下略述其中影响较大的养生著作。

（一）高濂《遵生八笺》

高濂辑的《遵生八笺》，刊于明万历十九年（1591年）共20卷，分为8部分，即《清修妙论笺》《四时调摄笺》《起居安乐笺》《延年却病笺》《饮馔服食笺》《燕闲清赏笺》《灵秘丹药笺》《尘外遐举笺》，对历代养生方法收集颇详，也是影响很大的养生著作。

书前高濂自序说：

"自天地有生之始，以至我生，其机灵自我而不灭。吾人演生生之机，俾继我后，亦灵自我而长存。是运天地不息之神灵，造化无疆之窍，二人生我之功，吾人自任之重，义亦大矣。故尊生者，尊天地父母生我自古，后世继我自今，匪徒自尊，直尊此道耳。不知生所当尊，是轻生矣。轻生者，是天地父母罪人乎！何以生为哉？……故余《八笺》之作，无问穷通，贵在自得，所重知足，以生自尊。博采三明妙论，律尊生之清修；备集四时怡养，规尊生之调摄；起居宜慎，节以安乐之条；却病有方，导以延年之术；虞燕闲之溺邪僻，叙清赏，端其身心；防饮馔之困膏腴，修服食，苦其口腹；永年以丹药为宝，得灵秘者乃神，故集奇方于二藏；隐德以尘外为尊，惟退举者称最，乃禄师表于百人。八者出入玄筌，探索隐秘，且每事证古，似非妄作。"[①]

文中以"轻生者，是天地父母罪人"来强调养生的重要性，并说明了该书所集八部的意旨。各册大多为收集前人养生言论与资料而来，但也有高濂个人的论述。

1.《清修妙论笺》

《遵生八笺》卷一、卷二的《清修妙论笺》，强调"养德""养生"并重，采录儒、释、道三家修身养性格言250余则。卷前高濂说：

"高子曰：摄生尚玄，非崇异也。三教法门，总是教人修身、正心、立身、行己、无所欠缺。为圣为贤，成仙成佛，皆由一念做去。吾人禀二五之精，成四大之体，富贵者，昧养生之理，不问卫生有方；贫穷者，急养身之策，何知保身有道？指神仙之术为虚诬，视禅林之说为怪诞也。六欲七情，哀乐销烁，日就形枯发槁，疾痛病苦，始索草根树皮，以活精神命脉。悲哉，愚亦甚矣！保养之道，可以长年，载之简编，历历可指，即《易》有《颐卦》，《书》有《无逸》，黄帝有《内经》，《论语》有《乡党》，居子心悟躬行，则养德养生，兼得之矣。岂皆外道荒唐说也？余阅典籍，随笔条记成编，笺曰《清修妙论》。"[②]

书中内容，儒、佛、道三家的言论均有。由于其收集的资料极广，很多散见于前人文集中有养生价值的资料都得以为读者所知。例如，宋代晁回（谥文元），以儒士之身而精通佛道，南宋叶梦得《石林燕语》记载他"初学道于刘海蟾，得炼气服形之法；后学释氏，尝以二教相参，终身力行之"，是很有水平的养生家，养生体会与言论零散见于《法藏碎金录》《道院别集》等

①　赵立勋. 遵生八笺校注［M］. 北京：人民卫生出版社，1994：1.
②　赵立勋. 遵生八笺校注［M］. 北京：人民卫生出版社，1994：1.

著作。高濂对其就辑录了不少。例如：

"晁文元曰：'修行之法，两熟居先。智断之理熟，则事事皆空，岂空留碍；力制之功熟，则念念不起，自然安闲。智断即观，力制即止也。'

"'万沤起而复破，水性常存；千灯明而复灭，火性原在。忘情之心，不住于相，如汤消冰，冰汤俱尽，无可分别。触境之心，未能不动，如谷应声，即应即止，无复有余。'

"'不茹荤饮酒，是祭祀斋，非心斋也。汝能一志，无以耳听以心听，无以心听以气听。疏瀹汝心，除嗜欲也；澡雪汝精，去秽累也；掊击其志，绝思虑也。无思无虑，则心专于道；无嗜无欲，则乐于道；无秽无累，则合于道。心无二想，名曰一志。'"①

"晁公曰：'梦觉之初，诸念未念，方寸之室虚白生，此清境可爱。昧爽之初，群动未动，方丈之室虚白生，此静又更可爱。此时进道，表里相应，真可乐也。五鼓之后，睡觉而坐，自觉神清气清，耳中音清，其妙无比。'

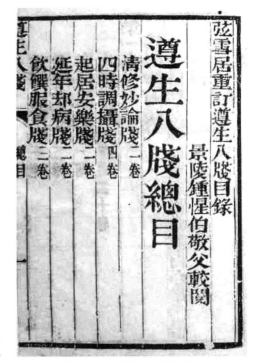

图5-11　《遵生八笺》书影

"又曰：'垢渐去而鉴渐明，魄渐销而月渐满。攻竹木，先节干则枝叶易去，迎刃而解。日损妄念，先去其胸中尤甚者。惩忿窒欲，老人最要一事。'

"'了知起灭意，决定生死根，不复随缘转，是名不动尊。在造化中，身不由己；在情境中，心亦如此。悟妄识真，缘妄入理，率以为常，至于殁齿。'

"'十魔军最要提防：一欲，二愁，三饥渴，四触爱，五睡眠，六怖畏，七疑悔，八嗔恚，九利养虚称，十自高慢人。'"②

又如南宋王日休，龙舒（今安徽舒城）人，世称龙舒居士，著有《龙舒增广净土文》。《遵生八笺》中撷有其关于生死之论说：

"龙舒居士云：'……儒释未尝不同也，其不同者，惟儒止于世间法，释氏又有出世间法，此其不同耳。'

"客有问曰：'有生即有死，若能无生，即能无死。然则主于治生与长生者，得无死乎？'答曰：'明德者，心之神明，虚灵不昧，能明此而止于至善，与炼神还虚者，同一圆觉之性，皆不囿于形矣。夫有形则有生死，不囿于形，何生死之有？'问曰：'然则三教圣人皆不得死乎？'答曰：'儒云：生，寄也；死，归也。道曰：劳我以生，逸我以死。释曰：生如着衫，死如脱袴。皆离形而超脱耳，非真死也。'问曰：'三教学人亦能超脱乎？'答曰："止至善，与炼神、禅定功夫，极难下手，惟上智利根，可由顿渐而入，若下愚钝根，则未易至也。'"③

书中引用文献也很注意校勘，如引用《大藏经》中有关"百病""百药"的内容后，有高濂的按语说：

"百病一段与《道藏》少异一二，余以家藏宋刻小本考详，似近人情语，故以刻之。初谓《道藏》国刊，似无讹误，余阅一藏以遍，鱼豕之错，不可枚举。"④

书中收录的闽陈山人《逍遥说》也很有影响：

①　赵立勋. 遵生八笺校注［M］. 北京：人民卫生出版社，1994：13.
②　赵立勋. 遵生八笺校注［M］. 北京：人民卫生出版社，1994：14.
③　赵立勋. 遵生八笺校注［M］. 北京：人民卫生出版社，1994：55.
④　赵立勋. 遵生八笺校注［M］. 北京：人民卫生出版社，1994：33.

"夫性有定分，理有至极。力不能与命斗，才不能与天争。而贪羡之流，躁进之士，乃谓富贵可以力摸，功名可以智取，神仙可以学致，长生可以术得，抱憾老死而终不悟。悲夫！使天下之富必尽如陶朱倚顿邪？则原宪、黔娄不复为贤人矣；使天下之寿必尽如王乔、彭祖耶？则颜氏之子、冉氏之孙不复为善人矣；使天下之仕必尽如稷、契、伊、管耶？则乘田、委吏不复为孔子矣；使天下之色必尽如毛嫱、西施邪？则嫫母、孟光不复嫁于人矣。盖富者自富，贫者自贫，寿者自寿，夭者自夭，达者自达，穷者自穷，妍者自妍，丑者自丑，天地不能盈缩其分寸，鬼神不能损益其锱铢。是以达观君子，立性乐分，含真抱朴，心无城府，行无町畦。天下有道，则皎皎与世相清；天下无道，则混混与世相浊。压之泰山，不以为重，付之秋毫，不以为轻；升之青云，不以为荣，坠之深渊，不以为辱。震之雷霆，不以为恐，劫之白刃，不以为惧。视死生为旦暮，以盈虚为消息，仰观宇宙之廓落，俯视身世之卑戚，如一浮萍之泛大海，一稊米之寄太仓，又何足议轻重于其间哉？故所至皆乐，所处皆适，出于天为民，入于道为邻。若是则何往而不逍遥哉？"①

闽陈山人不知何许人，此篇强调追求长生或长寿不能强求，虽有命定色彩，但也可以说是一种良好的生活心态。

2.《四时调摄笺》

《遵生八笺》卷三至卷六为《四时调摄笺》，以四时养生为主线，对不同季节的吐纳、导引和方药摄养方法进行汇述。卷前高濂说：

"高子曰：时之义大矣，天下之事未有外时以成者也，故圣人与四时合其序，而《月令》一书尤养生家之不可少者。余录四时阴阳运用之机，而配以五脏寒温顺逆之义，因时系以方药导引之功，该日载以合宜合忌之事。不务博而信怪诞不经之条，若服商陆见地藏之宝，掘富家土而禳，贫者得富，此类悉删去而不存。不尚简而弃御灾防患之术，如《玉经八方》、祛瘟符录、坐功图像，类此并增入而不置。随时叙以逸事幽赏之条，和其性灵，悦其心志。人能顺时调摄，神药频餐。勤以导引之功，慎以宜忌之要，无竞无营，与时消息，则疾病可远，寿命可延，诚曰用不可去身，岂曰小补云耳？录成笺曰《四时调摄》。"

卷中内容按春、夏、秋、冬四季，逐月详尽收录各家有关养生和宜忌之说。如"灵剑子导引法""二十四节气导引术"等都拆开分配到各月。还有各季的"合用药方"等。当中穿插有高濂本人关于四季游乐方面的论述，即各季后所列的"春时幽赏""夏时幽赏""秋时幽赏""冬春时幽赏"。前面有总序说：

"高子曰：山人癖好四时幽赏，境趣颇真。即在武林，可举数事，录与同调共之。但幽赏真境，遍寰宇间不可穷尽，奈好之者不真，故每人负幽赏，非真境负人。我辈能以高朗襟期，旷达意兴，超尘脱俗，迥具天眼，揽景会心，便得妙观真趣。况幽赏事事，取之无禁，用之不竭，举足可得，终日可观，梦想神游，吾将永矢勿谖矣。果何乐可能胜哉？未尽种种，当以类见。"②

高濂生活在杭州，因此主要列举杭州周边的赏玩乐事。如"春时幽赏"包括孤山月下看梅花、八卦田看菜花、虎跑泉试新茶、保俶塔看晓山、西溪楼啖煨笋、登东城望桑麦、三塔基看春草、初阳台望春树、山满楼观柳、苏堤看桃花、西泠桥玩落花、天然阁上看雨、临水观鱼，强调亲近和感悟自然。例如"天然阁上看雨"感悟如下：

"灵雨霏霏，乍起乍歇；山头烟合，忽捧青螺；树杪云蒸，顷迷翠黛，丝丝飞舞迷空，濯濯飘摇无际。少焉霞红照水，淡日西斜，峰峦吞吐断烟，林树零瀼宿雨。残云飞鸟，一望迷茫，水色山光，四照萧爽，长啸倚楼，腾歌浮白。信知变幻不常，阴晴难料，世态春雨，翻覆弄人哉！

① 赵立勋. 遵生八笺校注［M］. 北京：人民卫生出版社，1994：58.
② 赵立勋. 遵生八笺校注［M］. 北京：人民卫生出版社，1994：95.

过眼尽是镜华（花），当着天眼看破。"①

"夏时幽赏"中"乘露剖莲雪藕"则云：

"莲实之味，美在清晨，水气夜浮，斯时正足。若日出露晞，鲜美已去过半。当夜宿岳王祠侧，湖莲最多。晓剖百房，饱啖足味。藕以出水为佳，色绿为美，旋抱西子一湾，起我中山久渴，快赏旨哉！口之于味何甘哉？况莲德中通外直，藕洁秽不可污，此正幽人素心，能不日茹佳味？"②

3.《起居安乐笺》

《遵生八笺》卷七、卷八为《起居安乐笺》，可称之为起居养生专论。序言说：

"高子曰：吾生起居，祸患安乐之机也。人能安所遇而遵所生，不以得失役吾心，不以荣辱萦吾形，浮沉自如，乐天知命，休休焉无日而不自得也，是非安乐之机哉？若彼偃仰时尚，奔走要途，逸梦想于燕韩，驰神魂于吴楚，遂使当食忘味，当卧忘寝，不知养生有方，日用有忌，毒形蛊心，枕戈蹈刃，祸患之机乘之矣，可不知所戒哉？余故曰：'知恬逸自足者，为得安乐本；审居室安处者，为得安乐窝；保晨昏怡养者，为得安乐法；闲溪山逸游者，为得安乐欢；识三才避忌者，为得安乐戒；严宾朋交接者，为得安乐助。加之内养得术，丹药效灵，耄耋期颐，坐跻上寿，又何难哉？'录古成说，间附己意为编，笺曰《起居安乐》。"③

此二卷突出"节嗜欲，慎起居，远祸患，得安乐"的思想。分"恬适自足""居室安处""晨昏怡养""溪山逸游""三才避忌""宾朋交接"等项辑集相关内容。其中高濂本人自撰的篇章较多，如"恬适自足"有"高子漫谈""高子自足论"；"居室安处"有"高子书斋说""高子花榭诠评""高子草花三品说""高子盆景说""高子拟花荣辱评"；"晨昏怡养"有"高子怡养立成"；"溪山逸游"有"高子游说"等。足见他是一个极富生活情趣的人。

如"高子漫谈"说：

"高子曰：古云：'得一日闲方是福，做千年调笑人痴。'又云：'人生无百年，长怀千岁忧。'是为碌碌于风尘，劳劳于梦寐者言耳。吾生七尺，岂不欲以所志干云霄，挟剑寒星斗耶？命之所在，造化主宰之所在也，孰与造化竞哉？既不得于造化，当安命于生成，静观物我，认取性灵，放情宇宙之外，自足怀抱之中，狎玩鱼鸟，左右琴书。外此何有于我？若彼潜形，追鹿豕，浪游乐志，共烟霞沉醉。洁身者乃负甑而逃，抱道者以图形为耻。岂果不以华彩为荣，甘以寂寞为乐哉！是皆不得于造化，意富贵之畏人，不如贫贱之肆志，故能弃众人之所取，取众人之所弃耳。味无味于虚无之渊，忘无忘于玄冥之府，身居尘俗，志横两间，居在山林而神浮八极，何能使生为我酷，形为我毒，身为我桎梏，乃踽踽凉凉，为造物哂哉？乐恬逸者，当与把臂作謦咳语。"④

"高子怡养立成"是他个人养生方法的系统总结，极有参考意义，文云：

"高子曰：恬养一日之法：鸡鸣后睡醒，即以两手呵气一二口，以出夜间积毒。合掌承之，搓热，擦摩两鼻旁，及拂熨两目五七遍。更将两耳揉捏扯拽，卷向前后五七遍。以两手抱脑后，用中食二指弹击脑后各二十四。左右耸身舒臂，作开弓势，递互五七遍后，以两股伸缩五七遍。叩齿，漱津满口，作三咽，少息。因四时气候寒温，酌量衣服，起服白滚汤三五口，名太和汤。次服平和补脾健胃药数十丸。少顷进薄粥一二瓯，以蔬菜压之。勿过食辛辣及生硬之物。起步房中，以手鼓腹行五六十步。或往理佛，焚香诵经，念佛作西方功德。或课儿童学业，或理家政。就事欢然，勿以小过动气，不得嗔叫用力。杖入园林，令园丁种植蔬菜，开垦沟畦，芟草灌花，结缚延蔓，斫伐横枝，毋滋冗杂。时即采花插瓶，以供书斋清玩。归室宁息闭目，兀坐定神。顷就午餐，量腹而入，毋以食爽过多，毋求厚味香燥之物以烁五内。食毕，饮清茶一二杯，即

---

① 赵立勋. 遵生八笺校注［M］. 北京：人民卫生出版社，1994：99.
② 赵立勋. 遵生八笺校注［M］. 北京：人民卫生出版社，1994：145.
③ 赵立勋. 遵生八笺校注［M］. 北京：人民卫生出版社，1994：209.
④ 赵立勋. 遵生八笺校注［M］. 北京：人民卫生出版社，1994：219.

以茶漱齿，凡三吐之，去牙缝积食。作气起，复鼓腹行百余步而止。或就书室，作书室中修行事。或接客谈玄，说闲散话。毋论是非，毋谈权势，毋涉公门，毋贪货利。或共客享粉糕面食一二物，啜清茗一杯，忌食水团粽子油炸坚滞腻滑等食。起送客行，或共步三二百步归，或昼眠起，或行吟古诗，以宣畅胸次幽情，能琴者抚琴一二操。时自酌量身服，寒暖即为加减，毋得忍寒不就增服。于焉杖履门庭林薄，使血脉流通。时乎晚餐，量腹饥饱，或饮酒十数杯，勿令大醉，以和百脉。篝灯冬月看诗，或说家。一二鼓始就寝，主人晏卧，可理家庭火盗生发。睡时当服消痰导滞利膈和中药一剂。心头勿想过去未来，人我恶事，惟以一善为念，令人不生恶梦。时或心神不宁，常多梦魇，当以朱砂三钱，作红绢袋盛之，置发顶内，或以麝脐毛壳置枕内厌之。或临卧时口诵婆删婆演帝二十一遍，绝梦魇更验。想此为主夜之神讳也。房中暗灯上置茶汤令暖，以供不时之需。榻前时焚苍术诸香，勿令秽污，以辟不祥。夏月不可用水展席，冬月不可以火焙衣，二事甚快一时，后日疾作不浅。老人衰迈，冬月畏寒，可以锡造汤婆注热水，用布囊包以避湿，先时拥被团簇，临睡甚暖，又可温足，且远火气。此吾人一日安乐之法，无事外求之道，况无难为，人能行之，其为受福，实无尽藏也。是非养寿延年之近者欤？毋以近而忽之，道不在远，此之谓耳。"①

4.《延年却病笺》

《遵生八笺》卷九、卷十为《延年却病笺》，收集各种防病治疗的吐纳、存想方法，以及戒色欲、修身心、择饮食等养生之道。高濂作序说：

"高子曰：生身以养寿为先，养身以却病为急。《经》曰：'我命在我，不在于天，昧用者夭，善用者延。'故人之所生，神依于形，形依于气，气存则荣，气败则灭，形气相依，全在摄养。设使形无所依，神无所主，致殂谢为命尽，岂知命者哉？夫胎息为大道根源，导引乃宣畅要术。人能养气以保神，气清则神爽；运体以却病，体活则病离。规三元养寿之方，绝三尸九虫之害。内究中黄妙旨，外契大道玄言，则阴阳运用，皆在人之掌握，岂特退龄可保？即玄元上乘，罔不由兹始矣。噫！顾人之精进如何。余录出自秘经，初非道听迁说，读者当具天眼目之，毋云泛泛然也。编成笺曰《延年却病》。"②

这两卷收录有《太清中黄胎藏论略》《幻真先生服内元气诀》《李真人长生一十六字妙诀》《胎息秘要歌诀》等多种文献和"天竺按摩法""婆罗门导引十二法""八段锦导引法"等功法。有的功法注有高濂的见解与体会。如在"幻真注解胎息经"中的"胎息铭解"后，高濂说：

"高子曰：上《胎息诀》，与后《李真人十六字诀》相同。但此条每于半夜子后，或丑寅时候，冬月恐子时严寒，夏月恐午时太热，故冬以寅时，夏以酉时，亦不为败时。初起如此，习久坐下即是子午，何必因时？初起握固，以脚后跟曲转，顶住玉茎柯根，使精气固定，手趺足盘以行其气。务依此铭，一咽一吐，皆从鼻窍中出入。出声宜细，不令有声闻之于耳。三十六咽数毕，舒伸四肢，鼻引清气，亦勿咽入喉中，只昂头引向遍体四肢，以手足徐徐伸缩而导引之。凡腹中气转哕上，亦勿使之直放口中出，往亦用昂头，徐徐舒伸手足，导而引之，使气遍转四肢。凡行持间忽遇此气转动上达，皆如此以导引之。余则日得空闲，即以唐李真人十六字行之，自然不饥不渴，如常饮食一般，不可厌倦间断。久久行之，功不尽述。"③

"左洞真经按摩导引诀"前有他对按摩导引的看法说：

"高子曰：人身流畅，皆一气之所周通。气流则形和，气塞则形病。故《元道经》曰：'元气难积而易散，关节易闭而难开。'人身欲得摇动，则谷气易消，血脉疏利。仙家按摩导引之术，所以行血气，利关节，辟邪外干，使恶气不得入吾身中耳。《传》曰：'户枢不蠹，流水不腐。'

---

① 赵立勋. 遵生八笺校注［M］. 北京：人民卫生出版社，1994：241–242.

② 赵立勋. 遵生八笺校注［M］. 北京：人民卫生出版社，1994：277.

③ 赵立勋. 遵生八笺校注［M］. 北京：人民卫生出版社，1994：295.

人之形体，亦犹是也。故延年却病，以按摩导引为先。"①

对八段锦他则评价说：

"高子曰：以上名八段锦法，乃古圣相传，故为图有八。握固二字，人多不考，岂特闭目见自己之目，冥心见自己之心哉？趺坐时，当以左脚后跟曲顶肾茎根下动处，不令精窍漏泄云耳。行功何必拘以子午，但一日之中，得有身闲心静处，便是下手所在，多寡随行。若认定二时，忙迫当如之何？入道者，不可不知。"②

另外，卷中有高濂所作的《高子三知延寿论》，分"色欲知戒""身心知损""饮食知忌"三部分，每部分先引入前人言论，然后是他的见解。"色欲当知所戒论"说：

"高子《三知论》曰：人生孰不欲倚翠偎红，沉酣曲蘗，明眸皓齿，溺快衾绸？何知快乐之悦吾心，而祸害因之接踵矣。……故养生之方，首先节欲。欲且当节，况欲其欲而不知所以壮吾欲也，宁无损哉？……嗟夫！元气有限，人欲无穷，欲念一起，炽若炎火。人能于欲念初萌，即便咬钉嚼铁，强制未然。思淫逸之所，虎豹之墟也，幽冥之径也。身投爪牙而形甘嚅喏，无云智者勿为，虽愚者亦知畏惧。故人于欲起心热之际，当思冰山在前，深渊将溺。即便他思他涉以遏其心，或行走治事以避其险，庶忍能戒心，则欲亦可免。此为达者言也。"③

"高子曰：色欲知戒者，延年之效有十：

阴阳好合，接御有度，可以延年。

入房有术，对景能忘，可以延年。

毋溺少艾，毋困倩童，可以延年。

妖艳莫贪，市妆莫近，可以延年。

惜精如金，惜身如宝，可以延年。

勤服药物，补益下元，可以延年。

外色莫贪，自心莫乱，可以延年。

勿作妄想，勿败梦交，可以延年。

少不贪欢，老能知戒，可以延年。

避色如仇，对欲知禁，可以延年。"④

显然这几篇是高濂最为着力的地方，花了不少心血总结和撰写相关内容。后面的"身心知损""饮食知忌"也是这样。节录主要内容如下：

"身心当知所损论

"高子曰：吾人一身，所藉三宝具足。足则形生，失则形死。故修养之道，保全三者，可以长年。夫人一日之中，一家之事，应接无穷，而形劳百拙，起居不知节宣，万感不令解脱，乃恣意行为，尽力动荡，不知五脏六腑之精，所当珍惜，以养吾形；六欲七情之伤，所当远避，以安吾体。恃年力之壮，乃任意不以为劳，何知衰朽之因，死亡之速，由此而致？令人发槁形枯，蚕眠猬缩，欲求金石以起吾生，草木以活吾命，有是理哉？故当日用起居，喜怒哀乐，行住坐卧，视听笑谈，逐发戒谨，则身无所损，元气日充，精神日足，彭铿比年，嵩乔同寿，敢曰迂妄以自欺哉？当与同志者，共守此道。因录诸经法言，觉彼身心之损，俾得地元之寿。"⑤

"高子曰：身心知损者，延年之效二十：

四时顺摄，晨昏护持，可以延年。

三光知敬，雷雨知畏，可以延年。

---

① 赵立勋. 遵生八笺校注 [M]. 北京：人民卫生出版社，1994：320.
② 赵立勋. 遵生八笺校注 [M]. 北京：人民卫生出版社，1994：342-343.
③ 赵立勋. 遵生八笺校注 [M]. 北京：人民卫生出版社，1994：330.
④ 赵立勋. 遵生八笺校注 [M]. 北京：人民卫生出版社，1994：333.
⑤ 赵立勋. 遵生八笺校注 [M]. 北京：人民卫生出版社，1994：333.

孝友无间，礼义自闲，可以延年。

谦光辞让，损己利人，可以延年。

物来顺应，事过心宁，可以延年。

人我两忘，勿竞炎热，可以延年。

口勿妄言，意勿妄想，可以延年。

勿为无益，常慎有损，可以延年。

行住量力，勿为形劳，可以延年。

坐卧顺时，勿令身怠，可以延年。

悲哀喜乐，勿令过情，可以延年。

爱憎得失，揆之以义，可以延年。

寒温适体，勿侈华艳，可以延年。

动止有常，言谈有节，可以延年。

呼吸精和，安神闺房，可以延年。

静习莲宗，敬礼贝训，可以延年。

诗书悦心，山林逸兴，可以延年。

儿孙孝养，僮仆顺承，可以延年。

身心安逸，四大闲散，可以延年。

积有善功，常存阴德，可以延年。”①

"饮食当知所损论

"高子曰：饮食所以养生，而贪嚼无忌，则生我亦能害我，况无补于生，而欲贪异味，以悦吾口者，往往隐祸不小。意谓一菜，一鱼，一肉，一饭，在士人则为丰具矣，然不足以充清歌举觞，金瓟银席之燕。但丰五鼎而罗八珍，天厨之供亦隆矣，又何俟搜奇致远，为口腹快哉？吾意玉瓒琼苏与壶浆瓦罐，同一醉也；鸡跖熊蹯与粝饭藜蒸，同一饱也。醉饱既同，何以侈俭各别？人可不知福所当惜。况《物理论》曰：'谷气胜元气，其人肥而不寿。'养性之术，当使谷气少，则病不生矣。谷气且然，矧五味餍饫，为五内害哉？吾考禽兽谷食者宜人，此世之常品是也。若远方珍品，绝塞野味，恐其所食多毒，一时尚珍，其于人之脏腑宜忌，又未可晓。悦口充肠，何贵于此？故西方圣人，使我戒杀茹素，岂果异道者哉？人能不杀则性慈而善念举，茹素则心清而肠胃厚，无嗔无贪，罔不由此。即宣尼恶衣恶食之戒，食无求饱之言，谓非同一道耶？余录诸经法言，觉彼饮食知忌，俾得人元之寿。"②

"高子曰：饮食知忌者，延年之效有十之八：

蔬食菜羹，欢然一饱，可以延年。

随时随缘，无起谋念，可以延年。

毋好屠宰，冤结生灵，可以延年。

活烹生割，心惨不忍，可以延年。

闻声知苦，见杀思痛，可以延年。

禽羞兽品，毋过远求，可以延年。

勿食耕牛，勿食三义，可以延年。（三义者，狗、马、黑鱼也）

勿尚生醢，勿饱宿脯，可以延年。

勿耽曲蘗，致乱天性，可以延年。

惧动刀砧，痛燔鼎镬，可以延年。

---

① 赵立勋. 遵生八笺校注［M］. 北京：人民卫生出版社，1994：336.
② 赵立勋. 遵生八笺校注［M］. 北京：人民卫生出版社，1994：337.

椒馨五味，勿毒五官，可以延年。

鸟衔鼠盗，勿食其遗，可以延年。

为杀勿食，家杀勿食，可以延年。

闻杀勿食，见杀勿食，可以延年。

勿以口食，巧设网阱，可以延年。

勿以味失，笞责烹调，可以延年。

一粥一菜，惜所从来，可以延年。

一颗一粒，不忍狼藉，可以延年。”①

5.《饮馔服食笺》

《遵生八笺》卷十一至卷十三为《饮馔服食笺》，内容是饮食养生，包括茶饮、汤粥、蔬菜、胙脯等。在卷首高濂说：

“高子曰：饮食，活人之本也。是以一身之中，阴阳运用，五行相生，莫不由于饮食。故饮食进则谷气充，谷气充则血气盛，血气盛则筋力强。脾胃者，五脏之宗，四脏之气皆禀于脾，四时以胃气为本。由饮食以资气，生气以益精，生精以养气，气足以生神，神足以全身，相须以为用者也。人于日用养生，务尚淡薄，勿令生我者害我，俾五味得为五内贼，是得养生之道矣。余集首茶水，次粥糜、蔬菜，薄叙脯馔醇醴、面粉糕饼果实之类，惟取实用，无事异常。若彼烹炙生灵，椒馨珍味，自有大官之厨，为天人之供，非我山人所宜，悉屏不录。其他仙经服饵，利益世人，历有成验诸方，制而用之有法，神而明之在人，择其可饵，录之以为却病延年之助。惟人量己阴脏阳脏之殊，乃进或寒或热之药，务令气性和平，嗜欲简默，则服食之力，种种奏功。设若六欲方炽，五官失调，虽饵仙方，终落鬼籍，服之果何益哉？识者当自商榷。编成笺曰《饮馔服食》。”②

文中强调指出“人于日用养生，务尚淡薄，勿令生我者害我，律五味得为五内贼，是得养生之道矣”。全书收录食品400余种，服饵方剂40余种。其“茶泉类”对茶艺以及用水介绍非常详尽。其“家蔬类”注明：“皆余手制，曾经知味者笺入，非漫录也。或传有不同，悉听制度。”③“酿造类”注说：“此皆山人家养生之酒，非甜即药，与常品迥异，豪饮者勿共语也。”④“服食方”前则说：“高子曰：余录神仙服食方药，非泛常传本，皆余数十年慕道精力，考有成据，或得经验，或传老道，方敢镌入。否恐误人。知者，当着慧眼宝用。”⑤可见其对饮食养生十分认真。

而最后的“高子论房中药物之害”，在明代性药盛行的社会环境下，尤其具有见识。其中云：

“高子曰：自比觉泥水之说行，而房中之术横矣。因之药石毒人，其害可胜说哉？夫人之禀受父母精血，厚者其生壮，即多欲尚可支；薄者其生弱，虽寡欲犹不足。故壮者恣欲而毙者有之，未有弱者恣欲而寿者矣。饮食男女，人之大欲也，不可已亦不可纵。纵而无厌，疲困不胜，乃寻药石以强之，务快斯欲，因而方人术士得以投其好，而逞其技矣。……药毒误人，十服九毙，不可救解，往往奇祸惨疾，溃肠裂肤。前车可鉴，此岂人不知也？欲胜于知，甘心蹈刀。观彼肥甘醇厚，三餐调护，尚不能以月日起人臞瘵，使精神充满；矧以些少丸末之药，顷刻间致痿阳可兴，疲力可敌，其功何神？不过仗彼热毒，如蛤蚧、海马、狗肾、地龙、麝脐、石燕、倭硫、阳起、蜂房、蚁子之类，譬之以烈火灼水，燔焰煎爆，故肾脏一时感热而发，岂果仙丹神药，乃尔灵验效速也耶？保生者，可不惕惧以痛绝助长之念！……人之一身，运用在于任督

① 赵立勋．遵生八笺校注［M］．北京：人民卫生出版社，1994：340.
② 赵立勋．遵生八笺校注［M］．北京：人民卫生出版社，1994：382.
③ 赵立勋．遵生八笺校注［M］．北京：人民卫生出版社，1994：430.
④ 赵立勋．遵生八笺校注［M］．北京：人民卫生出版社，1994：457.
⑤ 赵立勋．遵生八笺校注［M］．北京：人民卫生出版社，1994：483.

二脉。督为阳父，任为阴母。尾闾、夹脊为督脉之关，中脘、膻中为任脉之窍。任气聚于气海，督气聚于泥丸。故阴阳升降，吸即升也，起于脐；呼即降也，转于脑。其行气交会，行之至肛门，紧提则气会；行之至地户，紧闭则气交。真气一降，则天气入交于地根，得土则止；真气一升，则谷气出接于天根，逢土则息。此为阴阳大窍，其理最显最密，所谓性与命相守，神与气相依者此耳。故《经》曰：'神驭气，气留形，不须别药可长生。如此朝朝并暮暮，自然精满谷神存。'生死要关，须知穷此妙境，为吾生保命大药，乃于金石虎狼，求全造化神灵，其谬失不既多乎？吾重为死不知害者感也！"①

6.《燕闲清赏笺》

《遵生八笺》卷十四至卷十六为《燕闲清赏笺》，可称为休闲养生专论，论述鉴赏清玩，各种名香及花卉栽培法。高濂序说：

"高子曰：心无驰猎之劳，身无牵臂之役，避俗逃名，顺时安处，世称曰闲。而闲者匪徒尸居肉食，无所事事之谓。俾闲而博弈樗蒲，又岂君子之所贵哉？孰知闲可以养性，可以悦心，可以怡生安寿，斯得其闲矣。……故余自闲日，遍考钟鼎卣彝，书画法帖，窑玉古玩，文房器具，纤细究心。更校古今鉴藻，是非辨正，悉为取裁。"②

其中对各色古玩、文房等高濂都有不少独特见解。这些属于陶冶情操的高雅艺术，与养生的直接关系不大。

7.《灵秘丹药笺》

《遵生八笺》卷十七、卷十八为《灵秘丹药笺》，收录各种秘传奇方及经验效方各30种，并记载一些常见病如痰火、眼目、风瘼、噎嗝、泻痢、痔漏、痈疽等的治疗单方100余种。高濂序说：

"高子曰：食药者，可以长年，仙经论之矣。故羲皇嚑药制医，治人百疾，自华扁诸家，复遗方书，以利天下后世，好生之德，何无量哉！今人天真散失，幻体空虚，不思补髓填精，斡旋造化，长年将无日矣。悲欤！余幼病羸，复苦瞆眼，癖喜谈医。自家居客游，路逢方士，靡不稽首倾囊，以索奇方秘药，计今篇篇焉盈卷帙矣。即余自治羸疾顿壮，朦疾顿明，用以治人，应手奏效。神哉。药之方欤！余宝有年，计所证验，不可枚举。兹不自秘，并刻以助遵生一力。他若条分疾病，次备方药，当执之专科，无问是编。所冀智者原病合方，心运妙用，宝以护命，兼以活人，则方寸即为寿域，岂不胜彼宝金玉而甘心泉壤者哉？录成笺曰《灵秘丹药》。"③

据他所说，卷中所录有不少是其亲试应验的良方。

8.《尘外遐举笺》

《遵生八笺》卷十九为《尘外遐举笺》，载历代100位有道隐逸之士的事迹。高濂序云：

"高子曰：《易》云：'不事王侯，高尚其事。'《诗》云：'皎皎白驹，在彼空谷。'此指遁世无闷而独善其身者也。士君子不得志于兼济，当坚贞以全吾形，保其余年，而林皋自足，迈德弘道，而不受尘鞅，以乐其志。外是则硁硁以类沽名，嚣嚣焉心将安所用哉？故余生平景仰峻德高风，神交心与，而梦寐不置者，上录人外高隐，凡百人焉。意取或隐居以求其志，或去危以图其安，或曲避以守其道，或庇物以全其清。或垢俗避喧，或审时敛迹，大或轻天下而细万物，小或安苦节而甘贱贫，扇箕山之风，鼓洪崖之志，侃侃高论，风教后人者，咸录以尚友千古。"①

卷中采录古人事迹，相当于树立养生方面的榜样模范，以使人向往学习。

《遵生八笺》卷帙浩大，资料丰富，堪称养生大全。

（二）吴正伦《养生类要》

明代吴正伦，字子叔，号春岩子，安徽歙县人。通医术，曾为明神宗幼年和穆宗贵妃治病。所辑《养生类要》，也以分类编排前贤资料为主。书前吴敩序云：

"《养生类要》者，类养生之要也……类者，别其科而比之也。始以运摄精气，制病于未形也，故类也；次以取制丹铅，窃夺乎元神也，亦类也；饮食日用，或失则疾，类也；男女居室，或失则夭，类也；风、寒、暑、湿，古有类也；未分四时，类四时也；济阴慈幼，古有类也；未及养老，类养老也。此类之例也。要者，抡其粹而约之也。"②

对该书的分类原则做了说明。吴正伦在后集中也作序说：

"古今医家言方者伙矣，失之多者则杂而不精，失之寡者则漏而不全，观者不能无遗恨也。子于暇日纵观群书，搜辑预养之良法，已验之名方，参以己意，分四时南北之异，轻重缓急之宜，别为二册，名曰《养生类要》。命之梓人，传布四方。或病将发，防于未形，或病卒生，寻医不偶，循而行之，未必不为无助也。若曰道在是，则伦岂敢。谨告。"③

全书分前、后两集。前集主要是"逍遥子导引诀""孙真人卫生歌"等文献以及炼秋石、红铅的一些资料。最值得重视的是"养生叙略滋补方论"，里面有较多吴氏本人的见解。该方论序说：

"按：《内经》曰：古人治未病，不治已病，所以为上工也。夫饮食男女，人之大欲，尤当顺时节摄，勿使过焉，何疾之有？人多昧之，今略述所闻于下。所谓饮食者，即《内经》云'阴之所生，本在五味；阴之五官，伤在五味'。若五味口嗜而饮食之，勿使过焉，过则伤其止也。谨和五味，骨正筋柔，气血以流，腠理以密，骨气以精，谨道如法，长有天命。此东垣法，枳术丸也。所谓男女者，即《内经》云'无阳则阴无以生，无阴则阳无以化'。此天地自然之妙用，人道之大本也。但此为爱河欲海，上智之士对景忘情，形须交而精不摇，气虽感而神不动，以逸待劳，以静待哗，以色为空，以无为有，夺得至宝，能增寿源。世降以来，民生多溺而乐与乐取，况其情欲无涯，此难成易亏之阴精，若之何而可以供给耶？此丹溪补阴丸所由立也。

"又按：冠氏曰：人之未闻道者，放逸其心，迷于乐，以精神徇智巧，以忧畏徇得失，以劳苦徇礼节，以身世徇财利，四徇不去，心为之疾矣。极力劳形，躁暴气逆，当风纵酒，食嗜辛咸，肝为之病矣。饮食生冷，温凉失度，久卧太饱太饥，脾为之病矣。久坐湿地，强力入水，纵欲房劳，三田漏溢，肾为之病矣。呼叫过常，辩争倍答，冒犯寒暄，恣食咸苦，肺为之病矣。五病既作，故未老而羸，未羸而病，病至则重，重则必毙。呜呼！此皆不思妄行而自取之也。卫生君子能慎此五者，更悟饮食、男女二论，可以终身无病矣。《经》曰'不治已病治未病'，此之谓也。"④

书中论述养生分从补气、养阴着手之理，分别宗李东垣、朱丹溪之论。有两篇《饮食论》《男女论》，未注明出处，内容与河滨丈人《摄生要义》中的《饮食篇》《房中篇》一致。但在两篇之后附录了一些相关方药与宜忌原则。《饮食论》后附枳术丸云：

"枳术丸

"《内经》以脾上旺能生万物，此东垣前贤以胃气之法地，故用此方一补一消，制其太过，

① 赵立勋．遵生八笺校注［M］．北京：人民卫生出版社，1994：757．
② 吴正伦．养生类要［M］．北京：中医古籍出版社，1994：4．
③ 吴正伦．养生类要［M］．北京：中医古籍出版社，1994：138．
④ 吴正伦．养生类要［M］．北京：中医古籍出版社，1994：20．

辅其不足也。

　　"枳实（一两，去穰麸炒）　白术（二两，陈壁土炒）

　　"上为末，荷叶浓煎汁，打老米粉糊为丸。用白汤下七十丸，不拘时服。

　　"闽、广、吴、浙湿热地方，加山楂肉、神曲、黄芩、黄连、苍术各一两。有痰，加半夏、陈皮（去白）、南星各一两。有郁，加抚芎、香附、山栀各一两。有热，加黄芩、黄连、当归、地骨皮（酒炒）、大黄各五钱。"①

　　方虽源自李东垣，但相关方论是吴正伦补入，他曾寓居广东等地，对南北不足有所体察，故其所论体现了他对"四时南北之异"的体会。同样，在《男女论》后首选朱丹溪之补阴丸，称"丹溪前贤之法天也"。另录诸多养生方，称：

　　"经验滋补诸方，士夫君子，日用延年，益寿接补，以跻期颐，地仙也。"②

　　其中有的方前介绍收集情况。如"延龄育子龟鹿二仙胶"：

　　"此方伦于嘉靖己亥年八月，从游湖州陆声野先生门下，业就南归杭城，得遇异人所授。专治男妇真元虚损，久不孕育，或多女少男。服此胶百日，即能有孕生男，应验神速，并治男予酒色过度，消铄真阴，妇人七情伤损血气，诸虚百损，五劳七伤，并皆治之。

　　"鹿角（用新鲜麋鹿胶，角解的不用，马鹿角不用，去角梢脑骨二寸，截断劈，开净用十斤）龟板（去弦，洗净，五斤捶碎）

　　"上二味，袋盛，放长流水内浸三日，用铅坛一只，如无铅坛，底下放铅一大片亦可，将角并板放入坛内，用水浸，高三五寸，黄蜡三两封口，放大锅内，桑柴火煮七昼夜。煮时坛内一日添热水一次，勿令沸起，锅内一日夜添水五次。候角酥，取出洗滤净去渣，其渣即鹿角霜、龟板霜也。将清汁另放，外用人参十五两、枸杞子三十两，用铜锅以水三十六碗熬至药面无水，以新布绞取清汁，将渣石臼木槌捣细，用水二十四碗又熬如前。又滤又捣又熬，如此三次，以渣无味为度。将前龟、鹿汁并参、杞汁和入锅内，文火熬至滴水成珠不散，乃成胶也。候至初十日起，日晒夜露，至十七日，七日夜满，采日精月华之气。如本月阴雨，缺几日下月补晒如数。放阴凉处风干，每服初一钱五分，十日加五分，加至三钱止。空心酒化下。此方本郡六邑曾治百余人，并获多男之喜。但止利济一方，不能遍及海内，故表而出之，以广生生不息之仁也。用者幸勿轻忽。"③

　　该方也成为滋补名方。该书后集则分别以春夏秋冬的"治症治例"为目，列举四季常用方药。同时又因"凡妇人、小儿、老人诸症，除妇人胎产经候、小儿惊痫变蒸痘疹、老人血气死衰愈水火升降失度，与大人治法不同，故另立方法"④，专设"济阴类""慈幼类""养老类"三篇汇列相关方药。有些内容颇具价值，如有称为"补药之中第一方"的食疗方"开胃炒面方"：

　　"开胃炒面方

　　"歌曰：二两白盐四两姜，五斤炒面二茴香，半斤杏仁和面炒，一两甘草蜜炙黄，枸杞（子）胡桃（瓤）各半斤，芝麻等分最为良，驻颜和血延寿算，补药之中第一方。"⑤

（三）王象晋《清寤斋心赏编》

　　王象晋（1561—1653 年），字荩臣、子进，一字康候，明代著名文人、农学家，旁通医学。桓台新城（今山东）人，著有农学名著《群芳谱》。《清寤斋心赏编》则是一本养生著作。作者自序称：

① 吴正伦. 养生类要［M］. 北京：中医古籍出版社，1994：22.
② 吴正伦. 养生类要［M］. 北京：中医古籍出版社，1994：37.
③ 吴正伦. 养生类要［M］. 北京：中医古籍出版社，1994：52-53.
④ 吴正伦. 养生类要［M］. 北京：中医古籍出版社，1994：109.
⑤ 吴正伦. 养生类要［M］. 北京：中医古籍出版社，1994：136.

"心，神物也，不欲其有所驰，而不能使之无所寄。世宙内可惊、可愕、可欣、可艳之事杂陈于前，而耳目之变日新，人非木石，讵能一无萦念？余性迂，一切技巧玩好既不解契嗜；余性钝，一切篇章藻翰又无能撰结。时把一编，借以遣日。而性又善忘，才抛卷便如隔世。异日偶尔遭值，恋不忍释，如久游乍归，遇亲戚故旧，话生平契心事，依依不忍舍去。则心之欣艳在是，而因以寄焉者也。夫简编缃素，皆古人精神所寄。而余因之以寄余心，又宁忍轻相舍去，而不时一晤对哉？暇日撮其素所欣艳，汇之于编，即语不必己出，而时时相觌，心心相印，是亦足以满志矣。世有心余之心者，请共赏之。"①

该书主要收录历代书籍有关养生防病、居家、居家宜忌、道德修养等方面的论述，类编为6集，分别是"葆生要览""淑身懿训""佚老成说""涉世善术""书室清供""林泉乐事"各篇。"葆生要览"收录古人有关生命、寿命之说以及调息、养生的言论，按类编排，小注中标示的小类有总论养生、保真元、寡嗜惩、暖外肾、擦肾腧、摩涌泉、习睡功、论金丹等。"淑身懿训"收录名人有关道修心性的言论，所分小类有持身、立心、制行、迁善、警戒等。"佚老成说"是寿老专篇，辑集老年人生活起居、饮食、精神等方面的注意事项，小类有总论养老、顺性、饮食、治疾。"涉世善术"主要收集有关待人处世的言论，小类有治家、训后、立朝、处人、临下。内容有长生饮、富贵汤、快活散、和气汤、六味明目汤、无经逍遥散等心理"方剂"。"书室清供"包括布置、燃香、用具等，未分小类。"林泉乐事"则辑休闲、栽花、山居等闲逸之事，小类有礼节宜简、随时取适、遇物陶性、择幽栖、具游艇。全书所引言论每条后均附出处。

该书所收很多明代人的言论，有一定时代性。例如陆树声之语。陆树声，字与吉，别号平泉，明嘉靖二十年（1541年）会试第一，得中进士，曾任礼部尚书，著有《平泉题跋》《耄余杂识》等。《清寤斋心赏编》辑其养生言论如：

"陆平泉云：夫生人之初，阴阳和会，絪缊凝结，资血气以为荣卫，血阴而气阳，阳旺乃生阴血。人方少壮，则气盛而血华。及其老也，气馁而血衰，发白肤皱，是其征也。加之以五欲交攻，二火焚和，语云燥万物者莫熯乎火，膏油所以继火于无穷也。人当暮齿则壮膏既尽，衰烬渐微，譬之春杨条枝，柔可绾结，至秋枯瘁，脆若拉朽，木液竭而生理尽矣。故养生者以惜精气为本。

"又曰：饮食男女，人之大欲也。而大戒存焉，故有以肥甘为酖毒、衽席为畏途者，戒于所易溺也。砒霜之与甘露美恶不同，用之而生死立异，然有甘露可以杀人，砒霜亦能活命者。夫旨酒美色，沉湎荒淫，伐命戕生，此非以甘露杀人者乎？良药苦口而利于卫生，忠言逆耳而藉以寡过。此非以砒霜活命者乎？故曰甚美者恶亦称。"②

"养生者，视生为太重则忧患易入，而忧患因以伤生。老子曰：我有大患，惟我有身，我若无身，我则何患。山谷老人曰：众生身同太虚，烦恼何处安脚？夫既身同太虚，而视身若无，则忧患不能入，是能齐生死可而处之一矣。故曰：夭寿不二。然又曰：修身以俟。则又非漫然无当而虚生浪死者矣。此正先儒所谓养则付命于天，道则责成于己。养生者所宜深体。"③

书中有各种心理处方，如"快活散"与"清净汤"云：

"快活散：除烦恼，断妄想。

"洒扫静室，窗棂虚朗，前列小槛，栽花种竹，贮水养鱼，室中设几榻蒲团，跏趺调息，将前药用'清静汤'：熟思、审处、守口、防意，凡遇难事大事，将四味用'不语津'细细咀嚼，徐徐咽下，至胸膈中。又要温养多时，方可出而应事。久行不已，自然事事妥帖，时时安稳。语云：思之思之，思之不通，鬼神将通之。

---

① 王象晋. 清寤斋心赏编［M］//张志斌. 中医养生大成·第一部·养生通论：中册. 福州：福建科学技术出版社，2012：1641.

② 王象晋. 清寤斋心赏编［M］//张志斌. 中医养生大成·第一部·养生通论：中册. 福州：福建科学技术出版社，2012：1647.

③ 王象晋. 清寤斋心赏编［M］//张志斌. 中医养生大成·第一部·养生通论：中册. 福州：福建科学技术出版社，2012：1649.

　　"又曰：不曰如之何，吾未如之何也已矣。又曰：防意如城，守口如瓶，从古圣贤，都用这个方得效，妙难尽述。

　　"上数方无劳远索，不费钱买，日用寻常，最简最易，苟能常服不息，岂惟免一朝之患，兼可无终身之虞。明哲君子，宜深味之。"①

（四）周臣《厚生训纂》

　　《厚生训纂》为明代周臣所编，收入《寿养丛书》，共6卷。作者读《颜氏家训》《袁氏世范》《三元延寿》《养生杂纂》《便民图纂》《通书》《居家必用》诸书，认为"其于民生日用，亦云备矣"，但内容分散，"因摘取简易者，自婴至老，凡性情之动，饮食起居之节，推而处己、睦亲、治家之大概，附以断章名"②，共成9章，分别为育婴、饮食，起居、御情、处己、睦亲、治家、养老、法语。所集内容包括精神修养、饮食宜忌、起居卫生、人际与家庭关系、老年养生事项等。

　　从内容来看，该书虽然属于纂集而来，但经过周氏加工整理，许多言论已融为一体。故文中未逐句标明出处。以《饮食》篇为例：

　　"夫人赖水谷之气以养神，水谷尽而神去。安谷则昌，绝谷则亡，水去则荣散，谷消则卫亡，荣散卫亡，神无所依，故死。凡食，所以养阳气也，凡饮，所以养阴气也，而生血生气，皆本于此。故六畜、果菜、酒浆之类，善养生者，取其益人者食之、饮之。尤必先渴而饮，饮不过多，多则损气，渴则伤血；先饥而食，食不过饱，饱则伤气，饥则伤胃。仍戒粗与速，恐损气伤心，非福也。减五味浓厚食，以免伤其精；省煎煿焦燥物，以免伤其血。清晨食白粥，能畅胃气，生津液。空心茶、卯时酒、申后饭宜少。饮茶者，宜热，宜少，不饮尤佳。久饮去人脂，下焦虚冷，饥则尤不宜，令不眠。惟饱食后，一二盏不妨。最忌点盐空心饮。食后以浓茶漱口齿不败。"③

　　《御情》篇说：

　　"大道无情，非气不足以长养万物。气化则物生，气壮则物盛，气变则物衰，气绝则物死。此生长收藏之机，万物因之而成变化也。人肖天地，同此一气，七情六欲，交相震挠，真气耗极，形体消亡而神自去矣。故喜乐无极则伤魄，魄伤则狂，令人心意不存，皮革焦。多笑则伤脏且伤神。……凡人不可无思，常渐渐除之。人身虚无，但有游气，气息得理，百病不生。道不在烦，但能不思衣食，不思声色，不思胜负，不思得失，不思荣辱，心不劳，神不极，自尔可得百岁。

　　"精者，神之本；气者，神之主；形者，气之宅。神太用则耗，气太用则竭，气太劳则绝。气清则神畅，气浊则神昏，气乱则神劳，气衰则神去。乐色不节则耗精，轻用不止则精散。年高之人，血气衰弱，阴事辄盛，必慎而抑之，一度不泄，一度火灭；一度火灭，一度增油。若不制而纵情，则是膏火将灭，更去其油。人年六十者，当闭精勿泄，若气力尚壮盛者，亦不可强忍。能一月再泄精，一岁二十四泄，得寿二百岁。故曰：上士异床，中士异被，欲多则损精。"④

　　《养老》篇说：

　　"老人骨肉疏，冷风寒易中。若窄衣贴身，暖气着体，自然气血流通，四肢和畅。虽遇盛夏，亦不可令袒露其颈项。盖自脑至颈项，乃风府督脉所过，中风人多是风府而入，须常用絮软夹帛贴巾帻中，垂于颈下，着肉人衣领中至背膊间，以护腠理为妙。不然风伤腠中，必为大患，慎之，慎之。

　　"春时遇天气顿暖，不可顿减绵衣，须一重重渐减，庶不至暴伤。夏月尤宜保辅，当居虚

① 王象晋. 清寐斋心赏编［M］//张志斌. 中医养生大成·第一部·养生通论：中册. 福州：福建科学技术出版社，2012：1649.
② 周臣. 厚生训纂［M］//张志斌. 中医养生大成·第一部·养生通论：中册. 福州：福建科学技术出版社，2012：1507.
③ 周臣. 厚生训纂［M］//张志斌. 中医养生大成·第一部·养生通论：中册. 福州：福建科学技术出版社，2012：1515.
④ 周臣. 厚生训纂［M］//张志斌. 中医养生大成·第一部·养生通论：中册. 福州：福建科学技术出版社，2012：1523-1524.

堂静室、水次木阴、洁净之处，自有清凉，不可当风纳凉。饮食勿令太饱，凡饮食，尤戒生冷、粗硬、油腻及勉强饮食。渴饮粟米汤、豆蔻熟水为妙。夏至以后，宜服甘寒平补肺肾之药二三十服，以助元气可也。冬月最宜密室温净，衾服轻软，仍要暖裹肚腹，早眠晚起，以避霜威。朝宜少饮醇酒，然后进粥，临卧服凉膈化痰之剂。其炙博燥毒之物，尤切戒之。老人以牛乳煮粥食，大补益。天寒之日，山药酒、肉酒时进一杯，以扶衰弱，以御寒气，切不可远出，触冒严风。

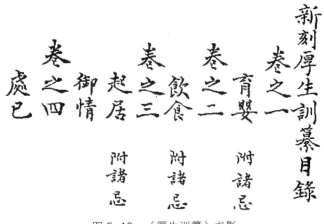

图 5-12 《厚生训纂》书影

"老人之食，大抵宜温热熟软，忌黏硬生冷。其应进饮食，不可顿饱，但频频与食，使脾胃易化，谷气常存。若顿令饱食，则多伤胃。老人肠胃虚薄，不能消运，故易成疾。然尤大忌杂食，杂则五味相挠，更易生患。若乳酪酥蜜，冬春间常温而食之颇宜，但不宜多食，恐致腹胀作泻，为人子者，宜留意焉。凡老人有患，宜先以食治，未愈然后服药，此养老人之大法也。老人药饵，止是扶持之法，只可温平顺气，进食补虚中和药治之。不可用市肆赎买，他人惠送，不知方味及狼虎之剂，最宜慎重详审。"[①]

虽然书中主要内容均有所本，但经整理成为一篇完整的文章，对传播推广也很有价值。

（五）朱本中《贻善堂四种须知》

清代朱本中，一名泰来，号凝阳子，撰辑《贻善堂四种须知》，刊于清康熙十五年（1676 年），其中包括《急救须知》《饮食须知》《修养须知》《格物须知》。

《急救须知》论述内、外、妇、儿、五官科的各种危重急症立法方药。

《饮食须知》主汇编各家本草中有关食物反恶或禁忌内容。从内容来看与贾铭的《饮食须知》相近似。如说："饮食藉以养生，而不知物性有相反相忌，纵然杂进，轻则五内不和，重则立兴祸患，是饮食亦未尚不害生也。""物性与药性反忌，为患更烈。盖服饵原冀却病长生，而不明禁忌，适足以助虐速死。选其相犯者，随注物性本条下，曰：饵此药，当忌斯物。开卷了然，同登寿域，未必无小补云尔。"原话均出自贾铭之书。其下共分水火、谷、菜、兽、禽、果、鱼、味八门，每种或论其对不同体质的应用禁忌，或列出与其他食物的搭配禁忌，或说明其应用不当对人体的害处等。

《修养须知》，收录葛玄《至道心传》有关修身养性的内容，记载修炼方术及调摄导引的诸种方法，列有十六段锦、八段锦、导引、叩齿、运睛、搓涂等具体方法。有关《至道心传》，全称为《葛仙翁太极冲玄至道心传》，但以前《道藏》未见传本。清嘉庆年间，道士蒋元廷首次将《葛仙翁太极冲玄至道心传》补入清初彭定求所辑的《道藏辑要》一书，题为凝阳子撰。从内容和文字看，虽然称为葛玄（葛仙翁）所传，但应是后来所撰，应为朱本中（即凝阳子）撰而托名葛玄。不少内容颇有价值。如《太极图说》篇说：

"夫太极至大而难言也，以之近取诸身，人人皆有此太极焉。何以见之？盖太极即心也，心即太极也。人心存诚主敬，则太极明；嗔忿嗜欲，则太极蔽。是以吾之心正，则天地之心亦正，吾之神清，则太极之理自得。若能一念不起，久久澄湛，静极虚笃，虚室生白，方见天地之心，

---

① 周臣. 厚生训纂 [M] // 张志斌. 中医养生大成·第一部·养生通论：中册. 福州：福建科学技术出版社，2012：1535.

而道自归矣。此岂不由正心诚意以致之耶? 故先师云:'太极顺则生人生物,逆则成圣成仙。'夫人胚胎之初,因感太极之中真一之念而有此形,精气神全由一念而纽结,故借此形而炼此念而结此丹,念住则精住,精住则气往,气往则神住。

"神即念,念即心,心即神。神即火也,气即药也,心即丹也。抱此一念,守聚而成真,即是以火炼药而成丹,以神驭气而成道也。念之为妙也,至贵而尊也,至清而可宝也。上通乎天,下彻乎地,可以统乎万化,则万化莫测其所以然。念之用,神矣哉! 盖人之气藏于腹,即万物之气归于根,用此一念,神潜腹中,即天气下降于地,气与神交,犹地道之承天也。天地由此而生物,吾身由此而产药也。此道至简至易,再无他诀,只要降念头入于气穴耳。气穴在心之下三寸六分,肾之上三寸六分,中虚一穴,纵广一寸二分,虚灵不昧,念从此起,息从此住,名曰谷神不死,是谓玄牝。玄牝之门,为天地根,绵绵若存,用之不勤。夫何谓? 盖谷本空虚,即玄关丹鼎,乃至虚之地。虚能容神,得胎息鼓动其中,真气应而生神,如山谷之虚。声达焉则响,应之乃神,即谷神也。不死者,凡物皆有生而有死,惟山谷神应之理,无时不有,何尝见其死乎? 人能守一,使精化气,气化神,长生仙道,亦犹谷神之不死耳。

"玄者,阳也,牝者,阴也,乃龙虎初弦二气,交结于玄关,即玄牝之门也。此窍名元始祖劫,化生诸天,开明三景,是为天根,乃真人呼吸之处,阴阖阳辟之根,绵绵不绝,刻刻用事,往来无穷,用之不劳,任其自然,周流升降,道天地,夺造化,神潜于窍,百日成功,玄牝立基,何患金液之不凝,还丹之不结? 故曰:用之不勤。乃人一身五行百脉交会之处,凝结圣胎神化之所也。且丹士多言心肾非坎离,以呼吸为坎离,殊不知,呼吸之妙,乃坎离之用也,心肾乃坎离之体也。人之一身,以心为主,以肾为基,况人不言心肾,而言身心者,即腹也,肾在其中矣。故精气一也,以神潜于其穴,则三者会于中矣,岂可舍肾哉?

"肾属水,心属火,火入水中则水火交媾,如晦朔之间,日月自相合璧,即神与气合,打成一片,神凝燕结。神凝则真息自住,静极则天机自动,即太极静而生阳升坎,中一点真阳,点化离宫之至阴,变成乾健金刚之体而为仙也,乃自然之道,岂可造作而为之者乎? 同志者遵之。"[①]

这些有关太极图的论述显然受宋代以后的影响。另外有"行住坐卧说"云:

"行住坐卧不离这个,离了这个,便是错过。这个是大道,以持敬为主。敬者,玄学成始成终之妙,以神驭气,归于气穴之中,不可须臾离也,提防睡魔来弄,常要惺惺地以守之。若一念有差,神离腔内,则结丹不成也。

"行则措步于坦途。凡行动之间,不可疾奔而走,必须逐步缓慢而行,神顾于中。若走太急,久行伤筋,作丹不能成也。

"立则凝神于太虚。凡立仁之时,不可放下心意,东思西想,必须以目内视,凝神于天谷、泥丸、大渊之中。若生邪念,则神适气离,久立伤骨,结丹不成也。

"坐则调息于绵绵。凡打坐之时,正身端坐,以默为守,以柔为用,知止如愚,知谨如讷,知微如拙,物我两忘。一心守中,返光内照,身不可动,动则虎走、精失、铅飞,神不入气;一意规中,心不可动,动则龙奔、气散、汞逃,气不入神。凝神忘形,至于忘忘,然后身心泰定,圣智圆明,慧光虚白,与道为一矣。夫调息者,始则用意,久则自然,从容和缓,不可息粗,息粗则药飞。盖人之元气,与天地相似,一吸而天气下降,一呼而地气上升。呼至于根,吸至于蒂,呼则龙吟云起,吸则虎啸风生。一呼一吸为一息,气行一月天,但得一息住,自有一年之节候,使一灵真性与气相随,呼吸调匀,至于无息,凝成金液,以结黍米之丹也。若顺坐恣驰,神离气散,久坐伤肉,难以结丹。书云'辛勤二三年,快活千万劫'是也。

"卧则沉神于幽谷。幽谷者,坤腹也,元神昼居于首,夜居于腹,机在二目。凡睡之时,东首而寝,不可仰卧伸足,务如龙之伏蛰,以一手枕头,以一手攀足跟,侧卧曲足,弯腰闭目,内视于气穴，沉神幽谷之中，一心内守，如鸡抱卵，使惺惺以睡之。若仰卧伸足，张口喘气，神游气散，久卧伤气，难以结丹。

"务要行住坐卧，念兹在兹，始终如一，方得成就，毫发有差，前功尽弃，书云'耳目口三宝，闭塞勿发通，真人潜深渊，浮游守规中'是也。"①

以上内容不仅对内丹修炼有意义，对平时起居养生也有一定的借鉴意义。

《格物须知》不分卷。分为格言、格物、格情3门，每门若干类。共载达观、检身、天时、地理等70类。其中果品、瓜蔬、饮馔、药饵、居处等类，介绍养生常识、日常所需医药知识。所著以格言、谚语等言论类为主，涉及道德、品行、学业、精神调摄等方面。

（六）冯曦《颐养诠要》

清代冯曦，字晴川，号汉炜。所撰《颐养诠要》4卷成于清康熙四十四年（1705年）。书前作者小引说：

"子舆氏曰：事孰为大？事亲为大。守孰为大？守身为大。古之人临深履薄，执玉捧盈，凛凛乎其不敢忽者，以身重也。徇欲伤生，昔人所耻。苟知父母之生成此身甚难，则所以爱其身者，不容不至。彼熊鸟经伸，龙虎啖食，养生者焉可以不知哉？夫阴阳五行之理，不外乎形体之中，盈虚消长之机，不离乎起居之际，智者神而明之，而维持调护，养性存心，盖有道焉。夫人孰不爱身，然鲜克明爱之之道，故终焉适所以损之。蒙庄有言，养形必先之物，物有余而形不养者有之；有生必先无离形，形不离而生亡者有之。故不得养生主者，未可与论养生之事。余自壬午抱疴以来，日究心黄老之学，而知人所恃者，大都以神为主，形气次之。盖心为一身之宰，神全则气自足，气足则体自充，此自然之理也。故道家千言万语，不过炼习其心，造于恬淡虚无之域，则几于道矣。兹取养生诸书，字栉句比，考其臧否，参其同异，条分缕析，录以自怡。其或事涉玄虚，文不雅驯者，悉皆屏去。凡怡神、葆摄、修炼、格言四卷，以心体之，以身试之，而知颐养之要，无以加此也。"②

作者因为身体不适，所以潜心养生，此书所集内容多经其亲身体会。作者本人对其中养生方法"以心体之，以身试之，而知颐养之要，无以加此也"，而且练习后"自是体日强固，乃复出而应世，擢高第，官京首，寿七十余"。

全书共分《怡神》《葆摄》《修炼》《格言》4卷。每卷之前有一段引语。如卷一《怡神》前称：

"安时处顺，逍遥自得，无用之用，忘适之适。造乎不形，其神不桎，恬淡虚无，与天为一。委心任运，达人大观，幽显一致，生死同看。子綦丧偶，撽夜忘欢。乐天知命，随遇而安。集《怡神》。"

书中所集多为明清以来人士之语，如黄承昊、陈眉公、罗念庵等。有些歌谣、格言脍炙人口。如：

"人心不足蛇吞象，世事到头螳捕蝉。无药可延卿相寿，有钱难买子孙贤。家尝守分随缘过，便是逍遥自在仙。"③

"人生世上那管得许多，那好得许多，那能使人人说好，那能使人不说吾不是。只要做事十分不差，心上无愧便了。圣人也只说得一个寡悔。可见此处，只可信之己，不可强之人。此道明白，心中便得宽平快活。"④

卷二《葆摄》，其引言云：

① 凝阳子. 葛仙翁太极冲玄至道心传［M］//李一氓. 藏外道书：第7册. 成都：巴蜀书社，1992：802-803.

② 冯曦. 颐养诠要［M］//张志斌. 中医养生大成·第一部·养生通论：下册. 福州：福建科学技术出版社，2012：1863.

③ 冯曦. 颐养诠要［M］//张志斌. 中医养生大成·第一部·养生通论：下册. 福州：福建科学技术出版社，2012：1872.

④ 冯曦. 颐养诠要［M］//张志斌. 中医养生大成·第一部·养生通论：下册. 福州：福建科学技术出版社，2012：1870.

"大德曰生，谷神不死，抱元守一，遗生弃事。履薄临深，勖哉小子。慎内闭外，广成所戒；少私寡欲，老氏所藏。怡神太素，志道邈茫。害马之弊既去，解牛之刀乃藏。集《葆摄》。"①

指出其要旨为"慎内闭外""少私寡欲"。其中收录各种养生言论与方法，包括《黄帝内经》《抱朴子》和孙思邈以及明清时人之论。如：

"《多少箴》云：少饮酒，多啜粥；多茹菜，少食肉；少开口，多闭目；多梳头，少洗浴；少群居，多独宿；多收书，少积玉；少争名，多忍辱；多行善，少干禄。"②

卷三《修炼》小引云：

"提握天地，嘘吸精和。禽之戏，便体轻踪；熊之经，纳新吐故。休粮寻白石，服液访青鸟。集《修炼》。"③

该卷收录各种道教修真言论以及练养功法，包括调息、胎息、太上玉轴六字真言、内养十二段锦、汉钟离公八段锦、睡功、擦脐法等。如从宋人笔记中摘录的李博《进火候》与《行水候》法云：

"宋徽宗问李博曰：卿年弥高而色不衰，中外称卿有内丹之术，可具术以进。博曰：臣闻内观所以存其心也，外观所以养其气也。存其心，养其气，则真火炉鼎日炎，神水华池日盛矣。长生久视，上下与天地同流。天道运而不积，圣人知而行之。大道甚易，行以简易，而天下之理得也。人之所恃以生者，气也。气住则神住，神住则形住，形住则长生久视，自此始矣。盖日月运转，寒暑往来，天地所以长久；吹嘘呼吸，吐故纳新，真人所以治世。故丹元子曰：形以神住，神以气集。气，体之充也；形，神之舍也。气实则成，气虚则夺；气住则生，气耗则灭。此广成子所以保气，而烟萝子所以炼气也。

"然则一言而尽，保炼之妙者，其惟咽纳乎！故曰：一咽二咽，云蒸雨至；三咽四咽，内景充实；七咽九咽，心火下降，肾水上升。水火既济，则内丹成，可以已疾，可以保生，可以延年，可以超升。臣谨删其繁紊，撮其枢要，直书其妙，以著于篇，曰《进火候》：'每日子后、午前（《西山记》曰：人之真气大运随天，元气小运随地。子肾，午心，卯肝，酉肺，故坐子午，取水火交也），若于五更初阳盛时尤佳。就坐榻上，面东或南，握固盘足，合目主腰而坐。澄心静虑，内视五脏，仰面合口，鼻中引入清气，气极则生，要而咽之，每一咽缩谷道一缩，再引则再如之。至再至三，若气极不能任，则低头微开口以吹，宁出，勿令耳闻出气之声。如此凡三次，是为进火一周天。俟气调匀，然后行水。'

"下篇曰《行水候》：

'进火，鼻中取鼻涕，口中取液，聚为一处，多多益办。俟甘而热，即闭口、仰面、亚腰，左顾一咽，正中一咽，分三咽而下，内想一直下丹田，每一咽亦缩谷道一缩。如此一遍，是为行水一周天。每进火、行水毕，然后下榻，行履自如。'

"后叙曰：'五行水火为初，人生水火为急。此是极易之要法，上夺天地造化。学道修真之士，初行顿觉脐下如火，饮食添进，四肢轻快，是其验也。行而久之，则发白再黑，齿落重生，精神全具，复归婴儿。寒暑不能侵，鬼神不能寇，千二百岁，寿比彭老，渐为真人矣。'徽宗见而嘉纳之，梁师成录其说以示人。乃简易之道，第行之者不能悠久耳。或曰虞谟君明修养有得，亦只行此法也。"④

原文亦见于苏轼《东坡志林》，而该书将《西山记》穿插其中以助说明，可见作者做了一定程度的加工。书中记录明代人的也不少。如：

"西蜀邓士鲁得异人传授，云：左右掌连心，心火暗能达。分主客，各相擦（言手心与心肺相通。

① 冯曦. 颐养诠要［M］//张志斌. 中医养生大成·第一部·养生通论：下册. 福州：福建科学技术出版社，2012：1879.
② 冯曦. 颐养诠要［M］//张志斌. 中医养生大成·第一部·养生通论：下册. 福州：福建科学技术出版社，2012：1891.
③ 冯曦. 颐养诠要［M］//张志斌. 中医养生大成·第一部·养生通论：下册. 福州：福建科学技术出版社，2012：1893.
④ 冯曦. 颐养诠要［M］//张志斌. 中医养生大成·第一部·养生通论：下册. 福州：福建科学技术出版社，2012：1897-1898.

右手掌擦左手心，则左为主而右为客；左手掌擦右手心，则右为主而左为客。此乃运火于脐之术。心火归脐，与肾相接，合和而不走，则坎离交媾，真元自固而谷神可灵矣。谷神灵则气足神完，妙不可以言喻），数用重阴六十八。须知十减四七止（此相擦之数也。一遍六十八，二遍五十八，三遍四十八，四遍三十八，五遍二十八，是擦以十减，五遍递减至四七之数也。虽至七八九遍，亦皆擦二十八而止），莫教火候过离下（离属心，离下则属肾矣。言不可使火太盛，反动精也），一擦一度覆脐间，九九老阳互相压。又知九息上增九，八十五息纯乾卦（言擦一次，即将覆压脐上，令人气脐中。鼻中呼吸，每次九息，以九而增。如一遍九息，二遍则十八，三遍则二十七，九遍渐增至八十一也。乾数用九九，九则为纯乾之卦。心火属阴，故擦用重阴；肾气属阳，故息用老阳。其法：于子后盘坐，良久，心定气平，以左手仰置膝上，用右手心擦之六十八遍，即以左手心覆于脐上，而以右手压于左手之上，鼻中呼吸九息，用意存想，使息息归脐，此为第一度。再以右手仰置右膝上，用左手心擦之减十数，即以右手心覆于脐上，而以左手压于右手之上，鼻中增呼吸，增九息成一十八息，亦用意存想，使息息归脐，此为第二度。以后左右换手，上下覆压，存想俱同，但擦以十减，息以九增，共九度而足。如此四十九日，神气充完，诸疾不作）。”

“《修持四要》：一发山，二耸峰，三缉道，四安位也。人身中真火养生，邪火损人。太阳行地中，子时正到北海，人生真火此时发生，于是行发山之法。搓热两手背，摩肾堂，每次三十六，三搓三摩之。坐则双手并摩。卧则侧身，左右互换摩之。次则耸肩八十一，引精气上行补脑。次则提缩谷道，二百四十为率，每六十少停，再为之。觉热气上行，于是安位。安位者，睡一觉也。歌曰：人生有形兮，何形弗散。人心有欲兮，欲何能制。纵欲散形兮，脐何堪噬。哲人知节兮，斯为长计。如彼种树兮，既培且艺；如彼蓄钱兮，俭用乃继。以此种子兮，精气方锐；以此养身兮，却老住世。生可乐兮，胡为速戾；死可憎兮，胡为自毙？苦海无边兮，回头可济。嗟予脆薄兮，赖修持以卒岁。告我同志兮，愿弗建而弗替。”①

又有采录明万历年间的黄之采《内养真诠》的精华，如：

“《内养真诠》曰：气欲柔不欲强，欲顺不欲逆，欲定不欲乱，欲聚不欲散。故道家最忌嗔心。嗔心一发，则气强而不柔，逆而不顺，乱而不定，散而不聚矣。修道者，须如光风霁月，景星庆云，无一毫乖戾之气，而后可行功用力。”②

卷四《格言》，载前贤有关修德、自省等方面的名言事例。其小引称：

“戒之用休，董之用威，履邪念正，居安思危。韦弦着蔡，药石箴规，书绅录掌，愿体无违。集《格言》。”③

其中有一则当时的轶事：

“明邝子元，由翰林外补十年，不得赐还，尝侘傺无聊，遂成心疾。每作辄昏瞆如梦，或发谵语。病已，无异平时。或曰：真空寺有老僧，不用符药针灸，能治心疾。子元往叩之。僧曰：贵恙起于烦恼，烦恼生于妄想。夫妄想之来，其机有三：或追忆数十年前，荣辱冤仇、悲欢离合及种种闲情，此为过去妄想；或事到眼前可以顺应，却畏首畏尾，三番四复，犹豫不决，此谓见前妄想；或期望日后富贵荣华皆如其愿，或期望功名成遂告老归田，或期望子孙登庸以继书香，与夫一切不可必成、不可必得之事，此为未来妄想。三者，忽生忽灭，乍去乍来，禅家谓之幻心。能照见其妄，斩断念头，禅家谓之觉心。故曰：不患念起，惟患觉迟。此心若同太虚，烦恼从何处着脚？又曰：贵恙又原于水火不交。凡溺爱冶容而作色荒，为外感之欲。夜深枕席贪欢，或成宵寐之变，为内生之欲。二者之始，绸缪染着，皆消耗元精。若能离节，则肾水滋生，

---

① 冯曦. 颐养诠要［M］//张志斌. 中医养生大成·第一部·养生通论：下册. 福州：福建科学技术出版社，2012：1903-1904.
② 冯曦. 颐养诠要［M］//张志斌. 中医养生大成·第一部·养生通论：下册. 福州：福建科学技术出版社，2012：1893.
③ 冯曦. 颐养诠要［M］//张志斌. 中医养生大成·第一部·养生通论：下册. 福州：福建科学技术出版社，2012：1906.

可以上交于心。至若思索文义，忘其寝食，谓之理障。经纶职业，不告劬勤，谓之事障。二者虽非人欲，亦损性灵。若能驱遣，则心火不致上炎，可以下交于肾。故曰：尘不相缘，根无所偶，反流全一，六用不行。又曰：苦海无边，回头是岸。一切有为，应作是观。子元深服其言，乃独处一室，扫空万缘，隔绝百扰。静坐月余，心疾遂愈。"①

可谓一则心理治疗结合养生获效的案例。

（七）丁其誉《寿世秘典》

清代丁其誉，字蜚公，如皋（今江苏如皋）人。生于明崇祯末年，卒于清康熙年间。《寿世秘典》是丁其誉纂集历代大量医籍及其他著作编辑而成，自称"流览百氏，综考群籍，凡有合于修德养生者，裒而存之"。但他认为"今养生家多习于闭息、导引诸术，匪惟行之固不易，即为之而获者亦已寡矣"，主张"延年益岁实不外乎日用饮食"②。全书内容广博，共分18卷。1991年中医古籍出版社单独影印前9卷，1995年《四库存目丛书》则收录影印18卷本（缺十三卷、十五卷、十六卷）。

《寿世秘典》卷一为《月览》，小序称：

"经云：必先岁气，毋伐天和。不知奉若天时者，非尊生之道也。顺逆之分，岂必在大？断树杀兽，昔贤所慎，可不敬乎？《月令》尚矣，非惟家国殊轨，抑且今古异宜，爰采汉唐以来习俗所趋，人情所便，沿月备载为'月览'。"③

该卷包括"岁时通典""物华纪丽""农家占候"，按月令的顺序，逐月介绍生活习俗与天时相合之道。如"岁时通典"云：

"立春日，荐春饼、生菜，号春盘（《四时宝镜》）。造五辛盘以辟厉气（五辛即大蒜、小蒜、韭菜、芸薹、胡荽也。一说簇葱、韭、姜、芥、蒜细缕如丝，杂和食之，谓之五辛盘，取迎新之意，亦以达五脏气。杜诗：春日春盘细生菜是也。东晋李鄂立春日以芦菔芹菜为菜盘相馈遗。）"

"元旦饮椒柏酒以辟疫厉（《岁时记》）。椒乃玉衡星精，服之令人体轻耐老，柏为仙药，能辟邪。除夕以椒三七粒，东向侧柏叶七枝浸酒，元旦自少至长次第饮之。刘禹锡《元日》诗：岁酒先拈辞不得，被君推作少年人。苏东坡诗：但把穷愁博长健，不妨最后饮屠苏。"④

"寒食煮麦粥，研杏仁为酪，以饧沃之（《玉烛宝典》）。是日采杨桐叶并冬青叶，染饭色青有光，食之资阳气，道家谓之青精干飰。今俗以麦青捣汁和米作青粉团，乌柏叶染乌饭作糕，是其遗意（《天中记》）。"⑤

可见作者对历代养生习俗收罗甚详。

卷二为《调摄》，养生内容主要集中于此卷。其小序称：

"养生之说，自昔言之。然古圣期颐，未闻别有异道。慎起居，谨嗜欲，守中实内，长生久视，道无踰此。诸如道经仙术、飞丹炼石之奇，事属窅渺，概置不录。语云：善服药不如善保养。爰述所闻切于日用寝食者为调摄。"⑥

由此可见丁氏不尚神仙服食之说的养生思想。该卷分"养生要论""保生目录""颐真秘韫""食治选要"诸节辑集要论。有些注明出处，但属较少见的资料，如"养生要论"首条云：

"性命在天，神仙之事不可为其诬惑。但当爱养神明，调护气息，慎节起卧，均适寒暄，

① 冯曦．颐养诠要［M］//张志斌．中医养生大成·第一部·养生通论：下册．福州：福建科学技术出版社，2012：1914．
② 丁其誉．寿世秘典［M］//四库全书存目丛书编纂委员会．四库全书存目丛书·子部：第156册．济南：齐鲁书社，1995：3．
③ 丁其誉．寿世秘典：第1册［M］．北京：中医古籍出版社，1991：1．
④ 丁其誉．寿世秘典：第1册［M］．北京：中医古籍出版社，1991：2-4．
⑤ 丁其誉．寿世秘典：第1册［M］．北京：中医古籍出版社，1991：8．
⑥ 丁其誉．寿世秘典：第1册［M］．北京：中医古籍出版社，1991：81．

禁忌食欲，饵饮药物，遂其所禀，不为疾病侵折，是谓善摄生者。故摄生尤须虑祸，全身保性，有此生然后可养。单豹养于内而丧外；张毅养于外而丧内。嵇康著养生之论，而以傲物受刑；石崇冀服饵之徵，而以贪溺取祸。往世之所述也（《五宫编》）。"①

此条出处《五宫编》未知何书。又如录明代理学家陈龙正（字几亭）的养生言论：

"陈几亭尝以四箴名斋曰：淡嗜，调元，择劳，平气。盖嗜欲深浓，伐性第一；饮食不节，化元受伤；劳于无益，何如养安；暴怒撄宁，神魂并敝。道所不安，养所不全。凡人三十以后，年衰一年，合十年观之便见。既十年一衰，则年年暗衰可知。既年衰一年，则是日衰一日。但总观则觉，而析观则忘，非惟观者忘之，己亦不自觉也。不觉者错，觉而不防者忽。防之之道，敬守四箴，以德养寿，其衰也稍晚；以寿进德，其存也不虚（道书云：人自少至老，精神消损，顷刻不停。人皆不觉，以真人观之，若日影过庭，分毫不差耳）。"②

书中录明代医家卢复《芷园臆草》的言论，并收集相近事例。如：

"人之形，养之者，血气也。血气属精神以统御之，精神即性命也。人云性命则重，不知费精神一分，即是费性命一分，不可忽也。凡事当兴酣之际，猛加检点，则长命之乐，甚于一时之快心降下耳。（《芷园臆草》）

"（王圣俞云：伐天和以成就世事，譬犹割肉饰俎，刺血染裳。然究竟成就亦归虚幻，徒自伐其天和而已。语有之：宁可疏慵乖物议，莫将性命当人情。二言可书座右。）"③

也有的内容未明确标明出处，可能由丁氏在前人观点的基础上撰成，然后附以相关言论及事例。如：

"养生者，先养神，次养形。养神莫要于恬淡虚无，病安从生！伤神莫大于忧患思虑，试观多忧多虑之人，饥食不能肌肤，则知养神当先养形。

"（宋文潞公致仕，归洛入对，时年八十矣。神宗见其康强，问：卿摄生有道乎？对曰：无他，臣但能随意自适，不以外物伤和气，不敢做过当事。上以为名言。

"宋高宗云：人惟优游无事，起居适意，即寿考康宁。

"邵康节诗：老年躯体索温存，安乐窝中别有春。万事去心闲偃仰，四肢由我任舒伸。庭花盛处凉铺簟，檐雪飞时软布裍。谁道山翁拙于用，也能康济自家身。）"④

丁氏于调摄方面，尤为注重节欲。其辑录时人的言论如：

"人生莫若寡欲，未必长生，亦可却病。圣人治未病，贤人治已病。已病矣，思其致病之根由于不谨，急远房帏、绝嗜欲，庶几得之。世人服食以求长生，惑矣！甚者日服补药以资纵欲，则惑之甚也。"⑤

"人生气血，每七日一度进长，所谓三阴三阳而又加一画也，《易》曰'七日来复'是也。人于房室之事，七日一犯，所生止足供其输泄，渐渐衰弱，至四十则气血衰矣。若能逾七日而为，八日即有一分之余，从此益之为二八、三八、四八，以至六八四十八日不犯，自然阳道壮岸，所用不竭其所生，自享永年。故曰知之则强，不知则老。圣人立教，欲人于既婚后即守此七八之禁，故以四十前后为断。若俟衰老之后，而为之无及矣。然亦非若方士之谬谈益阴阳。生息节宣之，至理耳。（《紫桃轩杂缀》）

"（昔庐陵周和尚年九十余，能行远路，须发不白，言无他术，壮年能节欲耳。且云人精液能生人，若保守存留，岂不能自生？画士张翚年九十余，耳聪目明，尚能作画，亦曰平生惟欲心淡，欲事节，或者赖此，无他术也。）"⑥

---

① 丁其誉. 寿世秘典：第1册［M］. 北京：中医古籍出版社，1991：82.
② 丁其誉. 寿世秘典：第1册［M］. 北京：中医古籍出版社，1991：90-91.
③ 丁其誉. 寿世秘典：第1册［M］. 北京：中医古籍出版社，1991：92-93.
④ 丁其誉. 寿世秘典：第1册［M］. 北京：中医古籍出版社，1991：83-84.
⑤ 丁其誉. 寿世秘典：第1册［M］. 北京：中医古籍出版社，1991：128.
⑥ 丁其誉. 寿世秘典：第1册［M］. 北京：中医古籍出版社，1991：130-131.

《紫桃轩杂缀》作者为明代文人李日华，张翚也是明代画家。这些较近年代的人们的言论，更为切近当时的读者。

明代社会纵欲好补，丹石补药之药盛行。丁氏书中有文对此批评说：

"金石之丹，皆有大毒。即钟乳、朱砂，服久皆能杀人，盖其燥烈之性，为火所逼伏而不得发，一入肠胃，如石灰投火，烟焰立炽。唐宪、文、敬、懿诸帝，皆为服丹所误。宋时张圣民、林彦振等，皆至发疡溃脑，不可救药。近代张江陵末年服丹，死时肤体燥裂如炙鱼然。人何苦为所愚而恬不知戒哉！盖皆富贵之人，志愿已极，惟有长生一途，欲之而不可得，故奸人邪术得以投其所好，宁死而不悔耳，亦可哀也。

"紫河车，医家谓之混元毬，取男胎首生者为佳，亦不宜常服。此物虽无毒，而性亦大热，虚劳者服之，恐长其火；壮盛者服之，徒增其燥。夫天地生人，清者为气，浊者为形，父精母血，凝合而成，气足而生胞衣者，乃臭腐之胚胎，血肉之渣滓，故一旦脱胎下世，犹神仙之委蜕也。人生已弃之物，宁复藉此补助哉！况胞衣所食者，子多不育，夫忍于殇人之子以自裨益？仁者不为也。而况未必其有功，而徒以灵明高洁之府为藏污纳秽之地也。"①

在食治方面，丁氏也有自己的发挥。如在引《素问》"五谷为养，五果为助，五畜为益，五菜为充"之后注解说：

"太古民无粒食，茹毛饮血，神农氏出，始尝草别谷，以教民村艺；轩辕氏出，教以烹饪，而后民始得遂养生之道。故曰五谷为养，所以重民天也。五果为助者，助粒食以养生，熟则可食，干则可脯，丰俭可以济时，疾苦可以备药。桒养者谓之畜，周制，庖人供六畜，马牛鸡羊犬豕，皆其有益于人也。凡草木之可茹者，谓之菜，所以辅佐谷气，疏通壅滞也，谷与果菜等物，其类甚繁，皆不止于五，第举其概以明人生日用之所属须耳。"②

卷二中的"食治选要"主要介绍食治的原则，收录一些养生方，如仙茅酒、煮黑豆方等，以及各种饮食宜忌。而卷三和卷四为《类物》，则逐类介绍水、谷、茶、果、鳞、介、禽、兽等部食养作用，相当于食物本草。其小序称：

"记云：莫不饮食，鲜能知味。非喻言也。《周礼·内则》：膳膏所用，必顺五行衰旺之序，养其身莫切于斯。盖其慎哉。近世拂经，自饕腐药弗顾，良可悯也。敬奉精细不厌之旨，凡物类之有关日用饮食者，悉为考订，无验不书，非典弗录。既补卫生，兼资格物，为类物。"③

《类物》仿《本草纲目》例，每条均有"发明"，其内容多以李时珍所述要点为主，再加以丁氏新的增辑补充。例如"秋露"条的"发明"云：

"李时珍曰：秋露造酒最清冽，名秋露白。在百草头上者，愈百疾，止消渴，令人悦泽。八月朔日收取，磨墨点太阳穴，止头痛；点膏肓穴，治劳瘵，谓之天灸。百花上露，令人好颜色。柏叶上露，菖蒲上露，并能明目，旦旦洗之。韭菜上露云白癜风，凌霄花上露入目损目。《芝园臆草》云：露者，阴之液，夜气着物而润泽，故日未出时方有，能滋养万卉，随时气之生杀及附物之美恶而易其性者。病有黎明多汗，久治不效者，取此为露。随其生杀美恶性气之当者用之。"④

此条前面的内容均据《本草纲目》"露水"条节略而成，但所补充的《芝园臆草》之语，则因成书于《本草纲目》之后，是李时珍所未曾引用的。

卷五至卷九《集方》则是内外科常用方药。卷十《嗣育》，则主要为生育相关内容，其小序称：

"天地氤氲，男女媾精，岂假智虑哉！文中子云：未知为人父母之诮而生子，是以男女不育而民人多夭。是固有道焉。世之乏嗣者，误求种子良方，妄服药饵，终鲜实效。诚了然于男

① 丁其誉. 寿世秘典：第1册［M］. 北京：中医古籍出版社，1991：133-134.
② 丁其誉. 寿世秘典：第1册［M］. 北京：中医古籍出版社，1991：135.
③ 丁其誉. 寿世秘典：第2册［M］. 北京：中医古籍出版社，1991：1.
④ 丁其誉. 寿世秘典：第2册［M］. 北京：中医古籍出版社，1991：4.

女受病之源，因证施治，人人台庆螽斯矣。爰集众论有关于衽席者为嗣育。"①

卷十内容分男女总论、保元、调经、受妊、固胎、广嗣杂纂。男女总论中提到对不孕不育的治疗原则说：

"凡男子精清、流而不射，皆为精气不足；妇人白淫、白带、月信愆期，皆为血气不调，须预为调养今之疗求子者，治妇人而寒热兼济者有之矣；至治男子，而专用热药，徒取元阳用事，快一时之乐，久之而精血耗散，非惟无子，祸且巨测。大抵治男子毋过热以助其阳，治妇人毋过寒以伤其阴。惟在温养滋补，以久取效。"②

《保元》部分除收录关于节欲养精的论述，也收录了还少丹、七宝益元丹、鱼鳔丸、固精丸、葆真丸等壮阳方药，但文后指出：

"保养元精，借资药力，若徒恃药力而恣情纵欲，耗散元精，药力其能有济乎？"③

在《受妊》部分，指出精与气的关系，颇有见地：

"徒精不能育也，必有一段元气，亭毒于精物之先而后成胎。人不得是气不生，物不得是气不育。道家所谓先天祖气是也。又有后天之气，乃呼吸往来，运气充满于身者。此气不厚则精不浓，此气不充则精为射，此气不聚则精不暖，皆不能成胎。后天之气与先天之气，同出而异名，先天氤氲生于无形，而后天则有形可见；先天恍惚炽于无象，而后天则有象可求，其实一物而已。故养气之学，不可不知。（交感之际，着意种子，兢兢业业，必难结胎。偶尔为之，不识不知，则胎成矣。此可想神交之义。）"④

书中所论对求子期的养护与精神因素均很有指导意义。后面卷十一《种德》，卷十二《训记》，卷十三《法鉴》，卷十五《佚考》，卷十五，卷十六《典略》，卷十七《清赏》，卷十八《琐缀》，则广泛论述修德行善、言行准则以及各种生活注意事项等。

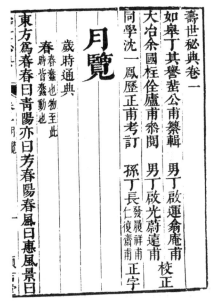

图 5-13　《寿世秘典》书影

（八）陈梦雷、蒋廷锡《古今图书集成》

《古今图书集成》是一部大型综合性类书，最初在清康熙年间由陈梦雷主持编纂，蒋廷锡等重为编校，于雍正四年（1726 年）以活字本印行面世。全书共 6 编，32 典，6 117 部。其中有关养生的内容非常多，且按类编排资料，极具参考价值。

具体内容主要包括：《人事典·身体部》，以人身肖天地之理，汇集人身阴阳、形气、气血、精神、魂魄以及各部位的形态与功能等的资料；《人事典·初生部》，汇集养胎护胎、胎教、初诞与相儿吉凶等内容；《人事典·寿夭部》，辑集有关寿命及长寿的文献资料；《人事典·养生部》，综集养生理论、要求、宜忌、方法、注意事项，还有养生诗文、事迹典故等；《神异典·静功部》，收录各种静功导引、呼吸吐纳，包括练功理论、方法、要诀及图式等；《神异典·服食部》，集药物服饵、辟谷、修炼方药及延年却病、健身防老等资料；《艺术典·医部》中"内科"部分的"颐养补益门"，汇集各种补养方剂等。因该书所集内容大多出自原书，不做更改加工，

① 丁其誉. 寿世秘典［M］//四库全书存目丛书编纂委员会. 四库全书存目丛书·子部：第 156 册. 济南：齐鲁书社，1995：250.
② 丁其誉. 寿世秘典［M］//四库全书存目丛书编纂委员会. 四库全书存目丛书·子部：第 156 册. 济南：齐鲁书社，1995：252.
③ 丁其誉. 寿世秘典［M］//四库全书存目丛书编纂委员会. 四库全书存目丛书·子部：第 156 册. 济南：齐鲁书社，1995：258.
④ 丁其誉. 寿世秘典［M］//四库全书存目丛书编纂委员会. 四库全书存目丛书·子部：第 156 册. 济南：齐鲁书社，1995：260-261.

故在此不具体引录。

第四节　综合性养生专著

明清时期，许多对养生有独特体会的医学家或养生家，撰写了不少有创造性的养生著作。有的虽然也同样借鉴前人的观点与方法，但有自己的体会与发挥，或在表达形式上有新的创造。这一类专著数目之多，难以尽列。其中，既有医药养生家深入研究之作，也有文人重视养生的各种随笔之作。现分别介绍影响较大的部分养生专著。

一、医药养生家的专著

（一）朱权《活人心法》与《臞仙神隐》

朱权（1378—1448 年），明太祖朱元璋第十七子，封宁献王，号臞仙，又号涵虚子、丹丘先生。朱权好养生，《明史》称其为避免政治争斗，"退讲黄老之术"。著有《救命索》《活人心法》《臞仙神隐》等。《救命索》是道教南宗内丹功法之作，而《活人心法》《臞仙神隐》均是综合养生著作。

1.《活人心法》

《活人心法》分上下 2 卷。书前朱权自序说：

"至人治于未病之先，医家治于已病之后。治于未病之先者曰治心，曰修养；治于已病之后者曰药饵，曰砭焫。虽治之法有二，而病之源而一。未必不由自心而生也。老子曰心为神主，动静从心，心为祸本。心为道宗，静则心君泰然，百脉宁谧，动则血气昏乱，百病相攻。是以性静则情逸，心动则神疲，守真则志满，逐物则意移，意移则神驰，神驰则气散，气散则病生，病生则殒矣。虽常俗之语，最合于道妙。今述其二家之说，自成一家新话，编为上下二卷，目之曰活人心，谓常存救人之心，欲全人之生，同归于寿域也，岂少补哉！……凡为医者而能察其受病之源而用之，止此一书，医道足矣！人能行其修养之术而用之，止此一书，仙道成矣！何况不寿乎！"[①]

可见该书主旨是以医养二者相结合。其上卷主要讲各种养生之法。前面为总述：

"臞仙曰：古之神圣之医而能疗人之心，预使不致于有疾。今之医者，惟知疗人之疾而不知疗人之心，是由舍本逐末，不穷根源而攻其流，欲求疾愈，不亦愚乎？虽一时侥幸而安之，此则世俗之庸医也，不足取也。殊不知病由心生，业由心作，盖阴有鬼神，阳有天理，报复之机，鲜无不验焉。故有天刑之疾，有自戕之疾。其天刑之疾也，五体不具，生而隐宫者，生而瘖哑盲聩者，因跌扑而手足折者，有生人面疮赘疣者，凡传染一切瘵疫之证是也。盖因夙世今生积恶多过，天地谴之，故致斯疾，此亦业原于心也。其自戕者，调养失宜，风寒暑湿之所感，酒色财气之所伤，七情六欲生于内，阴阳二气攻于外，于是病生于心，害攻于体也。

"今只以人之易知易见者论之。且曰人心思火，从而体热；人心思冰，久而体寒；悚则发竖，惊则汗沥，惧则肉战，愧则面赤，悲则泪出，慌则心跳，气则麻痹，言酸则垂涎，言臭则吐唾，言喜则笑，言哀则哭，笑则貌妍，哭则貌媸。又若日间有所见，夜则魂梦有所思。夜则谵语，

---

① 　朱权. 臞仙活人方（新刊京本活人心法）［M］//傅景华，刘晖桢，徐岩春，等. 北京大学图书馆馆藏善本医书：第4册. 北京：中医古籍出版社，1987：2–3.

梦交合则精泄。至若惊悸气怒而疾者，则发狂裸体，踰垣上屋，呼神见鬼，歌舞笑哭，此皆因心而生也。

"太白真人曰：欲治其疾，先治其心，必正其心，然后资于道，使病者尽去心中疑虑，思想一切，安念一切不平，一切人我。悔悟平生所为过恶，便当放下身心，以我之天而合所事之天。久之遂凝于神，则自然心君泰宁，性地平和，知世间万事皆是空虚，终日营为皆是妄想。知我身皆是虚幻，祸福是无有，死生皆是一梦，慨然领悟，顿然解释，心地自然清净，疾病自然安痊。能如是，药未到口，病已忘矣。此真人以道治心疗病之大法也。盖真人之教也，本为天地立心，为生民立命，惟心与天一理之所得者独明，而能开人心之迷。惟其心与地一水之所汲者独灵，而能涤人心之陋，故以一杯之水而能疗医所不治之疾，罔不瘳者，岂由水之灵？实资于道之用也。"①

朱权深受佛道二教影响，认为疾病有"天刑之疾"与"自戕之疾"，前者为业力所致，后者虽属外感内伤，也是"病生于心，害攻于体"，因此上卷首先强调"治心"，"正其心然后资于道"，使人"慨然领悟，顿然解释，心地自然清净，疾病自然安痊"。其所言虽掺有佛道之理，但实际上也是心理疗法。后面列出的两首"中和汤""和气丸"，更属于当时时兴的心理"处方"。如"中和汤"：

"专治医所不疗一切之疾，服之保固元气，邪气不侵，万病不生，可以久安长世而无憾也。

"思无邪，行好事，莫欺心，行方便，守本分，莫嫉妒，除狡诈，务诚实，顺天道，知命限，清心，寡欲，忍耐，柔顺，谦和，知足，廉谨，存仁，节俭，处中，戒杀，戒怒，戒暴，戒贪，慎笃，知机，保爱，恬退，守静，阴骘。

"右三十味，咬咀为末，用心火一斤，肾水二碗，慢火煎至五分，连渣，不拘时候温服。"②

其次强调"养生之法"，论及注重脾胃、少饮酒、避风邪、淡饮食等。其中谈到"劳倦"：

"人之劳倦有生于无端，不必持重执轻，仡仡终日。惟是闲人多生此病。盖闲乐之人，不多运动气力，饱食坐卧，经脉不通，血脉凝滞使然也。是以贵人貌乐而心劳，贱人心闲而貌苦。贵人嗜欲不时，或昧于忌犯，饮食珍馐，便乃寝卧，故常须用力，但不至疲极，所贵荣卫通流，血脉调畅，譬如流水不污，户枢不蠹也。"③

这对现代人的亚健康防护也很有参考意义。书中还特别注意夏月保养，其指出：

"夏一季是人脱精神之时，心旺肾衰，肾化为水，至秋乃凝，及冬始坚，尤宜保惜。故夏月不问老幼，悉吃暖物，至秋即不患霍乱吐泻，腹中常暖者，诸疾自然不生。"

再次为"治心"，这是该书最为注重的养生要旨。作者云：

"臞仙曰：心者，神明之舍，中虚不过径寸，而神明居焉。事物之滑如理乱棼，如涉惊浸，或怵惕，或惩创，或喜怒，或思虑，一日之间，一时之顷，径寸之地炎如火矣。故神弗留则蠹，明弗留则耗。……凡七情六欲之生于心皆然。故曰心静可以通乎神明，事未至而先知，是不出户知天下，不窥牖见天道也。盖心如水之不挠，久而澄清洞见其底，是谓灵明。宜乎静可以固元气，则万病不生，故能长久。若一念既萌，神驰于外，气散于内，血随气行，荣胃（卫）错乱，百病相攻，皆因心而生也。大概怡养天君，疾病不作，此治心之法也。"④

卷中收录"导引法"及图，与《杂著捷径》中的"钟离八段锦法"图文相同，有"去病延

① 朱权. 臞仙活人方（新刊京本活人心法）［M］//傅景华，刘晖桢，徐岩春，等. 北京大学图书馆馆藏善本医书：第4册. 北京：中医古籍出版社，1987：10-12.
② 朱权. 臞仙活人方（新刊京本活人心法）［M］//傅景华，刘晖桢，徐岩春，等. 北京大学图书馆馆藏善本医书：第4册. 北京：中医古籍出版社，1987：12-13.
③ 朱权. 臞仙活人方（新刊京本活人心法）［M］//傅景华，刘晖桢，徐岩春，等. 北京大学图书馆馆藏善本医书：第4册. 北京：中医古籍出版社，1987：18.
④ 朱权. 臞仙活人方（新刊京本活人心法）［M］//傅景华，刘晖桢，徐岩春，等. 北京大学图书馆馆藏善本医书：第4册. 北京：中医古籍出版社，1987：22-24.

寿六字法"总诀及六首分诀。有研究认为这是现存最早的六字诀法文献[1]，但其实这与"钟离八段锦法"以及后面的四季养生歌、五脏导引法，均见于《杂著捷径》。不过今本《杂著捷径》见于《正统道藏》，则其刊行时间确实晚于《活人心法》。

上卷最后列"补养饮食"十三方，分别为柏汤、薯蓣酒、地黄酒、地黄粥、山薯粥、山薯、糊犬、戊戌酒、鹿羹、鹿角粥、牛羹、力乳粥、糟蒸猪肚，均为食疗方。

下卷则各类方药，有"玉笈二十六方"，多为丹石之剂，有一定道教医药色彩；有"加减灵秘十八方"，则为常用中医方剂，论述其主治、组方及加减运用之法，颇为详细。

2.《臞仙神隐》

《臞仙神隐》，又名《臞仙神隐志》《臞仙神隐书》，成书于明永乐六年（1408年）。

该书分2卷。内容丰富。上卷书前有"神隐序""壶天神隐记""上天府神隐家书"。"神隐序"谈该书的主旨说：

"古有三隐，可得闻乎？藏其天真，高莫窥测者，天隐也；避地山林，洁身全节者，地隐也；身混世朝，心居物外者，名隐也。方翔有曰：自泰伯、虞仲以来，天下避地者鲜矣。予谓严光、樊英，古之避言人也，而亦避其地，世称高洁，出类离伦者也。予之所避，则又不同矣。各有道焉。其所避也，以有患之躯，遁乎不死之域，使吾道与天地长存而不朽。故生于黄屋之中，而心在于白云之外，身列彤庭之上，而志不忘乎紫霞之想。泛然如游云，飂然如长风，荡乎其无涯，扩乎其无迹，洋洋焉，惜惜焉，混混沦沦，而与道为一。若是者，身虽不能避地，而心能自洁，谓之神隐，不亦高乎？乃学于抱朴子之术，予尝得之矣。弃赫奕之朝华，避横车之险路。酣笑苍崖之间，而万物化为埃氛；怡颜丰柯之下，而朱户变为绳枢。握耒甫田，而麾节忽若执鞭；啜菽漱泉，而太牢同乎藜蓼。泰尔有余，欣于无为之场。怡然齐富贵于不争之地，含醇守朴，无欲无忧，全真虚气，居平味淡。恢恢荡荡，与混成等，其自然能如是，则可与之避地矣！今以有限之光阴，而供乎无厌之欲，以无穷之心思，而役乎有形之质，致使心劳形役，不能须臾平察，灵气消烁，火候既寒，神水渐竭，药苗已老，况复岁月湮于前，寒暑催其后，嗜欲攻其左，衰老夺其右，使心惶惚莫及，而日与道相远，自恨虚负此生。每怀惊鸿避影之思，则有破樊笼出尘缰之志，乃取洁心、洁身、洁世之事，类其篇目，编之为书，曰《神隐》。"[2]

朱权"生于黄屋之中，而心在于白云之外"，他还将其花园中筑室题名为"神隐"，作《壶天神隐记》云：

"入松间，由竹径，渡鹤渚，至白云更深之处，登于壶天。过醉乡之深处，延石桥而造首紫霞丹室，憩于神谷。其谷之东有窦焉，曰洞天，深处内有地一丈，有八构三椽之茅，凿方丈之池，植松引流，栽兰叠石，取象首江汉云山之趣，药炉茶灶，一琴一鹤，诵经煮茗以为养修治生者焉。"[3]

因此，全书所载，既有养生之论，也有很多农事、娱乐的内容。上卷先有一篇《摄生之道》说：

"凡人修养摄生之道，各有其法。如平昔燕居之日，大概勿要损精、耗气、伤神。此三者，道家谓之全精、全气、全神是也。三者既失，真气耗散，体不坚矣，曷能拟于仙道哉！"

具体则有论述一日养生的步骤：

"每于鸡鸣时，便可起坐床上，拥衾，调息，叩齿，聚神，良久，神气既定，方行火候，搬运数十遍，一遍谓之一周天，便觉浑身和畅，血脉自然流通。当此之时，华池水生，神气满谷，便当大漱，咽下纳入丹田，以补元阳。要在师传口授，岂敢轻泄？若是常人所传，绝不可信。若彼能为之则仙去矣，岂可学于盲师瞎友而望成道哉？必须遇于异人可也。

"且如在床上搬运了，就吃些平昔补养的药饵。以两手摩擦令热，乃行导引之法。行毕，徐徐下床，方可栉漱。盥漱毕，乃焚香默诵《洞章》一遍，逍遥步庭，约行百步，待日高三五丈，方可食粥。食毕，以手扣腹，又行二三百步。大忌嗔怒。每于晨兴时，务在乌鹊未鸣，人事未动之先。此时天地之气尚清，阳气方盛，感得此气，令人可寿。若乌鹊既鸣，人事既动，浊气已乱清气矣，能败人神气，则不清也。此是养生之大略，不可不知，但能行之，比之常人则不凡矣。"①

后文则具体谈到各种起居、饮食的注意事项。如云：

"若夏月间，不可当风取凉，不可太扇取风，至晚可披襟曳杖，逍遥散步，与二三知心友于林下相与谈道，可消一日之暑；若冬间，老人气弱不耐寒，当砌一炕于室内，炕脚头置一锅，以砖木隔之，以防儿女匍匐之患。锅中就烧水、顿茶、煮药皆可。房内不必砌炉，恐火气太热则伤人。灶中就可烧槽柚，煨芋粟以代不时之茹。炕头置一瓮以酿药酒，如饮，就以瓢于瓮内饮之，此是山林风况。

"既居泉石之间，欲要修道，尤宜将息。如吃饭太饱，太饱则损气，食后缓行，勿令气急，行讫还床偃卧。食饱不得急行及走，不得大语远唤人，嗔喜卧寐。觉食消后随其所业，不得劳心力。腹空即须索食，不得忍饥。生硬黏滑等物多致霍乱。

"秋冬间，暖里腹。腹中微似不安即服厚朴、生姜等饮，如此将息，必无横疾。紫阳真人曰'竹破须教竹补'，宜是以类和感也。凡肉补人，莫过于乳酪，牸牛当多养几头，以供乳酪，胜如食肉。……如菜，蔓菁作齑甚妙。如春间采韭，四时采薤食之，可助肾气不衰。面食虽养人益气力，胃气弱者多食，懑闷难消。绿豆、紫苏、芝麻皆能下气，薄荷又能解热，皆可收贮。其余豉酱腌藏、瓜菜干肉之属，食所不可缺者，皆须造下，以防一年之用。若肉新鲜有气息者，食之则生恶疮。隔宿之物不可食，恐防恶虫。皆要计较，则无他患。"②

对于药物补养，朱权也做了简要的论述：

"所用药物，尤宜备赡，如益于人者，山药、地黄、枸杞、甘菊、人参、苍术、胡麻、石菖蒲、苁蓉、防风苗、何首乌之类，当收之时，则多收采，治而食之，甚能益元阳，助真气。"③

"若能善调养者，必当用药以扶之。少壮者，血气方盛则无虚弱；其中年之下及于老年，其保残喘扶羸济弱之理，防危备疾之道，不可不知。九转灵砂，愚人以为火候太热伤人，孰不知有神化妙理在焉！一钱灵砂，加朱砂、琥珀、珍珠、石菖蒲各一钱，枣肉为丸如黍米大，每服九丸，人参、石菖蒲汤下服之。其药性径至丹田，以固元气，此灵砂之功也。其寿若无百年，必过九九之数，谓阳气不绝不能死也。予常服之，亦不知其热，而热何所至哉？老者必当服此。其常药也，如琼玉膏、地黄煎，皆能延生益寿，助气生血。每岁至新地黄出时可造下数十斤煎，鹿解角时可收下鹿角熬作胶，入于煎中，大能补养真元。其鹿角霜亦可熬粥，以助神气不耗。其于防御风气、疮疾，诸般之证者，宜有药草时都采取下，制造停当，以备不时之用。凡人血肉之躯，岂有常无疾者？故药饵不可缺。药方令家人熟读之，以记其用药之法，可以救人之疾苦，岂独自救于家，其城郭乡野之间，得之可为一方之利，是存活人之心不可无也。"④

《臞仙神隐》上卷共列41类"乐志之事"，包括"山人家事""知命听天""寄傲宇宙""啸咏风月""弄丸余暇""闲中日月""醉里乾坤""神游天网""纵横人我""放浪形骸""播弄造化""卜筑之计""草堂清兴""草堂杂用""山居饮食"等，主要表达其逸乐以养生的思想。如"放浪形骸"云：

"我与天地一体也，形与物一理也。天地之道可以长存而不朽。形与物皆有成败，故有生死从焉。故圣人知形之为患，则曰使吾无身，吾有何患？若人向这里见得透，天地乃传舍也，我身过客也。于是存心太和，出入杳冥，与天地为一而无间矣。或蓬头跣足，或垢面散衣，视

① 朱权. 神隐［M］//四库全书存目丛书编纂委员会. 四库全书存目丛书·子部：第260册. 济南：齐鲁书社，1995：5-6.
② 朱权. 神隐［M］//四库全书存目丛书编纂委员会. 四库全书存目丛书·子部：第260册. 济南：齐鲁书社，1995：6.
③ 朱权. 神隐［M］//四库全书存目丛书编纂委员会. 四库全书存目丛书·子部：第260册. 济南：齐鲁书社，1995：6.
④ 朱权. 神隐［M］//四库全书存目丛书编纂委员会. 四库全书存目丛书·子部：第260册. 济南：齐鲁书社，1995：6-7.

其身如他人，抱其道如子母，被褐怀玉，使人不知。故曰：知我者稀，则我者贵。"①

以上内容表达了作者超脱的心境。

"卜筑之计"谈在山林中安居建造房子之事，其中涉及居室卫生，还有专门的药室：

"院内置药室三间。天井晾晒药饵。一间着药，药房更造一大柜，高脚为之，天阴雾气，柜下安火。一间焙茶、药物毛皮之属，地上安厚板，勿着地。

"药室之东，置屋三间，以安丹炉药灶之处，更以篱院隔之，外人不可至也。林下养性之道，岂真点金石而求富贵耶？但守丹炉，调火候以养己之本性，便是道人活计。"

"篱内凿丹井一眼，深而狭小，不宜口大。乃取紫白石英、钟乳粉、玉屑、朱砂、磁石置于中，以取金石之性，有长生补养之气，以养其水。而水性灵故也。"②

"道具之属"中介绍了一种药枕制法：

"五月五日或七月七日，取山林柏木板以为枕。长一尺二寸，高四寸，空中容一斗二升。以柏心赤者为盖，厚四分，善致之，令密，又当便可开闭也。又钻盖上为三行，行四十孔，凡一百二十孔，孔令容粟米也。其药用川芎、当归、白芷、辛荑、杜衡、白术、藁本、木兰、蜀椒、桂、干姜、防风、人参、桔梗、白薇、荆实、肉苁蓉、飞廉、柏实、薏苡子、款冬花、白衡、秦椒、蘼芜，凡二十四物，以应二十四气；加毒者乌头、附子、藜芦、皂荚、莽草、矾石、半夏、细辛，以上各一两，皆锉碎，以毒药下，安之满枕中。枕外，又用布缦之。枕百日，面有光泽；一年，体中诸疾病皆愈，而身亦香；四年，白发变黑，齿落更生，耳目聪明。"③

为求真正心地清净，朱权甚至说书房中不可有入世之书：

"既居山林，历代史书或兴亡成败之事，闭眼绝不可观，以污其目。但床头堆数部丹书、治农之策，几上堆数部《黄庭》《道德》《阴符》《周易》之书，阴阳、天文、药方之册，墙上贴一板历日，便是林泉之下生意也。"④

在"仙家服食"中收录有"山中煮白石法""服食钟乳法""服食松根法""服食茯苓法""服食苍术法""服食黄精法"等。"山居饮食"中也收录了不少健康养生食品制造方法，如：

"糟蒸猪肚　猪肚一个洗净，将黄芪、地黄洗净，槌碎，装入肚内，令竹签签住，用醇糟包肚，放在罐内，重汤以文武火蒸熟为度。常服健脾胃，进饮食，补中益气，治诸虚弱。"⑤

"鹿羹　味甘，无毒。经云：兽肉虽多，惟鹿最可食。性温补，益气力，助五脏，强阴。盖食灵草，异其众也。头肉又治烦怠多梦，蹄治脚膝痿，血治肺痿吐血及崩漏下血。用肉不拘多少，洗净控干，先以盐酒多醋少浴过，用花椒、莳萝、茴香、红豆、桂花（如无，桂皮代之），俱为细末，量肉多少下之，却将酒醋酱油拌匀，加葱白数茎，入瓷器内。密封其口，用重汤慢火煮，只候软烂方可食。"⑥

也有对饮食卫生原则的概述：

"凡饮食　空心食粥生津液。老人常以生牛乳煮粥食之，有益。夏月熟肉单用醋煮，可留旬日。面不宜过水，以滚汤候冷代水用之，熟水用陈紫苏妙。茶宜漱口不宜多啜。凡食面硬，作熟渡汤深煮，久则无毒。食面后如欲饮酒，须先以酒咽去目汉椒三两粒，则不为病。"⑦

《臞仙神隐》下卷，按春、夏、秋、冬四时记述十二个月山家务农、种植、收藏、修撰，以及牧养、兽医等。其中有不少关于药材的栽种、加工方法的记载，如地黄、牛蒡、商陆、野

① 朱权．神隐［M］//四库全书存目丛书编纂委员会．四库全书存目丛书·子部：第260册．济南：齐鲁书社，1995：9．
② 朱权．神隐［M］//四库全书存目丛书编纂委员会．四库全书存目丛书·子部：第260册．济南：齐鲁书社，1995：12．
③ 朱权．神隐［M］//四库全书存目丛书编纂委员会．四库全书存目丛书·子部：第260册．济南：齐鲁书社，1995：21．
④ 朱权．神隐［M］//四库全书存目丛书编纂委员会．四库全书存目丛书·子部：第260册．济南：齐鲁书社，1995：15．
⑤ 朱权．神隐［M］//四库全书存目丛书编纂委员会．四库全书存目丛书·子部：第260册．济南：齐鲁书社，1995：27．
⑥ 朱权．神隐［M］//四库全书存目丛书编纂委员会．四库全书存目丛书·子部：第260册．济南：齐鲁书社，1995：28-29．
⑦ 朱权．神隐［M］//四库全书存目丛书编纂委员会．四库全书存目丛书·子部：第260册．济南：齐鲁书社，1995：32．

菊花等；还有琼玉膏、地黄煎等补益方药的制作方法。全书可谓古代乡间生活大全。

（二）万全《养生四要》

《养生四要》，又名《万氏家传养生四要》，共 5 卷，明代万全撰。万全，字密斋，明代著名医学家和养生学家，约生活于弘治至万历年间，祖籍豫章（今江西南昌），后迁居于罗田（今湖北罗田）。

万全出身于世医之家，通晓各科，尤以儿科见长，著作《万密斋医学全书》，内有医书 10 种，其中《养生四要》为专论养生之作。书中说：

"全按：养生之法有四：曰寡欲，曰慎动，曰法时，曰却疾。寡欲者，谓坚忍其性也；慎动者，谓保定其气也；法时者，谓和于阴阳也；却疾者，谓慎于医药也。坚忍其性，则不坏其根矣；保定其气，则不疲其枝矣；和于阴阳，则不犯其邪矣；慎于医药，则不遇其毒矣。养生之要，何以加于此哉！"①

1. 论寡欲

《养生四要》首章"寡欲"，万全指出：

"夫食色，性也。故饮食男女，人之大欲存焉。口腹之养，躯命所关。不孝有三，无后为大。此屋庐子之无解于任人之难也。设如方士之说，必绝谷，必休妻，而后可以长生，则枵腹之瘠，救死不赡，使天下之人坠厥宗者，非不近人情者之惑欤？

"孔子曰：少之时，血气未定，戒之在色。盖男子八岁，肾气实，发长齿更，二八肾气盛，精气溢焉。精者，血之液；气者，精之导也。少之时，气方盛而易溢。当此血气盛，加以少艾之慕，欲动情胜，交接无度，譬如园中之花，早发必先瘁（萎）也。况禀受怯弱者乎？古人三十而娶，其虑深矣。

"古男子三十而娶，女子二十而嫁。大衍之数五十，天地之中数也，阳数二十五，阴数二十五。男子三十而娶，因其阳常不足，故益之以五；女子二十而嫁，因其阴常有余，故损之以五也。是故，长男在上，少女在下，则震兑交而为归妹也；少男在上，长女在下，则艮巽交而为蛊也。归妹之吉，帝乙以之。蛊之凶，晋侯之疾，不可为也。

"人能知七损八益，则形与神俱，而尽终其天年。不知此者，早衰之道也。何谓七损八益？盖七者，女子之数也，其血宜泻而不宜满；八者，男子之数也，其精宜满而不宜泻。故治女子者，当耗其气以调其血，不损之，则经闭而成病矣；男子者，当补其气以固其精，不益之，则精涸而成病矣。古人立法，一损之，一益之，制之于中，使气血和平也。"②

万全既反对禁欲，又强调节制。他指出：

"寡之者，节之也，非若佛老之徒，弃人伦，灭生理也。构精者，所以续纲常也。寡欲者，所以养性命也。"③

书中"八益丸""七损丸"作为男女常服的调养方，颇有意义。二方如下：

"八益丸

"男子常服，补气固精。

"熟地（黄酒拌，九蒸九晒，焙干，忌铁器）八两　黄柏（去皮，盐水炒褐色）四两　知母（去毛皮）四两　莲肉（去心）二两　芡实肉二两

"共为细末，炼蜜杵千余下，如梧子大。每服五十丸，空心食前温酒下，以米膳压之，忌萝卜。"

① 万全. 万氏家传养生四要 ［M］. 武汉：湖北科学技术出版社，1984：1.
② 万全. 万氏家传养生四要 ［M］. 武汉：湖北科学技术出版社，1984：1-2.
③ 万全. 万氏家传养生四要 ［M］. 武汉：湖北科学技术出版社，1984：3.

"七损丸

"女子宜服，抑气调血。

"香附米（童便浸三日，一日一换，取起春烂，焙干，净）一斤　当归（酒洗）四两　川芎六两

"为细末，酒煮神曲为丸，如梧桐子大。每服五十丸，空心食前茴香汤送下。"[①]

万全特别强调交合当以身体壮盛之时，过早房事或年老后勉强房事均无益于健康。他指出：

"今之男子，方其少也，未及二八而御女，各通其精，则精未满而先泻，五脏有不满之处，他日有难形状之疾。至于半衰，其阴已痿，求女强合，则隐曲未得而精先泄矣。及其老也，其精益耗，复近女以竭之，则肾之精不足，取给于脏腑，脏腑之精不足，取给于骨髓。故脏腑之精竭，则小便淋痛，大便干涩；髓竭则头倾足软，腰脊酸痛。尸居于气，其能久乎？"

"夫男子十六而精通，至六十四而精竭。女子十四而经行，至四十九岁而经断。初生之时，形体虽具，精血犹未生也。必待乳哺之养，水谷之气，日生月长。男子十六而精始溢，女子十四而血乃泻，成之何其难也。男子八八而精竭，女子七七而血尽，败之何其易耶？夫以十年所生之精血，尚不免于半百之用。譬诸草木，气聚于春者，复败于秋也，虽欲留之，只有许多分数。况以难成易败之精血，不知爱惜，反暴弃之，此所以不待八八、七七之期而早毙矣。"[②]

对于明代社会流行的各种性药以及御女之术，万全也进行了批判。说：

"交接多则伤筋，施泄多则伤精。肝主筋，阴之阳也，筋伤则阳虚而易痿；肾主精，阴中之阴也，精伤则阴虚而易举。阴阳俱虚，则时举时痿，精液自出，念虑虽萌，隐曲不得矣。当是时也，猛省起来，远色断想，移神于清净法界，歌舞以适其情，谷肉以养其身，上药以补其虚，则屋破犹堪补矣。苟不悔悟，以妄为常，乃求兴阳之药，习铸剑之术，则天柱折，地维绝，虽有女娲氏之神，终不能起冢中之枯骨也。

"今人好事者，以御女为长生之术。如九一采战之法，谓之夺气归元，还精补脑。不知浑浊之气，渣滓之精，其机已发，如蹶张之弩，孰能御之耶？己之精自不能制，岂能采彼之精气耶？或谓我神不动，以采彼之气，不知从入之路何在也，因此而成淋沥者有之。或谓我精欲出，闭而不泄，谓之黄河逆流，谓之牵转白牛，不知停蓄之处，为疽为肿者有之。非以养生，适以害生也。"[③]

由此，万全强调："寡欲者，延龄广嗣之第一紧要也。"当然，广义的寡欲，并不仅指情欲。

本章中万全也论及节制饮食的道理与调理脾胃的方法。他指出："五味虽所以养人，多食则反伤人也。"一方面，强调饮食不宜偏嗜，如说：

"人之性有偏嗜者何如？曾皙嗜羊枣之类是也。然嗜有所偏，必生有所偏之疾。观其多食鹧鸪、常食鸠子者，发皆咽喉之病。使非圣医知为半夏之毒，急以生姜解之，则二人未必不以所嗜丧其生也。"[④]

"凡有喜嗜之物，不可纵口，常念病从口入，惕然自省。如上古之人，饥则求食，饱则弃余可也。苟不知节，必餍足而后止，则气味之偏，害其中和之气，传化之迟，斯成菀病之积矣。为澼、为满、为痛，纵一时之欲，贻终身害，善养生者，固如是乎？即当明以告医，攻去之可也。"[⑤]

另一方面，不宜过食过饮，如说：

"饮食自倍，脾胃乃伤。自倍者，过于常度也。肠胃者，水谷之所藏也。饮食多少，当有分数，苟过多则肠胃狭小不能容受，不能容受则或溢而上出，不上出则停于中而不行，水不行则为蓄水，

① 万全. 万氏家传养生四要［M］. 武汉：湖北科学技术出版社，1984：2.
② 万全. 万氏家传养生四要［M］. 武汉：湖北科学技术出版社，1984：2-3.
③ 万全. 万氏家传养生四要［M］. 武汉：湖北科学技术出版社，1984：5.
④ 万全. 万氏家传养生四要［M］. 武汉：湖北科学技术出版社，1984：6.
⑤ 万全. 万氏家传养生四要［M］. 武汉：湖北科学技术出版社，1984：9.

食不化则为宿食,蓄水宿食,变生诸病。邵子曰: 爽口物多终作疾,快心事过必为殃。岂虚语哉! ”①

关于酒,万全也有专门讨论,认为适度饮酒对养生有帮助,但不加节制则伤身。他说:

“因而大饮则气逆。饮者,酒也,味甘辛苦,气大热。苦入心而补肾,辛入肺而补肝,甘入脾和气血而行荣卫。《诗》云: 为此春酒,以介眉寿。酒者,诚养生之不可阙。古人节之于酒器以示警,曰爵者,有差等也;曰钟者,中也;卮之象觥,云有伤之义。犹舟以载物,亦可以覆物也。若因而大饮,是不知节矣。大饮则醉,醉则肺先受伤。肺主气,肺气伤则气上逆,而病吐衄也。岂不危乎! 岂不伤乎! 信哉! 颠覆而杀身矣。酒虽可以陶性情,通血脉,然耗气乱神,腐肠烂胃,莫有甚于此者。”②

2. 论慎动

《养生四要》次章《慎动》,体现受道家和理学影响下的主静养生思想。万全说:

“周子曰: 君子慎动。养生者正要在此体认,未动前是甚么气象,到动时气象比未动时何如? 若只一样子,便是天理;若比前气象少有差讹,便是人欲。须从此处慎将去,却把那好生恶死的念头,莫要一时放空才好。

“慎动者,吾儒谓之主敬,老氏谓之抱一,佛氏谓之观自在,总是慎独工夫。独者,人所不知,而己所独知之处也。方其静也,即喜怒哀乐未发时,所谓中也,与天地合其德,与日月合其明,与四时合其序,与鬼神合其吉凶。君子于此,戒慎乎其所不睹,恐惧乎其所不闻,不使离于须臾之顷,而违天地、日月、四时、鬼神也。及其动也,正是莫见莫显之时,如喜怒哀乐发开中节,这便是和。和者,与中无所乖戾之谓也。略有不和,便是不中,其违于天地、日月、四时、鬼神远矣。到此地位,工夫尤难,君子所以尤加戒谨于独也。故曰君子而时中。”③

万全强调, “慎动”的主要精神在于“中和”,而 “慎动”主要是指心性的静,故说:

“人之性常静,动处是情。人之性未有不善,乃若其情则有不善矣。心纯性情,吾儒存心养性,老氏修心炼性,佛氏明心见性,正养此心,使之常清常静,常为性情之主。”④

心藏于内,往往由外物所触动,万全指出“视、听、言、欲”四者是扰乱心神的关键,由此提出“四俭”“四损”之说:

“人身之中,只有此心,便是一身之主。所谓视听言动者,此心也。故心常清静则神安,神安则七神皆安,以此养生则寿,殁世不殆;心劳则神不安,神不安则精神皆危,便闭塞而不通,形乃大伤,以此养生则殃。

“心之神发乎目,则谓之视;肾之精发于耳,则谓之听;脾之魂发于鼻,则谓之臭;胆之魄发于口,则谓之言。是以俭视养神,俭听养虚,俭言养气,俭欲养精。”

“视过损明,语过损气,思过损神,欲过损精,谓之四损。”⑤

此外,五志过极可损伤人体。《黄帝内经》有情志相胜的治法,万全对此有独到的理解:

“人有耳目口鼻之欲、行住坐卧之劳,虽有所伤,犹可治也。惟五志之发,其烈如火,七情之发,无能解于其怀。此神思之病,非自己乐天知命者,成败利钝置之度外,不可治也。喜伤心,恐胜喜;恐伤肾,思胜恐;思伤脾,怒胜思;怒伤肝,悲胜怒;悲伤肺,喜胜悲。所谓一脏不平,所胜平之,故五脏更相平也。

“百病主于气也,恐则气上而呕血,喜则气缓而狂笑,悲则气消而息微,思则气结而神困,怒则气下而溲便遗。凡此类者,初得病也,积久不解,或乘其所胜,或所不胜者乘之,或所胜

---

① 万全. 万氏家传养生四要 [M]. 武汉: 湖北科学技术出版社,1984: 6.
② 万全. 万氏家传养生四要 [M]. 武汉: 湖北科学技术出版社,1984: 7.
③ 万全. 万氏家传养生四要 [M]. 武汉: 湖北科学技术出版社,1984: 13.
④ 万全. 万氏家传养生四要 [M]. 武汉: 湖北科学技术出版社,1984: 14.
⑤ 万全. 万氏家传养生四要 [M]. 武汉: 湖北科学技术出版社,1984: 14.

者反来侮之，所生者皆病也。故曰：他日有难名之疾也。

"凡此五志之病，《内经》有治法，但以五行相胜之理治之。故悲可以治怒，以怆恻苦楚之言感之；喜可以治悲，以谑浪亵狎之言娱之；恐可以治喜，以迫遽死亡之言怖之；怒可以治思，以污辱欺罔之言触之；思可以治恐，以虑彼忌此之言夺之。凡此五者，必诡诈谲怪无所不至，然后可动人之耳目、易人之视听。若胸中无材，负性使气，不能体此五法也。"①

以情志相胜来治疗情志病，并非简单的情绪刺激，而是要精心治疗，才能取效。这是很有体会的经验之谈。此外在方药方面，万全列有五首方剂，如四物平肝汤治怒所伤，黄连安神丸治喜所伤，加减二陈汤治思所伤，加味四君子汤治悲所伤，定志丸治恐所伤，可谓身心同治，富有特色。

除方药外，万全也注意用打坐、调息等方法协助调心。如说：

"人之学养生，曰打坐，曰调息，正是主静工夫。但到打坐、调息时，便思要不使其心妄动，妄动则打坐、调息都只是搬弄，如何成得事？孟子曰：夭寿不贰，修身以俟之。这便是长生秘诀。"②

万全所述的方法简易可行，如论打坐说：

"打坐，正是养生一件事。养生者，养其性情也。打坐者，收敛此心，不使放去也，岂是呆坐。昔达摩面壁九年，目无所视，耳无所闻，口无所语，此心常在腔子，无思无为，不尘不垢，所以得成证果。承光立雪不动，乃见善学达摩处。

"古仙教人打坐说：垂其帘，塞其兑。人学打坐时，只说垂帘者，微瞑其目，不可紧闭也；塞其兑者，闭口勿吐气，但令鼻呼吸而已。曾不知垂其帘者，教人勿视也；塞其兑者，教人勿语也。从打坐时做起，做得熟时，虽不打坐，此目常不妄视，此口常不妄语，自然习与性成，此心自不妄动也。今之学长生者，到打坐时，瞑目闭口，放下打坐，依旧妄视妄语，如何收得此心住？更有一等方士，静静打坐做科范，心下却东西南北走去了，只当弃下个死尸，兀坐在这里。

"人一身之间，目之于色，耳之于声，口之于味，心之于思，纷纷扰扰，那得一时休息！到得夜来，恩爱之缠，邪辟之私，岂无一念自在。古仙照见世人苦被魔障，所以设法度人，教人打坐，可以长生。此心若是常清常静，虽日夜不眠，也当打坐；若是不能清静，亦似不能打坐。

"吾尝学打坐，内观其心是甚么样子，只见火焰起来，收煞不住。乃学古人投豆之法，以黑白二豆分善恶，不问子后午前，但无事便静坐一时，只是心下不得清静凉快，却又将一件事，或解悟经义，或思索诗文，把这心来拘束，才得少定，毕竟系着于物，不能脱洒。到今十年，稍觉得心下凉快一二分，虽不拘束他，自是收煞得住。

"有一方士，尝教人以打坐法，坐定以目观脐，似一团规，霎时规中现出景象，如春光明媚，以鼻徐徐吸之，舌腭咽之，下于重楼，直下丹田，如一轮红日出北海，历尾闾，循脊直上泥丸，自然神清气爽。此法子亦是守中，做得熟时，也有受用。但道无存相，存相是妄，无作为作为是。惟据其存想景象出入升降，如梦如幻，不特动其心，反把心来没死了。"③

论调息说：

"学长生者，皆自调息为入道之门。命门者，息之根本也；脉者，息之橐籥也；口鼻者，息之门户也；心者，息之主也。有呼吸之息，有流动之息，有止息之息，而皆统于肾焉。动则息出乎脉，静则息入于肾，一动一静，心实主之。智者动静皆调，昧者只调其静，至于动，息则乱矣。故曰：今夫蹶者趋者，是气也，而反动其心。……今人静坐，正一件吃紧处，只怕外若静而中未免搅扰之。六祖慧能既参五祖受衣钵，却又去从猎者逐兽，正是吃紧为人处，外若搅扰，其中却静。尝闻南岳，昔有仕山僧，每夜必秉烛造檀林，众僧打坐者数百人，必拈竹篦痛箠之，或袖中出饼果置其前，盖有以窥其中之静不静，而为之惩劝也。人能常自惩劝，则能

① 万全. 万氏家传养生四要［M］. 武汉：湖北科学技术出版社，1984：14–15.
② 万全. 万氏家传养生四要［M］. 武汉：湖北科学技术出版社，1984：17.
③ 万全. 万氏家传养生四要［M］. 武汉：湖北科学技术出版社，1984：17–18.

自静。故曰：心为严师。"①

除了论调息与调心的关系外，万全还特别强调气不仅是呼吸，全身均在气的收泄。他说：

"息者，气也。人物之生，莫不有窍为之出入也。惟口鼻之气，有出有入，人皆知之。若目之气泄于视，耳之气泄于听，前后二阴之气泄于便溺，玄府之气泄于沛空，人则不知也。故俭其视听，节其饮食，避其风寒，此调气之要也，岂特调其呼吸而已哉！

"善养生者，必知养气，能养气者，可以长生。故调气者，顺其气也；服其气者，纳其气也；伏其气者，闭其气也，皆曰养气。"②

万全所说的这些道理都十分深刻。

3. 论法时

《养生四要》卷三《法时》主要介绍四季养生的法则及常用方药。内容主要宗《黄帝内经·四气调神论》等篇，但也颇多新见。如反对春时服利泄之药以养生的观点说：

"今人春月喜服过药利数行，谓之春宣。盖宣者，布散之义。春月上升之气，或因寒气所折，郁而不发，则宜用升阳之剂或吐剂，以助其发生之令，故谓之宣。若无寒折之变，则宣剂亦不必服也，岂可下之，以犯养生之禁，以逆上升之气耶？此春行秋令，肝必受伤，至秋乃发病也。"③

万全强调，顺应四时的同时也要注重人体的体质之作用，并提出人、时、邪"三虚"的说法：

"四时之气，如春风、夏暑、秋湿、冬寒，皆能伤人成病，不但八风也。君子慎之！起居有节，食色不伤，虽有贼风苛毒，不能伤也。

"邪之所凑，其气必虚，如木腐而蠹生，堤穴而水入。以身之虚，逢天地之虚，又值上弦前、下弦后月廓之虚，重感于邪，谓之三虚。如是病者，微则笃，盛则死矣。"④

这较《黄帝内经》所说的"两虚相得"更为全面。关于修养练习与四时的关系，万全以"火候"一词为主展开解释说：

"修养家常曰火候。火者，纯阳之阴气也。候者，阴气升降之候。曰火候者，谓阴气之升降不可得见，观于七十二候斯可见矣。盖欲于此求之，以一年为一月，朔后阳渐长，至望而极，望后阳渐消，至晦而极。又以一月为一日，子后一阳生，至巳而极，午后一阳消，至亥而极。又以一日为一时，初初刻阳之长也，至初四刻而极，正初刻阳之消也，至正四刻而极。又以一时为一息，呼出阳之长也，吸入阳之消也。故天地之大，自其不变者观之，只一息耳。自其变者而观之，则流散无穷矣。"⑤

卷中也收录了一些常用的四时调理方剂。不过万全认为不能僵化地按四时来用药，他指出：

"大法：春宜吐，夏宜发汗，秋冬宜下。此教人治病者，不可犯时禁也。设遇可吐、可汗、可下之症，虽犯时禁，亦为之。所谓发表不远热，攻里不远寒也。若无病之人，春与吐，夏与发汗，秋冬与下，此诛伐无过，所谓大惑也。"⑥

4. 论却疾

《养生四要》卷四《却疾》谈延医用药的注意原则。一是强调治未病，如说：

"吾闻上工治未病，中工治将病，下工治已病。治未病者十痊八九，治将病者十痊二三，治已病者十不救一。

"善治者治皮毛，不善治者治骨髓。盖病在皮毛，其邪浅，正气未伤，可攻可刺；病至骨髓，

---

① 万全. 万氏家传养生四要［M］. 武汉：湖北科学技术出版社，1984：18–19.
② 万全. 万氏家传养生四要［M］. 武汉：湖北科学技术出版社，1984：20.
③ 万全. 万氏家传养生四要［M］. 武汉：湖北科学技术出版社，1984：25.
④ 万全. 万氏家传养生四要［M］. 武汉：湖北科学技术出版社，1984：26.
⑤ 万全. 万氏家传养生四要［M］. 武汉：湖北科学技术出版社，1984：27.
⑥ 万全. 万氏家传养生四要［M］. 武汉：湖北科学技术出版社，1984：30.

则邪人益深，正气将惫，针药无所施其巧矣。噫！勾萌不折，至用斧柯，涓涓不绝，流为江河，是谁之咎欤？"①

"善养生者，当知五失。不知保身，一失也；病不早治，二失也；治不择医，三失也；喜峻药攻，四失也；信巫不信医，五失也。"②

二是对养生用药提出参考性原则：

"全按：无阳则阴无以长，无阴则阳无以化，阴阳互用，如五色成文而不乱，五味相济而得和也。凡养生祛邪之剂，必热无偏热，寒无偏寒，温无聚温，温多成热，凉无聚凉，凉多成寒。阴则奇之，阳则偶之，得其中和，此制方之大旨也。"③

具体在用药上，万全重视东垣与丹溪之学，多以健脾胃及滋阴为法。如论肾精云：

"夫禀中和之气而生身，曰元精、曰元气、曰元神者，本身之真精、真气、真脉也。心之合脉也，其神不可见，其机见于脉也，故曰神机。夫真精、真气、真脉也，其原皆出于肾，故曰元丹，《经》所谓水乡铅者是也。精者，五脏之真精也。《经》云：肾者主受五脏六腑之精而藏之，故五脏盛乃能泻。谓之天癸者，天一所生之水也。两肾之间，谓之命门。《难经》曰：命门者，诸精神之所舍，原气之所系也。原气之出于肾者如此。脉之动也者，肾间之动气所发也。故人之脉以尺为主，如树之根，此真脉之出于肾者如此。夫肾者，生之本，为阴阳之枢纽，荣卫之根底，所以有补无泻也。丹溪滋阴大补丸最佳。"④

论脾胃则说：

"无极之真，二五之精，妙合而凝，以成男成女者，元气也。五谷为养，五果为助，五畜为益，五菜为充者，谷气也。肾为元气之根，脾胃为谷气之主，故修真之士所谓先天之气、真水真火者，即此元气也。所谓真土为刀圭者，即此谷气也。圭者，戊己二土也；刀者，脾之形象也。澄心静虑，惜精爱气者，所以养此元气也。饮食必节，起居必时者，所以养此谷气也。无元气则化灭，无谷气则神亡，二者当相交养也。古人制参苓白术散，谓补助脾胃，此药最妙。今作丸剂，与前滋阴大补丸相间服之，尤佳。"⑤

该卷中还有一系列万氏家传方剂，如治不育的螽斯丸、女子月经不调的调经丸、男子阳道不兴的壮阳丹等，均有其心得。录其方及论如下：

"螽斯丸

"昔中丞孙淮海公，年四十无嗣，尝问予以广嗣之道，且语其故。予告曰：《易》云，男女媾精，万物化生。夫男子阳道之坚强，女子月事之时下，应期交接，妙合而凝，未有不成孕者矣。男子阳道不强者，由于肾肝之气不足也。肾者作强之官，肝者罢极之本，肝之罢极，生于肾之作强也。故阴痿而不起不坚者，筋气未至也，肝主筋，肝虚则筋气不足矣；阴起而不坚不振者，骨气未至也，肾主骨，肾虚则骨气不足矣。又有交接之时，其精易泄，流而不射，散而不聚，冷而不热者，此神内乱，心气不足也。凡有此者，宜各随其脏气之不足而补之。在肝则益其肝，如当归、牛膝、续断、巴戟之类；在肾则益其肾，如熟地黄、苁蓉、杜仲之类；在心则益其心，如五味、益智、破故纸之类；用枸杞、菟丝、柏子仁以生其精，使不至于易乏；山茱萸、山药、芡实以固其精，使不至于易泄。修合而服，其药勿杂。其接以时，则兆黑熊之梦，麒麟之子可计日而待矣。命其方曰螽斯丸：

"熟地二两　归身（酒洗）　牛膝（酒洗）　川续断（酒洗）　巴戟（去心）　苁蓉（酒洗，焙）　枸杞　菟丝子（酒蒸）　杜仲（姜汁炒尽丝）　柏子仁（去壳）　山茱萸肉　芡实

① 万全. 万氏家传养生四要 [M]. 武汉：湖北科学技术出版社，1984：32.
② 万全. 万氏家传养生四要 [M]. 武汉：湖北科学技术出版社，1984：33.
③ 万全. 万氏家传养生四要 [M]. 武汉：湖北科学技术出版社，1984：35.
④ 万全. 万氏家传养生四要 [M]. 武汉：湖北科学技术出版社，1984：35.
⑤ 万全. 万氏家传养生四要 [M]. 武汉：湖北科学技术出版社，1984：37.

肉　山药　各一两　破故纸（炒）　益智仁　五味各五钱

"共为细末，炼蜜为丸，梧子大。每服五十丸，空心温酒送下。"①

"调经丸

"公问：女子月事，或前或后，无定期者，何以调之？全曰：此神思之病，无以治之。公曰：何故？全曰：宠多而爱不周，念深而幸不至，是以神思乱也。况女子者，以身事人，而其性多傲，以色悦人，而其心多忌，故难调也。公曰：据此意制方，平其气，养其血，开其郁，宜无不可。全曰：谨如教。乃进调经丸，方用香附、川芎、陈皮以开郁顺气，白术补脾，当归养心，以治心脾之病。

"香附米（杵，净一斤，以醋浸，春五日，夏三日，秋七日，冬十日，瓦罐煮干，又焙干取末）川芎　当归　白术　陈皮　各五钱

"为末，酒煮面糊为丸，梧子大。每服五十丸，空心食前米汤下。"②

"壮阳丹

"人有阳道常痿者，多致无子，不可不虑也。惟其求嗣之急，易为庸医之惑。或以附子、起石为内补，或以蟾酥、哑芙蓉为外助。吾见阳事未兴，内热已作，玉茎虽举，顽木无用，终身无子而夭殁者有之。深念此辈无辜，而受医药之害。遍访诸方，无逾此者，出以示人，命之名曰壮阳丹。

"熟地黄四两　巴戟（去心）二两　破故纸（炒）二两　仙灵脾二两　阳起石（炒，另研，水飞）一两　桑螵蛸（真者，焙）一两

"上为末，炼蜜为丸，如梧子大。每服三十丸，空心无灰酒下。亦不可持此自恣也，戒之。"③

5. 总论养生

《养生四要》卷五《养生总论》，主要是收录各种平时服饵健身方药，卷前也有专门关于养生用药的讨论，反对方士的不经之说。万全指出：

"养生之道，只要不思声色，不思胜负，不思得失，不思荣辱，心无烦恼，形无劳倦，而兼之以导引，助之以服饵，未有不长生者也。服饵之物，谷肉菜果为上，草木次之，金石为下。盖金石功速而易生疾，不可轻饵，恐毒发难削也。近观服杏仁者至二三年，或泄，或脐中出，皆不可治。服楮实者，辄成骨痿。服钟乳、阳起石、硫黄、丹砂、雄黄、附子、乌头之属，多为虚阳发热作疾。服女子初经作红铅者亦然。悉宜屏之，勿轻信也。

"方士惑人，自古有之。如秦始皇遣人海，求不死之药；汉武帝刻意求仙，至以爱女妻之，此可谓颠倒之极，末年乃悔悟曰：天下岂有仙人，惟节食服药，差可少病而已。此论甚确。"④

卷中所收方药甚多，基本不含矿物药。以延年益寿不老丹与却老乌须健阳丹两种为例：

"延年益寿不老丹

"生地黄（酒浸一夜，晒干）三两　熟地黄（洗净，晒干）三两　地骨皮（酒洗净，晒干）五两　人参三两　天冬（酒浸三时，去心，晒干）三两　麦冬（制同）三两　白茯苓（去粗皮切片，酒浸，晒干）五两　何首乌（半斤，鲜者，用竹刀刮去皮，切片，酒浸，晒干；干者，用米泔水浸软，刮去皮，切片用，砂锅内先下乌羊肉一斤）　黑豆三合

"量着水干上，加竹篦，放此药，覆盖蒸一二时辰，取出晒干，共为细末，炼蜜为丸，梧子大。每服三五十丸，酒送下。清晨服之。此药千益百补，或十日或一月，自知为另等人也，常服功

---

① 万全. 万氏家传养生四要［M］. 武汉：湖北科学技术出版社，1984：40.
② 万全. 万氏家传养生四要［M］. 武汉：湖北科学技术出版社，1984：40.
③ 万全. 万氏家传养生四要［M］. 武汉：湖北科学技术出版社，1984：41.
④ 万全. 万氏家传养生四要［M］. 武汉：湖北科学技术出版社，1984：61.

效难言。得此药者，不可以为药易而轻传也。"①

"却老乌须健阳丹

"何首乌（半斤，米泔水浸三夜，竹刀刮去皮，打碎如棋子大）　赤白芍（一斤）　牛膝（半斤，同前何首乌，用黑豆五升，入砂锅内煎二次，为末）　枸杞（半斤，酒浸洗，晒干，为末）　当归（半斤，酒浸一夜，加茯苓半斤）　破故纸（五两，炒黄，为末）　茯苓（赤一斤，牛乳浸，白一斤，人乳浸，俱一夜，晒干）　菟丝子（半斤，酒浸三日，晒干，为末）

"上七味，各不犯铁器，炼蜜为丸，如弹子大。日进三丸，早进一丸，空心酒下，午后一丸，姜汤下，临困一丸，盐汤下。初服三日，小便杂色，是去五脏杂病；二十七日唇红，口生津液，再不夜起；四十七日，身躯轻健，两乳红润；至一月后，鼻头辛酸，是诸风百病皆出；四十九日，目视光明，两手火热，精通，白发返黑，齿落更生，阳事强健，丹田如火，行步如飞，气力倍加。非人不可轻泄，乃神秘之方也。"②

（三）王廷相《摄生要义》

《摄生要义》见于《寿养全书》，署名河滨丈人著，有学者认为作者即明朝著名学者王廷相③。王廷相（1474—1544 年），字子衡，号浚川。明朝潞州（今山西长治）人，著名文学家、哲学家。

《摄生要义》全书共分 10 篇，即《存想篇》《调气篇》《按摩篇》《导引篇》《形景篇》《饮食篇》《居处篇》《房中篇》《四时篇》《杂忌篇》，内容全面。作者在序言中称：

"养生之说，其来尚矣。神农尝草，轩皇立论，秘启造化，德济含灵，天人之蕴，于是昭布矣。迨及后世，论述渐广。高者，荡入仙筌，卑者，专守方饵。不知调息、摄性、缓形、节欲，乃人理之隐诀，性命之枢机焉。

"余自壮年以来，颇讲此术，缘动达形，缘虚达气。下不著伎，上不泥仙。似于摄生之秘，超然有得。乃会综群文，诠取要旨，以著论十篇，用发蒙学。嗟乎！修身体道，弘济蒸人，治世之事业也。养气完形，寡欲啬精，保生之大节也。"④

其意认为养生既不必效法修仙的虚渺，也不能一味地依靠医药，而应在日常中练习，作者于此并有个人体会。

其《存想篇》《调气篇》分别介绍较为易行的内练方法。《存想篇》所介绍的方法颇为简明，主要论存想九宫之法：

"夫心宰性真，百体攸宗，用以遣意，意往气从，至微而神，至幽而通。古昔先达，默会神解，假托名义，接引后人，此存想之术所由始也。按《大洞经》有九宫之论，乃斯术之滥觞。……凡一首之中，有此九宫。《黄庭经》所谓'明堂金匮玉房间，洞房紫极灵门户'是也。宫虽有九，惟守寸左面有绛台，右面有黄阙，九宫真人出入，皆以此为路。其余诸宫，皆有前户、后户以相通。惟泥丸一宫有下门，以通喉中，此为大关键也。修养之士，不论四时昼夜方向，欲修此者，先平坐闭气，瞑目握固两膝上，乃先存想守寸，见青房、紫户二大神，并形如婴儿初生之状，衣如房户之色，手执流金铃（摇动闻其声），身发赤光如云霞之气，流于守寸宫外（自此以后，存想其神，皆如此状。几宫中有二神居者，先左次右。有三神居者，先中次左次右）。守寸毕，次明堂，次洞房，次泥丸，次流珠，次玉帝，次上及天庭四宫皆如之。九宫既毕，复想泥丸之神，并口吐赤气罩入己口，吸而咽之。以上灌丹田，仟吐仟灌，以热为度，如此则九宫之事毕

① 万全. 万氏家传养生四要［M］. 武汉：湖北科学技术出版社，1984：62.
② 万全. 万氏家传养生四要［M］. 武汉：湖北科学技术出版社，1984：66.
③ 吉文辉. 河滨丈人考——兼谈医史人物传记资料检索［J］. 南京中医学院学报，1993，9（2）：44-45.
④ 胡文焕. 类修要诀·附摄生要义［M］. 北京：中医古籍出版社，1987：51.

矣。其曰官、曰神、曰衣、曰铃之类，皆假设之义。盖人之脑，乃精髓之海；丹田，乃气之海。若血气滞塞不通，必不能和合而生精气，日惟枯竭而已。故常加存想，使气熏蒸透彻如云烟，在上变成雨露，即腠理通莹，化为精血，补脑益肾之功于是为大矣。

"若人偶感六气，体中不快，便当就寝，偃卧闭气，瞑目握固，存想明堂二神，并亦偃卧（若坐想三神，皆向外长跪。此一节是单想明堂，或单想泥丸之想术易之法也）。各口吐赤气，从宫中流出，渐渐缠绕我身，蒙笼周匝。遂将所绕之气吞而咽之，觉勃勃入口，下流胸腹入丹田。此即存想下部之术。须臾绕身，赤气即便成火，火遂烧身，身与火共为一体，内外洞光，骨肉脏腑，如燃炭之状。如此，则身中之气通透上下内外无余矣。由是风寒暑湿以气彻而散，积滞凝结以气达而消，其疾自愈。若能昼夜常行三五过，久久自然百疾不生。凡此皆假设景象，以意引气之术，使上通脑髓之门，下达血气之海耳，非必真有此物也。学道者当自知之。"①

文中论及对存想的解释，指出所想诸神及形象皆为假设，并非真有此物。这些说法不涉于玄，易于为常人接受和练习。

《调气篇》中，作者论其主要的方法为：

"欲修调气之术者，常得密室闭户，安床暖席，枕高二寸许，正身偃卧，瞑目握固，两足间相去五寸，两臂与体相去亦各五寸。先习闭气，以鼻吸入，渐渐腹满，乃闭之，久不可忍，乃从口细细吐出，不可一呼即尽。气定复如前。闭之始，而十息或二十息不可忍，渐热渐多。但能闭至七八十息以上，则脏腑胸膈之间皆清气之布漫矣。至于纯熟，当其气闭之时，鼻中惟有短息一寸余。所闭之气，在中如火蒸润肺官，一纵则身如委蜕，神在身外，其快其美，有不可言之状。盖一气流通，表里上下彻泽故也。其所闭之气渐消，则恍然复旧。此道以多为贤，以久为功，但能于日夜间得此一两度，久久耳目聪明，精神完固，体健身轻，百疾消灭矣。"②

作者又称："夫存想者，以意御气之道，自内而达外者也。按摩者，开关利气之道，自外而达内者也。"③指出按摩与存想、调气不同，乃自外以调内之法，并在《按摩篇》中介绍数种自我按摩保健法。一种是与存想相结合：

"凡有行者，当在子后午前之时，平坐东向，以两手大指按拭两目过耳门，使两掌交会于项后，如此三九遍次，存想目中各有紫、青、绛三色气，如云霞郁郁浮出面前。再依前按拭三九遍，复存想面前云气，晖晖霍霍灌入瞳子，因咽华池之液二十口，乃开目以为常，坐起。皆可行之，不必拘时。一年许，耳目便聪明；久为之，彻视数里，听于绝响也。"④

另一种是随时可行的简易方法：

"面上常欲得两手摩拭之，使热则气常流行。作时先将两掌摩热，然后以掌摩拭面目，高下随形，皆使极匝。如此三五过，却度手于项后及两鬓，更互摩发如栉头之状，亦数十过。令人面有光泽，皱斑不生，发不白，脉不浮外。久行五年不辍，色如少女。

"耳欲得数按仰其左右，令人聪彻。

"鼻亦欲按其左右无数，令人气平。又：常以两手按鼻及两目之眦上下，按之无数，闭气，为之气通即止，吐而复始，亦三九遍。能恒为之，鼻闻百步，眼乃洞观。"⑤

还有一种是名为"大度关"的全身系统按摩法：

"凡人小有不快，即须按摩按捺，令百节通利，泄其邪气。凡人无问有事无事，须日要一度，令人自首至足，但系关节处，用手按捺各数十次，谓之大度关。先百会穴，次头四周，次两眉外，次目眦，次鼻准，次两耳孔及耳后，皆按之；次风池，次项左右，皆揉之；次两肩胛，

---

① 胡文焕. 类修要诀·附摄生要义 [M]. 北京：中医古籍出版社，1987：52-54.
② 胡文焕. 类修要诀·附摄生要义 [M]. 北京：中医古籍出版社，1987：54.
③ 胡文焕. 类修要诀·附摄生要义 [M]. 北京：中医古籍出版社，1987：55.
④ 胡文焕. 类修要诀·附摄生要义 [M]. 北京：中医古籍出版社，1987：55.
⑤ 胡文焕. 类修要诀·附摄生要义 [M]. 北京：中医古籍出版社，1987：55-56.

次臂骨缝，次肘骨缝，次腕，次手、十指，皆捻之；次脊背，或按之，或捶震之；次腰及肾堂，皆搓之；次胸乳，次腹，皆揉之无数；次髀骨，捶之；次两膝，次小腿，次足踝，次十趾，次足心，皆两手捻之。若常能行此，则风气时去，不住腠理，是谓泄气。又：常向肾堂及两足心，临卧时令童子用手搓摩，各以热透表里为度。摩肾堂热，则肾气透而易于生精；摩足心热，则涌泉穴透而血不下滞。"①

《导引篇》则指出："导引之术，传自上世，其来久矣，故曰彭祖之所好。其法自修养家、医家所谈，无虑数百首，今取其要约切当者十六条，参之诸论，大概备矣。"②书中所介绍的16条，后世称为"十六段锦"，集老子导引法四十二势、婆罗门导引法十二势、赤松子导引法十八势、钟离导引法八势、胡见素五脏导引法十二势等各家之切要而成。其法为：

"凡行导引法，常以夜半及平旦将起之时为之。此时气清腹虚，行之益人。

"先闭目握固，冥心端坐，叩齿三十六通，即以两手抱项，左右宛转二十四（此可以去两胁积聚风邪）。

"复以两手相叉虚空托天，仰手按顶二十四（此可以除胸膈间邪气）。

"复以两手心掩两耳，却以第二指压第三指，弹击脑后二十四（此可以除风池邪气）。

"复以两手相捉按左膝左捩身，按右膝右捩身二十四（此可以去肝家风邪）。

"复以两手一向前，一向后，如挽五石弓状二十四（此可以去臂腋积邪）。

"复大坐展两手，纽项左右反顾，肩膊随转二十四（此可以去脾家积邪）。

"复两手握固，并拄两胁，摆撼两肩二十四（此可以去腰肋间风邪）。

"复以两手交捶臂及膊，反捶背上连腰股各二十四（此可以去四肢胸臆之邪）。

"复大坐斜身偏倚，两手齐向上，如排天状二十四（此可以去肺间积聚之邪）。

"复大坐伸脚，以两手向前，低头攀脚十二次，却钩所伸脚屈在膝上，按摩之二十四（此可以去心胞络邪气）。

"复以两手据地，缩身曲脊，向上十三举（此可以去心肝中积邪）。

"复起立徐行，两手握固，左足前踏，左手摆向前，右手摆向后；右足前踏，右手摆向前，左手摆向后二十四（此可以去两肩愈之邪）。

"复以手向背上相捉，低身徐徐宛转二十四（此可以去两胁之邪）。

"复以足相纽而行，前进十数步；复高坐伸腿，将两足纽向内，复纽向外各二十四（以上二条可以去两膝及两足间风邪）。

"行此十六节讫，复端坐闭目，握固冥心，以舌柱上颚，搅取津液满口，漱三十六次作谷谷声咽之。复闭气，想丹田火自下而上遍烧身体，内外蒸热乃止。"③

《形景篇》是介绍人体结构与生理知识。其中尤为重视肾脏，指出：

"五脏之真，惟肾为根，上下有窍，谷味之液化而为精，人乃久生。肾虚精绝，其生乃灭。凡人肾虚，水不足也，补以燥药，以火炼水，其精乃烁。摄生者，观于肾之神理，则夭寿之消息，亦思过半矣。"④

《饮食篇》则云："人知饮食所以养生，不知饮食失调亦所以害生。故能消息使适其宜，是谓贤哲悟于未病。"⑤文中罗列一系列饮食卫生原则，如云：

"凡人饮食，无论四时，常欲温暖。夏月伏阴在内，暖食尤宜。不欲苦饱，饱则筋脉横解，肠澼为痔。因而大饮，则气乃暴逆。

① 胡文焕. 类修要诀·附摄生要义［M］. 北京：中医古籍出版社，1987：56.
② 胡文焕. 类修要诀·附摄生要义［M］. 北京：中医古籍出版社，1987：56.
③ 胡文焕. 类修要诀·附摄生要义［M］. 北京：中医古籍出版社，1987：56-57.
④ 胡文焕. 类修要诀·附摄生要义［M］. 北京：中医古籍出版社，1987：58.
⑤ 胡文焕. 类修要诀·附摄生要义［M］. 北京：中医古籍出版社，1987：60.

"养性之道，不欲食后便卧及终日稳坐，皆能凝结气血，久即损寿。

"食后，常以手摩腹数百遍，仰面呵气数百口，趑趄缓行数百步，谓之消食。食后便卧，令人患肺气、头风、中痞之疾。盖荣卫不通，气血凝滞故尔。故食讫，当行步踌躇，有所修为乃佳。语曰：流水不腐，户枢不蠹。以其动然也。

"食饱不得速步、走马、登高、涉岭，恐气满而激，致伤脏腑。

"不欲夜食，脾好音声，闻声印动而磨食。日入之后，万响都绝，脾乃不磨。食之即不易消，不消即损胃，损胃则翻，翻即不受谷气，不受即多吐，多吐则转为翻胃之疾矣。

"食欲少而数，不欲顿而多。常欲令饱中饥，饥中饱为善尔。食热物后，不宜再食冷物；食冷物后，不宜再食热物，冷热相激，必患牙齿……"①

其中分析少食与多食的区别颇有见地。认为多食虽可补充营养，但不利于养内。篇中说：

"善养生者养内，不善养生者养外。养内者，安恬脏腑，调顺血脉，使一身之气流行冲和，百疴不作。养外者，恣口腹之欲，极滋味之美，穷饮食之乐，虽肌体充腴，容色悦泽，而酷烈之气内蚀脏腑，形神虚矣。安能保合太和，以臻遐龄？"②

《居处篇》则强调"善养生者，择地而居，此为至要"，根据《黄帝内经》"阴精所奉其人寿"的说法，指出"居处高耸，于生乃宜"，但最主要是防避外邪。篇中说：

"坐卧之处，必须固密。若值细隙之风，其毒中人尤甚。久之，或半身不遂，或角弓反张，或言语謇涩。盖身既中风，鬼邪易入，众病总集，遂致夭其天年尔。是故洼下之地不可处，慎其湿也。疏漏之地不可处，慎其风也。久闭之室不可处，慎其土气之恶也。幽冥之壑不可处，慎其阴郁之毒也。四者皆能病人，养生之士尤宜避之也。"③

《房中篇》强调房事应有节制，指出：

"天地氤氲，万物化醇，男女媾精，万物化生。此造化之源，性命之根本也。故人之大欲，亦莫切于此。嗜而不知禁，则侵克年龄，蚕食精魄，暗然弗觉，而元神真气去矣，岂不可哀？惟知道之士，禁其太甚，不至杜绝。虽美色在前，不过悦目畅志而已，决不肯恣其情欲，以伐性命。"④

文中引《黄帝内经》之"七损八益"并解释说：

"七者女子之血，八者男子之精，则血气、精气二者可调。不知用此，则早衰之节也。故年四十而阴气自半也，起居衰矣。年五十，体重，耳目不聪明矣。年六十，阴痿，气大衰，九窍不利，下虚上实，涕泣俱出矣。故曰：知之则强，不知则老。智者有余（自性而先行，故有余），愚者不足（察行而后学，故不足）。有余则耳目聪明，身体轻强，老者益壮，壮者益治。盖谓男精女血，若能使之有余，则形气不衰而寿命可保矣。不然，窍漏无度，中干以死。非精离人，人自离精也，可不戒哉！"⑤

《四时篇》为四时生活起居的注意原则，其要旨是"随时加摄，使阴阳中度，是谓先几防于未病"⑥，具体则以《黄帝内经》中的"四气调神论"为纲，分论春、夏、秋、冬四季之摄养。

《杂忌篇》主要讲日常生活中有碍健康应加避忌的事项，篇中说：

"夫养生者，卧起有四时之早晚，饮食有至和之常制，调利关节有导引之方，流行荣卫有吐纳之术。忍喜怒以养阴阳之气，节嗜欲以固真元之精，保形延寿可谓备矣。使禁忌之理，知有未周，虽云小节之常，亦为大道之累。故事有侵性，不可不慎者。"⑦

① 胡文焕. 类修要诀·附摄生要义［M］. 北京：中医古籍出版社，1987：60–61.
② 胡文焕. 类修要诀·附摄生要义［M］. 北京：中医古籍出版社，1987：61.
③ 胡文焕. 类修要诀·附摄生要义［M］. 北京：中医古籍出版社，1987：62.
④ 胡文焕. 类修要诀·附摄生要义［M］. 北京：中医古籍出版社，1987：62.
⑤ 胡文焕. 类修要诀·附摄生要义［M］. 北京：中医古籍出版社，1987：63.
⑥ 胡文焕. 类修要诀·附摄生要义［M］. 北京：中医古籍出版社，1987：64.
⑦ 胡文焕. 类修要诀·附摄生要义［M］. 北京：中医古籍出版社，1987：66.

所列的禁忌事项，包括暮无饱食及大醉、勿忍二便、避免过劳以及睡眠姿势等生活细节，即所谓"虽云小节之常，亦为大道之累"，强调：

"古之善摄生者，居常少思虑，忍嗜欲，平喜怒，寡忧乐，澹好恶。世之美丽贵重物事，举不足以入其心。由是志意舒畅，形体安和，血气顺利，度百岁而后去矣。"[①]

（四）王文禄《医先》

王文禄，字世廉，号沂阳生，明代海盐（今属浙江）人，嘉靖时举人，为著名学者。学识渊博，重视养生，编著有丛书《百陵学山》。《医先》一书取名立意，即治未病之意。正如作者在序言中所说：

"上医治未病不治已病。治未病易而无迹，治已病劳而无功，是故未病者多忽，而已病者始求诸医，医虽良，其如病成何！膏肓之谕，惜也。自秦以前，坟典完备，学出于一，养德、养生无二术云。秦以后，坑焚烬渐，幸《素问》犹传。学者弃而不讲，目为伪撰，盖不知多参赞至言，非圣弗能也。矧天子以至庶人，修身为本，岂有遗身而能用世邪？是在辨之早焉已矣！于是作《医先》，盖先未病而医之，不施饵剂、砭针，同跻仁寿之域。"[②]

该书首先认为养德与养生应当合一，才是完整的理论。相对而言儒家偏于养德，而养生之术多属道家，但对于人来说两者均不可缺。作者说：

"养德、养生二而无全学也。矧天地大德曰生，今以养德属儒，曰正道；养生属仙，曰异端，误矣！身亡而德安在哉？故孔子慎疾，曰父母惟疾之忧，教人存仁致中和。孟子曰养气，持志集义，勿忘勿助。是故立教以医世，酌人情而制方。周末文靡则伪，故存仁；战国气暴则戾，故集义。存仁，完心也，志定而气从；集义，顺心也，气生而志固。致中和也，勿忘勿助也，疾安由作？故曰养德、养生一也，无二术也。"[③]

在具体理论上，王文禄对形神、气血、精等都有自己的看法。书中说：

"沂阳生曰：养生贵养气，养气贵养心，养心贵寡欲。寡欲以保元气，则形强而神不罢。若形坏则神不存，神离则形不固。形譬灯缸盛油，神譬灯油燃火，摇翻灯缸则灯油泻，炙干灯油则灯缸裂。必形与神俱，即魂魄足，荣卫调。"

"沂阳生曰：甚矣，精为至精之宝也。故岐伯云：精者，身之本也。是以精枯则病，精竭则死。夫劳极则精罢，思极则精离，饮食少则精减，房欲频则精耗。试观树木，拨皮膏脂则萎枯矣，夫人曷可妄用其精哉！故曰：精不妄用，则气不散；气不散，则神不移。又曰：思不可用，意不可动，意动则神移，神移则气散，气散则精亡。《道德经》曰：致虚极，守静笃。谷神不死，是谓玄牝。"[④]

在"养生贵养气，养气贵养心，养心贵寡欲"的总体认识下，王文禄的养生方法特点是重视养生，以气统血，强调寡欲养神。

1. 重视养生，以气统血

该书结合医学各派理论，讨论养生原则，并以"沂阳生"的名义发挥个人见解。例如在金元两大名医补土派李东垣与滋阴派朱丹溪之间，他崇李而抑朱。如说：

"夫地即血，天即气。天包地，气载血。今人，骨肉、脏腑皆血也，魄也；神灵、运用皆气也，魂也。人死，乃魂去魄存，气散血尚聚也。是以贵养气。世降，气转耗也，朱丹溪乃曰：气有余，

① 胡文焕. 类修要诀·附摄生要义［M］. 北京：中医古籍出版社，1987：67.
② 王文禄. 医先［M］∥张志斌. 中医养生大成·第一部·养生通论：中册. 福州：福建科学技术出版社，2012：1033.
③ 王文禄. 医先［M］∥张志斌. 中医养生大成·第一部·养生通论：中册. 福州：福建科学技术出版社，2012：1035.
④ 王文禄. 医先［M］∥张志斌. 中医养生大成·第一部·养生通论：中册. 福州：福建科学技术出版社，2012：1035.

血不足，药专补血。夫气有余，邪气也，正气何尝有余？"[1]

在气血的关系上，他主张以养气为主：

"沂阳生曰：脾之系于生人大矣。思则伤脾，多食则胃塞而脾不能运，亦受伤。是以养脾者，养气也。养气者，养生之要也。"[2]

他反对朱丹溪养阴好用寒凉，推崇李东垣补中益气之法以及褚澄"服凉药则百不一生"的观点，并以自身体会为例说：

"医者，意也。度时致病者意起之，立方医之，若天时圣教不同也。罗太无见元世夷风奢靡，丰于滋味，湿热痰火，致病常多，故授朱丹溪以清金降火之法，乃辟《和剂局方》温补之非，矫之过也。夫《局方》热药固不可，丹溪专用凉药亦不可，况今元气日耗也。用丹溪法治者，多坏脾胃。盖痰生脾湿，热生脾虚，必用东垣补脾法为上。是以医贵审气运、察人情及致病之原。"

"丹溪曰：温补者，非温药补之也，温犹温存之温。沂阳生曰：非温药不补。予尝服参、芪、苓、术等药，则精神倍常。服四物汤则否，或作泻。盖芍药性寒，能伐生发之气；当归滑泄而润大肠；川芎走阳分而气散；地黄亦性寒，且滞泥而生痰。服之若饮凉水，多伤脾胃。夫脾喜燥恶湿，喜暖恶寒，试饮热酒、啜热粥，面津津然，色泽冲和，四支舒畅，使冷物则否。故曰形寒饮冷则伤肺，此之谓也。"

"补血用四物，补气用四君子。夫四君子温药，补气正以生血；四物凉药，未能补血，先伤胃气。张仲景用人参生新血，阳生阴长也。夫参色黄白，性冲和，若补气；味甘温，内红润，若生血。仲景得神农尝药之心者乎！沂阳生曰：医家论气、血二字，即儒家论知、行二字。气血、知行，皆统于心，一也。用药讲学，不得不详分言之，岂可二之若冰炭也。"[3]

2. 强调寡欲养神

在心神方面，王文禄也强调以静为主。如说：

"沂阳生曰：养神之术，去牵引而已矣。牵如牵缆之牵，引如引弓之引。舟欲疾，必牵行之急；矢欲中，必引满之审。缆断则舟住矣，矢释则弓舒矣，欲寡则神凝矣。……一切病皆生于心，心神安泰，病从何生？不观农夫冒暑耘耨无暑病，相习忘之也。凡心动即火起，外邪斯入矣。是以贵忘外。"

"沂阳生曰：慎喜戒怒，气调矣；御寒避暑，形固矣。心主之也。苟能虽喜忘喜，不累于喜；虽怒忘怒，不累于怒；虽寒忘寒，不累于寒；虽暑忘暑，不累于暑。形气豫全，何伤之有？非至人曷足语此！"[4]

具体来说，寡欲是关键，如说：

"沂阳生曰：心血方寸，甚几希者。旦昼欲火煎熬，耗亡殆尽，则神不能留。非时时静养之，乌能延生？当念夜气滋息而慎之，以保命为要，可也。

"沂阳生曰：六气不侵，七情无扰，清虚恬静之日，日日如之，则病安从生？不变不动而能忘之，则忘日忘年，寿与天地等而不老矣！形安能槁？奈何至易而人不肯为，日自戕其生理也！盖欲火炙烈，每日暗损一分，不觉积久损多矣。以原禀厚薄，为寿之修短也。"[5]

"或问：发白何也？沂阳生曰：省思虑则心血不耗，发不易白矣，盖发属血也。问：须白何也？曰：远色欲则肾精不耗，须不易白矣，盖须属精也。又问：年高则形容老，何也？曰：心为形役，

① 王文禄. 医先［M］//张志斌. 中医养生大成·第一部·养生通论：中册. 福州：福建科学技术出版社，2012：1035-1036.
② 王文禄. 医先［M］//张志斌. 中医养生大成·第一部·养生通论：中册. 福州：福建科学技术出版社，2012：1037.
③ 王文禄. 医先［M］//张志斌. 中医养生大成·第一部·养生通论：中册. 福州：福建科学技术出版社，2012：1037.
④ 王文禄. 医先［M］//张志斌. 中医养生大成·第一部·养生通论：中册. 福州：福建科学技术出版社，2012：1037.
⑤ 王文禄. 医先［M］//张志斌. 中医养生大成·第一部·养生通论：中册. 福州：福建科学技术出版社，2012：1038.

有耗无益，是以易老。若能一切忘之，则身且忘矣，况年乎？故曰：天若有情天亦老。天之苍苍者不变，则人之形容、须发亦可以无变也。"[1]

《医先》全书文字不多，但均为精要之论。

（五）黄承昊《折肱漫录》

明代黄承昊所著《折肱漫录》一书，初刊于1635年，原为6卷，计有养神1卷、养形2卷、医药3卷。后来该书被清人程永培收入《六醴斋医书十种》时变成7卷，无养神卷，但多续养形、续医药各1卷。

作者黄承昊幼年多病，自称"凡方书所载之症十患四五，本草所载之药亦十尝四五"[2]，因取"三折肱成良医"之义，将其著作题名为《折肱漫录》。书中医药篇主要是医论医话，养形篇与养神篇则侧重于养生。该书所论养生观点，颇有见地。

1. 强调养生先养神

《四库全书存目丛书》收录的明崇祯刊6卷本《折肱漫录》，其中《养神篇》对养生很有意义。作者强调"养生者，先养神，次养形"，纵论儒、道、佛三家之观点而谈养神。如：

"南岳慧思禅师患四肢缓弱，不能行步。自念曰：病从业生，业从心起，心源无起，外境何状？病、业与身者如云影。如是观，已颠倒想灭，轻安如故。养生者，先养神，次养形。养神莫要于恬淡虚无，伤神莫大于忧患思虑。试观多忧多虑之人，饮食不为肌肤，则知养神当先于养形也，明矣。"

"养神之道，莫备乎《南华经》。蒙庄首揭《逍遥游》，而次之以《齐物论》。盖所造未到齐物处，即欲强为逍遥而不可得。真能遗生死，同得丧，而后一切境界不足以惊其神，自然无往而非逍遥矣。所云泰山崩而色不变，麋鹿游而目不瞬，养到怎么田地，岂是易事？佛家言平等心无分别智，与漆园齐物之意正同。世间种种爱憎取舍，纷纭焦虑，皆从一念分别而起。此念一空，何等清净自在。

"人世乐情较浅而苦味觉深，处乐境之人少而处苦境之人多。当极得意时，乐亦不过如是，而忧或夹带其间。惟处忧患之境，则滋味实实不堪。故人以过喜而得疾者甚罕，而以忧成病者比比皆是。蒙庄有言，人之生也，与忧俱生，信夫！虽然，苦乐无常境，得失无定形。秀才进学喜不了，尚书不升恼不了，有常境耶？塞翁之失马，宋人之产犊，有定形耶？知足常足，乐自己取；贪得无厌，苦自己招。愚人认妄为真，智者观世如梦。人处苦境时，望彼境以为至乐。及到彼境，则相习以为固然，久之又成苦境矣。相蘸而上，在在皆然。谚云：别人骑马我骑驴，仔细思量我不如，回头只一看，又有挑脚汉。比上不足，比下有余。人能常作如是观，则无人而不自得矣。彼营营戚戚，至死不休者，虽富甲海内，位极人臣，我何以定其苦乐之倪哉？"[3]

黄承昊在书中多处结合自己的见闻与体会来谈养神。如：

"予病中多郁，偶陈眉公过禾，先学士命予请教。眉公曰：'神者，伸也。人神好伸而恶郁，郁则伤神，为害非浅。尼父二论首揭悦乐，佛家《般若经》首称自在，庄生著《南华》首标《逍遥游》。吾人心体原自活泼，何可因形以损神？神损，形得独存乎？'予闻之爽然。"

"予少不知道，故无法遣忧。以境逆得忧，必俟境顺以开之。借使境不终顺，将遂以忧死乎？殊不知忧原无定，一切惟心所造。心见以为忧，即成忧境而不可解，只缘见地不超，无绳自缚。

① 王文禄. 医先［M］//张志斌. 中医养生大成·第一部·养生通论：中册. 福州：福建科学技术出版社，2012：1037.
② 黄承昊. 折肱漫录［M］. 南京：江苏科学技术出版社，1987：8.
③ 黄承昊. 折肱漫录［M］//四库全书存目丛书编纂委员会. 四库全书存目丛书·子部：第48册. 济南：齐鲁书社，1995：207.

昔有僧求解脱于祖师，师曰：谁缚汝？僧于言下大悟。予宦中州，有一关心事，竟成忧境，病复发，予此时已略知慕道，毅然追究忧从何起，即以慧剑劈破，身世两忘，觅忧处已不可得，病陡然解散。乃知境原不累心，心自累于境耳。竺乾氏之教，养生家不可不究心也。"①

黄承昊还指出，养生虽应于生活中时时注意，但不可成为心理负担。他说：

"方尺之路，下临深谷，必战栗而难渡。使其措足，有不堕者几希。若下临咫尺之平地，则跳而跃之如康庄矣。如种嘉卉，但时其大旱则灌之，害之甚者则去之，木自长矣，若终日修剔灌溉，反致苦损。故养生者过慎亦非所宜。"②

2. 注重温养脾肾

黄承昊在养生用药方面，注重脾胃气机与肾中精气。他说：

"养生者，贵开发其生机。生机一发，则源源不穷，此为浚于不涸之府。生机有二：使此心常自怡适，而不以忧郁窒其生机，一也；助养脾土，以滋化源。则四脏都有生气，二也。若不知此机括，虽日服补益良剂，所补曾几何？"③

对于肾精，黄氏也强调应少火温养，既反对苦寒直折，也反对辛热助阳。他说：

"人身中精气虽分阴阳，然真阴、真阳原有互根之妙，相生之理。未有真阳固密而阴精不足之人；亦未有阴精充满而元阳不壮者。但燥热之药乃能伤阴，沉寒之药乃能伤阳。经固有少火壮火之别，则阴可类推矣。至若饮食、药物之阴阳，积寒积热，必能伤气伤精，又不可不慎。阴阳均不可偏。然凡人调摄，则助阳必兼助阴，阳譬则火也，阴譬则油也。火有气有形而无质，油则纯以质用矣。气非形质则无所附丽，厚其形质，元气乃充。故如萤者此火，燎原者亦此火。火原无衰旺，因所附以为衰旺。吾人日用饮食，总是补之以味，总是补其精，精补则气自足。若舍形下之器，别无形上之道。

"补虚助弱，用药概须温和；久服自能奏功，乃无留害。如知母、黄柏之属，太寒伤气；桂、附之属，太热伤精。即有阴虚劳瘵，亦宜投以清和之剂。若折以苦寒，火未必退，脾家元气先伤。即有阳虚怯弱，亦宜佐以温养之方。若助以辛热，少火未生，壮火先灼。养生者慎之！"④

3. 重情志戒色欲

黄承昊非常强调情志对身体的影响，多处强调静心对养生的意义。如说：

"七情伤人，忧愁最深，恼怒最烈。忧能遏绝生机，大伤阳气。怒则肝火必盛，伤本经之血，且本来克土，又伤脾经，故人怒气太盛则手足皆冷，手足属脾，则克土之故也。然遣忧惩忿人皆知之，而忧终不可遣，忿终不可惩，人相我相，兀然在前，安能强制？此非有大学问大见解人未易言。此盖忧怒皆妄识所造之妄形，若不见可忧，忧从何来？不见可怒，怒从何发？要识下手工夫，全在克己做起。做到无我地位，则忧怒合下断根矣。"⑤

"人生忧患之根，每起于爱恋，爱生故忧死，爱达故忧穷，爱得故忧失。若能断爱根，则忧根自断矣。"⑥

其中，戒色欲尤其重要。黄承昊结合自身实践指出：

① 黄承昊. 折肱漫录 [M] //四库全书存目丛书编纂委员会. 四库全书存目丛书·子部：第48册. 济南：齐鲁书社，1995：208.
② 黄承昊. 折肱漫录 [M] //四库全书存目丛书编纂委员会. 四库全书存目丛书·子部：第48册. 济南：齐鲁书社，1995：209.
③ 黄承昊. 折肱漫录 [M]. 南京：江苏科学技术出版社，1987：62-63.
④ 黄承昊. 折肱漫录 [M]. 南京：江苏科学技术出版社，1987：53-54.
⑤ 黄承昊. 折肱漫录 [M] //四库全书存目丛书编纂委员会. 四库全书存目丛书·子部：第48册. 济南：齐鲁书社，1995：209.
⑥ 黄承昊. 折肱漫录 [M] //四库全书存目丛书编纂委员会. 四库全书存目丛书·子部：第48册. 济南：齐鲁书社，1995：210.

"要知女色不能绝，必须节之，淫则犯两疾。人皆知女为阴，不知其外阴而内阳；玄门亦有取坎填离之说。故好色最能伤阴，以其热也。凡人独宿书斋，自有一种清明之气。日与妇人作缘，便觉志意昏愦。"①

"予半百时，微有怔忡之意，若犯房室，则是早怔忡特甚。即不犯房，而不远女色，或共寝，未免动火，则亦微觉怔忡，但不甚耳。如独宿，则泰然。自六旬绝欲以来，此病遂愈，即劳心亦不发。要知心肾一脉相通，怔忡之症未可专求之心也。"②

静心之法，黄承昊重视儒道佛各家的功法，认为有交通心肾的作用。如说：

"人身中惟心肾不交，百病生焉。造化至春，天气下降，地气上升，是成三阳泰卦而万物萌生。人若心火太炎，则天气不降矣；肾气不盛，则地气不升矣。是为否象，精何从生？心，君火也，火性炎上，故念气一起即火炎，念若灭即火息。吾人有一时无念者乎？此火所以日炎，而水所以日涸也。若常常止念静观，则心气自降。心气常降，则肾气自渐升而还泰象矣。朱大复先生教人心常放下，目亦常向下。上者降，则下者自升，亦交心肾之法也。"

"清净家尊老氏守中之说，大都心息相依，以御神气。而守之之处，言人人殊：有主脐下一寸三分者，有主脐上一寸三分者，有主脐内一寸三分者，有主性门啮顶者，有主阴极毛际上空穴者。总不如脐上一寸三分之说为正。此是中宫心肾交通处，试一凝神其间，便觉浑身和暖，此其验也。"

但是黄承昊特别指出，如不能配合节欲，则练功可能有损无益：

"彼家之术，有损无益。除非练习其心……色心一动，金水暗消，非徒无益而又害之。此病家所宜切戒者也。"③

4. 节制以养虚体

黄承昊认为：

"人身之精气，如油如火，若火旺则油易干，神太用则精气易竭。"④

因此，如身体虚弱之人，更加要节制各种活动。他说：

"体弱人每事当知所节，节欲、节劳、节饮食，此其大要。子瞻云：伤生之事非一，而好色者必死。人当好色情浓时，特提'死'之一字敌之，可得衰减。凡用心、用力及用目、用耳，一切事稍觉其劳，即便却去，以节省之，稍息再劳，庶不至受病。若待病而后调之，费力多而取效难矣。失饥伤饱，脾胃乃伤。养生家有言：未饥先食，稍饱即止。此是保脾胃良法。然世途中人安能如此惬适？当常存此心，便不至于大饥大饱以伤天和矣。"⑤

他同样以自身为例，并与兄弟比较而说：

"予少年血气不足，十日九病，自虑不能老，幸延残喘，以迄于今。中丞、给谏两兄，生平精神大旺，竟年不满六旬。盖予以病，万分加意保摄，所以得全其生。两兄役役世法中，药饵调摄不知为何事，以有所恃而促其算。予病原因于色，后来极其节欲。腠理虚不禁风，坐卧必于屏风处，不敢肆。觉饥即食，觉寒即衣，觉暖即减，觉劳即息，不敢强力以作。药饵无一日辍。初未知医药，颇有误；后识岐黄妙理，大得其益。居官甚有碍于调摄，上鉴两兄，皆以劳心政务，得病而殒。故未老即挂冠，予之重养生也盖如此。"⑥

① 黄承昊. 折肱漫录［M］. 南京：江苏科学技术出版社，1987：58.
② 黄承昊. 折肱漫录［M］. 南京：江苏科学技术出版社，1987：75.
③ 黄承昊. 折肱漫录［M］. 南京：江苏科学技术出版社，1987：59.
④ 黄承昊. 折肱漫录［M］//四库全书存目丛书编纂委员会. 四库全书存目丛书·子部：第48册. 济南：齐鲁书社，1995：211.
⑤ 黄承昊. 折肱漫录［M］. 南京：江苏科学技术出版社，1987：55.
⑥ 黄承昊. 折肱漫录［M］. 南京：江苏科学技术出版社，1987：57.

5. 饮食养生经验

《折肱漫录》（七卷本）中的《养形篇下》与《续养形篇下》专讲饮食养生。关于饮食养生的重要性，黄承昊说：

"饮食但求益人，毋求爽口。本草须常考订，毋食病体相妨之物。予脾胃素弱，生平不多食生冷瓜果；虽佳品在列，未尝朵颐。油腻炙煿，亦不敢食；一切难消之物，兢兢慎之。故能保此残喘。纵口腹之欲，而不自惜其身，不可谓智。"①

他对很多饮食养生的认识足令世人借鉴。例如论西瓜说：

"人皆指西瓜能辟暑，生冷中不甚忌之。殊不知暑中奔走后觉胸中热气填塞，浸冷食之，信可辟暑。若晏坐高堂，日以为常供，则有损脾胃，秋来疟、痢当防。"②

"饮茶宜热，冷则聚痰，多饮则少睡，久服则消脂。茶味最清香，令人嗜饮。然虚弱人止宜候渴而饮，适可而止。若亦欲慕清客之名，勉强饮啜，所损脾胃不小。序云：释滞消壅，一日之利暂佳；损气侵精，终身之累斯大。此可谓嗜茶者之戒。"③

他指出饮食的物性要因时、因人而制宜。其他的各种食物所论有意义者尚多，并多有其本人或友人的亲身体会。如：

"白莱菔大能下气、耗血、消食，较之药物更迅厉，中气虚者切不可食。予常受其害。煮食又多停膈间成溢饮之症，总非佳品。其子更甚，有推墙倒壁之功。

"葱白通阳，发散更甚于他药，气虚人勿服。予常受其害，能令头汗津津不止，且动火，不可轻用。"④

"羊肉补益之功至于黄芪同，然性易凝结。脾弱人真火衰微，熏蒸力少，难于消化，不食为稳着。

"犬肉助火兴阳，阴虚火动者不宜食。其肉较豕肉颇觉难化。不宜炙食，令人渴。同蒜食损人。

"猪肉性热，助火生痰，不宜多食，小儿尤宜戒之。"⑤

"食馄饨过饱，饮馄饨原汁即消。食一切肉过饱，饮熟食店中所储原汁亦可消。盖店中所储之汁，以之煮肉，一滚即烂，故店家珍重此汁而藏之，以此消肉，有至理焉。凡食某物过多停滞者，即烧此物成灰存性，服之即消。有人食干柿过多欲死，食以柿霜即愈。市上索粉中多杂以小粉，食此过伤者，饮以黄浆立消。予向以酥消牛乳之停，总此一理耳！"⑥

"粤东陈探花讳子壮者，专服黑小豆。初一日服一粒，初二加一粒，以后渐加至十五粒，至十六日则减一粒，以渐而减。至次月朔又服一粒，如此循环无穷，用白汤生吞下，不为末。久久大得益，补肾乌须发，大有奇效。"⑦

（六）盛端明《玉华子》

盛端明（1476—1556 年），字希道，号程斋。广东潮州人。明弘治十一年（1498 年），乡试中解元。弘治十五年（1502 年），举进士，选庶吉士、右副都御史、督南京粮储。不久被罢，退职返乡。嘉靖二十四年（1545 年），以通晓药石，由陶仲文引进，特授为礼部尚书。不久，因老病乞准退养。著作有《程斋医抄》《程斋医抄撮要》《玉华子》等。

由于有方术入仕的经历，盛端明被《明史》批评为"起家甲科，致位通显，乃以秘术干荣，

① 黄承昊. 折肱漫录［M］. 南京·江苏科学技术出版社，1987·65
② 黄承昊. 折肱漫录［M］. 南京：江苏科学技术出版社，1987：66.
③ 黄承昊. 折肱漫录［M］. 南京：江苏科学技术出版社，1987：67.
④ 黄承昊. 折肱漫录［M］. 南京：江苏科学技术出版社，1987：69.
⑤ 黄承昊. 折肱漫录［M］. 南京：江苏科学技术出版社，1987：71.
⑥ 黄承昊. 折肱漫录［M］. 南京：江苏科学技术出版社，1987：73.
⑦ 黄承昊. 折肱漫录［M］. 南京：江苏科学技术出版社，1987：75–76.

为世戮笑"①，将其列入《佞幸传》。实际上盛端明与同样进身的顾可学等人不同，《明史》称顾可学"独扬扬自喜，请属公事，人咸畏而恶之"，盛端明则自知"由他途进，仕论耻之"，无意参与政事，后来"内不自安，引去"②。据记载，盛端明"备顾问对，以摄生要法不过寡欲为本"③，不同于陶仲文、顾可学等进奉红铅、丹药之术。其养生思想可从著作《玉华子》见其一斑。

《玉华子》共 20 章，宗道家之旨，纵论天地自然、社会人事及草木万物，其中有丰富的养生思想。

1. 论气为道本

《玉华子》首章论万物均成于气，说：

"道本乎气。所有谓道者，人所共由也。有所养而充，失所养百穷。物之初生也，非有所资，气之所使也；物之所尽也，非有所损，气之收也。或发或止，不能自已，然有其气也，循环不穷，因其不穷，而常可见者，人物共由之，而不得已及谓之道焉。名之为道者，方也，术也。君子曰性也，理也。性者，有生之名也；理者，有生之理也。性之初则气也，气为性之根，性为理之实。未有气同时发生一无可名，理无可见。其一则气也。故曰道本乎气，人心亦气之所有者，人生之初，气所融结，未有知觉，但有气耳。及其渐长，则气壮而神强，乃有知觉。既有知觉，方能视听。夫视听者，虽有耳目之用，非神则耳目无所用，非耳目之藉神，神藉耳目也。耳目之为耳目，气之所为也。气为神所资，则人心亦气也。心虽为气所有，而其神则舍之于心，而为一身之主。气，母也；神，子也；心乃子之舍也。犹人之母为子所生身，而其家之主必尸于子者，子乃主而母从子焉。性非可他求，心中所具者也。心之神，性之发也，情为性之用者，神之动也。合而言之一气也。君子曰：性也，命也。夫性有命，言气之成形也。形体既有，性情乃见。性情既有，何有何无？有者为用，无者为体。无者性之未动也，有者情之已动也。未动为性，已动为情，性情之根，气之存亡也。动而发见，情之使气也；静而寂也，气之亡也，而性定焉。性定神明，心及虚灵。"④

在认识气为万物及人身之本的基础上，盛端明指出：

"善治气者，忘耳目，慎臭味，戒色欲。气之初生也甚微，及其久也，壮而老矣。由其壮也，而知节之，则不老；由其老也，而知养之，则不衰。所谓养者，以气养之耳，非饮食所能养也。以饮食养者，养其有形；以气养者，无形之养也……清而不混，合而混成，是曰气母，为万物祖。善摄生者，知其初耳。初之气，清气也，月以初生明，至人则之，其化不穷，天地得之以清以宁。道之所弃者，生心也。心生则神死，心死则神明。大哉心乎！人由之而死生。故全形者无心，忘形者无神。无心入乎内，无神出乎外，出入之几，心神之所由存亡也。故君子慎之。"⑤

2. 论治心为要

盛端明在《重本章》中进一步指出：

"重本之学有三，而为之本者一也。何谓三？身为道之本，心为身之本，气为神之本。知爱身者，始能知道；知治心者，始能治身；知养气者，始能存神。夫道者，非有其名也，有身而后有道焉。身者非能自知也，有心而后知身焉；神非能独有也，有气而后有神焉。是故君子之爱身也，求诸内焉。而近观吾之所有于身者，形体之资于脏腑，而度其为虚实，为通塞，为寒温，为衰盛，而

① 张廷玉. 明史：第 6 册［M］. 北京：中华书局，2000：5273.
② 张廷玉. 明史：第 6 册［M］. 北京：中华书局，2000：5291.
③ 张弘道. 皇明三元考［M］//鲁小俊，江俊伟. 贡举志五种. 武汉：武汉大学出版社，2009：851.
④ 盛端明. 玉华子［M］//四库全书存目丛书编纂委员会. 四库全书存目丛书·子部：第 128 册. 济南：齐鲁书社，1995：33–34.
⑤ 盛端明. 玉华子［M］//四库全书存目丛书编纂委员会. 四库全书存目丛书·子部：第 128 册. 济南：齐鲁书社，1995：35–36.

欲其平也。而其能求而知者，心也。而于心焉，求其在内，在外而不使其外驰，以为一身之主。然而气之强弱，又不可不知之也。知之而不养之，则无以资其神也。神为心之主，而心为神之舍，气又舍之才也，身乃才之地也。犹屋宇焉。身乃地基，而心为屋宇，神乃屋宇中之主人也，气又主人之粮肉也。主人有舍宅、有粮肉以为养，然后百事理，则谓之道也。"①

"人能于世味一切不为心累，则心中神常为主，而气归于中。若心中有主，则自安静。苟无主，则为事物所乱，而真气日耗，百病因之而生。神能驭气，气壮形盛，俾神常守，则虚灵之体复矣。养之益久，则神为之恒存，又存而熟，则久当出入形体，变化不测。岂有他术哉！"②

对身、心、气、神四者的关系，以及养生的要点，该章论述均相当透彻。

3. 论寡欲全生

盛端明宗道家之旨，注重寡欲。但他对"欲"的认识，不仅指男女，而且包括饮食、名利、喜好等在内，相当全面。他指出"欲"是人类有生之本，故不可完全断绝；又指出寡欲的要义在于能否以心智去"把握"。《行贵章》中说：

"人无不善。人之为不善也，欲使之也。欲之使人也有五，其为心之所存者则一耳。何谓五？饮食一也，男女二也，货利三也，耳目四也，名位五也。五者皆欲也，而存其心则一也。君子曰欲也，养生莫大于寡欲，害生莫大于多欲。多寡之分，非必去之而后已也。欲者，人生之所资也，岂必能去之？去其私而公其有，斯为君子；有其己而不知乎私，则为小人矣。小人之纵欲也，性命与之俱矣，岂畏乎人哉！君子寡之也，将以全生也。全生之道，非欲则不可，故惟寡之而已矣。寡之公，则所守者正矣；寡之私，则虽寡而不能矣。血气之所由者私也，心之所主者公也。血气之于心也，相为胜负焉。知其为血气则寡之，知其为心则存之。存者心也，非欲也，心存则欲寡矣。"③

盛端明着重论述了饮食、男女，二者都是人类生活中不可缺少的，利害在于如何把握。他指出：

"饮食之于人，性命之所关，岂能绝之？然其要则在淡滋味、去肥浓、断炙煿、戒杀远荤，然后节食与饮，务俾脏腑清通，冲气为和，流通不滞。"

"男女者，一阴一阳之理也，一而二，二而一也。男无女则气逆，女无男则血滞。气逆则精溢而血衰，血滞则经阻而气衰，二者常互为根。"④

"人身之火，皆情欲也。盖治身者惟虑其火，以其情欲之动也而不知制之，则其为身害也必矣。是以戒人之知其为火，则反为之用矣。人身由情欲而生者，亦由情欲而死。然其为生死之几，至人能把握而用之，则又以此为久视之道。所谓把握者，正不使其奔逸而能调伏之耳。世俗咸以绝粒出家，然后为仙，此岂知造化之理哉！"⑤

这样的认识是较为全面的。具体而言，就是要把无法禁绝、可能害身的"欲"导向于"善"。盛端明认为：

"治国之道不踰于吾身，治身之道不踰于吾心，治心之道不踰于吾欲。人以欲为害，然不能无欲，惟能欲于善，则善矣。所谓善者，如欲食则思其亲，自亲而疏，而人而物，则其为食也，

---

① 盛端明. 玉华子［M］//四库全书存目丛书编纂委员会. 四库全书存目丛书·子部: 第128册. 济南: 齐鲁书社, 1995:
40–41.
② 盛端明. 玉华子［M］//四库全书存目丛书编纂委员会. 四库全书存目丛书·子部: 第128册. 济南: 齐鲁书社, 1995:
41.
③ 盛端明. 玉华子［M］//四库全书存目丛书编纂委员会. 四库全书存目丛书·子部: 第128册. 济南: 齐鲁书社, 1995:
37.
④ 盛端明. 玉华子［M］//四库全书存目丛书编纂委员会. 四库全书存目丛书·子部: 第128册. 济南: 齐鲁书社, 1995:
37.
⑤ 盛端明. 玉华子［M］//四库全书存目丛书编纂委员会. 四库全书存目丛书·子部: 第128册. 济南: 齐鲁书社, 1995:
41–42.

岂惟欲哉！人不能以无欲，亦不能以无思，惟思与欲也，善则君子，恶则小人。"①

从盛端明的寡欲思想看，他显然并非是信奉邪术的"佞幸"。

4. 论保元气治未病

盛端明认为养生当以保元气为要义。他说：

"身犹国也，气犹民也，身之有疾，则不自安矣。然其致疾之由，欲之所使也。饮食攻于口腹，情欲挠于精血，而疾始作焉。知疾之由于欲也，谨之可也，绝之可也。方以为药之勿效，愈攻愈困，亦犹用刑法以安乎民也。及其元气既衰，百病交集，然后以峻剂治之，是犹以兵治乱矣，命之不绝如缕矣。呜呼，危矣夫！"

"人身之血气调则自安，其为饮食男女也，皆无太过则脉平，而气之流行不滞，四肢百骸通达无间，外之风寒暑湿不能为感。若内虚，则外袭而为其所感矣。是亦阴阳之气相疹而然。医之道也，养用药者不伤人之元气，善行师者不伐国之元气。"②

盛端明所说的元气，是指先天而生者，而非后天的血气。他认为元气无论盛衰，关键在于通达，即"和"。他指出元气通达，则导引刺砭即可健康，是为治未病。否则一旦治已病，就只能以药石灼灸来帮助疏通了。他说：

"气之盛衰有二因。所感触而为盛衰者，乃客气；自其所有而盛衰者，乃血气。二者皆非元气也。元气无盛衰，惟和耳。人能保其元气，则盛衰之气皆不能干之矣。然亦无他，血气为一身之荣卫，情性既和，则血气自和；血气既和，则元气自然常存，岂待外来哉！修性正修此耳。修命者则非血气所能致，必自其有形之先得之，然非血气之和，则亦无其地矣，何以得之？此之谓禽之制在气也。"③

"草木感气之先者，禽虫感气之后者，人又其后者，金石则气之所畜者。医者皆取之以气以味，而治人之疾病。然其要则在于宣达焉，非补助之谓也。不知者，以补助为真能益人之脏腑气血焉，斯为拙工矣。天地之气，以不偏倚而成化工；人身之气，以不壅遏而成脉络。有滞塞而疾作矣。疾之作也，善导引者，不治以药石；善刺砭者，不治以灼灸。药石灼灸之功，以导引刺砭之无能为矣然后用之。故圣人治未病不治已病，此之谓也。"④

《玉华子》一书偏于讨论养生的至理，而未论及具体的养生方法。盛端明另著有《参悟直指》一书，"专言摄生养神之道，云金丹大指，须先内养方得先天之气，达摩西来之意亦在于此。铅即先天，以阴中之阳为主；汞即后天，以阳中之阴为主。二者一男一女也，一气一精也，二者合为一则神存，散为二则神亡，神之存亡，魂与魄离也"⑤，似是内丹专著，今未见。

（七）吴旻《扶寿精方》

《扶寿精方》由明代吴旻汇辑，成书于嘉靖十三年（1534 年），后由王来贤续编。

《扶寿精方》共 3 卷，有论有方。上卷论有 4 篇，分别为《养真篇》《男女篇》《饮食篇》《事亲篇》，均为养生之论。《养真篇》说：

---

① 盛端明. 玉华子［M］//四库全书存目丛书编纂委员会. 四库全书存目丛书·子部：第 128 册. 济南：齐鲁书社，1995：45.

② 盛端明. 王华子［M］//四库全书存目丛书编纂委员会. 四库全书存目丛书·子部：第 128 册. 济南：齐鲁书社，1995：39.

③ 盛端明. 玉华子［M］//四库全书存目丛书编纂委员会. 四库全书存目丛书·子部：第 128 册. 济南：齐鲁书社，1995：46.

④ 盛端明. 玉华子［M］//四库全书存目丛书编纂委员会. 四库全书存目丛书·子部：第 128 册. 济南：齐鲁书社，1995：50.

⑤ 盛端明. 玉华子［M］//四库全书存目丛书编纂委员会. 四库全书存目丛书·子部：第 128 册. 济南：齐鲁书社，1995：38.

"古人治未病不治已病，所以为上工也。《养生论》曰：假如病后能服药，不若病前能自防老。保养不外乎日用。《内经》有曰：饮食男女之大欲，人当顺时节摄，勿使过焉。《经》曰：饮食有节，起居有常，不妄作劳，精神内守，病安从来，故能尽其天年，度百岁乃去。此保养之正宗也。保养天和，乃治未病之要也。特续养真一门，为摄调固本于未病，乃不药之药也。

"阴之所生，本在五味，所伤亦在五味，勿使过焉，过则伤其正也。谨和五味，骨正筋柔，气血以流，腠理以密。如是，则骨气精壮，脾胃冲和，长有天命。此可免东垣法枳术丸也。

"避风寒以保皮肤六腑，此可免发表，冲和汤、麻黄汤不必服也。

"节劳役以保其筋骨五脏，则补中益气汤、芪参之剂不必服也。

"戒色欲以养精，正思虑以养神，则滋阴降火汤、滋精益血之剂又何用哉？

"薄滋味以养血，寡言语以养气，则四物汤、四君子汤、十全大补汤又何用哉？

"凡极力劳形，躁暴气逆，当风纵酒，食嗜辛咸，肝为之病矣。饮食生冷，温凉失度，久坐久卧，太饱太饥，脾为之病矣。呼叫过常，辩争陪答，冒犯寒暄，恣食咸苦，肺为之病矣。久坐湿地，强力入水，纵欲房劳，三田漏溢，肾为之病矣。五病既作，故未老而羸，未羸而病，病至则重，重则必毙。卫生者，能慎此五者，更悟饮食男女四字，可以终身无病矣。《经》曰：不治已病治未病。其此之谓欤！"[1]

篇中提出的"不药之药"诸法，极有见地。《男女篇》强调节制房事，说：

"天地氤氲，万物化醇，男女媾精，万物化生。此造化之本源，性命之根本也。故人之大欲，亦莫切于此，嗜而不知禁，则侵克年龄，蚕食精魄，暗然弗觉而元神真气去矣。岂不可哀？惟知道之士，禁其太甚，不至杜绝。虽美色在前，不过悦目畅意而已，决不肯恣其情欲，以伐性命。"[2]

《饮食篇》谈各种饮食养生原则，并指出：

"善养生者养内，不善养生者养外。养内者，安恬脏腑，调顺血脉，使一身之气流行冲和，百病不作；养外者，恣口服之欲，极滋味之美，穷饮食之乐，虽肌体充腴，容色悦泽，而酷烈之气内蚀脏腑，形神虚矣。安能保合太和，以臻遐龄？"[3]

《事亲篇》则综合居处、饮食、四时调摄方药等内容，概述养老事宜。如说：

"凡人年近老衰，常以宁静为要，惊扰怪异之事，不可令闻；闲人不到之处，不可住；粘硬难克化之物，不可令食。外不可劳形于事，内无思虑之患，以恬愉为务，自得为功，形体不弊，精神不散，可寿百数也。平昔所好之物，常置列于目前，令心宽为主。老子曰：老迟因性慢，无病谓心宽。所谓不可劳形者，非若饱食坐卧不动，使经络不通，血气凝滞，但不必提重执轻，吃吃终日，无致精力疲极而过劳也。"[4]

后面各门共载方剂350余首。《诸虚门》中很多方剂均有价值，如太极丸：

"人之五腑配天之五行，一有不和，是以为病。药有五味，各主五脏。常欲食调，因配合诸味，使人精气神、心肺肾保和无遗，生化之源既清，邪不能入矣，故曰太极。

"黄柏（三两六钱。属水，滋肾，苦以坚精，去皮，盐酒浸三日，微炒褐色，净末）、知母（属金，主润肺，苦以降火，作黄柏为金水相生，去毛，酒浸一宿，微炒，净末。二两四钱）、破故纸（属火，收敛神明，能使心包之火与命门之火相通，故元阳坚固，骨髓充实，此以治脱也。新瓦炒看，净末。二两八钱）、胡桃仁（属木，润血，血属阴，阴恶燥，故油以润之，佐故纸为木火相生。古书谓：黄柏无知母，故纸无胡桃，犹水母无虾也。去皮研烂。三两二钱）、砂仁（属土，醒脾开胃，引首药归宿丹田，香而窜，和五脏，中和之气，如天以上为中气也。去壳，一两分作二份，五钱生用，五钱同花椒一两炒香，去椒不用）。

① 吴旻. 扶寿精方［M］//邱金麟，王凤兰. 明清验方三种. 北京：中国中医药出版社，1995：1.
② 吴旻. 扶寿精方［M］//邱金麟，王凤兰. 明清验方三种. 北京：中国中医药出版社，1995：2.
③ 吴旻. 扶寿精方［M］//邱金麟，王凤兰. 明清验方三种. 北京：中国中医药出版社，1995：3-4.
④ 吴旻. 扶寿精方［M］//邱金麟，王凤兰. 明清验方三种. 北京：中国中医药出版社，1995：4.

"上各制为细末，炼蜜丸梧桐子大，早夜沸汤茶酒任下五七十丸，服至三年，百病渐消。终身服之无间，可以为地仙矣。"①

《药酒门》有10种药酒方，也很有意义。书中内容虽多集自前人，但编排较为精当，便于阅习。

（八）龚居中《福寿丹书》（《万寿丹书》）

《福寿丹书》为明代医学家龚居中所著。龚居中，字应圆，号如虚子，擅长内、外、妇、儿各科，著有《痰火点雪》《外科活人定本》等。该书为其养生专著，初成书于明天启四年（1624年），有《安养篇》《延龄篇》《服食篇》《采补篇》《玄修篇》《清乐篇》6卷。崇祯三年（1630年）修订重刊，删去了《玄修篇》和《清乐篇》，增补了《脏腑篇》，并改名为《万寿丹书》。1994年中医古籍出版社出版《福寿丹书》点校本，将《脏腑篇》补入成为七卷本。

首卷《安养篇》，前有小引，说：

"夫日用饮食之中，道之流存也。就日用饮食之中，适其宜，慎其动，节其用，以求合于至人之修，即为道之所榷也……夫虽高达人士，超出世味，独忧性命，在富贵可瞥尔遗弃，自取恬适；在营逐可戛然中止，别求生活；在贫困可随寓自得，不复念境以求于物，则人人可至于道。而为道之法，刻刻可行，百凡病患，亦可预邪而不至于患。是以取今昔贤达所论，日用动息之际，卫生之论，保持之术，萃而为篇，以安养名。"②

《安养篇》分居处、饮食、调摄、按摩、啬神、爱气、保形、节欲、养老、戒忌多节，其中颇多作者以"如虚子"名义而作的专论。如论"居处"说：

"如虚子曰：鸡鸣时起，就卧中导引。导引讫，栉漱即巾，巾后正坐，量时候寒温，吃点心饭，若粥等。若服药者，先饭食，复吃药酒。稍息讫，入静烧香静念。不服气者，亦可念诵，洗雪心源，息其烦虑。良久事讫即出，徐徐步庭院间散气，地湿则勿行，但屋下东西步令气散。家事付与儿子，不得关心。所营退居，去家百里五十里，但时知平安而已。应缘居所要，并令子弟支料顿送，勿令数数往往来惯闹也。一物不得在意营之，平居不得嗔，不得大语、大叫、大用力，饮酒至醉，并为大忌。四时气候，和畅之日，量其时节寒温，出门行三里二里，及三百二百步为佳，量力行，但勿令气乏气喘而已。亲故邻里，来相访问，携手出游百步，或坐，量力，宜谈笑简约，其趣才得欢适，不可过度。人性非合道者，焉能无闷，闷则何以遣之？还须蓄数百卷书，《易》《老》《庄》等，闷来阅之，谁胜闲坐。衣服但粗缦，可御寒暑而已。第一勤洗浣，以香沾之。身数沐浴，务令洁净，则神安道胜也。所将左右供使之人，或得清净弟子，精选小心少过谦谨者，自然事闲，无物相恼，令人气和心平也。凡人不能绝嗔，得无理之人易生嗔喜，妨人道性。"③

论"爱气"说：

"如虚子曰：夫气贵舒而不贵郁，舒则周身畅利，郁则百脉愆和。故曰：喜则气缓。然缓者，固有徐缓畅利之义，但不及太过，皆能致息愆期，而况忧思郁结，宁不滞其气乎？气既壅滞，则郁而为火，是益为烁金涸水之胎，人既病火，则身犹散器矣。须着意护持，心当浑然无物，庶可登之佳境。倘以世务营心，终日怏怏，是欲蹈万古之长夜，宁非昧而不觉者乎？哀哉！"④

论"养老"说：

"如虚子曰：人年五十以上，阳气日衰，心力渐退，忘前失后，兴居怠惰，视听不稳，多退少进，日月不等，万事零落，心无聊赖，健忘嗔怒，情性变异，食物无味，寝处不安，子孙不能识其性。惟云人人老来恶性，不可容谏。是以为养之道，常须慎护其事，每起速称其须，不得令其意负

① 吴旻. 扶寿精方［M］//邱金麟，王凤兰. 明清验方三种. 北京：中国中医药出版社，1995：12.
② 龚居中. 福寿丹书［M］. 北京：中医古籍出版社，1994：1.
③ 龚居中. 福寿丹书［M］. 北京：中医古籍出版社，1994：3-4.
④ 龚居中. 福寿丹书［M］. 北京：中医古籍出版社，1994：19-20.

不快。故曰：为人子者，不植见落之木。淮南子曰：木叶落长年，悲夫！栽植卉木，尚有避忌，况俯仰之间，得轻脱乎？" ①

该篇"调摄""按摩"两节收录有功法，基本来自于《千金要方》。"保形"一节，有"发汗愈病五形图"，实即五禽戏，但取名为"五形图"，并说：

"此禽兽形图，乃汉神医华佗所授，凡人身体不安，作此五形图之戏，汗出疾即愈矣。" ②

第二卷《延龄篇》，载诸仙修炼图势及秘诀，也同于罗洪先《卫生真诀》。有"调气治诸病法"，共17节，前16节即《修龄要旨》中的十六段锦，增补的最后一节名为"运识五脏升降法"，内容为：

"上心肾之下，肝西肺在东，非肠非胃腑，一气自流通。" ③

该卷"修身秘旨"记载一种功法，颇有特点。其中说：

"每日不拘时候，静坐集神，齿对唇粘，踏实趺坐，或垂足正坐。如此行之数月，待神气聚定，然后行到之间，内无所想，外无所形，恍恍惚惚。神水三降之后，觉其下丹田中，金光灿烂，徐徐从尾闾上夹脊，至玉枕，入泥丸，历历如有物上，热之如火，上腭神水，滴滴降下，清甘满口，分作三，咽之，如前送下丹田，循环不已，则天地在我，阴阳从我之造化，邵子所谓天向日中分造化，人从心上起经纶。故此心与元始齐眉，纯纯全全，湛然常寂，圆陀陀，光灼灼，虚灵不昧，浩然之理，全在于斯。不染纤毫之事，染则神散，五宫不灵，浩然之气不生矣。" ④

后面有详细的《行功指引》与《静坐功夫》两篇。其中《静坐功夫》对静坐养生的论述颇为灵活：

"清心释累，绝虑忘情，少思寡欲，见素于朴，易道之功夫也。心清累释，足以尽瑕，虑绝情忘，足以静世，思欲俱泯，足以造道，素朴纯一，足以知天下安乐之法。日逐少食，宽衣于二六时中，遇闲暇则入室，蟠膝静坐，心无杂想，一念规中。《丹书》云：人心若与天地合，颠倒阴阳只片时。以心观道，道即心也；以道观心，心即道也。若能清心寡欲，久久行之，百病不生。此惟秋及冬至以后行之尤妙。如春夏行时，春乃发生之时，夏乃阳气茂盛。儒云：歌咏所以养性情，舞蹈所以养血脉。又不必静坐，宜夜眠早起，广步于庭，披发缓行，以使长生。食后宜动作舞蹈，亦宜节欲。古人冬至闭关，以养微阳，斋戒掩身，以待阴阳之所定。是故起以待日光，此阳气闭藏之时，不可扰动筋骨，惟安定静养身体，则春夏诸病不生。情不动精固，则水朝元；心不动气固，火朝元；性寂则魂藏，木朝元；情忘则魄伏，金朝元；四大安和则意定，土朝元。此谓人有五气朝元。又《经》云：人能常清静，天地悉皆归。" ⑤

卷三《服食篇》，卷前小引说：

"昔人欲以服食为仙，即有之，犹可遇而不可为也。即可为，而第可于深山穷谷、要荒殊绝之地，始于不得已，终于异获者以为之，而不可以居常日用，尝试遽为之也。夫不有日用之道，即有日用之为，不离饮食之常，而穷至道之妙。盗天地之萃精发妙，以卫吾之生，去吾之患，长吾之年，如今昔高人所伦者哉。" ⑥

说明养生日用之法并不同于道家服食。卷中收录了许多养生食疗方药。

卷四《采补篇》，是房中术内容。唯其中的《戒忌十段锦》，对房室养生有一定可取之处。部分内容如：

"大戒：忍尿行房要作淋，尿头行房大损神，水火行时须且待，徐徐插入力须均。"

"戒急：女意未动休急欢，四肢皆硬内门干，更兼悲喜忧惊后，犯者男伤女不安。"

"忌饥：肚饥交感百神悲，气出神昏五脏衰，此是仙家名百福，一交胜似百交疲。"

"忌饱：大醉大饱俱独宿，免教五脏背反覆，喘呕晨昏吐血涎，未免疮痍生手足。"

①　龚居中. 福寿丹书［M］. 北京：中医古籍出版社，1994：29.
②　龚居中. 福寿丹书［M］. 北京：中医古籍出版社，1994：22.
③　龚居中. 福寿丹书［M］. 北京：中医古籍出版社，1994：95.
④　龚居中. 福寿丹书［M］. 北京：中医古籍出版社，1994：96-97.
⑤　龚居中. 福寿丹书［M］. 北京：中医古籍出版社，1994：99.
⑥　龚居中. 福寿丹书［M］. 北京：中医古籍出版社，1994：108.

"指迷：意懒莫强战，强战生百损，渴后食凉浆，温时切莫饮。

"感毕：战罢须当便养神，就床端坐咽津频，瞑目看心耳听肾，自然神气复调匀。"①

卷五《玄修篇》，主要采录《规中指南》等书的内丹功法。

卷六《清乐篇》，多为各种闲情杂著，也可以算是闲逸养生内容。从《万寿丹书》补入的《脏腑篇》收录脏腑内景图，最后有《祝养生家五则》，是一篇很有意义的关于"养生家"素养的文章：

"凡人疾病，皆由多生不惜众生身命，竭用人力，好杀鸟兽昆虫，好捶楚下贱，甚则枉用毒刑，加诸无罪，种种业因，感此苦报业作。养生之主，为人司命，见诸苦恼，当兴悲悯，详检方书，精求药通，谛察深思，务期协中。常自思惟药不对病、病不对机二旨，或乖则下咽不返，性命须臾，噬脐莫及。戒之哉！宜慎不宜忽也。

"凡为养生家，当先读书，凡欲读书，当先识字。字者，文化始也。不识字义，宁解文理，文理不通，动成窒碍。虽诗书满目，于神不契，触途成滞，何由省入？譬诸面墙，亦同木偶。望其保固自己之精神，拯救生民之疾苦，顾不难哉？必读书穷理，本之身心，验之事物，战战兢兢，求中于道，造次之际，罔敢或肆者可也。

"凡为养生家，亦须识药。药之所产方隅不同，则精粗顿异，收采不时，则力用全乖。又或市肆饰伪，足以混真，苟非确认形质，精尝气味，鲜有不为其所误者。譬诸将不知兵，立功何自？既识药矣，宜习修事。雷公炮炙，固为大法，或有未尽，可以意通。必期躬亲，勿图苟且。譬诸饮食，烹调失度，尚不益人，反能增害，何况药物关乎躯命者耶？可不慎诸！

"凡为养生家，宜先虚怀。灵知空洞，本无一物，苟执我见，便无物对。我见坚固，势必轻大，我是人非，与境角立，一灵虚窍，动为所塞，虽日亲至，人终不获益，白首放吾，良可悲已。执而不化，害己损人，清夜深思，宜生愧耻。况人之才识，自非生知，必假问学。问学之益，广博难量，脱不虚怀，何由纳受？不耻无学而耻下问，师心自圣，于道何益？苟非至愚，宁不儆省乎？

"凡为养生家，当深心慕道，毋为利欲所诱，旁门所惑。富贵贫贱，等心救济，纵有功效，任其自酬，勿责其报。如此则德植厥躬，鬼神幽赞，自尔直超圆顿，而登太极之域矣。

"上来所祝五条，皆关切养生家才品道术，利济功过，即愿来学，俯从吾祝，则进乎道，而不囿于技矣！讵非生人之至幸，养生家之大光也哉！"②

（九）洪基《摄生总要》

《摄生总要》，明代洪基著，成书于崇祯十一年（1638年），共9卷。内容丰富，包括《摄生秘剖》4卷、《摄生种子秘剖》2卷、《种子方剖》1卷、《房术奇书》2卷。

1. 论养生

《摄生总要》一书中关于综合养生的内容，散见于各分册。一是《摄生秘剖》，又名《胞与堂丸散谱》，为洪基从万余种医方中筛选出的80余方，均有方论。

二是《摄生种子秘剖》，其上卷有养生、导引之论。其《养生心法》《治心》《保养精神》均是集前人之论为主，《导引法》一节选录的是八段锦之法。

三是《种子方剖》，书中有《摄生篇》，其中云：

"夫所谓养生者，先知爱身，则可以修身。知修身则可以治心，能治心则可以养生。

"摄养之道，在于戒暴怒，节嗜欲，时起居，省思虑，调饮食，则自然血气平和，而百病不生矣。故圣人治病先须治心。老子曰：心为神主，动静从心，心为根本，心为道宗。静则心君泰然，百脉宁谧。动则血气昏乱，百病相攻。"

① 龚居中. 福寿丹书［M］. 北京：中医古籍出版社，1994：150-151.

② 龚居中. 福寿丹书［M］. 北京：中医古籍出版社，1994：253-255.

篇中对"仁者寿"的观点有所发挥，云：

"人所禀受，有万不齐，岂能人人如圣人之仁哉！予曾执此而观天下之人，凡气之温和者，寿；质之慈良者，寿；量之宽洪者，寿；貌之重厚者，寿；言之简默者，寿。盖温和也，慈良也，宽洪也，重厚也，简默也，皆仁之一端。其寿之长，决非猛厉残忍、偏狭轻薄浅躁者之所能及也。"①

2. 论种子受孕

种子受孕是《摄生总要》全书最重要的主题，故这部分的内容较多。《摄生种子秘剖》上卷有种子、十月胎形等内容。

《种子方剖》卷中大部分专论孕育问题。其卷首《继嗣珍宝》篇云：

"大凡人乏嗣者，其故有三：一曰祖宗无德，自身无行，心地有亏；二曰丈夫阳气不足，不能施化；三曰妻妾血寒不能受胎。"

其中不无道德教化之说。包括应对之法"内治身心，外修功行，久之则自然获福而上天报施"，便是如此。不过"内治身心"的具体内容涉及性卫生的问题：

"所谓内治身心者，奋志勇猛，不与妇人同衾，戒禁房事，百日保养，神气壮盛，元气充实，方可待期种子。是以男子积精养气，女子调经对月。故曰：以实投虚，是谓及时。以虚投实，是谓不时。"②

当然，该书也鲜明反映古代女性地位低下和在家庭生育中处于被动地位的状况。如云：

"所谓种子者，须择女子性行温良慈裕，无骄妒之态者，为之配合。不惟要得其嗣，抑亦生子形容端正，而有异乎人也。"③

"故妇人调经最宜谨慎，戒喜怒，少忧思，勿骄妒，和性情，常悦乐，调饮食，则自然血气和平而百病不生。百病不生而后孕育成矣。又孝敬公姑，柔顺夫主，体古人三从四德之行，则上天荫佐，必得贵子。若遇天癸至时，急报郎君知之。应时种子，百无一失。"④

其后有一系列歌诀，指导房事生育，如云：

"诀曰：从斯相暂别，牛女隔河游。二月花无发，方知喜气优。好事常传与，谗言莫妄调。

"妇人经行过后，凡六日，宜种子之时行事，既毕，须当禁止，不可恣其淫欲，恐有触伤胎气。故言牛女相别，不得相会也。花无发，谓有孕则次月经水不潮也。且夫至精才化，一气方凝，始受胞胎，渐成形质。子在腹中，随母听闻。自此之后，则须行坐端严，性情和悦，常处静室，多听美言，令人讲读诗书，陈说礼乐。耳不听非言，目不观恶事。如此则生子贤明，忠孝敦厚福寿。不然，则男女既生，多祸、残、愚顽，不得其寿。此因外象而内感也。"⑤

所言也符合初孕期的卫生。其后收录多首男女调补之方，如续嗣降生丹、续嗣方、种子方、松柏道人百补丸等。书中对生男生女也有一些应验之谈，如收录一篇《轩辕黄帝简生后嗣论》，称：

"此书始皇无道焚之，黄帝预先得知，故藏一篇。在衍数之后，秘至济南秀江师安道先生传之在世。望好事君子示女多男少之家，谨依斯论求嗣，则万代不乏后矣。"⑥

该篇详细列举女性从13岁至49岁，每年12个月逐月怀孕生男或生女的情况。书中又有"金精直指"篇，以易卦释种子之理，有歌和论5首，如第五首云：

"其五曰：莫要枉用精神气，贪欢乐弃阴实里。存养按时去投虚，管取儿孙传万世。

"论曰：精实则气壮，气盛则神旺。三合一，一分三，此为身中之至宝。虽金玉之宝过于泰山，岂比养身之宝也。此宝者，上乘天然之真性，中结灵台之金丹，下传子孙之蕃衍，可以延年益寿，

---

① 洪基. 摄生总要［M］//雒启坤. 中华绝学——中国历代方术大观. 西宁：青海人民出版社，1998：1379.
② 洪基. 摄生总要［M］//雒启坤. 中华绝学——中国历代方术大观. 西宁：青海人民出版社，1998：1375.
③ 洪基. 摄生总要［M］//雒启坤. 中华绝学——中国历代方术大观. 西宁：青海人民出版社，1998：1375.
④ 洪基. 摄生总要［M］//雒启坤. 中华绝学——中国历代方术大观. 西宁：青海人民出版社，1998：1375-1376.
⑤ 洪基. 摄生总要［M］//雒启坤. 中华绝学——中国历代方术大观. 西宁：青海人民出版社，1998：1376.
⑥ 洪基. 摄生总要［M］//雒启坤. 中华绝学——中国历代方术大观. 西宁：青海人民出版社，1998：1380.

可以入妙升玄国。若能深根固蒂，终身保受，毋令丧失，体健寿康，阴顺施可以为人伦之大本，万世之规模。"①

又以乾卦象征"阳宜属实"，以坎卦象征"阳不宜虚"，如说：

"论曰：阳虚不可施。纵欲而泄，日复一日，岁月相加，不知禁止，滑倾如水，清冷如冰，流而不射，多不结胎。少或有成，精不完实，神气不全，胎终损满，或疾厄命夭。错怨缘分不该，分定迟无，惑之甚矣。孰不知皆由己身亏损，元阳真气不足。且又不可久无姿色，若或离久，则劳思损神，乍见而忽生爱欲，略交而心不耐久，少停而易走泄也。且精气妄投无用之处，不若常合佳配，采取英华，闭精养气，以补完实。全此三宝，验其虚实，以期而见效应，不期年而广后嗣矣。"②

反之则以坤卦论"阴宜虚"，指月信过后之时；以离卦论"阴不宜实"，指受孕后不可交接。

3. 论房中养生

《摄生总要》的另一部分内容则专论房中术，如《摄生种子秘剖》下卷为房中术秘诀及引录各种房中秘方，《房术奇书》则是收录前人的《房术玄机中萃纂要》和《房中炼己捷要》。

明代有关房中术的著作很多，良莠不齐，仅以此作为代表。

（十）尤乘《寿世青编》

《寿世青编》为清代医家尤乘所编撰。尤乘，字生洲，号无求子，江苏吴县人。早年跟随名医李中梓学习，后来整理李中梓著作《士材三书》，将自己所著的《寿世青编》等附于书后。

《寿世青编》是一本养生专著，分上、下两卷。既辑集各家养生言论，也有尤乘个人见解，重视各种练养功法和饮食疗法。主要养生思想如下。

1. 重视养心

《寿世青编》将养心放在养生的首位。上卷首节《勿药须知》引用部分《臞仙活人方》及其他前人言论，并加以自己意见评述：

"臞仙曰：古神圣之医，能疗人之心，预使不至于有疾。今之医者，惟知疗人之疾，而不知疗人之心，是犹舍本而逐末也。不穷其源而攻其流，欲求疾愈，安可得乎？殊不知病由心生，孽由人作。佛氏谓一切唯心造，良不诬矣。所以人之七情内起，正性颠倒，以致大疾缠身，诚非医药所能治疗。盖药能治五行生克之色身，不能治无形之七情；能治七情所伤之气血，不能治七情忽起忽灭、动静无端之变幻。故臞仙又曰：医不入刑官之家，药不疗不仁者之疾。盖福有所主，祸有所司，报复之机，无一不验。因有天刑之疾，自戕之疾。其天刑之疾，由凤世今生所积过愆，天地谴之以致斯疾，此孽源于心也；其自戕之疾者，风寒暑湿之所感，酒色性气之所伤，六欲七情生于内，阴阳二气攻于外，此病生于心也。《仙经》曰：炼精化气，炼气化神，炼神还虚。噫！将从何处炼乎？总不出于心耳。故凡思虑伤心，忧悲伤肺，忿怒伤肝，饮食伤脾，淫欲伤肾。药之所治，只有一半，其一半则全不系药力，唯要在心药也。或曰：何谓心药？引林鉴堂诗曰：自家心病自家知，起念还当把念医，只是心生心作病，心安那有病来时？此之谓心药。以心药治七情内起之病，此之谓疗心。予考历代医书之盛，汗牛充栋，反复详明，其要生于却疾。然《内经》有一言可以蔽之，曰'不治已病治未病'是也。治有病不若治于无病，疗身不若疗心。吾以为使人疗，尤不若先自疗也。"③

---

① 洪基. 摄生总要［M］//雒启坤. 中华绝学——中国历代方术大观. 西宁：青海人民出版社，1998：1382.
② 洪基. 摄生总要［M］//雒启坤. 中华绝学——中国历代方术大观. 西宁：青海人民出版社，1998：1382.
③ 尤乘. 寿世青编［M］. 北京：中国书店，1993：1-2.

所言"药能治五行生克之色身，不能治无形之七情；能治七情所伤之气血，不能治七情忽起忽灭、动静无端之变幻"，极有见地。其后《疗心法言》更引历代哲人名医之语，强调心神对于养生的重要性。继之有《林鉴堂养心诗》，云：

"我有灵丹一小锭，能医四海群迷病。些儿吞下体安然，管取延年兼接命。安心心法有谁知？却把无形妙药医。医得此心能不病，翻身跳入太虚时。念杂由来业障多，憧憧扰扰竟如何？驱魔自存玄微诀，引入尧天安乐窝。人有二心方显念，念无二心始为人。人心无二浑无念，念绝悠然见太清。这也了时那也了，纷纷攘攘皆分晓。云开万里见清光，明月一轮圆皎皎。四海遨游养浩然，心连碧水水连天。津头自存渔郎问，洞里桃花日日鲜。"①

上卷中还有"斋说"，云：

"夫世之持斋，往往以斋之说为误，何也？茹素而已，不复知有斋之实事。意谓茹素可以弭灾集福，却病延年，则谬矣。《玉华子》曰：斋者，齐也。齐其心而洁其体也，岂仅茹素而已。所谓齐心者，澹志寡营，轻得失，勤内省，远荤酒；洁其体者，不履邪径，不视恶色，不听淫声，不为物诱。入室闭户，烧香静坐，方可谓之斋也。诚能如是，则身中之神明自安，升降不碍，可以却病，可以长生，可以迪福弭罪。"②

尤乘指出世人持斋养生，其实真正的持斋绝不仅仅是素食，而是心志的修葺和坚持。

2. 分论五脏养护

《寿世青编》上卷还分别就五脏之养护立论，均颇精要。如"养心说"云：

"夫心者，万法之宗，一身之主，生死之本，善恶之源，与天地而可通，为神明之主宰，而病否之所由系也。盖一念萌动于中，六识流转于外，不趋乎善，则五内颠倒，大疾缠身。若夫达士则不然，一真澄湛，万祸消除。老子曰：夫人神好清而人扰之，人心好静而欲牵之，常能遣其欲而心自静，澄其心而神自清，自然六欲不生，三毒消灭。孟子曰：养心莫善于寡欲。所以妄想一病，神仙莫医。正心之人，鬼神亦惮，养与不养故也。目无妄视，耳无妄听，口无妄言，心无妄动。贪嗔痴爱，是非人我，一切放下。未事不可先迎，遇事不宜过扰。既事不可留住，听其自来，应以自然，信其自去，忿懥恐惧，好乐忧患，皆得其正，此养之法也。"③

"养肝说"云：

"夫肝者，魂之处也，其窍在目，其位在震，通于春气，主春升发动之令也。然木能动风，故《经》曰：诸风掉眩，皆属于肝。又曰：阳气者，烦劳则张，精绝辟积于夏，使人煎厥。设气方升，而烦劳太过，则气张于外，精绝于内。春而邪辟之气积久不散，至夏未瘥，则火旺而真阴如煎，火炎而虚气逆上，故曰煎厥。按《脉解论》：肝气失治，善怒者名曰煎厥。戒怒养阳，使生生之气相生于无穷。又曰：大怒则形气绝，而血菀于上，使人薄厥。菀，结也。怒气伤肝，肝为血海，怒则气上，气厥则绝，所以血菀上焦，相迫曰薄，气逆曰厥，气血惧乱，故曰薄厥。积于上者，势必厥而吐也。薄厥者，气血之多而盛者也。所以肝藏血，血和则体泽，血衰则枯槁，故养肝之要在乎戒忿，是摄生之第一法也。"④

"养脾说"云：

"脾者后天之本，人身之仓廪也。脾应中宫之土，土为万物之母。如婴儿初生，一日不再食则饥，七日不食则肠胃涸绝而死。《经》曰：安谷则昌，绝谷则亡。盖谷气入胃，洒陈六腑而气至和，调五脏而血生，而人资以为生者也。然土恶湿而喜燥，饮不可过，过则湿而不健；食不可过，过则壅滞而难化，病由是生矣。故饮食所以养生，而贪嚼无厌，亦能害生。《物理论》曰：

---

① 尤乘. 寿世青编［M］. 北京：中国书店，1993：7.
② 尤乘. 寿世青编［M］. 北京：中国书店，1993：11.
③ 尤乘. 寿世青编［M］. 北京：中国书店，1993：7-8.
④ 尤乘. 寿世青编［M］. 北京：中国书店，1993：8-9.

谷气胜元气,其人肥而不寿。养性之术,常令谷气少则病不生。谷气且然,矧五味餍饫为五内害乎!甚而广搜珍错,争尚新奇,恐其性味良毒,与人脏腑宜忌,尤未可晓。故西方圣人使我戒杀茹素,本无异道。人能戒杀则性慈而善念举,茹素则心清而肠胃厚。无嗔无贪,罔不由此。外考禽兽肉食,谷者宜人,不可不慎。"①

"养肺说"云:

"肺者脏之长也,心之华盖也,其藏魄,其主气,统领一身之气者也。《经》曰:有所失亡,所求不得,则发肺鸣,鸣则肺热叶焦。充之则耐寒暑,伤之则百邪易侵,随事痿矣。故怒则气上,喜则气缓,悲则气消,恐则气下,惊则气乱,劳则气耗,思则气结。七情之害,皆气主之也。直养无害,而后得其所以浩然者,天地可塞,人之气与天地之气可一也,道气可配,人之气与天地之气可通也。先王以至日闭关,养其微也。慎言语,节饮食,防其耗也。"②

"养肾说"云:

"肾者先天之本,藏精与志之宅也。《仙经》曰:借问如何是玄牝,婴儿初生先两肾。又曰:玄牝之门,是为天地根。是故人未有此身,先生两肾,盖婴儿未成,先结胞胎,其象中空,一茎透起,形加莲蕊。一茎即脐带,连蕊即两肾也,为五脏六腑之本,十二脉之根,呼吸之主,三焦之原。人资以为始,岂非天地之根乎,而命寓焉者。故又曰:命门天一生水,故曰坎水。夫人欲念一起,炽若炎火,水火相克,则水热火寒,而灵台之焰,藉此以灭矣。使水先枯涸,而木无所养,则肝病。火炎则土燥而脾败,脾败则肺金无资,咳嗽之症成矣。所谓五行受伤,大本已去,欲求长生,岂可得乎!《庄子》曰:人之大可畏者,衽席之间不知戒者故也,养生之要,首先寡欲。嗟乎!元气有限,情欲无穷。《内经》曰:以酒为浆,以妄为常,醉以入房,以竭其精,此当戒也,然人之有欲,如树之有蠹,蠹甚则木折,欲炽则身亡。《仙经》曰:无劳尔形,无摇尔精,无使尔思虑营营,可以长生,智者鉴之。"③

书中虽分论五脏,但所述养护原则均以《黄帝内经》为本,各依其脏腑功能立论,并非做五行套语,颇为中肯。

3. 论养生功法

《寿世青编》上卷收录不少前人养生专论,如《孙真人卫生歌》《睡诀》《真西山卫生歌》《养神气铭》《孙真人养生铭》等。其后又集摄养之法,有《导引却病法》《内养下手诀》《运气法》《固精法》《定神法》《十二段动功》《静功六字却病法》《念六字口诀歌》等,多为后世所用。

《导引却病法》相当于练养方法的总论,内云:

"老子曰:天有三宝,日月星,人有三宝,精气神。此其旨可得而知也。余自少慕道,夙有因缘,幸遇高贤异士,得读古圣法言,乃知性命之理,简易渊微,舍精气神,则别无了道之门,而老子一言,固已悉之矣。人自离母腹,三元真气,日可生发,后为情欲所蔽,不知保养,斫丧者多。于是古圣传授教人修补之法,呼吸吐纳,存神运想,闭息按摩。虽非大道,然能勤行积久,乃可却病延年。若夫虚劳内损,痼疾经年,即扁鹊、卢公,难于措手。苟能积气开关,决有回生之效,久之则任督二脉交通,水升火降乃成既济。从前受病之根,斩刈无遗。嗣后真元之气,蒸蒸不竭。然勿谓草木无功,遂委之命也哉。余虽不敏,尝事于斯,以谢奇疴,谛信专行,功臻旦夕。敢以告之同志。"④

《内养下手诀》中尤乘所提倡的内养方法如下:

"《易》曰:一阖一辟谓之变,往来不穷谓之通,阖辟往来无非道也。人生以气为本,以

---

① 尤乘. 寿世青编［M］. 北京:中国书店,1993:9.
② 尤乘. 寿世青编［M］. 北京:中国书店,1993:10.
③ 尤乘. 寿世青编［M］. 北京:中国书店,1993:10–11.
④ 尤乘. 寿世青编［M］. 北京:中国书店,1993:20.

息为元，以心为根，以肾为蒂。天地相去八万四千里，人心与肾相去八寸四分。此肾是内肾，脐下一寸三分是也。中有一脉，以通天息之浮沉。息总百脉，一呼则百脉皆开，一吸则百脉皆合。天地造化流行，亦不出于阖辟二字。人之呼吸，即天地之阖辟也。是乃出于心肾之间，以应天地阴阳升降之理。人能知此，养以自然，则气血从轨，无俟乎搬运之烦，百病何自而生。如有病能知此而调之，则不治而自却矣。下手之诀，必先均调呼吸，均调呼吸，先须屏绝外缘，顺温凉之宜，明燥湿之异。明窗净几，涤虑清心，闭目端坐，叩齿三十六遍，以集心神。然后以大拇指背，于手掌心劳宫穴处，摩令极热，用拭目之大小眦各九遍，并擦鼻之两旁各九遍。又以两手摩令热，闭口鼻气，然后摩面，不俱遍数，以多为上，名真人起居法。次以舌舐上腭，搅口中华池上下，取津漱炼百次，候水澄清，一口分作三次，汩然咽下，名曰赤龙取水。又曰：玉液炼己法，最能灌溉五脏，光泽面目，润肺止嗽，其效若神。行持时不必拘定子午，每于夜半后生气时行之，或睡觉时皆妙。如日中闲暇时亦可。"①

其后的《运气法》《固精法》和《定神法》，在引录具体方法后，均有尤乘的按语。《运气法》按语说：

"人之气，即天地之气。故天气不交于地，乾坤或几乎息矣。人之所以当运其气者，亦体天地交泰之义也。先提谷道，勿使泄也。自背至顶，使相交也。想丹田，使归根也。不惟有疗病之功，抑且多延年之效。何况于无病乎？况微病乎？是名曰修养。"②

《固精法》按语说：

"精者，人身真元之气，五官百骸之主，而神魂附之，以生者也。夫神犹火也，精犹油也，油尽则灯灭，精竭则神亡。故精由气生，神由精附。固精之法，宜急讲也，半月固精，久行愈佳。"③

《定神法》按语说：

"神外无心，心外无道，道即神之主，心即神之宅也。然心外无道，故收放心，即神定而道在。孟子谓：学问之道无他，求其放心而已。夫放心而知求，则志气清明，义理昭著（着）。此定神之功验也。今之养病者，日思丹田，思鼻准，亦收放心之法也。不曰收放心，而曰定神。盖游心千里，无有定在，此皆神之外出，故曰定神。"④

尤乘认为，"以上三条，乃却病修养之大纲"。后面还集有六字诀练习法等，在《静功六字却病法》后也有他的按语，可见确有体验：

"凡修此道，须择子日子时起首，二十七日为期。如耳聋、虚劳、臌膈之症，顿然自愈。行之既久，腹中自闻漉漉有声，内视自有一种景象，百病除而精神充矣。至于炼精化气，炼气化神，炼神还虚，则又向上功夫，兹不具述。"⑤

除静养之外，在导引运动方面，尤乘也集有"十二段动功"，后世称之为"寿世青编十二段功"，记录如下：

"叩齿一：齿为筋骨之余，常宜叩击，使筋骨活动，心神清爽。每次叩击三十六数。

"咽津二：将舌舐上腭，久则津生满口，便当咽之，咽下，咽然有声，使灌溉五脏，降火甚捷。咽数以多为妙。

"浴面三：将两手自相摩热，覆面擦之，如浴面之状，则须发不白，即升冠鬓不斑之法，颜如童矣。

"鸣天鼓四：将两手掌掩两耳窍，先以第二指压中指，弹脑后骨上，左右各二十四次，去头脑疾。

---

① 尤乘. 寿世青编［M］. 北京：中国书店，1993：21.
② 尤乘. 寿世青编［M］. 北京：中国书店，1993：22.
③ 尤乘. 寿世青编［M］. 北京：中国书店，1993：23.
④ 尤乘. 寿世青编［M］. 北京：中国书店，1993：23.
⑤ 尤乘. 寿世青编［M］. 北京：中国书店，1993：32.

"运膏肓五：此穴在背上第四椎下，脊两旁各三寸。药力所不到，将两肩扭转二七次。治一身诸疾。

"托天六：以两手握拳，以鼻收气运至泥丸，即向天托起，随放左右膝上，每行三次。去胸腹中邪气。

"左右开弓七：此法要闭气，将左手伸直，右手作攀弓状，以两目看右手，左右各三次。泻三焦火，可以去臂腋风邪积气。

"摩丹田八：此法将左手托肾囊，右手摩丹田，三十六次。然后左手转换如前法，暖肾补精。

"擦内肾穴九：此法要闭气，将两手搓热，向背后擦肾堂及近脊命门穴，左右各三十六次。

"擦涌泉穴十：此法用左手把住左脚，以右手擦左脚心，左右交换，各三十六次。

"摩夹脊穴十一：此穴在背脊之下，大便之上，统会一身之气血，运之大有益，并可疗痔。

"洒腿十二：足不运则气血不和，行走不能爽快，须将左足立定，右足提起，洒七次，左右交换如前。

"右十二段，乃运导按摩之法，古圣相传，却病延年，明白显易，尽人可行。"①

后面又收录有《修龄要旨》中的十六段功法，并加按语说：

"老子导引四十二势，婆罗门导引十二势，赤松子导引十八势，钟离导引八势，胡见素五熟导引法十二势，在诸法中颇为妙解。然撮其功要，不过于此。学者能日行一二遍，久久体健身轻，百邪皆除，不复疲倦矣。"②

4. 论疾病调理

《寿世青编》下卷，多谈对疾病的调理之法，如有"却病十要"云：

"一要静坐观空，万缘放下，当知四大原从假合，勿认此身为久安长住之所，战战以为忧也。

"二要烦恼现前，以死喻之，勿以争长较短。

"三要常将不如我者，巧自宽解，勿以不适生嗔。

"四要造物劳我以生，遇病却闲，反生庆幸。

"五要深信因果，或者夙业难逃，却欢喜领受，勿生嗟怨。

"六要室家和睦，无交谪之言入耳。

"七要起居务适，毋强饮食，宁节毋多。

"八要严防嗜欲攻心，风露侵衣。

"九要常自观察，克治病之根本处。

"十要觅高朋良友，讲开怀出世之言，或对竹木鱼鸟相亲，翛然自得，皆却病法也。"③

所言强调积极乐观对待疾病，对已患疾病者的身心调养很有益处。此外又有"老年病不同治法"，则是老年病用药原则：

"常见年高疾患，将同少年混投汤药，妄行针灸，务欲速愈。殊不知老年之人，血气已衰，精神减耗，至于视听不至聪明，手足举动不随其志，身体劳倦，头目昏眩，宿疾时发，或秘或泄，或冷或热，皆老人之常也。勿紧用针药，急求痊愈，往往因此别致危殆。且攻病之药，或汗或吐，或解或利。缘衰老之人不同年少，年少者真气壮盛，虽汗吐转利，未致危殆；老弱者汗之则阳气泄，吐之则胃气逆，下之则元气脱，立致不可救。此养老之大忌也。大率老人药饵，止用扶持，只可温平顺气，进食补虚，中和之剂，不可用市肆购买，他人惠送，未识方味者与之服饵，切须详审。若有宿疾时发，则随其疾状，用和平汤剂调顺，三朝五日，自然痊退，惟是调停饮食，

① 尤乘．寿世青编［M］．北京：中国书店，1993：24-25．
② 尤乘．寿世青编［M］．北京：中国书店，1993：26．
③ 尤乘．寿世青编［M］．北京：中国书店，1993：47．

随其食性变馔治之。此最为良法也。"①

5. 论饮食疗养

关于饮食养生，《寿世青编》上卷有《食忌说》和《食饮以宜》两篇，主要论饮食宜忌。如说：

"修养之士，不可不美其饮食以调之。所谓美者，非水陆毕具异品珍馐之谓也。要在乎生冷勿食，粗硬勿食，勿强食，勿强饮。先饥而食，食不过饱；先渴而饮，饮不过多。"

"饮食之宜，当候已饥而进食，食不厌细嚼，仍候焦渴而引饮，饮不厌细呷。毋待饥甚而食，食勿过饱。时觉渴甚而饮，饮勿过多。食不厌精细，饮不厌温热。五味毋令胜谷味，肉味毋令胜食气。食必先食热，后食冷。"②

下卷也有《服药忌食》和《饮食禁忌节要》两篇，专论服药忌口及饮食中相忌之物。最全面的是书后所附的"病后调理服食法"：

"凡一切病后将愈，表里气血耗于外，脏腑精神损于内，形体虚弱，倦怠少力，乃其常也。宜安心静养，调和脾胃为要，防风寒，慎起居，戒恼怒，节饮食，忌房劳，除妄想，是其切要。若犯之，即良医亦难奏功矣。勿以身命等蜉蝣，如灯蛾之扑焰，自损其躯哉！戒之戒之！"③

后列各类疾病的主要忌口之法指出：

"凡病后，如水浸泥墙，已干之后，最怕重复冲激，再犯不救。今具食治方于后，为保身者之助，并利畏服药者，以便于养老慈幼云。"④

并集"食治秘方"专列于后，开篇指出：

"客曰：万病皆从口入，如何食反能治病耶？盖草木药石，得五行之偏气，如人之得疾。因五脏有偏胜，则气血有偏倾。故用偏气之药物，治五脏偏胜之气血，使得归其正。然中病则已，不可过焉，过则药又反能生病也。是故饮食，人赖以养者，贪嗜之，所以有万病皆从口入之说，亦犹是耳。且五谷得五行之正气，尚有是说。盖饮养阳气，食养阴气，《内经》言之详矣。五谷为养，五果为助，血气调和，长有天命。何况今人忽而不讲，惟知药可治病，不知饮食起居之间，能自省察，得以却疾延年也。古人食治之方，良有深意，卫生者鉴之。"⑤

后面分风、寒、暑、湿、燥、火、调理脾胃、气、血、痰、阴虚、阳虚、诸虚各门收录食疗方。与其他食物本草类著作所附的食疗方大致相近。尤乘指出"以上诸方，其治病之功，胜于药石""不特老人小儿相宜，凡颐养及久病厌药者，亦未为不可也"⑥。

6. 十二时养生法

《寿世青编》的养生内容非常丰富，而尤乘总结的"十二时养生法"，以一日之时辰为纲，将各种养生方法融入日常生活之中，很有指导意义。

"洁一室穴南牖，八窗通明，勿多陈列玩器，引乱心目。设广榻长几各一，笔砚楚楚，旁设小几一，挂字画一幅，频换。几上置得意书一二部，古帖一本，香炉一，茶具全。心目间常要一尘不染。

"丑寅时，精气发生之候，勿浓睡，拥衾坐床，呵气一二口，以出浊气。将两手搓热，擦鼻两旁及熨两目五七遍；更将两耳揉卷，向前后五七遍，以两手抱脑，手心恰掩两耳，用食指弹中指，击脑后各二十四，左右耸身，舒臂作开弓势五七遍；后以两股伸缩五七遍；叩齿七七数；漱津满口，以意送下丹田，作三口咽。清五脏火，少息。

① 尤乘. 寿世青编［M］. 北京：中国书店，1993：48-49.
② 尤乘. 寿世青编［M］. 北京：中国书店，1993：12-13.
③ 尤乘. 寿世青编［M］. 北京：中国书店，1993：63.
④ 尤乘. 寿世青编［M］. 北京：中国书店，1993：64.
⑤ 尤乘. 寿世青编［M］. 北京：中国书店，1993：64-65.
⑥ 尤乘. 寿世青编［M］. 北京：中国书店，1993：77-78.

"卯时，见晨光，量寒温穿衣服，起坐明窗下，进百滚白汤一瓯，勿饮茶，栉发百下，使疏风散火，明目去脑热。盥漱毕，早宜粥，宜淡素，饱摩腹，徐行五六十步。取酒一壶，放案头，如出门先饮一二杯。昔有三人，皆冒重雾行，一病一死一无恙。或问故，无恙者曰我饮酒，病者食，死者空腹。是以知酒力辟邪最胜。不出门或倦，则浮白以助其气。

"辰巳二时，或课儿业，或理家政，就事欢然，勿以小故动气。杖入园林，督园丁种植蔬果，芟草灌花莳药。归来入室，闭目定神，咽津约十数口。盖亥子以来，真气至，巳午而微，宜用调息以养之。

"午时，餐量腹而入，食宜美。美非水陆毕具，异品殊珍。柳公度年八十九，尝语人曰：我不以脾胃熟生物，暖冷物，软硬物。不生、不冷、不硬，美也。又勿强食，当饥而食，食勿过饱，食毕起行百步。摩腹又转手摩肾堂令热，使水土运动，汲水煎茶。饮适可，勿过多。

"未时，就书案，或读快书，怡悦神气，或吟古诗，畅发悠情。或知己偶聚，谈勿及闱，勿及权势，勿臧否人物，勿争辨是非，当持寡言养气之法。或共知己闲行百余步，不衫不履，颓然自放，勿从劳苦殉礼节。

"申时，点心，用粉面一二物，或果品一二物，弄笔临古帖，抚古琴，倦即止。

"酉时，宜晚餐勿迟，量饥饱勿过，小饮勿醉，陶然而已。《千金方》云：半醉酒，独自宿，软枕头，暖盖足。言最有味。课子孙一日程，如法即止，勿苦。

"戌时，篝灯，热汤濯足，降火除湿，冷茶漱口，涤一日饮食之毒。默坐，日间看书得意处，复取阅之，勿多阅，多伤目，亦勿多思。郑汉奉曰：思虑之害，甚于酒色。思虑多则心火上炎，火炎则肾水下涸，心肾不交，人理绝矣。故少思以宁心，更阑方就寝。涌泉二穴，精气所生之地，寝时宜擦千遍。榻前宜烧苍术诸香，以辟秽气及诸不详。

"亥子时，安睡以培元气，身必欲侧，屈上一足。先睡心，后睡眼，勿想过去、未来、人我等事。惟以一善为念，则怪梦不生，如此御气调神，方为自爱其宝。"①

（十一）徐文弼《寿世传真》

徐文弼，字勷右，号鸣峰，清代丰城（今江西省）人。乾隆三十六年（1771年）徐文弼编撰《寿世传真》8卷，是重要的养生著作。

书前有总述，引前人重视养生之论，并总结说：

"愚谓箕畴五福，以寿为先，以考终正命为全。方幸生逢盛世，翔洽太和，海宇承平，室家保聚，既无扰攘忧戚之患，又无凶荒夭扎之伤，宜化日舒长，咸登寿域，而犹或不尽其天年，谓非自戕厥生，罔识卫生之术欤？此修养所宜亟讲也。"②

全书内容共分为8卷，内容丰富，涉及4个方面。

1. 论外功、内功养生

《寿世传真》将养生功法分为外功与内功两种。其卷一《修养宜行外功》，小序云：

"外功有按摩导引之诀，所以行血气，利关节，辟邪外干，使恶气不得入吾身中耳。《语》云：户枢不蠹，流水不腐。人之形体，亦犹是也，故延年却病，以按摩导引为先。此诀传自先哲，至平至易，非他奇技异术可比。即大圣所谓血气有未定、方刚、既衰之时，此则预保其衰，固守身之要道也。是道人人皆能，而人不肯行者，其故有二．则恃恃壮盛，疾苦未形，虽劝导之，而亦不肯行；一则经营职业，竭蹶不遑，虽欣慕之，而又不退行；一则体气衰惫，举动维艰，虽追悔之，而卒不及行。人果坚其信心，策其惰志，一意念及此身宜保，防患未然，如饥之需食，

---

① 尤乘. 寿世青编［M］. 北京：中国书店，1993：28–30.

② 徐文弼. 寿世传真［M］. 北京：中医古籍出版社，1986：1.

寒之求衣，未有不得饱且暖者。即谓年寿各有定数，亦当图正命考终，与其疾痛临身，呻吟卧榻，寄命于庸醫之疗治，乞灵于冥漠之祈祷，何如平时习片刻之勤，免后日受诸般之苦？

"今为就五官四体，各有所宜按摩者，列之为分行外功。又取前人所定，循序俾得周到者，统之为合行外功。分合虽殊，按摩无异，任人审择而从事焉。此固随人随地可行，亦即时即刻见效。

"愚年齿届衰，而体气仍旺，耳听、目视、手持、足行，且有壮盛侪辈所弗及者，诚得之于己，信而有征。故不惮颖舌焦散，蕲以寿身者寿世，愿无负此婆心焉，则幸矣。"①

徐文弼所谓"外功"指"按摩导引之诀"，强调"延年却病，以按摩导引为先"，可以起到"行血气，利关节，辟邪外干，使恶气不得入吾身中"的作用，并以自身练习功效为证。具体又将外功分为两种。一种称为"分行外功"，包括心功、身功、首功、面功、耳功、目功、口功、舌功、齿功、鼻功、手功、足功、肩功、背功、腹功、腰功、肾功等，是针对不同部位的单独按摩导引方法。例如其中数种外功如下：

"心功

"凡行功时，先必冥心，息思虑，绝情欲，以固守神气。

"身功

"盘足坐时，宜以一足跟抵住肾囊根下，令精气无漏。

"垂足平坐，膝不可低，肾子不可着在所坐处。（凡言平坐、高坐，皆坐于榻与椅上）

"凡行功毕起身，宜缓缓舒放手足，不可急起。

"凡坐，宜平直其身，竖起脊梁，不可东倚西靠。

"首功

"两手掩两耳，即以第二指压中指上，用第二指弹脑后两骨作响声，谓之鸣天鼓。（治风池邪气）……

"面功

"用两手掌相摩使热，随向面上高低处揩之，皆要周到。再以口中津唾于手掌，擦热，揩面上多次。（凡用两手摩热时，宜闭口鼻气摩之。能令皱斑不生，容颜光泽）

"耳功

"耳宜按抑左右多数。谓以两手按两耳轮，一上一下摩擦之。（所谓营治城郭，使人听彻）

"平坐，伸一足，屈一足，横伸两手，直竖两掌，向前若推门状，扭头项左右顾，各七次。（除耳鸣）"②

每个部位可以练习一种或多种功法，各有功效说明。徐文弼指出：

"以上分列各条，随人何处有患，即择何条行之，或预防于无患之先者，亦随人择取焉。"③

而另一种称为"合行外功"，则是成套功法，有十二段锦歌、八段杂锦歌、擦面美颜诀、六字治脏诀等。其中对十二段锦，徐文弼先编成总诀，然后又分别作图说明。其总诀《十二段锦歌》云：

"闭目冥心坐，握固静思神。叩齿三十六，两手抱昆仑。左右鸣天鼓，二十四度闻。微摆撼天柱，赤龙搅水津。鼓漱三十六，神水满口匀。一口分三咽，龙行虎自奔。闭气搓手热，背摩后精门。尽此一口气，想火烧脐轮。左右辘轳转，两脚放舒伸。叉手双虚托，低头攀足频。以候神水至，再漱再吞津。如此三度毕，神水九次吞。咽下汨汨响，百脉自调匀。河车搬运毕，想发火烧身。旧名八段锦，子后午前行。勤行无间断，万病化为尘。

"以上系通身合总行之，要依次序，不可缺，不可乱。先要记熟此歌，再详看后图及每图

① 徐文弼. 寿世传真［M］. 北京：中医古籍出版社，1986：2.
② 徐文弼. 寿世传真［M］. 北京：中医古籍出版社，1986：3-4.
③ 徐文弼. 寿世传真［M］. 北京：中医古籍出版社，1986：7.

详注各诀，自无差错。"①

　　正如徐文弼所说，此诀即原来的"八段锦诀"（见《杂著捷径》），经他稍做改编并改名，后面有附图（图5-14）和更详尽的说明。

　　第一图为"闭目冥心坐，握固静思神"，动作要领如下：

　　"盘腿而坐，紧闭两目，冥忘心中杂念。凡坐，要竖起脊梁，腰不可软弱，身不可倚靠。握固者，握手牢固，所以闭关却邪也。静思者，静息思虑而存神也。"

　　第二图为"叩齿三十六，两手抱昆仑"，动作要领：

　　"上下牙齿相叩作响，宜三十六声。叩齿以集身内之神，使不散也。昆仑即头。以两手十指相叉，抱住后项，即用两手掌紧掩耳门，暗记鼻息九次，微微呼吸，不宜耳闻有声。"

　　第三图为"左右鸣天鼓，二十四度闻"，动作要领：

　　"记算鼻息出入各九次毕，即放所叉之手，移两手掌掩耳，以第二指迭在中指上，作力放下第二指，重弹脑后，要如击鼓之声。左右各二十四度，两手同弹，一先一后，共四十八声。仍收手握固。"

　　第四图为"微摆撼天柱"，动作要领：

　　"天柱即后颈。低头，扭颈向左右侧视，肩亦随头左右摇摆，各二十四次。"

　　第五图为"赤龙搅水津。鼓漱三十六，神水满口匀。一口分三咽，龙行虎自奔"，动作要领：

　　"赤龙即舌。以舌顶上腭，又搅满口内上下两旁，使水津自生。鼓漱于口中，三十六次。神水即津液。分作三次，要汩汩有声吞下，心暗想目暗看，所吞津液，直送到脐下丹田。龙即津，虎即气。津下去，气自随之。"

　　第六图为"闭气搓手热，背摩后精门"，动作要领：

　　"以鼻吸气，闭之，用两掌相搓擦极热，急分两手磨后腰上两边，一面徐徐放气从鼻出。精门，即后腰两边软处。以两热手磨三十六遍，仍收手握固。"

　　第七图为"尽此一口气　想火烧脐轮"，动作要领：

　　"闭口鼻之气，以心暗想，运心头之火下烧丹田，觉似有热，仍放气从鼻出。脐轮，即脐下丹田。"

　　第八图为"左右辘轳转"，动作要领：

　　"曲弯两手，先以左手连肩圆转三十六次，如绞车一般，右手亦如之。此单转辘轳法。

　　第九图为"两脚放舒伸，叉手双虚托"，动作要领：

　　"放所盘两脚，平伸向前。两手指相叉，反掌向上，先安所叉之手于头顶，作力上托，要如重石在手托上，腰身俱着力上耸。手托上一次，又放下，安手头顶，又托上。共九次。"

　　第十图为"低头攀足频"，动作要领：

　　"以两手向所伸两脚底作力扳之，头低如礼拜状，十二次。仍收手握固，收足盘坐。"

　　第十一图为"以候神水至，再漱再吞津。如此三度毕，神水九次吞。咽下汩汩响，百脉自调匀"，动作要领：

　　"再用舌搅口内，以候神水满口，再鼓漱三十六。连前一度，此再二度，乃共三度毕。前一度作三次吞，此二度作六次吞，乃共九次吞。如前咽下，要汩汩响声。咽津三度，百脉自周遍调匀。"

　　第十二图为"河车搬运毕，想发火烧身"，动作要领：

　　"心想脐下丹田中似有热气如火，闭气如忍大便状，将热气运至谷道（即大便处）升上腰间、背脊、后颈、脑后、头顶止，又闭气，从额上、两太阳、耳根前、两面颊，降至喉下、心窝、肚脐下丹田止。想似发火烧，一身皆热。"②

①　徐文弼. 寿世传真［M］. 北京：中医古籍出版社，1986：7-8.
②　徐文弼. 寿世传真［M］. 北京：中医古籍出版社，1986：8-14.

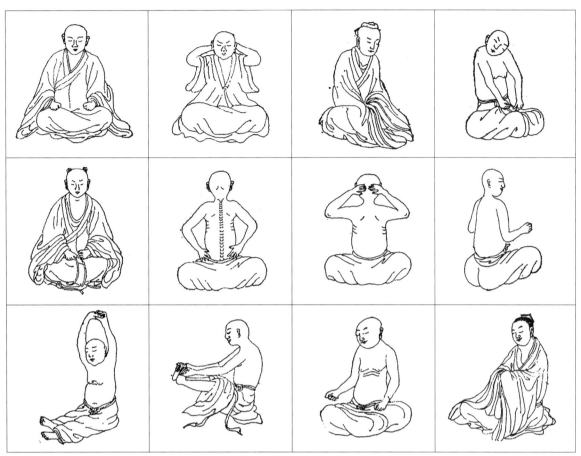

图5-14　《寿世传真》十二段锦图

如徐文弼所言，此十二段锦是从八段锦演变而来的。他另有《八段杂锦歌》，是另一种较为简易的方法，内容为：

"热擦涂津美面容，掌推头摆耳无聋。攀弓两手全除战，捶打酸疼总不逢。摩热脚心能健步，掣抽是免转筋功。拱背治风名虎视，呵呼五脏病都空。"[①]

内功部分见于卷二《修养宜行内功》，其小序说：

"按摩导引之功既行之于外矣，血脉俱已流畅，肢体无不坚强，再能调和气息，运而使之降于气海，升于泥丸，则气和而神静，水火有既济之功，所谓精根根而运转，气默默而徘徊，神混混而往来，心澄澄而不动，方是全修，亦是真养。其他玄门服气之术，非有真传口授，毫发之差，无益有损。今择其无损有益，随人随时随地皆可行者，惟调息及黄河逆流二诀，功简而易，效神而奇，止（只）在息心静气，自堪却疾延年。爰以四语诀之曰：气是延生药，心为使气神，能从调息法，便是永年人。"[②]

对于各种静坐吐纳之法，徐文弼认为"其他玄门服气之术，非有真传口授，毫发之差，无益有损"，故仅选择"无损有益，随人随时随地皆可行"的调息和黄河逆流（即小周天）二法，详述其练习方法，并附图3幅以说明内功的做法。其内功二法合成一诀即"内功诀"，内云：

"此诀，每日子午二时，先须心静神闲，盘足坐定，宽解衣带，平直其身，两手握固，闭目合口，精专一念，两目内视，叩齿三十六声，以舌抵上腭，待津生时，鼓漱满口，汩声咽下，以目内视，直送脐下一寸二分丹田之中。

"再以心想目视丹田之中，仿佛如有热气，轻轻如忍大便之状，将热气运至尾闾，从尾闾

①　徐文弼. 寿世传真［M］. 北京：中医古籍出版社，1986：14.
②　徐文弼. 寿世传真［M］. 北京：中医古籍出版社，1986：17.

升至肾间，从夹脊、双关升至天柱，从玉枕升至泥丸，少停，即以舌抵上腭，复从神庭降下鹊桥、重楼、绛宫、脐轮、气穴、丹田。"①

2. 论养生宜忌

《寿世传真》卷三《修养宜宝精宝气宝神》，是以精、气、神三者为纲，汇述前人所论，强调精气神对人体的重要性。卷四《修养宜知要知忌知伤》，总结具体的卫生保健知识要点，卷首小序说：

"夫人灵于物，终其身昧昧然，不知所谓有要有忌有伤者，或致枯于贪，或罹患于诱，或焚身于快。予为就日之所习，最要最忌最伤之事，胪列而琐陈之，使由是推类引伸，以保其生，庶几不智出微虫下也。"②

卷中共列出"十要""十忌""十八伤"。"十要"包括面要常擦、目要常揩、耳要常弹、齿要常叩、背要常暖、胸要常护、腹要常摩、足要常搓、津要常咽、睡要常曲。

"十忌"包括忌早起科头（指不戴帽）、忌阴室贪凉、忌湿地久坐、忌冷着汗衣、忌热着晒衣、忌出汗扇风、忌灯烛照睡、忌子时房事、忌夏月凉水抹簟和冬月热火烘衣、忌久观场演剧。

"十八伤"包括久视伤精、久听伤神、久卧伤气、久坐伤脉、久立伤骨、久行伤筋、暴怒伤肝、思虑伤脾、极忧伤心、过悲伤肺、过饱伤胃、多恐伤肾、多笑伤腰、多言伤液、多唾伤津、多汗伤阳、多泪伤血、多交伤髓。

因此在卷五《修养宜四时调理》中，徐文弼强调养生要顺应四时，在生活中注意以上事项，自护其身。他说：

"延寿之法，惟自护其身而已。冬温夏凉，不失时序，即所以自护其身也。"③

3. 论饮食养生

《寿世传真》卷六《修养宜饮食调理》论食疗，卷首小序云：

"饮食男女，人之大欲存焉，即人之死生系焉。举世之人，皆知男女之事纵欲必致伤生，即饮食之中，亦惟知纵酒过度必至戕命，至于嗜味纵口，疾病丛蓄，甘陷溺于其中而不知警。盖病之生也，其机甚微，由积渐而毒始发，及病之成也，第归咎于外感六气、内伤七情，鲜有悔悟于平日口腹之贪饕者。……味有本于天者，有成于人者。谷粟菽麦，自然冲和之味，有益人补阴之功，此《内经》所为本天之味也。若人之所为者，皆烹饪偏厚之味，有致疾伤命之虞。安于冲和之味者，心之敛，火之降也；以偏厚之味为安者，欲之纵，火之胜也。且谷食与肥鲜同进，厚味得谷为助，其积之也久，宁不长阴火而致虐乎？彼安于厚味者，未之思耳。……试观古今来寿登百岁以上者，多出于民间，而身都通显、家享丰厚者，罕有其人，岂天命定数，独彼寿而此否乎？又或者曰：视养我者均为我贼，食物固可废欤？曰：厚不如薄，多不如少，虑患而谨节之，畏危而坚忍之，举匕箸如徽戈矛，不与肉食者同其陷溺。宁负我生之腹，不负生我之天，是亦卫生之一道也。"④

文中指出厚味足以伤身，应"宁负我生之腹，不负生我之天"。继而指出要注意食物寒热损益对人身体的影响，但反对盲目因循前人所说宜忌，以至"竟无一物敢入口"。他说：

"嗜味纵口，必致伤生，已谆谆戒之矣。即日用蔬菜之属，各有性寒性热之不同，或益或损之宜辨，苟非平时留神审择，亦阴受其患而不知。兹复就家常需用之食物，搜考本草诸书而摘录之，俾知所去取而慎择焉。按本草诸书，坊间旧刻不下数十种，竟无一可据，或性味彼此

---

① 徐文弼. 寿世传真［M］. 北京：中医古籍出版社，1986：18.
② 徐文弼. 寿世传真［M］. 北京：中医古籍出版社，1986：26.
③ 徐文弼. 寿世传真［M］. 北京：中医古籍出版社，1986：29.
④ 徐文弼. 寿世传真［M］. 北京：中医古籍出版社，1986：33–34.

枘凿，或损益自相矛盾，甚或佹陈反忌，竟无一物敢入口者。姑举其一二言之。如食品诸物，载鸡肉同虾、鲤鱼食，成痈；芥菜同鲤鱼食，成心瘕。凡肴馔中多以此合食，曾未见有为害者。且又谓鸭肉与鳖同食杀人，尤属妄诞，骇人耳目。至如一物也，言主治则云能化痰能益气，言反忌又云食之生痰动气。将信为化痰益气而食之乎？抑信为生痰动气而禁之乎？令人无所适从，何须费辞饶舌。"①

因此，他删其繁复，严加选择，分谷、兽、禽、水族、菜、瓜、果、杂食各类，介绍各种食物，其文字均简练精要。例如"谷类"中的粳米：

"粳米，性和平，得天地中和之气。

"又称粘米。（南产米胜于麦，北产麦胜于米，亦地气使然也）

"（宜）陈米性平，扶助脾土，益精强志，滋培胃气。

"（忌）新米性稍热，凝痰。"②

"兽类"中的猪肉：

"猪肉，性微寒。

"雄猪曰豭，骟割者曰豶，母猪曰彘。

"（宜）肉补肉，丰肌体，泽皮肤。亦润肠胃，生精液。

"（忌）多食助热、生痰、动风。（故肉虽多不使胜食气也。风寒病初起及愈后宜暂禁之。因油腻沾滞，风寒不能解散。又，病后肠胃虚弱，难受肥浓也）"③

"果类"中的枣子：

"枣子，性温。北产肥润者良。

"（宜）补中益气，滋脾土，润心肺，生津液，悦颜色，通九窍，助十二经，和百药。

"（忌）多食生虫、损齿、作膨胀。不宜同葱、鱼食。"④

对茶的论述也不袭前人之见，有自己的体会：

"茶，性微寒。新茶性热，陈茶性凉。

"（宜）除烦止渴，消食下气。解食物油腻、烧炙之毒。浓煎引吐。和生姜煎，名姜茶饮，茶助阴，姜助阳，使寒热平，治小伤风寒可常用。

"（忌）多食寒胃，消脏腑脂膏（嗜茶面黄，寒伤胃也）。酒后饮茶，引入肾经、膀胱，多患痕疝水肿。空心早起亦忌。"⑤

另外，对于斋戒，徐文弼强调应从心而论，不徒于形式。如《斋戒语》一文云：

"人能斋戒，本是好念，何可尽非，然须问其发念果属何为？若只为畜类惜生，为福利求佑，为媚悦佞佛，此三者皆可不必也。何也？如谓物与己同类，不宜宰食，则六畜原为人用，圣王立政，令畜五鸡二彘者为何也？且卿大夫食肉，祠先者血食，奉亲者有酒肉，岂皆不仁不慈之事也？如谓福利于己由此可求，世间善事甚多，积善必有余庆。其他善事可以不为，而独借持斋，冀必获福，有是理乎？至谓以慈佞佛，媚而悦之，夫慈本仁德，仁者人也，当以爱人为先。论爱人泛而同类，近而亲友，至切而家庭，皆在当爱。今人于一体人类，漠不相关，独区区惜此畜类，何慈之有？而谓为佛者不论真慈假慈，惟佑持斋之人以为媚己，恐无是佛矣。

"夫所谓斋者，在明洁其心，内外兼持。一为虔修祀事。当奉祭祖先神明，斋则盛服，饮食必改常，以昭敬也。一为抑制嗜欲。口之于味，为嗜欲之首，人所最难餍足者。而昏志气，生疾病，皆原于此，所谓祸从口出，病从口入者是也。能斋，则滋味淡泊，气血不强悍，主宰清明，

① 徐文弼. 寿世传真［M］. 北京：中医古籍出版社，1986：34.
② 徐文弼. 寿世传真［M］. 北京：中医古籍出版社，1986：35.
③ 徐文弼. 寿世传真［M］. 北京：中医古籍出版社，1986：37.
④ 徐文弼. 寿世传真［M］. 北京：中医古籍出版社，1986：52.
⑤ 徐文弼. 寿世传真［M］. 北京：中医古籍出版社，1986：58-59.

肉躯皆得其职矣。一为扶助德行。凡人见善不能决从，见恶不能决去，一念坚持其斋，捐所甚爱，就所不爱，以此洁诚，增长善念，愈积善功。此皆奉斋者之所为，不缘畜类，不缘福利，不缘媚悦，内外兼持，克己正志。人能克己，方许持斋，不然，徒成痴妄之人而已矣。"①

其说极有见地。

4. 论医药调护

《寿世传真》卷七与卷八，从及早调护、合理用药的角度论防治疾病。卷七《修养宜提防疾病》提出"慎医药莫如慎疾病，慎疾病尤宜知疾病"②，并分述五脏受病之因、辨病之法和免病之诀，特别强调"人以水谷为生，故脾胃为养生之本""养生以保脾胃为主"③。卷八《修养宜护持药物》，开篇云：

"《上古天真论》曰：男子年过八八六十四数，先天渐失，元气寝虚，脏腑皆衰，筋骨弛懈，血脉短促，精神耗散，肌肉无华，日就憔悴。惟借药饵扶护，以培后天。语云：破屋修容易，此之谓也。古圣先哲草以备药，治人百病，复遗方书以利后世，诚以医药有斡旋造化之功。无如服饵者，守身不慎，致六气外侵，七情内炽，饮食众毒暗攻。虽日进参术，犹之用兵者，锐师临阵，强寇势盛，寡不敌众，无效则谓参术无功，置而勿论，非自贻伊戚乎？方书所载补益之剂甚多，或真材无处可求，或大药乏资难购，又或铺张灵应，名实不符。今惟取平易而素尝历验者，略载数方，以备采择，既自宝以护身，兼广传而寿世。"④

其选取"平易而素尝历验"的养生方剂，是专用于预防养生的，"前云慎医药戒漫尝者，以病时言也，此云备药物谨护持者，以平时言也"⑤。具体有长春至宝丹、老年常服精力不衰方、八仙糕、回春乌龙丸、牛骨髓膏、脂桃膏等多种膏药。有些方论也颇为精要，如论脂桃（补骨脂与胡桃肉）膏云：

"补骨脂属火，坚固元阳，暖丹田，入命门补相火（肾虚则命门火衰，不能熏蒸，致脾胃虚寒，迟于运化，饮食减少，故补命门相火即是补脾胃也）。胡桃肉属木，温肺化痰，补气养血，通命门，助肾火，合故纸有木火相生之妙，能使精气内充。昔郑相国生平不服他药，只此一方久服，后容颜如少，须发转黑。"⑥

二、文人的养生集论

明清时期，养生在社会上极为普及。宋明理学本来就讲究养心性，正统儒家知识分子讨论这方面也不少。而明清社会又有世俗化和注重人性的一面，各种重视闲逸、快乐的思想，也与养生相结合，形成一种世俗化的养生思想。这两方面的著作均有不少，其中有的影响很大，此处选几种加以介绍。

（一）陈继儒《养生肤语》（附《致富全书》）

陈继儒（1558—1639），字仲醇，号眉公、麋公，华亭（今上海市松江）人，明代文学家、书画家，著有多种小品与诗文集。在养生方面，辑有《养生肤语》，内容多为养生的随笔和轶事，寓养生理论于其中。

---

① 徐文弼. 寿世传真［M］. 北京：中医古籍出版社，1986：63.
② 徐文弼. 寿世传真［M］. 北京：中医古籍出版社，1986：64.
③ 徐文弼. 寿世传真［M］. 北京：中医古籍出版社，1986：67.
④ 徐文弼. 寿世传真［M］. 北京：中医古籍出版社，1986：68-69.
⑤ 徐文弼. 寿世传真［M］. 北京：中医古籍出版社，1986：69.
⑥ 徐文弼. 寿世传真［M］. 北京：中医古籍出版社，1986：71.

1. 论神气

对于生命之本，陈继儒首重"气"。他说：

"天地以气生人，故人一日一时未尝能离乎气。鱼之在水，两鳃翕动，无有停时；人在宇宙间，两鼻翕张，亦无有停时。所以统辖造化之气，人赖之以生也。故曰：食其时，百骸理；动其机，万化安。为此也。人生奔驰劳顿，气因之骤矣。骤则出多入少，外者不入，内者愈虚，所以死期将至。惟至人观天道，执天行，抱神以静气，气归脐，寿齐天地矣。故知人生天地间，虽可见者，形；所以能长久者，气。"①

气与神相互影响，故其又说：

"陆元鹤谈养生之旨曰：不过藏神于渊，令不外游，久之自然神化，毋多谈。予唯其语。夫神之为物，不可以知知，不可以识识。恒留于身，其中炯然，则精气归真，神化自现。古仙云：气是添年药，心为使气神。若能神气住，便是得仙人。所谓神气住者，非神也耶？世率称仙真为神仙，以其所炼在神也。"②

视先天之精为神、气的根本。由此，陈继儒认为养生应当重在养神与养气，他说：

"上品上药，神与气精。精能生气，气能生神，则精气又生，神之本也。保精以裕气，裕气以养神，此长生之要方。但心为精主，意为气马，心驰意动，则精气随之而行，故正心诚意为中心柱子。为此虽然，犹是初功，须到得心虑俱泯、神识两忘，方是真人境界。心虑俱泯，神识两忘为何？泯其心所以存其心，忘其神所以养其神。气盛神全，自然底于神化。"③

这里说的是先天之神、气，而后天脾胃之气也同样重要：

"人生食用，最宜加谨，以吾身中之气，由之而升降聚散耳。何者？多饮酒则气升，多饮茶则气降，多肉食、谷食则气滞，多辛食则气散，多咸食则气坠，多甘食则气积，多酸食则气结，多苦食则气抑。修真之士，所以调燮五脏，流通精神，全赖酌量五味，约省酒食，使不过则可也。"④

2. 论阴阳

对于阴阳，陈继儒属于重阳派，认为生命之本系于阳气，阴阳二者并非对立：

"阴阳本不相对，待造化之生物也。阳入于阴，阴留阳而不得飞则生；阳出于阴，阳不顾阴而不能留则死。是死生俱系于阳，固与阴不相关也。仙家谓：一分阳气，不尽不死；一分阴气，不尽不仙。然则阴阳岂可对待言哉！虽然，阳之所在，不独生死系之，即诸物之灵蠢亦系之。人阳气在上，故耳目聪明，于物最灵；鸟兽阳气与阴气混淆，故蠢；草木阳气在根，故尤蠢。以此为言，则人之阳气安可不宝？耳聋目瞆，阳将散矣。是以君子先时兢兢，惟阳是守，有以也夫。"⑤

3. 论淡泊

陈继儒又认为养生需要淡泊名利，切勿执着。书中云：

"学道之士，须识吾之一身从太虚中而来，既从太虚中而来，则此身初亦无有，岂应执着之以为己物？故此身之灵明，主人必使不着于有，不着于无，一如太虚之无物以扰之。然后本体之心方得清静合虚，灵觉常圆，而一切繁华，一切系累，不能夺矣。繁华、系累不能夺，则俗心日退，真心日进。退得一分俗心，自能进得一分真心，孟子所谓养心莫善于寡欲者是也。

① 陈继儒. 养生肤语［M］//张志斌. 中医养生大成·第一部·养生通论：中册. 福州：福建科学技术出版社，2012：1607.
② 陈继儒. 养生肤语［M］//张志斌. 中医养生大成·第一部·养生通论：中册. 福州：福建科学技术出版社，2012：1611.
③ 陈继儒. 养生肤语［M］//张志斌. 中医养生大成·第一部·养生通论：中册. 福州：福建科学技术出版社，2012：1613.
④ 陈继儒. 养生肤语［M］//张志斌. 中医养生大成·第一部·养生通论：中册. 福州：福建科学技术出版社，2012：1609.
⑤ 陈继儒. 养生肤语［M］//张志斌. 中医养生大成·第一部·养生通论：中册. 福州：福建科学技术出版社，2012：1609.

心自太虚，则身还太虚。所谓仙，所谓佛，何俟多谈。"①

他推崇"履和适顺"的生活态度，并列举时人之言，说：

"周莱峰以养生术请钱午江，曰：不过履和适顺而已。履和，则不伤和；适顺，则不违顺。夫天地之气，至和大顺。尽之人身，小天地也，岂不可仿天地之长年乎？"②

因此，田园生活是一种更利于养生的理想方式，陈继儒说：

"触事而感生，善应而劳生，此皆致老之理也。《庄子》称：鲁有单豹者，岩居而水饮，不与民同利，行年七十而犹有婴儿之色。余以为此即养生之理也。人之生也，以有上栋下宇之求，饥食渴饮之资，故不得不与民角利。日夜忧劳其心，无有顷暇，故老及之也。今岩居水饮，则于世无求；不与民同利，则于物无竞。无求无竞，虽欲不寿，得乎？"③

4. 论节用

陈继儒也很强调节用的养生观念，他指出：

"井不汲不溢，精不用不盈。何以？以水由地中，汲则溢之；精充身中，损则充之，本非有溢而盈也。世人不解斯理，谓汲井不见其损，不知汲频则地元竭；用精不见其耗，不知用频则真元疲。是以明于汲井之理者，井养而不穷；明于用精之道者，神用而不竭。"④

此说通于道家的"俭"和"啬"之旨。因此，他强调对人生中各种兴趣爱好，都要有所节制。他以一位朋友周六观为例，其精通琴棋书画，又好古玩、好声伎，"余私念，此君精神如此，诸好毕集，何以支久？逾年，周果不禄。以此见人生所好，自当专一。若多好、多能，反能耗神损精"。又有一些朋友，精于作诗弈棋，却每每早死，陈继儒指出：

"心动则神疲。凡诸技俩营营与人角胜负者，未有不减年箅者也。技俩之中，作诗弈棋，劳神独甚。……伤生之事，岂独在酒色之间已哉！"⑤

另外，运动锻炼也不宜过于耗力，所以中国传统健身功法大多动作柔和。陈继儒解释说：

"俗谓人之雄健者，曰有气力。以见力与气元自相通，力从气而出也。凡叫喊、跳跃、歌啸、狂舞、奔逸、趋走之类，凡以力从事者，皆能损气。古之善养生者，呼不出声，行不扬尘。不恒舞而熊经鸟伸，不长啸而呼吸元神，殆皆息力以生气乎？"⑥

这些观点都值得借鉴。

5. 论练养

对于养生锻炼方法，陈继儒认为"善养生者，岂徒恃药物已哉"。书中提出：

"却病之术，有行功一法。虚病宜存想收敛，固秘心志，内守之工夫以补之。实病宜按摩导引，吸努掐摄，外发之工夫以散之。凡热病宜吐故纳新，口出鼻入以凉之；冷病宜存气闭息，用意生火以温之。此四法可为治病快捷方式，胜服草木金石之药远矣。"⑦

其他收录的有关练养方法还有：

"许道人云：人心贵澄静。若能半夜打坐不倒身，端坐凝寂，则性命入吾囊橐；若夜夜不倒身，则性命在我掌握，长生可冀矣。何者？魂强魄弱故也。又问：何如用工？曰：真人潜深渊，浮游守规中。二语尽矣。"⑧

① 陈继儒. 养生肤语［M］//张志斌. 中医养生大成·第一部·养生通论：中册. 福州：福建科学技术出版社，2012：1609.
② 陈继儒. 养生肤语［M］//张志斌. 中医养生大成·第一部·养生通论：中册. 福州：福建科学技术出版社，2012：1609.
③ 陈继儒. 养生肤语［M］//张志斌. 中医养生大成·第一部·养生通论：中册. 福州：福建科学技术出版社，2012：1607—1608.
④ 陈继儒. 养生肤语［M］//张志斌. 中医养生大成·第一部·养生通论：中册. 福州：福建科学技术出版社，2012：1612.
⑤ 陈继儒. 养生肤语［M］//张志斌. 中医养生大成·第一部·养生通论：中册. 福州：福建科学技术出版社，2012：1615.
⑥ 陈继儒. 养生肤语［M］//张志斌. 中医养生大成·第一部·养生通论：中册. 福州：福建科学技术出版社，2012：1612.
⑦ 陈继儒. 养生肤语［M］//张志斌. 中医养生大成·第一部·养生通论：中册. 福州：福建科学技术出版社，2012：1610.
⑧ 陈继儒. 养生肤语［M］//张志斌. 中医养生大成·第一部·养生通论：中册. 福州：福建科学技术出版社，2012：1611.

"过佘山，遇顾豫斋，与语。豫斋好静，修筑馆佘山，弥岁不归。谈内养一诀，止（只）是专气致柔，如婴儿作不生计，则长生可冀。若分别尔汝高下，有敬慢，有爱憎，皆是有生后事，非未生前工夫也。此言真得修养之奥。"①

"内养秘诀得之未真切，未可轻试，屡有因之而召祸者。曾见谢宾山之徒，试内视之诀，行火太急，未期痢下五色，死。有一苏友，从方外学闭气诀于某塔寺，仅半岁，亦病痢下而亡。某士夫，闻一同年病疽发而殒，云：此必曾学坐功也。询之果然。以是知遇诀未真，欲益反损。试观人间炼黄白术，火候少差，鼎炉随失。况于人身又非鼎炉可见者比，下工试手者其慎无倚，信哉！"

附：《致富全书》

《致富全书》题为"陶朱公原本，陈眉公手订"及"钟山石岩逸叟增定"，书中有的地方引用陈继儒《眉公秘笈》的段落，推测可能是明末所辑，托名于陈继儒修订。现存多个清初和清中期版本，1934年上海大达图书社重印时改名为《生产新法》。

全书共4卷。卷一分谷、蔬、木、果四部。卷二分花部、药部、畜牧部三大类，共收载动植物195种，其中药部有20种。卷三分占候和诗赋两大部。卷四有四季备考、群芳备考、卫生至要、四时调摄、服食方。

卷一、卷二所载植物的介绍中，主要以栽种为主，偶有涉及药食功能或入药品种。如：

"小麦苗能退胸中邪热，消酒毒，除黄疸，利小便。"②

"赤豆：夏至后种，小而赤黯者入药；其稍大而鲜红、淡红色者，并不治病，但可作粥饭团饼馅耳。"③

药部的20种药物在正文中涉及功能多一些，但主要也是介绍品种和栽种方法。如：

"藿香：春间下子，六七月开花，花紫色，有薄荷、紫苏二种，紫苏藿香入药，摘青叶泡汤，饮之可除霍乱。"④

"枸杞：二月移栽即活，苗嫩时可食，开紫花，秋结红果，采取曝干入药，坚筋骨，补虚劳。谚云：去家千里，勿食枸杞，谓能助阳也。老本虬曲可爱，吴中好事者植盆中，为几案供玩。"⑤

畜牧部的动物中，除谈其品种和蓄养外，对其疾病治疗方面的兽医药知识也有一定的介绍。

康熙年间钟山石岩逸叟"惜其于方药之用尚未及采"，而该书在每种动植物下增加药物功用，这部分内容大多出自《本草纲目》等书。

书中最有意义的是《卫生至要》部分。其起首云：

"寿夭何常，惟人自召，太清三篇，玄门奥妙，惟主导引，尊生之要。集卫生。"⑥

故其主旨是不谈内丹，而以易行的导引为主。有《按摩总诀》云：

"按摩诸法，皆简明易学，无论老少，俱可行之。以一身而言，上自泥丸宫，下至涌泉穴，三百六十骨节，八万四千毫窍，及十二经、十五络，并诸要穴，按法而行，则有病者得以痊瘥，无病者得以延年，其功浩大，难以尽述。

"诀曰：须察天寒暑，当观人瘦肥，随机知变化，轻重贵调匀。"⑦

这部分以及后面的"按摩背上要穴""按摩头上诸穴""按摩面上诸穴""按摩胸腹诸穴""按摩两足诸穴"各节，对全身的按摩部位和手法均做了详细介绍，内容均出自《净发须知》（见本章第八节）。但《致富全书》属于通书性质，与《净发须知》作为理发行业用书有所不同，

---

① 陈继儒. 养生肤语［M］//张志斌. 中医养生大成·第一部·养生通论：中册. 福州：福建科学技术出版社，2012：1616.
② 石岩. 致富全书［M］. 郑州：河南科学技术出版社，1987：10.
③ 石岩. 致富全书［M］. 郑州：河南科学技术出版社，1987：33.
④ 石岩. 致富全书［M］. 郑州：河南科学技术出版社，1987：119-120.
⑤ 石岩. 致富全书［M］. 郑州：河南科学技术出版社，1987：124.
⑥ 石岩. 致富全书［M］. 郑州：河南科学技术出版社，1987：218.
⑦ 石岩. 致富全书［M］. 郑州：河南科学技术出版社，1987：218.

因此也表明保健按摩已不仅仅限于理发行业，而在社会上广泛流行。

论述按摩之后又辑集多种导引法，有"却病总诀"即坐功八段锦，赤松子导引术即六字诀导引法，有太上玉轴六字气诀与延年六字歌，有"十二段"即十二段锦，文字与《寿世青编》十二段锦相同，此外有运气法、清心说、固精诀等，也基本与《寿世青编》相同，但文字有节略。

按摩导引之后有"养生杂录"，辑引9则前人养生言论；有"四时调摄"，与《摄生消息论》《遵生八笺·四时调摄笺》的内容大致相近，四季每季各收录3首方药，共12首；有"服食方"，有的食疗方有制法和功效，有的只介绍食物制法，未谈及功效，相当于食物手册；有"救荒方"，引《救荒本草》和《本草纲目》中内容数则；另有"辟谷方"，收录的其实也多是饮食内容，每方注明出处，多采自《王氏农书》《臞仙神隐》《遵生八笺》等。

（二）程羽文《二六功课》

程羽文，号石室道士，明代人。所著《二六功课》不分卷。书前有小引说：

"撒开两手，鱼跃鸢飞。打破桶底，中流自在。此是转身向上一路，还从法外护持。所以饥食困眠，假借四大。行住坐卧，不离色身。但令二六时中，随方作课，使生气流行，身无奇病。只此着衣吃饭，家风便是空、假，中观正局。"

二六即十二，故全书按十二时辰为序，逐一论养生方法。全文不长，内容如下：

"辰，夙兴，整衣襟，坐明窗中，调息受天气。进白汤一瓯，勿饮茶。栉发百余遍，使疏风，清火明目，去脑中热。盥漱毕，早餐宜粥，宜淡素。饱，徐行百步，以手摩腹，令速下食。天气者，亥子以来真气也。静而清，喧而浊，故天气至巳午而微矣。

"巳，读书，或《楞严》，或《南华》，或《易》一卦。循序，勿泛滥，勿妄想，勿聚谈，了大义，知止，勿积疑。倦即闭目，咽津数十口。见宾客，寡言以养气。

"午，坐香一线毕，经行，使神气安顿。始饭，用素汤，当饥而食，未饱先止。茶涤口腻，漱去乃饮。多行步，少坐，勿伛，胸中闷则默呵气二三口。凡饮食之节，减满受虚，故当饥节其满，未饱留其虚。

"未，猎史，看古人大局，穷事理，浏览时务。事来须应过，物来须识破。勿昼卧，无事无物，不妨事物之来。涉猎浏览，都是妙门生趣，读书人日用不知。

"申，朗诵古人得意文一二篇，引满数酌，勿多饮令昏志。或吟名人诗数首，弄笔仿古帖，倦即止。吟诵浮白，以王真气，亦是张颠草书被酒入圣时也。

"酉，坐香一线，动静如意。晚餐宜早，课儿子一日程，如法即止。小饮，勿沉醉陶然。热水濯足，降火除湿。暮漱，涤一日饮食之毒。

"戌，灯夜默坐，勿多思，勿多阅。多思伤心，多阅伤目。坐勿过二更，须安睡以培元气。卧必侧身，屈上一足。先睡心，后睡眼。睡心是止法，睡眼是观法。

"亥子，亥末子初，婴始孩也。一身元气，于焉发陈。当其机候，起坐拥衾。虚心静宁，无为而行。约香一线，固其命门。精神日余，元气大盈。醒而行之，难老而长存也。

"丑寅，丑寅间，精气发生时也。勿酣睡，静守，令精住其宅。或转侧，卧如弓，气亦周流不漏泄，如句萌不折，迎生气也。

"卯，醒见晨光，披衣坐床。叩齿三百，转动两肩。调其筋骨，以和阴阳。振衣下榻，俾勿滥觞。"[①]

就其内容来看，显然是针对文人生活而拟定的养生日功课。罗福颐在《续修四库全书总目提要》中评价说：

"士大夫读书卫生，择而仿行，寡欲清心有小效，却疾病，欲必遵程式而课，则固矣。且

---

① 程羽文. 二六功课［M］//曹溶. 学海类编：第九册. 扬州：广陵书社，2007：5415-5416.

必无此暇日，惟投老林泉者，或庶几能之耳。"①

（三）吕坤《吕坤全集》

吕坤，字叔简，一字心吾、新吾，自号抱独居士，明朝文学家、思想家。主要作品有《实政录》《夜气铭》《招良心诗》《呻吟语》等10余种，内容涉及政治、经济、刑法、军事、水利、教育、音韵、医学等各个方面，在明清时期影响很大。其旧著作曾辑成《吕子遗书》。现代编有《吕坤全集》，囊集其存世著作。吕坤有关养生的论述，散见于其各书中。

1.《呻吟语》

《呻吟语》是一本语录体、箴言体的小品文集，也是吕坤著作中流行最广的一本。全书共分6卷，前3卷为内篇后3卷为外篇，分性命、存心、伦理、谈道、修身、问学、应务、养生、天地、世运、圣贤、品藻、治道、人情、物理、广喻、词章等17篇。吕坤在自序中述其书名来由，说：

"呻吟，病声也。呻吟语，病时疾痛语也。病中疾痛，惟病者知，难与他人道，亦惟病时觉，既愈，旋复忘也。

"予小子生而昏弱善病，病时呻吟，辄志所苦以自恨曰：'慎疾，无复病。'已而弗慎，又复病，辄又志之。盖百病备经，不可胜志。一病数经，竟不能惩。语曰：'三折肱成良医。'予乃九折臂矣。沉痼年年，呻吟犹昨。嗟嗟！多病无完身，久病无完气，予奄奄视息，而人也哉！

"三十年来，所志《呻吟语》，凡若干卷，携以自药。司农大夫刘景泽，摄心缮性，平生无所呻吟，予甚爱之。顷共事雁门，各谈所苦，予出《呻吟语》视景泽，景泽曰：'吾亦有所呻吟，而未之志也。吾人之病大都相同，子既志之矣，盍以公人？盖三益焉：医病者，见子呻吟，起将死病；同病者，见子呻吟，医各有病；未病者，见子呻吟，谨未然病。是子以一身示惩于天下，而所寿者众也。既子不愈，能以愈人，不既多乎？'予矍然曰：'病语狂，又以其狂者惑人闻听，可乎？'因择其狂而未甚者存之。

"呜呼！使予视息苟存，当求三年艾，健此余生，何敢以沉痼自弃？景泽，景泽，其尚医予也夫！"②

可见该书关于疾病中对人生的思考，对养生有意义者不少。如首篇《性命》中说：

"德性以收敛沉着为第一。收敛沉着中，又以精明平易为第一。大段收敛沉着人，怕含糊，怕深险。浅浮子虽光明洞达，非蓄德之器也。"

"气无终尽之时，形无不毁之理。"③

《存心》篇中说：

"'静'之一字，十二时离不了，一刻才离，便乱了。门尽日开阖，枢常静；妍媸尽日往来，镜常静；人尽日应酬，心常静。惟静也，故能张主得动，若逐动而去，应事定不分晓，便是睡时，此念不静，做个梦儿也胡乱。"

"'心平气和'，此四字非涵养不能做，工夫只在个定火。火定则百物兼照，万事得理。水明而火昏，静属水，动属火，故病人火动则躁扰狂越，及其苏定，浑不能记。苏定者，水澄清而火熄也。故人非火不生，非火不死；事非火不济，非火不败。惟君子善处火，故身安而德滋。"

"第一受用，胸中干净；第二受用，外来不动；第三受用，合家没病；第四受用，与物无竞。"④

① 刘时觉. 四库及续修四库医书总目［M］. 北京：中国中医药出版社，2005：188.
② 吕坤. 吕坤全集：中册［M］. 北京：中华书局，2008：605.
③ 吕坤. 吕坤全集：中册［M］. 北京：中华书局，2008：608–609.
④ 吕坤. 吕坤全集：中册［M］. 北京：中华书局，2008：614–628.

除这些理学言论外，《养生》篇也体现其重德的理学特点：

"夫鱼见饵不见钩，虎见羊不见阱，猩猩见酒不见人，非不见也，迷于所美而不暇顾也。此心一冷，则热闹之景不能入；一淡，则艳冶之物不能动。夫能知困穷抑郁、贫贱坎坷之为详，则可与言道矣。

"以肥甘爱儿女而不思其伤身，以姑息爱儿女而不恤其败德，甚至病以死，犯大辟而不知悔者，皆妇人之仁也。噫！举世之自爱而陷于自杀者又十人而九矣。

"五闭，养德养生之道也。或问之曰：视、听、言、动、思将不启与？曰：常闭而时启之，不弛于事可矣，此之谓夷夏关。

"今之养生者，饵药、服气、避险、辞难、慎时、寡欲，诚要法也。嵇康善养生，而其死也，却在所虑之外。乃知养德尤养生之第一要也。德在我而蹈白刃以死，何害其为养生哉？

"愚爱谈医，久则厌之。客言及者告之曰：'以寡欲为四物，以食淡为二陈，以清心省事为四君子。无价之药，不名之医，取诸身而已。'

"仁者寿，生理完也；默者寿，元气定也；拙者寿，元神固也。反此皆妖道也，其不然，非常理耳。"

"气有为而无知，神有知而无为。精者无知无为，而有知有为之母也。精，天一也，属水，水生气；气，纯阳也，属火，火生神；神，太虚也，属无，而丽于有。精盛则气盛，精衰则气衰，故甑涸而不蒸。气存则神存，气亡则神亡，故烛尽而火灭。"①

《天地》篇也有不少养生言论：

"精存则生神，精散则生形。太乙者，天地之神也；万物者，天地之形也。太乙不尽而天地存，万物不已而天地毁。人亦然。"

"万物得天地之气以生，有宜温者，有宜微温者；有宜太温者；有宜温而风者，有宜温而湿者，有宜温而燥者，有宜温而时风时湿者。何气所生则宜何气，得之则长养，失之则伤病。

"气有一毫之爽，万物阴受一毫之病。其宜凉、宜寒、宜暑，无不皆然。飞潜、动植、蠛蠓之物无不皆然。故天地位则万物育，王道平则万民遂。"

"形者，气之橐囊也。气者，形之线索也。无形，则气无所凭借以生；无气，则形无所鼓舞以为生。形须臾不可无气，气无形则万古依然在宇宙间也。"②

2.《四礼翼》

《四礼翼》是一部针对人在社会生活不同阶段的一本通俗说理著作，其中也有不少与养生有关的内容。全书共4部8章：《冠礼翼》有蒙养、成人；《婚礼翼》有女子、妇人；《丧礼翼》有侍疾、修墓；《祭礼翼》有事生、睦族。

在"蒙养"一节中，谈到婴儿养护的要点，说：

"儿未有知，任其颛蒙，不可诱之使言；啼哭任其啼哭，不必慰之使止。盖啼哭可以泻火，婴童纯火，正欲泻之耳。至于言笑，任其自开，不必引诱，如欲引诱，当令之呼父母尊长而已，余不可妄引。过笑伤肾，慎不可逗之使笑也。"

"离乳始食淡粥烂饭，勿与腥荤糖蜜、黏浓甘美之物，不止难克易病，且习馋惯，恣其口腹，终身不能食淡茹粗，流为饕餮餍足之人矣。"

"提抱之时，止是布衣，毋令受热。盖饥寒，小儿安乐法；饱暖，小儿疾病根。"

"歌咏所以养其性情，舞蹈所以养其血脉，此二语遂为读书家之大禁。夫刀日割，则锋芒顽钝，须磨砺而后铦铓。学日劳，则神思衰倦，须舒畅而后精神。至于养和平之气，消暴戾之心，

① 吕坤. 吕坤全集：中册［M］. 北京：中华书局，2008：760-762.
② 吕坤. 吕坤全集：中册［M］. 北京：中华书局，2008：763-774.

则又不可斯须去乐者也。歌如诗曲，竹如笙箫笛，丝如琴瑟，舞如千羽，皆足以养性情，和气血，皆学者所当知，不则枯淡岑寂，不成学问。但艳冶家语，长欲导淫，切宜深戒。久则流于邪放，只是以理义之心行之便好。"①

《丧礼翼》中"侍疾"一节谈有关养生防病健体的内容更多。如说：

"夫病，生死之岐也。善调摄之，可使还平；即不幸，可使免悔。故人子侍疾，自亲之外，即有重大迫切之事，皆不暇及。《礼》云：'笑不至矧。'噫，是何心也，而能笑乎哉？作侍疾礼。"

"生室。凡病室，欲外者可入，内者可出。扫除院宇，固密壁户，不受风，不纳日，不生湿，不入蝇蚊，帐帏绵密，阳不恶明，阴不恶暗。

"贫无余室，惟病者便。有余室而怀居重迁，亦惟病者便。若养病所宜，则此段不可不知也……

"戒声。闲六畜于别所，有阑入者，挥之。逐猫犬欲疾，逐鸡鹅欲缓。

"疾逐恐其再声，缓逐恐其大声。

"在病室，入如窃，出如窃。立如寐，坐如尸。无嚏喷，无咳咯，无屧声，无衣声。无安置器物之声，无喘息之声。门之闉辟有声者，渍其枢；户之见风自掩者，杙其扉。

"定以生阴，静以熄火，此养病第一要诀也。枢濡使湿，则无声。杙，橛也，所以止门。

"戒口。口常漱，手常盥。近枕而语，必嚼姜、掩口。凡在室者，戒葱、韭、薤、蒜、莱菔之食。

"戒动。增减被服，无令知觉，挥扇无风，挥风无力。

"增减被服，时寒暄也；无令知觉，不骤遽也。挥扇驱蝇，不可有风。挥风驱暑，优优徐徐，无用大力，恐病体不禁耳。

"戒人。问疾者至，应而勿传。修文之客，勿入。多言高声之客，勿入。休戚不关之客，勿入。自远来者，病者、聋者、瞽者、哑者、跛者，勿入。病者欲其入，则入之。

"病者气弱而心烦，最忌渎聒。修文者令人拘束，多言者令人厌呕，高声者令人耳震。休戚不相关者，不体悉病人。远来者恐触邪秽，聋瞽哑者费应答之力，跛者多触碍之声。问客之来也，非以安者之心，不过存亲友之体。休戚果相关，默问侍者可矣。余尝有二语云：'延客莫延添病客，问安只问知安人。'

"戒问。子妇室人省而勿问，候而勿请，其寒温安否，动移起居，待病者自言而后应，亟问非孝子也。

"久病之人，吸气开目便不胜劳，那有力量应众人之问？但省以观其安否，候以俟其所欲，所欲皆备，言则应之而已。

"饮食。先给直于贩户，走难得者、新者、美者，以备缓急之思。陈甘旨于目前，以触见闻之嗜。

"欲饮冷，则水以百沸而井浸之。

"不欲食，无强食，偶欲食，无多食。

"病者胃气正弱，强之则病。胃气始生，多之则伤。宁频毋顿，愈少则愈多，是在子妇节缩之耳……

"慎净。行圊，藉以柔围，备二三。欲便溺，则子妇皆退，惟侍者留。不能起，则穿床而置器于下。毕则子妇入，潜移置而更之。

"行圊即坐桶，柔帛充以新绵，状如带盒，系于桶口，备二三，浣则更之也。须时洗涤，垫灰沙……

"安身。诸藉身者，大小如式，欲绵，欲柔，欲厚，欲妥，坐而倚者，渐损益之。

"久卧，则背肩胁胯骶皆痛。转侧所藉之物，欲绵肥柔软，温厚妥贴，无所折皱，无所碨垫（垫），坐而倚靠，高下曲直，一物则抗，须三五加减方得适宜……

"用药。座勿三医，医勿骤易，药勿杂更，勿多勿劫。

① 吕坤. 吕坤全集：下册［M］. 北京：中华书局，2008：1243－1249.

"医多，则各是其是而争论不决，医不害多，无令同座可矣。大病久病，药无即效，但不增疾，不可易医更药。食少不宜药多，药多则厌饮，而脾弱者不行。气弱不宜用劫，用劫则性烈而久病者难当，宁徐徐取效可也。"①

这些内容对老年人防病健体是非常有参考价值的。

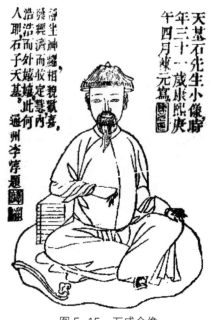

图 5-15　石成金像

（四）石成金《传家宝全集》

石成金（1660—1747 年），字天基，号惺庵愚人，清朝江苏扬州人。著作极多，辑成《传家宝全集》，流传广泛。石成金因自幼赢弱多病而习医，较注重养生之学，故《传家宝全集》中有不少关于养生的内容，如《长生秘诀》《卫生必读歌》《长寿谱》《救命针》《食愈方》《天基神方》《延寿丹方》等。此外，全书充满各种快活怡情、闲逸养性的文字，广义来说也都属于养生作品。

1. 论怡情养生

《传家宝全集》中，关于"快活"的篇章就有《快活方》4 集和《快活歌》《续快活歌》《天基快活歌》3 集。其《快活方》序言说：

"世人俱各有本等之快活，全在于人之善能受享耳。善能享快活者，日常循理安分，不多事，不作恶，饱食暖衣，优游于尧天舜日之下，乃人生之大快活也。惜夫人情弃常取新，所好之快活，每于本等之快活相左，如奸盗斗讼、嫖赌酗逋之种种，皆俗习喜好趋赴者。推其终始，非但不能受享快活，而且反有大不快活之境惟（罹）之。予每一念及，不胜太息，因将世事之害切于身家者，列为十戒，又恐未读书者不能明解，乃用浅俚通俗之语著书一册，名之曰《快活方》。犹夫沉疴患体，服我药方，顿然痊愈，痛楚去而满体清爽，岂不大快活哉！愿世人勿鄙予之浅言，各各谨记胸中，时刻慎戒，不独自己快活不已，虽父母妻子亦不至孤苦惨楚矣！切不可于本等快活之中，自寻大不快活受也。若不信服予言，必到大不快活之境。及至凄惶泪落时，始悔早不慎戒。于其日后懊悔难道，孰若善享本等快活之为乐哉！"②

这种对快乐人生的追求，于身心显然是有益的。其很多内容以中医处方的格式写就。如：

"铭心快活方

"治一切忧愁思虑不宁，以及愿欲不满等症。

"足（时刻存想此字，能除一切妄念）　乐（时刻存想此字，能除一切烦恼）

"此二味，用清净汤调服。世人福寿荣华、妻财子禄，俱是前生修积，岂由忧虑可得？但不饥、不寒、无灾、无病，即现在之大福。只将不如我者比量，则我之受享多矣。以此为乐，是真乐矣。'知足常乐'四字，乃铭心法也。"

"极乐快活方

"治一切烦恼、虚度岁月等症。

"颠（加疯加狂，即享大快乐）　痴（加聋加哑，即享大快乐）

"此二味，用醇酒调服。予另刻《酣乐吟》，内有四句云：'但逢身外莫思量，学得颠痴是妙方。人世百年终日酒，醉游三万六千场。'如有酒取乐为佳，若无酒清乐而至颠痴，其乐更甚。'但

---

① 吕坤. 吕坤全集: 下册 [M]. 北京: 中华书局, 2008: 1363-1369.
② 石成金. 传家宝全集·福寿鉴 [M]. 郑州: 中州古籍出版社, 2000: 157-158.

得琴中趣，何劳弦上声？'须悟此意。"

"消灾安乐丸

"治一切客气、怒气、怨气、抑郁不平之气。

"忍、忘

"此二味，用不语唾送下。先之以忍，可免一朝之患也；继之以忘，可无终身之戚也。更饮醇酒数杯，令醺然半醉，尤得其益。"

"一味长生药

"静坐

"此一味，遇便行之。或止观，或慧定。苏东坡云：'无事此静坐，一日似两日；若活七十年，便是百四十。'世间何物能有此效？既无反恶，又省药钱，此方人人收得。若无好汤，便多咽不下。"①

《快活歌》的内容也类似，如《天基快活歌》一则《却病歌》说：

"人或生得气血弱，不会快活疾病作。病一作，心要乐。心一乐，病都却。心病还将心药医，心不快活空服药。与其病重无奈何，孰若时时自斟酌。且来唱我快活歌，便是长生不老药。"②

类似的还有《快乐言》《快乐铭》《快乐印言》《快乐豫》《快乐条目》《快乐画题》《快乐酒令》《快乐吟》《快乐章程》《快乐真机》和《通天乐》等。

2. 论闲逸赏玩

《传家宝全集》中有《天基乐事》，分为《扫地之乐》《静坐之乐》《读书之乐》《饮酒之乐》《赏花之乐》《玩月之乐》《观画之乐》《听鸟之乐》《狂歌之乐》《高卧之乐》，寓养生之理于生活之中。

如《静坐之乐》说：

"静坐，乃最有受用之乐事也。在富家终日搬弄银钱，多无暇享此静坐之乐；贵者政务烦剧，又不得享此静坐之乐；至于贫贱淡泊之人，晓夜焦劳，买柴籴米，日用纷纭，又不能享此静坐之乐。然则享之者将属何人乎？要知静坐不必论人，惟于正务既毕之余，或每日预留半日闲工，或三停谅存一停暇际，不废资生之业，又得享清闲之福。当垂目静坐之时，万虑俱忘，逍遥恬适，自有许多天然之乐。其中妙趣，难以言传。譬如泥水一器，终日搅扰，则终日浑浊，倘一时安定，则顿然澄清矣。若使终年累月驱驰于名利之场，匆匆碌碌，焦思劳神，殊不知光阴迅速，倏忽虚度，岂非浪掷一生耶？真为可惜，可怜！天下极乐之事，无过于静坐，而极有益之事，亦无过于静坐。非独却病延年，实可超凡入圣。但静坐不得其法，多嫌寂寞；欲言其法，又非一言一篇可了。既得之后，究竟可以忘言，譬如得鱼则筌可以忘。"③

如《高卧之乐》中说：

"予谓卧有三害。一曰思，凡卧而思虑，损神百倍。二曰饱，凡饭后睡卧，饮食停滞，诸病易生。三曰风，凡睡则腠理不密，风寒易入，大则中厥，小亦感冒。除此三害，月月日日，俱可享羲皇之乐。斋中须设棕榻，夏则铺毡加簟，冬则去簟添褥，再以薄花褥铺盖浮面，静卧于上，柔纯绵软，听我转侧伸舒，但觉身心快乐，不减渊明之得意也。"④

另有《惺斋十乐》内容与《天基乐事》相似。还有《真福谱》和《高赏集》等专讲游乐的专篇。如《真福谱》中的"会享福，少思少言少色欲"，云：

"人身康健，无病无痛，是至大之福也。设如沾染些病痛，呻吟于在床榻之间，虽有锦衣玉食、金屋瑶台，何从受享？是有福而亦同于无福矣！若欲无病，先应调养三宝。盖三宝者，精、气、神也。在老弱之人固要加意谨慎，即少壮者亦须时刻保重。要知，多思、多虑最为损伤。昔人以思虑

---

① 石成金. 传家宝全集·福寿鉴［M］. 郑州：中州古籍出版社，2000：172–173.
② 石成金. 传家宝全集·福寿鉴［M］. 郑州：中州古籍出版社，2000：366.
③ 石成金. 传家宝全集·福寿鉴［M］. 郑州：中州古籍出版社，2000：355.
④ 石成金. 传家宝全集·福寿鉴［M］. 郑州：中州古籍出版社，2000：359.

之害过于酒色，今惟当少思虑，以养我之元神也。说话若多，不独惹事是招非，兼且劳神费力。今惟当少言语，以养我之元气也。色欲亏损甚大，所谓伐身之刀斧。今惟当少色欲，以养我之元精也。至于举动事为，凡有消耗我之精、气、神者，皆当由少渐除，自然身体康健，诸症不生。既得长寿又享大福，岂可忽欤？"①

《高赏集》则有"保俶塔看晓山""孤山月下看梅花""登东城望桑麦""初阳台望春树"等15条，显然是仿效高濂（字深甫）《遵生八笺》的内容而来。石成金说：

"随时随地，俱有真福，全在达人之会受享而已。昔深甫高子乃最会享福之人也。居于杭之西湖，随时玩赏，不负生平。惟是清赏妙境，遍满寰宇，岂仅西湖为然？……种种诸胜，何地无之？只在会享清福者之留心领略，则时时自得真福，岂必在于西湖一处？又岂必在于高子一人之受享也哉！予因选高子四时赏趣之最佳者一十五条，删改梓，名曰《高赏集》，意谓清高赏趣，统集于内，且兼深公之高姓。但愿世人各具天眼，触景开心，取之无禁，用之不竭，举足可得，终日可观，享福宁让高子乎？"②

3. 论养心与戒色

《传家宝全集》有《长生法》一卷，是论述养生的专册，集中代表了石成金的养生思想。该卷分"心思部""色欲部""饮食部""起居部"4部分。其中"心思部"指出：

"心为一身之主宰，万事之类应。调和其心，则五官百骸未有不调和者矣。所谓木之根本，水之源头者是也，因以心思为第一。"③

其内容分为"常存良善想""常存和悦想""常存安乐想""常存康健想"，主要强调健康心态对人的正面影响。如"常存康健想"说：

"疾病人所难免，或小病怏怏不快，或大病惶惶是惊。有幼小即时常啾唧者，有中年老年而久远灾病者，更有聋聩喑哑、瘫驼残废者，试思我今幸得身体康健、耳聪目明，又且饮食如常、谈笑自若，于此之时不知康健之福，尚以他虑，苦苦里心，是不识轻重矣。"④

"色欲部"前有长序说：

"色欲一事，世人未有不好者。当时我夫子已说：'吾未见好德如好色者。'可见古人已然，不独今人而已矣。此事原不可禁戒，亦不必禁戒也。即如夫妻一道，乃五伦之一，假使尽戒，不仅恩爱断绝，而宗祀后代俱无乎！此非吾儒训世之言也，但不可不加省节尔。予见《保命切要》书所载'八节'、'九毒'、'三元'、'五腊'、诸神佛生辰，以及甲子本命、入神在阴等日犯之，俱主损寿。此无他，不过欲人省节房事、养惜精神之意尔。妙则妙矣，似觉琐碎难记。予性又懒惰，且凡事多忘，安能查记如许日期乎？因自立简便一法，只八字，曰'寒、暑、雷、雨、恼、怒、醉、饱'而已。上四字乃天时所忌，下四字乃人体所戒。其衰老疾病，原须禁绝，能依此行，可保延寿命。……予每见好色之辈，自己家室尚不满意，复包娼奸占，设计渔猎，无所不为，纵逃杀身刑狱之灾，多有成痨瘵者，有得阴症者，有患梅疮、结毒、囊癣者，及至病入膏肓，医药莫救。是徒适一时之乐，竟丧天生有用之身，一旦气绝身亡，事业无成，妻小更谁托谁耶？岂非好之太过而不省节之咎欤？真乃可叹可怜。"⑤

石成金对房事之忌，一改古代那种带有术数意味的时日之忌，而是从客观环境与人体状况出发，更为合理。其内容分"寒暑戒房事""雷雨戒房事""恼怒戒房事""醉饱戒房事""衰老戒房事""疾病戒房事"各条。如"寒暑戒房事"说：

① 石成金. 传家宝全集·醒世钟［M］. 郑州：中州古籍出版社，2000：167.
② 石成金. 传家宝全集·醒世钟［M］. 郑州：中州古籍出版社，2000：195.
③ 石成金. 传家宝全集·快乐原［M］. 郑州：中州古籍出版社，2000：313.
④ 石成金. 传家宝全集·快乐原［M］. 郑州：中州古籍出版社，2000：316.
⑤ 石成金. 传家宝全集·快乐原［M］. 郑州：中州古籍出版社，2000：316-317.

"俗云：'六腊不交兵。'言夏季六月内多酷热，而冬季十二月内多严寒，此时交兵，彼此皆损。而交媾一事，比交战尤甚。因夏之一季，是人脱精神之时，心旺肾衰，液化为水，至秋始凝，此季最难调养；其冬至后，乃一阳初生，其气尚微，易于伤伐。善养生者，于夏、冬二至前后一月之间，酷热严寒之际，不拘老少，皆宜禁欲独宿，保养元气，乃去病至要之法。予邻人江鹏，年将九十矣，康健犹胜壮年。问其养寿之法，无他奇秘，惟少壮时六腊寒暑之月独宿静养，是以至老不衰，且无疾病之苦，信不诬矣。"①

"衰老戒房事"说：

"人到五旬以后，如日已卸山，血气精神渐渐衰老，纵活百岁，已是有限光阴。世间焉有百岁之人耶？此时凡事皆宜省节，何况色欲。就如看书眼花，走路脚软，饮酒气喘，多语痰生，俱非少年比也。须当事事看破，谨戒房事，使我精神坚实，自然百病潜消而延年永寿矣。至于身体素弱之人，年虽未老，精神早已衰疲，亦须节欲保固。大约人全以精神为主，俗云：'油尽灯灭，髓竭人亡；添油灯壮，补髓人强。'是以孙真人曾说年高之时，血气既弱，阳事轻盛必慎而抑之，不可纵心竭意。一度不泄，一度火灭；一度火灭，一度减油。若不制而纵情，则是膏火将灭，更去其油，最确之论。予尝见年老之人不惜精神，勉强房事，乘兴快意，更有或娶美妾，或亲少妇者，皆是速死之道，良可浩叹也。悲夫！色欲之心一动，最难抑遇。有三法可以制伏：一想己身曾经患难之事或疾病之苦，心忧虑而欲念即止；一想过来之险崖危桥，心畏惧而欲念即止；一想其妇女秽污皮囊及其疾病衰色，与夫死后尸骸骷髅之状，心嫌恶而欲念即止。此三法，衰老弱病之人极当习学。"②

《传家宝全集》中还有一卷《长寿谱》，分"心思部"和"色欲部"，似是"长生法"这两部分的增补。其"心思部"有"常存仁慈心""常存安静心""常存正觉心""常存欢喜心"。如"常存安静心"云：

"昔人问凌恒达卫生要术，达应曰：'形骸者，气血也；丹药者，草木金石也。气血既衰，草木金石岂能延驻？惟虚静恬淡，寂寞无为，则天清地宁，万物化育，此谓之大药上丹，乃卫生之要诀也。'

"白乐天见圆修禅师栖息松上，曰：'师告甚险。'师曰：'太守险。'乐天曰：'弟子居处高堂，何险之有？'师曰：'心火相煎，识浪不停，得非险乎？'乐天服之。予谓此语实是极好棒喝，最为骇怕。可叹世人闻若不闻，奈之何！嗜欲若少，则心自安静。试看深山穷谷之中，人多长寿者，嗜欲少而心常安静所致也。

"按《墨子》曰：'非无安居也，无安心也；非无足财也，无足心也。'予谓有此安心、足心，自然享福甚多。是惟安静可以养福，惟知足可以享福。"③

"色欲部"分为"风雷戒色欲""寒暑戒色欲""虚弱戒色欲""衰老戒色欲""醉饱戒色欲""忧怒戒色欲"。其中"衰老戒色欲"较前之"衰老戒房事"内容为简，而"虚弱戒色欲"与前者中仅寥寥数句的"疾病戒房事"相比，内容丰富得多。文云：

"今人心思尖俐，自十四五岁，童心无所不知，每每破身早而弱根，悉由于此。何况生来充实者甚少，虚弱者颇多，若留恋纵欲，自然疾病丛生，医药难效。将有用之身，一旦长往，可不哀哉！

"人身秉精血而成，生若虚弱，譬如树之根本已空，全赖栽培度日，倘再风摇斧伐，鲜有不倾倒之木矣。唐司空图诗云：'昨日流莺今日蝉，起来又是夕阳天。六龙飞辔长相窘，更忍乘危自着鞭。'盖流莺者，春也；蝉者，秋也。言春秋之景易换，犹如昨日今日耳。方始早睡起来，忽又夕阳晚到，则日之易迈，何迅速如之？此是骧驭之六龙，已催人年寿急迫矣，乃乘危着鞭，而又自促其年乎？噫！世之着乘危之鞭者，何异寄浮游于天地耶？诗中'更忍'二字与一'自'

① 石成金. 传家宝全集·快乐原［M］. 郑州：中州古籍出版社，2000：317.
② 石成金. 传家宝全集·快乐原［M］. 郑州：中州古籍出版社，2000：318-319.
③ 石成金. 传家宝全集·快乐原［M］. 郑州：中州古籍出版社，2000：337-338.

字，深有意味。戒色诗颇多，惟此四句，词雅而意切，至若'二八佳人体似酥，腰间仗剑斩愚夫。虽然不见人头落，暗里催君骨髓枯'。意虽警切，而词近俚矣。

"昔包承斋恢，年八十八，以枢密登拜郊台，精神老健。贾似道问之：'必有摄养奇术。'恢曰：'有一服丸子药，乃不传之秘方。'似道坚叩之，恢徐曰：'老汉全靠吃了五十年独睡丸。'满座大笑。予谓人能服独睡丸怡养，再加以食半饱法自辅，寿之延长，定可保矣。

"有一等人，纵情色欲，有病则仗药饵医治，殊不知去己精华，服彼草木，正谚语所谓'抛了黄金抱绿砖'也。昔人云：'服药千朝，不如独眠一宵。'真至言也。

"人凡欲念难止者，只幻想此妇已故，秽尸蛆丛，臭污难当，则邪兴自灭矣。"①

4. 论起居调摄

《长生法》的"起居部"，共有 8 节。"每日调养"和"每夜调养"，叙述一日中从早到晚起居与睡眠的养生方法；"春时调摄""夏时调摄""秋时调摄""冬时调摄"按四季分述养生方法；"行旅调摄"和"酒醉调摄"提出外出及酒醉时的卫生注意事项。其总序云：

"人之疾病，多起于大意，而不慎其微渐。殊不知人之精神有限，行住坐卧，若不留心以调摄，一染病患，便受许多呻吟痛楚，甚则夭损天年，良可叹哉！大约人身所赖者三宝，三宝者，精气神也。精生气，气生神，神自灵也。故精绝则气绝，气绝则神绝，神绝而命绝矣。善养生之人少色欲，所以养精也；少言语，所以养气也；少思虑，所以养神也。此调养三宝之大旨也。至于平日之怡养，和身体，薄嗜欲，最为切要。不可极目远视，养肝也；不可倾耳极听，养肾也；不可睡地，养肺也；不可规造异巧，养心也；不可饥饱过度，不可多啖生冷，养脾也：此五脏之忌戒如此。毋久行，恐损筋也；毋久立，恐损骨也；毋久坐，恐损肉也；毋久卧，恐损血也：此四仪之忌戒如此。若时令之寒暑，惟喜得其平，冬不欲极温，夏不欲极凉。其酒醉行旅，以及病来病去，皆有调摄宜忌。予因著书一册，反复叮咛，无非防微杜渐，培养身命于未病之时耳。人能依此举止，虽涉迂腐，而于寿元，定可延长矣。"②

"每日调养"与"每夜调养"，以一日之序为纲。开头有一段总述云：

"清晨睡醒欲起，先拍心胸，披衣坐起，随以两手擦面令热，若无事或行十样锦。坐功毕，因四时寒暑，酌量衣服，令适温和，亦不可过暖。下床后即食白粥一饱，最养脾胃，或白滚汤亦可，但不可食辛辣厚味及生硬之物。食完即洗面漱口，焚香礼拜神佛，乃或诵圣典，或课儿书，或理家务，或治生业。凡事不可起恶念，不可动嗔怒，不可过忧虑，不可太劳力。其风寒燥湿之气，俱不可触冒。至于午餐，量腹而食，不可因食爽口，遂食过多。食完以清茶漱口，令洁净。世间焉有无事常闲之人？凡有事不妨尽在上半日料理，午饭后即当享受清福，或观画，或吟诗，或焚香，或静坐，或挥尘闲说，或游山玩景。凡赏心乐事俱可任意为之。晚来餐食少许，再停一时，随量饮酒数杯，勿令大醉。将睡时，或茶，或滚水，或温水，用刷牙，刷漱口齿，令洁净，叩齿数遍。略走数十步，或温水濯足，或再静坐一会，即脱衣上床。上床即摩足心令热，或行十样锦。坐功毕，即侧身屈膝而卧。此吾人每日调养之法，享许多安乐之福矣。毋以浅近而忽之。"③

后面则分别论述日、夜间生活要注意之事。例如：

"风乃天之阳气，自上降下，以伤毛窍；寒乃地之阴气，从足而起，以伤经络。寒冷之月，勿冷二足及背腹，以防寒气侵伤。如对客筵会，博弈杂戏，玩读书史，知己谈心，稍觉身寒足冷，即加添衣袜，切勿延迟。倘寒气中伤，身即受病。若用药表散寒邪，即幸而痊愈，亦必伤气耗血，可见风寒皆宜慎之于微渐也。"

"人只知早晨漱口，殊不知一夜精华皆聚于口，早晨一漱，则津液不能还原，所以昔人有

① 石成金. 传家宝全集·快乐原［M］. 郑州：中州古籍出版社，2000：341-342.
② 石成金. 传家宝全集·快乐原［M］. 郑州：中州古籍出版社，2000：324.
③ 石成金. 传家宝全集·快乐原［M］. 郑州：中州古籍出版社，2000：325.

'早晨吃滚水，胜服人参汤'之谚，亦是使津液还原之意也。人至晚间，则一日饮食之毒垢以及五脏之秽气，俱存积于口齿间，须以刷牙，刷后用温水或清茶，上下漱之洁净。再叩齿几遍，自然秽垢尽去，口舌甘芳。初漱几日似觉多事，漱过十日半月，自觉口齿爽快，不可或缺也。口漱之后，不可复吃食。"①

"晚间脱衣睡下，随意左右侧身，屈膝而卧。不可仰卧，不可开口，不可二手放心胸间，不可以被覆面。卧下，即不可言语，又不可歌唱，亦不可过忧虑。夜间若睡醒，即舒伸腿足，随意转侧。夜间若有事，或小便，先拍心胸三四下，然后穿衣起身；或有梦不祥者，不宜说。凡此，乃每夜调养之要法耳。"

"凡卧下即要一心安慰思卧，不可又复地想事务。只'先睡心'三个字，即是极妙睡功。古人云：'睡不厌蹙，觉不厌舒。'凡卧宜侧身屈膝，令精气不散，益人心志；睡醒则宜舒展，使气血流通，精神爽快。盖仰卧如尸，则招魔引魅，我夫子'寝不尸'之意，或是有见于此。"②

在四时的调摄方面，则明显略于春秋而详于夏冬。"春时调摄"仅言：

"春三月，乃万物发生之时，须宜行步，以和四肢，不可郁郁久坐也。

"春时天气顿暖，不可顿减棉衣，须一重重渐减，庶不致暴寒。"

而"夏时调摄"则有较多注意事项，如：

"夏之一季，是人脱精神之时，此时心旺肾衰，液化为水，不问老少之人，皆宜食暖物，独宿调养。

"夏月，不可用单席卧霉湿处及冷石、冷地上，以图凉快。霉湿透入筋脉，在上则面黄目浮，在下则股膝肿厥，入里则胀满泄泻，留表则头重身疼。在阳不去，则气血壅滞；在阴不去，则化水成形，或患筋麻痹痛足痿。予舍亲于鳌，曾夏月醉后，因凳在墙傍（旁），遂倚墙而坐，竞（竟）至睡着。醒来，自觉身体麻木，气血不和。日后，凡至阴雨即举发，痛不可忍，百药莫愈。可见倚墙卧尚至此患，何况湿地冷石乎？凡漆椅漆凳，或身上衣单，亦不可贪凉坐卧，令毛孔闭塞，血气凝滞，为害不小！"③

"冬时调摄"也有许多切要之法，如说：

"老人骨肉疏冷，风寒易中，若窄衣贴身，暖气着体，自然血气流通，四肢和畅。

"冬月，紧系棉暖腰于袄内，一身温暖。暖腰阔四五寸，长可周腰，三层短带，内装棉。

"冬月，老人衰迈畏寒，可用锡造汤壶，式似小枕，下长方，上长圆，正中小口有盖，注热水，用布囊紧包，以避湿气。先时拥被围簇，临睡甚暖，又可温足。且远火气，又无火毒，享用至妙之法。"④

"行旅调摄"和"酒醉调摄"对特定条件下卫生原则的论述也很有意义，此不再罗列。

5. 论饮食养生

在《传家宝全集》中，《长生法·饮食部》《食鉴本草》和《食愈方》等都是饮食养生的专论。《食鉴本草》则是对食疗药物的具体论述，体例和内容上与各种版本的《食物本草》近似，共分谷、菜、瓜、果、味、鸟、兽、鳞、甲、虫10部，可参见本章食物本草一节。《食愈方》是专论食疗处方的，共分为风、寒、暑、湿、燥、痰、气、血、虚、实10门，收载食疗方。

（1）饮食六宜

《长生法·饮食部》主要谈饮食养生原则，其序言内容就很丰富，内云：

"人赖饮食以养身。饮食调和，则脾土安泰。脾为诸脏之母，生血生气，周身之津液荣卫，

①　石成金. 传家宝全集·快乐原［M］. 郑州：中州古籍出版社，2000：326.
②　石成金. 传家宝全集·快乐原［M］. 郑州：中州古籍出版社，2000：327.
③　石成金. 传家宝全集·快乐原［M］. 郑州：中州古籍出版社，2000：328—329.
④　石成金. 传家宝全集·快乐原［M］. 郑州：中州古籍出版社，2000：330.

皆本于此。善养生者，饮食俱有法诀存焉。如先饥而食，食不过饱，若过饱，则损气而脾劳；先渴而饮，饮不过多，若过多，则损血而胃胀。早饭宜早，中饭宜饱，晚饭宜少。食后不可便怒，怒后不可便食，此调和之大旨也。至于吃食之法，未食时，先取茶饮一二口，次食淡饭三二口，然后和菜味同食。大略饭食宜多，肉蔬杂味宜少。食宜早些，不可迟晚；食宜缓些，不宜粗速；食宜八九分，不宜过饱；食宜和淡，不可厚味；食宜温暖，不可寒冷；食宜软烂，不可坚硬。食毕，再饮茶三二口，漱口，令口齿洁净。乃徐行百余步，或数十步，此吃食之要法也。饱食之后，不可就卧，不可发怒，不可呆坐，不可跳踯，此又食后之禁忌也。凡予所言，皆简便易行。苟能从之，脾胃安泰，而诸脏六腑、四肢百骸，未有不充足者也。

"人或有事争斗恼怒，不可就食。盖怒气上逆，而饮食咽下，气涎裹食，窒塞于胃之贲门，必成噎症。饭食难入，胃哽疼痛，最难医治。须待气平之后，再食即不妨。至于食后不可就恼怒者，亦是此意。

"先饮茶一二口者，润喉脘而不伤津液也。先淡食者，感念天地滋养之恩，知米谷本来之正味也。忌迟晚粗速诸句，后篇细述，兹不重载也。食毕茶漱口齿者，乃固齿之法，令齿缝中积垢尽去，则齿虽到老，不败不病，且口无秽气也。食后行走不呆坐者，令所食之物不停滞，而速化运也。不就卧者，恐食滞而成痞、满诸症也。不可发怒者，恐痰裹食而成噎病也。不跳踯走马者，恐致伤脏腑也。"

《饮食部》内容则分6节，分别是"食宜早些""食宜缓些""食宜少些""食宜淡些""食宜暖些""食宜软些"，均简要易明。

"食宜早些"节中说：

"早食固宜早，而晚食更不宜迟。人之饮食下喉，全赖脾胃运化，方得消克。若食后随即睡卧，脾胃未免不甚运动，饮食自然停滞于胃脘间，或呕酸嗳酸，或脾泻水泻，辗转二三次，即成黄面体虚，中满不消，而脾胃大伤矣。古人云：'晚食常宜申酉前，向夜须防滞胸膈。'即是此意。大约午饭宜在午前，而晚饭宜在日未落之时。总之，饭后宜多过一时，使饮食稍下方睡，则无患矣。至于饮茶之后，亦不可就睡，须略过一会，则脾胃不伤也。"

"食宜缓些"节中说：

"饮食缓嚼，有益于人者三：益细嚼，则食之精华能滋养五脏，一也；脾胃易于消化，二也；不致吞呛噎咳，三也。不知世人摇唇鼓舌，横吞乱咽，若争若抢者，何也？最不可信相法中'吃食如虎'之说，譬如富贵人食快，即是虎相，贫贱人食快，即又改曰饿殍相矣。人之口舌往往易于改换，不独此耳。"

"食宜少些"节中说：

"脾胃虽善消化，饮食亦必常使其有余力。譬如有大力能负百斤者，若与八九十斤，彼必不大费力，而轻便疾趋矣。倘或加重强负，自然伤筋动骨，艰于步履，而倾跌之患，恐所不免。饮食若能调和，得多寡适中，善食而善节，入口皆是滋补妙品。至于大饥之后，更不可骤然太饱，恐血气不常，必致成病。故曰：'大饥勿大食，大渴勿大饮。'"

"食宜淡些"节中说：

"淡食最补人。五味各有所伤，例如咸多则伤心，酸多则伤脾，苦多则伤肺，辛多则伤肝，甘多则伤肾。此五味中，而咸味又能凝血滞气，伤人更甚。试看豆浆以咸卤一点即成腐，禽兽血以咸卤即结块。所以多食咸味之人，颜色枯槁，脉络壅浊。倘淡味百余日，自然神清气爽，病目不生矣。"

"食宜暖些"节中说：

"脾胃喜暖而恶寒，凡饮食中之生冷瓜果之类，固宜少食，恐成腹疼、心痛、呕吐、泄痢诸疾。然暖亦不可太暖。大约热不炙唇，冷不振齿者，皆可食也。或人不知，凡饮食专好极热，殊不知反伤咽喉、胃脘，正所谓过犹不及也。"

"食宜软些"节中说：

"坚硬之食，最难消化，而筋韧及半熟之肉，更难消化。在元气充实，或血气少壮者，尤可无患。倘或脾弱与年老之人，恐不能免病矣。予家中煮饭食，以及鱼肉、瓜菜之类，必极软、极烂而始入口，盖予性之所喜，便觉味美。"①

（2）论粥、茶与酒

在《传家宝全集》的多处内容中，石成金均对粥、茶与酒提出不少独特看法。

在《长生法》中，关于粥食，石成金说：

"清晨食白粥，最能畅胃气，生津液，和五脏，大补于人。予每日清晨之粥，俱系先一日晚间，煮之极烂、极稠，以磁（瓷）器瓦器盛之，盖好勿动。次早下床，未洗面时，即复下锅一热，不用菜味食饱最妙。惟天气暖热，未免馊坏不可食，改在当日早煮。不盛铜锡器过夜，恐毒味伤人也。"②

"予早晚俱食干粥，最能滋补脏腑。虽尽饱食，亦不伤脾。何为干粥？比粥加稠厚，而比饭又稀软也，即名之曰稀饭亦可。煮法：米水入锅，小火煮三四滚，用勺捞三四转，盖定勿动。少时，再煮三五滚，捞三五转。再少时，复又煮捞一次，其粥干稠，米之精华尽出。夏月清早煮。余月先一日煮，次日早，热一热吃。"③

在《食愈方》中，共收录有葱粥、苍耳粥、羊肚粥、干姜粥、茱萸粥、绿豆粥、面粥、薏苡仁粥、郁李仁粥、紫苏粥、地黄粥、苏麻粥、人乳粥、甘蔗粥、杏仁粥、阿胶粥、桑耳粥、茯苓粥、竹沥粥、人参粥、门冬粥、粟米粥、山药粥、芡实粥、莲子粥、扁豆粥、枸杞粥、胡桃粥等20多种。

在茶方面，《长生法》中石成金说：

"茶宜少饮，不饮尤佳，久饮耗人脂血。且大凡虚冷，面黄脾弱，俱所不免者，则尤不宜饮。空心更不宜饮。惟饱食后，二三口则不可少。大约人之脾胃，喜燥而恶湿。若能茶水少饮，最能养脾。

"予性不喜茶，非专为调养所拘。若勉强饮之，则心胸嘈杂，精神反觉不爽。盖予禀气虚弱而然也。故每日饮者，不过饭后半盏一盏，漱口而已。即饭后所饮之茶，亦是平常粗茶。至于松萝、霍山诸佳茗，寒舍绝不收蓄，即亲友饮我者，口亦不能辩。予固自知粗俗性成，而不能享此清福，乐此妙品。亲友中每以此嘲予，予亦甘作粗俗无福之人也。"④

在"天基清戒"中也有类似内容，并且进一步补充说：

"人之脾胃喜燥而恶湿，如多饮茶水，则脾胃运化维艰，痰饮起而疾病生焉。有等世人，远慕卢仝，酷好饮茶，自谓享受清福，日不可缺。殊不知茶性寒克，最能损人津液，耗人脂血，且主下焦虚冷，久则面黄脾弱，俱所不免。虽稍有消食清滞之功，何足道哉？若腹中饥饿，或早晨空腹，更当切戒。在北方高亢之地，可以听意。惟南方地处卑湿，尤不可不加意戒节也。苏东坡有云：吾见一老人年已九十三，状貌气力如四五十岁人。问其所得，初无异术，但平生习不饮汤水尔。人日饮数升，吾日减数合，只沾唇而已。脾胃恶湿，饮少胃强，气盛液行，自然不湿。或冒暑远行，亦不念水。可谓至言不烦。此真养生之要论也。"⑤

这种从自己身体出发而不盲目随波逐流的做法颇为可取。关于酒，石成金说：

"世人不好茶，必好酒。予饮酒至多者，不过四五杯。多饮，则气喘头眩，胸中不快，次日如患疾病。即所饮之酒，亦必甜醇，如厚味。恶烈烧酒五香之类，则一滴不能下喉矣。

"陶性情，和血气，莫妙于酒。然而引风损肾，烂肠腐胃，亦莫过于酒。但少饮则有益，多饮则有害。予饮酒之癖有三不喜：一不喜大醉。盖饮酒原是取乐，半酣则入妙趣。如大醉则

---

① 石成金. 传家宝全集·快乐原［M］. 郑州：中州古籍出版社，2000：320–324.
② 石成金. 传家宝全集·快乐原［M］. 郑州：中州古籍出版社，2000：320.
③ 石成金. 传家宝全集·快乐原［M］. 郑州：中州古籍出版社，2000：324.
④ 石成金. 传家宝全集·快乐原［M］. 郑州：中州古籍出版社，2000：322.
⑤ 石成金. 传家宝全集·福寿鉴［M］. 郑州：中州古籍出版社，2000：360.

人事不知，身如木偶，趣从何来？反有腐伤脏腑之害。予每饮人以酒，悉听人之量，不苦劝，不强奉，非鄙吝也，亦有意于此耳。二不喜晚饮。予乃至午后无事时，即饮三五杯，半酣之际，熙熙皓皓，满体皆春，另是一番境界，果有乐趣。太白所谓：'但得醉中趣，勿向醒人传。'即此也。倘若至晚，饮完势必睡卧，有何知觉？徒令酒毒停聚，伤害脏腑而已。三不喜速饮。凡饮酒，原取领略醇酿佳味，应徐徐含咀，趣自无穷。若惟徒快速，予不知趣在何处，且有伤损肺气之虞。凡此三者，皆予不善饮酒之言，合于世人者恐少。然此篇有可从者，或亦有不从者，予惟自行之可也。"①

也是强调应按自己身体的情况来决定饮酒与否，以不伤害身体为原则。

6. 育养专论

《传家宝全集》中有《种子心法》《种子神效药方》《保产心法》《达生法言》《全婴心法》等有关生育和养育婴儿的数种著作。《种子心法》中的"总要秘决"称：

"种子至要，予谓全在回天意、尽人力。此二者如阴阳表里，缺一不可。回天意全在'积德在仁'四字。盖博爱之谓仁，即不忍人之心也，忍则自绝其生生之本。时能重爱则生机充溢，犹夫天地气候，虽冬令闭藏，一遇阳春，靡不发育。天之佑助重此。尽人力全在'清心寡欲'四字。盖寡欲则精壮气实，结胎有基。但肾属水，主智，若劳心焦思，则肾伤矣。惟是素封平人，或艰于嗣。此皆少年过欲伤肾。及至知艰，则又多购妾婢，广服丹药，至令热药内损脏腑，渔色外役精神。殊不知真正精神，非徒药饵可生；孕育元机，非恃意虑可得。空汲汲于此，甚至损身，深可痛惜。必须少思绝色，保养百余日，方可一往。其至尔力，其中非尔力也。总之，仁心犹如桃杏瓜果，若无核中之仁，虽种腴壤，何足生发？或人不学存仁，便学余法，是即舍源逐流，恐予所立诸法，未必就能胜过于天也。岂非自误哉？"②

"种子神效药方"收各种丹药，有的分别标明男女适用，其中男用的有七宝丹，女用的有南岳夫人济阴丹、韩飞霞女金丹、西台金丹，未标明男女适用的有太乙种子丹、血余固本丸、广嗣延龄至宝丹、大培衍庆丸等。

《保产心法》分《怀孕部》（含"戒交媾""戒恼怒""戒安逸""戒暖热""戒猛药""戒厚味""戒惊骇""戒放纵"和"调理脾胃"各节）、《足月部》（含"要释忧惧""要慎医药""要选稳婆""要知难产""要防胎晕""要备器用"各节）、《临产部》（含"切不可急促""切不可喧闹""切不可饥饱""切不可触犯""切不可试水""切不可曲身""辨认是转胎是正产证验""抱胸抵腰""服人参汤""服催生药""调理暑热生产""调理冬寒生产""力乏停住神效方""交骨不开神效方"各节）、《才产部》（含"莫就上床""莫就说话""莫就睡卧""莫就服药""莫就食荤""莫就劳心""莫就饮酒""莫就食咸""多服芎归汤""多饮红糖汤"各节）、《月内部》（含"起居宜忌""饮食宜忌""产生腹痛神效方""产后心腹绞痛神效方""产生瘀血留滞作胀神效方""产后腹胀气急神效方"各节）和《意外部》（含"治横生倒生坐生法""治怪胎鬼胎虚胎法""治碍产法""治偏产法""治枨后产法""治盘肠产法""治膀胱壅出者法""治胎死腹中法"各节）等。其内容非常细致，是一本面向产妇的产前、产后保养手册，有别于一般的医学著作。

《达生法言》也类似，其序云：

"天地之大德曰生。胎产本易也，而人自难之。胎产本常也，而人自异之。"③

所集内容系在"保产心法"的基础上补充，分为"保胎""临产""胞衣""验案""药方""产后""乳少""小产"5节。

《全婴心法》则分《初生部》《变患部》2部分，介绍新生儿的护养。以上内容在不孕不育、

① 石成金. 传家宝全集·快乐原［M］. 郑州：中州古籍出版社，2000：322–323.
② 石成金. 传家宝全集·人事通［M］. 郑州：中州古籍出版社，2000：170–171.
③ 石成金. 传家宝全集·人事通［M］. 郑州：中州古籍出版社，2000：197.

妇幼保健方面均很有价值。

7. 养生专论

《传家宝全集》中还有不少关于养生的专篇诗文。如《卫生必读歌》，系石成金参照孙思邈、陶弘景的卫生歌，整合修改而成。其序云：

"孙真人、陶真人并有卫生歌，脍炙人口者已久。予不揣愚昧，并合二家，其中不备者增之，虚诞者删改之，句意未尽者，略评注以明之。约增大半，分为七则，叶韵便读，贤愚共晓。今而后世，皆病却夭除，齐跻寿域，吾之愿也。虽然寿之切要，惟以德善为主，调养为佐。若专事调摄，是不知其本源，鬼神必暗加魔灭矣。信乎歌中二句曰：'长生不老是何如，胸内宽平积善多。'乃卫生之旨也。"①

其具体内容也细分"心思""色欲""饮食""调时""起居""修摄""醒悟"7节。其中《心思》节云：

"天地之间人为贵，头象天兮足象地。父母遗体宜保之，箕畴五福寿为最。（箕子著《九寿五福》，以寿为第一。）

"欲求长生先戒性，火不出兮神自定。木还去火不成炭，人能戒性还延命。

"世人要识卫生道，喜笑常多烦恼少。对景不乐无事忧，此种地狱自寻讨。（薄福人往往如此。）

"恩爱牵缠不自由，利名萦绊几时休。放宽些子自家福，免致中年早白头。（能宽，不独为自己福，且为子孙福）。

"思虑之害甚酒色，穷思极虑精神失。肾水渐枯心火炎，百病侵身寿难得。（心肾不交，自然多病，夭寿。）

"他骑骏马我骑驴，仔细思量我不如。回头看见推车汉，上不足兮下有余。（予以此四句画图悬壁，乃乐心妙诀也。）

"会享快活乐目下，会享快活除牵挂。会享快活气象和，会享快活度量大。（能明此四句不独快乐一生，亦长寿无病。）

"莫言婚嫁宜该早，婚嫁之后事不少。莫言僧道出家好，出家心思转不了。

"惟有世间知足人，上床呼呼直到晓。惟有世间偷闲人，终日憨憨直到老。（知足便足，偷闲即闲。）

"过去未来事短长，心中不必过思量。但要不会留烦恼，便是延年不老方。"②

"饮食"节云：

"何必餐霞饵大药，妄意延龄等龟鹤。但于饮食嗜欲间，去其甚者即安乐。

"脾胃之气要冲和，胃司纳受脾司磨。饥饱寒温一失节，损伤元气病难瘥。（饮食冷勿振齿，热勿炙唇。）

"太饱伤脾饥伤胃，太渴伤血多伤气。饥餐渴饮莫太过，免致膨胀损心肺。（善养生者，先饥而食，食不过饱；先渴而饮，饮不过多。）

"醉后强饮饱强食，岂有此身不生疾？暮餐不若晨餐好，空腹茶茗休要吃。（饮不过多。朝忌虚腹，夕忌饱食。）

"食不欲粗并欲速，宁可少餐相接续。若教一饱顿充肠，损气损脾非是福。

"食宜细嚼复细咽，精味散脾华色献。若是粗快成糟粕，徒填肠胃为大便。

"食后徐行百步多，手摩脐腹食消磨。醉眠饱卧惧招损，智者能调五脏和。（饱后便卧，饮食停滞，最伤五腑。）

①　石成金. 传家宝全集·快乐原［M］. 郑州：中州古籍出版社，2000：332.
②　石成金. 传家宝全集·快乐原［M］. 郑州：中州古籍出版社，2000：332–333.

"饮酒可以陶性情，大饮过多防有病。肺为华盖倘受伤，咳嗽劳神能损命。（酒少饮，和血养人；若大醉，则酒毒停聚，腐害五脏。）

"饮酒切莫饮大醉，大醉伤神损心肺。酒渴饮水并吃茶，腰脚自此成重坠。

"生冷粘腻筋韧物，自死禽兽俱勿食。腌藏鱼（鲊）酱不相和，不戒偏招脾胃疾。（'韧'音忍，去声。坚柔难断之物也。）

"牛为世间最苦畜，劳力养人极大功。无恩报答反食之，天地鬼神俱不容。

"炙爆之物须冷吃，不然损齿伤血脉。晚食常宜申酉前，向夜须防滞胸膈。（食晚饭，宜早宜少，宽快有寿。）

"养体须当节五辛，五辛不节善伤身。莫教引动虚阳发，精竭荣枯疾病侵。"①

"起居"节云：

"卫生切要知三戒，大怒大饱并大醉（三大害）。三者若还有一焉，须防疾病损元气。

"贪欲无穷忘却精，用心不已走元神。（寡思虑以养神，寡嗜欲以养精，寡言语以养气）。多言散尽中和气，更复何能保此身。

"视听行藏若是久，五劳七伤从此有。四肢亦欲常小劳，譬如户枢终无朽。

"卧不厌缩觉贵舒，饱时沐浴晚时梳。（睡宜缩，醒宜伸。）梳多浴少益心回，默寝暗眠神晏如。（坐卧处太明，伤神魄。）

"坐卧防风入脑后，脑内入风人不寿。更兼醉饱卧风中，风留五内成灾咎。（多为瘫痪。）

"不问在家与在外，若遇迅雷风雨大。急须端肃敬天威，静坐焚香宜少避。（更不可色欲怒骂。）"②

"修摄"节云：

"神宜凝慧气宜炼，齿宜频叩津宜咽。子欲不死修昆仑，两手揩摩常在面。（将许多功夫编成八句，至简至要，功效甚验。）

"摆颈摇肩并挽弓，托上反拳各数遍。（大有益。）早晚闲暇着意行，延年却病除拘倦。"③

又有一卷《救命针》，论长寿的要义，指出：

"大抵求寿之法，予约有二条：一在存心仁厚，一在起居保养。此二者若阴阳表里，缺一不可。"④

其后的内容围绕二者展开。先论"仁厚"，云：

"凡人存心仁厚，则寿命定然延长。若或刻薄，则自促其年矣。譬如磁（瓷）瓦器皿，昔人制造全要坚固敦厚，虑恐后人偶有跌落，亦不破损，所以器传年代最久。今之磁（瓷）瓦器皿，专喜浇薄，器愈薄而价愈贵，人争鬻之。用者不独失手跌落易于损伤，常有手持过紧，器已破裂，此即长久不长久之明镜也。予见万历隆庆年间磁（瓷）器，至今尚多，具皆厚实，恐今之磁（瓷）器，难信其可久也。惟是仁厚之心，又首叙慈善，凡一切刻毒险恶，皆不忍为，虽虫蚁之微命，亦不忍伤，此即长寿根本，神鬼自加佑护。若再留意保养，则长寿万确矣。"⑤

后论"保养"与"卫生总要"：

"保养

"先存仁厚，次及保养，二者不可偏废，前篇厚薄之分已明矣。予今专言保养。要知人仗精神以生，精神须要时加爱惜。譬如一盏书灯，将油满贮，只点细小灯草，则油耗少而时耐久；若再添油，竟可彻夜连宵。倘或不添油而反粗草双点，则油尽最速，灯亦随灭。倘更再加灯草大点，

① 石成金. 传家宝全集·快乐原［M］. 郑州：中州古籍出版社，2000：333-334.
② 石成金. 传家宝全集·快乐原［M］. 郑州：中州古籍出版社，2000：335.
③ 石成金. 传家宝全集·快乐原［M］. 郑州：中州古籍出版社，2000：335-336.
④ 石成金. 传家宝全集·快乐原［M］. 郑州：中州古籍出版社，2000：335-336.
⑤ 石成金. 传家宝全集·快乐原［M］. 郑州：中州古籍出版社，2000：344-345.

灯之灭熄，可以立待。盖油者，犹原秉之精神也。火炬者，犹忧思酒色诸消耗也。昔人云：'油尽灯灭，髓竭人亡。添油灯亮，补髓人强。'此不独色欲为然，凡有消耗精神者，皆是。可不慎欤？

"卫生总要

"卫生之法，如执玉捧盈，以保其身；临深履薄，以养其气。凡酒不过量，肉不胜食，脍不厌细，食不厌精，淡滋味，均饥饱，此节饮食以卫生也。春莫衣单，夏莫衣汗，秋冬渐添，热毋骤脱，此慎衣服以卫生也。寝不尸，居不容，行欲缓，坐欲敛，此行住坐卧以卫生也；喜怒哀乐归于中和，贪嗔痴妄必须看破，更要时时宽心，知足随缘，诸事参透，不忧不怒，嬉嬉哈哈，欣笑自如，此调性情以卫生也。寡色欲，少言语，哀丧坟墓不可率临，惊风骇浪须当早避。不大醉，不大饱，起居动静俱要怡然。以上数端，人人可行，真延年之秘诀，却病之良方，易而不难。只要人肯信从，留心保养，则寿命延长，准定无移矣。"①

其后论及调养五脏的方法，均重在生活和起居的保养，以"养肾"为例：

"肾者，先天之本、藏精之处也。婴儿结胎，未生此身，先生两肾。盖婴儿未成，先结胞胎，其象中空，一茎透起，形如莲蕊，一茎即脐带，莲蕊即两肾也。是肾为脏腑之本，十二脉之根，呼吸之主，三焦之源，人资以为始而命寓焉。名曰'命门'，即坎水之本。凡人欲念一起，炽若火炎，水火相克，水热火寒，则灵台之焰因此以灭。肾水枯竭，则木无养而肝病，火炎则土燥而脾败，脾败则肺金无资而五行受伤。大本已去，欲求长寿，岂可得乎？《庄子》曰：'人之大可畏者，衽席之间不知戒也。'所以养生之法，首先节欲。嗟乎！元气有限，情欲无穷。《内经》曰：'以酒为浆，以妄为常，醉以入房，耗竭其精'。此当戒也。但人之有欲，如树之有蠹，蠹甚则木折，欲炽则身亡，可不慎哉！"②

这些保养之法不从复杂的医药中立论，更突出该书以常人、病人为本的理念。后面还有"有病全要择医""自量无才切莫学医""世医""时医"等节，并告诫"公议药方之弊""妄言药方之弊""用药惧谤之弊"等，引导人们就医的正确观念。

另外，书中还有《延寿丹方》，所录据称为明代名士董其昌（字玄宰）所传延寿丹方，对每一味药的炮制方法均有具体描写，并录其应用之效。

石成金极善于创作流畅通俗的格言、歌诀等来传播养生理念，其著作有着独特的价值。后人曾取其中部分辑成《石成金医书六种》。1922年余姚人杨瑞葆认为《传家宝全集》一书"凡立身、养生、治家、处世之道，莫不备载。其论养生也，心思则归于安静，房事则归于节制，饮食则不令恣肆，起居则务期谨慎，医药则惟其及时，可谓尽养生之道而无余蕴矣"③，于是从中辑成主要内容编成《养生镜》一书，分心思、房事、饮食、起居、医药、杂录数章。清代又有一册《卫生汇录》，系清宫抄本，经今人整理收入《故宫珍本丛刊》中，其内容有"食鉴本草""食愈方""经验良方""起居饮食各法""长寿谱""救命针""居家应世养生调摄各法""养生延年要法""保益寿秘诀""居家必知"，大部分都是抄录《传家宝全集》中的养生内容。

（五）李渔《闲情偶寄·颐养部》

《闲情偶寄》著于明末清初，作者李渔（1611—1680年），字笠鸿，号笠翁，浙江兰溪人。全书分词曲、演习、声容、居室、器玩、饮馔、种植、颐养8部。广义而言，各部都与养生有一定联系，而最能集中体现李渔养生思想的则是《颐养部》，分为6个部分：行乐第一，止忧第二，调饮啜第三，节色欲第四，却病第五，疗病第六。

"行乐"部分，包含贵人、富人、贫贱行乐之法，家庭、道途行乐之法，春夏秋冬四季行乐之法，

---

① 石成金. 传家宝全集·快乐原［M］. 郑州：中州古籍出版社，2000：345.
② 石成金. 传家宝全集·快乐原［M］. 郑州：中州古籍出版社，2000：347-348.
③ 杨瑞葆. 养生镜［M］. 上海：明德书局，1922：1.

随时即景就事行乐之法等。李渔认为通常所说的养生方法如药石、导引或房中等，"无论邪正，皆术士之言也。予系儒生，并非术士"，故均不收录，以致"有怪此卷以'颐养'命名，而觅一丹方不得者"。他提出了一种独特的思想，即所谓"兹论养生之法，而以行乐先之"，所论如下。

1. 贵人、贫贱行乐之法

贵人、贫贱行乐均要"知足常乐"，需要懂得"退一步法"。李渔说：

"谓我为帝王，日有万几之冗，其心则诚劳矣，然世之艳慕帝王者，求为片刻而不能，我之至劳，人之所谓至逸也。……此术非他，盖用吾家老子'退一步'法。以不如己者视己，则日见可乐；以胜于己者视己，则时觉可忧。"①（贵人行乐之法）

"穷人行乐之方，无他秘巧，亦止（只）有'退一步'法。我以为贫，更有贫于我者；我以为贱，更有贱于我者；我以妻子为累，尚有鳏寡孤独之民，求为妻子之累而不能者；我以胼胝为劳，尚有身系狱廷，荒芜田地，求安耕凿之生而不可得者。以此居心，则苦海尽成乐地。如或向前一算，以胜己者相衡，则片刻难安，种种桎梏幽囚之境出矣。"②（贫贱行乐之法）

李渔指出，"退一步"法即老子"知足不辱、知止不殆"之意，大意为时常和不如自己的人比较，以获得内心的快乐，所谓：

"以不如己者视己，则日见可乐；以胜于己者视己，则时觉可忧。"③

"则凡行乐者，不必远引他人为退步，即此一身，谁无过来之逆境？大则灾凶祸患，小则疾病忧伤……取而较之，更为亲切。"④

总之，"所谓退步者，无地不有，无人不有，想至退步，乐境自生"。

李渔还列举案例说明之。如关于贵人：

"从来人君之善行乐者，莫过于汉之文、景；其不善行乐者，莫过于武帝。以文、景于帝王应行之外，不多一事，故觉其逸；武帝则好大喜功，且薄帝王而慕神仙，是以徒见其劳。

"人臣之善行乐者，莫过于唐之郭子仪；而不善行乐者，则莫如李广。子仪既拜汾阳王，志愿已足，不复他求，故能极欲穷奢，备享人臣之福；李广则耻不如人，必欲封侯而后已，是以独当单于，卒致失道后期而自刭。故善行乐者，必先知足。"⑤（贵人行乐之法）

关于贫贱行乐，则举以下事例：

"一显者旅宿邮亭，时方溽暑，帐内多蚊，驱之不出，因忆家居时堂宽似宇，簟冷如冰，又有群姬握扇而挥，不复知其为夏，何遽困厄至此！因怀至乐，愈觉心烦，遂致终夕不寐。

"一亭长露宿阶下，为众蚊所啮，几至露筋，不得已而奔走庭中，俾四体动而弗停，则啮人者无由厕足；乃形则往来仆仆，口则赞叹嚣嚣，一似苦中有乐者。

"显者不解，呼而讯之，谓：'汝之受困，什佰于我，我以为苦，而汝以为乐，其故维何？'亭长曰：'偶忆某年，为仇家所陷，身系狱中。维时亦当暑月，狱卒防予私逸，每夜拘挛手足，使不得动摇，时蚊蚋之繁，倍于今夕，听其自啮，欲稍稍规避而不能，以视今夕之奔走不息，四体得以自如者，奚啻仙凡人鬼之别乎！以昔较今，是以但见其乐，不知其苦。'显者听之，不觉爽然自失。"⑥（贫贱行乐之法）

2. 富人行乐之法

李渔认为，富人行乐，关键在于不要过分敛财。他指出："财为行乐之资，然势不宜多，

---

① 李渔. 闲情偶寄 [M]. 杭州：浙江古籍出版社，2011：162.

② 李渔. 闲情偶寄 [M]. 杭州：浙江古籍出版社，2011：163.

③ 李渔. 闲情偶寄 [M]. 杭州：浙江古籍出版社，2011：162.

④ 李渔. 闲情偶寄 [M]. 杭州：浙江古籍出版社，2011：164.

⑤ 李渔. 闲情偶寄 [M]. 杭州：浙江古籍出版社，2011：162.

⑥ 李渔. 闲情偶寄 [M]. 杭州：浙江古籍出版社，2011：164.

多则反为累人之具。"①而财多的累人之处有三：其一，财多则思运，不运则生息不繁，然不运则已，一运则经营惨淡，坐起不宁，其累有不可胜言者；其二，财多必善防，不防则为盗贼所有，而且以身殉之；其三，财多必招忌，"欲劝富人行乐，必先劝之分财"，这是如同"拔山超海"般不可能的事。然而"多分则难，少敛则易"，可劝其减少敛财，方法主要有降低租金，减免利息，对于特别贫困的人的债务，则仅收其本金，而不收利息。李渔的这些说法，有借养生劝人行善之意，具有一定的社会意义。

3. 家庭、道途行乐之法

"家庭行乐之法"中，李渔指出家庭是"世间第一乐地"。故孟子说"父母俱存，兄弟无故，一乐也"。但是人常常有喜新厌旧的心理，"如弃现在之天亲而拜他人为父，撇同胞之手足而与陌路结盟，避女色而就娈童，舍家鸡而寻野鹜，是皆情理之至悖，而举世习而安之。其故无他，总由一念之恶旧喜新，厌常趋异所致"②。想要让家庭"变新"，可以让父母妻儿经常买一些新衣服，改变一下外形，这样既可以带来新鲜感，也可以省却去外面结交的费用。

而"道途行乐之法"则指出：

"'逆旅'二字，足概远行，旅境皆逆境也。然而不受行路之苦，不知居家之乐。此等况味，正须一一尝之。"③

李渔认为旅行在外方更知家庭的意义，但在外也不必受行路之苦，要"过一地即览一地之人情，经一方则睹一方之胜概，而且食所未食，尝所欲尝"，充分享受旅行的乐趣。

4. 四季行乐之法

李渔分四季论行乐之法。"春季行乐之法"说，人应当顺应春天节令，春季天地交欢，人心不求畅而自畅。如说：

"人有喜怒哀乐，天有春夏秋冬。春之为令，即天地交欢之候，阴阳肆乐之时也。人心至此，不求畅而自畅，犹父母相亲相爱，则儿女嬉笑自如，睹满堂之欢欣，即向隅而泣，泣不出也。"

"若使杜情而绝欲，是天地皆春而我独秋，焉用此不情之物，而作人中之灾异乎？"④

当然，还应适当节欲，李渔说：

"然当春行乐，每易过情，必留一线之余春，以度将来之酷夏……盖人当此际，满体皆春。春者，泄尽无遗之谓也。草木之春，泄尽无遗而不坏者，以三时皆蓄，而止候泄于一春，过此一春，又皆蓄精养神之候矣。人之一身，能保一时尽泄而三时皆不泄乎？尽泄于春而又不能不尽泄于夏，虽草木不能不枯，况人身之浮脆者乎？"⑤

文中既强调节欲，但又指出并非禁欲，否则"天地皆春而我独秋"，会导致更大的祸患。

"夏季行乐之法"则认为，酷夏可畏，引用《大戴礼记》

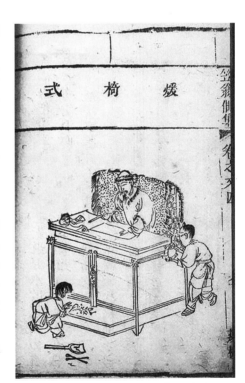

图 5-16 《闲情偶寄》载李渔设计的暖椅

① 李渔. 闲情偶寄［M］. 杭州：浙江古籍出版社，2011：162.
② 李渔. 闲情偶寄［M］. 杭州：浙江古籍出版社，2011：164.
③ 李渔. 闲情偶寄［M］. 杭州：浙江古籍出版社，2011：165.
④ 李渔. 闲情偶寄［M］. 杭州：浙江古籍出版社，2011：165-166.
⑤ 李渔. 闲情偶寄［M］. 杭州：浙江古籍出版社，2011：165-166.

"是月也，阴阳争，死生分"来说明夏季之可畏，故"凡人身处此候，皆当时时防病，日日忧死。防病忧死，则当刻刻偷闲以行乐"。然而，他根据自己的观察和认识，提出"人身之气当令闭藏于夏"，并不拘泥于《月令》"以仲冬为闭藏"之论。他说：

"从来行乐之事，人皆选暇于三春，予独息机于九夏。以三春神旺，即使不乐，无损于身；九夏则神耗气索，力难支体，如其不乐，则劳神役形，如火益热，是与性命为仇矣。"①

"秋季行乐之法"认为，秋天气候宜人，宜行乐。因霜雪将至，阻人行乐，故秋季应抓紧时间游山玩水，交朋访友。另外，秋季行乐应适当节欲。

"冬季行乐之法"认为，冬季行乐，不妨幻想自己是路上的行人，备受风雪之苦，然后回想在家的情形，则无论现实条件如何，都会觉得无比快乐。因此，善行乐者，必须常常回想苦境。

5. 随时即景就事行乐之法

李渔还论述了睡、坐、行、立、饮、谈、沐浴、听琴观棋、看花听鸟、蓄养禽鱼、浇灌竹木等行乐内容。他说：

"行乐之事多端，未可执一而论。如睡有睡之乐，坐有坐之乐，行有行之乐，立有立之乐，饮食有饮食之乐，盥栉有盥栉之乐，即袒裼裸裎、如厕便溺，种种秽亵之事，处之得宜，亦各有其乐。苟能见景生情，逢场作戏，即可悲可涕之事，亦变欢娱。如其应事寡才，养生无术，即征歌选舞之场，亦生悲戚。兹以家常受用，起居安乐之事，因便制宜，各存其说于左。"②

他强调行乐的方式可以多种多样，不必局限于某一种；要灵活应变，才能将平常的事甚至苦闷的事情转化为快乐。

以睡眠为例，李渔说"养生之诀，当以善睡居先"，具体指出：

"天地生人以时，动之以半，息之以半。动则旦，而息则暮也。苟劳之以日，而不息之以夜，则旦旦而伐之，其死也，可立而待矣。吾人养生亦以时，扰之以半，静之以半，扰则行起坐立，而静则睡也。如其劳我以经营，而不逸我以寝处，则岌岌乎殆矣！"③

李渔认为养生应该动静相合，白天劳作，夜晚休息，若只劳作而不休息，则是一件很危险的事情。

李渔认为：

"养生之诀，当以善睡居先。睡能还精，睡能养气，睡能健脾益胃，睡能坚骨壮筋"④

他甚至为保证睡眠，拒绝导引坐功等法，说：

"是睡非睡也，药也；非疗一疾之药，及治百病、救万民、无试不验之神药也。兹欲从事导引，并力坐功，势必先遣睡魔，使无倦态而后可。予忍弃生平最效之药，而试未必果验之方哉？"⑤

另外，李渔还强调"勿有心觅睡，觅睡得睡，其为睡也不甜"，关键在于不刻意，尽量放松心情，这样才能自然入睡。

又如论饮酒，李渔说：

"宴集之事，其可贵者有五：饮量无论宽窄，贵在能好；饮伴无论多寡，贵在善谈；饮具无论丰啬，贵在可继；饮政无论宽猛，贵在可行；饮候无论短长，贵在能止。备此五贵，始可与言饮酒之乐；不则曲蘖宾朋，皆凿性斧身之具也。

"予生平有五好，又有五不好，事则相反，乃其势又可并行而不悖。五好、五不好维何？不好酒而好客；不好食而好谈；不好长夜之欢，而好与明月相随而不忍别；不好为苛刻之令，

---

① 李渔. 闲情偶寄［M］. 杭州：浙江古籍出版社，2011：166.
② 李渔. 闲情偶寄［M］. 杭州：浙江古籍出版社，2011：167.
③ 李渔. 闲情偶寄［M］. 杭州：浙江古籍出版社，2011：168.
④ 李渔. 闲情偶寄［M］. 杭州：浙江古籍出版社，2011：168.
⑤ 李渔. 闲情偶寄［M］. 杭州：浙江古籍出版社，2011：168.

而好受罚者欲辩无辞；不好使酒骂坐之人，而好其于酒后尽露肝膈。坐此五好、五不好，是以饮量不胜蕉叶，而日与酒人为徒。近日又增一种癖好、癖恶：癖好音乐，每听必至忘归；而又癖恶座客多言，与竹肉之音相乱。"①

其他饮食方面，李渔又提出不必太拘泥于各种食物本草的说法：

"《食物本草》一书，养生家必需之物。然翻阅一过，即当置之。若留匕箸之旁，日备考核，宜食之物则食之，否则相戒勿用，吾恐所好非所食，所食非所好……食色，性也，欲藉（借）饮食养生，则以不离乎性者近是。"②

所以李渔提倡"爱食者多食"，"怕食者少食"即可，"生平爱食之物，即可养生，不必再查本草"。当然也要注意饮食有节，忌饥饱失常，"欲调饮食，先匀饥饱。大约饥至七分而得食，斯为酌中之度，先时则早，过时则迟。然七分之饥，亦当予以七分之饱"。

在却病与疗病方面，李渔也是注意心理调节，列出一些"药方"，特地说明：

"（本书）所谓方者，非方书所载之方，乃触景生情，就事论事之方也；所谓药者，非《本草》必载之药，乃随心所喜，信手拈来之药也。"③

《疗病》篇提出了7种药，包括本性酷好之药、其人急需之药、一心钟爱之药、一生未见之药、平时契慕之药等，主要观点是认为顺从病人的喜好，即可以疗病。这虽未必尽然，但也有一定意义。

李渔该书中的养生思想，带有很强的文人色彩，是明清时期别具特色的养生著作。

第五节　食物养生专著

明清时期社会繁荣，士绅阶层讲求生活质量，追求闲适放任，因此除综合性养生著作外，还有不少养生的专论性著作，包括饮食、老年和日常生活等内容。

明清时期食物养生类著作很多，其中较为重要的略述如下。

一、朱橚《救荒本草》及同类著作

朱橚为朱元璋第五子，封周定王，《救荒本草》由其主持编撰。全书2卷，共记载野生可食植物414种。分草部、木部、米谷部、果部、菜部，按照可食部位又分为叶可食、实可食、叶及实皆可食、根可食、根叶可食、根及实皆可食、根笋可食、根及花可食、花可食、花叶可食、花叶及实皆可食、叶皮及实皆可食、茎可食、笋可食、笋及实皆可食等。多数植物经作者亲自种植验证，并由画工据实物绘图谱。

该书重在灾荒应用，每部中又分为2类，一类为"本草原有"，其中在品种下列救饥、治病两种用途，"治病"条下多不详写，只写"文具《本草》×部条下"，而"救饥"条下则记载其食用方法。以首条"刺蓟菜"为例：

"刺蓟菜，《本草》名小蓟，俗名青刺蓟，北人呼为千针草。出冀州，生平泽中，今处处有之。苗高尺余。叶似苦苣叶。茎、叶俱有刺，而叶不皱。叶中心出花头，如红蓝花而青紫色。性凉，无毒；一云味甘，性温。

"［救饥］采嫩苗叶煠熟，水浸淘净，油盐调食，甚美。除风热。

---

① 李渔. 闲情偶寄［M］. 杭州：浙江古籍出版社，2011：170.

② 李渔. 闲情偶寄［M］. 杭州：浙江古籍出版社，2011：175.

③ 李渔. 闲情偶寄［M］. 杭州：浙江古籍出版社，2011：180.

"［治疗］文具《本草》草部'大小蓟'条下。"①

另一类为"新增"，收录的是《本草》著作中没有的品种，多数只列"救饥"用途，也有个别列出"治病"用途，可谓对《本草》的补充。如"无花果"：

"无花果，生山野中，今人家园圃中亦栽。叶形如葡萄叶，颇长硬而厚。稍作三叉。枝叶间生果，初则青小；熟大，状如李子，色似紫茄色，味甘。

"［救饥］采果食之。

"［治病］今人传说，治心痛，用叶煎汤服，甚效。"②

其后，类似的著作有王磐所作《野菜谱》。王磐，字鸿渐，高邮（今江苏省）人。因其号西楼，故书又名《王西楼野菜谱》，约成书于嘉靖三年（1524年）。全书1卷，收载可食植物60种，每种略述本名、别名、食用方法，并附一图一诗。后来明末姚可诚收集了《野菜谱》中没有记载的另外60种草木，附以诗、图编成《救荒野谱补遗》。1622年又有鲍山著《野菜博录》，共收集野菜435种，辑成3卷，分作草部和木部，参考了《救荒本草》，按照可食部位而分类。这类著作的成书目的供饥荒救人所用，因也载有药物性味，可供养生食用参考。

二、《食物本草》

明代出现了许多食物本草类著作，名称不一。单以名为《食物本草》的著作而论，在明朝就出现了多种，其版本、署名等很混乱。依目前研究，大致有2种系统：一种是收载药物300余种，成书于李时珍《本草纲目》之前的《食物本草》，下面称之为《食物本草》（简）系统；另一种是收载药物1 600多种，成书于《本草纲目》之后，现称之为《食物本草》（全）系统。

1.《食物本草》（简）系统

属于《食物本草》（简）系统的，有署名薛己的《食物本草》二卷本，署名卢和的《食物本草》四卷本，署名汪颖撰、钱允治校订的《食物本草》七卷本，署名汪颖的《食物本草》二卷本，未署作者、胡文焕校的《食物本草》二卷本，署名李杲编辑、钱允治补订的《食物本草》七卷本。有学者研究，其最初作者应为卢和，后由汪颖增辑，至于薛己则属托名③；也有人认为该系统作者可能出自明代太医院某太医之手④。这一系统，卷数虽不同，内容大致相近，约载食品386味，分为水、谷、菜、果、禽、兽、鱼、味8类，介绍各食品的性味、良毒和功效主治（表5-1）。

表5-1　《食物本草》（简）系统简况

署 名	版 本	序 跋	卷 数	收载数	分 类
卢和	明隆庆四年庚午（1570年）刻本	无	四卷	385味	水、谷、菜、果、禽、兽、鱼、味8类
汪颖撰，钱允治校	明万历四十八年庚申（1620年）钱允治刻本	钱允治序	七卷	384味	同上
胡文焕校	明《格致丛书》本	无	二卷	386味	同上
薛己	明刊本《本草约言》卷三、卷四	薛己序	二卷	385味	同上
佚名	明昌延与本	无	四卷	386味	同上

---

① 倪根金. 救荒本草校注［M］. 北京：中国农业出版社，2008：1.

② 倪根金. 救荒本草校注［M］. 北京：中国农业出版社，2008：268-269.

③ 张志斌. 明《食物本草》作者及成书考［J］. 中医杂志，2009，53（18）：1588-1590.

④ 墨公. 影印《食物本草》彩绘本序［M］//佚名. 食物本草宫廷写本. 北京：华夏出版社，2000：1-4.

该系统的内容,除收载食物品种外,每类还均有一段概述。以胡文焕本为例,录各部概述如下。

"水部"云:

"上诸水日常所用,人多忽之。殊不知天之生人,水谷以养之。故曰:水去则荣散,谷消则卫亡。仲景曰:水入于经,其血乃成;谷入于胃,脉道乃行。水之于人,不亦重乎?故人之形体有厚薄,年寿有长短,多由于水土禀受滋养之不同。验之南北水土、人物可见矣。"①

"谷部"云:

"上五谷,乃天生养人之物,但人之种艺,一则取其资生之功,二则计其肥家之利。南之粳,北之粟,功利两全,故多种食之。如黄粱甚美而益人,故有膏粱之称,人则以其费地薄收而不种。识者,凡谷类当不计其利,惟取其能养人者多种而食之,可也。"②

"菜部"云:

"上诸菜,皆地产阴物,所以养阴,固宜食之。丹溪云:司疏泄者菜也。谓之蔬有疏通之义焉,食之则肠胃宣畅而无壅滞之患。儒先曰:人若咬得菜根断,则百事可做。故食菜既足以养身,又有以养德也。"③

"果部"云:

"上诸果,皆地产阴物,虽各有阴阳寒热之分,大率言之,阴物所以养阴,人病多属阴虚宜食之。然果食则生冷,或成湿热,干则硬燥难化,而成积聚,小儿尤忌。故火熟先君子,果熟后君子之说,古人致谨,良有以也。但四方果类甚多,土产各有所宜,名色各有所异,气味各有所投,不复悉云。"④

"禽部"云:

"上诸禽,有毒形色异常,白身玄首,玄身白首及死不伸足,不闭目之类,有毒。《记》曰:天产作阳,地产作阴。禽兽皆天地生物,而禽卵生羽飞,又阳中之阳,虽气味各有阴热之分,大概肉所以养阳。然人之身,阳常有余,阴常不足,阳足而复补阳,阴益亏矣。丹溪曰:诸肉能助起湿中之火,久而生病。《素问》曰:膏粱之变,足生大丁。故禽之肉虽益人,亦不宜多食也。"⑤

"兽部"云:

"上诸兽肉,如热血不断,落水浮,及形色异常之类者,皆有毒,不可食。孔子色恶不食,臭恶不食,不时不食,是也。又曰:肉虽多,不使胜食气,盖人食以谷气为主,一或过焉,适足以伤人,非养生之道矣。况望其有所补乎?夫人虽不如孔子之而自昧昧于饮食之节,以自戕其生,尚亦不悟(误),何哉?宜合禽类后之说观之。"⑥

"鱼部"云:

"上诸鱼,有毒目,有睫目,能开合,二目不同,逆腮、全腮、无腮,脑中白连珠,连鳞,白鬐,腹下丹字,形状异常者,并杀人。海产皆发霍,多食令吐利。凡中毒以生芦根、马鞭草取汁,大豆、陈皮、大黄煮汁,并解之。《素问》曰:鱼热中。丹溪曰:鱼在水无一息之停,食之动火。

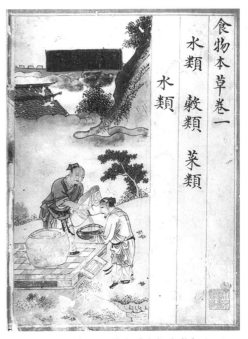

图5-17 宫廷彩绘本《食物本草》书影

① 佚名. 食物草本[M]//胡文焕. 寿养丛书全集. 北京:中国中医药出版社,1997:6.
② 佚名. 食物草本[M]//胡文焕. 寿养丛书全集. 北京:中国中医药出版社,1997:9.
③ 佚名. 食物草本[M]//胡文焕. 寿养丛书全集. 北京:中国中医药出版社,1997:16.
④ 佚名. 食物草本[M]//胡文焕. 寿养丛书全集. 北京:中国中医药出版社,1997:20.
⑤ 佚名. 食物草本[M]//胡文焕. 寿养丛书全集. 北京:中国中医药出版社,1997:24.
⑥ 佚名. 食物草本[M]//胡文焕. 寿养丛书全集. 北京:中国中医药出版社,1997:28.

孟子曰：舍鱼而取熊掌。良有以也，食者节焉。"①

"味部"云：

"上五味，所以调和饮食，日用不可无者。《素问》曰：阴之所生，本在五味；人之五官，伤在五味。盖人之有生，赖乳哺、水谷之养，而阴始成。乳哺、水谷，五味具焉，非阴之所生于五味乎？五味益五脏，过则伤焉。如甘喜入脾，过食甘则脾伤；苦喜入心，过食苦则心伤；咸喜入肾，过食咸则肾伤；酸喜入肝，过食酸则肝伤；辛喜入肺，过食辛则肺伤。非五官之伤于五味乎？况酱醋之味，皆人为之，尤能伤人。故曰：厚味发热。人若纵口腹之欲，饮食无节，未有不致病而夭其天年者矣。故饭糗茹草不害虞舜；恶酒菲食不害夏禹；蔬食菜羹不害孔子。夫圣人尚如此，况其下者乎？所以然者，又在于养心。养心莫善于寡欲，欲者，饮食类也。饮食不可绝，而可寡也。览者宜自得焉。"②

文中观点，较为系统地反映了明清时期对食物养生的总体认识。

2.《食物本草》（全）系统

《食物本草》（全）系统，收集饮食物1 600多种，分类同《本草纲目》，有水、谷、菜、果、鳞、介、蛇虫、禽、兽、味、草、木、火、金、玉石、土等16部，一般分22卷。此系统有不同版本，有的题为李杲编辑，李时珍参订；也有的直接署作者名为李时珍。丹波元胤《医籍考》认为该书作者应为明末的姚可成。该书卷首附有"救荒辟谷诸方""救荒野谱""救荒野谱补遗"，书末附有"摄生诸要"和"治蛊论方"。

（1）序及总论

该书书前有多篇序言。一是所谓的"李时珍序"，主要内容云：

"时珍殚心医业，垂二十年，而《本草纲目》始成。自谓综天地生成所有，补圣贤著述所无，济人利物，斋成全书矣。藏诸家笥，未遑廷献。缘念造物生万，人灵而贵，故宇内动植潜蜚，鸿纤巨细，罔非大生广生。而原厥所以生生之意，总以资养民生，俾之津荣液卫，同登仁寿之域而已。匪弗爱物仁民孔棘，此上帝好生之心，盖自茹毛饮血以来，固已因万物之利而保万民之生，由来久矣。粤及物类混淆，饮食失正，饥渴内攻，寒炬外袭，而后晚世之民，夭札疵厉，疾病生焉，始有赖乎医药方书。是则《食物本草》，视诸药性本草，尤为先务也……于是罗列诸家，参订其详略，是正其舛伪，而又广以见闻，益以心得，为书二十二卷，卷分一十五部，部分六十二类，附以《治蛊论方》，备以《救荒野谱》，繁者削之，阙者增之，混者别之，歧者合之，疑者释之，谬者去之。详其本末，稽其出产，明其性味，悉其制度，具其烹调。俾天下生民于居恒日用饮食之际，披而览之，无不晓然。何物得以养生，何物得以戕生；何物养生，而失其道反可戕生；何物戕生，而有其方亦可养生。庶令处常处变，居夏居夷，人无朵颐之累，家多鼓腹之游。……时珍不敏，窃幸私淑孔孟之遗言，远绍炎黄往圣暨汉晋以来先贤，济人利物，一点相承，苦心不斩神虑，无间暑寒。积有年力而并成是集，别其目曰《食物本草》。"③

该序言虽以李时珍的口吻写成，但当为伪托，尚志钧先生认为可能是姚可成所撰④。书中还收有另一篇署名为陈继儒的序言，该序言也不可靠，内云：

"予曾睹娄江云谷穆君，著《食物纂要》，最为简明，有补人世。兹复得濒湖李君参补东垣《食物本草》，益加精切鸿巨。其用心苦，其综览富，其考辨严。使贤者可以尊生，达者可以立命。即予老饕，亦且扪舌而懼，染指而退矣。以视云谷氏之《纂要》，则又不啻大官鼎烹之，与尝鼎一脔也。夫医司命也，以命听医，孰若以命听我。况日用饮食，我为政者也。若知味，则自

① 佚名. 食物草本［M］//胡文焕. 寿养丛书全集. 北京：中国中医药出版社，1997：31.
② 佚名. 食物草本［M］//胡文焕. 寿养丛书全集. 北京：中国中医药出版社，1997：34.
③ 李杲. 食物本草［M］. 北京：中国医药科技出版社，1990：25.
④ 尚志钧. 中国本草要籍考［M］. 合肥：安徽科学技术出版社，2009：268.

然知节；知节，则自然可以身心俱泰。"①

龙伯坚先生认为此序"大概是伪撰的"②。据核实该序其实是陈继儒为《食物辑要》所写的序，被作伪者加入有关李时珍的内容而成。另外还有谷中虚序、钱允治序，略摘其中有关对养生的观点。谷中虚序云：

"饮食所以养生，亦有时而伤生，何也？凡食物诸品，莫不有阴阳五行具焉。漫不察其温燥湿之性，顺逆宜忌之因，而惟朵颐拂经，是纵为害不滋大乎？……余观是编，非以供饮食者备矣。滋味质性，种种不同，养生伤生之辨，铨综宏而衍绎精，视《证类》《大观》诸书，详训万物，此为已病而设，此即民生日用不可废者，而慎择调护于未药之先。"③

钱允治序说：

"夫日用莫切饮食，饮食贵以养生。第人生古今异质，品物亦古今异生。人性南北异禀，品物亦南北异种。执鸿荒之毛血而茹饮于晚近，有戕生焉已尔；操江南之橘柚而栽植于关陇，有变种焉已尔。不佞获是编而揽之，未尝不深慨其弘裨苍生而有以跻斯世于仁寿也已。……嗟乎！造食饮以养人生，而或纵食饮以伤人命，可不慎之者哉？可不慎之者哉？"④

在正文前，还有一篇《食物本草总论》，称为李时珍所撰。其中也系统地论述了关于饮食养生的思想：

"夫饮食，生人之本也。人身一小天地，饮和食德，还藉（借）天地所生成之物，以养其身焉。是故五行相生，阴阳运用，五味相和，水火烹调，而生人之道备矣。饮食正则无戕无害，而宇合胥登仁寿之域矣。顾第弗综讨古圣贤，神明绪论，则物性不辨；物性不辨，则气味不分；气味不分，则鼎饪无节。人道几何，而鲜戕贼之虞哉！……是则万物之气与味，皆天地所笃生，使入人鼻口，以养其形体者，此自然之性矣。……五味与五脏，各有所欲、所苦、所喜，因各有所补、所写（泻）。五食各应五色，五食各有主昧（味），而汤液醪醴，以通谷肉果蔬之穷，则阴阳之为人道患者，得生克变化，而人生日用饮食之能事尽矣。信乎饮食生人之本也，而要以谷气为主，诸肉、果、蔬、汤液醪醴为佐。主佐适均，饮食得正，如是则谷气充。谷气充则血脉融会，筋力壮强，形神完固矣。且脾胃为五脏六腑之宗，四脏之气，禀命于脾。又胃为水谷之海，藉（借）饮食以生气，资气以益精，精足则神定，神定则形全而身泰。是故气血饮食，相须为用者也。

"然而究所为饮食者，实不越乎五味。经乃言其有所本、有所伤者，饵则本于味者，天性自然之味；伤于味者，过乎人为烹饪之味也。是故保身之道，先于日用尝行，务期参订详明，调养中节，勿令生我者反为我害，庶几敬慎尊生之道。一或失宜，而祸且叵测矣。纵燔泡生灵，搜列珍美，椒桂斯馨，盐梅为和，亦各制之有方，用之无患。不使姜芥或以聚热，瓜果或以凝寒，斯得卫生之要，即得尽性之端，立命之旨云尔。

"抑又有说焉：仙经服饵，利济高明，成验诸方，拯渡人世。制而用之有法，神而明之在人。择其可取用，附编中，以为却病延年之助。有识之士，量脏腑阴阳之殊，进寒温平热之味，务令嗜欲简节，性气和平，精神强固，则服食之力，未必无裨。不然，吾恐七情具战，六欲交驰，虽饵仙药，反促寿元。又孰与日用尝行，得饮食之正，资天地生成之品类，还以养育此饮和食德，一小天地之身之为愈也。"⑤

姑且不论该文作者是谁，其中所体现的思想值得重视。如认为饮食为日用之常，其得当与否对身体有长期影响，胜于治已病。同时反对盲目进食服饵，强调需要在"量脏腑阴阳之殊"的基础上进行，否则不如在日用饮食中讲求，更为妥当。

① 李杲. 食物本草［M］. 北京：中国医药科技出版社，1990：4.
② 龙伯坚. 现存本草书录［M］. 北京：人民卫生出版社，1957：105.
③ 李杲. 食物本草［M］. 北京：中国医药科技出版社，1990：5.
④ 李杲. 食物本草［M］. 北京：中国医药科技出版社，1990：2.
⑤ 李杲. 食物本草［M］. 北京：中国医药科技出版社，1990：2.

（2）内容概述

该书最大的特点是水部，内容较其他本草书籍（包括《本草纲目》）丰富，共载水 759 种，单单名泉类就有 665 种，另有天水类 16 种、地水类 37 种、名水类 37 种和毒水类 4 种。每处泉水条目下介绍其地理方位、特点以及历代诗咏，然后述其性味、功效及主治等，这是与《本草纲目》最大的不同之处，而书中其他部分的内容则有很多出自《本草纲目》。

举水部"名泉类"中的几种泉水为例：

"玉泉水（在顺天府城西三十里。山曰西山，巍峨巨势，争奇拥翠于皇都之右。每大雪初霁，千峰万壑，积素凝辉，宛然若画。泉当山顶，名为'玉泉'。水自石穴中出，鸣如杂佩，甘冽宜茗。）

"玉泉水　味甘冽。主解热，除烦躁，止渴，消宿醒。治霍乱转筋，热淋暑痢，小便不通，心腹冷痛，反胃呕逆，闭口椒毒，及鱼骨鲠。烹茗饮之，令人清肌爽骨，口颊生芳。"①

"中泠泉（在镇江府西七里大江中金山下，昔人品为天下第一泉。江山秀丽，泉水灵奇，海宇之间，固难求匹……）

"金山中泠泉水　味甘。主补五脏，安精神，润肺生津，填精固髓。久饮耐老延年，悦颜驻色。昔人品为天下第一水。"②

各部之后大多也有总述（"谷部"无），较之《食物本草》（简）系统，有的文字完全相同，如"味部"的总述；有的文字基本相同，但前面增加了一些禁忌之论。以"水部"为例，其末总述云：

"水府龙宫，不可触犯。水有赤脉，不可断之。井中沸溢，不可饮。古井、眢井不可入，有毒杀人。古井不可塞，令人盲聋。阴地流泉有毒，二八月行人饮之，成瘴疟，损脚力。泽中停水，五六月人饮之，成瘕病。沙河中水，令人瘖，不可饮。两山夹水，其人多瘿。流水有声，其人多瘘。花瓶中水，饮之杀人，腊梅尤甚。炊汤洗面，令人无颜色；洗体，令人生癣；洗脚，令疼痛生疮。铜器上汗，入食中，令人生疽、发恶疮。冷水沐头，热泔沐头，并成头风，女人尤忌之。水经宿，面上有五色者，有毒，不可洗手。时病后浴冷水，损心胞。盛暑浴冷水，成伤寒。汗后入冷水，成骨痹。（顾闵远行，汗后渡水，遂成骨痹痿蹶，数年而死也。）产后洗浴，成痉风，多死。酒中饮冷水，成手颤。酒后饮茶水，成酒癖。饮水便卧，成水癖。小儿就瓢及瓶饮水，令语讷。夏月远行，勿以冷水濯足；冬月涉水踏雪，勿以热汤濯足。

"上水日常所用，人多忽之。殊不知天之生人，水谷以养之。故曰：水去则荣散，谷消则卫亡。仲景曰：水入于经，其血乃成；谷入于胃，脉道乃行。水之于人，不亦重乎？考人之形体有厚薄，年寿有长短，多由于水土禀受滋养之不同。验之南北水土、人物可见矣。"③

而有些类别为简本所无，其总述自然也属新增。其中有的无署名。如"虫类"云：

"上蛇虫等类，功虽优于疗疾，而为馔品，恐未尽其宜，并录以备稽核可也。若酷爱而深嗜之，岂善于卫养者乎？"④

"木类"云：

"上木类，若松柏后凋，贞坚比操；梧桐劲洁，鸾凤高栖。神仙来往其间，云气蟠结其际。虽曰木质凡姿，诚天地之英华梴萃也。今或摘实以当果，或采叶以作蔬，使日用常行之外，更能按方服食，不难立地成仙，况于延年却疾者乎？"⑤

而火、金、玉石、土等部的总述，均署名为"姚可成曰"。如"火部"：

"姚可成曰：火乃有形无质，性烈而人畏焉，岂属饔飧中物？顾辑入是编。第自古之燧人，教民熟食以来，炊爨烹庖，何能一日亡之？且火附木生，性因木异，故火之为用，宁独后于食物乎？

① 李杲. 食物本草 [M]. 北京：中国医药科技出版社，1990：15.
② 李杲. 食物本草 [M]. 北京：中国医药科技出版社，1990：25.
③ 李杲. 食物本草 [M]. 北京：中国医药科技出版社，1990：86.
④ 李杲. 食物本草 [M]. 北京：中国医药科技出版社，1990：235.
⑤ 李杲. 食物本草 [M]. 北京：中国医药科技出版社，1990：408.

具录数条，以便趋用。"①

又如"金部"：

"姚可成曰：金银得天地英华之气以生，禀西方刚劲之气以成，支居申酉，干属庚辛，百炼不耗，愈煅愈精。固为镇国之宝，传世之珍。今封饶者饰为碗楪（碟）杯斝，而豪贵者冶为锅釜瓶罂。既可以置饮食，经久而不败，又颇有试验良毒之奇勋，故金银于饮食不无裨补，特附其类于简末云云。"②

卷二十二的"摄生诸要"，内容包括五味所补、五味所伤、五味所走、五脏所禁、五脏所忌、五脏所宜、五谷以养五脏、五果以助五脏、五畜以益五脏、五菜以充五脏等食疗基本知识，还有食物相反、食物有毒，以及服药和妊娠时的宜忌等内容。其他所附的"治蛊论方""救荒野谱"也与饮食卫生及营养有一定关系。

该《食物本草》（全）系统的内容极为丰富，可谓集此前食养食疗知识之大成。

三、吴禄《食品集》

吴禄，字子学，号宾竹，明代吴江（今浙江省苏州）人，曾任吴江县医官。所著《食品集》分上、下2卷，又附录1卷，有嘉靖三十五年（1556年）刻本。

对于该书，不少学者认为可归于《食物本草》（简）系统，因为内容相似之处有不少，但细察之下，并不完全相同。例如在分类上没有味部，收载品种350种，也少于《食物本草》（简），条目方面虽有不少相似，但也有不同。史献浩③对比指出，该书相对于《食物本草》（简）有完全辑录、增补辑录、删减辑录、合并辑录四种情况，事实上应作为一本独立的著作对待。

该书卷前有数篇他人序言，无自序。上卷有谷部37种、果部58种、菜部95种、兽部33种；下卷有禽部33种、虫鱼部61种、水部；附录内容为五味所补、五味所伤、五味所走、五脏所禁、五脏所忌、五脏所宜、五谷以养五脏、五果以助五脏、五畜以益五脏、五菜以充五脏、食物相反、服食忌食、妊娠忌食、诸禽毒、诸兽毒、诸鸟毒、诸鱼毒、诸果毒，解诸毒等。

若与《食物本草》（简）系统相比，该书在各部之后并无概述，这是一大不同。另外对条目进行比较，其不同之处有时也颇为明显。试举部分条目为例，见表5-2。

表5-2　《食物本草》（简）本与《食品集》部分条目对比

条目	《食物本草》（胡文焕校本）	《食品集》
鹅	鹅肉：利五脏，解烦止渴，白者胜。又云，性冷，不可多食，令人霍乱，发痼疾 白鹅膏：气微寒，无毒。主耳卒聋，以灌之。又润皮肤毛，主射工水毒。又饮其血及涂身，又主小儿惊痫极者。又烧灰主噎。苍者，有毒，发疮脓。卵，温，补中益气，补五脏。多食发痼疾	天鹅：味甘性热，无毒，主补中益气。鹅有三四等，金头鹅为次，小金头鹅又次。绒毛疗刀杖疮立愈 鹅：味甘平无毒，利五脏，止渴，膏脂润皮毛，灌耳聋。白者胜。孟诜云：肉性冷，不可多食，发痼疾 苍鹅：性冷，有毒，发疮。卵：温补五脏，益气力，多食亦发痼疾
虾	虾：平，主五野鸡病。动风发疮，小儿食之，令脚屈不能行。主水田沟渠中，小者有小毒 海虾：长一尺，作鲊毒人至死	虾：味甘，有毒，动风发疮疥，多食损人。无须者不可食

从表中可见，两书内容差异还是比较明显的。因此本书有其自身价值，值得加以研究。

① 李杲. 食物本草［M］. 北京：中国医药科技出版社，1990：410-411.
② 李杲. 食物本草［M］. 北京：中国医药科技出版社，1990：415.
③ 史献浩.《食物集》考辨［J］. 南京中医药大学学报（社会科学版），2014，15（2）：102-104.

四、吴文炳《药性全备食物本草》

明代吴文炳《药性全备食物本草》，全名为《吴氏家传养生秘要仙制药性全备食物本草》，共4卷，成书于1593年。全书载食品459种，分为诸水、五谷、菜、果、兽、禽、虫、鱼、味等9部，并附有食治方，辑录百余种汤、酒、粥的功用及做法。

该书各类也均有总论，有的在该部之后，有的前后均有。如"诸水部"的总论在诸水之前，云：

"夫水者，禀天一气，居五行先，草木资之以发生，黎民藉之以养育。普天之下，惟水最多，大则为海为江为河，小则为潭为溪为涧，乡市有塘有井，崖谷有湑有泉。味甘咸淡自殊，唯动静缓急亦异。用烹药饵，各有所宜，苟勿详知，安求效验？"①

在"诸水部"之后又有概述说：

"按诸水虽分精详，医者未免忽略投煎饵多先选求，殊不知用药如用兵。兵之赴敌也，贵择地而屯营垒，苟弗得其地利，则兵练固精，不能望克敌之捷报；犹药之治病也，贵择水而煎汤液，若非合其水性，则药虽妙亦难收愈病之全功。此理势自然，不待辩而可明也。水之为病，宁不谨乎？又况人之养生，固云谷食为本，考诸先哲每亦与水对言。有曰：水去则荣散，谷消则胃亡。有曰：水入于经，其血乃成；谷入于胃，脉道乃行。何独不离其水者？盖水之于人，关系甚大。年岁之夭寿，形体之丰羸，悉由得夫水土之厚薄故尔。观今南北人物，则可验焉。仍有远行不服水土而疾者，亦可概论矣。夫水之有毒，而不可犯者，亦所当知：井中沸溢不可饮（三十步内取青石一块投之即止）。古井、智井不可入，有毒杀人（夏月阴气在下尤忌。用鸡毛试投下，旋舞不下者有毒。投热醋数斗可入）。古井不可塞，令人盲聋。泽中停水五六月，有鱼鳖精，误饮成痕。沙河中水，饮之令人痦。两山夹水，其人多（瘿）。流水有声，其人多瘿。花瓶内水，误饮杀人，腊梅尤甚。铜器内盛水，过夜不可饮。炊汤洗面，令人无颜色，洗体，令人生癣，洗足，令人疼痛生疮。铜器上汗，误食生恶疽。冷水淋头，热泔淋头，并令头风，女人尤忌。经宿水，面上有五色者，有毒，勿洗手。时病后浴冷水，损心胸。盛暑浴冷水，令人伤寒。汗后入冷水，令人骨痹。产后当风洗浴，发痉病，多死。酒中饮冷水，令人手战；酒后饮茶汤，成酒癖；饮水便睡，成水癖。夏月远行，勿以冷水濯足；冬月远行，勿以热汤濯足。小儿就瓢瓶饮水，令语讷。以上所禁忌，养生者切宜谨戒。"②

这部分内容，与《食物本草》（全）系统的概述相比，讲禁忌的条目基本相近，前后的评述性文字虽然意思也近似，但表述不同。

五谷部前面的总论说：

"夫五谷，天生所以养人，但地土不同，气味有异。如南之粳，北之粟，食得其宜，赖以养生。失其宜，反能致病。尊生者节之。"③

而该部结尾的概述则单论麦之重要性，云：

"按麦者，接绝续荒之谷也。方夏之初，旧谷已绝，新谷未登，民于斯时，正乃乏食，二麦先熟，接续无忧。故《春秋》于他谷不书，至无麦无禾则书之。可见圣人于五谷中，亦惟重麦与禾也。非因民命所系，安足以动笔耶？"④

其他各部有的前面没有总论，只在后面有概述，内容也多以禁忌为主。

除各条目正文外，该书还穿插或附录不少有关养生的内容。如在卷二的"兽部"之后，附有"戒食牛肉良言""地藏干曰""卫生歌""养生约言"。"卫生歌"即孙思邈所撰。而"养生约言"内容如下：

---

① 吴文炳. 药性全备食物本草［M］//鲁军. 中国本草全书：第77卷. 北京：华夏出版社，1999：15.
② 吴文炳. 药性全备食物本草［M］//鲁军. 中国本草全书：第77卷. 北京：华夏出版社，1999：21.
③ 吴文炳. 药性全备食物本草［M］//鲁军. 中国本草全书：第77卷. 北京：华夏出版社，1999：22.
④ 吴文炳. 药性全备食物本草［M］//鲁军. 中国本草全书：第77卷. 北京：华夏出版社，1999：31.

"善养生者，先渴而饮，饮不可多；先饥而食，食不过饱。夏之一季，是人悦精神之时，心旺肾衰，液化为水，至秋而凝；冬始坚，不问老少，皆宜食暖物，谓宿养阳尤胜服药。冬月天寒，阳气在内，已自郁热，若更加炙衣重表，近火醉酒，则阳气太盛。春夏之交，恐发时行热病，凡冬不欲极温，夏不欲极凉。慎起居，忍嗜欲，薄滋味，可以却病，延年益寿，春夏宜起早，秋冬宜晏眠，晏忌日出后，早忌鸡鸣前。凡饮食不宜速，须缓善。脾胃喜温，不以冷热犯之。心如眼也，纤毫入眼则不安。小事关心，心必动乱。"①

在卷四味品类后，有"治食有法条例须知""汤品清味""附食治方""脾胃内伤"等内容。

"治食有法条例须知"主要讲如何加工处理食材，如"洗猪肚用面""洗猪脏用砂糖，不秽气"等。"汤品清味"则是讲各种饮料汤类的制法，有暗香汤、香橙汤、豆蔻汤、解醒汤、三妙汤等，仍如宋元时的制法，或作末，或作煎饮。

"附食治方"是该书最有特色的部分，书中收录百余种食物疗法配方。题下注"详见《安老书》《遵生八笺》及《食医心镜》《食疗本书》《养生新纂》等书"，意即食疗配方系从诸书中辑集而成，但其特色是将这百多种方按外因、内因分类。外感部分按六气风、寒、暑、湿、燥、火为纲；内伤部分按内伤脾胃、气（郁）、血、痰、热、阴虚、阳虚、诸虚等为纲。具体收录见表5-3。

表5-3　《药性全备食物本草》食疗方病机分类

内外因	小类	食　疗　方
六气病机	风	苍耳子粥、葱粥、乌头粥、牛蒡馎饦、乌鸡臛、黄牛脑子酒、鹅酒、菖蒲酒、菊花酒、大豆酒、槐花酒、薜荔酒、史国公浸酒方
	寒	干姜粥、茱萸粥、川椒茶
	暑	绿豆粥、面粥、蒜酒
	湿	薏苡仁粥、麻子粥、郁李仁粥、苍术酒、桑白皮饮、赤小豆方、鲤鱼臛、鲤鱼汤、水牛肉方
	燥	生地黄粥、苏麻粥、膂肉粥、天门冬酒、四汁膏、青豆饮、消渴方
	火	地黄粥、薄荷茶、黄柏酒、绿豆酒
内伤病机	脾胃	人参粥、麦门冬粥、粟米粥、理脾糕、参苓造化糕、苏蜜煎、姜橘汤、脾泻饭匙丸、太和羹、莲肉膏、豆麦粉、糯米糊、鸡馄饨、赤石馎饦、白米饮、醉乡宝屑、助元散、助胃膏、米汤
	气（郁）	杏仁粥、萝卜子粥、紫苏子粥、麻子仁粥、荜拨粥、猪肪汤、猪胰酒、玄胰散、平卿丸、翻鸡汤
	血	阿胶粥、桑耳粥、萝卜菜、槐茶、柏茶、醍醐酒、猪胰片、猪肝脯、韭汁、马齿苋方、鸡子煎、鸭子煎
	痰	茯苓粥、茯苓面、清痰降炎丸、桂花饼、蒸梨法、煨梨法、苏子酒、麻仁汤、河车肉方
	热	栀子粥、甘蔗粥、麻子粥、冬瓜羹、栀子茶、甘豆汤、藕蜜膏
	阴虚	枸杞子粥、芡实粥、猪肝羹、鳗鲡臛、菟丝子酒
	阳虚	羊肉羹、戊戌酒、胡桃粥
	诸虚	参归腰子、莲子粥、山药粥、梅花粥、荼蘼粥、羊肾粥、麋角粥（后文残缺不清）

① 吴文炳. 药性全备食物本草［M］//鲁军. 中国本草全书：第77卷. 北京：华夏出版社，1999：92.

中医学术的发展，在宋代以后突出表现为病机理论的成熟。在其影响下，食疗方改变以往以疾病或以剂型为纲的形式，出现病机分类，更突出了其实用性，这是一个重要的进步。此后的很多食疗方都受到这一分类方式的影响。

五、穆世锡《食物辑要》

《食物辑要》作者穆世锡，字予叔，号云谷，娄东（今江苏省太仓）人，为当时名医。《食物辑要》现存明刻本共8卷。书前有陈继儒序云：

"天地生人，亦甚巧矣。目、耳、鼻共六窍，皆偶数，类坤卦之象。口以降共三窍，皆奇数，乾卦之象。乾宜上而反居下，坤宜下而反居上，此泰卦也。坤惟居上，故浊者变而为清，通天之气者惟鼻；乾惟居下，故清者变而为浊，食地之形者惟口。中上鼻下，是为人中，而三才之理备矣。《易·颐卦》曰：慎言语，节饮食。《中庸》又言：人莫不饮食也，鲜能知味也。世人病气病情病腑病脏，有脉可按，有证可揣，若饮食之病，或以骤而不觉，或以杂而不辨，或以日用而不著不察。若孕妇小儿，盖贸盖矣。娄东名医云谷穆君，著《食物辑要》，最为简明，又与诸名家订正，然后行之人间。其用心苦，其综览博，其考辨精，使贤者可以尊生卫生，即不肖老饕，且将扪舌而惧，染指而退矣。夫医司命也，以命听医，孰若以命听我。况日用饮食，我为政者也。若知味则自然知节，知节则自然身心俱泰。虽谓《食物辑要》，即颐卦、节卦、泰卦之注脚可也。读此书而云谷之精于医道，并可知矣。是故眉道人叙而传之。"[①]

后有作者自叙，根据行医经验指出：

"饮食之致病，脉能诊其所以然，不能诊其所以然之故。如脉见右关紧盛，或滑疾，或沉伏，但知其伤食，焉能知其伤何物，与何物同食所伤？若近日所伤之物，病者自晓，医者易治。凡伤饭以麦芽为主，伤面以萝卜子为主，伤果以山楂为主，伤禽兽肉以草果为主，伤犬肉加杏仁，伤鸡卵加苏子，投之必效。同食几物所伤，兼用易效，久则不觉，彼此茫然。如伤食之重者，亦头疼寒热，或用柴胡、黄芩之类，岂知食遇苦寒则愈不消？又如饮食不化而生痰，痰多咳嗽，或用蒌皮、杏仁与食，何与展（辗）转反覆，因循日久，至于不起者有之？惜哉！余从事有年，深知饮食之系重，故广求古今食物诸书，以其中之切要者采撷之，重杂者删削之，近有实据者增补之，约五百余种，名曰《食物辑要》。"[②]

该书8卷，分水、谷、菜、兽、禽、果、鱼、味8部，收载食物条目430条，每条下论其性味、良毒、功效、主治及宜忌等。该书每部后有概述，包括对该部食物的总体论述以及有毒不可食的情况。如水部概述云：

"水，日用不可缺。然人之形体有厚薄，年寿有短长，由水土资养之不同，验诸南北人物可见。"[③]

大体意思与《食物本草》的概述相近。而关于有毒不可食的文字与《食物本草》（全）、《药性全备食物本草》几乎完全一样。虽难考证孰先孰后，但说明这一部分知识已基本固定下来了。

卷末附有"饮食须知""同食相忌""孕妇忌食""服药忌食""月令摄养"等内容。"饮食须知"集中反映了作者的养生观点。主要内容如下：

"扁鹊曰：安身之本必资于饮食。饮以养阴，食以养阳。五谷为养，五果为助，五菜为充，五畜为益。惟消息适宜，得以养生，一失其宜，反以害生。盖饮食无论四时，常欲温暖，夏月伏阴在内，暖食尤宜，如空心茶，卯时酒，申后饭，俱少用。

① 穆世锡. 食物辑要 [M] //鲁军. 中国本草全书：第63卷. 北京：华夏出版社，1999：242.
② 穆世锡. 食物辑要 [M] //鲁军. 中国本草全书：第63卷. 北京：华夏出版社，1999：243-245.
③ 穆世锡. 食物辑要 [M] //鲁军. 中国本草全书：第63卷. 北京：华夏出版社，1999：271.

　　"食后勿终日稳坐，恐凝滞气血，则损寿。

　　"食后常以手摩腹数百遍，仰面呵出食毒之气数十口，漱口数遍，齿不龋，口不臭。趑趄趄缓行百步，谓之消食。

　　"食后勿便卧，恐令患肺气、头风、中痞之疾。

　　"食饱勿速步、走马、登高、涉险，恐气滞而激，致伤脏腑。

　　"不宜夜食，脾好音声，闻声即动而磨食，日入之后，万响都绝，脾乃不磨，食不易消，不消即损胃。

　　"食欲少而数，不欲频而多，常令饱中饥，饥中饱为善。

　　"饮食不欲杂，杂食恐有所犯，当时虽不觉，积久定作疾。

　　"食热物后不宜再食冷物，食冷物后不宜再食热物。冷热相激，必患牙齿疼痛。

　　"有瓜果不时、禽兽自死及生鲊油腻、粉粥冷淘之物，皆能生痰、生疮疡、生瘕癖，并不宜食。

　　"食美味须熟嚼，最忌粗与速。

　　"防食人汗、人肉之物，以免发疗。

　　"古人以象牙为筋，遇毒则黑；以鱼枕为器，遇毒则裂。偶中诸般食毒，以香油灌下，令吐可解。

　　"然五味入口，不可偏多，多则随其脏腑而损……古上士澹泊，其次中和。

　　"凡饮酒，少则益人，能引滞气，导药力，通荣卫，辟秽恶，过多则损人，能令肝浮胆横。诸脉冲激，饮觉过多，吐之为妙。饮酒后勿饮冷水、冷茶，被酒引入肾经，停为冷毒。

　　"诸疾不宜极饥而食，食勿过饱；不宜极渴而饮，饮毋过多。食过多则结积聚，饮过多则成痰癖。

　　"善养生者养内，不善养生者养外。养内者安恬脏腑，调顺血脉，使一身之气流行冲和，百病不作。养外者恣口腹之欲，极滋味之美，穷饮食之乐，虽肌体充腴，容色悦泽，而酷烈之气内蚀脏腑，形神虚矣！安能保合太和以臻遐龄？《庄子》曰：人之可畏者，衽席饮食之间，而不知为之戒。欲尊生者，于日用之际，所当须知也。"①

　　最末的"月令摄养"也很有特色，其内容不乏作者经验之谈。如五月的部分内容说：

　　"是月君子当斋戒节欲。食未成核之果，发痈疖，发寒热。食椒，令人多忘，损气伤心。石首鱼同枇杷鲜鱼食，发黄病。同荞麦面食，令人失音。食韭菜，令乏气力。食鳝鱼，损目，发风疾。食茄鸡，令人动气。食獐鹿、兽肉，伤神。"②

　　十月的部分内容说：

　　"纯阴用事，忌房事。初一沐浴大吉。初十宜拔白。十三日老子拔白。十四日取枸杞煎汤浴，令不病不老。十八日，鸡鸣时浴，长寿。上巳日，采槐子服，去百病，通神明，槐为虚星之精是也。是月食熊伤神，食獐动气，食椒损心，伤血脉，减食多忘。食猪肉发瘤疾，食韭多涕唾。"③

　　十一月的部分内容说：

　　"冬至寅时，面东坐，受生气，七口咽入丹田，长寿。于北壁下，厚铺草卧，受元气，至日勿多事多言，以损神。"④

六、赵南星《上医本草》

　　赵南星，字梦白，号侪鹤居士，为明万历二年（1574年）进士。著《上医本草》源于他自身得病，以食疗取效的经历。他在序言中说：

①　穆世锡. 食物辑要［M］//鲁军. 中国本草全书：第63卷. 北京：华夏出版社，1999：378-381.
②　穆世锡. 食物辑要［M］//鲁军. 中国本草全书：第63卷. 北京：华夏出版社，1999：394.
③　穆世锡. 食物辑要［M］//鲁军. 中国本草全书：第63卷. 北京：华夏出版社，1999：395-396.
④　穆世锡. 食物辑要［M］//鲁军. 中国本草全书：第63卷. 北京：华夏出版社，1999：396.

"人知大病之不易愈，而不知大病之不易得也。方其邪萌于皮毛之间而不觉也，至乎腠理则觉矣，而以其无痛楚不为意，以至入于脏腑，廪于肠胃，而犹有强忍不以语人者，是必欲大病者也。而病安能违之？当此时而后用药，又欲速效，必不可几矣。以药之不效也，曰是不对病；易之，不效，又易之；数易而不效，则其所易必有对者矣。是以不对易对者也，是以不愈。用药多，不无损脾胃，脾胃损则饮食不化，安能用药？则有付之无可奈何者矣。余何以知之？余自丙辰冬而病，丁巳大病，绵连至于戊午之秋，遂不能用药。而第取李氏时珍所著《本草纲目》中所载谷蔬肴核之类，择其有益者用之，随宜而加损之，忌其无益者。至庚申春夏之间而大愈，乃知饮食之于养生大矣！治之未病在乎节饮食。余大病之后犹能不病，而况能早服乎？语曰：有病不治，常得中医。非言医可废也。养之不善，以至于有病而后治之，则不能无得失，不若其仍养之也。清心寡欲而复能节饮食，苟非膏肓之患，皆可浸平。然则治于未病者，其不病可知矣。斯其所得，岂惟中医而已？即上医何加焉！"①

全书共收载食物 228 种，分水、谷、造酿、果、菜、禽、兽、鳞、介、虫等 10 部。每条记述食物的品种、性味、良毒、主治、宜忌、食用方法及附方等内容。其中大多数内容载自《本草纲目》，并且保留原书中的"时珍曰"字样。

七、施永图《山公医旨食物类》

《山公医旨食物类》作者为明末清初时人施永图（字山公，浙江秀水人）所编。作者原撰有《医旨》一书，后又专作此书。其自序云：

"天有雨露而万物化生，人得饮食而万灵荣畅。况饮食之道，通于神明，《诗》歌燕享，《礼》重蒸尝，《易》垂噬嗑，何一非饮食之训乎？天生五谷，以开万世粒食之原；即生羽毛、鳞介、昆虫、草木之物，以为五谷之助。但五方之水土既殊，则五方之生产各异，其中相生相克之道，相宜相反之情，如同水火，命在须臾。世人往往习而不察，以致养命之原（源）反为戕生之斧，岂上天好生之至意乎？余故纂成《医旨》，而食物一类另列一编，备悉甘、苦、寒、热之性，有毒、无毒之分，与夫主治、消解之方，简便神效之法，令人一开卷间，洞若观火，人人咸知养性，物物尽属尊生。"②

全书正文 5 卷。卷一为《食物要诀》，介绍食物宜忌、服药食忌、妊娠食忌、五味所补、五味所禁、五味所宜等以及诸部之毒、解诸毒的方法等，并有"孙真人按月调养事宜"。

卷二至卷四共收食物 574 种，分为水、五谷、蔬菜、果、禽、兽、鳞、介 8 部，每种食物以介绍性味良毒和功效主治为主，并有附方。每部前面也有总述。以"水部"为例，总述云：

"施子曰：水为坎象，其体纯阴，其用纯阳。上则为雨露霜雪，下则为江海河泉。流止寒温，气之所钟既异；甘咸淡苦，味之所入不同。是以昔人分别九州水土，以辨人之强弱寿夭。盖水为万物之源，土为万物之母。饮资于水，食资于土。天之生人，水谷以养之，故曰：水去则营竭，谷去则卫亡。仲景曰：水入于经，其血乃成，谷入于卫，脉道乃行。水之于人，不亦重乎？故先列水部。"③

此处开头虽云"施子曰"，其实大部分都是李时珍《本草纲目》中的原话，仅有个别字眼以及加下画线的部分有所不同，其他各部总述也类似。条文的具体内容，也大致不脱离《本草纲目》所述，同时每味之后附方颇多。

① 赵南星. 上医本草［M］. 北京：中医古籍出版社，1996：1-8.
② 施永图. 山公医旨食物类［M］//鲁军. 中国本草全书：第74卷. 北京：华夏出版社，1999：139-141.
③ 施永图. 山公医旨食物类［M］//鲁军. 中国本草全书：第74卷. 北京：华夏出版社，1999：233.

八、《食鉴本草》

明清时期有数种名为《食鉴本草》的著作，但内容并不相同。

1. 明代宁源《食鉴本草》

作者宁源生平不详。该书约成书于明代嘉靖年间（1522—1566 年），后被胡文焕收入《寿养丛书》。该书分上、下 2 卷，收载食物 252 种，分兽部、禽部、虫部、果品、米谷、瓜菜等各类，各条目下论述性味、良毒、功效、主治以及附方等。每条目字数均不多，全书仅 2 万字左右。如论牛肉：

"味甘，平，无毒。安中，益气力，养脾胃，止吐泄，疗消渴。"①

如有附方，则必标明出处，如龟肉一条：

"龟肉，味酸，温，有小毒；纯黑者食蛇，有毒，不入药。

"大补阴虚，作羹臛，断久疟不愈。

"刘禹锡方：以龟一个煮酒服，治筋缓急不能收摄，妙。

"吴下风俗：以龟肉火煨，饲猫则肥壮。"②

2. 清代柴裔《食鉴本草》

柴裔，字竹蹊，生平不详。所撰《食鉴本草》有清乾隆刻本，书前有序及凡例，称"柴子竹蹊于甲寅岁抱恙甚笃，既而获痊静"，"余生之年皆沐，再造客窗静摄"，因以"先贤曾有《食鉴》《食物本草》二书刊刻行世，缘所收太繁，使观者反生舛错不能清澈。兹特细查诸家本草，只以家常目前日用必需之物详谈明晰，不敢安添一字，仍用其名为《食鉴本草》"。③

全书共 4 卷，收载食物 468 种，分为水部、谷部、菜部、草部、木部、石部、果部、禽部、兽部、麟部、鱼部、介部、虫部、人部等 14 部。每部对食物的别名、性味、毒性、产地、主治、功效、用法及禁忌均做了详细的介绍。书末附《食物金鉴》一篇，主要论食物之有毒者及解毒方等。

3. 清代石成金《食鉴本草》

石成金《传家宝全集》中有一卷《食鉴本草》，共记载了 167 种常用食品，分为谷、菜、瓜、果、味、鸟、兽、鳞、甲、虫等 10 类。该书内容也较精要，另外除甲与虫两类外，其余各类前均有总述。各类总述如下：

"谷：人之养生，全赖谷食为主。若或一日不食，则饥饿难度，因以谷食居首。"

"菜：菜性属阴，职司疏泄，是谓之蔬，日用之不可缺，因著于谷次。"

"瓜：瓜为菜佐，因列菜后。"

"果：果实能滋阴。生果助湿热，小儿尤忌多食。"

"味：阴之所生，本于五味。人之五脏，味能伤耗。善养生者，以淡食为主。"

"鸟：凡属羽飞，能养阳。但人身阳常有余，阳盛而复补阳，阴益消矣。明哲知忌。"

"兽：诸兽肉能助湿生火，俱宜少食。"

"鳞：鱼在水无息之物，多食动人热中。"④

此版本的《食鉴本草》流传颇广，清末有题为费伯雄所著的《食鉴本草》，实际亦即该书。

① 宁源. 食鉴本草［M］. 北京：中国书店，1987：6.
② 宁源. 食鉴本草［M］. 北京：中国书店，1987：22.
③ 周雯，吴承艳，金泰慜. 柴裔之《食鉴本草》探究［J］. 新中医，2014，46（12）：215-216.
④ 石成金. 传家宝全集·快乐原［M］. 郑州：中州古籍出版社，2000：359-365.

九、沈李龙《食物本草会纂》

沈李龙著《食物本草会纂》共 12 卷，初刊于清康熙三十年（1691 年）。该书有 8 卷本、10 卷本及 12 卷本 3 种版本，内容相同，分为水、火、谷、菜、果、鳞、介、禽、兽等 10 部。《中国医籍大辞典》称："内容多摘自《本草纲目》和《山公医旨食物类》，少数为沈氏采访所得。卷首有图三百六十七幅，其中水部六图、火部四图系新绘制，其余皆转绘自《本草纲目》（钱本）。"[①]

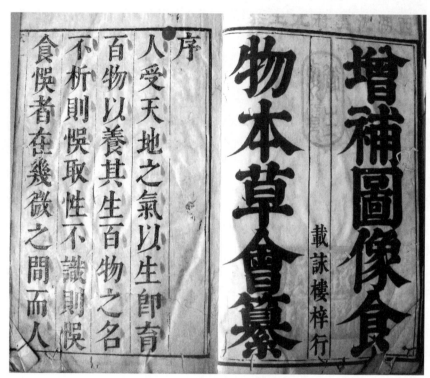

图 5-18   《食物本草会纂》书影

该书前有沈李龙之序，内云：

"人受天地之气以生，即育百物以养其生。百物之名不析则误取，性不识则误食。误者在几微之间，而人之寿夭生死系焉。神农有忧之，遂制赭鞭，鞭草木而尝之，一日而遇七十二毒，爰著《本草》三卷，用以济世，此本草之权舆也。厥后葛洪、陶弘景诸公后先缀辑，增以注释，神圣群仙互相发明，大畅厥旨。明李时珍集诸家之长，撰为《本草纲目》，复于《纲目》内择其切于日用者，另为一编，曰《食物本草》，美备精详，有功于世不小。予年来二竖为祟，切知病由口入，故于日用饮食间殊切戒严。但苦《纲目》太繁，而他本太简，因广辑群书，除近时坊刻十余种外，博求往古，如淮南王、崔浩之《食经》，竺暄之《膳馐疗》，孙思邈之《古今食治》，孟诜之《食疗》，陈士良之《食性》，咎殷之《食医心鉴》，娄居中之《食治通说》，陈直之《奉亲养老》，吴瑞之《日用本草》，汪颖之《食物》八类，宁原之《食鉴》，周宪王之《救荒本草》，一一穷搜，摘其精粹，弗益以见闻，著为是编。末后附以《日用家钞》《脉学秘传》，俾世之读是书者，人人可以鉴物穷理，庶不致名不析而误取，性不识而误食，以戕其生矣。尧天舜日之民，尽登于仁寿之域。"[②]

在书前"凡例"中他也交代了该书编纂的思想与方式，说：

①　裘沛然. 中国医籍大辞典 [M]. 上海：上海科学技术出版社，2002：272.
②　沈李龙. 食物本草会纂 [M] //鲁军. 中国本草全书：第 98 卷. 北京：华夏出版社，1999：90-91.

"人为万物之灵，原资万物以养其生。凡天壤间食物有关日用者，细分品类，无不备载，使读之者知有物必有，则庶不负天生蒸民之意。无关于日用及怪诞罕见者，概从简略。"

"《本草》一书，自神农首著，至今不下数十百种，广为搜辑，自不待言。独烹饪一事，往往庖丁妇竖，具有只见。兹集不耻下问，委典咨询，凡亲试验者，一一附入，用滋悦口，亦耕当问奴、织当问婢之意也……"

"近来坊刻除太繁太简，概不具论，惟施山公所辑，得《纲目》之旨要。但山公所著，不载火部，果部不载葡萄，介部不载玳瑁、牡蛎、海蛳、吐铁，殊为缺陷。至如火部之烟草，水族之江瑶柱，诸书多未及载，兹特为补入，以佐诸刻之不逮。"

"每类名题之下，俱用细书，备载诸家注释及生物原始，使食之者饮水知源，悉其典故。至采用诸家，有仍其名氏者；有恐篇帙太繁，概从删节者。大约广搜博采，务求详尽，取要删繁，言归雅饬耳。"①

这几条说得很清楚，沈李龙主要以施永图的《山公医旨食物类》为蓝本，但有所增补，尤其补充了名物的说明。这部分确实是有价值的资料，为该书的特色。

由于经过了认真的加工，因此在该书每部开头的总述中，将《山公医旨食物类》中的"施子曰"改为"沈云将曰"，内容也有个别不同。在条目中，例如"水部"的"露水"条，《山公医旨食物类》在条目下仅注"阴气之液"四字，而此书的小字注释甚长，谓：

"露者，阴气之液。夜气润泽沾濡万物者也。《续齐谐记》云：司农邓绍，八月朝入华山，见一童子，以五采囊盛取柏叶下露珠满囊。绍问之。答云：赤松先生取以明目也。今八月朝作露华囊，象此也。《洞冥记》云：汉武帝时，有吉云国，出吉云草，食之不死。日照之，露皆五色。东方朔得玄、青、黄三露，各盛五合，以献于帝。赐群臣服之，病皆愈。朔曰：日初出处，露皆如饴，久服不饥。《吕氏春秋》云：水之美者，有三危之露，为水即重于水也。李时珍云：姑射神人，吸风饮露。故汉武帝作金盘承露，和玉屑服食。杨贵妃每晨吸花上露，以止渴解酲。番国有蔷薇露，甚香。"②

这些所增加的内容源自《本草纲目》，但也有新增不同于《本草纲目》的内容。如《山公医旨食物类》所无的"火部"，此书选取《本草纲目》"阳火阴火"条目的内容作为总述，但其中一些条目内容不同于《本草纲目》。如"桑柴火"：

"桑柴火：煮物食之，主益人。又煮老鸡及猪羊等肉，俱能令极烂，能解一切毒。又治痈疽发背不起、瘀肉不腐、阴疮、瘰疬、流注、臁疮、顽疮，燃火吹灭，日灸二次，未溃拔毒止痛，已溃补接阳气，去腐生肌。凡一切补药诸膏，宜此火煎之。但不可点艾，伤肌。"③

此条与《食物本草》（全）中是一样的，有些内容在《本草纲目》中则没有。可见该书正如"凡例"所说，做了不少综合工作。

沈李龙特别说明该书新加了"烟草火"与"江瑶柱"。"烟草火"的有关内容如下：

"烟草火（新增。山东边塞外海岛诸山。今中国遍地有之。闽产者佳，燕产者次，浙江石门产者为下。春时栽植，夏时开花。土人除一二本听其开花收种外，余皆摘去顶穗，不使开花，并去叶间旁枝，使之聚力于叶，则叶厚味美。每烟草一木，其顶上数叶名曰盖露，味最美，此后之叶递下，味递减。秋日取叶，用竹帘夹缚，曝干，去叶上粗筋，用火酒喷制。切叶细如发，每十六两为一封，贸易天下，其名不一，有真建假建之分，盖露头黄二之别。近日北方制烟，不切成丝，将原晒烟片，揉成一块，如普洱茶砖茶一般。用时揉碎作末，纳烟袋中贮用。吸烟之管不一，有金银铜铁四种，长约七八寸，竹管短者一二尺，长者丈余。好事者以吸管长远则烟来舒徐为美。普天之下，好饮烟者，无分贵贱，无分男妇，用以代茗代酒，刻不能少，终身不歇，故一名相思草。）

"味辛温，有毒。治风寒湿痹、滞气停痰，利头目，去百病，解山岚瘴气，塞外边瘴之地，食此最宜。凡食烟者，将烟纳入烟管大头内，点火烧吸，满口吞咽，顷刻而周一身，令人通体俱快，仍嘘出之。醒能使醉，醉能使醒，饥能使饱，饱能使饥，食物之最奇者。但多食则火气熏灼，耗气损年，不可不慎。（相传海外有鬼国，彼俗人病将死，即舁置深山中。昔有国王女病，舁弃去之，昏愦中闻芬馥之气，见卧旁有草，乃就而嗅之，便觉遍体清凉，霍然而起，奔入宫中，人以为异，因得是草，故一名返魂烟。）"①

此段是最早从医学角度记录的烟草资料，大部分内容后来被清代药物学家赵学敏收入其名著《本草纲目拾遗》之中。

至于"江瑶柱"，在《本草纲目》中有"海月"条目，提到异名为"江珧"，也说到"四肉柱长寸许，白如珂雪，以鸡汁瀹食肥美"，但无"江瑶柱"之名。沈李龙主要是在注释中加以补充说明：

"海月，一名江瑶，其四肉柱，名江瑶柱。味极美，为海肴上品。"②

其余内容仍来自于《本草纲目》。

十、朱彝尊《食宪鸿秘》

《食宪鸿秘》2卷，刊于清雍正九年（1731年）。作者传为清朝著名词人、学者朱彝尊，也有研究认为其为清朝南方书商伪托③。该书主要论食物，也涉及大量饮食养生的内容。

书前有署名为年希尧的序言，内云：

"古者六谷六牲，膳夫之掌特重；百羞百酱，食医之既维时。制防乎雁翠鸡肝，无贪适口；典重乎含桃羞黍，实有权衡……盖大德者小物必勤，抑养和者摄生必谨。此竹垞朱先生《食宪谱》之所为作也。"④

全书分上、下2卷。上卷首先有《食宪总论》，内论"饮食宜忌"，谈到很多饮食卫生原则。如说：

"五味淡泊，令人神爽气清少病。务须洁。酸多伤脾，咸多伤心，苦多伤肺，辛多伤肝，甘多伤肾。尤忌生冷硬物。

"食生冷瓜菜，能暗人耳目。驴马食之，即日眼烂，况于人乎？四时宜戒，不但夏月也。

"夏月不问老少吃暖物，至秋不患霍乱吐泻。腹中常暖，血气壮盛，诸疾不生。

"饮食不可过多，不可太速。切忌空心茶、饭后酒、黄昏饭。夜深不可醉，不可饱，不可远行。

"虽盛暑极热，若以冷水洗手、面，令人五脏干枯，少津液，况沐浴乎？

"怒后不可便食，食后不可发怒。

"凡食物，或伤肺肝，或伤脾胃，或伤心肾，或动风、引湿，并耗元气者，忌之。

"软蒸饭，烂煮肉，少饮酒，独自宿，此养生妙诀也。脾以化食，夜食即睡，则脾不磨。《周礼》'以乐侑食'，盖脾好音乐耳。闻声则脾健而磨，故音声皆出于脾。

"夏夜短，晚食宜少，恐难消化也。

"新米煮粥，不厚不薄，乘热少食，不问早晚，饥则食，此养身佳境也。身其境者，或忽之，彼奔走名利场者，视此非仙人耶？"⑤

① 沈李龙. 食物本草会纂［M］∥鲁军. 中国本草全书：第98卷. 北京：华夏出版社，1999：162–163.
② 沈李龙. 食物本草会纂［M］∥鲁军. 中国本草全书：第98卷. 北京：华夏出版社，1999：340.
③ 孙铁楠.《食宪鸿秘》及其作者考证［J］. 四川烹饪高等专科学校学报，2011（1）：12–14.
④ 朱彝尊. 食宪鸿秘［M］. 北京：中国商业出版社，1985：前言2–5.
⑤ 朱彝尊. 食宪鸿秘［M］. 北京：中国商业出版社，1985：3.

"食不须多味，每食只宜一二佳味。纵有他美，须俟腹内运化后再进，方得受益。若一饭而包罗数十味于腹中，恐五脏亦供役不及，而物性既杂，其间岂无矛盾？亦可畏也。"①

亦介绍一些调理饮食所伤的方法，如说：

"饭后徐行数步，以手摩面、摩胁、摩腹，仰面呵气四五口，去饮食之毒。"

"伤食饱胀，须紧闭口齿，耸肩上视，提气至咽喉，少顷，复降入丹田，升降四五次，食即化。

"治饮食不消，仰面直卧，两手按胸肚腹上，往来摩运，翻江倒海，运气九口。"②

对茶与酒，也专门论及：

"酒可以陶性情、通血脉。然过饮则招风败肾，烂肠腐胁，可畏也。饱食后尤宜戒之。

"酒以陈者为上，愈陈愈妙。酒戒酸、戒浊、戒生、戒狠暴、戒冷。务清、务浩、务中和之味。

"饮酒不宜气粗及速。粗速伤肺。肺为五脏华盖，尤不可伤。且粗速无品。"

"大抵茶之为物，四时皆不可多饮。令下焦虚冷，不惟酒后也。惟饱饭后一二盏必不可少，盖能消食及去肥浓、煎煿之毒故也。空心尤忌之。

"茶性寒，必须热饮。饮冷茶，未有不成疾者。"③

篇中还根据对饮食的态度划分三类人，认为善于养生者，为饮食者的最高层次。说：

"饮食之人有三：

"一餔餟之人。食量本弘，不择精粗，惟事满腹。人见其蠢，彼实欲副其量，为损为益，总不必计。

"一滋味之人。尝味务遍，兼带好名。或肥浓鲜爽，生熟备陈，或海错陆珍，谇非常馔。当其得味，尽有可口。然物性各有损益，且鲜多伤脾，炙多伤血之类。或毒味不察，不惟生冷发气而已。此养口腹而忘性命者也。至好名，费价而味实无足取者，亦复何必？

"一养生之人。饮必好水（宿水滤净），饭必好米（去砂石、谷稃，兼戒馇而偈），蔬菜鱼肉但取目前常物，务鲜、务洁、务熟、务烹饪合宜。不事珍奇，而自有真味；不穷炙煿，而足益精神。省珍奇烹炙之赀，而洁治水米及常蔬，调节颐养，以和于身地，神仙不当如是耶？"④

上卷后面所列的饮食分为"饮之属""饭之属""粉之属""煮粥""饵之属""馅料""酱之属""蔬之属""伏姜"等9类。下卷为《餐芳谱》，分"果之属""鱼之属""蟹之属""禽之属""卵之属""肉之属""香之属"等7类。

各类中有的有总述，对食疗养生颇有指导意义。如"饮之属"前云：

"从来称饮必先于食，盖以水生于天，谷成于地，'天一生水，地二成之'之义也，故此亦先食而叙饮。"

其后有"论水"，云：

"人非饮食不生，自当以水谷为主。肴与蔬但佐之，可少可更。惟水谷不可不精洁。

"天一生水。人之先天只是一点水。凡父母资禀清明，嗜欲恬淡者，生子必聪明寿考。此先天之故也。《周礼》云：'饮以养阳，食以养阴。'水属阴，故滋阳；谷属阳，故滋阴。以后天滋先天，可不务精洁乎？故凡汙（污）水、浊水、池塘死水、雷霆霹雳时所下雨水、冰雪水（雪水亦有用处，但要相制耳）俱能伤人，不可饮。"⑤

"饭之属"有"论米谷"，说：

"食以养阴。米谷得阳气而生，补气正以养血也。

"凡物久食生厌，惟米谷禀天地中和之气，淡而不厌，甘而非甜，为养生之本。故圣人'食

① 朱彝尊. 食宪鸿秘［M］. 北京：中国商业出版社，1985：6-7.
② 朱彝尊. 食宪鸿秘［M］. 北京：中国商业出版社，1985：3.
③ 朱彝尊. 食宪鸿秘［M］. 北京：中国商业出版社，1985：3-4.
④ 朱彝尊. 食宪鸿秘［M］. 北京：中国商业出版社，1985：4-6.
⑤ 朱彝尊. 食宪鸿秘［M］. 北京：中国商业出版社，1985：7-8.

不厌精'。夫粒食为人生不容已之事，苟遇凶荒贫乏，无可如何耳。每见素封者仓廪充积而自甘粗粝，砂砾、秕糠杂以稗谷都不拣去。力能洁净而乃以肠胃为砥石，可怪也。古人以食为命，彼岂以命为食耶？略省势利奔竞之费，以从事于精凿，此谓知本。"①

　　各类中主要介绍各种食材的加工与食物的制作方法，不少也提及养生价值。如神仙粥"治感冒伤风初起等症"，芡实粥、莲子粥"益精气，广智力，聪耳目"，羊肉粥"治羸弱壮阳"，法制伏姜"能治百病"等。不过大多数条目以讲制作方法为主，总体上是偏于饮食制作的专书。

十一、何克谏《增补食物本草备考》

　　《增补食物本草备考》作者何克谏，广东番禺人。该书据载最早有雍正十年（1732 年）金陵抱青阁本，后来各地翻刻版本颇多。后经考证，该书不存在 1732 年版本，可能初刻于 1738 年②。另外，历来论者多认为该书是以沈李龙《食物本草会纂》为蓝本改编而成，其实只是书商刻书时将《食物本草会纂》序言放在该书之前，从内容来看与沈李龙《食物本草会纂》实无直接关系。

　　《增补食物本草备考》共 2 卷，分为 8 部，上卷为水、谷、菜、果部，下卷为禽、兽、鱼、味部，收录食物 350 种，后附食治方。从内容来看，该书的食物部分主要参考了《食物辑要》一书，大部分条目的文字与之相近，但也有不同。尤其作者是广东人，颇为注重增加对广东当地食物的说明。例如"山药"条，除原文与《食物辑要》基本相同外，还增加以下一段话：

　　"粤中一种生山中，根细如指，极坚实，刮磨入汤，煮之作块不散，味甚美，食之益人。粤中一种大如鹅卵，小如鸡卵，身上有力，蒸食更甜美，名为甜薯，一名力薯，本草名为甘薯，其补与山药同。一种形如猪肝，大者重十余斤，小者四五斤，其皮刮开紫色，煮食皆香美，粤名猪肝薯，亦能充饥益人。一种皮红，生食味甜者，名为红薯，亦名番薯，煮食味美，最动风气，发疮疥，冷脾，多食成痢症，小儿尤忌食之。"③

　　或对《食物辑要》中的文字增加在地方应用方面的说明。如"鸡"条，在抄录《食物辑要》中"泰和老鸡，味甘、酸，性热，无毒，补益人；以五味煮与出痘者食，内托发脓，一二十年尤效"的说法之后，增入一句：

　　"此法粤中不可用，以南方风土暖，不可以火济火也，慎之慎之。"④

　　与《食物辑要》不同的是，《增补食物本草备考》后面附有食治方，共分 13 类，包括风 13 条、寒 4 条、湿 8 条、燥 7 条、火 5 条、脾胃 17 条、气（郁同）12 条、血 12 条、痰 8 条、热 6 条、阴虚 5 条和阳虚 3 条。经对比，其中大部分内容与《药性全备食物本草》相同，不过也同样有一些地方性用法的增补，如"气"类中增加了一种"猪腰粥"。"猪腰"为粤语对猪肾的习惯说法。《药性全备食物本草》后面的"诸虚"类中虽有"猪肾粥"，但其功效主治及配料制法与何克谏所列的"猪腰粥"都不一样。

十二、章穆《调疾饮食辩》

　　《调疾饮食辩》成书于清嘉庆十八年（1813 年）。作者章穆，字深远，晚号杏云老人，清朝江西鄱阳（今江西省波阳）人，精医药，他治病 50 余年，对食物与病病的关系有浑切体会。

---

①　朱彝尊. 食宪鸿秘［M］. 北京：中国商业出版社，1985：18–19.
②　郑洪，廖春红.《增补食物本草备考》版本及作者考［J］. 中华医史杂志，2012（6）：364–367.
③　何克谏. 增补食物本草备考：上卷［M］. 广州：守经堂藏版，时间不详：25–26.
④　何克谏. 增补食物本草备考：下卷［M］. 广州：守经堂藏版，时间不详：3.

在"调疾饮食辩述臆"中说：

"粤稽《周官》，医师为医官长，其下四官：疾医疗疾，疡医疗疡，兽医疗兽，命之曰医，宜也；食医职司调食，不及药石之具，亦以医名，知饮食之关于疾病者大矣。故《鲁论》载不食之条，《大易》著观颐之训，虽无疾犹当谨之，况其在沉疴困顿间乎？杏云老人阅历病情五十余载，见误于药饵者十五，误于饮食者亦十五。药饵之误，罪在医；饮食之误，罪在病人。而律以食医调食之旨，医者亦不得辞其责也。

"然食品繁多，讲求不易，自古医书谈此事者代不乏人，鲜有善本。独前明李氏《纲目》最称淹洽，而诠理多乖。爰不揣兔鄙，举世间食物分为六类，考订以《纲目》为宗，诠理则折衷于汉、魏、六朝、唐、宋、元、明数百家之说，期于得义理之安而后已。是役也，寒暑三更，稿凡五、六易，书成得二十万言。焚膏呵冻，挥箑驱蚊，悉老人亲操不律，无一人一日之助也。而其以'辩'名书者何？李氏博学多闻，于医术则未窥堂奥。盖自轩农肇立医经，传至宋时而统中绝。金、元、明，刘、张、朱、李、薛、赵、高、韩诸子，识趣卑陋，学植空疏。《纲目》为其所囿，全部论说物理病情，总不能出此数家之尘雾。此则如金在沙，非淘之汰之使沙尽，而金胡以见？岂好辩哉，实将拥彗中逵，为研搜者清拓古开蒙之道，俾无愧于称师长也云尔。"①

其中除了谈食疗的重要性，更指李时珍所论有未尽妥当之处，故书名之以"辩"字。

全书收录有助于调理疾病的常用食品 653 种，分为总类、谷类、菜类、果类、鸟兽类、鱼虫类等 6 类。书前有"调疾饮食辩发凡"指出：

"病人饮食，借以滋养胃气，宣行药力。故饮食得宜，足为药饵之助；失宜，则反与药饵为仇。乃世俗之弊则有二：饕餮之人，但贪口腹，不遵禁忌，误在放纵；谨慎之人，不知物理，概不敢食，误在拘泥。加之嗜好万有不齐，风土五方各别，误投害固非浅，而当食不食，坐失亦多矣。然毕竟谨慎者误小，放纵者误大。数十年中，常见用药不误而病日深者，皆不遵禁忌之人也。故书中谆恳言之，愿举世病人，各以生命为重，慎勿欺瞒医人，偷食不宜食之物，以自丧其生，且令医人蒙不白之冤也。"②

他反复申明其书名中"辩"字的意义，强调说：

"食物有极宜病人，而俗医反以为大戒者；有极不宜病人，而反不戒者。是病人不知物性，医人更不知物性也。书中辩论处，必反复申明。其理固已，又必援引古训，或一二家，或数家之说以证之，明吾辩之有所依据，非一人臆度之私也。愿举世医人，各以病人生命为重，慎毋偏执一知半解，悍然自是，致病人遭杀人不用刃之祸也。"

"此书之作，虽全以《纲目》为主，而断制处，则不敢随声附和。盖考据之精，《纲目》为最，于理境则不能无欠也，明眼人自知之。"

"书中辩论不厌详明，理也。而语多提撕儆戒，未免嫌于狂憨，盖非立异鸣高，亦力挽颓波，不得不然之势也。试观大司马九伐之法，载在《周官》。子舆氏则曰：'善战者服上刑。'矫时救弊之言，易于抗激古今，血性人往往如斯，惟读者谅其愚直而已。"③

书中各条目围绕《本草纲目》所论，进行辩证。如"水"类总述说：

"《本草纲目》分为天水、地水两类，各辩其甘淡咸苦之味，而著其寒温良毒之性。自古谈物理者，未有若是其详且尽者也。况乎民非水火不生活，是平人、病人日不可离之物，医者可置焉不讲乎。谨依《纲目》，条例如左。"④

而各条中一一展开说明时，即随时加以辩证。如"雨水"条：

"《纲目》曰：立春雨水，宜煎发散及中气不足、清水不升之药。此说出虞抟《医学正传》，然不拘何日雨水。尚未落地，其性清真，用供病人饮食药饵，无不相宜。若夏秋暴雨，承取其水，冷如冰雪，煎时行暑热之药，更有应验。"①

如"劳水"条：

"《纲目》曰：用流水置大盆中，以勺高扬千万遍，有沸泡相逐，乃取用之。水味咸而体重，劳之则甘而轻，取其不助肾气而益脾胃也（此解大误，总是取其善行不止，观下二方可见）。"②

条中以《灵枢》半夏秫米汤和《伤寒论》茯苓桂枝甘草汤来论证劳水作用，指出《本草纲目》之不足。

在"火"条，引用《本草纲目》有关说法后加以评述说：

"《纲目》论火乃远扯君火、相火，及周濂溪圣人定之以中正仁义而主静，朱紫阳人心、道心诸说，一派空谈，全无实际。医家不宜有此。盖火之优劣，视乎薪炭，故桑树可以烹老龟，轩辕墓上千年华表可以照孤魅。次视乎文武久暂之候，故丹经有温养之义，内典有烈焰烧空之喻，而养生疗疾于此外，又奚足辩乎？"③

可见该书是一本严谨认真的食疗著作。

书中还有不少可贵的实用养生经验。如建议多饮金银花叶、柏叶代茶，云：

"若（金银花叶）平时代茶，气味芳甘，饮至二、三年不断，其人必不患天行瘟疫，必不患时毒热痢，必不患痈疽疔肿，必不患脚气肿满。若男女俱饮，又能戒食姜、椒、辣枚等恶物，所生子女必不厄于痘疹。无如为茶叶所误，不暇用此，且为《茶经》《茶录》及清客所误，不屑用此。陶隐居曰：'忍冬既能治病，又可长年，且极易得，人多不用，而更求其难得者，贵远贱近，庸人之见大抵如斯。'诚哉，是言也。"

"（柏叶）入药治病，大率皆凉血之效，而气香味辛得天地之正性，故又能治诸风、诸痹。煎汁代茶，久服必无上文所列诸病。即虚劳吐血、痔漏肠风二症，有父子、祖孙相传，世世不绝者，服此不辍，必断其根。且能使筋骨壮健，耳目聪明，令人高登上寿，至老不衰。其木虽难长，有子可种，山场宽广之家，虽欲植千万株，可唾手而办。惜皆为茶叶所误，举世无一人用之也。"④

在卷二"谷类"中有"诸饭总说"，云：

"病人饭食，一欲其不改故常，则胃气安（病易治，药饵之外不必饮食为助，则饮食只如平时）；一欲其顿改故常，则脏气变（病难治，或不能多服药饵，则视其合病之饮食，变更平日，以助药力。此不特粥饭，凡茶、酒、蔬、果、鱼、肉，皆宜如此）。五谷虽曰中和，而稻、粱、黍、麦不一其种；南方、北方、水生、陆生，不一其地；播种、收获，节候早晚，不一其时，则其性又安能画一也？南人食米，北人食麦，均可滋生气血，长育子孙，亦且同登寿考，无方隅之异者，脏气习而相安也。平时既可养生，病时即可养病。而病人脾胃必逊于平人，南人米饭，平时爱食干硬者，病时即不宜，伤寒、热病之后尤不宜，稍易以滋软，则无弊矣；北人面饭，平时爱食炙煿者，病时亦不宜，内伤虚热之症尤不宜，或发以酒酵，或隔汤蒸煮，则无弊矣。而米面及诸杂谷之可为饭者，有极佳，有极不佳，医家、病家，皆不可不知也。"⑤

对粥也有一段论述：

"故凡食粥，必须久煎极烂，使无完米。性能养脾胃，生津液，利小便，消胀满，调中健脾，除烦止渴，利膈益气，推陈致新。万症皆宜，平人亦妙，其功不可殚述。"⑥

论鸡之颜色则说：

"诸凡禽兽，既各有一定之性，必不因毛色而异，但纯色者佳，驳色者劣耳。而各本草皆言，

①　章穆. 调疾饮食辩 [M]. 北京：中医古籍出版社，1987：13.
②　章穆. 调疾饮食辩 [M]. 北京：中医古籍出版社，1987：23.
③　章穆. 调疾饮食辩 [M]. 北京：中医古籍出版社，1987：29-30.
④　章穆. 调疾饮食辩 [M]. 北京：中医古籍出版社，1987：47-48.
⑤　章穆. 调疾饮食辩 [M]. 北京：中医古籍出版社，1987：90.
⑥　章穆. 调疾饮食辩 [M]. 北京：中医古籍出版社，1987：98.

鸡黄色补脾，白色补肺，黑色补肾，是禽兽本无一定之性，因羽毛之五色而入五脏，然则斑驳者具二三色，将分入二三脏乎？抑一无所入乎？且野生之物，形色皆有一定，何以不闻鹭能补肺，鸦能补肾乎？语有似是而非者，此类是也。"①

论蜂蜜说：

"闽、广天气不寒，故有野蜜。他处皆家蓄之。入药以野蜜为胜，故本草多言石蜜、岩蜜，入食料则不拘。《图经》曰：近世宣州有黄连蜜，色黄味微苦。雍、洛间有梨花蜜，白如凝脂。亳州太清宫有桧花蜜，色微赤。柘城有何首乌蜜，色更赤。并蜂采花作之，蜜性各随花性之温凉也，愚极谬极！蜂无处不到，其于诸花无时不采，岂有一岁之中，专俟某花开放之数日，守此一树采以酿蜜，他树毫无沾惹，他时绝不采酿之理乎？黄连、桧花、梨花、何首乌者，因蜜败变色变味，巧立名色以求售，著书立说者亦堕其术中乎！诸家论蜜，有云色青色绿者，有云味酸味荟者，不知蜜以味甘、色白或黄赤、带沙者为正，不沙者伪也，味杂色改者败也。采割之时，秋冬为上，味既醇正，又可久留。春夏易败不堪，而《食物本草》谓冬夏为上，误也……《纲目》曰生凉熟温，尤为大误……生蜜之热，犹生酒之酷烈；熟蜜之平，犹酒之得煮沸而平。试观生蜜食多，令人咽间作热火嗽者，或动血，或失音，或唇舌咽喉作肿，熟蜜则无此害，可云生凉熟温乎？凡热在脾肺及中满，并内有虫蠹之人，概不宜食。每见世医治嗽误于性凉之说，用以润肺，反以助火伤肺，愿切戒之。"②

这些观点均极有见地。书中所收各种代茶、饭食、粥、酒等方也很多，书后有《饮食辩诸方针线卷》，是书中所载方剂的索引。

第六节　老年养生专著

继宋代老年养生学确立之后，明清两朝也出现了一些养老专篇及专书，尤其是《老老恒言》一书的出现，成为老年养生的集大成之作。

一、徐春甫《老老余编》

徐春甫（1520—1596年），明代祁门（今安徽歙县）人，早年攻举业，因苦学失养，体弱多疾，遂改攻医。著有《古今医统大全》。

《老老余编》见于明代徐春甫的《古今医统大全》，也可以视为独立的专书，为多种书目单独著录。书前徐春甫说：

"孟子曰：老吾老，以及人之老。《大学》传曰：孝、弟、慈三者，修身齐家治国之本也。夫孝以事亲，移于君为忠，于长为弟，于幼为慈，于众人则仁也，莫不总于斯道斯理，扩而充之者也。夫子答孟武伯之问：孝父母惟其疾之忧。故曰：为人子者，不可不知医也。此予特编一帙，表而出之，俾为子者，知所慎重而有所取也。弟长慈幼方饵之权衡，可以类推矣。即吾医尤当洞烛摄养之方，以副人子之孝心，端在是矣。"③

该书分为上、下篇。上篇有"保养论""服药例""护持禁忌""四时调摄""性气好嗜""宴处起居""论衰老""养老篇""起居篇""药饵篇""饮食篇"等，集前人各家言论，亦有所整理。

"保养论"云：

---

① 章穆. 调疾饮食辩［M］. 北京：中医古籍出版社，1987：259.
② 章穆. 调疾饮食辩［M］. 北京：中医古籍出版社，1987：366-367.
③ 徐春甫. 古今医统大全：下册［M］. 北京：人民卫生出版社，1991：793.

"《养老新书》云：安乐之道，惟善保养者得之。孟子曰：我善养吾浩然之气。太乙真人曰：一者少言语，养内气；二者戒色欲，养精气；三者薄滋味，养血气；四者咽津液，养脏气；五者莫嗔怒，养肝气；六者美饮食，养胃气；七者少思虑，养心气。人由气生，气由神住，养气全神，可得真道。凡在万形之中，所保者莫先于元气；摄养之道，莫若守中实内，以陶和将护之方，虽在闲日，安不忘危。圣人预戒，老人尤不可不慎也。春、夏、秋、冬，四时阴阳，生病起于过用。五脏受气，盖有常分。不适其性，而强云为，用之过耗，是以病生。善养生者，保守真元，外却客气，不得而干之。至于药饵，往往招来真气之药少，攻伐和气之药多。故善服药者，不如善保养。康节先生诗云：爽口物多终作疾，快心事过必为殃。与其病后能求药，不若病前能自防。郭康伯遇神人，授一保身卫生之术，云：但有四句偈耳，须是在处守持。偈云：自身有病自心知，身病还将心自医，心境静时心亦静，心生还是病生时。郭信用其言，知自护爱，康强倍常，年几百岁。"①

其"善服药者，不如善保养"的观点，非常鲜明。"护持禁忌"说：

"人，万物中一物也，不能逃天地之数。若天癸数穷，则精血耗竭，神气浮弱，如同小儿全假护持以助衰养。若遇水火兵寇非横惊怖之事，必先扶持老人于安稳处避之，不可喧忙惊动。年高之人一遭大惊，便致冒昧，因生余疾。凡丧葬凶祸不可令吊，疾病危困不可令惊，悲哀忧愁不可令人预报，秽恶臭败不可令食，粘硬毒物不可令餐，敞漏卑湿不可令居，卒风暴寒不可令冒，烦暑懊热不可令中，动作行步不可令劳，暮夜之食不可令饱，阴雾晦冥不可令饥，假借鞍马不可令乘，偏僻药饵不可令服，废宅敝宇不可令入，坟园冢墓不可令游，危险之地不可令行，涧渊之水不可令渡，闇昧之室不可令居，凶祸远报不可令闻，轻薄婢使不可令亲，家缘冗事不可令管。若此事类颇多，不克备举。但人子悉意深虑过为之防，稍不便于老人者，皆宜忌之，以保长年。"②

当然，作者认为保养也不废药物，但用药要注意老年人特点，故"形证脉候"云：

"上寿之人，若衣食丰备，子孙勤养，承顺慈亲，恭行孝道，能调其饮食，适其寒温，上合神灵，下契人理。此顺天之道也。高年之人形羸气弱，理自当然。其丈夫、女子年逾七十，面色红润，形气康强，饮食不退，尚多秘热者，此常理哉？且年老之人，痿瘁为常，今反此者，非真阳血海气壮也，但诊左右手脉，须大紧数，此老人延永之兆也。老人真气已衰，此得虚阳气盛充于肌体，则两手脉大，饮食倍进，双脸常红，精神强健，此皆虚阳气所助也。虽时有烦躁膈热，大腑秘结，但随时以常平汤药微微消解，三五日间自然平复。常得虚阳气存，自然饮食得进，此天假其寿也，切不得为有小热频用转泻通利苦冷之药疏解。若虚阳气退，复归真体，则形气尫赢，脏腑衰弱，多生冷疾，无由补复。若是从来无虚阳之气，一向惫乏之人，全在斟酌汤剂，常加温补调停，饘粥以为养治，此养老之先也。"③

该书的许多言论以及下篇收录的食疗方160首，大多参考了《寿亲养老新书》。

二、刘宇《安老怀幼书》

刘宇，字志大，河南颍川人，明成化八年（1472年）考中进士，官至山西按察副使。《安老怀幼书》系其汇编而成，共3卷。刘宇有自序说：

"予自蒙求时，侍先府君监察御史于家庭。适先大父以庚辰进士守兴宁，七十致政而归。府君事之唯谨，每一饮食、一衣服、一药饵必躬为之与。凡动静起居，声容气咳之间，无不曲意周旋，务底其欢心而后已。以故先大父寿年八帙有四而考终于家，人皆谓先府君事亲有道之所致也。窃见府君每于奉养之际，尝检阅一书以为法。予方幼冲，不识意义，请问之。府君口：'《寿

① 徐春甫. 古今医统大全：下册［M］. 北京：人民卫生出版社，1991：793.
② 徐春甫. 古今医统大全：下册［M］. 北京：人民卫生出版社，1991：795.
③ 徐春甫. 古今医统大全：下册［M］. 北京：人民卫生出版社，1991：795-796.

亲养老书》也，曲尽人子事亲之道。俟尔少长，即与授读。'既而府君亦弃养。予居忧三载，就学攻举子业，及领乡荐，登桥门，律窃甲科，授官海邑。频年奔走仕途，未遑捡拾，遂致旧本亡失。成化甲午春，奉迎家母太孺人宦邸禄养，时年亦六旬有六矣。予昕夕侍养，而恒虑不得供奉之宜，每求是书，而不能得。戊戌秋，予承乏御史，遍索京师书肆而始得之，购求以归，如获拱璧。遂朝暮披阅，以事太孺人，寸草春晖之志于是颇遂。太孺人今寿亦八旬有三矣，鹤发童颜，若未始衰者，谓非此书之力不可。丙午秋，予因直道忤时贵，致谪远夷。弘治改元初，陟守筠阳，太孺人以高年不果迎养。时幼儿儒叨中乡闱，遂留于家，以代供侍，亦授此书，以导奉养之法。予居宦邸，每于瞻望之余，常得平康之信以自慰者，亦惟是书之是赖也。忆昔先府君，以是书事先大父而获几上寿，今予亦以是书事太孺人而获逾中寿，且骎骎未已。是书之有益于人也，不其大哉？矧旧本一失，求之十数载，而后始得。若彼僻壤遐陬，深林远箐之士，欲孝其亲而不得是书者，可胜计哉。奈板刻寝久讹舛甚多，乃于政暇，躬亲校阅，命工翻刻以传。呜呼！大凡书之流传而不泯者，以其有关于世道也。使无补于世，虽工何益？

"夷考是书，前一编备载老人饮食调治之宜、四时摄养之道，与夫戒忌保护医药、扶持之方，凡二百五十条，名曰《养老奉亲书》。乃有宋咸淳间，兴化令尹陈君直所编集也。后二编备载古人嘉言善行，奇事异闻，与夫膳馐药石、服食器用之具，凡二百九十三条，名曰《寿亲养老新书》，乃有元大德间敬直老人咏壑邹君铉所增补也。其考正校讹，合三编而一之，则又当时玉愢黄君应紫先生所汇萃也。噫！三君子之心何心哉，仁人孝子之心也。是书流传，俾天下后世为人子者，皆知事亲之有要道，奉养之有方术，佩服而行，登亲寿域，以各遂其兴仁兴孝之愿，其有补于世道也，不既多乎？予故不辞谫陋，而序之于首，且总其名曰《安老书》，期与四方同志者勉焉。"[①]

刘宇提到他应用陈直《养老奉亲书》侍奉亲人养老的成果，而本书即《养老奉亲书》和邹铉增补的《寿亲养老新书》的合成，又加上关于儿科的《恤幼集》，辑成《安老怀幼书》。具体内容不再罗列。

三、洪楩《食治养老方》（附铁脚道人《霞外杂俎》）

洪楩，字方泉，明嘉靖年间钱塘人，生平不详。洪楩编有《洪楩辑刊巾箱本书》，其中属于医药类的有《医学权舆》《寿亲养老新书》《食治养老方》《太上玉轴气诀》《陈虚白规中指南》《霞外杂俎》《逸游事宜》及《神光经》8 种。而《食治养老方》虽未署名，但内容上基本同于陈直《养老奉亲书》中的"养老食治方"，只是辑出作为专书刊行而已。

《霞外杂俎》作者据称为"铁脚道人"，授予东谷居士敖英，后由洪楩编校。铁脚道人自称养生心得是"每日只服一剂快活无忧散，或遇事不如意则服一剂和气汤"，又有九字经为"勿欺心，勿妄语，守廉耻"[②]，书中尚有"摄生篝要"28 条，主要辑集了一些呼吸练气之法和平时养生事项，均适于老年人养生。

四、曹庭栋《老老恒言》

曹庭栋（1700—1785 年），一作廷栋，字楷人，号六圃（又作六吉），清代嘉善（今属浙江省）人。所著《老老恒言》，又名《养生随笔》，主要针对老年人的养生。全书共 5 卷，卷一、

---

① 刘宇. 安老怀幼书［M］//张志斌. 中医养生大成·第一部·养生通论：中册. 福州：福建科学技术出版社，2012：873.
② 铁脚道人. 霞外杂俎［M］//《四库全书存目丛书》组委会. 四库全书存目丛书·子部·第 260 册. 济南：齐鲁出版社，1995：129-130.

卷二内容从日常生活起居的衣食住行各方面叙述老人养生的正确方法，主张平和情志、调养心神、慎重起居、适应寒暑；卷三、卷四介绍和养生实践相关的一些日常生活物品，包括物品的制作和使用方法；卷五收录100条粥谱，详细介绍各种粥食的营养特色和烹煮方法，非常实用，是老年养生的经典著作之一。

书前曹庭栋有自序说：

"老之法，非有他也。宋张耒曰：'大抵养生求安乐，亦无深远难知之事，不过起居寝食之间尔。'昨岁壬辰，自秋而冬，以迄今春，薄病缠绵，动多拂意，此正老态毕现，欲得所以老之法，能荟萃其类者，卒罕成书也。爰于卧室呻吟之余，随事随物留心体察，间披往籍，凡有涉养生者，摘取以参得失，亦只就起居寝食琐屑求之。《素问》所谓'适嗜欲于世俗之常'，绝非谈神仙讲丹药之异术也，纵无解于老，亦自成其为老，更无待于老吾者，而所以老之法在是，而吾所以自老其老亦在是，随笔所录，聚之以类，题曰《老老恒言》。其中有力易办者，有力不易办者，有易办而亦非必办者，有不易办而不可不办者，概存其说，遂付梓以公诸世，是即所谓及人之老，可各竭其力，各老其老。"①

可见其中有不少是他的经验总结。在卷四中也谈到：

"予著是书于客岁，病余以此为消遣。时气怯体羸，加意作调养法。有出诸臆见者，有本诸前人者，有得诸听闻者，酌而录之，即循而行之。迄今秋，精力始渐可支。大抵病后欲冀复元，少年以日计，中年以月计，至老年则以岁计。汲汲求其效，无妙术也。"②

卷一有"安寝""晨兴""盥洗""饮食""食物""散步""昼卧""夜坐"等节。首论"安寝"说：

"少寐乃老年大患。《内经》谓：卫气不得入于阴。常留于阳，则阴气虚，故目不瞑。载有方药，罕闻奏效。邵子曰：'痛则神栖于目，寐则神栖于心。'又曰：'神统于心。'大抵以清心为切要，然心实最难把捉。必先平居静养，入寝时，将一切营为计虑举念即除，渐除渐少，渐少渐无，自然可得安眠。

"《南华经》曰：'其寐也魂交。'养生家曰：'先睡心，后睡目。'俱空言拟议而已。愚谓寐有操、纵二法：操者，如贯想头顶，默数鼻息，返观丹田之类。使心有所着，乃不纷驰，庶可获寐；纵者，任其心游思于杳渺无朕之区，亦可渐入朦胧之境。最忌者，心欲求寐，则寐愈难。盖醒与寐交界关头，断非意想所及，惟忘乎寐，则心之或操或纵，皆通睡乡之路。"③

"晨兴"一节则强调早起要适当锻炼：

"老年人往往天未明而枕上已醒。凡脏腑有不安处，骨节有酸痛处，必于此生气时觉之。先以卧功，次第行数遍（卧功见二卷导引内），反侧至再。俟日色到窗，方可徐徐而起，乍起，慎勿即出户外，即开窗牖。"④

"饮食"节引录诸家言论，又加以个人观点评述之：

"凡食物不能废咸，但少加使淡，淡则物之真味真性俱得。每见多食咸物必发渴，咸属水润下，而反发渴者何？《内经》谓：'血与咸相得则凝，凝则血燥'，其义似未显豁。《泰西水法》曰：'有如木烬成灰，漉灰得卤。可知咸由火生也，故卤水不冰。'愚按：物极必反，火极反咸，则咸极反渴；又玩《坎》卦中画阳爻，即是水含火性之象，故肾中亦有真火。"⑤

"应璩《三叟诗》云：'中叟前致辞，量腹节所受。''量腹'二字最妙，或多或少，非他人所知，须自己审量。'节'者今日如此，明日亦如此，宁少毋多。又《古诗》云：'努力加餐饭。'老年人不减足矣，加则必扰胃气，况努力定觉勉强，纵使一餐可加，后必不继，奚益焉？"⑥

① 曹庭栋. 老老恒言［M］. 北京：中华书局，2011：1.
② 曹庭栋. 老老恒言［M］. 北京：中华书局，2011：289.
③ 曹庭栋. 老老恒言［M］. 北京：中华书局，2011：13–14.
④ 曹庭栋. 老老恒言［M］. 北京：中华书局，2011：27.
⑤ 曹庭栋. 老老恒言［M］. 北京：中华书局，2011：45.
⑥ 曹庭栋. 老老恒言［M］. 北京：中华书局，2011：50.

对于《食物本草》之类，曹庭栋指出不能过于崇信：

"水陆飞走诸食物，备载《本草》，可考而知。但据其所采论说，试之不尽获验。张文潜诗云：'我读《本草》书，美恶未有凭。'是岂人之禀气不同，遂使所投亦异耶？当以身体察，各随禀气所宜而食之，则庶几矣。"①

卷二有"燕居""省心""见客""出门""防疾""慎药""消遣""导引"等节。在"燕居"节中说：

"养静为摄生首务。五官之司，俱属阳火，精髓血脉，则阴精也，阴足乃克济阳。《内经》曰：'阴精所奉其人寿，阳精所降其人夭。'降者降伏之降，阴不足而受阳制，立见枯竭矣。养静所以养阴，正为动时挥运之用。"②

在"省心"中说：

"衣食二端，养生切要事。然必购珍异之物，方谓于体有益，岂非转多烦扰？食但慊其心所欲，心欲淡泊，虽肥浓亦不悦口；衣但安其体所习，鲜衣华服，与体不相习，举动便觉乖宜。所以食取称意，衣取适体，即是养生之妙药。"③

在"慎药"中则反对无故用药，提出：

"老年偶患微疾，加意调停饮食，就食物中之当病者食之。食亦宜少，使腹常空虚，则络脉易于转运，元气渐复，微邪自退，乃第一要诀。"④

"《本草》所载药品，每日服之延年，服之长生，不过极言其效而已，以身一试可乎？虽扶衰补弱，固药之能事，故有谓治已病，不若治未病。愚谓：以方药治未病，不若以起居饮食调摄于未病。"⑤

"或有以长生之说问程子，程子曰：'譬如一炉火，置之风中则易过，置之密室则难过。故知人但可以久生，而不能长生。'老年人惟当谨守烬余，勿置之风中可耳。"⑥

"导引"一节中，选收了卧功、立功、坐功三种，并指出"叩齿咽津，任意为之可也"，但强调说：

"修炼家有纳气通三关、结胎成丹之说，乃属左道，毋惑。"⑦

卷三分"书室""书几""坐榻""杖""衣""帽""带""袜""鞋""杂器"等节。如"书室"节注重书室朝向、空气流通和环境卫生，说：

"室取向南，乘阳也。《洞灵经》曰：'太明伤魂，太暗伤魄。'愚按：魂为阳气之英也，魄为阴体之精也，所谓伤者，即目光可验。如太明就暗，则目转昏，伤其阳也；太暗就明，则目转眩，伤其阴也。又《吕氏春秋》曰：'室大多阴，多阴则痿。'痿者，喻言肢体懈弛、心神涣散之意。"⑧

"每日清晨，室中洞开窗户，扫除一遍。虽室本洁净，勿暂辍，否则渐生故气，故气即同郁蒸之气，入于口鼻，有损脾肺。脾开窍于口，肺开窍于鼻也。古人扫必先洒水，湿日积，似亦非宜。严冬取干雪洒地而扫，至佳。常时用木屑微润以水，亦能粘拌尘灰，不使飞扬，则倍加洁净。"⑨

在"衣""帽""袜"等节强调衣物防风经验，说：

"皮衣毛表于外，当风则毛先受之，寒气不透里也。如密室静坐，无取此，且多着徒增其重。另置大袄，衬入一箍圆内，其长略相等，绸里绸面，上半厚装绵，下半薄装絮，四边缝联，

① 曹庭栋. 老老恒言［M］. 北京：中华书局，2011：64.
② 曹庭栋. 老老恒言［M］. 北京：中华书局，2011：87.
③ 曹庭栋. 老老恒言［M］. 北京：中华书局，2011：97.
④ 曹庭栋. 老老恒言［M］. 北京：中华书局，2011：126.
⑤ 曹庭栋. 老老恒言［M］. 北京：中华书局，2011：130.
⑥ 曹庭栋. 老老恒言［M］. 北京：中华书局，2011：133.
⑦ 曹庭栋. 老老恒言［M］. 北京：中华书局，2011：140.
⑧ 曹庭栋. 老老恒言［M］. 北京：中华书局，2011：151.
⑨ 曹庭栋. 老老恒言［M］. 北京：中华书局，2011：153.

则暖气不散，温厚同于狐貉，而轻软过之。晋谢万曰'御寒无复胜绵'者，洵非虚语，特非所论于当风耳。"①

"脑后为风门穴，脊梁第三节为肺俞穴，易于受风。办风兜如毡雨帽以遮护之。不必定用毡制，夹层绸制亦可。缀以带二，缚于颔下，或小钮作扣，并得密遮两耳。家常出入，微觉有风，即携以随身，兜于帽外。"②

"《内经》曰：'阴脉集于足下，而聚于足心。'谓经脉之行，三阴皆起于足。所以盛夏即穿厚袜，亦非热不可耐，此其验也。故两足四时宜暖。《云笈七签》有'秋宜冻足'之说，不解何义。"③

卷四分"卧房""床""帐""枕""席""被""褥""便器"各节，对老年人生活各方面均细致讨论。例如建议老人多居住楼房：

"楼作卧房，能杜湿气。或谓梯级不便老年，华佗《导引论》曰：'老年筋缩足疲，缓步阶级，以展舒之。'则登楼正可借以展舒。谚又有'寒暑不登楼'之说，天寒所畏者风耳，如风无漏隙，何不宜之有？即盛夏但令窗外遮蔽深密，便无热气内侵。惟三面板隔者，木能生火也。按：《吴兴掌故》有销暑楼，颜真卿题额，则楼亦可销暑也。又韩偓诗云：'寝楼西畔坐书堂。'则楼宜寝，并可称寝楼。然少觉不适，暂迁楼下，讵曰非宜？

"卧所一斗室足矣，如地平铺板，不嫌高过于常，须去地二尺许，令板下前后气通。入冬仍以板塞，南向微开小隙而已。纵不及楼居，亦足以远湿气。"④

关于枕头，还提出了一个使用舒适的标准：

"《释名》云：'枕，检也，所以检项也。'侧曰颈，后曰项。太低则项垂，阳气不达，未免头目昏眩；太高则项屈，或致作酸，不能转动。酌高下尺寸，令侧卧恰与肩平，即仰卧亦觉安舒。《显道经》曰：'枕高肝缩，枕下肺蹇，以四寸为平枕。'"⑤

卷五为《粥谱说》，前有小引说：

"粥能益人，老年尤宜，前卷屡及之，皆不过略举其概，未获明析其方。考之轩岐家与养生家书，煮粥之方甚夥，惟是方不一例，本有轻清重浊之殊，载于书者，未免散见而杂出。窃意粥乃日用常供，借诸方以为调养，专取适口，或偶资治疾，入口违宜，似又未可尽废。不经汇录而分别之，查检既嫌少便，亦老年调治之阙书也。爰撰为《谱》，先择米，次择水，次火候，次食候。不论调养治疾功力深浅之不同，第取气味轻清、香美适口者为上品；少逊者为中品，重浊者为下品，准以成数，共录百种，削其入口违宜之已甚者而已。"⑥

强调"粥能益人，老年尤宜"，不过又指出：

"粥乃日用常供，借诸方以为调养，专取适口，或偶资治疾，入口违宜。"⑦

曹庭栋认为药粥难免味道有异，但"又未可尽废"，故辑此粥谱，大多取自前人之方，而"削其入口违宜之已甚者"，又加入部分自拟方。

在粥方前，先分四节详述粥的煮法、择米、择水原则，如何把握火候以及食粥宜忌：

"择米第一。米用粳，以香稻为最，晚稻性软，亦可取，早稻次之，陈廪米则欠腻滑矣。秋谷新凿者香气足；脱谷久，渐有故气；须以谷悬通风处，随时凿用；或用炒白米，或用焦锅巴，腻滑不足，香燥之气，能去湿开胃。《本草纲目》云：'粳米、籼米、粟米、粱米粥，利小便，止烦渴，养脾胃；糯米、秫米、黍米粥，益气，治虚寒泄（泻）痢吐逆。'至若所载各方，有

---

① 曹庭栋. 老老恒言［M］. 北京：中华书局，2011：180.
② 曹庭栋. 老老恒言［M］. 北京：中华书局，2011：189.
③ 曹庭栋. 老老恒言［M］. 北京：中华书局，2011：200.
④ 曹庭栋. 老老恒言［M］. 北京：中华书局，2011：224-226.
⑤ 曹庭栋. 老老恒言［M］. 北京：中华书局，2011：243.
⑥ 曹庭栋. 老老恒言［M］. 北京：中华书局，2011：293.
⑦ 曹庭栋. 老老恒言［M］. 北京：中华书局，2011：294.

米以为之主，峻厉者可缓其力，和平者能倍其功，此粥之所以妙而神欤！

　　"择水第二。水类不一，取煮失宜，能使粥味俱变。初春值雨，此水乃春阳生发之气，最为有益。梅雨湿热熏蒸，人感其气则病，物感其气则霉，不可用之明验也。夏秋淫雨为潦，水郁深而发骤，昌黎诗：'洪潦无根源，朝灌夕已除。'或谓利热不助湿气，窃恐未然。腊雪水甘寒解毒，疗时疫；春雪水生虫易败，不堪用。此外，长流水四时俱宜，山泉随地异性，池沼止水有毒。井水清冽，平旦第一汲，为井华水，天一真气，浮于水面也，以之煮粥，不假他物，其色天然微绿，味添香美，亦颇异凡。缸贮水，以朱砂块沉缸底，能解百毒，并令人寿。

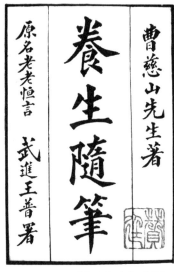

图 5-19　《老老恒言》书影

　　"火候第三。煮粥以成糜为度，火候未到，气味不足，火候太过，气味遂减。火以桑柴为妙。《抱朴子》曰：'一切药不得桑煎不服。'桑乃箕星之精，能除风助药力。栎炭火性紧，粥须煮不停沸，则紧火亦得。煮时先煮水，以杓扬之数十次，候沸数十次，然后下米，使性动荡，则输运捷。煮必瓷罐，勿用铜锡。有以瓷瓶入灶内砻糠稻草煨之，火候必致失度，无取。

　　"食候第四。老年有竟日食粥，不计顿，饥即食，亦能体强健，享大寿，此又在常格外。就调养而论，粥宜空心食，或作晚餐亦可，但勿再食他物，加于食粥后。食勿过饱，虽无虑停滞，少觉胀，胃即受伤。食宁过热，即致微汗，亦足通利血脉。食时勿以他物侑食，恐不能专收其益；不获已，但使咸味沾唇，少解其淡可也。"[①]

　　后列粥谱 100 方，其中 86 方集自前人，14 方为曹庭栋新增。粥谱又分为三品，分类原则是"不论调养治疾功力深浅之不同，第取气味轻清、香美适口者为上品，少逊者为中品，重浊者为下品"，有上品三十六、中品二十七、下品三十七。上品有藕粥、荷鼻粥、香稻叶粥、丝瓜叶粥、菊花粥、苏叶粥、鹿尾粥；中品有腐浆粥、龙眼肉粥、大枣粥、枳椇粥、淡竹叶粥、鹿肉粥；下品有猪髓粥。

　　《老老恒言》既汇集了前人有关养生的言论，又以作者应用经验为实证，娓娓道来，颇为亲切，是非常有价值的老年人养生著作。

第七节　道教内丹学的发展及对养生的影响

　　明清时期，道教内丹术出现了新的派别，各种著作也大为增多，对医学和养生学的影响很大。
　　明清道教内丹家中影响较大的有张三丰、伍守阳、柳华阳、陆潜虚、刘一明等人，各有传承。从外界来看，尤其以对养生学的影响来说，各派之间的分别其实并不大，他们在不同时期各自发挥重要影响，本节对明清内丹家的派别与知名人物著作需做简明介绍。

一、张三丰与三丰派

　　道教三丰派也称隐仙派，其创始人为元末明初之际的武当真人张三丰。张三丰（生卒不详），名全一，又名君宝，字君实。张三丰在《明史》中有传，记载他在世人前的形象如下：
　　"颀而伟，龟形鹤背，大耳圆目，须髯如戟。寒暑唯一衲一蓑。所啖，升斗辄尽，或数日一食，

① 曹庭栋．老老恒言［M］．北京：中华书局，2011：295-299．

或数月不食。书经目不忘。游处无恒，或云能一日千里。善嬉谐，旁若无人。"①

世传他是武当拳术尤其是太极拳的创始人。很多学者对此说认为证据不足，唐豪（字范生）考证指出："张三丰并不娴技击也。"②但他是很有影响的内丹家。内丹著作有《大道论》《玄机直讲》《玄要篇》等，尤其以《无根树》而闻名于世。清人李西月辑有《张三丰全集》。

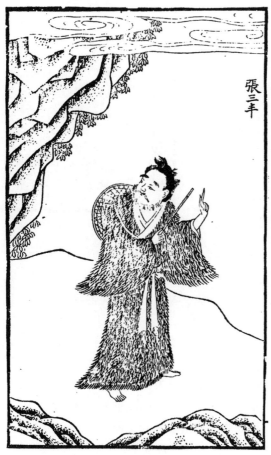

图 5-20　张三丰像
（采自《列仙全传》）

1.《玄要篇》（含《无根树》）

《玄要篇》是包括诗词歌赋等多种韵文体裁的修道书，内容非常丰富。由于内容精要，加以歌诀朗朗上口，易于流行，因此流传颇广。尤其是其中的《无根树道情二十四首》（简称《无根树》），以"道情"的形式论内丹，后来有刘悟元注与李涵虚解，是最有影响的篇章。《无根树》起首云：

"（一）

无根树，花正幽，贪恋红尘谁肯修？

浮生事，苦海舟，荡去漂来不自由。

无边无岸难泊系，常在鱼龙险处游。

肯回首，是岸头，莫待风波坏了舟。

（二）

无根树，花正微，树老将新接嫩枝。

桃寄柳，桑接梨，传与修真作样儿。

自古神仙栽接法，人老原来有药医。

访名师，问方儿，下手速修犹太迟。"③

劝导人们勿贪恋名利，而应讲求长生，这也是内丹法令世人感兴趣的地方。后面则是讲述具体方法。

如第十五节：

"无根树，花正鲜，符火相煎汞与铅。

临炉际，景现前，采取全凭渡法船。

匠手高强牢把舵，一任洪波海底翻。

过三关，透泥丸，早把通身九窍穿。"④

李涵虚解析此节说：

"此章以温养言。悟元谓过三关、透泥丸、穿九窍，非工家尾闾、夹脊之说，乃经三炼之后，神合其虚，出入无碍，能使幻身九窍，窍窍光明，其说可也。但上头数句，若不就温养时言，则入室还丹、温养脱胎，尽杂于一词之中，似非仙师逐段指点本意，今但以温养言之。鲜者，鲜明也，温养功深，日新月盛之象。符火者，屯蒙值事，朝进阳火，暮退阴符也。夫子时阳生，进火宜子，至于朝则寅时矣，不于子而于寅者，火生在寅，阳气发旺，故于此时进火；午时阴生也，退符宜午，至于暮则戌时矣，不于午而于戌者，火库居戌，阴气主藏，故于此时退符。退符所以添汞也，进火所以抽铅也。以铅制汞，以汞含铅，铅日减而汞日增，故曰'符火相煎汞与铅'。

① 张廷玉. 明史：第 6 册［M］. 北京：中华书局，2000：5116.

② 唐范生. 少林武当考［M］. 南京：中央国术馆，1930：66.

③ 张三丰. 张三丰全集［M］. 杭州：浙江古籍出版社，1990：66-67.

④ 张三丰. 张三丰全集［M］. 杭州：浙江古籍出版社，1990：69.

临炉者，以临外炉言，非入室临炉时也。入室炼铅，必用鼎器，至于温养，则用炉而不用鼎也。然炉有外炉，亦有内炉，紫阳云：内有天然真火，炉中赫赫长红，此即内炉也；又曰：外炉增减要勤功，绝妙无过真种，此即外炉也。临炉之际，美景现前，此不是宝光现前，亦不是幻景当前，乃内炉文火、外炉武火也。文武烹煎，渐采渐取，渐取渐添，温养时有不可间断功夫，全要法船匠手，不为风波所动，扰我元功，然后法船广运，往来不绝，如达摩之载金过海，直超彼岸矣，故曰'采取全凭度法船，匠手高强牢把舵，一任洪波海底翻'云云。"①

所谓"过三关，透泥丸"即通周天，词与注解相结合，道理就更易明晓。也有人认为张三丰的内丹功法属清修与阴阳双修相结合，如《无根树》说：

"（四）

无根树，花正孤，借问阴阳得类无？

雌鸡卵，难抱雏，背了阴阳造化炉。

女子无夫为怨女，男子无妻是旷夫。

叹迷徒，太模糊，静坐孤修气转枯。

（五）

无根树，花正偏，离了阴阳道不全。

金隔木，汞隔铅，阳寡阴孤各一边。

世上阴阳男配女，生子生孙代代传。

顺为凡，逆为仙，只在中间颠倒颠。"②

然而这些说法究竟只是喻义还是实指双修，素有争议。如刘悟元注解云：

"《易》曰：'一阴一阳之谓道。'《悟真》云：'阴阳得类归交感，二八相当自合亲。'若阴阳各偏，或阳感而阴不应，或阴求而阳不招，或阳过而阴不及，或阳盛而阴不足，皆是真灵之花有偏，不中不正，道不成全也。人之真情如金，真知如铅，二物属刚；灵性如木，灵知如汞，二物属柔。真情真知，刚而易沉；灵性灵知，柔而易浮。若以性求情，情来归性，以真制灵，灵归于真，刚柔相应，阴阳和合，化为一气，生机长存而不息矣。如情不归性，灵不归真，是谓'金隔木，汞隔铅，阳寡阴孤各一边'，焉能返本还元，结成真灵之丹哉！试观世上，男女相配，生子生孙，代代相传而相续，可知修真之道，阴阳相合，生仙生圣，亦能代代相传而不息，但不过有顺逆之分，仙凡之别。顺则为凡，逆则为仙，所争者在中间颠倒耳。这个'中'字，其理最深，其事最密，非中外之中，非一身上下之中，乃阴阳交感之中，无形无象，号为天地根、阴阳窍、生杀舍、玄牝门。人生在此，人死在此，为圣为贤在此，作人作兽亦在此。修道者能于此处立定脚跟，逆而运之，颠倒之间，灾变为福，刑化为德，所谓'一时辰内管丹成'也。噫！中间人不易知，颠倒人亦难晓，采战家以男女交合之处为中间，以男采女血为颠倒。搬运家又以黄庭穴为中间，以气血后升前降为颠倒。凡此皆所以作俑而已，岂知神仙中间颠倒之义乎？好学者早为细辨可也。"③

明显地，刘悟元认为是讲内丹功法，有别于房中采战。

《玄要篇》其他内容甚多，再略选数篇与养生关系较为密切的，以见其精要。如《打坐歌》云：

"初打坐，学参禅，这个消息在玄关。秘秘绵绵调呼吸，一阴一阳鼎内煎。性要悟，命要传，休将火候当等闲。闭目观心守本命，清净无为是根源。百日内，见应验，坎中一点往上翻。黄婆其间为媒妁，婴儿姹女两团圆。美不尽，对谁言，浑身上下气冲天。这个消息谁知道，哑子做梦不能言。急下手，采先天，灵药一点透三关。丹田直上泥丸顶，降下重楼入中元。水火既济真铅汞，若非戊己不成丹。心要死，命要坚，神光照耀遍三千。无影树下金鸡叫，半夜三更

① 张三丰. 张三丰全集［M］. 杭州：浙江古籍出版社，1990：404-405.
② 张三丰. 张三丰全集［M］. 杭州：浙江古籍出版社，1990：67.
③ 张三丰. 张三丰全集［M］. 杭州：浙江古籍出版社，1990：388.

现红莲。冬至一阳来复始，霹雳一声震动天。龙又叫，虎又欢，仙乐齐鸣非等闲。恍恍惚惚存有无，无穷造化在其间。玄中妙，妙中玄，河车搬运过三关。天地交泰万物生，日饮甘露似蜜甜。仙是佛，佛是仙，一性圆明不二般。三教原来是一家，饥则吃饭困则眠。假烧香，拜参禅，岂知大道在目前！昏迷吃斋错过了，一失人身万劫难。愚迷妄想西天路，瞎汉夜走入深山。元机妙，非等闲，漏泄天机罪如山。四正理，着意参，打破玄关妙通玄。子午卯酉不断夜，早拜明师结成丹。有人识得真铅汞，便是长生不老仙。行一日，一日坚，莫把修行眼下观。三年九载功成就，炼成一粒紫金丹。要知此歌何人作，清虚道人三丰仙。"①

《金丹诗三十六首》中的"力敌睡魔"，强调打坐时要避免陷入昏沉：

"气昏嗜卧害非轻，才到初更困倦生。必有事焉常恐恐，只教心要强惺惺。纵当意思形如醉，打起精神坐到明。着此一鞭须猛省，做何事业不能成！"②

《咏蛰龙法二首》之"渔父词"描述理想的状态是似睡非睡：

"蛰法无声却有声，声声说与内心听。神默默，气冥冥，蛰龙虽睡睡还醒。"③

2. 《大道论》

张三丰所著《大道论》，是从道入手论述金丹的长文。其起首云：

"大道者，统生天、生地、生人、生物而名，含阴阳动静之机，具造化玄微之理，统无极，生太极。无极为无名，无名者，天地之始；太极为有名，有名者，万物之母。因无名而有名，则天生、地生、人生、物生矣。今专以人生言之。父母未生以前，一片太虚，托诸于穆，此无极时也。无极为阴静，阴静阳亦静也。父母施生之始，一片灵气，投入胎中，此太极时也。太极为阳动，阳动阴亦动也。自是而阴阳相推，刚柔相摩，八卦相荡，则乾道成男、坤道成女矣。故男女交媾之初，男精女血，混成一物，此即是人身之本也。嗣后而父精藏于肾，母血藏于心，心肾脉连，随母呼吸，十月形全，脱离母腹。斯时也，性浑于无识，又以无极伏其神，命资于有生，复以太极育其气。气脉静而内蕴元神，则曰真性；神思静而中长元气，则曰真命。浑浑沦沦，孩子之体，正所谓天性天命也。人能率此天性，以复其天命，此即可谓之道，又何修道之不可成道哉！奈何灵明日著，知觉日深，血气滋养，岁渐长岁，则七情六欲，万绪千端，昼夜无休息矣。心久动而神渐疲，精多耗而气益惫，生老迫而病死之患成，并且无所滋补，则瘵病频生，而欲长有其身，难矣。观此生死之道，人以为常，诚为可惜，然其疾病临身，亦有求医调治，望起沉疴，图延岁月者，此时即有求生之心，又何益乎？"④

由此，张三丰指出："仙道者，长生之道也。"并且认为三教之理均同，"儒离此道不成儒，佛离此道不成佛，仙离此道不成仙，而仙家特称为道门，是更以道自任也"。仙道之至上者为金丹，关于炼丹之要，张三丰强调"杀机"，指出：

"欲求还丹，必先绝欲，欲求绝欲，必勤杀机。勤于杀机者，刻刻有灵剑在手，外欲乍乘，急须就起杀机，勿容纵意，久久纯熟，对境无心，即可行反本归根之道。"⑤

"学者下手之初，必须知一阳初动之候。真铅始生之时，其气迅速如电，而不能久居于先天，霎时而生癸水，顷刻而变经流，迨至生形化质，已属后天而不可用矣。昆仑之上有玄门，其窍甚小，阴阳会合时，不许动摇，待其情性相感，自然彼我相通。凡有形质者，不能升入窍内，夫惟真气橐籥，乃能进于窍内也，故圣人直指先天一气，冲开此窍，又曰修行之径路，可以续命延年，修真而全真，无来无去，不生不灭。"⑥

① 张三丰. 张三丰全集［M］. 杭州：浙江古籍出版社，1990：29-30.
② 张三丰. 张三丰全集［M］. 杭州：浙江古籍出版社，1990：40.
③ 张三丰. 张三丰全集［M］. 杭州：浙江古籍出版社，1990：64.
④ 张三丰. 张三丰全集［M］. 杭州：浙江古籍出版社，1990：1.
⑤ 张三丰. 张三丰全集［M］. 杭州：浙江古籍出版社，1990：5.
⑥ 张三丰. 张三丰全集［M］. 杭州：浙江古籍出版社，1990：7.

他反复批评"有用生阳之道者，却行御女巧诈之术"等旁门，强调"但以死生为念，不以名利关心，日则少虑无思，夜则清心寡欲，以此神全气壮，髓满精盈"。有的地方确实也提到双修，但其内涵完全不同于旁门之术，如说：

"大修行人欲求先天外药，必炼己以待阳生，用神气炼成慧剑，采金水匀配柔刚。"①

"外药"一说即指双修，并认为有为的双修应建立在无为的炼己之上，故言：

"有为者，非采战提吸之术，九一动摇之法，乃安静虚无之道，守雌不雄，寂然不动，感而遂通，此即未得丹之前，炼己筑基之事也。"②

3.《玄机直讲》

在《玄机直讲》一书中，张三丰对炼内丹过程有更直接和细致的论述。该书由多篇文章组成，其中有《炼丹火候说》两篇，第一篇说：

"每日先静一时，待身心都安定了，气息都和平了，始将双目微闭，垂帘观照心下肾上一寸三分之间，不即不离，勿忘勿助，万念俱泯，一灵独存，谓之正念。斯时也，于此念中，活活泼泼；于彼气中，悠悠扬扬。呼之至上，上不冲心，吸之至下，下不冲肾，一阖一辟，一来一往。行之一七、二七，自然渐渐两肾火蒸，丹田气暖，息不用调而自调，气不用炼而自炼。气息既和，自然于上中下不出不入，无来无去，是为胎息，是为神息，是为真橐籥、真鼎炉，是为归根复命，是为玄牝之门、天地之根。气到此时，如花方蕊，如胎方胞，自然真气熏蒸营卫，由尾闾，穿夹脊，升上泥丸，下鹊桥，过重楼，至绛宫，而落于中丹田。是为河车初动，但气至而神未全，非真动也，不可理他。我只微微凝照，守于中宫，自有无穷生机，所谓养鄞鄂者，此也。行之一月、二月，我神益静。静久则气益生，此为神生气、气生神之功也。或百日，或百馀日，精神益长，真气渐充，温温火候，血水有馀，自然坎离交媾，乾坤会合，神融气畅，一霎时间，真气混合，自有一阵回风上冲百脉，是为河车真动。中间若有一点灵光觉在丹田，是为水底玄珠，土内黄芽。尔时一阳来复，恍如红日初升，照于沧海之内，如雾如烟，若隐若见，则铅火生焉。方其乾坤坎离未交，虚无寂灭，神凝于中，功无间断，打成一团，是为五行配合。至若水火相交，二候采取，河车逆转，四候得药，神居于内，丹光不离，谓之大周天，谓之行九转大还也。此时一点至阳之精，凝结于中，隐藏于欲净情寂之时，而有象有形。到此地位，息住于胎，内外温养，顷刻无差，又谓之十月功夫也。"③

第二篇则指出所谓的"炼精化气""炼气化神""炼神还虚"并非仅指炼丹过程，而是在每时每刻的练习之中都有这些步骤。如说：

"夫静功在一刻，一刻之中，亦有炼精化气、炼气化神、炼神还虚之功夫在内，不独十月然也。即一时、一日、一月、一年皆然。坐下闭目存神，使心静息调，即是炼精化气之功也。回光返照，凝神丹穴，使真息往来，内中静极而动，动极而静，无限天机，即是炼气化神之功也。如此真气朝元，阴阳反复，交媾一番，自然风恬浪静，我于此时将正念止于丹田，即是封固火候。年月日时，久久行此三部功夫，不但入圜十月也。故曰运之一刻有一刻之周天，运之一时、一日、一月、一年，即有一时、一日、一月、一年之周天也。然一刻中，上半刻为温，为进火，为望，为上弦，为朝屯，为春夏；下半刻为凉，为退符，为晦，为下弦，为暮蒙，为秋冬。一时则有上四刻、下四刻之分，即一日、一月、一年皆同。此之谓攒簇阴阳五行，一刻之功夫夺一年之气候也。到此乃是真空真静，或一二年至十年百年，打破虚空，与太虚同体，此为炼神还虚之功也。"④

另一篇《返还证验说》则重点讲炼内丹对身体的作用，亦即所谓"证验"。其中说：

"七返九还之法，下手兴功，先将上窍阳里真阴，入内金鼎气海之中，与下窍真阳配合。阳里真阴，即是自家元神，属三魂；下窍真阳，即是身中元气，属七魄。其先后二气一合。则坎离自交，魂魄混合，神气凝结，胎息自定，每日如外夫妇交情美快，切不可着他，水火自然既济，发运四肢，如外火之生焰焰相似，只要水火均平，此是小周天。火候调和熏蒸，喉息倒回元海，则外阳自然入内，真火自然上冲，浑身苏软，美快无穷，腹内如活龙动转升降，一日有数十样变化。婴儿姹女，自然成合，此是采阴补阳一节。修炼玉液还丹，即筑基炼己，积内法财，终日逍遥，昼夜常明，乃长生久视之初阶也。世人常借五谷养命，数日不食，则气饥死矣；若人年老，下元亏损，骨髓俱空，不能胜五谷之气，则气馁病矣。是五谷能养人，亦能杀人也。若会内外交接，水火既济，气血逆流，五脏气合，脾胃开畅，食入腹中，亦能化气生精养神。"①

炼到此时外形有一定变化，"骨髓盈满，腹脐如孕妇人一般，却不是有胎形相，不过是气满精盈神全而已"，"专心致志，演神纯熟，成形受使，星回斗转，随心所变，直养得浑身无有皱纹，如蜘蛛相似，上七窍生光，昼夜常明"②。但这也不过是初步阶段，接着才可以开始"求仙道""炼大丹"。后面有各种境界的进一步描述，对道门修炼颇有指导价值。

书中"一粒黍米说"，体现了其三教融合的理念。张三丰将内丹形容为"黍米玄珠"，认为道、佛、儒三教之法最终都通于此境。如说：

"此物在道门中，喻真铅真汞。一得真得，不可着于乾坤、日月、男女上，只于己身内外，安炉立鼎，炼己持心，明理见性之时，攒簇发火，不出半刻时辰，立得黍米玄珠，现于曲江之上。刀圭入口，顷刻一窍开百脉齐开，浑身筋骨，五脏血肉，都化成气，与外水银相似。到此时候，用百日火功，方有灵妙，一得永得，无有返还，住世留形，炼神还虚，与道为一矣。

"此物在佛门中，说是真空真妙觉性。下手端的，炼魔见性，片晌工夫，发起三昧真火，返本还元，一体同观，大地成宝，霞光万道，五眼六通，炼金刚不坏之身，了鬼神不测之妙也。

"此物在儒门中，说是无极而太极。依外天地而论，无极是天地周围，日月未判之前，四维上下，混混沌沌，如阴雾水气，直至时到气满相激，才是太极。"③

4.《道言浅近说》

张三丰的《道言浅近说》，属于语类性质，杂论修道中的事项，确如书名所言，其内容较为浅近。如提出"三候"，说：

"内丹功夫亦有小三候：积精累气为初候，开关展窍为中候，筑基炼己为三候。下手于初候求之，大抵清心寡欲，先闭外三宝，养其内三宝而已。"④

又如解释一些关键术语的内涵，说：

"心止于脐下曰凝神，气归于脐下曰调息。神息相依，守其清净自然曰勿忘，顺其清净自然曰勿助。勿忘勿助，以默以柔，息活泼而心自在，即用'钻字诀'，以虚空为藏神之所，以昏默为息神之乡，三番两次，澄之又澄，忽然神息相忘，神气融合，不觉恍然阳生，而人如醉矣。"

"真消息，玄关发现时也。凡丹旨中有'先天'字、'真'字、'元'字，皆是阴阳鼎中生出来的，皆杳冥昏默后产出来的，就如混沌初开诸圣真一般，以后看丹经可类推矣。"⑤

"修炼不知玄关，无论其他，只此便如入暗室一般，从何下手？玄关者，气穴也。气穴者，神入气中，如在深穴之中也。神气相恋，则玄关之体已立。"⑥

对于具体的练习，也是以简明的语言来描述：

① 张三丰. 张三丰全集［M］. 杭州：浙江古籍出版社，1990：11–12.
② 张三丰. 张三丰全集［M］. 杭州：浙江古籍出版社，1990：12.
③ 张三丰. 张三丰全集［M］. 杭州：浙江古籍出版社，1990：15–16.
④ 张三丰. 张三丰全集［M］. 杭州：浙江古籍出版社，1990：93.
⑤ 张三丰. 张三丰全集［M］. 杭州：浙江古籍出版社，1990：94.
⑥ 张三丰. 张三丰全集［M］. 杭州：浙江古籍出版社，1990：97.

"'凝神调息，调息凝神'八个字，就是下手工夫。须一片做去，分层次而不断乃可。凝神者，收已清之心而入其内也。心未清时，眼勿乱闭，先要自劝自勉，劝得回来，清凉恬淡，始行收入气穴，乃曰凝神。凝起神了，然后如坐高山而视众山众水，如燃天灯而照九幽九昧，所谓凝神于虚者，此也。调息不难，心神一静，随息自然，我只守其自然，加以神光下照，即调息也。调息者，调度阴跷之息，与吾心中之气，相会于气穴中也。"①

"潜心于渊，神不外游，心牵于事，火动于中。火动于中，必摇其精。心静则息自调，静久则心自定。死心以养气，息机以纯心。精、气、神为内三宝，耳、目、口为外三宝，常使内三宝不逐物而游，外三宝不透中而扰，呼吸绵绵，深入丹田。使呼吸为夫妇，神气为子母，子母夫妇，聚而不离，故心不外驰，意不外想，神不外游，精不妄动，常熏蒸于四肢，此金丹大道之正宗也。"②

"大凡打坐，须将神抱住气，意系住息，在丹田中宛转悠扬，聚而不散，则内藏之气与外来之气交结于丹田。日充月盛，达乎四肢，流乎百脉，撞开夹脊双关，而上游于泥丸，旋复降下绛宫，而下丹田，神气相守，息息相依，河车之路通矣。功夫到此，筑基之效已得一半了，总是要勤虚炼耳。"③

也有涉及医理的养生之语，云：

"保身以安心养肾为主，心能安则离火不外荥，肾能养则坎水不外崩。火不外荥，则无神摇之病，而心愈安；水不外崩，则无精涸之症，而肾愈澄。肾澄则命火不上冲，心安则神火能下照，神精交凝，乃可以却病，乃可以言修矣。"

"凡人养神养气之际，神即为收气主宰。收得一分气，便得一分宝，收得十分气，便得十分宝。气之贵重，世上凡金凡玉，虽百两不换一分，道人何必与世上争利息乎？利多生忿恚，忿恚属火，气亦火种，忿恚一生，气随之走，欲留而不能留，又其甚者，连母带子一齐飞散。故养气以戒忿恚为切，欲戒忿恚，仍以养心养神为切。"④

5.《金丹节要》

《金丹节要》并未收入《张三丰全集》，而是见于清代四川傅金铨编辑的《济一子证道秘书十七种》中的《三丰丹诀》内。该书是双修之作。书前有序说：

"予考诸丹经，惟兹金丹之道、天仙之术、天上人间为最，后世罕闻。学者果能心会于玄微，是宿有灵根道骨，其来有自矣。但有得同类而易成者，又有乏丹财而不成者，修丹之士，可不愤乎？今幸而得明师肯传，速当下手。须假精诚以力进，宜积德行以双修。自卑至高，由显至著，渐加勇猛，指日成功，遂坚有限之色身，固无穷之法体，猗欤美哉！"⑤

对于此书，近代道教学者陈撄宁认为："若世间抄本三丰《节要编》，既未收入《全集》，又别无刻本。是否为三丰手笔，颇有疑问。济一子所刊布之《金丹节要》，该书较抄本《节要编》又不相同。想是经过江湖传道者之删改，遂致愈传愈劣，失其真相耳。"⑥《金丹节要》对双修法的论述较为直接，亦为后人所诟病。不过其中有关个人修炼的《踵息炼气》与《积气开关》两篇，对后世气功有一定影响。《踵息炼气》云：

"天人一致，人仙两途。岁月如流，光阴若霎，冥阳永隔。呜呼！旁蹊易入，正道难臻。人道不修，仙道远矣。真常有得，要自功夫。其为妙用，行乎昼夜之间。

"少食宽衣，坐于静室之内。手握心印，足踵地户，舌柱上腭，唇齿相关。调踵息而绵绵，

① 张三丰.张三丰全集［M］.杭州：浙江古籍出版社，1990：94.
② 张三丰.张三丰全集［M］.杭州：浙江古籍出版社，1990：96.
③ 张三丰.张三丰全集［M］.杭州：浙江古籍出版社，1990：98.
④ 张三丰.张三丰全集［M］.杭州：浙江古籍出版社，1990：99-100.
⑤ 陈全林.新编张三丰先生丹道全书［M］.北京：团结出版社，2008：181.
⑥ 陈撄宁.道教与养生［M］.北京：华文出版社，2000：311.

合入合出。定身心而默默，内静外澄。一念规中，万缘放下。四门外闭，两目内睹。想见黍米之珠，权作黄庭之主。方存性日在泥丸，仍安命月于丹府。似有如无，神凝气结。如是良久，憩息天然，徐徐咽下真气，缓缓纳入丹田。冲起命元，领督脉，过尾闾，而上升泥丸；追动性元，引任脉，注明堂，而降下丹府。三元上下，旋转如轮；后升前降，络绎不绝。心如澄水，身似冰壶，谷道轻提，踵息缓运。倘或气急，徐徐咽之。若乃神昏，勤加注思。又以一念所息，从一增至百千，以符合周天，方为妙用。修真之士，先习斯功。若不能踵息亡机，皆是妄作。此为修行第一件之难事也。"

《积气开关》云：

"其端作用，亦如前功。以两手插金锹，用一念归玉府，全神凝气，动俾静忘。先存其气，自左涌泉穴起，于膝胫徐徐上升三关，约至泥丸，轻轻降下元海。次从右涌泉穴，俾从右升降，作用与左皆同。左右各运四回，两穴双升一次，共成九转，方为一功。但运谷道轻提，踵息缓运，每次须加九次，九九八十一次为终，其气自然周流，其关自然通彻。

"倘若未通，后加武诀，逐次搬行。先行狮子倒坐之功，于中睁眼三吸，始过下关。后乃飞金精于肘后，掇肩连耸，自升泥丸，大河车转。次撼昆仑，擦腹搓腰八十一，研手磨面二十四，拍顶转睛三八止，集神叩齿四六通。凡行此功，皆缩谷闭息。每行功讫，俱要嗽咽三分，方起摇身，左右各行九组。此为动法，可配静功，互为运行，周如复始，如此无间，由是成功。

"上士三昼夜而关通，中士二七以透彻，下士月余亦通。功夫怠惰，百日方开。若骨痛，少缓其功。倘睛热，多加呵转。一心不惰，诸疾无侵。其时泥丸风生，而肾气上升。少刻鹊桥瑞香，而甘露下降。修丹之士，外此即诬。若非这样开道，岂能那般升降，而炼己配合也哉！"[1]

除《张三丰全集》外，还有清人刘元焯辑录《张三丰太极炼丹秘诀》一书，共6卷，收录有张三丰一些炼丹著作，其中卷二为《太极长生诀》，包括重阳祖师十论、运用周身筋脉诀、打坐浅训、打坐歌、积气开关说、太极拳论、学太极须敛神聚气论、太极行功说、太极行功歌、太极拳歌、太极拳十三势行功心解、行功十要、行功十忌、行功十八伤、太极拳七十二图势等内容。这些理论著作对太极拳有重要的参考价值，但一般人认为其托名于张三丰，故此处不收录。

二、融汇三教的《性命圭旨》

《性命圭旨》一书，作者不详，传出于尹真人高徒之手，尹真人即全真教尹志平。书前有明万历四十三年（1615年）新安震初子余永宁书《刻〈性命圭旨〉缘起》，说明可能成于明朝。该书后来收入《道藏精华录》。

《性命圭旨》的特点是强调破除儒、释、道三教独立门户之见，融三教于一体。全书分为元、亨、利、贞4集，每集前均有目录。

《元集》包括图、说及图说，共34题。分别为"三圣图""大道说""性命说""死生说""邪正说""普照图""反照图""时照图""内照图""太极图""太极发挥""中心图""火龙水虎图说""日乌月兔图说""大小鼎炉图说""内外二药图说""顺逆三关图说""尽性了命图说""真土图""真土根心说""魂魄图说""蟾光图说""降龙图说""伏虎图说""三家相见图说""和合四象图说""取坎填离图说""观音密咒图""念观音咒说""九鼎炼心图说""八识归元图说""五气朝元图说""待诏图说""飞升图说"等。开篇的"三圣图"绘孔子、老子和如来像，即表明其三教合一的宗旨（见图5-21）。

在"大道说"中也说：

"三教圣人以性命学开方便门，教人熏修，以脱生死。儒家之教，教人顺性命以还造化，

---

① 陈全林. 新编张三丰先生丹道全书 [M]. 北京：团结出版社，2008：181-182.

其道公；禅宗之教，教人幻性命以超大觉，其义高；老氏之教，教人修性命而得长生，其旨切。教虽分三，其道一也。"[1]

另一方面，本书名为《性命圭旨》，故对性与命二者的关系也有论述，如有"性命说"指出：

"夫学之大，莫大于性命。性命之说不明于世亦久矣。何谓之性？元始真如，一灵炯炯是也。何谓之命？先天至精，一气氤氲是也。然有性便有命，有命便有性，性命原不可分……性无命不立，命无性不存，而性命之理，又浑然合一者哉。"[2]

论死生时，该书以易卦卦象为参考，提出一种量化的生命学说，云：

"十月胎完，及期而育，地覆天翻，人惊胞破，如行山巅蹶仆之状。头悬足撑而出，囮囮一声，天命真元着于祖窍。昼居二目，而藏于泥丸；夜潜两肾，而蓄于丹鼎。乳以养其五脏，气则冲乎六腑。骨弱如绵，肉滑如饴，精之至也；视而不瞬，哮而不嘎，和之至也。此乃赤子混沌，纯静无知，属阴☷坤卦。

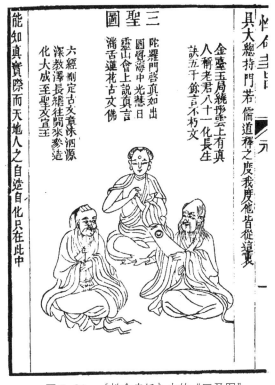

图 5-21 《性命圭旨》中的"三圣图"

"自一岁至三岁，长元气六十四铢，一阳生乎☳复卦。至五岁，又长元气六十四铢，二阳生乎☷临卦。至八岁，又长元气六十四铢，三阳生乎☷泰卦。至十岁，又长元气六十四铢，四阳生乎☳大壮。至十三岁，又长元气六十四铢，五阳生乎☱夬卦。至十六岁，又长元气六十四铢，六阳是为乾☰卦。盗天地三百六十铢之正气，原父母二十四铢之祖气，共得三百八十四铢，以全周天之造化，而为一斤之数也。此时，纯阳既备，微阴未萌，精气充实，如得师指，修炼性命，立可成功矣。

"自此以后，欲情一动，元气即泄，不知禁忌，贪恋无已。故由十六至二十四岁，耗元气六十四铢，应乎☴姤卦。一阴初生，品物咸章，淳浇朴散，去本虽未远，履霜之戒，已见于初爻。若勤修炼，可谓不远复者矣。

"至三十二岁，耗元气六十四铢，应乎☶遁卦。二阴浸长，阳德渐消，欲虑蜂起，真源流荡，然而血气方刚，志力果敢。若勤修炼，则建立丹基，亦易为力。

"至四十岁，又耗元气六十四铢，应乎☷否卦。天地不交，二气各复其所，阴用事于内，阳失位于外。若勤修炼，则危者可安，亡者可保。

"至四十八岁，又耗元气六十四铢，应乎☷观卦。二阳在外，而阳德微，重阴上行而阴气盛。若勤修炼，则可抑方盛之阴柔，扶向微之阳德。

"至五十六岁，又耗元气六十四铢，应乎☶剥卦。五阴并升乎上，一阳将反乎下，阴气横溃，阳力仅存，若勤修炼，如续火于将穷之木，布雨于垂槁之苗。

"至六十四岁，卦气已周，所得天地父母之元气三百八十四铢而为一斤之数者，耗散已尽，复返于☷坤。纯阴用事，阳气未萌。若勤修炼，时时采药，时时栽接，则阴极而能生阳，穷上而能反下，革柔为刚，还老为强矣。于此时不遇至人，汲汲修炼，虽保余年，皆藉（借）谷精以培后天之精气，无复有先天之元气矣，安能长生不死哉？此所以虚化神，神化气，气化血，血化形，形化婴，婴化童，童化少，少化壮，壮化老，老化死，死复化为虚，虚复化为神，神复

① 尹真人. 性命圭旨 [M]. 北京：中医古籍出版社，1990：8.
② 尹真人. 性命圭旨 [M]. 北京：中医古籍出版社，1990：15-16.

化为气，气复化为物，化化不间，犹环之无穷。"①

文中用卦象的乾坤说明人体元气的两面，提出1~16岁元气每2~3年充盛一级（64铢），而16岁后每8年消耗64铢。在此过程中，每个阶段及时修炼都有特定意义。这是很独特的一种理论。

书中将修炼步骤归纳为九步，口诀如下：

"其一曰：涵养本原，救护命宝。

"其二曰：安神祖窍，翕聚先天。

"其三曰：蛰藏气穴，众妙归根。

"其四曰：天人合发，采药归壶。

"其五曰：乾坤交媾，去矿留金。

"其六曰：灵丹入鼎，长养圣胎。

"其七曰：婴儿现形，出离苦海。

"其八曰：移神内院，端拱冥心。

"其九曰：本体虚空，超出三界。"②

这9步分别就是后面亨、利、贞三集所述的内容。《元集》中还有许多有特色的图和图说，解释了许多内丹的术语和概念。图说中有些内容对养生也颇具意义，选录部分如下。

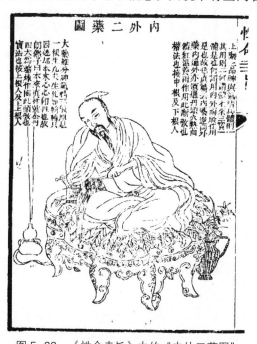 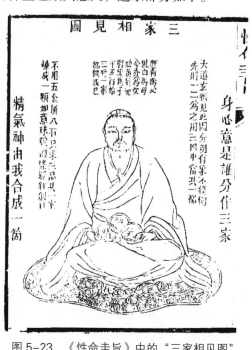

图5-22   《性命圭旨》中的"内外二药图"   图5-23   《性命圭旨》中的"三家相见图"

"三家相见图说"云：

"身、心、意谓之三家。三家相见者，胎圆也。精、气、神谓之三元。三元合一者，丹成也。摄三归一，在乎虚静。虚其心，则神与性合。静其身，则精与情寂。意大定，则三元混一。情合性谓之金木并，精合神谓之水火交，意大定谓之五行全。"③

"九鼎炼心图说"云：

"日也者，天之丹也，黑而荡之，则日不丹。心也者，人之丹也，物而霾之，则心不丹。故炼丹也者，炼去阴霾之物，以复其心之本体，大命之性之自然也。"④

---

① 尹真人. 性命圭旨［M］. 北京：中医古籍出版社，1990：23-29.

② 尹真人. 性命圭旨［M］. 北京：中医古籍出版社，1990：34.

③ 尹真人. 性命圭旨［M］. 北京：中医古籍出版社，1990：73.

④ 尹真人. 性命圭旨［M］. 北京：中医古籍出版社，1990：81.

"五气朝元图说"云：

"身不动则精固，而水朝元；心不动则气固，而火朝元；真性寂则魂藏，而木朝元；妄情忘则魄伏，而金朝元；四大安和则意定，而土朝元。此谓五气朝元，皆聚于顶也。"①

《亨集》的前三节口诀、图及文字说明，即"涵养本源救护命宝""安神祖窍翕聚先天""蛰藏气穴众妙归根"，计有11幅图，并有多篇专论。如论"退藏沐浴工夫"即胎息之法，云：

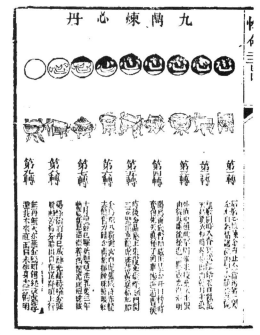

图5-24　《性命圭旨》中的"九鼎炼心图"

"原人受生之初，在胞胎内随母呼吸，受气而成，此缕与母联属，渐吹渐开，中空如管，通气往来，前通于脐，后通于肾，上通夹脊、泥丸，至山根而生双窍，由双窍下至准头，而成鼻之两孔，是以名曰鼻祖。

"斯时，我之气通母之气，母之气通天地之气，天地之气通太虚之气，窍窍相通，无有隔阂。及乎气数满足，裂胞而出，剪断脐带，囫地一声，一点元阳落于立命之处。自此后天用事，虽有呼吸往来，不得与元始祖气相通。人生自幼至老，未有一息驻于其中。三界凡夫，尘生尘灭，万死万生，只为寻不着来时旧路耳。

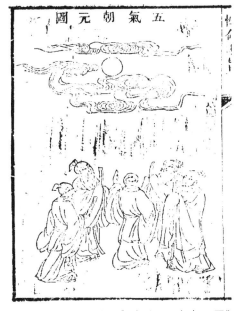

图5-25　《性命圭旨》中的"五气朝元图"

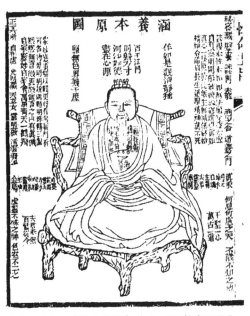

图5-26　《性命圭旨》中的"涵养本源图"

"太上立法，教人修炼而长生者，由其能夺天地之正气。人之所以能夺天地之正气者，由其有两孔之呼吸也。所呼者自己之元气从中而出，所吸者天地之正气从外而入。人若根源牢固，呼吸之间，亦可以夺天地之正气而寿绵长久。人若根源不固，精竭气弱，所吸天地之正气随呼而出，身中元气不为己之所有，反为天地所夺。何也？盖为呼吸不得其门而入耳。

"一切常人，呼吸皆随咽喉而下，至中脘而回，不能与祖气相连，如鱼饮水而口进腮出，即庄子所谓'众人之息以喉'是也。若是至人，呼吸直贯明堂，而上至夹脊，而流入命门，得与祖

① 尹真人. 性命圭旨 [M]. 北京：中医古籍出版社，1990：85.

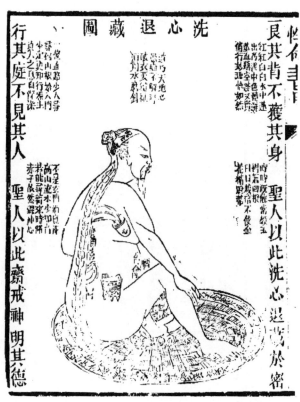

图 5-27　《性命圭旨》中的"洗心退藏图"

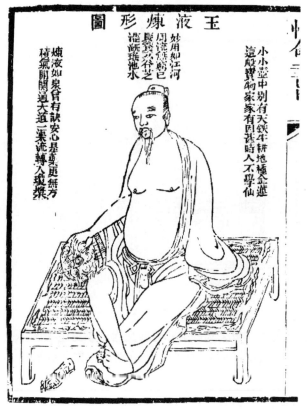

图 5-28　《性命圭旨》中的"玉液炼形图"

气相连，如磁吸铁，而同类相亲。即庄子所谓'真人之息以踵'是也。踵者，其息深深之义。既得深深，则我命在我，而不为大冶陶铸矣。

"今之人，有调息、数息、抑息、闭息，皆是隔靴止（搔）痒，不得到于玄窍。 此窍初凝，就生两肾，次生其心。其肾如藕，其心如莲，其梗中通外直，拄地撑天。心肾相去八寸四分，中余一寸二分，谓之腔子里是也，乃心肾往来之路，水火既济之乡。

"欲通此窍，先要存想山根，则呼吸之气渐次通夹脊，透混元，而直达于命府，方才子母会合，破镜重圆。渐渐扩充，则根本完固，救住命宝，始可言其修炼。按了真子曰：欲点常明灯，当用添油法。尹师曰：涵养本原为先，救护命宝为急。又曰：一息尚存，皆可复命。人若知添油之法，续尽灯而复光明，即如得返魂之香，点枯荄而重茂盛。所以云：油干灯灭，气绝身亡。然非此窍则不能添油，非添油则不能接命，命不接则留性不住，性不住，忽一旦无常到来，则懵懵然而去矣。故吕公曰：啬精宜及早，接命莫教迟。果然是接之则长生，不接则夭死。

"盖人禀天地气数有限，不知保养，自暴自弃，如刘海蟾云：朝伤暮损迷不知，丧乱精神无所据；细细消磨渐渐衰，耗竭元和神乃去。阖辟之机一停，呼吸之气立断。呜呼！生死机关，其速如此，世人何事而不肯回心向道耶？况此着工夫最是简易，不拘行住坐卧，常操此心，退藏夹脊之窍，则天地之正气可采而进，与己混元真精凝结丹田，以为起生之本。盖以天地无涯之元气，而续我有限之形躯，不亦易乎！"[①]

这一篇专论对人的生命根本，对呼吸练气能延年益寿的道理做了颇为精彩的论述，对养生学极有意义。

书中又有"玉液炼形图"，与之相应的"玉液炼形法则"论述了用意念行唾液（即玉液）之法：

"初学之人，平素劳碌，乍入圜中，一旦安逸。逸则四肢不运动，安则百节不流通，以致脉络壅塞，气血凝滞，此通关荡秽之法不能无也。

---

① 尹真人. 性命圭旨［M］. 北京：中医古籍出版社，1990：120-125.

"此法先用行气主宰,照在玄膺一窍。此窍可通气管,即《黄庭经》所谓'玄膺气管受精符'是也。少倾,则津液满口,如井水然,微漱数遍,徐徐以意引以重楼,渐达膻中、尻尾、中脘、神阙,至气海而止。就从气海分开两路,至左右大腿,从膝至三里,下脚背及大拇指,又转入涌泉,由脚跟脚弯循大腿而上至尾闾,合作一处,过肾堂、夹脊、双关,分送两肩、两膀、两臂至手背,由中指转手掌,一齐旋回过手腕,由胸旁历腮后,从脑灌顶,复下明堂、上腭,以舌迎之,至玄膺而止。此为一转毕。稍停又照前行功,则壅滞之处渐次疏通,不唯贯穿诸经,亦能通达诸窍。即《心印经》所谓'七窍相通,窍窍光明'是也。"[1]

"蛰藏气穴众妙归根"中则附有行禅、立禅、坐禅、卧禅4图,都是简便可行的养生方法(见图5-29)。

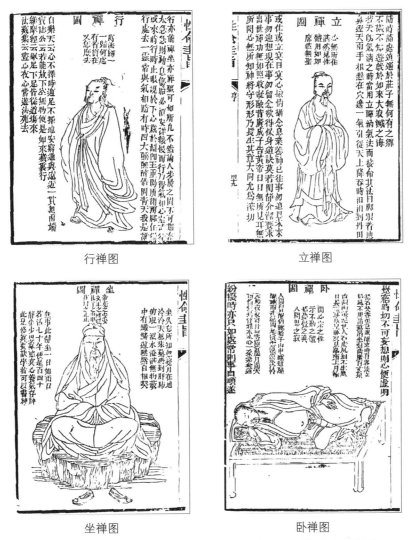

图5-29　《性命圭旨》中的"行禅图""立禅图""坐禅图""卧禅图"

《利集》为第四、第五、第六节的口诀,分别是"天人合发采药归壶""乾坤交媾去矿留金""灵丹入鼎长养圣胎",亦有多幅图。《贞集》为第七、第八、第九节的口诀,分别是"婴儿现形出离苦海""移神内院端拱冥心""本体虚空超出三界"。后两集内容宗教意味较浓,不引录。

《性命圭旨》一书向来为后世之人所重视。近代内丹家陈撄宁曾对求道者说:

"坊间流行之道书,虽有多种,或嫌理论太高,恐无人讲演,不能领会;或嫌口诀隐藏,

① 尹真人. 性命圭旨[M]. 北京: 中医古籍出版社,1990: 127-130.

非明师传授，不能自悟；或嫌意义浅陋，阅之不免生厌；或嫌满纸空谈，到底无下手处；或嫌宗派不同，对于阁下个人之环境，未必相宜，故不敢贸然介绍。据愚见而论，惟有《性命圭旨》一书，最为适用。阁下所急需解决之问题，书中早已代为解决。自始至终，有条不紊，凡圣贤仙佛，一切大道，一切口诀，无不包罗在内。请熟读深思，必有豁然贯通之日。"[①]

该书受后人之重视可见一斑。

三、内丹伍柳派

内丹伍柳派由明末清初的伍守阳和清代的柳华阳开创。伍守阳为全真龙门派第八代弟子，属于北派，但他对具体的丹法练养步骤有许多发挥，在后世影响特别大，因此后人将他与柳华阳这两人独立出来称为伍柳派。伍柳派的功法，纯主清净丹法，以修气脉和小周天功夫为主，又参以佛家禅定止观功夫，具有道佛合流的特点。

1. 伍守阳

伍守阳（1573—1644 年），字端阳，号冲虚子，江西吉安人。著有《天仙正理直论》《仙佛合宗》《天仙论语》《丹道九篇》等。

（1）《天仙正理直论》

按伍守阳序言，《天仙正理直论》作于明崇祯十二年（1639 年），该书是伍守阳的代表作之一。首篇为《道原浅说篇》，次篇为《直论九章》。《直论九章》包括《先天后天二气》《药物》《鼎器》《火候》《炼己》《筑基》《炼药》《伏气》《胎息》等内丹精要之论。书前有伍守阳自序说：

"昔曹老师语我云：'仙道简易，只神气二者而已。'予于是知所以长生者以气，所以神通者以神。此语人人易晓。第先圣惓惓托喻显道，而世多援喻诳人，致道愈晦，故先圣又转机而直言神气矣。群书之作，或有详言神，则未有不略于气者；或有详言气，亦未有不略于神者；是亦天机之不得不秘也者；奈后世又不能究竟，无全悟何？无完修何？予亦正欲均详而直论之。

"夫既谓气为长生之本，宁不以神受长生之果者乎？将谓神为修长生为主，宁不以气定长生之基者乎？是气也，神也，仙道之所以为双修性命也。且谓今也以二气为论，所以明生人、生仙佛之理也。药物为论，所以明脱死超生之功也。而火候集古为经，所以合群圣仙机，列为次第之宜也。喻筑基，论二气渐证于不漏；借炼药，论二气成一而不离；阐伏气，论藏之内而不驰诸外；虽反复言气，而不见其繁，立一名彰一义也。论炼己者，论其成始成终之在真我，专言神而不见其简，操一机，贯一义也。鼎器之论，见神气之互相依。胎息之论，密指胎其神而息其气。此又合神气而归其妙、化于神而虚者也。如此语成九章，道明无极。复以曹老师昔为我浅说道原者发明之，亦成一篇，冠之《直论》之首，先揭其大纲。而道体之全，已尽精微于《直论》，又致广大于《浅说》。且广大之不废详，精微之不废捷，二者全备出世，而世，始全仙道矣。倘有不彻诸书之简语，必当从此证会其全；有不悟诸书之隐言，必当从此证钻其显。读此者，了然解悟，则其超凡入圣，端在兹乎？"[②]

其序交代了全书旨意，文字不多，但实际上几乎每句有伍守阳的增注以详细说明，故实际全文甚长。如"夫既谓气为长生之本"以下四句，就有长注云：

"一日，户部郎四愚张公，名学懋，来冲虚子道隐斋中，问曰：此四句是如何说？伍子答曰：此性命双修之说也。气为长生本者，言先天气即真阳之精，世人耗尽此精气，则能丧命，返还得此精气，则能长生。所以古云'气是添年药'，又云'留得阳精，决定长生'是也。我

① 胡海牙，武国忠. 中华仙学养生全书：下册［M］. 北京：华夏出版社，2006：1148.
② 伍冲虚，柳华阳. 伍柳仙宗［M］. 郑州：河南人民出版社，1987：23-37.

言学者要知长生之本为先天精气，当知非容易可得者，必由神而驭之，而得长住长生，则此长生之果，唯是神长住之所受用者，故说受长生之果是神。神为修长生主者，言若不以元神主乎气，便不得真长生之元气。《经》云：'神行即气行，神住即气住。'我故说修长生之主是神。然神非得气定基，而长凝神入于气穴，则神堕空亡，而无所长住，而不能长生。必得真气为不死，而后神随之以不死。双修之理，少一不得，少神则气无主宰不定，少气则神堕顽空不灵。"①

注中还指出了该书的另一特点，即融道、佛二家于一炉，互相参证。如说：

"古仙佛诸书，皆详一而略一。如仙书只详言炼精化气以出欲界，曰采取、曰烹炼、曰成丹、曰服食。至于十月之炼气，但曰守中，不尽其化神之说，此皆书之所简也。如佛书只详言禅定色界四禅之理，用之以出色界，即仙之炼气转神入定也。至于欲界离欲除淫，如仙之炼精化气者，但曰不除淫修禅定，如蒸砂石终不成饭。如来涅槃何路修证？明明言淫之当戒，而不言淫机，身心何以得断？淫根何以无漏？而成漏尽通不死之阿罗汉，亦是语之所以简也。我故曰：佛言详于终而略于始，所以无始者必无终；仙言详于始而略于终，所以有安于成始，而忽于成终者有之。亦即此序所谓详气略神、详神略气者。我见诸书俱是如此，故以炼精、炼气、化气、化神而全言之。又炼神还虚，为超出无色界之所必由，皆为从前仙圣之所略言者。但曰九年面壁，我乃以大定、常定之至玄至妙者，而历历全言，全之又全，愿后之人人得与仙佛齐肩，皆从此《直论》一书悟入。"②

柳华阳指出此书以更全面的理论，综融道、佛二家之长。伍守阳《道原浅说篇》又说：

"夫所谓道者，是人所以得生之理，而所以养生致死之由。修道者，是即此得生之理，保而还初，使之长其生而不死之法。"③

柳华阳在注解中补充说：

"既生有其身，由精气神盛旺则生得所养而全天年，由道也；精气神衰竭则形枯而致死，亦由道之所致。"④

即无论生死都是"道"，亦即一定之规律。而道、释二家所修的仙佛，旨是超越这一常规。所以又说："既性命双全，方成得一个人，亦必性命双修，方成得个仙佛。未有二者不全而能成人、成仙佛。必以顺之成人者，以逆成仙佛，所以知为仙佛由于为人。"⑤

伍守阳指出，人的生命有三变：

"禀此阴阳二气顺行，随其自然之变化则生人，逆而返还修自然之理则成仙成佛。是以有三次变化而人道全。（人道者，生身成人之道也。一次变化者，是父母初交，二气合为一气而成胎也。二次变化者，是胎完十月，有气为命，有神为性而将产也。三次变化者，是产后长大成人，精气盛极，十六岁时也。谓之三变者。）"⑥

那么反过来，修炼就是逆此过程，"修道者，是即此得生之理，保而还初，使之长其生而不死之法"，"修炼三关者，使精返为气，气炼为神，神还为虚，即是从三变返到二变，从二变返到一变，从一变转到虚无之位，是位天仙矣"，"由此虚之而又虚，虚到无极，便是天仙升迁到极尊处"⑦。这就是内丹修炼的三关：初关炼精化气，中关炼气化神，上关炼神还虚。当然这是指16～64岁已耗精者（已漏者）而言，如童男尚未耗精，则不需初关炼精化气之工。

《天仙正理直论》对练功的基本方法做了比较明晰的说明。如说：

"冲虚子曰：初修，炼肾中真阳之元精，谓之筑基。阳精炼得不漏而返成气，渐修渐补，得元

① 伍冲虚，柳华阳. 伍柳仙宗［M］. 郑州：河南人民出版社，1987：26-27.
② 伍冲虚，柳华阳. 伍柳仙宗［M］. 郑州：河南人民出版社，1987：34-36.
③ 伍冲虚，柳华阳. 伍柳仙宗［M］. 郑州：河南人民出版社，1987：43.
④ 伍冲虚，柳华阳. 伍柳仙宗［M］. 郑州：河南人民出版社，1987：43.
⑤ 伍冲虚，柳华阳. 伍柳仙宗［M］. 郑州：河南人民出版社，1987：43-44.
⑥ 伍冲虚，柳华阳. 伍柳仙宗［M］. 郑州：河南人民出版社，1987：46.
⑦ 伍冲虚，柳华阳. 伍柳仙宗［M］. 郑州：河南人民出版社，1987：47.

气足，如童子之完体，方是筑基成者。基成则永无漏之果从此始，故曰初证。此由百日之得果也。后面有十月化神，九年还虚，正是大事，与天地同久，正得大果，谓之大成者是也。"①

文中指以不漏之身作为初步有成的验证标准。"漏"为佛教用语，指烦恼尽，而用在此处，又暗有精漏之意。不漏即不会泄精，则是成"仙"之初阶。之所以不漏，是因为"精既返而成气，则无复有精矣"，注解说：

"无精是气因静定之久，不复动而化精。淫根缩如小童子，所谓返老还为童体者是如此。故佛家《华严经》亦云'成就如来马阴藏相'是也。"

如果尚有精，"则未及证于尽返气也"，注解说：

"真阳曰：有精即是有漏之躯，全无一点精方是无漏之躯。世有一等人，虽未行淫事而不泄精，只名节欲，不名无漏。今之出家僻处，持五戒以禁淫者是也。犹有可漏精者在，如玉通禅师，住虎丘四十年，持戒禁淫，竟败精于红莲妓者之千拜。此正无实果之案也。观其死即随之，又不能了生死之案也。吉王问曰：真无漏者，如何验知？冲虚云：真无漏，则阴缩如小童子，绝无举动，绝无生精之理，焉有漏？始得成有修有证之漏尽通也。若人老而阴缩者，是阳气残而萎（瘘）矣。无精者是精已枯竭矣，从生身来禀赋得阳气微弱所致，不可误以为修证。若人到衰老时求修证，必要补精到能泄精地位，而后始有可长生之机。切不可误至于老来铅汞少者也。"②

书中有与吉王朱太和的问答，也谈到一些具体的练习方法，如关于"转尾闾、夹脊、玉枕三关"的注解说：

"吉王太和问曰：前云三关是初、中、上，此云是尾、脊、枕为三，请示曰转者以何为？冲虚曰：前云三关，虚拟其出三界之次第；此云三关，实指所必由之路。《华严经》云'践如来所行之道，不迟不速，审谛经行'者，即此也。其道在背脊二十四椎间之两头及中也。关者，紧要当行之路，而又为难行之喻，故名之。尾闾者，闾即关之义，尾为脊骨下尽处。脊有中、左、右三窍，髓实不通，呼吸之行乃尽于尾，尾之下则窍虚，而气液皆通。虚实原以不相同，故名下鹊桥。用秘法天机以通之，令气得转运。夹脊者，腰与脊之异名处。玉枕者，椎骨之上尽处也。转之者，古云：一孔玄关窍，三关要路头。忽然轻运动，神水自然流。萧紫虚真人云：河车搬运上昆山，不动纤毫到玉关。妙在入门牢闭锁，阴阳一气自循环。此即转义也。"③

（2）《仙佛合宗》

《仙佛合宗》是伍守阳对《天仙正理直论》的进一步补充，只不过书名更突出了道、释二教合流的旨意。该书伍守阳自序说：

"仙宗果位，了证长生；佛宗果位，了证无生。然而了证无生必以了证长生为实诣，了证长生必以了证无生为始终，所谓性命双修者也。今我述斯宗，厥意在仙宗，其佛宗不过带言而已。名曰合宗者，欲使天下后世同志圣真，知性命双修为要也。向作《天仙正理直论》九章，敷陈仙理，次第详明。兹复述《仙佛合宗语录》九章，一以阐明《直论》未泄（宣）之秘法，一以罄口传未泄之天机。有是录传，而玄中之玄、妙中之妙炳若日星矣。得斯录者，精进修持，成仙成佛，庶不负我度人之苦心也欤！"④

因此做出种种讨论，最后均以两教相合为归结。如有问答如下：

"曰：何为息定而后生？

"曰：此是后天自运之火，亦得定机也。先天元神元气，因眸光专视而得定机于上下之本位，则后天自运之火亦因神气之定机而有所归依，自然伏定于气根，而无上下之运行矣。真息一定，大约自生；真息不定，大约必不生也。古云'定息采真铅'，即此义也。此四说者皆以眸光为招摄，

① 伍冲虚，柳华阳. 伍柳仙宗［M］. 郑州：河南人民出版社，1987：38–39.
② 伍冲虚，柳华阳. 伍柳仙宗［M］. 郑州：河南人民出版社，1987：56–57.
③ 伍冲虚，柳华阳. 伍柳仙宗［M］. 郑州：河南人民出版社，1987：63–64.
④ 伍冲虚，柳华阳. 伍柳仙宗［M］. 郑州：河南人民出版社，1987：245–246.

故其生之意乃尔也。昔本宗丘祖相传一偈云：'金丹大药不难求，日视中田夜守留。水火自交无上下，一团生意在双眸。'旨哉！此偈也。须知大药生时，六根先自震动。丹田火炽，两肾汤煎，眼吐金光，耳后风生，脑后鹫鸣，身涌鼻搐之类，皆得药之景也。大率采药至于三四日间，真息将定未定之时，得药六景，即次第而现。若采药至于五六日间，则真息一定，而大药已生矣。故七日之期，亦大概之言耳。佛宗云：'天女献花。'又云：'龙女献珠。'合此宗也。"①

书中也有与吉王朱太和的问答，针对修炼中的要点进行讨论。如吉王朱太和问"真精"的问题：

"太和一问曰：蒙师指我以真药物，犹未明辨何以为真药物之真取也？（尝闻上古圣真及师仙所言，只是口说真药物，犹不知自身中辨何为真，何为不真，故不免疑而再问之。）

"伍冲虚答曰：真药物即真精也。（精何故言真，以修仙道可用者，名曰真，不可用者，不名真。）彼后天交媾之精即不真。（交媾淫精已有重浊形质，不能变化复返为无形质之元气而化神气。既不能化气化神，便是不可用者，故不真。庄子《南华经》云：'既以为物矣，欲复归其根，不亦难乎。'陈真人云：'贪嗔爱欲不能离，安得此身延寿考。'《抱朴子》云：'有一等专守交媾之术，以规神仙而不作金丹大药，亦愚之甚也。'）先天之精乃谓之真精。（未有天形之先，只是元气。如未有人形之先，亦是此元气，然生天、生人、生仙、生佛，皆是此气。故云：至静未动，曰元气。静而时动，曰元精，元精实即元气，非二也。而强名为精，乃修仙成道之根基，始是修仙可用之真精。）"②

书中又特别强调从念头上戒欲，指出：

"有念者，有淫媾之妄念也。因淫念而生之精，即同交媾精；因淫事而生之精，亦即交媾之败精。精已败者，气已耗矣。更何以得长生？故《华严经》中佛言'初禅念住'；《楞严经》中佛言'汝以淫身，求佛妙果，轮转三涂，必不能出。如来涅槃，何路修证'；陈虚白云：'大道教人先止念，念头不住亦徒然'。是仙佛皆同，除此一念也。"③

书中指出修炼者应抓住时机，采取无淫念而生之真精，然后化气补足：

"精虽真者，是人无淫念、淫事，而身心亦有虚极静笃景象。此是静极而动之精甚真，所谓人人本有者。学者不得仙位，真中辨真之机，乃不知我身中已有精生之真时，是神无觉知也。神既失于灵觉，则不能主宰乎，采取配合之工，以留此真而还于静，为长旺后动，渐采渐补之机。所以云，不得为其精用志有此。"④

"唯是至清真，真阳之精生于虚极静笃之时，故曰清矣。唯清固真，既已清真，便是可用之机。若有仙传，能觉知者，当其觉初，觉其气之未甚足，则不可必其急于用。必要真觉其气之真有足，则真足之气方可补精化气，而还足本根之气。然气精在禀赋原本至足，只缘爱欲淫妄而耗亏，则有不足。故欲补足，所以必取此根本足处发生者，可为补足之用，以凑补为禀赋静体之至足。非至清至真之有足，何以补得至足？是以不得不觉求气足者。此足气，人人本有，欲取为用，人皆自有，不待外求。唯知足者，而后知得足。则以觉神便主之为配合，采归根而留，能得足而成金丹大药。所以于清真，必要辨至清至真之足也。得足气，则得长生不死而仙矣！知足气，亦知可必得仙矣，必长生不死，而不复投生矣！"⑤

2. 柳华阳

柳华阳（1736—?），豫章（今江西省南昌）人，遇伍守阳传其修内丹术密旨，后著有《慧命经》《金仙正论》。

① 伍冲虚，柳华阳. 伍柳天仙法脉［M］. 北京：宗教文学出版社，2012：86.
② 伍冲虚，柳华阳. 伍柳天仙法脉［M］. 北京：宗教文学出版社，2012：100–101.
③ 伍冲虚，柳华阳. 伍柳天仙法脉［M］. 北京：宗教文学出版社，2012：101.
④ 伍冲虚，柳华阳. 伍柳天仙法脉［M］. 北京：宗教文学出版社，2012：132.
⑤ 伍冲虚，柳华阳. 伍柳天仙法脉［M］. 北京：宗教文学出版社，2012：134.

（1）《慧命经》

《慧命经》是柳华阳最有影响的著作，且曾被德国传教士卫新贤译成德文，在欧洲也有一定的影响。其自序云：

"华阳，洪都之乡人也。幼而好佛，因入梵宇有悟，常怀方外想，见僧辄喜。一旦闻长者曰：昔五祖三更时，私授六祖道。侧听欢然，憬如梦觉。始知修炼家必赖师传，乃寻求不已。足迹遍荆楚间，迄无所遇。后乃投皖水之双莲寺落发，愈加咨访，凡三教之师，靡不参究，竟无悉慧命之旨者。因自叹曰：人身难得，遂此虚度乎？忽发一念，于每夕二鼓，五体投地，盟誓，虔叩上苍，务求必得。阅及半载，幸遇合伍冲虚师，传余秘旨，豁然通悟，乃知慧命之道，即我所本有之灵物。嗣至匡庐，又遇壶云老师，窃聆论绪，知为非常人。勤恳听受，继以哀吁，师乃大发鸿慈，开悟微密，中边奥窍，罔不周彻。及余临行，师嘱曰：佛教双修，今已断灭，子当续其命脉，以度有缘。余隐迹江左，与二三道侣焚修切究。因碧蟾了然琼玉真元苦修，已成舍利，默契师传，故纂集是书，命曰《慧命经》。画图立相，开古佛之秘密，泄师祖之元机，洵接引后学之梯筏也。余见世之求道者，多宗语录，而语录中有实语者，有妄语者，彼下学不知如来慧命之道，误入套语禅，终为下愚，转受语录之害。余通阅诸经，与师传印证，有《楞严》《华严》《坛经》，乃实语也，禅师语录、和尚语录乃妄语也。夫修炼之道，非实语不足以证真诠，非实语不足以辟虚妄。虚妄胜则魔障生，虽有智贤，无所从入。千百年来，慧命之道，深秘单传，率（卒）难窥觉。今以浅率之言，将佛宝秘传，和盘托出。俾世之学者，睹此《慧命经》，即若亲口相传。只须励志精勤，不必他山求助，则佛果可以立证。此余苦心求师悟道之本愿也。"[①]

柳华阳幼年好佛，后来入道，因此也是仙佛合流，但更多一些佛教色彩。《慧命经》之"慧命"一词即来自佛教，意指以智慧为生命。本书论理方法的一大特点是重视图示。书之起首有"漏尽图""法轮六候图""任督二脉图""道胎图""出胎图""化身图""面壁图""虚空粉碎图"等，并且各有图说。

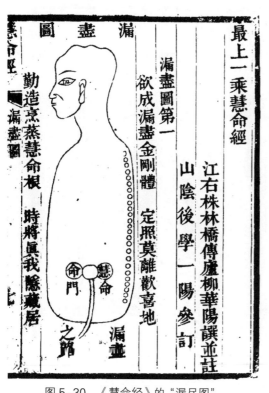

图 5-30　《慧命经》的"漏尽图"

以"漏尽图"为例，"漏尽"即烦恼尽，也是佛教名词，但也可与道教的"道"为一。其图说谓：

"盖道之精微，莫如性命。性命之修炼，莫如归一。古圣高贤将性命归一之旨，巧喻外物，不肯明示直论，所以世之无双修者矣。余之所续图者，非敢妄泄也。是遵《楞严》之漏尽，表《华严》之妙旨，会诸经之散言，以归正图，方知慧命是不外乎窍矣。且此图之所立者，是愿同志之士，明此双修之天机，不堕傍（旁）门，方知真种由此而怀，漏尽由此而成，舍利由此而炼，大道由此而成。且此窍也，乃是虚无之窟，无形无影。气发则成窍，机息则渺茫，乃藏真之所，修慧命之坛，名之曰海底龙宫，曰雪山界地，曰西方，曰元关，曰极乐园，曰无极之乡。名虽众多，无非此一窍也。修士不明此窍，千身万劫，慧命则无所觅也。是窍也，大矣哉！父母未生此身，受孕之时，先生此窍，而性命实寓于其中。二物相融合而为一，融融郁郁，似炉中火种，一团太和大埋。故曰先天有无穷之消息，故曰父母未生前，气足胎圆，形动胞裂，犹如高山失足，团地一声，而性命到此则分为二矣。自此而往，性不能

① 伍冲虚，柳华阳. 伍柳仙宗［M］. 郑州：河南人民出版社，1987：375-378.

见命，命不能见性。少而壮，壮而老，老而呜呼。故如来发大慈悲，泄漏修炼之法，救人再入胞胎，重造我之性命，将我之神气入于此窍之内，合二为一，以成真种。如父母精气入于此窍之内，合二为一，以成胎孕，其理一也。夫窍内有君火，门首有相火，周身为民火。君火发而相火承之，相火动而民火从之，三火顺去则成人，三火逆来则成道。故漏尽之窍，凡圣由此而起。不修此道，而另修别务，是无所益也。所以千门万户，不知此窍内有慧命主宰，向外寻求，费尽心机，无所成矣。"[1]

其他各图也均有意义。如"任督二脉图"讲内景的相通，与医家所说的任督二脉着重点有所不同。

"道胎图"则形象地显示腹中结丹的景象。

《慧命经》对修炼胎息之法指出：

"息者，呼吸之气也，佛喻之风矣。亦名柱杖，犹如老年傍杖而行。修慧命者，若无此息吹嘘，漏尽不化，舍利不成。故禅师云'未到水穷山尽处，且将作伴过时光'是也。盖人呼吸之气，原根本在丹田，但人只知出，不知进耳。得真传者，丹田之神，能以接息。故禅师云'无孔笛，颠倒两头吹'，才得神气相合，久则自暖，法轮自转。一月二月者，年老年少之分别耳。少年月内，炉中自有效验之机发；年老或数月方有浑合之信至，暖气才有动机。"[2]

书中又强调断淫之法，说：

"淫机即是世尊所谓淫根也。根之形在外，而机在内。不知修炼，焉有不牵连身心乎？即孟子所谓气亦能动志之说。问曰：有何法制伏？答曰：得诀者，其机之将发，以神主使，其机自息。即孟子所谓志者，帅也。以呼吸摄之，使其气之自归，即达摩所谓采取也。神即为火，息即为风。机发虽是气，而内实有漏尽之资，若不在此锻炼，则又牵连身心矣。以丹田为炉，以阖辟为箱，以火而炼，以风而吹，以暖信为效验，以畅快为无事，久久锻炼，则机自死，淫性自断，断性亦无，身心太平。"[3]

书中也有讨论"走漏"即泄精对修道的影响，说：

"问之五曰：打坐人凡有走漏，是何故也？答曰：人至十五六岁，气满自然而走泄。不得真传，则不知用火功。既不会火功，焉有自住之理乎？若要不走泄者，时刻在走泄之处，用火锻炼，使精化而成气，气往上升，不致走泄矣。

"问之六曰：今禅门人称修道走漏不碍，此言是否？答曰：此是第一外道。《楞严经》云：淫身、淫心、淫根不断，必落魔道，经百万劫，永不能出。

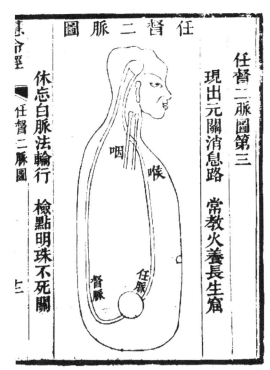

图 5-31　《慧命经》的"任督二脉图"

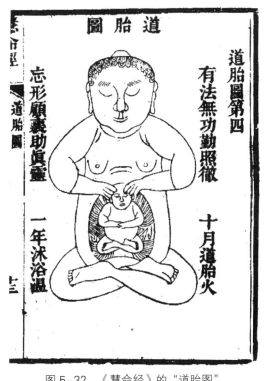

图 5-32　《慧命经》的"道胎图"

① 伍冲虚，柳华阳. 伍柳仙宗［M］. 郑州：河南人民出版社，1987：384-387.
② 伍冲虚，柳华阳. 伍柳仙宗［M］. 郑州：河南人民出版社，1987：431.
③ 伍冲虚，柳华阳. 伍柳仙宗［M］. 郑州：河南人民出版社，1987：432-433.

况走漏一回，与凡夫淫媾一回，其理一也。天上未有走漏身体之佛祖，其舍利子又从何来？此乃释教下等之徒，不必论他。"①

由于炼内丹功法如此注重所谓的"不漏"，因此练习者心理的自我控制是特别重要的。另一本传言称柳华阳所著的《大成捷要》②里，有"收心炼己口诀"说："入手修真，总以炼心为主。专看念头起时，坚持正觉，使杂念扫除，而皈于一念。主静立极，还虚入定，扫除三心，灭尽四相，直待心地静后，性天清凉，凝神入定，一心默守，闰辟之机。"该书强调"必须灭尽心头之火，消尽无穷之欲"，才能在精盛时忍住，"将向外发生之慧命金精，摄皈本位，直至机回气转，外肾消缩净尽。进而再烹再炼，元精尽化为元气，自有一阵天朗气清之景"③，进而才能进行炼精化气之后的各个步骤。

其他有关修习之法，《慧命经》中有"正道工夫直论第十一"，有论有注，论述较为清晰：

"华阳曰：下功之时，处于静室（静室者，不近闲人之所，恐来搅我之静也），身如槁木（坐则忘形），心似寒灰（静则忘心），以灵光为用（回光返照），并性命而同宫（以性入于命宫），是谓道之首也（此言修性，而命即在其中，故曰首也）。且静极而动者（且人能到真静之时，内有一机顿发，即非凡心也，亦非意也，乃丹田之气动也。五祖曰情来，六祖曰淫心即道心。学佛之士，若不知此动机，乃无下手之处，虽修无益也），大道之根苗（佛祖知此机来，用法收回丹田，炼成舍利牟尼，超凡入圣，由此而起，故曰修大道之根苗也），造物之主宰（且凡夫不知修炼，因此机动无法制之，则心亦动焉，即孟子所谓气亦能动志者也。如此男女交合，则生人道矣。而万物亦因此机动，雌雄自合，亦生万物。世人因自好色，谓修道者亦是好色，实不知其法也。佛祖专候此机之才动，不等心之转念，以火炼之，以风吹之，外肾自缩，心如凉水，何好色之有乎？且焦螟、虱子岂有色心乎？此乃道之化育，天地之真机，自然而然，非有心也。凡圣之变化，总在此顺逆之间耳）。

"气旋窍开［且气者，古人曰物，曰水，曰闰（窍）阁事，其名甚众。窍即丹田，气穴也。开即命门，医书谓两肾中间为命门，误也。此门即在脐下，女人谓之子宫门，正此也。男女泄精，正在此处也］，慧命之情，喜向乎其外（盖慧命乃世尊巧喻之别名，中华所谓元气者也。人自受胎，禀造物主宰之气，而在其内，佛性亦在焉，所谓天命之谓性也。通八脉与母呼吸相连，口鼻绝无气也。及其团地之时，口鼻一通，八脉不通，元气内藏。及其年壮，元气拱关而出。《楞严经》谓之漏尽通矣，窍即开矣。自后其机一发，无路可行，顺此熟路而出……《楞严经》云：淫身、淫心、淫根不断，如蒸砂石欲其成饭，经百千劫只名熟砂，必入魔道，轮转三途，终不能出……世尊慧命之道，佛佛相应，祖祖相传，若能自用，则三种淫事，一炼自断，其中有深旨），摄乎其内（摄乎，以吸吸摄之，呼吸非意则无主矣。内者，丹田也）。绵绵若存，念兹在兹，和合熔化，而为真种之胎源，实为正道之真传矣。［上文所言摄归之法，此则表时刻温养之功。且命既归源，又当时时呼吸嘘之，刻刻以意守之，似炉中之火种，意气双熔，变为真种，实为性命双修，久则无中生有。除此之外，尽属傍（旁）门，终无所成也。］"④

（2）《金仙证论》

柳华阳所著《金仙证论》，又名《延寿真诠》。内容包含内修功夫、丹道性命双修的法诀。重点讲通任督二脉之法。书中进一步讲到如何摄取真精，云：

"精生者，元气之动是谓精生。探者，探其气之妙处。必须以我之正念，敛收微细之神，诚志专意，探入其气之动所，招摄已生之精，归于本穴，用火烹炼。"

---

① 伍冲虚，柳华阳. 伍柳仙宗［M］. 郑州：河南人民出版社，1987：516–517.
② 《大成捷要》据称原藏于河南登封市嵩山崇福宫，后道士王乾一云游于该宫，从常住马宇秀炼师处获观此书，抄录一遍携归，藏于山东崂山太清宫。后于民国初年传出。有的记载称该书为柳华阳所著，但《伍柳仙宗》未收，故录数语于此.
③ 劳山道人，玄中子. 大成捷要［M］. 太原：山西人民出版社，1988：23.
④ 伍冲虚，柳华阳. 伍柳仙宗［M］. 郑州：河南人民出版社，1987：481–487.

"凡世之学道者，知阳生固多矣，而所以化精成金丹者，何少也？由不知其风火之法，药产有时，封固有炉，周天有度，混采混炼耳。"

"古书所喻炉鼎者，是炼精炼气之所。方士借此为言，曰女鼎，曰烧炼。初学未得真传，信而惑矣。纵有真志，岂不误哉！而道路者，即采取升降任督之脉络也。俞玉吾云：任督二脉，呼吸往来之黄道也。任脉者，起于中极之下，以上至毛际，循环腹里，上关元至咽喉也。督脉者，起于下极之脑，并绕脊里，上风府，入脑顶。二脉通则百脉俱通矣。采取由此而运周天，由此而转，能识此炉鼎道路，则金丹无不成矣。"①

可见伍、柳二人都强调并且点明修炼到不泄精为养生乃至长生的关键。柳华阳在本书还说：

"凡炼丹下手之仙机，即炼肾中之元精。精满则气自发生，复炼此发生之气，收回补其真气，补到气足，生机不动，是谓丹也。则人之根窍无漏精之路，便成人仙矣……世人每遇精生，不知修炼，顺此造化，男女交合，即为生人之道，由气顺化……真人知此精生之造化，以神留精，逆归气穴，用火锻炼，精化为气，脱胎神化，仙佛从此而得，由精逆化也。"②

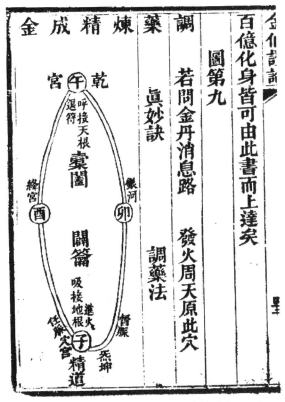

图 5-33　《金仙证论》的"调药炼精成金丹图"

他因此认为"精者乃是人死入生之关锁"，对其采取之法，也有更进一步的说明。此书继承《慧命经》的特点，也以图来说明。如"调药炼精成金丹图"。柳华阳在"图说"云：

"窍本无形，自无而生有，则谓之元关、中官、天心，其称名固不一也。夫虚无之窟，内含天然真宰，则谓之君火、真火、真性、元神亦是无形。静则集氤氲而栖真养息，宰生生化化之原；动则引精华而向外发散。每活子时二候之许，其窍旋发旋无，故曰：元关难言。其气之行，后通乎督脉，前通乎任脉，中通乎冲脉，横通乎带脉，上通乎心，下通乎阳关，上后通乎肾，上前通乎脐，散则透于周身，为百脉之总根，故谓之先天。其穴无形无影，气发则成窍，机息则渺茫。以待成全八脉，则八脉凑成，共拱一穴，为造化之枢纽，名曰气穴。譬如北辰居所，众星旋绕护卫，即古人所谓窍中窍也。窍，即丹田，上乃金鼎，鼎稍上即黄庭。窍下即关元。古谓上黄庭，下关元是也。关元下即阳关，亦名命门，乃男女泄精之处，肾管之根由此而生。但黄庭、金鼎、气穴、关元四穴俱是无形，若执形求之，则谬矣。又谓夹脊两肾中藏元气，则亦谬矣。此书图之所作，实发古人所不尽泄之旨，而又有以辟其诞妄也。"③

该书的另一特点是总结了修炼不当的后果，有"危险说"列举各种失误，如：

"炼己之生浮（心不纯熟），行功之沉睡（不自灵觉），及至阳生时（活子时来），迷而不自灵觉（当面错过）。气薰形起（玄关气之融暖，则外肾举矣），昧却采工（因睡之过耳），气之极动，变而外施（元气融极之时，不采则自欲出关，变为后天矣）。"④

这些失误导致修道者不能抓住时机修炼成功，更有可能出现"种种阴魔阴怪来搅""或沉寐时外阳不举竟自泄之"等情况。

① 伍冲虚，柳华阳. 伍柳仙宗［M］. 郑州：河南人民出版社，1987：572–573.
② 伍冲虚，柳华阳. 伍柳仙宗［M］. 郑州：河南人民出版社，1987：579–581.
③ 伍冲虚，柳华阳. 伍柳仙宗［M］. 郑州：河南人民出版社，1987：655–658.
④ 伍冲虚，柳华阳. 伍柳仙宗［M］. 郑州：河南人民出版社，1987：694–696.

以上伍、柳二人的著作，清代被邓徽绩辑成《伍柳仙宗》一书，内含伍守阳所撰的《仙佛合宗语录》六卷、《天仙正理直论》一卷、《天仙正理浅说》一卷、《金丹要诀》一卷、《丹道九篇》一卷和柳华阳所撰的《慧命经》一卷、《金仙证论》一卷。

四、内丹东派

内丹东派是道教内丹的派别名称，很多是后人追认的。所谓东派，指的是明代末年陆潜虚至清代傅金铨开创的一个内丹派别。因为是后来晚清的李涵虚出现并自称西派，相应地人们才将陆、傅一脉称为东派①。

1. 陆潜虚

陆潜虚是内丹东派的创始人，名西星，号长庚，生活在明朝嘉靖至隆庆年间，淮海人。平生著述甚多。属于解疏前人著作者有《纯阳吕公百字碑》《无上玉皇心印经测疏》《皇帝阴符经测疏》《崔公入药镜测疏》《周易参同契测疏》《参同契口义》《紫阳金丹四百字测疏》《龙眉子金丹印证诗测疏》《丘真人青天歌测疏》《悟真篇注》《庄子南华副墨》《还元篇注》《法藏华藏》等，属于新撰著者有《玄肤论》《金丹就正篇》《金丹大旨图》《七破论》等。后来结集为《方壶外史丛编》。

在《纯阳吕公百字碑》中，陆潜虚论述性命关系说：

"夫学道修真之子，进步入门，先须理会性命二字。性有性源，命有命蒂。性源要清净，命蒂要坚固。命蒂固则元气充，气充而精自盈矣。性源清则元神定，神定则气自灵矣。何谓命蒂？真息是也。何谓性源？心地是也。"②

又论练养之法，以"养气降心静守内炼"为主旨。陆潜虚说：

"我师教人有法，开口便说养气降心，而养气降心自有真诀。故曰'养生忘言守'。'忘言守'，养气之真诀也。五字之中，'忘'字'守'字，要有下落。盖忘言者，非缄闭其口而使之不言也。涵固精神，沉潜内守，情境两忘，无心于言，而言自不出也。若存心缄默，固闭深藏，反成心病。守之云者，守此气也。守之者谁？神守之也。守于何处？《道德经》云：'多言数穷，不如守中。'中者，神气归复之处，人之大中极也。《参同契》云：'闭塞其兑，巩（筑）固灵株。'闭兑者，即忘言之义；灵株者，即神气之根。盖能常守于此，则心息相依，子母相见，神气混融，打成一片，绵绵迤迤，久之而成大定。少焉静极生动，真火熏蒸，金精吐华，冲关透顶，灌注上下。气得其养，其妙用有如此者。"③

《玄肤论》是陆潜虚著作中较重要的一部，共20篇。所谓"玄肤"，"言玄理肤浅，非精诣也"。陆潜虚在自序中述其著作旨向说：

"去圣愈远，大道失传，狂瞽之师，各售所见。类皆窃近似以文神奸，故有口禅之衲，竞（兢）斗机锋，垄断之夫，纵谈黄白，人元则以闺丹首乱，服食则以金石戕生，学术不明，流祸无极，仁者悯焉。……生为此惧，早夜遑遑，不敢自弃。是以屏（摒）去妄心，沉潜至道也。静养之暇，仰思圣师诲谕之旨，聊复述之篇章。冒犯忌讳，在所不敢辞。要在开示真宗，流通正脉，使人知向道而已。"④

在首篇《三元论》中，陆潜虚提出"三元丹法"之说：

"愚闻之师曰：丹有三元，皆可了命。三元者，天元、地元、人元之谓也。天元谓之神丹。

① 阳明. 陆西星和他的方壶外史 [M]. 成都：四川大学出版社，1995：38-41.
② 陆西星. 纯阳吕公百字碑 [M] // 王沐. 道教五派丹法精选：第三集. 北京：中医古籍出版社，1989：2.
③ 陆西星. 纯阳吕公百字碑 [M] // 王沐. 道教五派丹法精选：第三集. 北京：中医古籍出版社，1989：2-3.
④ 陆西星. 纯阳吕公百字碑 [M] // 王沐. 道教五派丹法精选：第三集. 北京：中医古籍出版社，1989：2-3.

神丹者，上水下火，炼于神室之中，无质生质，九转数足，而成白雪。三年加炼，化为神符。得而饵之，飘然轻举……地元谓之灵丹。灵丹者，点化金石而成至宝。其丹乃银、铅、砂汞有形之物，但可济世而不可以轻身。九转数足，用其药之至灵妙者铸为神室，而以上接乎天元。……人元者，谓之大丹。大丹者，创鼎于外，炼药于内，取坎填离，盗机逆用之谓也。"①

实际上"人元"即通常所说的内丹，而"地元"指外丹，"天元"则是更为高级的神丹。后面的"内外药论""阴阳互藏论""先天后天论""铅汞论""元精元气元神论""神统论""金液玉液论""性命论""质性论""神室论""河车论""澄神论""养神论""凝神论""真息论""火符论""药火论""抽添论""遗言论"则是谈具体的炼养方法。

陆氏丹法，属于阴阳双修之法，"内外药论"说：

"夫人元之学，创鼎于外而炼药于内，于是始有内药外药之分……夫道在我身，内炼诚是矣，而何以创鼎于外？创鼎者，圣人不得已焉而为之之事也……且夫上药三品，神与气、精，凡吾所具于先天者，浑沦未凿，何假修炼？故童初之子，皆圣胎也。自夫情窦一开，而浑沦之体破矣！浑沦之体既破，则凡吾身之所有者，日改月化，动皆落于后天。后天之物皆属于阴，其法不能以久存，不得不假夫同类之先天者以补之。而同类之先天则太阳乾金也。以阳炼阴，形乃长存。《契》有之曰：'欲作服食仙，须求同类者。篱破竹补，覆鸡用卵。'如斯而喻，甚明切也。然又须知彼我之气，同一太极之所分。其中阴阳之精，互藏其宅，有不可以独修者。"②

他认为后天之身的修炼，有时需用双修法，不过也认为阴阳双修仅是其中一个环节，重要的还在于炼己的"无为之术"，"自无为而有为，有为之后，而复返于无为，则性命之理得而圣修之能事毕矣"。

在论性命关系方面，陆潜虚将性命与人身精气神三者相结合，以性为神，以命为精、气。其"元精元气元神论"指出：

"元神为性，精气之主也。以其两在而不测，灵通而无方，故命之曰神。故神住则精凝，精凝则气归，气归则丹结。皆先天之用也。所谓元精，非交感之精之谓也。精藏于离，心中之真液也。所谓元气，非口鼻呼吸之谓也。气藏于坎，虚无中之真气也。所谓元神，非思虑之神之谓也。神通于无极，父母未生以前之灵真也。夫人，一太极也，精气即太极之阴阳也，神即太极之无极也，是谓元精、元气、元神。"③

因此陆潜虚提出"神统论"，即以元神统元精、元气。他认为：

"神藏于精，则谓之曰精神；神藏于气，则谓之曰神气。精气之得神而王，犹臣之得君而尊也。故修真之士，莫要于养神。神即性也，性定则神自安，神安则精自住，精住则气自生。何以故？性定则心火不至上炎，火不炎则水不干，故身中之精亦住。凡身中五脏六腑之精皆水也。身中之精既住，则肾中之精可知。肾为精府，精盛于肾者，积水生潮，瀹然上腾，如云雾然，熏蒸四大，灌注上下。吾以元神斡运乎其间，则升降进止，如运诸掌，是谓水火交而成既济也，是谓后天之气而得之似醉也。然此特自吾身之后天者言之耳。若夫先天之用，其采取交媾，脱胎神化，元一而非神之所为。故修真之士莫要于炼神。"④

在"性命论"中他也进一步说：

"性者，万物一源；命者，己所自立。性非命弗彰，命非性弗灵。性命所主也，命性所乘也。……性则神也，命则精与气也；性则无极也，命则太极也。可相离乎？或言释氏了性，道家了命。非通论也。夫佛无我相，破贪着之见也；道言守母，贵无名之始也，不知性安知命耶？既知命矣，性可遗耶？故论性而不沦于空，命在其中矣；守母而复归于朴，性在其中矣。是谓了命关于性地，

① 陆西星. 玄肤论［M］//王沐. 道教五派丹法精选：第三集. 北京：中医古籍出版社，1989：236-237.
② 陆西星. 玄肤论［M］//王沐. 道教五派丹法精选：第三集. 北京：中医古籍出版社，1989：242-243.
③ 陆西星. 玄肤论［M］//王沐. 道教五派丹法精选：第三集. 北京：中医古籍出版社，1989：247-248.
④ 陆西星. 玄肤论［M］//王沐. 道教五派丹法精选：第三集. 北京：中医古籍出版社，1989：248-249.

是谓形神俱妙与道合真也"。①

其"河车论"谈内炼时的感受，对养生也很有参考价值，云：

"要知河车之路，乃吾身前后任督二脉也。夫气之始升也，油然溶然，郁蒸于两肾之间，浩浩如潮生，溶溶如水泮，泛溢于五腧之上者，乃水经滥行，不由沟洫也。吾急以神斡归尾闾，使之循尾闾而上，至于夹脊双关，上风府而直至于泥丸。神与气交会于此，则其疏畅融液，不言可知。少焉，降为新美之津，则自重楼而下游绛宫，入紫庭，复归其所藏之处而休焉。如此循环灌注，久久纯熟，气满三田，上下交泰，所谓'常使气冲关节透，自然精满谷神存'也。造化至此，内炼之征见矣。然非深造而实诣，又乌知予言之有味哉！"②

陆潜虚论修炼时的调息，也颇多心得之语，如：

"所谓息者有二焉，曰凡息，曰真息。凡息者，口鼻出入之气也；真息者，胎息也，上下乎本穴之中。晦翁先生所谓'翕然而嘘，如春沼鱼'者是也。凡息既停，则真息自动。而凡息之所以停者，非有心以屏之也。虚极静笃，故心愈细，而气愈微耳。今之论者但知调息，而忽不自知其落于以心逐气之病，盖以凡夫躁竞之心，未闲调习，一旦使之依息，心岂肯自依？未免着意。着意则气未平，而心先动矣。岂非复以气而役神乎？予故曰：'调息者，自然依息之谓，非逐于息之谓也。'调息又自调心始。调心者，摄念归静，行住坐卧，常在腔子。久久纯熟，积习生常，自然澡雪柔娫，与息相和也。和则相依，依而勿逐。凡息自停，真息自动。橐籥一鼓，炼精化气，熏而上腾，灌注三宫。是谓真橐籥、真鼎炉、真火候也。"③

这些对静坐练习也有指导意义。

陆潜虚又有"金丹大旨图"，用图示的方式表达修炼的不同境地（见图5-34）。

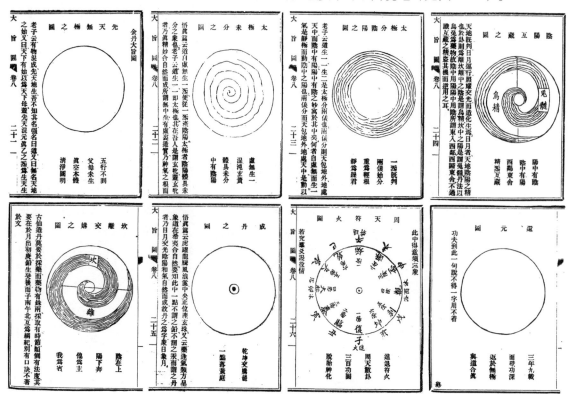

图5-34　陆潜虚"金丹大旨图"

这些图示以阴阳为纲，各配有诀及解释，虽抽象而含有颇深的内涵。

① 陆西星．玄肤论［M］//王沐．道教五派丹法精选：第三集．北京：中医古籍出版社，1989：250–251.
② 陆西星．玄肤论［M］//王沐．道教五派丹法精选：第三集．北京：中医古籍出版社，1989：254.
③ 陆西星．玄肤论［M］//王沐．道教五派丹法精选：第三集．北京：中医古籍出版社，1989：258–259.

2. 傅金铨

傅金铨，字鼎云，号济一子，又号醉花道人，江西金溪珊城（今江西省金溪县珊城乡）人，生活于清代嘉庆至道光年间。编著有《证道秘书》（又名《济一子道书十七种》）广行于世，包括有《道书一贯真机易简录》《杯溪录》《试金石》《天仙正理读法点睛》《度人梯径》《吕祖五篇注》《道海津梁》《赤水吟》《丹经示读》《性天正鹄》等多种书。

傅金铨被认为继承陆潜虚观点，重阴阳双修，属于内丹东派。他对双修有诸多论述。如说：

"《易》曰：一阴一阳之谓道。《无根树》曰：离了阴阳道不全。斯道必匹配阴阳，交接水火。世人见入山住静，不婚不宦，便谓此是修道，岂知道在人间，不在山内。……出世之法，即在此世法中求之。所谓世法者，君臣、父子、夫妇、兄弟、朋友，日用平常之事也。人道生男育女，修丹者效之。三丰祖曰：顺生人，逆生丹，只一句儿超了千千万，再休题（提）清静（净）无为枯坐间。"[①]

他还说：

"有等愚顽，执着不化，死守清静，信杀不疑。苦修苦炼，昼夜打坐，使气血凝滞，鹊形鹤体，骨瘦如柴，到发黄齿落，犹不自悟，可胜叹息！所以然者，世人习见道门不婚不宦，独坐穷山，深居岩壑，顽空枯坐，谓之修真。又见之小说皆云入山修道，便谓神仙是山中修出来的。岂知坐到老死，却属空亡。究竟还是不细心读《丹经》之故。"[②]

他认为出家修炼之法行不通，而《度人梯径》则指出双修方属"妙理"，说：

"太极初判，生天生地生人。三才并立，乃一点真阳流出，自然恍惚有象，无形无质。人之禀受中气，即二仪中间一点阳精。得乾者男，得坤者女。乾变为坤，坤复为乾，阴阳颠倒，坤得其阳，乾得其阴，成了坎离。离中虚，男也；坎中满，女也。离中含阴，坎中含阳，此乃阴阳颠倒，鬼神不测之机。故炼丹必得阴阳颠倒，至奥至妙，方可言金丹大道……世人只解孤修静坐，不悟双修妙理，离了阴阳，背却造化，断无成就。"[③]

当然，傅金铨所说的双修，决非采战邪术，"本属正经施为，并非邪淫妄诞"[④]，在真正的练习中，是要真心诚意，摒绝欲望的，所谓"下手行功紧要关头，在于对境忘情，对境而不染于境，斯真能淡于人情，忘乎物我。当其下手之际，万念皆空，一心归命"[⑤]。但此派在传授中也很容易产生流弊，而常为其他丹家所批评。

在具体方法上，傅金铨也主张先从调息入心，进而筑基。有些具体论述对后人练习静坐也有借鉴意义。如论精气神说：

"精气神为三宝，须得精全、气固、神安。三者专在一心清洁，自然精充、气足、神全。盖心动则神驰，心定则神定。绝尽情私，神气自恋。反是犹画饼充饥，空劳念想。"

"三者之中，专在神气，精其末耳。千说万说，总在炼心住念。专在一心纯笃，毫发无庇，自然神恋气而凝，气恋神而住。内既精专，外宜谨守。始终戒慎，无难事矣。"[⑥]

论止念说：

"人之所以不能静者，为有念耳。一念未止，一念复起，万虑纷纭，无刻不有，自少至老，几曾得一息清宁？欲修静者，先从止念入门。念尽则情欲尽，而寸心清净矣。心既清净，气自和平，如春沼鱼，如百虫蛰，氤氲开阖，其妙无穷，其气平矣。久之出入息定，归于其根，呼吸全无。所谓真人潜深渊，浮游守规中，混混续续，兀兀腾腾，此其气归中极，旋转不息，非无息也。

① 傅金铨. 吕祖五篇注［M］// 胡道静. 藏外道书：第 11 册. 成都：巴蜀书社，1992：722.
② 傅金铨. 吕祖五篇注［M］// 胡道静. 藏外道书：第 11 册. 成都：巴蜀书社，1992：732.
③ 傅金铨. 吕祖五篇注［M］// 胡道静. 藏外道书：第 11 册. 成都：巴蜀书社，1992：588.
④ 傅金铨. 吕祖五篇注［M］// 胡道静. 藏外道书：第 11 册. 成都：巴蜀书社，1992：727.
⑤ 傅金铨. 吕祖五篇注［M］// 胡道静. 藏外道书：第 11 册. 成都：巴蜀书社，1992：723.
⑥ 傅金铨. 吕祖五篇注［M］// 胡道静. 藏外道书：第 11 册. 成都：巴蜀书社，1992：568-571.

息既归根，则静而定矣。定极而本性自现，慧光自生。"①

3.《玄微心印》

《玄微心印》据载为清代紫阳道人赵两弼、四一学人喻太真、两顾道人胡愷、青峰子丁守明合著。也属于内丹东派之作，傅金铨将其收入《济一子道书十七种》。相对而言，陆潜虚、傅金铨所说双修，还是隐隐约约，有时看似为比喻。但此书则论述较为直接。有些关于入手练习的方法，也有一定参考价值。如论大小周天说：

"择吉入室，斯时不宜饮酒，饮酒则气粗；勿食葱蒜，食则神昏。喜怒勿干，使心不乱；杂虑勿留，使志不分；面东端坐，厚铺毡褥，使体不倦；解带宽衣，使气不促；谨闭大门，使气不散。端坐良久，神清气定，一念规中，万缘顿息。移神于气穴之内，不一念别移，不必用意注想，只要神息相依，勿令一息外驰，而气吸时，心即随之而到气穴气海，呼时心即随之而至灵台。绵绵不动，若忘若存，目不离观，观无所观；神不离照，照无所照。坐到澄澄湛湛，物我两忘，元神真气凝入黄庭，内不出，外不入，如在胎中，神息相抱，则息不待调而自匀矣。不可顷刻间断。如此二炷香久，黄庭热气自然涌沸，于此缩头耸肩，蹲身如猴，踵十二息，微肋（勒）小腹，紧闭谷道，以意引此热气至尾闾。又踵十二息，觉夹脊中微痒微热，直上玉枕。其关最实，其窍最小。用目上视泥丸，仰头昂鼻，将目九开九闭，存气注满泥丸，此逆上后三关，为乾之策三十有六也。既通泥丸，低头踵二十四息，应坤之策，闭目下视，使泥丸之气过明堂，下山根，逼动承浆，舌抵上腭，将气过鹊桥，紧闭鼻息，虚咽气下重楼，过绛宫，以意引下，其气归于黄庭，此顺下前三关也。后上前下，始为一转，谓之小周天。如此运行六次，行乾之策二百一十有六，乃升阳也。阳升阴降，共合一周天三百六十五度之数，每日子后午前，按时行动，遇身中一阳发动，即吾身活子时也。不拘正时子午，即于阳动之际，踵息引气过尾闾，照前升降功夫，行一周天，每日如此。身中一阳动，渐渐时时发生，即行一小周天，不拘子午，不拘次数，有从左足底涌泉穴运上尾闾，行一周天，又从右足底涌泉穴行一周天，两足双行一次毕，仍静守黄庭，谓之大周天，一日行一次可也。"②

五、龙门派内丹术

道教龙门派属于全真派的支脉，尊丘处机为祖师，在清代影响很大。龙门派第十一代传人刘一明（1734—1821年）所著丹经辑成《道书十二种》，流传颇广。他的另一种道书《太乙金华宗旨》被传教士译介到欧洲，产生了重要的影响。

（一）刘一明

刘一明（号悟元子）自述他在乾隆十五年（1750年）17岁时，身患重病，后遇真人赐方，沉疴得愈。此后外游访道，遇龛谷老人授以内丹秘诀，遂拜以为师。历经多年研讨，后隐居甘肃榆中县栖云山和兴隆山修道，设坛传教，著书立说。著有《羲易注略》《周易注略》《孔易注略》《周易阐真》《悟真阐幽》《修真辨难》《象言破疑》《修真九要》《阴符经注》等，后来大部分著作被辑为《道书十二种》（其实不止12种）。另外撰有医书多种并行于世。

刘一明的内丹学，也以二教合一为宗旨，其中吸收了较多理学思想。《修真辨难》称："《大学》《中庸》，俱身心性命之学，其中有大露天机处，特人不自识耳。至于赞易十传，无非穷理尽性至命之学。"刘一明的丹道思想有如下特点。

---

① 傅金铨. 吕祖五篇注［M］//胡道静. 藏外道书：第11册. 成都：巴蜀书社，1992：729.
② 赵两弼. 玄微心印［M］//胡道静. 藏外道书：第11册. 成都：巴蜀书社，1992：314-316.

1. 以易学论金丹

刘一明论易学的著作甚多，主要有如下数种。

《羲易注略》3卷，书中绘有易图60余幅，又将六十四卦按下卦分为8组，每组8个，由"乾重八卦"递至"坤重八卦"，并依次注解，末附"先天易总论"；《周易注略》2卷，书中绘有文王后天八卦方位图、文王后天六十四卦方位图等易图18幅，并择要注释，末附"大衍揲蓍法"；《孔易注略》12卷，包括《总论》2卷，《传》10卷，另有《卷首》1卷，卷首绘制卦图5幅并注释，正文全面注解孔子《易传》。以上三书合称《三易注略》。其他还有《周易参断》2卷，对《周易》六十四卦的每一句卦辞、爻辞分别下一条"断语"，每条断语含4句，每句4字，以发挥卦辞、爻辞的卜筮学奥义。

将易学与内丹学紧密结合的著作有《周易阐真》4卷并《卷首》1卷。其中《卷首》绘有"河图""洛书"等示意图30余幅，并一一解说；其余四卷，系对《周易》六十四卦每一卦的卦辞、爻辞逐句注释并做简短总结。他另外著有《孔易阐真》上、下2卷，对孔子《易传》"十翼"中的《大象传》《杂卦传》进行丹道诠解，该书与《周易阐真》也合称《易理阐真》。

在《周易阐真》序言中，刘一明称他遇到龛谷老人、仙留丈人而得以悟道，于是著书。序中说：

"始知丹道即易道，圣道即仙道，《易》非卜筮之书，乃穷理尽性至命之学也。予不敢自私，爰于《三易注略》之后，体二师之旨，述伯阳之意，尽将丹法寓于周易图卦系辞之中，略譬象而就实义，去奥语而取常言，直指何者为药物，何者为火候，何者为进阳，何者为退阴，何者为下手，何者为止足，何者为煅炼，何者为温养，何者为结丹，何者为脱丹，何者为先天，何者为后天，何者为有为，何者为无为，何苦为逆运，何者为顺行，就其图象、卦象、爻象细为分晰。通部分作二股，一进阳，一退阴，承上启下，一气贯串，使学者易于阅看。"[①]

他将这种"丹道即易道，圣道即仙道"的思想，贯穿全书。如论金丹说：

"悟真曰：道自虚无生一气，便从一气产阴阳，阴阳再合成三体，三体重生万物张。所谓虚无一气者，乃天地之根，阴阳之宗，万物之祖，即金丹是也。世人不知金丹是何物事，皆于一身有形有象处猜量，或以为金石锻炼而成，或以为男女气血而结，或以为心肾相交而凝，或以为精神相聚而有，或以为在丹田气海，或以为在黄庭泥丸，或以为在明堂玉枕，或以为在两肾中间，如此等类，不可枚举。皆是抛砖弄瓦，认假作真。故学道者如牛毛，成道者如麟角。殊不知金者坚久不坏之义，丹者圆明无亏之义，丹即本来先天真一之气，此气经大锻炼，历劫不坏，故为金丹。……在河图洛书，即中五之中一点；在先天后天，即阴阳相交之中一窍。人人具足，个个圆成，处圣不增，处凡不减。只缘秉气所拘，积习所染，顺其后天之阴，迷失本宗，流荡忘返，莫知底止矣。"[②]

书中各图，以"鼎炉药物火候六十四卦全图"为例（图5-35）。

图注说：

"金丹之道，不外乎变异之道。变易之道，不外乎天地日月阴阳造化之道。人能以刚健为鼎，柔顺为炉，则乾坤鼎炉立矣。人能虚人心，灵性不昧，振道心，正气常存，则坎离药物得矣。鼎炉立，药物得，法天地，效日月，当刚健而即刚健，刚健必归于中正，当柔顺而即柔顺，柔顺必归于中正。仁义并行，动静如一，日乾夕惕，其功不缺。与时偕行，随机应变，即是乾坤坎离四卦以为橐籥；始于屯蒙，终于既未，即是赏罚应春秋，昏明顺寒暑，爻辞有仁义，随时发喜怒。一部易理在吾方寸之中，又何患于大道不成，性命不了耶？……今立鼎炉药物火候全图，以乾在上为鼎，坤在下为炉，坎离居中为药物，四卦列之于外，以象阴阳之橐籥。其余六十卦，屯蒙为始，既未为终，列之于内，以象朝暮之火候。屯者，阳气动于阴中也，蒙者，阳气陷于阴中也。既济者，

① 刘一明. 道书十二种［M］. 北京：中国中医药出版社，1990：4.
② 刘一明. 道书十二种［M］. 北京：中国中医药出版社，1990：33.

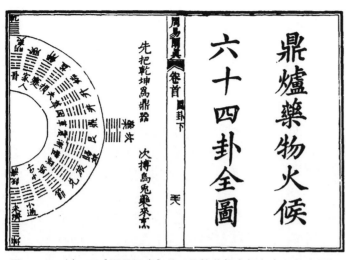

图5-35　刘一明《周易阐真》的"鼎炉药物火候六十四卦全图"

阴阳已合也，未济者，阴阳不交也。阳气初动，即扶阳，所以进阳火，朝之功也，阳气有陷，即养阳，所以运阴符，暮之功也。既济，阴阳已合，须当随时保济，保济者，借阴全阳也，未济，阴阳不交，须当待时而求济，求济者，借阳益阴也。借阳益阴，进阳火，自屯至既济三十卦，所以致其济也。借阴全阳，运阴符，自蒙至未济三十卦，所以防不济也。始于屯蒙，终于既未。其余五十六卦，俱皆阴符阳火之事，可以类推而知。然其妙用处，总在坎离阴阳健顺，归于中正耳。健顺中正，则始而屯蒙，终而既未，皆自然而然，无容勉强也。"[1]

此类论说借用易理，有其特色。

2. 论修道与养生

刘一明所著的《修真辨难》《神室八法》《修真九要》《象言破疑》《悟道录》等书，对修道的具体问题说得较为浅显。

《修真辨难》回答弟子有关修炼的各种疑问。《神室八法》提出以刚、柔、诚、信、和、静、虚、灵八者为修炼之要。如论静说：

"夫静者，定也，寂也，不动也，内安也，无念也，无欲也。无念无欲，安静不动，宥密洁净，邪风不入，尘埃不生，神室墙壁紧密，而材木长久如新，永远不坏。故善用其静者，得意处不喜，失意处不忧（忧），专心致志，对景忘情，不动不摇，如明镜止水。

"……静者，非顽空寂灭之学，亦非参禅打坐、忘物忘形之说，乃常应常静，身在事中，心在事外之意。真静者，一意不生，一念不起；言不苟造，身不妄动；事前不想，事后不计；人短不知，己长不觉。时时顾道，处处反（返）照，不以饥渴害心，不以衣食败道。生死顺命，人我无别。非礼勿视，非礼勿听，非礼勿言，非礼勿动。境遇不昧，幽明不欺。妄念去而真念生，道心现而凡心灭，是谓真静。真静之静，本于太极，不为造化所移。神室四面如铁桶相似，风寒暑湿不得而入，虎狼兕豹不得而进矣。"[2]

《修真九要》提出勘破世事第一要、积德修行第二要、尽心穷理第三要、访求真师第四要、炼己筑基第五要、和合阴阳第六要、审明火候第七要、外药了命第八要、内药了性第九要。其中颇多要论。如论炼己说：

"何为炼己？少贪无爱，炼己也；牢固阴精，炼己也；打炼睡魔，炼己也；苦己利人，炼己也；大起尘劳，炼己也；心地下功，全抛世事，炼己也；勇猛精进，以道为己任，炼己也；脚踏实地，步步出力，炼己也；富贵不能淫，贫贱不能移，威武不能屈，炼己也；被褐怀玉，大智若愚，大巧若拙，炼己也。炼己之功居多，总以无己为归着。"[3]

实际上，他认为炼己即修身之道。又如对于外药、内药，则认为：

"大丹经所谓外药者，以其我家真阳失散于外，不属于我，寄居他家，而以外名之。述人不知，错会他字外字，或猜为御女闺丹，或猜为五金八石，或猜为天地日月，或猜为云霞草木，以及

① 刘一明. 道书十二种［M］. 北京：中国中医药出版社，1990：35-36.
② 刘一明. 道书十二种［M］. 北京：中国中医药出版社，1990：523-524.
③ 刘一明. 道书十二种［M］. 北京：中国中医药出版社，1990：532.

等等有形之物。殊不知真正大药非色非空，非有非无，乃鸿濛（蒙）未判之始气，天地未分之元仁，顺则生人生物，逆则成仙作佛。圣人以法追摄，于一个时辰内结成一粒黍珠，号曰阳丹，又曰还丹，又曰金丹，又曰真铅。以此真铅点一己之阴汞，如猫捕鼠，霎时干汞结为圣胎。此外药之名所由有也。"①

　　"《道德经》云：有欲以观其窍，无欲以观其妙。此二语，乃金丹大道之始终，古今学人之要诀。外药不得，则不能出乎阴阳；内药不就，则不能形神俱妙。上德者，修内药而外药即全；下德者，修外药而内药方就。外药者，渐法；内药者，顿法。……若不修性，只可长生而不能无生；若不修性，虽生身之初能了，而未生之前难全。内药了性之功，所关最大，无穷的事业，皆要在此处结果，何得轻视性乎？"②

　　《象言破疑》则认为古书中的各种内丹术语，均为"象言"，即借喻，但后人反为言辞所惑，故刘一明著书"破疑"。刘一明指出：

　　"夫象者，像也。言其此物而象彼物，彼事而象此事也。……丹经皆是借象以喻理，教人从象上辨别所行之理，非是教人背乎理而于象上做作也。今人不穷其理，只认其象，悲哉！丹经象言极多，学者须宜由象以穷理，得象忘言，得意忘象，其庶几乎？"③

　　如内丹的"药物"，刘一明解释说：

　　"丹经子书，所言采取药物，烹炼金丹，皆是先天无形无质之真，非世间有形有质之药，亦非人身有形有质之物。盖因其人自有生以后，认假失真，将本来圆成之宝消化迨尽，一身纯阴，满腔邪气，如大病临身，待时而死。不有真正灵药疗治，如何返阴为阳，保全性命也？真正灵药是何药？先天真一之气也，先天精气神三宝也。先天真一之气，又名真种子，此气不落于色象，至无而含至有，至虚而含至实，真空妙有，统摄精气神三宝。三宝亦非有形之物，乃无形之真。……所谓药物者，譬象也。后世学者见丹经药物之说，误为有形有质之物，而遂采取山中草药，配合服饵，妄冀长生，或采取五金八石，煅炼丹药服饵，妄想飞升。殊不知有形之药，仅能治有形之病，而不能治无形之病。若欲治无形之病，非采先天真一之气。余无他术矣。"④

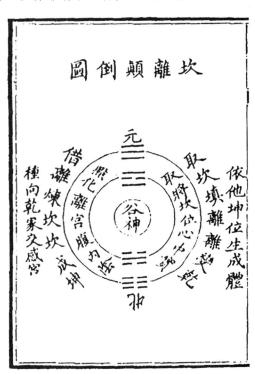

图 5-36　《周易阐真》的"坎离颠倒图"

　　如解释"龙虎相会"，云：

　　"龙性柔，主生物，属木，在卦为震，喻人之柔性。震本阳，而取柔象者，阳少阴多也。虎性刚，主杀物，属金，在卦为兑，喻人之刚情。兑本阴而取刚象者，阴少阳多也。此性此情，彼此隔碍，则为气性尘情而伤生；彼此相合，则为真性真情而益生。龙虎相会，是以性求情，以情归性，性情合一之义。

　　"至于东家女、西舍郎配为夫妻，长男少女，两家合一，金木相并等象，无非喻此真性真情交会之意。愚人不知，以肝为龙，肺为虎，运肝肺之气于脐心，或于丹田，或于黄庭，以为龙虎交媾者，非也。殊不知肝肺之气皆后天有形之气，不但不能凝结一处，即强团聚，积久成蛊，无法医治，自促其死，岂不愚哉！"⑤

① 刘一明. 道书十二种［M］. 北京：中国中医药出版社，1990：535.
② 刘一明. 道书十二种［M］. 北京：中国中医药出版社，1990：536.
③ 刘一明. 道书十二种［M］. 北京：中国中医药出版社，1990：172.
④ 刘一明. 道书十二种［M］. 北京：中国中医药出版社，1990：174-175.
⑤ 刘一明. 道书十二种［M］. 北京：中国中医药出版社，1990：191.

类似的辟除流弊之论甚多，例如论"坎离颠倒"说：

"愚人不知，指肾为坎，心为离，运肾气上交于心，心气下降于肾，为颠倒坎离；又有采取闺丹，以男女作婴儿姹女，男下女上为坎离颠倒；又烧炼家以黑铅制水银，或炉下煨火、鼎上贮水，为坎离颠倒、水火既济者，凡此皆非也。

"夫修真之道，修其真也。一切有形渣质、邪行丑事之类，假而不真，何能成真哉！"①

可见刘一明的内丹思想，蕴含有一种儒家的正气。他的其他丹道著作还有对《阴符经》《敲爻歌》《金丹四百字》的注解，以及注解《周易参同契》和《悟真篇》的《参同直指》《悟真直指》。另有颇为独特的《西游原旨》一书，用内丹思想解构《西游记》故事，体现了作者善于随机设喻的能力。

（二）《太乙金华宗旨》

《太乙金华宗旨》一书相传为吕洞宾所著，但刘一明弟子闵一得认为：

"先师太虚翁曰：'余闻之驻世神仙泥丸李翁，谓是书道旨，孚祐帝君初证道果，四大已化，未及医世，乃著诗三章，题曰《至教宗旨》，宋元之际，业已梓布。其次章，即是书《逍遥诀》也。是书出于康熙戊辰岁，演成于金盖龙峤山房，实为陶靖庵、黄隐真、盛青厓、朱九还、闵雪蓑翁、陶石庵、谢凝素诸名宿，皆医世之材。故授此大道，岂仅为独善一身之流说法哉！'"②

意为内容虽属吕洞宾原旨，但文字系经后人敷衍而成。有学者研究认为"实际上它应该是清初全真道龙门弟子的作品"③。全书内容，不同版本之间不太一致。这里据闵一得订正本略做介绍。首章《天心》云：

"天心者，三才同禀之心，丹书所谓玄窍是也，人人具有。"④

第二章《元神、识神》谈丹道之理，说：

"丹道以精水、神火、意土三者为无上之宝。精水云何？乃先天真一之气。神火即光也，意土即中宫天心也。以神火为用，意土为体，精水为基。凡人以意生身，身不止七尺者为身也，盖身有魄焉。魄附识而用，识依魄而生。魄，阴也，识之体也。识不断，则生生世世，魄之变形易舍无已也。惟有魂者，神之所藏也。魂昼寓于目，夜舍于肝。寓目而视，舍肝而梦。梦者，神游也，九天九地，刹那历遍，觉则冥冥焉。拘于形也，即拘于魄也。故回光即所以炼魂，即所以保神，即所以制魄，即所以断识。古人出世法，炼尽阴渣以返纯乾，不过消魄全魂耳。回光者，消阴制魄之诀也。无返乾之功，只有回光之诀。光即乾也，回之即返之也。只守此法，自然精足，神火发生，意土凝定，而圣胎可结矣。蜣螂转丸，而丸中生白，神注之纯功也。粪丸中尚可生胎离壳，而吾天心休息处，注神于此，安得不生身乎？"⑤

第三章《回光守中》综合三教之言，如论内观返照有关问题，说：

"圣圣相传，不离返照。孔云'知止'，释号'观心'，老云'内观'，皆此法也。但返照二字，人人能言，不能得手，未识二字之义耳！返者，自知觉之心，返乎形神未兆之初，即吾六尺之中，返求个天地未生之体。今人但一二时闲坐，反顾其私，便云返照，安得到头？

"佛道二祖，教人看鼻尖者，非谓着念于鼻端也，亦非谓眼观鼻端而念又注中黄也。眼之所至，

① 刘一明. 道书十二种［M］. 北京：中国中医药出版社，1990：191.
② 闵一得. 先天虚无太乙金华宗旨［M］//董沛文主编，汪登伟点校. 古书隐楼藏书·道教龙门派闵一得内丹修炼秘籍，下册. 北京：宗教文化出版社，2010：500.
③ 赵卫东. 由丘处机到《太乙金华宗旨》——全真道龙门派内丹思想的形成与发展［M］//詹石窗. 百年道学精华集成·第五辑·道医养生：卷六. 成都：巴蜀书社，2014：296.
④ 闵一得. 先天虚无太乙金华宗旨［M］//董沛文主编，汪登伟点校. 古书隐楼藏书·道教龙门派闵一得内丹修炼秘籍：下册. 北京：宗教文化出版社，2010：502.
⑤ 闵一得. 先天虚无太乙金华宗旨［M］//董沛文主编，汪登伟点校. 古书隐楼藏书·道教龙门派闵一得内丹修炼秘籍：下册. 北京：宗教文化出版社，2010：503.

心亦至焉；心之所至，气亦至焉。……鼻端二字最妙，只是借鼻以为眼之准耳！初不在鼻上，盖以太开眼则视远，而不见鼻矣；太闭眼，则眼合，亦不见鼻矣。太开，失之外走，易于散乱；太闭，失之内驰，易于昏沉。惟垂帘得中，恰好望见鼻端，故取以为准。只是垂帘恰好去处，彼光自然透入，不劳尔注射与不注射也。看鼻端只于最初入静处，举眼一视，定个准则便放下。如泥水匠人用线一般，彼只起手一挂便依了做去，不只管线看也。"①

第四章《回光调息》讨论功法也颇细致：

"故回光必兼之调息，此法全用耳光。一是目光，一是耳光。目光者，外日月交光也；耳光者，内日月交精也。然精即光之凝定处，同出而异名也，故聪明总一灵光而已。坐时用目垂帘后，定个准则便放下，然竟放又恐不能，即存心于听息。息之出入，不可使耳闻听。惟听其无声，一有声，即粗浮而不入细。当耐心，轻轻微微，愈放愈微，愈微愈静。久之，忽然微者遽断，此则真息现前，而心体可识矣。盖心细则息细，心一则动气也；息细则心细，气一则动心也。定心必先之养气者，亦以心无处入手，故缘气为之端倪，所谓纯气之守也。"②

后面依次论差谬、证验、活法。第八章《逍遥诀》就吕洞宾原诗展开论述。第九章论《百日筑基》，第十章论《性光识光》，第十一章论《坎离交媾》。第十二章《周天》云：

"周天非以气作主，以心到为妙诀。若毕竟如何周天，是助长也。无心而守，无意而行。……金丹火候，全要行归自然。不自然，天地自还天地，万物各归万物。若欲强之使合，终不能合。即如天时亢旱，阴阳不和，乾坤未尝一日不周，然终见得有多少不自然处。我能运转阴阳，调摄自然，一时云蒸雨降，草木酣适，山河流畅，纵有乖戾，亦觉顿释——此即大周天也。"③

体现了注重自然周天运行的功法特点。最后第十三章为《劝世歌》。该书的功法，陈撄宁在《答陈淦樵君五问》中说：

"《金华宗旨》，虽云为吕祖所作，但是后来的乩笔。其方法是从上丹田守眉心入手者。所论守中、调息、差谬、证验、活法诸常次，尚透彻。然种种方法，必须活用，若死守之，则甘露变成毒药。"④

20世纪初，德国传教士卫礼贤在北京见到该书，于是将其译成德文，并由瑞士心理学家荣格注解后出版。卫礼贤除了介绍本书源流，还分析说：

"值得一提的是'金华'这个表达在秘教的语义中，隐含了'光'这个字。如把这两个汉字彼此相叠地写在一起，前面那个字的下边和后面那个字的上边就构成了一个'光'字。"⑤

而荣格的长篇评述，更以一个分析心理学家的角度，赋予中国内丹功法以心理学意义和哲学内涵。他说：

"通过对无意识的理解，使我们自身从它的控制中解脱出来，这也正是这部著作的目的。这部书教导人们把心念集中在最深层的光，进而使自己从所有外部和内部的纠缠中解脱出来，这样，他的生命冲动就被导向一个没有具体内容但仍然允许所有内容存在的意识中去了……于是意识不再为种种难以抑制的心机弹思竭虑，而转到冥想内视之中。对此，这部中国著作讲得恰到好处。"⑥

后来日本的汤浅泰雄、定方昭夫又将卫礼贤和荣格加过注释的《太乙金华宗旨》以《金花

①　闵一得. 先天虚无太乙金华宗旨［M］//董沛文主编，汪登伟点校. 古书隐楼藏书·道教龙门派闵一得内丹修炼秘籍：下册. 北京：宗教文化出版社，2010：509.

②　闵一得. 先天虚无太乙金华宗旨［M］//董沛文主编，汪登伟点校. 古书隐楼藏书·道教龙门派闵一得内丹修炼秘籍：下册. 北京：宗教文化出版社，2010：511.

③　闵一得. 先天虚无太乙金华宗旨［M］//董沛文主编，汪登伟点校. 古书隐楼藏书·道教龙门派闵一得内丹修炼秘籍：下册. 北京：宗教文化出版社，2010：523.

④　武国忠. 中华仙学养生全书：下册［M］. 北京：华夏出版社，1213.

⑤　卫礼贤，荣格. 金华养生秘旨与分析心理学［M］. 上海：东方出版社，1993：7.

⑥　卫礼贤，荣格. 金华养生秘旨与分析心理学［M］. 上海：东方出版社，1993：96-98.

的秘密》为题译成日文。森由利亚考证了《太乙金华宗旨》的版本与成书情况[①]。该书是在海外汉学界影响最大的内丹著作之一。

内丹各家在理论与方法的细节上虽有区别，但其中筑基、炼己等步骤基本一致。从养生的角度来看，其基本要点主要是养心、调息和静坐等。这些均可以应用于健身和防病，进一步促进养生理论与方法的发展。

附：《修真图》与《内经图》

有两幅表现道教内丹修炼的图谱在近现代非常流行，即《修真图》和《内经图》。两幅图主体结构相似，都是侧面人形，用图示表现内丹功法的过程。不同之处是《修真图》中有较多说明文字，无论是碑刻还是印本都是黑白线描本；《内经图》上图注文字少，有彩色与黑白木刻两个版本。

1.《修真图》

《修真图》据目前所见有 10 多个版本。它原本是道教内部流传颇广的内丹修炼图谱，在 20 世纪 80 年代国内"气功热"中被重视发掘，引起重视。1982 年《新中医》杂志曾经发表了广州三元宫石碑拓本，因碑上无图名，整理者将此碑命名为"炼功碑"[②]，其实属于《修真图》。1983 年《武当》杂志创刊，刊出"湖北武当山金殿第一胜境南岩洞天是真武祖师成道处龙头香十方丛林炼性修真全图"，引起众多关注。后来法国学者戴思博（Catherine Despeux）搜集了 7 个《修真图》版本进行详细地研究，认为《修真图》是"在烟萝子人体图和《难经》注本人体图的基础上发展起来的内丹修炼图"[③]。不过近年随着更多资料出现，可以判断《修真图》最早可能为清初创立成都青羊宫二仙庵的陈清觉所刊刻，时间大约在康熙年间[④]。

《修真图》主体是一个半侧面人双盘坐像，除头面与双足写实外，整个躯干部分则直接绘示内景脏腑及脊柱。头像上有 3 个发髻，陈禾塬考证史载王重阳好扎 3 髻，因而"判定该图应是王重阳画像"[⑤]。人像周匝环绕月相、卦象、六神等图形。全图反映的是道家内丹功法的周天功。例如图形中有三丹田，以 3 个小人来表示的。上丹田旁注文字曰"泥丸宫元命真人""玉帝宫玄穹主"，小圆外平均环绕 9 个"真"字为所谓"九真"。形象地表现了《黄庭内景经·至道章》的"泥丸九真皆有房，方圆一寸处此中"。中丹田小人左、右文字为"呼接天根""心不动，气自固"。下丹田小人旁文字为"吸接地根"和"身不动，精自固"。《性命圭旨》曾有"身不动则气固，而火朝元"和"身不动则精固，而水朝元"的说法。可见此图综合了道教丹法的内容。

图中文字最多的是在督脉三关处。在图像中，三关分别以直径近三寸的圆圈标出，圈内有具体文字。不同版本的《修真图》文字略有不同，其中有的明显有错讹。现按陈禾塬书中整理的版本引录：

"尾闾关，一名九窍，又名九头狮子，又名太子射九重铁鼓。阴关固闭，常年不能开。太子，纯阳气也。能醍醐灌顶，方能穿通。故名射九重铁鼓。乃上天之径路也。一名地轴神门，又名朝天岭，一名龙虎穴，名三叉骨，内有金鼎，内外相通，其三路上运夹脊，直透顶门而入泥丸，

① 森由利亚.《太乙金华宗旨》的成立与变迁［M］//吴光正. 八仙文化与八仙文学的现代阐释·二十世纪国际八仙研究论丛［M］. 哈尔滨：黑龙江人民出版社，2006：476.
② 黄柳泉，曾时新. 越秀山炼功碑［J］. 新中医，1982（6）：52-54.
③ 戴思博. 修真图：道教与人体［M］. 李国强，译. 济南：齐鲁书社，2012：42.
④ 郑洪. 道教《修真图》版本系统及流传情况［J］. 宗教学研究，2017（2）：58-63.
⑤ 陈禾塬. 丹道修炼与养生学·武当丹道延寿图说［M］. 北京：社会科学文献出版社，2007：302.

通一身之骨髓也。"①

"夹脊双关，实神仙升降之径路。是我身脉，即膏肓穴道，曰双关，内辘轳在中，左即太阳，右为太阴，阳升阴呼降，上通天柱穴，又名内双林，通外霜林，阳关脉伏。此穴熏蒸关窍，下通涌泉，上透泥丸，络接绛宫、华池，坎水降于华盖。五行之所、下丹田命蒂之内。"②

"玉枕关，此处一名阳宫，玉京也，天柱，太乙宫，雷霆宫，大椎骨前也。一寸窍处，来冥上天逆行之径路也。内黄龙关，卷上中湘冲渡，上下通彻。此关紧固，神守关耳旁，用阳气度方能冲通。此生真气，至鹊桥而牛女，如一意育婴儿。"③

文字中用了大量道教隐喻，但都提及如何"通"的要领，对于周天功修习确有帮助。图中还以人体脊柱 24 个椎体，正好每个椎体对应一个节气，在人身周围画有八卦图像、三十日月相图、六神图等。

2.《内经图》

《内经图》常见版本为北京白云观本拓印的黑白图，而中国医史博物馆藏有据称为清宫如意馆所绘彩色图，图长 168 cm、宽 97 cm。两个版本图上均标明"内经图"，但《中国医学通史·图谱卷》载图的说明文字则为"内景图"，意为"经"当作"景"，"内经"即"内景"，为道教的说法。

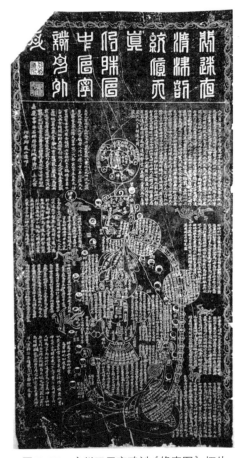

图 5-37 广州三元宫碑刻《修真图》拓片
（广东中医药博物馆藏本）

《内经图》中有的文字出自《吕祖全书》④，有学者认为创作于清初顺治年间刘体恕编订的《吕祖全书》成书之时。也有学者注意到"彩版中有六个玄字，完整不缺笔，无避讳"，推断其"绘制时间应早于康熙之前"⑤。1991 年出版的《〈武当〉杂志创刊十周年精华本》（下卷）一书中刊印《内经图》的一个版本，其左上角多一段"僧谨识"所跋文，其中说到"此图源出于丘真人之笔"。有研究者采信此说，认为"图出丘处机"⑥，可能是按丘处机版本摹绘的。同时认为现存的版本中，以清宫如意馆之图较为准确，后来才有白云观本，而武当山图更为后出。

如意馆为清代宫廷画作机构。《清史稿》载："清制，画史供御者，无官佚，设如意馆于启祥宫之南，凡绘工文史及雕琢玉器、装潢帖轴皆在焉。初类工匠，后渐用士流，由大臣引荐，或献画称旨召入。"⑦然而据载如意馆创于乾隆时期⑧，也有个别资料认为创于康熙，但不论按哪一种说法，都应避"玄"讳。因此彩图大概是清宫如意馆藏而非绘，原图时间应该更早一些，在清顺治以前。也有人认为按画风可能是宋元画家之作⑨。另外从图式来看，宋元以来道教内丹家喜用图示的做法对此图的成形有着密切的影响⑩。

---

① 陈禾塬. 丹道修炼与养生学·武当丹道延寿图说［M］. 北京：社会科学文献出版社，2007：246.
② 陈禾塬. 丹道修炼与养生学·武当丹道延寿图说［M］. 北京：社会科学文献出版社，2007：249-250.
③ 陈禾塬. 丹道修炼与养生学·武当丹道延寿图说［M］. 北京：社会科学文献出版社，2007：253.
④ 刘直 《内经图》创制时间考［J］. 中国道教，2001（8）：35-36.
⑤ 李颖峰，康兴军.《内经图》与天人相应实践［J］. 中医药文化，2006（5）：22-24.
⑥ 陈禾塬. 丹道修炼与养生学·武当丹道延寿图说［M］. 北京：社会科学文献出版社，2007：399-400.
⑦ 赵尔巽. 清史稿［M］. 上海：上海古籍出版社，上海书店，1986：1593.
⑧ 薛永年，蔡星仪. 中国美术史：清代卷［M］. 济南：齐鲁书社，明天出版社，2000：180.
⑨ 陈禾塬. 丹道修炼与养生学·武当丹道延寿图说［M］. 北京：社会科学文献出版社，2007：65.
⑩ 何振中，王体.《内经图》图式源流初考［J］. 山东中医药大学学报，2015，39（5）：443-447.

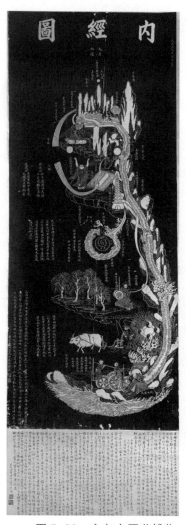

图 5-38　广东中医药博物馆藏本《内经图》拓片

白云观木刻本《内经图》有光绪时太监刘诚印的跋语说："此图向无传本，缘丹道广大精微，钝根人无从领取，是以罕传于世。予偶于高松山斋中检观书画，此图适悬壁上……诚不敢私为独得，爰急付梓，以广流传。素云道人刘诚印刻并识。"高松山斋为乾隆的一个书房，刘诚印在其中得见彩图，于是将其以木刻方式翻印，以广为传播。但是，木刻本比彩图是有文字改动的，主要是将彩图有"阴阳玄牝车"，旁有注云"此长生之机要也"。又有诗云：

"众妙之门何处求，机关拨转水逆流。万丈深潭应见底，甘泉涌起满山头。"

木刻图中，相应文字改为"阴阳玄踏车"，无旁注，诗的前两句也有改动：

"复复连连步步周，机关拨转水东流。万丈深潭应见底，甘泉涌起满山头。"

有人猜测这种改动是刘诚印刻意为之，并认为彩图说的是下丹田，而木刻图说的是会阴穴，改动的原因是"长生久视之机要，不是焚香告天、正式收下的爱徒，道家人士绝不会传授。而刘素云根据此图所翻刻的《内经图》是存放于白云观让大家观看感悟的，所以有必要将这个深藏之密隐藏起来，并改换诗句"[①]。但刘的跋语中并未提及改动，故是否出自刘诚印之手，尚有待考查。也可能是刘诚印所据的高松山斋本即不同于如意馆本。

《内经图》的旨意，与《修真图》大概相同，主要以图示说明通三关的小周天功法。广东中医药博物馆藏本上有医史专家宋大仁跋语，讨论其来历并揭示其养生意义，爰摘录大要于此：

"吾国古医，有疾医与道流医两派。吐纳导引属之道流，偏重精神修养，以静生为入门之方。旧传得道者，谓能收视敛听，内观返照，却病延年，最高者乃可成仙。本图即以静坐原理为假设之图形，虚拟人体精气神之生理作用，亦犹如附机械构造而成之生理示意图，所绘各部男女老幼人物，隐寓生长变化代谢循环之意，当为究心道家养生之术者，约取《黄庭内景》，参以己意而成。"

"静坐之功用，乃灌注吾人之意想，集中丹田，初藉调息之法，俾全身精气运行之力，集聚于兹。共感觉现象，脐下腹部膨胀，富于韧性之弹力，是为重点安定之外形。至其内界，则体气和平，心意寂然，如皓月当空，洁净无垢，是为重心安定之内象。初之数月，督、任关如交通，背部督脉（相当于脊椎神经），旧分三关，初觉有一股势力，起于尾闾，陡然而至，腹内震动，为通第一关（尾闾）；久之通第二关（夹脊）；继而通第三关（玉枕）。过前面，任脉亦分三关。两眉间曰上丹田（玄关），再过中丹田（在两乳中间，又曰膻中），而至下丹田国（在脐下一寸三分，亦曰气海）。修炼得法，丹田内在确有如'丹'之感觉。初起若粟，因名'一粒粟'，渐次扩展如感'婴儿'（圣胎），能从下上升，直至顶内泥丸宫，超越体外，神游世界，如电之感应，曰'神通'，亦即'元神出舍'，是为道家之极则，乃成神仙矣。本图题图有云'一粒粟中藏世界，半升铛内煮山川，若向此玄玄会得，此玄之外更无玄'，即指此而言。《道藏》经籍，索秘寻秘，故类玄虚，不肯示人。神仙之说，各有记载，亦无法证实。但静坐成'丹'，以'意'为指挥，俱为事实，并能祛除若干官能疾患。至其他器质之病，由于精神安定之影响，对治疗亦为有益且与健康长寿关系至钜。"

① 唐颐.图解气脉养生《内经图》［M］.西安：陕西师范大学出版社，2010：52.

第八节　导引功法的繁盛

明清时期内丹学的流行，对养生产生了很大的影响。医学家及养生家吸取内丹炼气的一些方法，发展导引中的静功养生术，成为这一时期养生学术发展的重要特点。医学家或社会人士采用内丹功法修炼时，往往不像道士那样为"成仙"，而是重视这一修炼过程对人体身心健康带来的影响，并且也更加注意动静结合。在明清时期社会，各种静功与动功的导引术广泛流行，并出现不少有重要价值的著作。

一、冷谦《修龄要旨》

冷谦，字启敬，明初道士，道号龙阳子，生卒年不详。通绘画，精音律。著有《修龄要旨》，约撰于明正统七年（1442 年），见于《学海汇编》《颐身集》等丛书。全书共 9 篇，分别是《四时调摄》《起居调摄》《延年六字诀》《四季却病歌》《长生十六字妙诀》《十六段锦》《八段锦》《导引却病歌诀》《却病八则》。

该书较全面地论述四时、起居方面的养生原则，所列的导引功法简明易行，而一些歌诀对养生的学习与普及尤为有益。

1. 论养生却病原则

该书论"四时调摄"，宗《黄帝内经》主旨，集合具体的方法如下：

"春三月，此谓发陈，夜卧早起，节情欲以葆生生之气，少饮酒以防逆上之火。肝旺脾衰，减酸增甘。

"肝藏魂，性仁，属木，味酸，形如悬瓟，有七叶，少近心，左三叶，右四叶。着于内者为筋，见于外者为爪，以目为户，以胆为腑，故食辛多则伤肝。

"用嘘字导引。以两手相重按肩上，徐徐缓

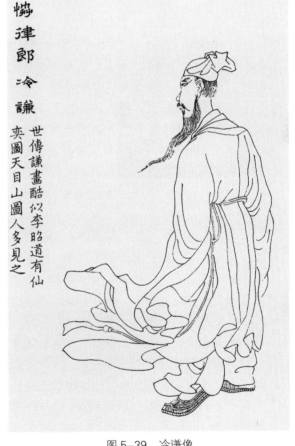

图 5-39　冷谦像

身，左右各三遍。又可正坐，两手相叉，翻覆向胸三五遍。此能去肝家积聚风邪毒气，不令病作。一春早暮须念念为之，不可懈惰使一曝十寒，方有成效。

"正月，肾气受病，肺脏气微，减咸酸，增辛辣，助肾补肺，安养胃气。衣宜下厚而上薄，勿骤脱衣，勿令犯风，防夏餐雪。

"二月，肾气微，肝正旺，戒酸增辛，助肾补肝。衣宜暖，令得微汗，以散去冬伏邪。

"三月，肾气以息，心气渐临，木气正旺，减甘增辛，补精益气。勿处湿地，勿露体三光下。

"胆附肝短叶下，外应瞳神鼻柱间。导引，可正坐，合两脚掌，昂头，以两手挽脚腕起，摇动为之三五度。亦可大坐，以两手招地举身，努力腰脊三五度，能去胆家风毒邪气。

"夏三月，此谓蕃秀，夜卧早起，伏阴在内，宜戒生冷；神气散越，宜远房室；勿暴怒，勿当风，防秋为疟；勿昼卧，勿引饮，主招百病。心旺肺衰，减苦增辛。

"心藏神，性礼，属火，味苦，形如倒悬莲蕊。着于内者为脉，见于外者为色。以舌为户，以小肠为腑，故食咸则伤心。

"治心用呵字导引。可正坐，两手作拳用力，左右互相虚筑各五六度。又以一手按肶（胜），一手向上，拓空如擎石米之重，左右更手行之。又以两手交叉，以脚踏手中各五六度，间气为之，去心胸风邪诸病。行之良久，闭目三咽津，叩齿三通而止。

"四月，肝脏已病，心脏渐壮，增酸减苦，补肾助肝，调养胃气。为纯阳之月，忌入房。

"五月，肝气休，心正旺，减酸增苦，益肝补肾，固密精气，早卧早起。名为毒月。君子斋戒，薄滋味，节嗜欲，霉雨湿蒸，宜烘燥衣。时焚苍术，常擦涌泉穴，以袜护足。

"六月，肝弱脾旺，节约饮食，远避声色。阴气内伏，暑毒外蒸，勿濯冷，勿当风，夜勿纳凉，卧勿摇扇，腹护单衾，食必温暖。

"脾藏意，性信，属土，味甘，形如刀镰。着于内者为脏，见于外者为肉，以唇口为户，以胃为腑，故食酸多则伤脾。旺于四季末各十八日，呼吸稟禀，调和水火，会合三家，发生万物全赖脾土，脾健则身无疾。

"治脾用呼字导引。可大坐，伸一脚，曲一脚，以两手向后及掣三五度。又跪坐，以两手据地，回头用力，作虎视各三五度。能去脾家积聚风邪毒气，又能消食。

"秋三月，此谓容平。早卧早起，收敛神气，禁吐禁汗，肺旺肝衰，减辛增酸。

"肺藏魄，性义，属金，味辛，形如悬磬，名为华盖，六叶两耳，总计八叶。着于内者为肤，见于外者为皮毛。以鼻为户，以大肠为腑，故食苦多则伤肺。

"治肺用呬字导引。可正坐，以两手据地，缩身曲脊，向上三举，去肺家风邪积劳。又当反拳槌背上，左右各槌三度，去胸臆间风毒。闭气为之，良久，闭目咽液，叩齿而起。

"七月，肝心少气，肺脏独旺，增咸减辛，助气补筋，以养脾胃。安静性情，毋冒极热，须要爽气。足与脑宜微凉。

"八月，心脏气微，肺金用事，减苦增辛，助筋补血，以养心肝脾胃。勿食姜，勿沾秋露。

"九月，阳气已衰，阴气太盛，减苦增甘，补肝益肾助脾胃。勿冒暴风、恣醉饱。

"冬三月，此谓闭藏，早卧晚起，暖足凉脑，曝背避寒，勿令汗出。目勿近火，足宜常濯。肾旺心衰，减咸增苦。

"肾藏志，性智，属水，味咸。左为肾，右为命门，生对脐，附腰脊。着于内者为骨，见于外者为齿。以耳为户，以膀胱为腑，故食甘多则伤肾。

"治肾用吹字导引。可正坐，以两手耸托，左右引胁三五度；又将手反着膝挽肘，左右同，揿身三五度，以足前后踏，左右各数十度。能去腰肾风邪积聚。

"十月，心肺气弱，肾气强盛，减辛增苦，以养肾气。为纯阴之月。一岁发育之功，实胚胎于此。大忌入房。

"十一月，肾脏正旺，心肺衰微，增苦减咸，补理肺胃。一阳方生，远帷幕，省言语。

"十二月，土旺，水气不行，减甘增苦，补心助肺，调理肾气。勿冒霜雪，禁疲劳，防汗出。"[1]

上文从脏腑功能角度结合四时调摄的原理进行阐释，颇有理论价值。

论起居养生的"起居调摄"也有高度概括性：

"平明睡觉，先醒心，后醒眼。两手搓热，熨眼数十遍，以睛左旋右转各九遍，闭住少顷，忽大睁开，却除风火。披衣起坐，叩齿集神，次鸣天鼓，依'呵、呼、呬、吹、嘘、嘻'六字诀，吐浊吸清，按五行相生顺序而行一周，散夜来蕴积邪气。随便导引，或进功夫。徐徐栉沐，饮食调和，面宜多擦，发宜多梳，目宜常运，齿宜常叩，口宜常闭，耳宜常凝，津宜常咽，气宜常提，心宜常静，神宜常存，背宜常暖，腹宜常摩，胸宜常护，囊宜常裹，言语宜常简默，皮肤宜常干沐。

① 冷谦. 修龄要旨［M］//方春阳. 中国养生大成. 长春：吉林科学技术出版社，1992：153-154.

食饱徐行，摩脐擦背，使食下舒，方可就坐。饱食发痔，食后曲身而坐，必病中满。怒后勿食，食后勿怒。身体常欲小劳，流水不腐，户枢不朽，运动故也。勿得久劳，久行伤筋，久立伤骨，久坐伤肉，久卧伤气，久视伤神，久听伤精。忍小便膝冷成淋，忍大便乃成气痔。着湿衣汗衣令人生疮。夜膳勿饱，饮酒勿醉，醉后勿冷饮，饱余勿便卧。头勿向北卧，头边勿安火炉。切忌子后行房，阳方生而顿减之，一度伤于百度。大怒交合，成痈疽。疲劳入房，虚损少子。触犯阴阳禁忌，不惟父母受伤，生子亦不仁不孝。临睡时，调息咽津，叩齿，鸣天鼓。先睡眼，后睡心，侧曲而卧，觉直而伸。昼夜起居，乐在其中也。"[1]

2. 论养生导引功法

《修龄要旨》中收载多种养生导引功法，其中《长生十六字诀》也见于《遵生八笺》《赤凤髓》等书，假如《修龄要旨》确为冷谦所辑，则养生导引功法在时间上以该书较早。《长生十六字诀》云：

"一吸便提，气气归脐；一提便咽，水火相见。"

用十六个字介绍一种简易的咽津与提肛相结合的养生方法。后文有具体解释说：

"右十六字，仙家名曰十六锭金，乃至简至易之妙诀也。无分于在官不妨政事，在俗不妨家务，在士商不妨本业。只于二六时中，略得空闲，及行住坐卧，意一到处，便可行之。口中先须漱津三五次，舌搅上下腭，仍以舌抵上腭，满口津生，连津咽下，汩然有声。随于鼻中，吸清气一口，以意会及心目寂地，直送至腹脐下一寸三分丹田元海之中，略存一存，谓之一吸。随用下部，轻轻如忍便状，以意力提起使归脐，连及夹脊双关肾门一路提上，直至后顶玉枕关，透入泥丸顶内。其升而上之，亦不觉气之上出，谓之一呼。一呼一吸，谓之一息。无既上升，随又似前，然有声咽下。鼻吸清气，送至丹田，稍存一存。又自下部，如前轻轻提上，与脐相接而上。所谓气气归脐，寿与天齐矣。凡咽下，口中有液愈妙，无液亦要汩然有声咽之。如是一咽一提，或三五口，或七九，或十二，或二十四口。要行即行，要止即止。只要不忘作为，正事不使间断，方为精进。如有疯疾，见效尤速。久久行之，却病延年，形体变，百疾不作，自然不饥不渴，安健胜常。行之一年，永绝感冒痞积、逆滞不和、痈疽疮毒等疾。耳目聪明，心力强记，宿疾俱瘳，长生可望。如亲房事，欲泄未泄之时，亦能以此提呼咽吸，运而使之归于元海，把牢春汛，不放龙飞，甚有益处。所谓造化吾手，宇宙吾心，妙莫能述。"[2]

书中又记载了"十六段锦法"与"八段锦法"，详述其练习方法。八段锦内容同于《杂著捷径》。而十六段锦与河滨丈人《摄生要义》中的内容相同，但文字比后者略简，且《摄生要义》的"十六段锦"尚未命名，还有小序交代创编的过程，因此似应认为《修龄要旨》的十六段锦属于后出。不过《修龄要旨》署名作者冷谦却比《摄生要义》相传作者王廷相生活年代要早，可见两书作者之说必然有错误之处。由于两种说法都无确切根据，很难以一书来证另一书之伪，只能从内容来论先后。总之《修龄要旨》将此导引功法冠以"十六段锦"之名，更有助于普及；并且作者指出，此法动作简单，"学者能日行一二遍，久久体健身轻，百邪皆除，走及奔马，不复疲乏矣"[3]，进一步肯定其功效。

书中《导引却病歌诀》含 16 种养生原则或自我锻炼方法，每种有歌诀和论说。如关于咽津的方法，有《水潮除后患》，诀云：

"平明睡起时，即起端坐，凝神息虑，舌抵上腭，闭口调息，津液自生，渐至满口，分作三次，以意送下。久行之，则五脏之邪火不炎，四肢之气血流畅，诸疾不生，久除后患，老而不衰。诀曰：津液频生在舌端，寻常救咽下丹田。于中畅美无凝滞，百日功灵可驻颜。"

---

① 冷谦. 修龄要旨［M］//方春阳. 中国养生大成. 长春：吉林科学技术出版社，1992：154.
② 冷谦. 修龄要旨［M］//方春阳. 中国养生大成. 长春：吉林科学技术出版社，1992：155.
③ 冷谦. 修龄要旨［M］//方春阳. 中国养生大成. 长春：吉林科学技术出版社，1992：156.

又有参考内丹方法形成的静坐养生法数诀及说明：

"起火得长安：子午二时，存想真火自涌泉穴起，先从左足行，上玉枕，过泥丸，降入丹田，三遍；次从右足，亦行三遍；复从尾闾起，又行三遍。久久纯熟，则百脉流畅，五脏无滞，四肢健而百骸理也。诀曰：阳火须知自下生，阴符上降落黄庭。周流不息精神固，此是真人大炼形。

"梦失封金匮：欲动则火炽，火炽则神疲，神疲则精滑而梦遗也。瘼痹时调息神思，以左手搓脐二七，右手亦然，复以两手搓胁，摇摆七次，咽气纳于丹田，握固良久乃止。屈足侧卧，永无走失。诀曰：精滑神疲欲火攻，梦中遗失致伤生。搓摩有诀君须记，绝欲除贪最上乘。

"形衰守玉关：百虑感中，万事劳形，所以衰也。返老还童，非金丹不可。然金丹岂易得哉！善摄生者，行住坐卧，一意不散，固守丹田，默运神气，冲透三关，自然生精生气，则形可以壮，老可以耐矣。诀曰：却老扶衰别有方，不须身外觅阴阳。玉关谨守常渊默，气足神全寿更康。"①

关于饮食，有《淡食能多补》诀云：

"五味之于五脏，各有所宜，若食之不节，必至亏损，孰若食淡，谨节之为愈也。然此淡，亦非弃绝五味，特言欲五味之冲淡耳。仙翁有云：断盐不是道，饮食无滋味。可见其不绝五味。淡对浓而言。若膏粱过度之类，如吃素是也。诀曰：厚味伤人无所知，能甘淡薄是吾师。三千功行从兹始，天鉴行藏信有之。"②

《却病八则》也是8种很有特色的自我锻炼方法。内容如下：

"平坐，以一手握脚指，以一手擦足心赤肉，不计数目，以热为度，即将脚指略略转动，左右两足心更手握擦，倦则少歇。或令人擦之，终不若自擦为佳。此名涌泉穴，能除湿气、固真元。

"临卧时坐于床，垂手解衣闭息，舌拄上腭，目视顶门，提缩谷道，两手搓摩两肾腧各一百二十，多多益善。极能生精固阳，治腰痛。

"两肩后小穴中，为上元六合之府，常以手捏雷诀，以大指骨曲按三九遍。又搓手熨摩两目颧上及耳根，逆来发际各三九。能令耳目聪明，夜可细书。

"并足壁立，向暗处，以左手从项后紧攀右眼，连头用力，反顾亮处九遍，右手亦从项后紧攀左眼，扭顾照前。能治双目赤涩火痛，单病则单行。

"静坐闭息，纳气猛送下，鼓动胸腹，两手作弯弓状，左右数四。气极满，缓缓呵出五七，通快即止。治四肢烦闷，背急停滞。

"覆卧去枕，壁立两足，以鼻纳气四，复以鼻出之四。若气出之，极令微，气再入鼻中，勿令鼻知。除身中热及背痛之疾。

"端坐伸腰，举左手仰掌，以右手承右胁，以鼻纳气，自极七息。能除瘀血结气。端坐伸腰，举右手仰掌，以左手承左胁，以鼻纳气，自极七息。能除胃寒食不消。

"凡经危险之路，庙貌之间，心有疑忌。以舌拄上腭，咽津一二遍，左手第二第三指按捏两鼻孔中间所隔之际，能遏百邪。仍叩齿七遍。"③

该书中的各种方法，多被明清两代的养生文献与医疗文献收录。

二、袁黄《摄生三要》《静坐要诀》

袁黄，明代嘉善（今浙江省）人，字坤仪、了凡，万历年间进士。他博学多才，举凡河洛、象纬、律吕、水利、戎政、句股、堪舆、星命、医药等方面均有涉及。著作甚丰，与医学有关的著作有《祈嗣真诠》和《静坐要诀》。《祈嗣真诠》是关于嗣育的专书，分《改过》《积善》《聚

---

① 冷谦. 修龄要旨［M］//方春阳. 中国养生大成. 长春：吉林科学技术出版社，1992：156–157.
② 冷谦. 修龄要旨［M］//方春阳. 中国养生大成. 长春：吉林科学技术出版社，1992：158.
③ 冷谦. 修龄要旨［M］//方春阳. 中国养生大成. 长春：吉林科学技术出版社，1992：158.

精》《养气》《存神》《和室》《知时》《成胎》《治病》《祈祷》等10篇。其中《聚精》《养气》《存神》3篇作为求嗣前期的身体调养之道，应用道教练养与佛教止观等方法，被后人抽出另辑成书，取名《摄生三要》，见于《学海类编》等丛书。

1.《摄生三要》

《摄生三要》首篇为《聚精》，首先论精与五脏的关系，其次论元精在人体内的作用，再次论聚精之道，最后论炼精之诀。其论"精"对养生的重要性，说：

"元精在体，犹木有脂，神倚之如鱼得水，气倚之如雾覆渊。方为婴孩也，未知牝牡之合而峻作，精之至也。纯纯全全，合于大方；溟溟清清，合于无沦。十六而真精满，五脏充实，始能生子。然自此精既泄之后，则真体已亏，元形已鋬，惟藉（借）饮食滋生精血。不知持满，不能保啬，所生有限，所耗无穷，未至中年，五衰尽见，百脉俱枯矣。是以养生者，务实其精。"①

他强调生活清心寡欲、劳逸结合，而且提出应从年轻时就开始注意养生，以防止"未至中年，五衰尽见，百脉俱枯"。因此作者提出："聚精之道，一曰寡欲，二曰节劳，三曰息怒，四曰戒酒，五曰慎味。"并阐明五者的意义。最后介绍道家炼精之诀：

"炼精有诀，全在肾家下手。内肾一窍名玄关，外肾一窍名牝户。真精未泄，乾体未破，则外肾阳气至子时而兴。人身之气与天地之气两相吻合。精泄体破，而吾身阳生之候渐晚，有丑而生者，次则寅而生者，又次则卯而生者，有终不生者，始与天地不相应矣。炼之之诀，须半夜子时，即披衣起坐，两手搓极热，以一手将外肾兜住，以一手掩脐而凝神于内肾，久久习之，而精旺矣。"②

次篇《养气》，指出气对人体的重要性，说：

"人得天地之气以生，必有一段元气亭毒于受胎之先，道家所谓先天祖气是也。又有后天之气，乃呼吸往来运行充满于身者，此与先天之气同出而异名。先天氤氤氲氲，生于无形，而后天则有形而可见；先天恍恍惚惚，藏于无象，而后天则有象而可求。其实一物而已。故养气之学，不可不讲。"③

篇中认为养气首先与日常举止有关，"养气者，行欲徐而稳，立欲定而恭，坐欲端而直，声欲低而和，种种施为，须端详闲泰。当于动中习存，应中习定，使此身常在太和元气中"。其次要注意调息，所谓"养气者，须从调息起首"。文中还谈到行久欲坐或坐久欲行，均不要突然动作，要先等气息调和：

"养身者，毋令身中之气有所违诤。如行久欲坐，此从动入止也。将就坐时，先徐行数步，稍申其气，渐放身体，止气稍来，动气稍去，从此而坐，则粗不忤细矣。如坐久欲行，此从止出动也。必稍动其身，或伸手足，如按摩状，然后徐行。不然细气在身，与粗气相忤矣。其余种种，依此推之。"④

养气方法则兼采道、禅二家，一种说：

"习闭气而吞之，名曰胎息；漱舌下泉咽之，名曰胎食。春食朝霞者，日始出赤气也；秋食沦汉者，日没后赤黄气也；冬食流瀣者，北方夜半气也；夏食三阳者，南方日中气也。勤而行之，可以辟谷。余试之良验。"⑤

另一种说：

"初学调息，须想其气出从脐出，入从脐灭，调得极细，然后不用口鼻，但以脐呼吸，如

① 袁黄. 袁了凡静坐要诀［M］. 严蔚冰，导读. 上海：上海古籍出版社，2013：59.
② 袁黄. 袁了凡静坐要诀［M］. 严蔚冰，导读. 上海：上海古籍出版社，2013：60-61.
③ 袁黄. 袁了凡静坐要诀［M］. 严蔚冰，导读. 上海：上海古籍出版社，2013：62.
④ 袁黄. 袁了凡静坐要诀［M］. 严蔚冰，导读. 上海：上海古籍出版社，2013：63.
⑤ 袁黄. 袁了凡静坐要诀［M］. 严蔚冰，导读. 上海：上海古籍出版社，2013：63.

在胞胎中，故曰胎息。初闭气一口，以脐呼吸，数之至八十一，或一百二十，乃以口吐气出之，当令极细，以鸿毛著（着）于口鼻之上，吐气而鸿毛不动为度。渐习渐增，数之久可至千，则老者更少，日还一日矣。"①

末篇《存神》论"神"的重要性，说：

"聚精在于养气，养气在于存神。神之于气，犹母之于子也。故神凝则气聚，神散则气消。若宝惜精气而不知存神，是茹其华而忘其根矣。然神岂有形象之可求哉？《孟子》曰：'圣而不可知之之谓神。'乃不可致思，无所言说者也。如作文不可废思，而文之奇妙者，往往得于不思之境，神所启也。符箓家每举笔，第一点要在念头未起之先，谓之混沌开基，神所运也。感人以有心者常浅，而无心所感者常深，神所中也。是故老人之心不灵，而赤子之心常灵，惺时之谋不灵，而昧时之梦常灵，皆神之所为也。《易》曰：'天下何思何虑？'此神之真境也。圣人不思不勉，此神之实事也。不到此际，总不能移易天命，识者慎之！"②

在方法上也分别介绍道、佛二家。指出道家存神法多存想某一部位，"随守一窍，皆可收心，苟失其宜，必有祸患"，详述每个存想部位的得或失对人体的影响：

"有存泥丸一窍者，谓神居最上，顶贯百脉，存之可以出有入无，神游八极，而失则使人善眩晕。有存眉间一窍者，谓无位真人在面门出入，存之可以收摄圆光，失则使人火浮而面赤。有存上腭者，谓齿缝元珠，三关齐透，存之可以通贯鹊桥，任督飞渡，而失则使人精不归源。有存心中正穴者，谓百骸万窍总通于心，存之可以养神摄念，须发常玄，而失则使人周而不畅。有存心下寸许皮肉际者，谓卫气起于上焦，行下脉外，生身所奉，莫贵于此，存之可以倏忽圆运，祛痰去垢，而失则使人卫胜荣弱，或生疮疖。有存心下脐上者，谓脾官正位，四象相从，存之可以实中通理，而失则使人善食而易饥。有存脐内者，谓命蒂所系，呼吸所通，存之可以养育元神，厚肠开窍，而失则使人气沉滞。有存下丹田，谓气归元海，药在坤乡，存之可以鼓动元阳，回精入目，而失则使人阳易兴而妄泄。有存外肾一窍，以目观阳事者，谓心肾相交，其机在目，存之取坎填离，而失则使人精液妄行。大都随守一窍，皆可收心，苟失其宜，必有祸患。惟守而无守，不取不离，斯无弊耳。"③

他指出存神的宗旨应是"以空洞无涯为元窍，以知而不守为法，以一念不起为功夫"，确实很有见地。于佛家则介绍止观法，有理法界观、事法界观、事理无碍观，"或单修一观，或渐次全修，或一时齐修，皆可以入道也"④。

2. 《静坐要诀》

《静坐要诀》，主要内容是佛教静坐法。全书共有6篇，即《辨志篇》《豫行篇》《修证篇》《调息篇》《遣欲篇》和《广爱篇》。书前序言称：

"静坐之诀原出于禅门，吾儒无有也。自程子见人静坐，即叹其善学。朱子又欲以静坐补小学收放心一段工夫，而儒者始知所从事矣。昔陈烈苦无记性，静坐百余日，遂一览无遗。此特浮尘初敛，清气少澄耳。而世儒认为极则，不复求进，误矣。盖人之一心，自有生以来，终日驰骤，逐物忘归，动固纷纷，静亦扰扰，稍加收摄，便觉朗然。中间曲折，无明师指授，不得肯綮，或得少为足，或反成疾患，余实哀之。大都静坐之法，其修也，有从入之阶；其证也，有自得之实。一毫有差，永不发深禅定矣。吾师云谷大师，静坐二十余载，妙得天台遗旨，为余谈之甚备。余又交妙峰法师，深信天台之教，谓禅为净土要门，大法久废，思一振之。二师

① 袁黄. 袁了凡静坐要诀 [M]. 严蔚冰，导读. 上海：上海古籍出版社，2013：63.
② 袁黄. 袁了凡静坐要诀 [M]. 严蔚冰，导读. 上海：上海古籍出版社，2013：65.
③ 袁黄. 袁了凡静坐要诀 [M]. 严蔚冰，导读. 上海：上海古籍出版社，2013：65-66.
④ 袁黄. 袁了凡静坐要诀 [M]. 严蔚冰，导读. 上海：上海古籍出版社，2013：67.

皆往矣，余因述其遗旨，并考天台遗教，辑为此篇，与有志者共之。"①

《辨志篇》谈端正练习目的，立论于儒家之说，认为为名闻利养、为好胜聪明、为慕善安乐，甚或为证道涅槃而静坐都属于"邪僻"，主张"若真正修行只是'仁'之一字，以天地万物为一体，而明明德于天下是也"②，并辨明儒家与墨家之别。

《豫行篇》谈静坐前的基本要求和做法，指出"修禅之法，行住坐卧，总当调心"，并提出调心三法，一为系缘收心，二为借事练心，三为随处养心：

"何谓系缘收心？唐人诗云：月到上方诸品净，心持半偈万缘空。自俗人言之，心无一物，万缘始空。今云心持半偈万缘空，此理最可玩索。盖常人之心，必有所系，系之一处，渐束渐纯。半偈染神，万妄俱息，故云系心一处，无事不办。究实论之，即念佛持咒及参话头之类，皆是妄念。然借此一妄以息群妄，大有便益。学者知此，日用间或念佛，或持咒，或参一公案，行住坐卧，绵绵密密，无丝毫间断。由是而读书作文，由是而应事接物，一切众缘，种种差别而提撕运用，总属此心。吾参祖师活公案，不参凡夫死公案，又何间断之有？

"何谓借事炼心？常人之心，私意盘结，欲情浓厚，须随事磨炼，难忍处须忍，难舍处须舍，难行处须行，难受处须受。如旧不能忍，今日忍一分，明日又进一分，久久炼习，胸中廓然。此是现前真实功夫也。古语云：静处养气，闹处炼神。金不得火炼，则杂类不尽，心不得事炼，则私欲不除，最当努力，勿当面错过。

"何谓随处养心？坐禅者，调和气息，收敛元气，只要心定心细心闲耳。今不得坐，须于动中习存，应中习止。立则如斋，手足端严，切勿摇动；行则徐徐举足，步动心应；言则安和简默，勿使躁妄。一切运用，皆务端详闲泰，勿使有疾言遽色。虽不坐，而时时细密，时时安定矣。如此收心，则定力易成。此坐前方便也。"③

《修证篇》从静坐入手，指出：

"凡静坐，不拘全跏、半跏，随便而坐，平直其身，纵任其体，散诞四肢，布置骨解，当令关节相应，不倚不曲。解衣缓带，辄有不安，微动取便，务使调适。初时从动入静，身中气或未平，举舌四五过，口微微吐气，鼻微微纳之，多则三四五遍，少则一遍。但取气平为度，舌抵上腭，唇齿相着。次渐平视，徐徐闭目，勿令眼睑太急，常使眼中胧胧然。次则调息，不粗不喘，令和细，绵绵若存。天台《禅门口诀》：'止教调息观脐。息之出入，皆根于脐，一心谛（缔）观，若有外念，摄之令还。绵绵密密，努力精进。自此而后，静中光景，种种奇特，皆须识破，庶可进修。'"④

继之论述了四禅、四定的修习层次及方法原则。

《调息篇》则云：

"天台《禅门口诀》，只言调息为修禅之要，乃诸方法，厥有多途，即以调息一门言之，一者六妙门，二者十六特胜，三者通明观。"⑤

后面具体介绍六妙门、十六特胜及通明观等修习方法。以通明观为例：

"学者从初安心，即观息、色、心三事，俱无分别。观三事必须先观息道。云何观息？谓摄心静坐，调和气息。一心细观此息，想其遍身出入，若慧心明利，即觉息入无积聚，出无分散，来无所经由，去无所涉履。虽复明觉此息出入遍身，如空中风，性无所有，此观息如也。次则观色，学者既知息依于身，离身无息，即应细观身色，本自不有，皆是先世妄想，因缘招感。今生四大，造色围空，假名为身。一心细观头腹四肢、筋骨脏腑，及四大四微，一一非身。四大四微，

① 袁黄. 袁了凡静坐要诀［M］. 严蔚冰，导读. 上海：上海古籍出版社，2013：25.
② 袁黄. 袁了凡静坐要诀［M］. 严蔚冰，导读. 上海：上海古籍出版社，2013：28.
③ 袁黄. 袁了凡静坐要诀［M］. 严蔚冰，导读. 上海：上海古籍出版社，2013：31-32.
④ 袁黄. 袁了凡静坐要诀［M］. 严蔚冰，导读. 上海：上海古籍出版社，2013：33.
⑤ 袁黄. 袁了凡静坐要诀［M］. 严蔚冰，导读. 上海：上海古籍出版社，2013：42.

亦各非实，尚不自有，何能生此身诸物耶？无身色可得，尔时心无分别，即达色如矣。次观心，学者当知，由有心故有身色，共来动转。若无此心，谁分别色？色因谁生？细观此心，藉（借）缘而生，生灭迅速，不见住处，亦无相貌，但有名字，名字亦空，即达心如矣。学者若不得三性别异，名为如心。学者若观息时，既不得息，即达色心空寂。何者？谓三法不相离故也。观色、观心亦尔，若不得息、色、心三事，即不得一切法。何以故？由此三事和合，能生一切阴入界众等烦恼，善恶行业，往来五道，流转不息。若了三事无生，则一切诸法，本来空寂矣。学者果能如是观察三法，悉不可得，其心任运，自住真如，泯然明净，此名欲界定。于此定后，心依真如，泯然入定，与如相应，如法持心，心定不动，泯然不见身色、息、心三法，异相一往，犹如虚空，即是通明未到地也。从此而发四禅四定，最为捷速。"①

《遣欲篇》是谈佛家的不净观禅法，如九想、十想、白骨观等，以使人欲过重者能静心修习。《广爱篇》论佛家的慈、悲、喜、舍四无量心。

三、王蔡《修真秘要》

《修真秘要》，刊于明正德八年（1513 年）。一般认为作者为王蔡。但书前王蔡序中称"予观《修真秘要》一书……"，则其作者并非本人。胡文焕《寿养丛书》收录时称为王蔡传。

该书为导引专书。王蔡的序言中说：

"予观《修真秘要》一书，言简而旨深，功廉而效大，诚修身延命之术也。且夫人禀阴阳之气以生，其本始未尝少欠，一与物接，乾元之祖渐为七情所耗，是以气滞血凝而病生焉。故古之君子见道分明，知言养气。欲行集义之功，必先熊颈鸟伸，收视返听，以导引其关节，关节通则一气流行于上下矣。"②

全书辑录有 49 种导引图，并附有文字说明。各法分别为仙人抚琴、绞丹田、仙人存气开关、仙人指路、九九登天、周天火候、吕祖散精法、吕祖散运息气、龙扳爪、神仙斗柄开关、治头晕、鸣天鼓、治后心虚疼、霸王举鼎、虎施威、专治久疠、托天塔、乌龙探爪、神仙进礼、仙人搅辘轳、治胸膈膨闷、吕祖破气法、抽添火候、吕祖破气法、仙人拔剑、童子拜观音、暖丹田、陈抟睡功、吕祖行气诀、立站活人心、降牛捉月、吕祖养精法、摇天柱、吕祖救疾法、神仙靠拐、金刚捣碓、陈抟睡功、仙人脱靴、童子拜观音、陈抟睡功、陈抟睡功、治腰腿疼、李白玩月、治肾堂虚冷、霸王散法、饿虎扑食、百气冲顶、任脉、双手拿风雷。每种导引都有功效与练习方法说明。其主治与动作见图 5-40。

该书在说明文字中对动作要求写得很清楚。如"仙人抚琴"：

"治久病黄肿，以两手按膝，施功，存想闭息，周流运气四十九口，如此则气通血融而病自除矣。"③

"绞丹田"：

"治肚腹疼痛，亦能养精。以身端坐，两手抱脐下，行功运气四十九口。"④

"降牛捉月"：

"收精法。其法当精欲走之时，以左手指掩右鼻孔，右手于尾闾穴，截住精道，运气六口，而精自回矣。"⑤

"周天火候"：

---

① 袁黄. 袁了凡静坐要诀 [M]. 严蔚冰，导读. 上海：上海古籍出版社，2013：48-49.
② 王蔡，混沌子. 修真秘要·锦身机要 [M]. 北京：中医古籍出版社，1994：前言 6.
③ 王蔡，混沌子. 修真秘要·锦身机要 [M]. 北京：中医古籍出版社，1994：1.
④ 王蔡，混沌子. 修真秘要·锦身机要 [M]. 北京：中医古籍出版社，1994：1.
⑤ 王蔡，混沌子. 修真秘要·锦身机要 [M]. 北京：中医古籍出版社，1994：11.

"治血气衰败。先以两手搭目，用手主定两腋，其气上升，运气一十二口。"①

"吕祖散运息气"：

"专主止夜梦遗精。坐舒两脚，用两手扳脚心，行功运气九口。"②

仙人抚琴 治久病黄肿	绞丹田 治肚腹疼痛	仙人存气开关 治肚腹虚饱	仙人指路 治左瘫右痪	九九登天 治绞肠痧
周天火候 治血气衰败	吕祖散精法 治精脉不全	吕祖散运息气 专主止夜梦遗精	龙扳爪 治遍身疼痛	神仙斗柄开关 治一身杂病
治头晕	鸣天鼓 治头晕	治后心虚疼	霸王举鼎 治肚内一切杂病	虎施威 治赤白痢疾
专治九疠	托天塔 治肚腹虚肿	乌龙探爪 治腰腿疼痛	神仙进礼 治瘫患	仙人搅辘轳 治背膊疼痛

图 5-40　《修真秘要》导引图

---

① 王蔡，混沌子. 修真秘要·锦身机要［M］. 北京：中医古籍出版社，1994：2.
② 王蔡，混沌子. 修真秘要·锦身机要［M］. 北京：中医古籍出版社，1994：4.

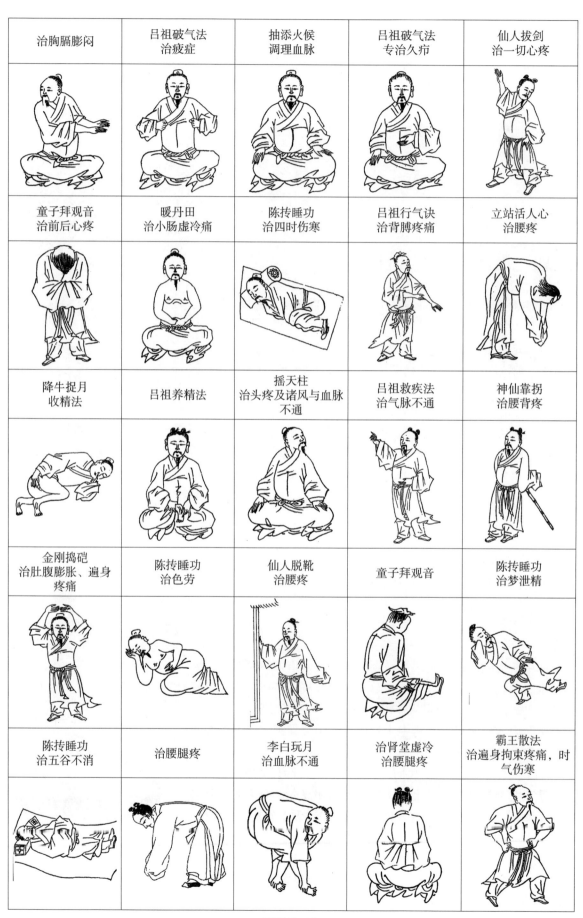

治胸膈膨闷	吕祖破气法 治疲症	抽添火候 调理血脉	吕祖破气法 专治久疬	仙人拔剑 治一切心疼
童子拜观音 治前后心疼	暖丹田 治小肠虚冷痛	陈抟睡功 治四时伤寒	吕祖行气诀 治背膊疼痛	立站活人心 治腰疼
降牛捉月 收精法	吕祖养精法	摇天柱 治头疼及诸风与血脉 不通	吕祖救疾法 治气脉不通	神仙靠拐 治腰背疼
金刚捣硙 治肚腹膨胀、遍身 疼痛	陈抟睡功 治色劳	仙人脱靴 治腰疼	童子拜观音	陈抟睡功 治梦泄精
陈抟睡功 治五谷不消	治腰腿疼	李白玩月 治血脉不通	治肾堂虚冷 治腰腿疼	霸王散法 治遍身拘束疼痛，时 气伤寒

续图 5-40

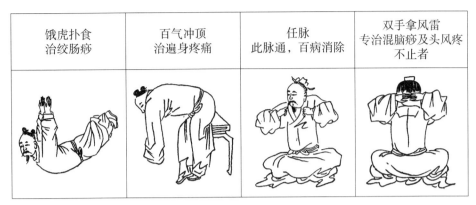

饿虎扑食 治绞肠痧	百气冲顶 治遍身疼痛	任脉 此脉通，百病消除	双手拿风雷 专治混脑痧及头风疼 不止者

续图 5-40

四、混沌子《锦身机要》

《锦身机要》收入《寿养丛书》，署名混沌子，有鲁志刚注。全书分上、中、下三卷，各卷分别录导引功法 12 式，共 36 式，每式前均先列七言绝句歌诀一首，其后是注文和附图一幅。这些导引法，被认为是炼内丹的辅助功法。鲁志刚在序言中称：

"《锦身机要》之书，乃《采真机》之梯航也。昔汉之正阳翁传于唐之希贤邓先生，相继不遇至人则不传也。稽之，自古及今学道之士，知采真而不知锦身有焉，知锦身而不知采真有焉，二者兼修者，几何人哉？其毗陵混沌子，慕道精诚，存心恳切，是以希贤先生以金丹口诀，作成《采真机要》以授之，犹虑乎不知《锦身机要》，则炼己之功不可得也，故又以锦身之事，作成绝句三十六首，以按三十六气候，次之三卷：上之十二首，以锦其龙；中之十二首，以锦其虎；下之十二首，以锦其龙虎交媾之要；以授之所以采真炼己之功，预集授真之道。……其筑基之法，养性之方，龙虎争驰，内外交炼，无不备焉，无不行之，无不知之。知之分明，行之纯熟。以为《采真机要》之梯航者，信乎其为《采真机要》之梯航也。有《采真机要》之书，其可无《锦身机要》之书乎？"[①]

序中所说的《采真机要》，今见于《藏外道书》第九册，为手抄本影印版，同样有鲁志刚注解。其内容被认为属于房中双修之术，但文字较隐晦，也可视作内丹喻语。《锦身机要》下卷的"龙虎交媾"内容较明显偏于房中术。但上、中二卷则属于准备性的锻炼功夫，对健身有其价值。

书中上卷 12 式导引功法均以"龙"题名，计有踏地龙、摆尾龙、摩顶龙、旋风龙、交足龙、撞关龙、闭息龙、登天龙、升腾龙、取水龙、降丹龙、拍火龙，其中立式动作 2 种，坐式动作 9 种、卧式动作 1 种。如"踏地龙"（图 5-41）云：

"两手牢拿两肘中，脚头着实脚跟春。力行三八潮皆落，大地江河一泻空。"

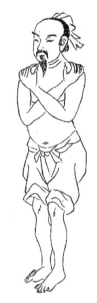

图 5-41　《锦身机要》的"踏地龙"

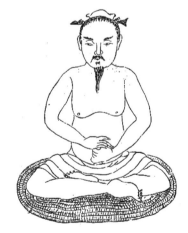

图 5-42　《锦身机要》的"摩顶龙"

① 王蔡，混沌子. 修真秘要·锦身机要［M］. 北京：中医古籍出版社，1994：17.

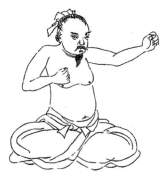

图 5-43 《锦身机要》的"旋风龙"

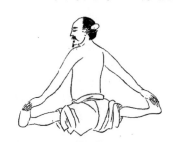

图 5-44 《锦身机要》的"舒筋虎"

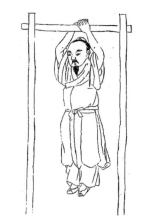

图 5-45 《锦身机要》的"悬梁虎"

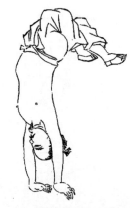

图 5-46 《锦身机要》的"翻身虎"

"志刚曰：以两手拿两肘者，所以敛其筋骨也。以脚跟舂地者，所以降其气血也。盖筋骨敛则身中气血不妄行也，而易降。气血降，则筋骨不妄动，亦可施也。"①

"摩顶龙"（图 5-42）云：

"左手拿龙做甚么，却将右手顶中摩，前轻后重无多少，但使心酸没奈何。

"志刚曰：以左手拿龙之颈，以右手摩龙之顶。前轻者，无其畏也；后重者，使其顽也。无多少者，心酸方止，然既止而复摩，使其顽劣无知，见虎不惧也。"②

这一式明显是对外生殖器敏感性的锻炼。

"旋风龙"（图 5-43）云：

"左拳阳左右阴随，右亦如之左也回。俯首力行因甚事，毋令遍体骨筋衰。

"志刚曰：以左拳向左而右拳随之，以右拳向右而左拳随之。俯首力行为甚么来？无非所以动身之筋骨，使其气血周流，毋令衰败也。"③

上卷多属于立或坐的静功。中卷12式导引功法均以"虎"题名，计有跃山虎、出洞虎、飞虹虎、舒筋虎、悬梁虎、鼎峙虎、独立虎、翻身虎、反躬虎、纳泉虎、桃花虎、安神虎。从内容看有的属于运动健身的动作。

"舒筋虎"是劈叉的拉筋动作（图 5-44），文云：

"形体须令四足然，左前右后直如弦。右前左后仍如此，筋骨安舒疾病痊。

"志刚曰：前左足后右足，后左足前右足，直舒如弓弦之状，数周二十四次，则筋骨安舒而疾病远矣。"④

"悬梁虎"是引体向上的动作（图 5-45），文云：

"手把悬梁着力伸，仍令左右各分明，一升一降周三八，疾病蠲除气血行。

"志刚曰：两手把悬梁，将身着力悬起，一力起于梁左，一力起于梁右，须以肩至梁。如是行之，则气血和畅，四肢舒泰，五脏安逸，而疾病蠲除矣。"⑤

"翻身虎"是翻筋斗动作（图 5-46），文云：

"翻首翻身把脚飞，却将双手去扶持。连行三八骨筋活，免使阊门有倦疲。

"志刚曰：以头着地，以脚飞过，两手着头两旁，使不歪也。如此行之，则筋骨岂有不活，气血岂有不调畅乎？"⑥

这些可以说与现代体育的一些锻炼方式非常相近。

下卷12式导引功法以龙虎为名，计有虎吹龙笛、龙鼓虎琴、

① 王蔡，混沌子. 修真秘要·锦身机要［M］. 北京：中医古籍出版社，1994：18-19.
② 王蔡，混沌子. 修真秘要·锦身机要［M］. 北京：中医古籍出版社，1994：19-20.
③ 王蔡，混沌子. 修真秘要·锦身机要［M］. 北京：中医古籍出版社，1994：20.
④ 王蔡，混沌子. 修真秘要·锦身机要［M］. 北京：中医古籍出版社，1994：26-27.
⑤ 王蔡，混沌子. 修真秘要·锦身机要［M］. 北京：中医古籍出版社，1994：27.
⑥ 王蔡，混沌子. 修真秘要·锦身机要［M］. 北京：中医古籍出版社，1994：28-29.

龙虎交加、龙虎传授、献龙招虎、地龙天虎、虎动龙迎、龙居虎窟、龙问虎信、虎跃龙潭、虎至龙乡、三虎朝龙。有些文字确实明显有房中之意。但配图则艺术地以龙虎为喻，免涉秽亵。如"龙虎传授"（图5-47）云：

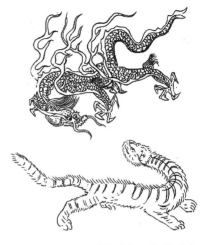

　　　"口诀还须口口传，只因口诀路通玄。既知火发灵光透，显出青龙惹妙铅。

　　　"志刚曰：人之一身以心为主，小肠与舌又专主乎心。故知舌舐舌则心火盛，心火盛则小肠盛，小肠盛则知先天真铅将至矣。真铅既至，此口传心授之妙诀验矣。"①

图5-47　《锦身机要》的"龙虎传授"

五、铁峰居士《保生心鉴》

　　《保生心鉴》作者为明代铁峰居士，其真实姓名不详，成书于明正德元年（1506年），后被胡文焕收入《寿养丛书》。书前有《修养真诀》云：

　　　"凡欲修养，须择净室，顺温凉之宜，明燥湿之异。每夜半后生气时，或五更睡觉，依法坐立，务先瞑目、握固、调息，后乃以次着力行功，勤而不息，则自然身轻体健，而疾疫可却，性命可延矣。虽然此其常法，若春得夏疾，秋得春疾，亦但按法行之，岂必待其时然后可哉？如此则固而不通，精而不法，非善养真也。"②

　　该书最大特点是按时令保养，将五运六气与导引功法相结合。书前先载录"五运六气枢要之图""六十年纪运图""四时气候之图""主气图""客气图""脏腑配经络图""经络配四时图"等，其后的"太清二十四气水火聚散图"（又称"二十四气导引图象"）为该书主体，按二十四节气顺序，每一节气列出其运气，然后列"导引"法，并有配图，最后有"治病"，即功效主治。此套功法后人又称为"二十四气坐功法"或称"陈希夷坐功"，文字内容在本书第四章第六节已有介绍。而《寿养丛书》收录的《保生心鉴》本，配有24幅图（图5-48），一直被后世众多著作转引。书后还附有朱权（臞仙）的《活人心法》等内容。

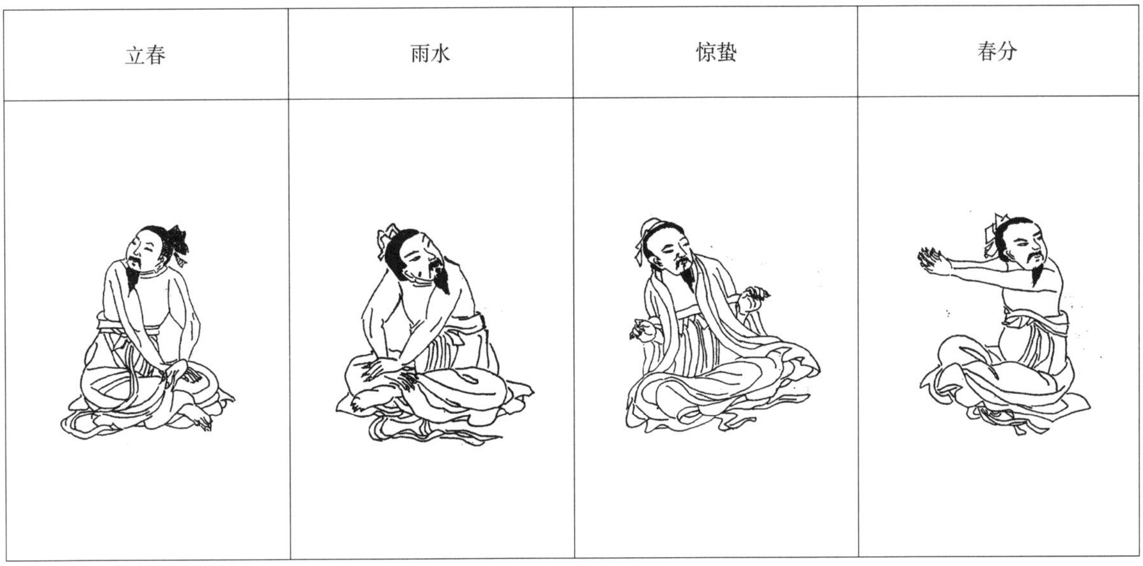

立春	雨水	惊蛰	春分

图5-48　《保生心鉴》的"太清二十四气水火聚散图"

① 王蔡，混沌子. 修真秘要·锦身机要 [M]. 北京：中医古籍出版社，1994：37.
② 铁峰居士，河滨丈人. 保生心鉴摄生要义 [M]. 北京：中医古籍出版社，1994：1.

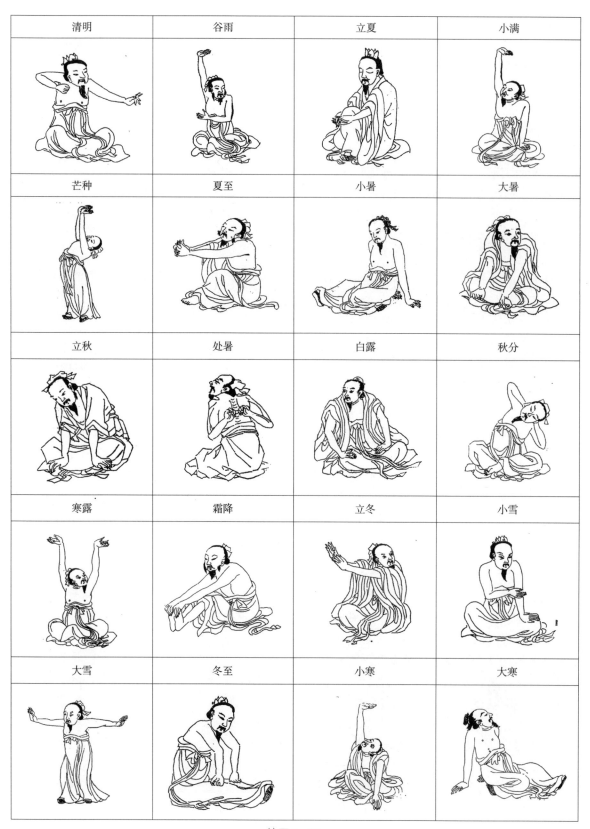

清明	谷雨	立夏	小满
芒种	夏至	小暑	大暑
立秋	处暑	白露	秋分
寒露	霜降	立冬	小雪
大雪	冬至	小寒	大寒

续图 5-48

六、白云霁《五息阐微》

《五息阐微》全名为《五息直指阐微》。明代白云霁（号在虚子）撰。白云霁，字明之，为明代上元（今江苏省南京）人，明嘉靖时为南京冶城道士，著有《道藏目录详注》4 卷。现流行的民国本《五息阐微》署作者名为"在虚子白云斋"，此"斋"字当为"霁"字之误。

《五息阐微》全书共分 9 篇，主述各种呼吸养生理法。作者认为鼻息虽可养育形骸，但非真息。真息乃踵息，唯此方法可归脐下、通气海而上达灵都。书前有弟子顾缵绍序，介绍五息功法的来历说：

"古来摄生者，必推本于易。孔子称生生之谓易。易之发端，日月循环，自强不息。……人苟窍未生前，七情未有，五蕴本空，只一圆明觉照，便省夫息之所起所归处。既知息之所在，则神气混一，为先天一气。苟不知静愈入，动而愈出之机，则身中祖气，必为天之所盗。盗尽，形即死矣。知之则动而采静而养。天之气亦为人所盗，久而充满，则形神俱妙，历劫长存矣。是故能盗天气者，自得长且久也。人知自心为息，于精、气、神三者，可会为先天一气耳。历代真仙都以神气相注，息念俱停为法，无知'息'之一字。人总不知，所知者鼻息耳，即鼻息能知其注，亦能养育形骸，久之真息亦能内现。……先司马以浅近教余数息，庶可清杂念，为默识助耳。余遵行殊验，缘未了至理，不遑请益。后读天台止观法，又以调息为津梁。每一调息，尘劳顿却，心更喜之。奈易因循，不免暴弃。幸得冶城白云斋炼师劝余力学，渐有所进，并以自著《五息直指》授之。余感炼师慈惠，又得原息、踵息、胎息、混元息，退而次第力行之，竟恍合平分无极动静之妙于目前，何曾须臾离天人交接处也。恳师持此公诸同志，使学者得有专一，不为傍（旁）门所惑。"[①]

正文中，前面五节即五个步骤，是基本的功法：

"打坐：入室打坐，先用厚褥。褥下安木馒首抵谷道。双单搭膝均可。右手安左掌上，放脐下。正身端坐，直起腰脊。耳与肩对，鼻与脐对。唇包舌藏，垂帘正视。心之元神率意之真念，随二目先注入鼻端。至脐下，至气穴，任自然。如昏息，行数息。

"凡息：鼻息有四，风、喘、气、息。息有声，曰风；息频促，曰喘；息往来不细，曰气；息绵绵不断，曰息。风则散，喘则戾，气则劳，息则定。四者惟定渐近于调，养育身形，是为凡息。

"观息：息之用观者何？为人心易生念，想入非非。此想未了，彼念又来，心神劳瘁，日渐气耗形衰，身死神离，复入轮回，可不哀哉！修真者志在脱此，先当止念。念何以止？非观不能。……念随息之出入，观随息之出入。念念依息，息息必观。观定不移，念头即住，久则风、喘、气三者俱无，自得神气合一归根矣。此为初学炼念之法。念既炼，而后五息可行。五息之法，基于此矣。

"数息：数息乃入手工夫耳。人为物诱已久，心离境而竟未能，即强制亦复散乱。用心念专注于息之法，拴住心念不乱去。由息粗数起，至息细而止。从一息数至百千万息不乱，则息自细。于中忽起别念，即重数，得至百千万息不起一念，才得此心离境。渐渐纯熟，再行调息工夫。数息虽拙法，最容易最无病；非如高峰强行闭息，致人生病。数息原不及金母观心、老子观窍、吕祖行玉，清凝神入气穴，诸秘旨之捷径也。然数息实宜初学。

"调息：调与数不同。数用意数，调无意调。只一念注在息头，息头即鼻头。古人云：'得来只在鼻尖头。'此即观止入门第一法，为止念却魔之要旨，久则息自调。调到功深，渐近踵息。但人于调息，要常绵密，似存似亡。如是心定意静，神气归根，机窍渐露。恍惚之中不识不知，身心静寂，只觉息念相依，神气相合，达于口鼻少，动于丹田多。近于踵息，即行踵息，入真道矣。"[②]

而后面的踵息、胎息、混元息与原息，则是更深一步的功法。其要点如下：

"踵息：常人息以喉，真人息以踵。踵者深至气穴，气穴即呼吸处……学者于目中神光，一意注在息之深处。为入气穴，心自虚静，气自充满，百日功深，定有效验……"

① 在虚子. 五息阐微［M］. 上海：乐善社，1942：序.
② 在虚子. 五息阐微［M］. 上海：乐善社，1942：1-8.

"胎息：踵息行久，意愈纯，息愈微；神愈凝，气愈养。鼻无呼吸，只有微息。脐下往来，前降后升，如婴儿在胞中。息归脐，名胎息。……耳虽闻如未闻，目虽见如未见。正身端坐，意只凝神注呼吸处。息念相依，神气相合，交于内窍。……定息七七，元阳气生；定息百日，小药工圆；定定七月，大药已成；定息十月，便成胎道。三年乳哺，九载面壁……"

"混元息：……定息既久，六脉俱停。口鼻毫无气出，惟有虚通天窍，太虚混一，冲盈两间。只觉圆光包罗天地，久则不知物我，色空言思都绝，语默俱忘。神藏于气，气包乎神。一意冲和，包裹浑沌。如火种相续，丹鼎常温。炼能一刻，一刻周天；炼能一时，一时周天；炼能百日，积成大药；炼能十月，即成胎道；炼能三年，阳神出入……"

"原息：坐非空坐，数息、调息、踵息、胎息，至混元息。自心为息，息念相依而已。得其秘诀，由二目对视山根，内至脐后，至气穴。久则念归一，心空踵息现。此越数息、调息，而直以踵息为始。苟无观止之秘，即数息以止杂念。调息要无风喘。后天呼吸要任自然，但此属口鼻，非真呼吸。"①

该书对此功法的论述具体，方法也简单，在近代有多个版本，并有常遵先的《增辑五息直指阐微加注》（上海翼化堂，1935年）做详细注解。

七、曹士珩《道元一气》

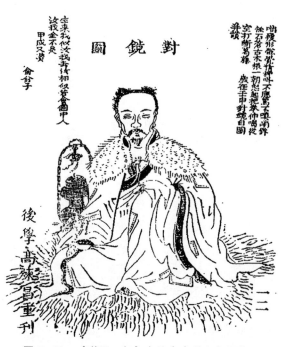

图5-49 《道元一气》中的俞俞道人自画像

《道元一气》作者为明代末年的曹士珩，字元白，号俞俞道人。全书共5集，分内外篇。内篇收录多种内丹著作，一部分为曹士珩所著，如《证三家参同》《破三家偏执》《玉液还丹次第秘诀》等；另一部分为其他名家的内丹篇章，如王重阳《真打坐说》、张三丰《一枝花四篇》等。外篇为《保生秘要》，分利集、贞集。

《道元一气》书前有曹士珩的弁言，认为"先天一气，从虚无中来"，但世人难能真正理解，因此著书立说。他说：

"少曾浪迹潇湘，年来寄寓淮扬，足半天下，眼尽一时，其有冒谈此道者，大都边见浅说，未能实诸玄途，虚怀合辙。玉液金丹四字，知者能有几乎？是编一出，庶几桃源问路，有人又有灵山大会矣。"②

《道元一气》在理法上属于双修一流。作者在书中自述练习经历，既练过三峰之术，也练过清净法门、胎息之功，后来悟到双修之术，功法与前数种均不相同，因而在论"彼家正印"中声称：

"彼家者，原借彼之所有，以修我之所无，乃成道之能事，点化之妙诀，非世俗所称房术邪道可比也。盖无极仙佛，莫不由此以登天阶，岂外此而别有一道可成者哉！"③

书中所说的虽属双修，且有论及具体方法，但在层次上严格强调区别于世俗的房中之事。此外，书中在讲修身养气方面，有不少可以借鉴的地方。

① 在虚子. 五息阐微［M］. 上海：乐善社，1942：11-20.
② 曹士珩. 道元一气［M］. 北京：北京师范大学出版社，1990：序，33-34.
③ 曹士珩. 道元一气［M］. 北京：北京师范大学出版社，1990：28.

1. 论修习事项及偏颇

《道元一气》内篇中有《清静消息》，共18则，对日常修习养生的注意事项论说颇详。如"其一"说：

"凡初行功，气候须及其时。寒暑触逆，恐志怠惰，误费前功耳。盖盛暑天，火旺于午，切忌午时行火，以心依息，反助火炎，未免口破舌伤，及多脑患。斯时宜晚卧早兴，至午取静为安。大寒天阳消阴盛之候，宜常塞兑，调心伏气，制混元衣，软褥而坐。早卧迟兴，回避严寒。二八月间，天时阳和，加功精进，无惰志于道矣。"

"其二"说：

"凡居尘士，欲坚志于道，作初机之功，夜不放参，而白昼犹未免有应酬之劳者，至日午宜当去烦坚脊，以应子时之用。日酉取静，而为宴息，逆此二时，令人神昏目涩，恍惚若痴，恐前功不稳矣。"

"其四"说：

"凡坐功者，每早晨或夜半时起坐，觉喉燥干，此系杂魔搬弄，夜梦劳形，脏火上炎于肺，以致如此。当先用六字诀，手掌按各经络，补泄退火之法，以五气和平为度。书云'丹田浊气切须呼'也。"

"其五"说：

"凡行功时，心下不快，妄念反复再三，恐郁形骸，即当散步一回，或观空一刻，再行功可也。"

"其九"说：

"凡人食五谷，接人事，有伤寒暑湿或天行时气，亦唯正理真气。真气一顺，邪气悉散，而诸病皆除矣。"

"其十七"说：

"凡工夫不已，坐下即凝，三田觉有时微热，又有热气一脉，或时行手行足，或耳闻有声，或筋骨微响，或周身随处肉动，或身体有时后仰，有时前弓，或摇，或动，皆是真气流行于经络，响应如此。大抵工夫既久，应验多端，听其自然，不可畏惧、惊、疑、忧、喜之念，俱付于无何有之乡，更防杂念搬弄，存心守一，善境自归善果，恶境自然退藏耳。"①

书中还有《患道十药》，指出修习不当之弊。有的属于见识不真所致，也有的为静养修习不当而造成偏颇。如其中后五患为：

"有纳气之法，唯在善能开胃。若不察绳规，运动养静之理，则气陷胃口，侵入大肠而坠尾间，盖助长泄气之通患。"

"或妄多而坐功强制，或遇溽暑而不取静，调心行火，或念不清而提气升脑，或过食腻燥之物，或坐定不避风邪，兹数者，盖火旺生痰之通患。"

"有心血妄耗，而功夫不纯，相火猖獗，子后失度，汞必飞扬，遗漏为害，久则精亏腹胀，盖气虚中满之通患。"

"不通变之士，守中分寸之窍，坐卧不忘者；或参禅滞想，时刻不息者；或采气运入中宫，意守而结丹者。此皆蠢夫修炼，盖郁气成痞之通患。"

"禅门枯坐，寂灭忘机，身心拘束，意念呆执，此辈更兼好茶，脾痿面黄，饮食难克，盖顽空受痹之通患。"②

对此，曹士珩指出："如犯后五症者，有《保生秘录》，依方驱治，其应如响。"

① 曹士珩. 道元一气［M］. 北京：北京师范大学出版社，1990：87-97.
② 曹士珩. 道元一气［M］. 北京：北京师范大学出版社，1990：64-66.

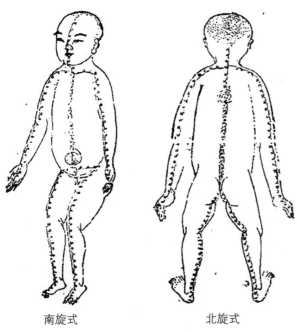

南旋式　　　　　　　　北旋式

图 5-50　《道元一气》的"南旋式"与"北旋式"图

2. 论南北规中引功法

上文所云《保生秘录》，实名《保生秘要》，见于《道元一气》外篇，有小序说：

"先天一气全仗后天培养，以完其本原。聚清气养吾神也，散浊气炼吾形也，形神俱适，妙合道矣。缘是调摄之法则，可以却病，可以延年。"①

作者称《保生秘要》"述有为之法及熊经鸟举，兼而行之，保生之要，全且备矣"。这里所说的"有为之法"，指意念行功，他说"其功虽有为，亦在若有若无，勿忘勿助"。《保生秘要》利集分"南北规中引""治症分科""女功却病"三部分。其中的"南北规中引"就是专讲意念行功的，书中总结出"归元""周天""艮背""行庭""通关"等意念行功方法。概述说：

"凡人妄念奔驰，不思回头，盖不知有己。然学道初入门，及乎却病初下手，每云先要筑基炼己者，何也？己者，意中之土也，时时返念守中。然昆仑至于涌泉，周身前后之窍，虽各家传授，各取其善，若能精守其一，皆可起病，不必得一望二，持两可之见，而辩孰是孰非。余诀云：总之摄心归一，专其一处，皆可止念。故取身中前后二窍为则，其归元取用，父母生前受气之初，而能聚气之原（源），运动周天，可参艮背、通关之效。然艮背者，昔林子阐教为最，余受之家传，捷径而更妙。若夫运动，则贯彻任督二脉，欲证速验，兼以导引，神功烁见矣。"②

其所说的"归元"法如下：

"归元者，父母生人受气之初，剪断脐带，一点落根元也。有生之后，情欲雕琢未免精耗气散，不能返本，须求安土敦仁之法。盖土者圭元也，仁者人也，以一点仁心，敦养于土。六根皆归于元，心有所注，久久凝定，便觉真种常在，方可用意运行。行之之法，提意出上，斡旋造化，从左而右，先运脐轮，收而放，放而复收，以还本位，不离这个，念自归真矣。"③

"周天"法是：

"从前运于脐轮，由小而大，大而收小，依次而上，至璇玑穴，向左臂打圈而下，至曲池，经内关，溯掌心及指尖，圈出手背、外关而上肘后肩井及大椎而下。运于尾闾，由下复上，过玉枕，逾昆仑、泥丸、面部，上鹊桥而降重楼，达胃口过脐，至玉柱，复气海，行入右腿，历膝关，由鞋劳穴，穿足背，至指尖，转涌泉，踵后上运，过阴谷，通尾闾，又圈至顶门，如前下鹊桥，依次送左腿，似右法而落涌泉，又升泥丸及璇玑穴，右行照左手，转过肩背，贯昆仑而下摄元海。"④

以上两法属于"南旋式"，指意念在前身。而"北旋式"，指意念在背部，又分"艮背""行庭""通关"各法。如"艮背诀窍"云：

"《易》曰：艮其背。艮者，止也，其象属土。背从北方水，属于阴；心从南方火，属于阳。人能以南火而投于北水之中，得以水火交而既济，所谓洗心退藏于密也。盖五脏六腑根蒂，皆系于此。所谓止者，先立内念之正，而止外念之邪也。然大诺贵无念，虽立正念亦是念也。当明内外两忘，以妄而离妄，必先忘其外者，而后定其心，自忘其内也。故初学之士，静坐片时，

① 曹士珩. 道元一气［M］. 北京：北京师范大学出版社，1990：378-379.
② 曹士珩. 道元一气［M］. 北京：北京师范大学出版社，1990：387-389.
③ 曹士珩. 道元一气［M］. 北京：北京师范大学出版社，1990：390-391.
④ 曹士珩. 道元一气［M］. 北京：北京师范大学出版社，1990：391-392.

将万虑扫除，凝神定志于本穴之中，背之腔子里，平心玄虚处。初从口念'太乙救苦'（咒四字）而渐归于心、归于背，存无守有，念兹在兹，有复冥于无，神自虚而灵矣。"①

其他还有"行庭""通关"等运气方法。这些方法颇重意念，并且强调"慎勿执着，若有若无，此所谓炼其形、和其气也"②。针对这些运气方法，曹士珩作"运规十二"，强调其应用原则，主要用于治病：

"身若安和，气不必运，宜当守静定息，节饮除欲，则百病不生。若身稍有丝毫不快，宜速行运动，免气久滞，积成大病。故设调养之功，用之须得其宜。然运法如风车样，不疾不徐，皮里膜外，挨次运去，可大可小，任意收而放，放而复收。男左女右，阴阳之分，一动一静，天之行也。

"行功之时，目视顶门，微露一线，迎天地之先，返照内景，勿令下视，免致昏沉驰念。"③

"运气当由后而前，以取西北方水而灌东南之火，不可逆此。或有传法，各关节处不必打圈，直行亦可。行后定要收归元位，退欲火法，注念气海，记数斡旋，或记运尾闾升降之法，邪火自散，大固元阳。"④

这些运气方法在要求上也与炼内丹不同，甚至自然睡去也无妨，作者说："却病坐功，不比真修磨炼，每按时坐香后，欲睡即睡，则患者精神完足。"但是必须做好计划，持之以恒，他认为"却病工夫，须立课程，逐日检点，勿失其时，日日如是，提醒缜密，自不间断而效矣"⑤。

3. 论运功治病

《道元一气》中的"治症分科"与"女功却病"两部分，其内容针对具体病症，以病为目，列出"导引"及"运功"法。"导引"指身体动作，包括按摩、运动等；而"运功"则是指针对该病症用意念行功。"治症分科"共列瘫痪、痨怯、臌胀、膈噎、咳嗽、时气、瘰疬、小水迟滞、大便不通、溺管泄气、小肠气、痢病并水泻、疟疾并伤风、心邪、噤口痢、胸腹胀闷、胃脘疼痛、白浊白带、目疾、瘤破血不止、却偏风、手足麻木、背作疼胀、日行头风、痔疮、吞酸、耳重、哮喘、头痛、头晕脑痛及痰滞、诸毒疮疖、头重目花、神晕头眩、跌晕、耳病、鼻渊、止鼻血、口干、咳红、痞块、尾闾坠气、痰火等病症的导引和运功法。

如咳嗽：

"导引：伸足坐定，双掐儿诀，用力撑起，低头躬身，渐下，以两手扳足尖三次，随原诀用力仰起，次咽津下降幽阙。如此躬法二十四回，养静半香，效。

"运功：此症有三种，或感风寒而嗽，或因心火妄动，炎于肺窍，但用归元、凝神一法封固，火不上行，肺窍不痒，其嗽自止。却寒嗽，持守，微用闭法。却火嗽，但只封固取静，后引肾水浇灌肺火，周旋度数，肺得水润，嗽自然止。"⑥

又如以小水迟滞（即小便不畅）为例，其导引和运功治疗法为：

"导引：搓小纸捻，入鼻中，俟打喷嚏，小水自通，此治闭塞。若迟塞，多搓掌心及涌泉穴，退火安静，或行运法，效。

"运功：从归元法，旋运而下，旋至病处，多运数十回，复绕而上，撒而散之，周而复始。如法渐行谷道去浊，提回守静。"⑦

"女功却病"部分，其原则有所不同。有专门的"调经"等法，病症则有安胎、顺产、难产、

① 曹士珩. 道元一气［M］. 北京：北京师范大学出版社，1990：393-395.
② 曹士珩. 道元一气［M］. 北京：北京师范大学出版社，1990：398.
③ 曹士珩. 道元一气［M］. 北京：北京师范大学出版社，1990：400.
④ 曹士珩. 道元一气［M］. 北京：北京师范大学出版社，1990：403.
⑤ 曹士珩. 道元一气［M］. 北京：北京师范大学出版社，1990：401-403.
⑥ 曹士珩. 道元一气［M］. 北京：北京师范大学出版社，1990：420-421.
⑦ 曹士珩. 道元一气［M］. 北京：北京师范大学出版社，1990：426.

孕妇血肿、孕妇多病、鬼胎血球、产后畏寒、血崩、白带、逆经、经不调等。如"逆经"治法为：

"注脐常念，次灌想涌泉定神，运上尾闾，经泥丸降液，服气补丹田。"①

这类内容在其他著作中并不多见，《保生秘要》的利集可谓是一本关于气功疗病的专著，极具特色。

4. 论服饵方药

《道元一气》贞集则是各种服饵养生方药。其中颇有特色的如"真人服椒丹"：

"夫椒性禀五行，叶青，皮赤，花黄，膜白，子黑，入脏腑，通血脉，助元阳，消饮食，辟瘟毒，却邪气，安五脏，调三焦，表里受益。

"真川椒一斤，于干地铺纸三四层，椒放上以瓦盆覆之，四围土培，火灸出汗透，方入白内，意轻捣，去红皮、白膜不用，以此共末，炼蜜为丸，梧子大，纱袋盛吊通风之处。每日空心好酒下十五丸，百日后加十丸，半年后再加。神妙不测。

"赞曰：其椒应五行，吾人通六义，欲知先有功，夜间便不起。服之半年内，脚心汗如水，四肢不烦劳，五脏去风秽。明目不痛腰，身轻脚似飞。三年精自满，容颜胜婴儿，精爽夜不眠，一生无疟痢。若能诚心服，三尸自回避，更有九般虫，各各都无迹。虽未得神仙，延年可住世。"②

八、罗洪先《卫生真诀》

《卫生真诀》现存一种抄本，中医古籍出版社于 1987 年整理出版，作者署名罗洪先。全书分为上、下 2 卷，上卷有罗洪先序，称系从朱神仙处获得《卫生真诀》一书，故罗洪先并非原作者，而是传抄者。罗洪先（1504—1564 年），字达夫，号念庵，江西吉水人。明嘉靖八年（1529 年）己丑科状元，其在《明史》卷二八三有传。罗洪先在本书序言中说：

"余幼嗜道，慕玄风，喜谭长生之术，肫肫靡至。一切声华靡丽之好，散帚弃之矣。盖正德末路，天子校士，拔余殿试第一。人谓状元一生吃着不尽，顾余志岂在温饱？念死生事大，即下手速修，犹云太迟，籍令碌碌升斗地狱种子耳？余每念到此，重为性命计。然又不欲遗名世间，于是埋名晦迹，和光混俗者且二十年。倘所谓一条藜杖，泛云水之三千；半片衲衣，访洞天之十二者，非乎！故历览名胜，觅求一二仙侣。初若难遘然，天不爱道。嘉靖辛酉游洛阳，邂逅朱神仙于梨春院，见其神宇非常，盛加礼貌。后片言契合，尽挈长生久视之道。口口相传，心心相授，且手持一卷授余，曰《卫生真诀》。余披阅之，皆古高圣上真运气秘诀，并载以方。余取试之，果执卷以应。于是沾沾喜曰：美哉诀也！何幸有此按摩导引，令人筑炼有基乎！又沾沾喜曰：妙哉诀也，何幸有此医药良方，令人修真有法乎！盖人身只一气搬运，气塞则云霄异路，气通则针芥相投。试鼓河车于九宫之上，泥丸风生而三户绝迹；运橐籥于曲江之下，谷海波澄而万魔敛形。火烧内宇，心肝脾肺肾五脏皆供职矣；火焚外院，耳目口三宝四肢悉从役矣。矧按导未周者，又有岐黄卢扁诸方，盖出生有门，入死无路已。余访道偶获是诀，不啻明珠文犀之重，虽有拱璧以先驷马，不如坐进此道。故歃血盟天，誓当世守，藏为一家之书，万万不可轻传，泄漏天宝也。宜勖之哉！"③

上卷有"运气口诀"：

"人之一身，三百六十骨节，八万四千毛孔，故气血一息不运，则壅阏矣。一日不运，则痿痹矣。故气驭则精流，精流则神行，何病之有？然或调摄功疏，而精气神不相荣卫，邪乘虚入，遂托毛孔进而病成矣，故调治之法无他。上阳真人曰：'道以形全，命以术延。'是以却病者

① 曹士珩. 道元一气 [M]. 北京：北京师范大学出版社，1990：462.
② 曹士珩. 道元一气 [M]. 北京：北京师范大学出版社，1990：480–482.
③ 罗洪先. 卫生真诀 [M]. 北京：中医古籍出版社，1987：1–2.

先须闭息养气。何谓一息，即鼻气一出一入之谓也。夫气出谓之呼，呼则动天干；气入谓之吸，吸则动地支。是以打坐运气之时，预当闭目凝神，一切万缘都要放下，内想不出，外想不入，心如枯木死灰。舌拄上腭，静定片时，然后闭鼻息之气，默想丹田一穴，转过尾闾，上夹脊，辘轳摇动到玉关，上顶门泥丸，将鼻微吸，纳下十二重楼，复入丹田，是为一转（即一口一度）。然后极力闭息，进八（进气八口）出三（出气三口）。进用武火，武火者，急忍而不放出也；出用文火，文火者，舒徐而不迫促也。工夫周到，自然百节万神悉皆听命，精气神自相荣卫，而保命全形矣。此运气之真口诀也。倘后学者能于子午时遵行勿替，则冲举可期。矧病患之不除，而天年之不可保哉。"①

此诀介绍闭息养气之法颇为详细。然后有"导引要法歌""西王母蒸脐固基法"，还有一些丹道药方。

下卷则有"仙传四十九方"，每方为一种导引功法与一首方剂的组合（图5-51）。这49种功法，名称均冠以传说中的古代仙人，如"李老君抚琴图""铁拐仙指路诀"等，从动作来看，不少与《修真秘要》的49种导引功法是相同的。但其名称不同，图片也略有不同，而且每种导引功法后面有主治、功法图、功法说明、方药、诗歌等，内容更详细。如"李老君抚琴图"：

"治久病黄肿。默坐，以两手按膝，尽力搓摩，存想。候气行遍身，复运气四十九口，则气通血融而病除。

"枣矾丸：

　　绿矾（煅过）　陈皮　苍术（各二两）　砂仁（三钱）　干姜（二钱）
　　枳壳（三钱）　槟榔（三钱）　人参（三钱）

"上为末，煮枣肉和捣为丸。早晚各一服，每服四十九丸，米汤下。忌鱼鸡生冷油腻。

"诗曰：太极未分浑是阴，一阳动处见天真。阴舒阳惨相符合，大道参参造化深。"②

这种把导引法和药物疗法结合起来的做法并不多见。

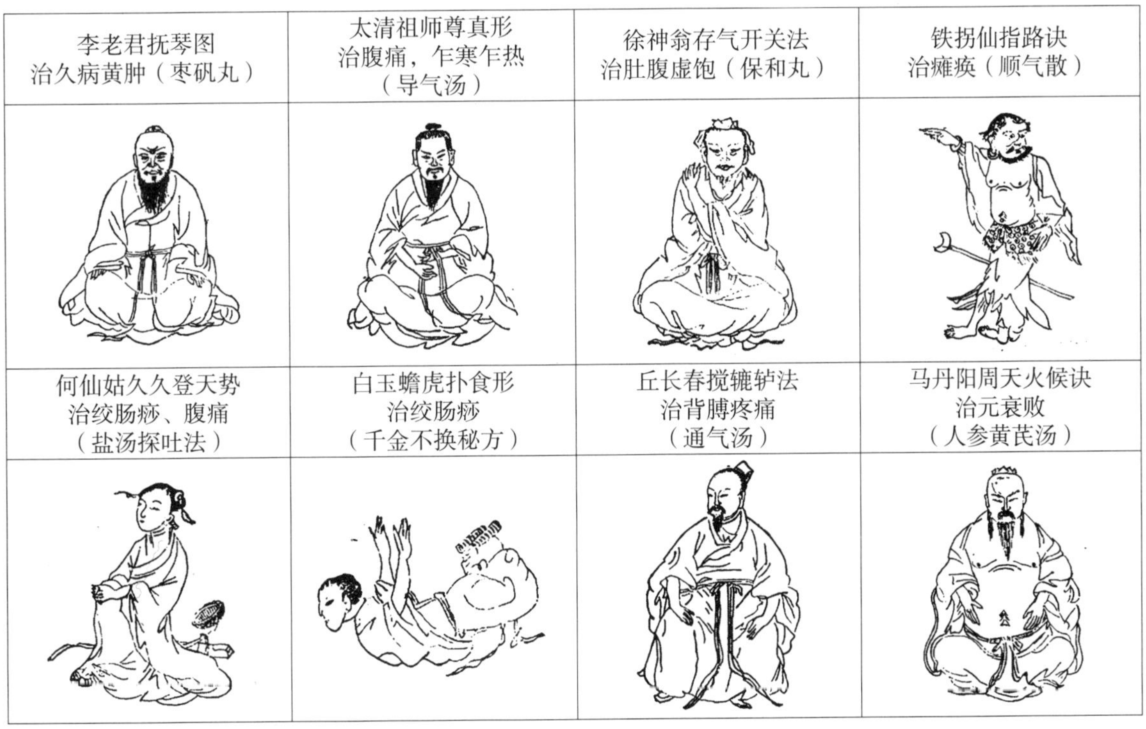

李老君抚琴图 治久病黄肿（枣矾丸）	太清祖师尊真形 治腹痛，乍寒乍热 （导气汤）	徐神翁存气开关法 治肚腹虚饱（保和丸）	铁拐仙指路诀 治瘫痪（顺气散）
何仙姑久久登天势 治绞肠痧、腹痛 （盐汤探吐法）	白玉蟾虎扑食形 治绞肠痧 （千金不换秘方）	丘长春搅辘轳法 治背膊疼痛 （通气汤）	马丹阳周天火候诀 治元衰败 （人参黄芪汤）

图5-51　《卫生真诀》四十九式导引图及主治

①　罗洪先. 卫生真诀［M］. 北京：中医古籍出版社，1987：3.
②　罗洪先. 卫生真诀［M］. 北京：中医古籍出版社，1987：13.

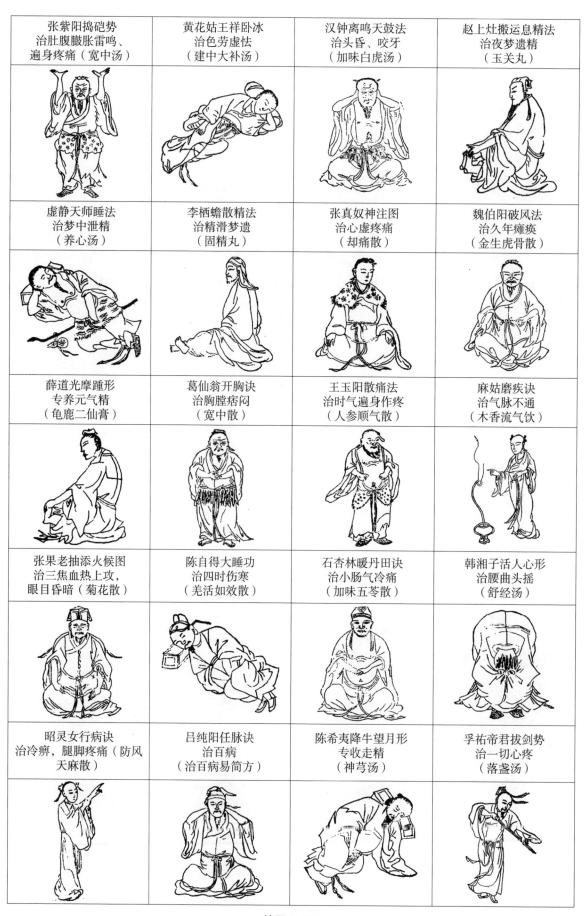

张紫阳捣砣势 治肚腹臌胀雷鸣、 遍身疼痛（宽中汤）	黄花姑王祥卧冰 治色劳虚怯 （建中大补汤）	汉钟离鸣天鼓法 治头昏、咬牙 （加味白虎汤）	赵上灶搬运息精法 治夜梦遗精 （玉关丸）
虚静天师睡法 治梦中泄精 （养心汤）	李栖蟾散精法 治精滑梦遗 （固精丸）	张真奴神注图 治心虚疼痛 （却痛散）	魏伯阳破风法 治久年瘫痪 （金生虎骨散）
薛道光摩踵形 专养元气精 （龟鹿二仙膏）	葛仙翁开胸诀 治胸膛痞闷 （宽中散）	王玉阳散痛法 治时气遍身作疼 （人参顺气散）	麻姑磨疾诀 治气脉不通 （木香流气饮）
张果老抽添火候图 治三焦血热上攻， 眼目昏暗（菊花散）	陈自得大睡功 治四时伤寒 （羌活如效散）	石杏林暖丹田诀 治小肠气冷痛 （加味五苓散）	韩湘子活人心形 治腰曲头摇 （舒经汤）
昭灵女行病诀 治冷痹，腿脚疼痛（防风 天麻散）	吕纯阳任脉诀 治百病 （治百病易简方）	陈希夷降牛望月形 专收走精 （神芎汤）	孚祐帝君拔剑势 治一切心疼 （落盏汤）

续图 5-51

徐神祖摇天柱形 治头面肩背一切疮疾 （消毒散）	陈泥丸拿风窝法 治混脑头风 （羌活白芷汤）	曹国舅脱靴势 治脚腿、肚腹疼痛 （羌活曲芎汤）	曹仙姑观太极图 治火眼肿痛 （明目流气饮）
尹清和睡法 治脾胃虚弱，五谷不消 （健脾丸）	孙玄虚乌龙探爪形 治腰腿疼痛 （流气饮子）	高象先凤张势 缺	傅元虚抱顶形 治头昏 （大黄汤）
李弘济仙人玩月势 治和气血顺气不攻 （和气养血汤）	铁拐李靠拐势 治腰背疼痛 （当归拈痛汤）	玉真山人和肾膛法 治腿疼 （清热胜湿汤）	李野朴童子拜形 治同前 （海桐皮饮）
蓝采和乌龙摆角势 治遍身疼痛 （畅经汤）	张无梦金乌独立势 治同前 （十补汤）	夏云峰乌龙横池势 治背脊疼痛 （三合汤）	郝太古托天形 治肚腹虚肿 （黄占汤）
刘希古猛虎施威势 缺	孙不二姑摇旗形 治同前 （白芍药汤）	常天阳童子拜观音 治前后心疼 （枳缩二陈汤）	东方朔捉拇法 治疝气 （茴香丸）

续图 5-51

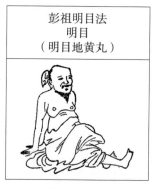

续图 5-51

该书中"高象先凤张势"和"刘希古猛虎施威势"缺图文，仅存目。

该书最后还附有五禽戏及图，见图 5-52。

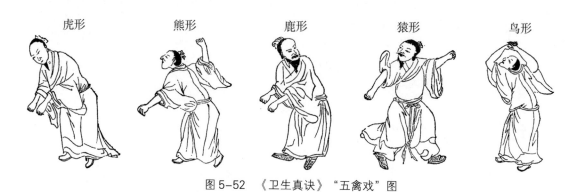

图 5-52　《卫生真诀》"五禽戏"图

九、曹若水《万育仙书》（附《万寿仙书》）

关于《万育仙书》的作者曹若水，有的著作称其为清朝人。但据近代人研究应为明朝人，其书名原作《万育仙书》，共 2 卷，至明末有人增补养生内容，整理为 4 卷，并将书名改成《万寿仙书》[①]，仍署名曹若水，从明末至清朝有多种刻本 。

《万育仙书》明刻本分 2 卷，书前有跋说：

"人之有营卫充周，犹天地之有阴阳二气也；人之有脏腑虚旺，犹天地之有五行生克也；人之有幼少壮老，肌理毛发，犹天地之有四时行、百物生也。汉儒谓天地清浊之气，一升一降，每昼夜一合，故能生万物而不穷，人能体之，则清淑灵妙，其相生又乌有已哉！特其真气间隔，腠理渐疏，邪气中之，为患滋甚，是故前辈于周身关窍，鼓舞磅礴，不令一息凝滞也。此法两间之健顺，补人工于后天也。"[②]

跋中称曹若水身体力行，勤于练习，故著此《万育仙书》。该书上卷为按摩目，主要内容是儿科按摩。下卷是导引目，内容包括八段锦坐功诀、按摩导引诀、八段锦坐功图、四时坐功却病图、诸仙导引图、五禽图、左右睡功图。以图而论，八段锦坐功图与《赤凤髓》的八段锦图动作一致，只是原图中少了坐垫。诸仙导引图与《卫生真诀》的图文一致，其中有所缺的"高象先凤张势"和"刘希古猛虎施威势"。

"高象先凤张势"（图 5-53）云：

① 程英，张志斌. 《万育仙书》与《万寿仙书》考［J］. 中医文献杂志，2009（3）：5-8.

② 曹无极. 万育仙书［M］. 北京：中医古籍出版社，1986：2-3.

　　"治同前（指腰腿疼痛）。以身蹲下，曲拳弯腰，起手过顶，口鼻微出清气三四口。左脚向前，右脚尖顶左脚跟。运气十口。

　　"流气饮子

　　"羌活　苍术　川芎　当归　香附　白芍　陈皮　半夏　木香　枳壳　木通　甘草　槟榔　紫苏

　　"各等分水煎服。

　　"诗曰：如来断臂少人知，华池枯竭好孤悽，麒麟掣断黄金锁，狮子冲开白玉梯。"①

　　"刘希古猛虎施威势"②（图5-54）云：

　　"治赤白痢疾。以两手前后如探马指花，脚亦前后左右进步行功。白痢向左行气九口，赤痢向右运气九口。

　　"白芍药汤

　　"白芍　当归（各一钱）　大黄（二钱）　木香（五分）　黄连（一钱）　黄芩　槟榔（各八分）甘草（七分）

　　"右剉一剂，水煎服。

　　"释迦寂灭非真死，达摩西来亦是仙，但愿世人明此理，同超彼岸不须船。"③

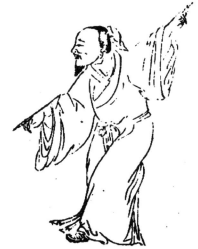
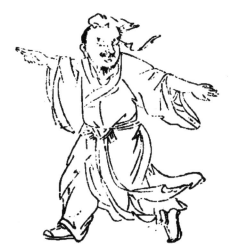

图5-53　《万育仙书》的"高象先凤张势"　　图5-54　《万育仙书》的"刘希古猛虎施威势"

　　该书中的五禽图也与《卫生真诀》一致。但该书所引"陈希夷睡功图"（图5-55）只列左右两式，每图上有诗一首，不如《赤凤髓》的十二式繁复。

---

① 曹无极. 万育仙书［M］. 北京：中医古籍出版社，1986：296-297.
② 注：此页中医古籍出版社的《万育仙书》影印本模糊不清，文字据《万寿仙书》和《内外功图说》录入.
③ 曹无极. 万育仙书［M］. 北京：中医古籍出版社，1986：316-317.

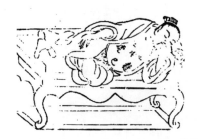
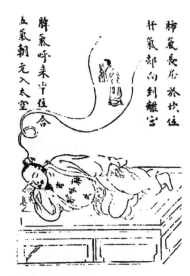

图 5-55　《万育仙书》中的"陈希夷睡功图"

清刻本《万寿仙书》的结构则与《万育仙书》不同。书前有"自序",无署名,不过序言中有不少文字与罗洪先《卫生真诀》相同。序中说:

"夫气犹风也,血犹水也,血随气行,犹水随风动也。风驶则水清而常流,气吐则血盈而常转……人身气血,一丝一络,壅阏于转筋运脉之处,壅阏久则疾病形焉。是凡病所由来,非气虚血弱而表受邪,即血凝气滞而里成疾。常将一气搬运鼓河车于九官之上,运橐籥于曲江之下,则泥丸风生,谷海波澄矣,何三尸不绝迹,万魔不敛形哉!"①

此外说明导引术可健身的原理。《万寿仙书》有 4 卷,卷一有"性命说""孙真人枕上记"等前人言论,并收录"导引却病要诀""太上玉轴六字气诀"等功法。卷二为《导引篇》,主要辑有运气诀、吐纳诀、六气诀、按摩导引诀、八段锦坐功图、四时坐功却病图等。卷三收录罗洪先的《卫生真诀》49 种导引图以及五禽图。卷四为《延年要论》,辑录前人有关养生的论述,如"庄子论""真诰论""玄关秘论""吕氏春秋"等。

十、吴铎《京本江湖博览按摩修养净发须知》

在《元史·艺文志》的"释道类"中著录有《净发须知》二卷,未署作者名。《永乐大典》卷一四一二五收录的《净发须知》上、中、下 3 卷,署名为"罗真人活计,陈七子家风",但全文无按摩内容。

现存一种清代版本的《京本江湖博览按摩修养净发须知》,署名为"罗真人活计,陈七子家风,临川吴铎订"。该书比起《永乐大典》收录的《净发须知》,多了按摩和方药的内容。吴铎生平不详,但这部分按摩的内容在明末的《致富全书》中已经出现,故作者应为元明时期的人。至于罗真人及其弟子陈七子,有些著作称其为明代人,如 1989 年杜纯鸿先生将老师邓呈瑞传下《净发须知》中的部分按摩内容整理出版时,认为罗真人是明朝成化年间(1465—1487 年)人②。但理发行业所供奉的始祖一般认为是唐朝的罗隐,《永乐大典》本《净发须知》也有"本

---

① 曹若水. 万寿仙书 [M] //四库全书存目丛书编纂委员会. 四库全书存目丛书·子部: 第 261 册. 济南: 齐鲁书社, 1995: 833.
② 杜纯鸿. 按摩正骨歌诀实践 [M]. 西安: 三秦出版社, 1989: 3.

师罗隐亲收得"[1] 的提法，故罗真人可能指罗隐。

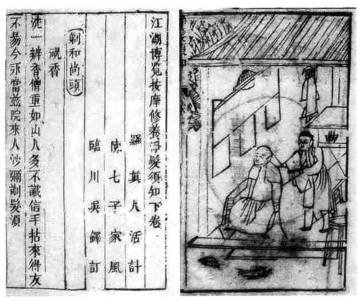

图 5-56　《京本江湖博览按摩修养净发须知》书影

《京本江湖博览按摩修养净发须知》中的按摩部分，首有"按摩总诀"：

"仙师发大慈悲，传流按摩诸法，皆简阅而易学，老少俱可行之。以周身而言，上至泥丸宫，下至涌泉穴，三百六十五节，八千万毫窍，及十二经、十五络、奇经八脉，并诸要穴，按法而行之，有病者得以痊瘥，无病者得以延年，其功浩大，难以尽述。"

并有诀云：

"须察天寒暑，当观人瘦肥，随机知变化，轻重贵调匀。"

此诀亦见于《致富全书》。其后有关于各部位按摩的论述，如杜纯鸿整理本有：

"按摩背部诸要穴法：起手按摩的要穴，先分肩井、百劳、夹脊、膏肓等穴，揉按肺俞、胃俞、肾俞、生门、环跳等诸穴，揉按有数，顿挫有法，搬摇口授，转动心传。肾经轻运，环跳重按，大敦按摩，运膏肓穴，须要气血流通，上下和睦而完。"

"按摩两手臂法：手按乌龙摆尾，撞下双手混做。孤雁展翅，朝后一靠，双手混做四下，混做朝天一把。回手壮元归去还来，脸上混做四下，混做拿寸、关、尺，拿脉数次，尺泽无数，曲池混做九转还丹。十运内劳宫，拿过肘用太平车，滚向内止痛，外除痰。"[2]

但现存的一些清代《净发须知》木刻本，内容与杜纯鸿整理的有很多不一致。如以下内容：

"背上诗：

"按做膏肓得自然，运理何存舠血全，玉枕流（泥）洹（丸）真快乐，尾旅（间）横（环）跳是添泉。"

"头上穴法：

"做头运目四下清，才见边池遇肩井。须然做到泥洹（丸）官（宫），慢慢消停吾自行。"

"做两手诗：

"按手气血运养神，此法是宝最为真。曲塘五里皆通顺，管取骨节得和灵。转过湾来血更行，诸君端坐报真精。阳谷阴貉摩运法，果然手到得仙明。"[3]

文中别字颇多。内容有的见于杜书，但行文与内容都有颇多差异，有待进一步研究。按摩一科，

①　解缙. 永乐大典：第 11 卷［M］. 全新校勘珍藏版. 北京：大众文艺出版社，2009：3772.
②　杜纯鸿. 按摩正骨歌诀实践［M］. 西安：三秦出版社，1989：18-19.
③　吴铎. 净发须知［M］. 清木刻本，年代不详：42-45.

隋唐曾盛行于宫廷，但此后便退出了官方医学机构，明清时成为理发业手艺人的一种兼职技术。

十一、祝登元《心医集》《茹穹子入道始终》

祝登元，字茹穹，龙丘（今浙江省衢州）人，著有《心医集》。此外，1988 年中医古籍出版社整理出版有《茹穹子入道始终》一册，原书不著撰人，附抄于《陆地仙经》之后。整理者对此茹穹子是否为祝登元有一定怀疑，认为"从《心医集》祝氏自述中看，其乃儒医出身，而写'入道始终'的茹穹子则当属道家之列。二者究竟是否为同一人，仍待考证"①。其实，一则字号相同；二则祝氏称曾向道者无生子学习静功，而《茹穹子入道始终》中也提到"无生仙师"；三则《心医集》与该书称呼道家都使用"玄门"一词，综合起来茹穹子即祝登元应无疑义。而且这一部分应当正是祝登元在《心医集》中认为"难陈纸笔"的内容，更为宝贵。

1.《心医集》

《心医集》成书于清顺治年间，该书分上、下卷。上卷为《静功》，有熊文举序言说：

"夫世间声色货利，人我是非，一息而攻取构诱者，百千万状，惟静以照之，如果日当空，氛翳尽扫，是为蟠地际天，继往开来，莫大之功用，故曰静功。祝子之学，盖性命道德之指归，而非神仙方术之余唾也。"②

可见该书所论立足于儒家之理。该书正文首节引儒、道、佛三家之言论静的重要性；次节"静功妙药八懿"提出静功不生怒、静功不生傲、静功不好诞、静功必寡欲、静功必节劳、静功必慎言、静功必戒杀、静功必及物 8 个原则。如前五条云：

"静功不生怒。世界两种人，善与恶而已。善人宜敬不宜怒。人恶犹身疾。身有疾，见者重加悲悯；人而恶，其疾尤甚，何必怒焉？怒，于气为戾，于德为凶。蜂缘怒螫物，物止于痛，而伤自身。

"静功不生傲。炭在炉，不蒙以灰，转瞬红且灭。方修德而不知处谦，是亦不终日之计也。故静功如贫益富，如贱益贵，如愚益智，刚蓄于巽，明养于晦，静中作用。戒人知，尤戒自知；贵能藏，尤贵能忘。

"静功不好诞。语云：嗜异味者必得异病，挟怪性者必得怪症，习阴谋者必得阴祸，作奇态者必得奇穷。世间千能百巧都不济事，惟平平常常，绝无异于人，而人自勿及，斯免异端之害也。

"静功必寡欲。玄门家采战之说，此为大谬。肾为精之府，凡男女交媾必摇其肾，肾动则精血随之而流，外虽不泄，精已离宫。未能坚忍者，亦必有真精数点，随阳之萎而溢出，此即病根。是故寡欲为药之最妙者。

"静功必节劳。不独房室之事能损吾精。凡劳于视，精以视耗；劳于听，精以听耗；劳于思，精以思耗。夫惟物冥于外，神鉴于中，不求静而愈静，毁誉善恶不入于心，心静则虚，虚则道来属矣。"③

继之有"静功妙药前珍"，集各家关于静功的论述，以"清心寡欲、养修得道"宗旨，削去"七返九还""飞升蝉脱"等玄说。"静功录药九种"则根据作者个人体会，整理收录 9 种功法。此节有序云：

"偶一日入高巅深林，十数里无人烟。日已暮，远望平坡，有小草篷，急往投之。凡一老者，询其年不答，叩以薪火借炊，曰无有。心私异之，此必高人也。下拜求教，云与予有夙缘，授以坐功。

① 马齐，祝登元，天休子，等.陆地仙经［M］.北京：中医古籍出版社，1988：前言 4.

② 马齐，祝登元，天休子，等.陆地仙经［M］.北京：中医古籍出版社，1988：2.

③ 马齐，祝登元，天休子，等.陆地仙经［M］.北京：中医古籍出版社，1988：5.

至半夜，忽然骨节俱响，遍体快畅，如婴孩胎中，不可名状，此身在羲皇以上，竟不知有今世境。老者曰：此开关也。数日登山劳倦、筋骨疼痛至此俱释，津液满口，腹不知饥。心又异之，此殆却病休粮秘诀也。后复访，则并草篷不复见矣。至丙子科，寓湖南净寺，见一道者在寺前静坐，视其概与予无异。请入寓，因语予以草篷，即予师无生子也。予前所传，止有手诀心诀，此即吾儒正心诚意、心斋坐忘真旨，一切语言文字、见解造作皆无所着。道者始详语四戒、五进、六不传诸则。阅三日，而道者不知何往。嗟乎！其即向草篷者哉？"①

但是他说"无生子之诀不涉语言，难陈纸笔"，因此在该书只收录了友人修习过的"闭息、导引、十六字、八段锦，与夫三字、六字、十二字、七转九还及袁了凡先生禅印坐功"共9种功法，不过认为"然终涉有为，不若无生子直捷了当，妙蕴无穷"②。

所收录的功法，多为前人常用之法。也有的此前较少见。如其中的"三字"法云：

"先以两足盘坐，双手齐向头顶托天，随放下，叠在腹前。叩齿三十六，漱舌下泉，以津满为度，咽下。神气安闲，出入息微微，于非心非口间，持一'静'字，将'静'暗念数千遍，换一'忘'字，暗念比'静'字加倍，又换一'空'字，暗念比'忘'字又加倍。自觉气转三车，不可遏抑，其动荡形状各出不穷，此亦坐功最捷最简法。又有语予者云，系'静''忘''灭'三字。及质之陈白也，乃知'空'字为妙。此法即仙家皈依禅定时候也。盖于闹热场中，讨出静中消息，然知有静非静也。贵能忘，至忘到神化地位矣。有忘便有不忘时，不若一切皆空，空中无所不变、无所不化，是为大乘。"③

还有"十二字"法，应属于内丹功法，如：

"'白虎隐于东方，青龙潜于酉位'，此十二字诀也，云转轮法。闭目静坐，叩齿咽津，口中默念，将十二字一字一圈，作一圆图如轮转，数至三十六遍止。及至收回，从外旋内，从大至小，念曰：青龙潜于酉位，白虎隐于东方。亦三十六遍，复归太极而止，是为一周天。久则不必用意，自然旋转，真有歇手不得处。随则坎（肾）离（心）交，铅（属坎）汞（属离）合，二物黄，至黄房（戊己居中，规中是也）。戊己真土也，互相吞啖，两情留恋，盘旋于祖窍之间，自然复此先天之气，而成混元真一之精，为大药之根原，作还丹之基本也。"④

《心医集》下卷为《纪验》，为作者医案，有的案例是方药与静功相结合。如余用成案：

"患一症，饮食不能下，勉强饮食即呕逆作痛，而每日勤劳作事如常，时日饮参汤数钟（盅），诸药皆不效。予视脉曰；此重劳不节之症也，劳心劳力无已时，于劳时进食，又多食。是以不节劳则伤脾，不节食则伤胃，胃伤不纳，脾伤不化，其精力无损，易治也。择一静室，令入室静坐，初坐竟不进饮食，坐至次日，觉神方稍宁，有欲得食之意，然后以稀粥与之，至三四日竟欲得食，至七日食过膈矣。此谓以其人治人之病也。"⑤

叶楚鄂案：

"初患一症，体瘦如柴而肚渐大，其中有物，饮食不能进。予视脉酌一方，许以愈其半，果如予言。其半非药所能及也，因求予静功。孰知道缘作合，七日开关，觉通体爽快，其腹中积物竟从口中呕出，旧病全愈。"⑥

这些是颇为难得的静功案例。

2.《茹穹子入道始终》

《茹穹子入道始终》的功法，分为入手、身法、由外入内之功（此功行一年）、得手、由

---

① 马齐，祝登元，天休子，等.陆地仙经［M］.北京：中医古籍出版社，1988：9.
② 马齐，祝登元，天休子，等.陆地仙经［M］.北京：中医古籍出版社，1988：9.
③ 马齐，祝登元，天休子，等.陆地仙经［M］.北京：中医古籍出版社，1988：21.
④ 马齐，祝登元，天休子，等.陆地仙经［M］.北京：中医古籍出版社，1988：22.
⑤ 马齐，祝登元，天休子，等.陆地仙经［M］.北京：中医古籍出版社，1988：63.
⑥ 马齐，祝登元，天休子，等.陆地仙经［M］.北京：中医古籍出版社，1988：64.

内入外之功（此功第二年）、由内化内之功（此功第三年）、进步等几个步骤，解说颇详细。

由于全文颇长，难以尽引，仅以其中的"由外入内之功"中无生子的说法为例：

"无生子仙师开示由外入内之功：由外者，由鼻息入也。吞液以来，将诀⊙顿在心上，数息一百以调和气息，然后将前所顿在心上之诀⊙取出，安在两鼻孔内，每一吸有五诀⊙，绵绵而进，至于呼则听其自出。行之纯熟，此时之心，但能领略惟是皈依道诀，自无暇作别想，不收心而心自收。其妙在顿，初犹知有五进，已觉气脉和畅，及至融贯，竟似不出，渐至不知有进，并不知有诀，乃是合外于内，而内之莹然者出焉。五数，且二五，渐至三五、四五、五五，自然而进，毫无勉强。有从此得忘者，是云坐忘，静极则忘，道根乃生；有从此得睡者，是云坐睡，精气不倒，魂魄乃灵。忽然有气自丹田起，涌至喉间为櫜，渐至泥丸，气冲下为籥。櫜籥既见，其声如雷，是云内呼吸。内呼吸已至，便不用鼻息，并无暇用诀。以由外入者，以外呼吸触取内呼吸，今内呼吸已至，则外者可废矣。世人无一事不用心，自用诀顿心，此如炉中火焰正飞，忽以一物顿于其上，焰自不起，而火之力皆为所顿之物所用。顿心亦犹是，其以五数送入，如有声者，即以鼻为口；其以五数轮转，悉能照者，即以鼻为心。心死而神生，譬之汞然。汞之体无刻不动，有法以死之，汞死而宝成。此数在身为五官，在天为五行。儒体天之教，而以五伦治天下；佛出天之外，而空五蕴见吾心。不观之易数乎？一三五七九，阳数也，天数五五二十有五；二四六八十，阴数也，地数六五得三十。天地之数，合五十有五。盖以乾二五成十者，一九合也，坤二五成十者，四六合也；巽兑二五成十者，二八合也；震艮二五成十者，三七合也；离单得五，坎二五成十，坎离无偶。总之五十有五，不离五数也。呼接天根，吸接地根，大易衍五，天地之数，咸备人身。五官在父母胎中，官官皆⊙象。

"今诀以一⊙还一⊙，每一吸还五官，原自⊙之数而还之，既久仍自归一，如大易五数之相生是为真息。故曰：息心明理儒之极，息气凝神道之玄，息玄达本禅之机。古诗曰：谛观三教圣人书，息之一字最简直，若于息上做工夫，为佛为仙不劳力。其归一者，一水也，道水一也。水之数原是五数，观之土德一气，火德三气，金德七气，木德九气，而水德五气，其数皆以单行，要不外二五成十之数。

"寂兮寥兮，恍兮惚兮，杳兮冥兮，此何物也？⊙也。⊙内取真汞，⊙内采真阳。炉何在？太极是也；丹母何在？清净是也；龙虎鄞鄂何在？无所为而为，不期然而然是也。行住坐卧皆可见此⊙。行之时，形动神凝；住之时，休静神照；坐之时，心死神生；卧之时，气精神一。是之谓真息。

"鼻气之入，止一寸二分而即出，出一尺二寸而未尽。人身之气，大抵入数少、出数多，此其验也。诀之妙，只取其入而非苦于入，其入也，悠焉长焉。五进，非真以五吸而进也，绵绵耳；出，亦非听其出而不之照也。出乃所以入耳。曷为其然？假如入数止一寸二分而即出，则虽有五入，而未能达于重楼，直至一出乃得下降，恍有一股暖气自喉引至脐下。此时之心，领略出之妙，胜于领略入之妙。是出非出也，出乃所以入也。"①

文中的⊙，似为"气"字之意。此功练一年后，达到的境界为"得手"如下：

"由外者，取天地之气也，外呼吸也。以外取内，櫜籥已到，喜怒哀乐见未发矣，风火雷电云见已发矣。櫜籥升降，肢体动荡，无为而为，不期然而然。此时鼻内竟无呼吸，所谓内呼吸也。人既得此，其乐无比，其喜无极，其变百出，一年来亦尽受用矣。然得手以后，大通原无可喜，虽已得手，有未得者，有得之更无穷者，喜乐之念亦隔碍念也。"②

后面两年的练习功法，同样也对步骤、境界有细致描述。最后则有对入手、进步、数息、调息、胎息等几个关键问题的说明。

① 马齐，祝登元，天休子，等. 陆地仙经［M］. 北京：中医古籍出版社，1988：72-74.
② 马齐，祝登元，天休子，等. 陆地仙经［M］. 北京：中医古籍出版社，1988：75.

十二、马齐《陆地仙经》

《陆地仙经》，清代马齐辑录，成书于清雍正四年（1726年）。书中有自序，称该书乃其先祖在庆阳县为官时，得之于道人张百字。马齐说：

"仙未必得，但以多寿少病为至验也。先祖至余四世矣，男女寿百岁以上者十五人，九十者四人，八十者六人，七十者九人，自成人后夭折者希，亦未有多疾而奇疾者也。余祖任庆阳县，因感山岚气而病，忽路遇仙师鼓掌啸咏曰：得便宜，落便宜，若非感着山岚气，安得徐徐告疾归。邀于馆舍，仙师拈药一丸，令以凉水送下，遂腹鸣如雷，泻恶物斗许，疾顿除。仙师曰：此疾脏腑不实易中，若精气坚固，焉得而入耶？祖乞其方，书此言授之。问其姓名，仙师曰：予姓张，名百字，此法不拘男女皆可行之，能上却百病，肢体强健，益寿延年，当为陆地仙矣。言讫不见。"①

该书的主体为五言二十句百字歌诀，全文为：

"淡食能多补，搓涂自助颜。运睛除眼翳，掩耳去头旋。叩齿牙无病，兜礼治伤寒。鼓呵消积聚，膝风摩涌泉。猿臂和血脉，熊经免痰涎。爱惜精与气，子午固关元。托踏应无病，三眠魂自安。饮食必节制，起居要慎焉。多行阴骘事，莫作身后冤。遵行勿间断，可谓陆地仙。"②

每句后由马氏加注，说明其具体方法，有的还有验案。如"鼓呵消积聚"注解说：

"晨起，两手抱肩，闭气鼓腹，澄心下视脐轮，待气促，缓缓呵之，如此九次。又紧抱其肩左右扭之，各七次，名目搅辘。腹中自然快利，能消积聚，亦治心疼、腹疼、泄泻诸疾，甚验。"③

"膝风摩涌泉"注解说：

"膝疼有三种：曰风痛；曰冷痛；有精血虚而气不通，注于下部，名曰胫痛。临睡时，摩搓左右足心各七遍，令极热，抱膝而眠，足趾常常自挠之，使血气能通，而痛自止矣。人年四五十多感此疾。郑年兄常患此疾，吴老师教以川椒煮汤，临睡时将两足温泡汤内三、四时辰，又令人于足趾间稍按捏之，至大腿处，不记遍数。未及一月，膝气尽除。"④

"子午固关元"注解说：

"关元乃人气海也，修养家名曰丹田，在脐下一寸三分，乃元气所蓄。人每心意一动则耗元气。子午二时洗心静坐，鼻息调匀，反观内顾于关元之所，则一时有元气复长之机矣。"⑤

书后附"治眼九法"，包括梳、攂、勒、撮、攀、揉、运、转、闭，是一套针对眼部的自我按摩法。并附"茹穷子入道始终"。

十三、《易筋经》《洗髓经》

1.《易筋经》早期版本

易筋经功法传说为南北朝时达摩所作，但在宋以前未见记载，至明清时始有小范围流传。早期书名多为《易筋经义》，后来版本才改称《易筋经》。目前能见到最早的《易筋经义》版本，据认为是"西谛本"，即藏书家郑振铎收藏的手抄本，上有"净心抱冰雪"印，印章主人是明末清初的著名书画鉴赏家梁清标，故该抄本成书最迟在清初。其后有述古堂本（清初）、浙江图书馆藏抄本（简称浙图本，约清道光前）和来章氏本（约清道光年间）等。当代学者周伟良先生辑校此四本成《〈易筋经〉四珍本校释》一书，有关版本沿革，可参阅该书。

① 马齐，祝登元，天休子，等. 陆地仙经［M］. 北京：中医古籍出版社，1988：65.
② 马齐，祝登元，天休子，等. 陆地仙经［M］. 北京：中医古籍出版社，1988：66-69.
③ 马齐，祝登元，天休子，等. 陆地仙经［M］. 北京：中医古籍出版社，1988：67.
④ 马齐，祝登元，天休子，等. 陆地仙经［M］. 北京：中医古籍出版社，1988：67.
⑤ 马齐，祝登元，天休子，等. 陆地仙经［M］. 北京：中医古籍出版社，1988：68.

此"四珍本"的书前，均有所谓的唐代李靖序与宋代牛皋序。李靖序说：

"后魏孝明帝太和年间，达摩大师自梁适魏，面壁于少林寺。一日，谓其徒众曰：'盍各言所知？将以占乃诣。'众因各陈其进修。师曰'某得吾皮，某得吾肉，某得吾骨'，惟子慧可曰'尔得吾髓'云云。后人漫解之，以为入道之浅深耳。盖不知其实有所指，非漫语也。迨九年，功毕示化，葬熊耳山脚，乃遗只履而去。后面壁处，碑砌坏于风雨。少林僧修葺之，得一铁函，无封锁，百计不能开。一僧悟曰：此必胶之固也，宜以火。函遂开，乃熔蜡满注而四着。故也。得所藏经二帖，一曰《洗髓经》，一曰《易筋经》。《洗髓经》者，谓人之生，感于爱欲，一落有形，悉皆滓秽。欲修佛谛，动障真如，如五脏六腑，四肢百骸，必先一一洗涤净尽，纯见清虚，方可进修，入佛智地。不由此经，进修无基，无有是处。读至此，然后知向者所谓得髓者，非譬喻也。《易筋经》者，谓髓骨之外，皮肉之内，莫非筋连络周身，通行血气。凡属后天，皆其提挈。借假修真，非所赞勷，立见颓靡，视作泛常，曷臻极至？舍是不为，进修不力，无有是处。读至此，然后知所谓皮肉骨者，非譬喻亦非漫语也。

"《洗髓经》帙归于慧可，附衣钵，共作秘传，后世罕见。惟《易筋经》留镇少林，以永师德。第其经字皆天竺文，少林诸僧，不能遍译，间亦译得十之一二，复无至人口传秘密，遂各逞己意，演而习之，竟趋旁径，落于枝叶，遂失作佛真正法门。至今少林僧众，仅以角艺擅长，是得此经之一斑也。"①

后来少林僧众请峨眉山西竺圣僧般刺密谛为其翻译大概，故取名《易筋经义》。而牛序则称受岳飞所托，在岳飞受害后将书送回嵩山石壁收藏。

书中正文首先为总论，论"易筋"之义，但各本内容详略不同。例如西谛本总论中关于"易"与"筋"的论述如下：

"清虚为何？《洗髓》是也；勇往为何？《易筋》是也。易者，变也；筋者，劲也。原夫人身髓骨以外、皮肉以内，四肢百骸，无处非筋，无用非筋，无劲非筋，联络周身，通行气血，助冀精神，提挈动用。试观筋弛则痪，筋挛则痿，筋靡则瘘，筋弱则懈，筋缩则亡。再观筋壮者强，筋舒者长，筋劲者刚，筋和者康。以上因内赋于天，外感于物，或盛或衰，匪由躬修，自成诸状。"②

述古堂本略同。而浙图本、来章氏本则有较多内容增补。如来章氏本说：

"所云清虚者，《洗髓》是也；脱换者，《易筋》是也。其洗髓之说，谓人之生感于情欲，一落有形之身，而脏腑肢骸悉为滓秽所染，必洗涤净尽，无一毫之瑕障，方可步超凡入圣之门，不由此则进道无基。所言《洗髓》者，欲清其内；《易筋》者，欲坚其外。如果能内清静、外坚固，登寿域在反掌之间耳，何患无成？

"且云《易筋》者，谓人身之筋骨由胎禀而受之，有筋弛者、筋挛者、筋靡者、筋弱者、筋缩者、筋壮者、筋舒者、筋劲者、筋和者，种种不一，悉由胎禀。如筋弛则病、筋挛刚痪，筋靡则瘘，筋弱则懈，筋缩则亡，筋壮则强，筋舒则长，筋劲则刚，筋和则康。若其人内无清虚而有障，外无坚固而有碍，岂许入道哉？故入道莫先于易筋以坚其体，壮内以助其外。否则，道亦难期。

"其所言易筋者，'易'之为言大矣哉。易者，乃阴阳之道也。易即变化之易也。易之变化，虽存乎阴阳，而阴阳之变化，实存乎人。弄壶中之日月，搏掌上之阴阳，故二竖系之在人，无不可易。所以为虚、为实者易之，为刚、为柔者易之，为静、为动者易之。高下者易其升降，后先者易其缓急，顺逆者易其往来，危者易之安，乱者易之治，祸者易之福，亡者易之存，气数者可以易之挽回，天地者可以易之反覆，何莫非易之功也！至若人身之筋骨，岂不可以易之哉？

"然筋，人身之经络也。骨节之外，肌肉之内，四肢百骸，无处非筋，无经非络，联络周身，通行血脉，而为精神之外辅。如人肩之能负，手之能摄，足之能履，通身之活泼灵动者，

① 周伟良．《易筋经》四珍本校释［M］．北京：人民体育出版社，2011：67-68.
② 周伟良．《易筋经》四珍本校释［M］．北京：人民体育出版社，2011：67-68.

皆筋之挺然者也。岂可容其弛、挛、靡、弱哉。而病、痿、痿、懈者，又宁许其入道乎？佛祖以挽回斡旋之法，俾筋挛者易之以舒，筋弱者易之以强，筋弛者易之以和，筋缩者易之以长，筋靡者易之以壮。即绵泥之身，可以立成铁石，何莫非易之功也。身之利也，圣之基也，此其一端耳。故阴阳为人握也，而阴阳不得自为阴阳。人各成其人，而人勿为阴阳所罗。以血气之躯，而易为金石之体。内无障，外无碍，始可入得定去，出得定来。然此着功夫，亦非细故也。而功有渐次，法有内外，气有运用，行有起止，至药物器制，节候岁月，饮食起居，始终各有征验。入斯门者，宜先办信心，次立虔心，奋勇坚往，精进如法，行持而不懈，自无不立跻圣域矣。"[1]

两相比较，后期版本的文字显然做了增加，不过主要结构未变。各本也均有关于易筋经功法健身的一篇专论，即"内壮论"，主要段落文字基本相同。以来章氏本为例：

"内与外对，壮与衰对。壮与衰较，壮可久也。内与外较，外勿略也。内壮言坚，外壮言勇。坚而能勇是真勇也，勇而能坚是真坚也。坚坚勇勇，勇勇坚坚，乃成万劫不化之身，方是金刚之体矣。

"凡炼内壮，其则有三。一曰守此中道。守中者，专于积气也。积气者，专于眼、耳、鼻、舌、身、意也。其下手之要，妙于用揉，其法详后。凡揉之时，宜解襟仰卧，手掌着处，其一掌下胸腹之间，即名曰中。惟此中乃存气之地，应须守之。守之之法，在乎含其眼光，凝其耳韵，匀其鼻息，缄其口气，逸其身劳，锁其意驰，四肢不动，一念冥心，先存想其中道，后绝其诸妄念，渐至如一不动，是名曰守。斯为合式。盖揉在于是，则一身之精气神俱注于是，久久积之，自成庚方一片矣。设如杂念纷纭，弛想世务，神气随之而不凝，则虚其揉矣，何益之有？

"二曰勿他想。人身之中，精神气血不能自主，悉听于意，意行则行，意止则止。手中之对，意随掌下，是为合式。若或弛意于各肢，其所凝积精气与神，随即走散于各肢，即成外壮，而非内壮矣。揉而不积，又虚其揉矣，有何益哉？

"三曰待其充周。凡揉与守，所以积气。气既积矣，精神血脉悉皆附之守之不弛，揉之且久，气惟中蕴而不旁溢。气积而力自积，气充而力自周。此气即孟子所谓至大至刚，塞乎天地之间者，是吾浩然之气也。设未及充周，弛意外走，散于四肢，不惟外壮不全，而内壮亦属不坚，则两无是处矣。"[2]

此即提出了一种通过练习达到气积而力周的"内壮"理论。具体方法有服药法，收录有内壮药方；并有逐月的"行功法"，主要是武学上强壮身体和增加气力的方法。不过，从来章氏本起，则增加了"易筋经十二式"，并有配图（图5-57）。

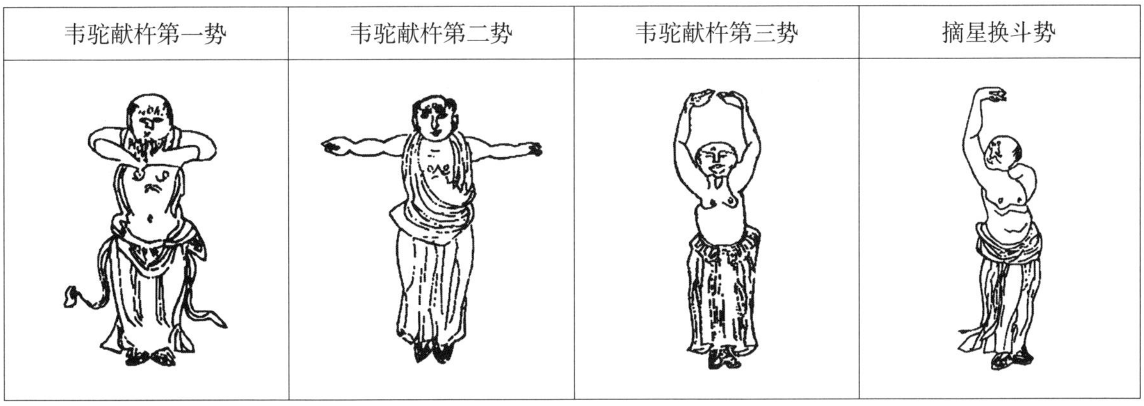

韦驮献杵第一势	韦驮献杵第二势	韦驮献杵第三势	摘星换斗势

图 5-57　易筋经十二式

[1]　周伟良.《易筋经》四珍本校释［M］. 北京：人民体育出版社，2011：244-245.
[2]　周伟良.《易筋经》四珍本校释［M］. 北京：人民体育出版社，2011：250-251.

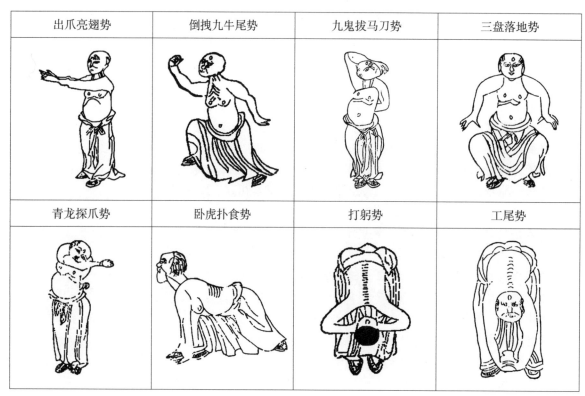

续图 5-57

由于流传不广，《易筋经》在明代和清前期影响尚不大，清晚期开始版本不断增多，才广为人知。

2.《洗髓经》

《洗髓经》的来源正如《易筋经》之序所说，本来是姊妹篇，各有侧重。此书以前未见，至来章氏本《易筋经》才附上了《洗髓经》。书前有署名慧可的序言，其中说到：

"《洗髓》义深，精进无基，初学难解，其效亦难至，是为末后之究竟也。及其成也，能隐能显，串（穿）金透石，脱体圆通，虚灵长活，聚而成形，散则为风。然未可一蹴而至也。《易筋》义浅，而人手有据，初学易解，其效易臻，堪为筑基之初起。是必《易筋》之功竟，方可因之而《洗髓》。"①

其正文前面为《无始钟气篇第一》《四大假合篇第二》《凡圣同归篇第三》《物我一致篇第四》，这几篇偏于讲理。后面则有养生方法。如《行住立坐卧睡篇第五》云：

"行如音（盲）无杖，自然依本分。举足低且慢，踏实方可进。
步步皆如此，时时戒急行。世路忙中错，缓步保平安。
住如临崖马，亦如到岸舟。回光急返照，认取顿足处。
不离于当念，存心勿外务。得止宜知止，留神守空谷。
立定勿倾斜，形端身自固。耳目随心静，止水与明镜。
事物任纷纷，现在皆究竟。坐如邛（邱）山重，端直肃仪容。
闭只（口）深藏舌，出人息与鼻。息息归元海，气足神自裕。
洗骨并洗髓，教外别传的。卧加箕形曲，左右随其宜。
两膝常参差，两足如钩钜。两手常在腹，扪脐摸卜体。
睾丸时挣判（搓），如龙戏珠势。倦即侧身睡，睡中自不迷。

---

① 周伟良.《易筋经》四珍本校释［M］. 北京：人民体育出版社，2011：322.

醒来方伸足，仰面亦不拘。梦觉详无异，九载见端的。

超出生死关，究竟如来意。行住坐卧篇，只此是真谛。"①

继之《洗髓还原篇第六》云：

"《易筋》功已毕，便成金刚体。外感不能侵，饮食不为积。

还怕七情伤，元神不自持。虽具金刚相，犹是血肉躯。

须照《洗髓经》，食少多进气。搓摩干沐浴，按眼复按鼻。

摸面又旋耳，不必以数拘。乜眼常观鼻，合口任鼻息。

每（勿）去鼻中毛，切戒唾远地。每日五更起，吐浊纳清气。

开眼去小便，切勿贪酣睡。厚褥趺跏坐，宽解腰中系。

右膝包左膝，调息舌拄腭。胁腹连尾间，推肾手推搦。

分合按且举，握固按双膝。鼻中出入绵，丝绵入海底。

有池透（津续）咽之，以意送入腹。知（叩）牙鸣天鼓，两手俱掩脐。

伸足扳其趾，出入六六息。两手按摩竟，良久方拳立。

左脚亦如然，按摩工已毕。徐徐方站起，行稳步方移。

忙中恐之（有）错，缓步为定例。三年并九载，思心并涤虑。

浃骨更洽髓，脱壳飞身去。渐几浑化天，末后究竟地。

即说偈曰：口中言少，心头事少，腹里食少，自然睡少，有此四少，长生可了。"②

从内容看，《洗髓经》并不复杂，但相比之下《易筋经》偏于动作，此经偏于道理，文化水平不高的普通百姓可能难于理解。

附一：《少林拳术精义》

《易筋经》序言称曾藏于嵩山石壁，与少林寺自然结下不解之缘。1917年上海大声图书局出版《少林拳术精义》一书，该书部分内容与《易筋经义》一致，也有李靖序、牛皋序，又多"天启四年岁次甲于三月天台紫凝道人宗衡跋"和"嘉庆十年岁次乙亥二月"的祝文澜序。内容方面有更多的武术练功方法，并有"静功十段""动功十八式"，不同于来章氏本的"易筋经十二式"。目前有些著作称该书以及《易筋经》的作者为明代紫凝道人，但《少林武术通考》一书认为该书为民国时人所伪托③。

附二：外壮八段锦

在《易筋经》中，有一节"外壮神勇（注：有的版本'勇'作'力'字）八段锦"，内容如下：

"内壮既熟，骨力坚凝，然后方可引达于外。盖以其根在内，由中达外，有本之学也。炼外之功，概以八法：曰提、曰举、曰推、曰拉、曰揪、曰按、曰抓、曰坠。依此八法，努气行之，各行一遍，周而复始，不计遍数，亦准六香，日行三次，久久功成，则力充于周身矣。用时，照法取力，无不响应，骇人听闻。"④

《〈易筋经〉四珍本校释》中所收的4本都只有文字，其中来章氏本的目录中有"外壮八段锦图（佚）"的字样。但道光二十三年马一贞校刊《易筋洗髓二经》时，补充了外壮八段锦图。

十四、闵一得《古法养生十三则阐微》

闵一得（1749—1836年），为清代著名道士，名苕旉（敷），号小艮，派名一得，别号懒云子。为龙门派第十一代传人。闵一得著有多种内丹著作，其中《古法养生十三则阐微》专论导引，

① 周伟良.《易筋经》四珍本校释［M］.北京：人民体育出版社，2011：338-339.
② 周伟良.《易筋经》四珍本校释［M］.北京：人民体育出版社，2011：340-341.
③ 程大力.少林武术通考［M］.郑州：少林书局，2006：197.
④ 周伟良.《易筋经》四珍本校释［M］.北京：人民体育出版社，2011：105.

解释详尽。

所谓"古法养生十三则"，指以下十三式：

"一曰：两手握固，闭目冥心。

二曰：舌抵上腭，一意调心。

三曰：神游水府，双擦腰肾。

四曰：心注尾闾，频耸两肩。

五曰：目视顶门，叩齿搅口。

六曰：静运两目，频频咽气。

七曰：澄神摩腹，手攀两足。

八曰：俯身鸣鼓，数息凝神。

九曰：摆腰洒（撒）腿，两手托天。

十曰：左右开弓，平心静气。

十一：无我无人，心如止水。

十二：遍体常暖，昼夜充和。

十三：动静不二，和光同尘。"

这十三式，包含了坐功八段锦的内容，但又有新增。不过从后文看，第十一至第十三式并非动作，而是对练习境界的描述。闵一得就撰本篇的用意说：

"以上十三则，名目尚矣。大约养生家之所宗者，行之者未得其诀，每有弊生。今据师传，核之丹书，合而发之，名曰《阐微》。其言粗浅，其义精深，凡夫龙虎、坎离、卦爻、斤两之说，概不之采。从事斯道者见之，我知其必不鄙而遐弃也。"①

他认为此类功法，练习不当会有弊端，故加以详细讨论，对每式均有详细解说。如第一式"两手握固，闭目冥心"的解说云：

"人身一心耳，而其名有三。心之本位曰人心，其神脑注曰天心，其神腹注曰地心。其用有三：天心生精，地心生气，人心生血。欲收人心，必须握固。握固者何？以两手大指尖各掐两手亥子纹间，而以四指包握大指成拳形是也。盖心乃至灵之物，但一着想，即住想处。况心具阴阳，其理奇而耦者，本位之心也。稽其寄宫，乃在两手之心，一经掐夫亥子纹而握固之，则我之人心得住于本位矣。心居本位，则一身之气咸自相拱护，不劳招聚而自相聚于绛阙上下四傍也。

"凡夫后天之气，其质润而温，凡其聚处，如云如雾然。于本位，则其如云如雾之物，必先化而为液，下滴点心，便化为血。其间时候，谅非顷刻而化而成，是以握固之后，便应冥心。冥心须久，久则方妙，于是知养生家之所以必握固、必冥心也。

"我言行是功，必须功夫长久些者，一以心静不易，而欲令其安然而冥，则尤非易；一以心冥而安，斯为真冥，而一身之气来朝。其朝绛阙也，谅非一朝便能化液，苟非聚之久而周，则如云如雾之效不现。且必吾心冥而安也，则其所聚之气，亦始和之极，然后得有变化之机呈焉。此一定之理。奈何可有马到成功之想乎？

"闻之师云，世人中宫痰饮之多，酿成痼疾者，无他，每于食后脾倦，或瞠目呆定，或闭目冥定，其在绛宫上下四傍之气，亦随而拥护之，亦有如云如雾光景。但不到化液而起，或即到化液之后，彼不知内养之诀，而徒知便安一层，则所滴之液，不点入心，而傍落于中脘左右，则成痰。久久积多，则成痰饮症。世之修养家亦多此停饮之症者，无他，于冥心一功上不加功，略行香寸许，或半寸许，即行他功，其灵液未化血而中止之故耳。我深悉此病，故每劝人于此一步功上着实加功，今故不惮烦而疏说如右，见者幸勿视为常谈而忽诸。噫！行得液滴化血之后，不接行调心之诀，

① 闵一得. 古书隐楼藏书——道教龙门派闵一得内丹修炼秘籍：上册［M］. 汪登伟，点校. 北京：宗教文化出版社，2010：140.

则又将酿骇人病出矣。其说则剖陈于后云。"①

第二式也有诸多告诫：

"夫人一身皆心也。虚处者心之体，实处者心之用。此之体用，乃贴粗线一边说，其妙义乃气血焉。以一心之所主者，故曰'一身惟心'云。古先哲教人修养，而于闭目冥心后，继以舌抵上腭，一意调心者，旨何在乎？舌为心之苗，舌抵上腭，则心之神便随而上注，盖神为气帅，气为血将，如是一作用，则我神已上居夫乾元，其中已具有存想泥丸一段妙用在其间矣。此不过略一存想我泥丸，或有明晃晃气象，我则即用此明晃晃一光，遍将我身前前后后通体一罩，继即从事下旬加功。其所谓加功者，不过先调息。看我气息随此光，自顶自口，自心自腹，次则继以虚其头，虚其心腹，是即存虚妙诀。妙诀之妙，在于存其虚意，而步步自里达外焉。谓之调者，有不虚处以意虚之；有不通处以意通之；有欲达外而若有墙壁紧向里迫然者，我则以意一散一松，则其中气象，自能疏畅焉。或若有物兜住我气机，如被网锁然，我则以意一放一松一脱，其诀在放心于无何有之乡而已。此又在行之者之能心领神会焉。此之谓调，此之谓一意调也。闻之师曰：世多染吐络血，与夫赤浊、肠红、赤带者，其病类由如上所云。饮食困倦后，得养血化妙矣，无如所化未行于络，未藏于肝，未统于脾，蹶然而兴起酬应焉。其血横行而无归，积而外发，遂成此等等症，不胜骇人。世之养生者，初行功时，无不见效，已而忽得等等之症，而中止者比比，此非别有故，盖于调心一功，不加畅行耳。我亦深悉其弊，故不惮烦而详论之如右。"②

举凡注意事项、练习不当的弊端，均一一阐明。其后各节亦如此。有的则主要说明动作要领。如第九节：

"九曰：摆腰洒（撒）腿，两手托天。

"此一段乃静极而动之妙用，盖非浅见一流所能测也。殆以加意凝神之后，我身气机有所阻住，故必先行缓步，或十步，或二十步，退而坐摆我腰，或九，或十，或十五，起而洒（撒）腿，左右咸如摆腰数，继即加以托天，数则或三，或五，其起也缓，其落也如之。总以骨节通畅，而不致气粗为妙。"③

最后三节不涉及动作，只做简单论述：

"十一曰：无我无人，心如止水。

"此一段似贴性功一边，而实炼命家脚踏实地之奇验焉。如每行功，无此一步，断无成就之理。其法总如初步行功，加以一尘不染、万籁皆空之志，行去自得此真实境界。如果到此而时候又久，其去大道也不远矣。

"十二曰：遍体常暖，昼夜充和。

"功夫到此，去仙近矣。然其所以致此者，还从上文来也，盖非可幸致者。

"十三曰：动静不二，和光同尘。

"至此已超出地仙之上，并非水仙境界，其所俟者，牟尼宝珠耳。殆非累行功圆者所得跻及者矣。"④

---

① 闵一得. 古书隐楼藏书——道教龙门派闵一得内丹修炼秘籍：上册［M］. 汪登伟，点校. 北京：宗教文化出版社，2010：134–135.
② 闵一得. 古书隐楼藏书——道教龙门派闵一得内丹修炼秘籍：上册［M］. 汪登伟，点校. 北京：宗教文化出版社，2010：134–135.
③ 闵一得. 古书隐楼藏书——道教龙门派闵一得内丹修炼秘籍：上册［M］. 汪登伟，点校. 北京：宗教文化出版社，2010：140.
④ 闵一得. 古书隐楼藏书——道教龙门派闵一得内丹修炼秘籍：上册［M］. 汪登伟，点校. 北京：宗教文化出版社，2010：140.

十五、坦夫《调气炼外丹图式》

坦夫，真实姓名不详。现存一种《调气炼外丹图式》，为坦夫编，王寿传。王寿，字映山，号炼石居士。他按照坦夫所传调气炼外丹图法锻炼有验，遂于道光辛丑年（1841年）将此功法绘出，名为《调气炼外丹图式》。

全图共3套调气功法，合22式，每式皆有彩绘图画和图说。书前说：

"凡行此功者，须于洁净处，面向东立，舌抵上腭，调其气息，任其出入。首微仰，目微上视，通身不可用力。一有用力，则气不贯至手拳矣。每行一式，须默数七七四十九字。毕，即接行下式，不可间断，断则气散矣。每行一式，惟思手拳用力。行第一套十二式，须数日方可行第二套五式，又五七日方可添行第三套五式。速者半月全行，迟者二十日方能尽用。欲行此功，须戒房帐。五十日方上顶上之力；百日之内，昼夜须行七次。每日可食五顿。百一日后，弱者力可五百觔；壮者力可千觔。若老弱不能习劳者，惟行头套，日食五顿，亦可强健益气。"[①]

原书为彩图，《中国传统健身养生图说》一书摹绘线描本如图 5-58 所示。

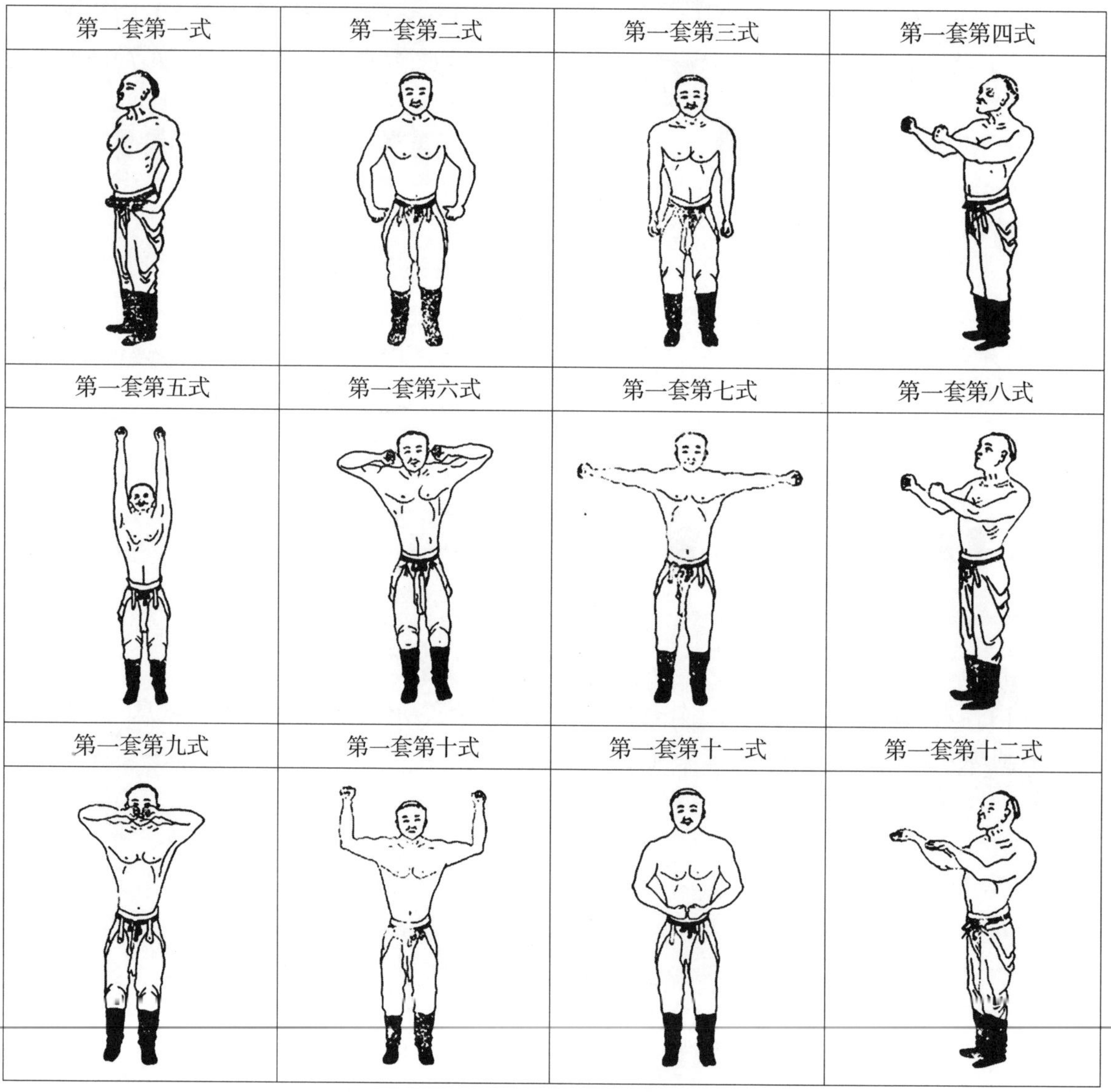

第一套第一式	第一套第二式	第一套第三式	第一套第四式
第一套第五式	第一套第六式	第一套第七式	第一套第八式
第一套第九式	第一套第十式	第一套第十一式	第一套第十二式

图 5-58　调气炼外丹图式

① 李经纬，朱建平. 中国传统健身养生图说［M］. 北京：中国书店，1990：135.

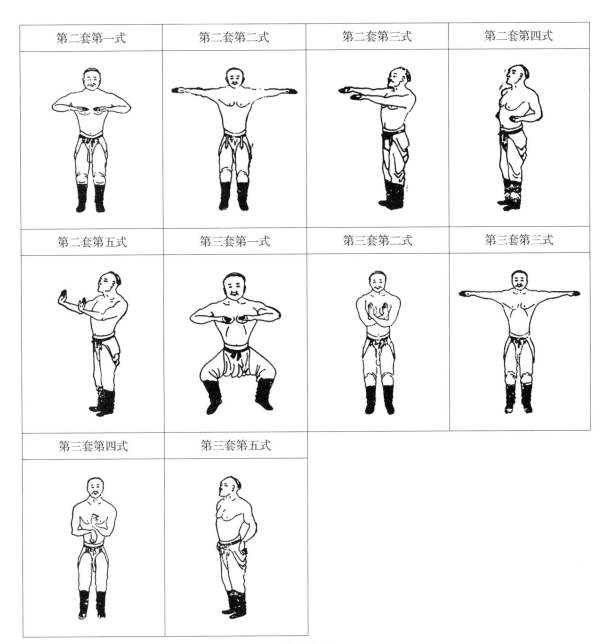

续图 5-58

从内容来看，该图式所说的"外丹"专指力气，全套动作特别强调"调其气息"，故又不同于普通练力气的方法，有独特之处。

第六章

近代时期（1849—1949年）的养生

1840 年，鸦片战争爆发，清政府战败后与英国签订了中国近代史上第一个不平等条约《南京条约》，标志着中国开始沦为半殖民地半封建社会。自此，清政府与外国侵略者一次又一次签订丧权辱国的不平等条约。 1844 年，美国、法国先后胁迫清政府签订了中美《望厦条约》和中法《黄浦条约》，俄、德、奥、日、意等国也纷纷来中国争夺权益。历经 1840~1842 年鸦片战争、1856~1860 年第二次鸦片战争、1883~1885 年中法战争、1894~1895 年中日甲午战争、1900 年八国联军侵华战争，形成列强瓜分中国之势，亡国危机迫在眉睫。1851 年爆发的太平天国运动，又极大地动摇了清王朝的根基。清朝有识之士发起的"洋务运动"成效不大，改良主义的"戊戌维新"则遭到镇压。1911 年孙中山领导的辛亥革命爆发后，推翻了清王朝。中华民国成立后，北洋政府时期军阀混战，1928 年成立统一的南京国民政府。1937~1945 年全面抗日战争后，经过 3 年国内战争，1949 年国民党政府败退台湾，中国共产党领导的新民主主义革命取得胜利，建立了中华人民共和国。

近代的中国社会，处在急剧变化之中。西方文化广泛传入，出现了"中学"与"西学"、"旧学"与"新学"之争。鸦片战争后，以张之洞等为代表的洋务派提出了"中学为体，西学为用"的思想，这一思想对中国传统学术影响很深。辛亥革命后的新文化运动，提倡"民主"与"科学"，给中国社会生活和各个领域带来巨大变化。

随着列强的入侵，西方的文化、科学技术和医学蜂拥而至，西医学在我国迅速传播发展，中国的传统医学受到冲击，中西医两大医学体系并存的局面形成。这对养生学术产生了明显的影响。

第一节　西方卫生知识传播与传入

一、西方卫生与健康知识的译述与传播

对近代养生影响最大的，无疑是西方卫生知识的传入。

19 世纪中叶，随着西方科学技术的进步，近代西方医学体系中的细胞病理学、微生物学、免疫学、生理学、生物化学、药理学等均有显著发展，公共卫生思想也逐渐普及，呈现出与传统医学截然不同的面貌。

晚清时期，不少外国传教士医师来到中国，通过开办诊所或医院、开设西医学校和出版医学著作等方式传播西方医学。西医书籍，以英国传教士医师合信（Benjamin Hobson，1816—1873 年）1851 年编译的《全体新论》一书为开端，陆续刊行于中国。合信的《博物新编》系统介绍了西方化学基础知识，如化学元素的概念，氢气、氮气、硫酸、硝酸和盐酸的性质及其制法。广州博济医校的嘉约翰译有《化学初阶》，普及和传播了作为营养学与卫生学基础的近代化学知识。嘉约翰的《卫生要旨》是第一本系统介绍西医卫生学的中文医书。

1865 年李鸿章在上海成立江南制造局，局中于 1867 年设立了翻译馆，聘请传教士和中国学者合作翻译西方科技著作。局中从事翻译的傅兰雅译有《孩童卫生编》（1893 年）、《幼童卫生编》（1894 年）、《延年益寿论》（1892 年）、《化学卫生论》（1881 年）等多种著作，使西方卫生知识广为流传。梁启超曾专门介绍说：

"西人近以格致之理，推求养生所应得之事，饮食居处，事事讲求。近译如《卫生要旨》《化学卫生论》《初学卫生论》《居宅卫生论》《幼童卫生论》等书，凡自爱之君子，不可以不讲也。"[①]

---

① 梁启超. 《饮冰室合集》集外文：下册［M］. 北京：北京大学出版社，2005：1162-1163.

（《西学书目表》）

　　其中《化学卫生论》一书，被学者认为是中国近代生物化学学或营养学的启蒙著作[①]。全书共33章，介绍了空气、水、土壤、植物、肉食、茶、咖啡、糖、酒、鸦片、毒素和香精等与身体健康的关系。而《延年益寿论》则属基于西方知识来探讨保健长寿的著作，内容包括论人老之故及天然之死、论人生免病之法、论致人老死聚质之根源、论益寿可用之物、论何饮食用何重数能致延年、总结全论、论人与动物植物益寿之案等。

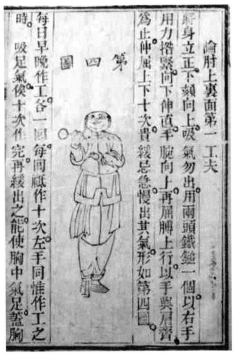

图6-1　《幼学操身》书影

　　近代，西方体育也传到中国，体育对健康的意义为国人所认识。1878年，上海士绅张焕纶在正蒙书院（后改为梅溪小学堂）正式开设体育课，这是我国近代第一次在普通学堂中开设体育课。早期面向中国儿童的体育教科书，较有名的如《幼学操身》，出版于清光绪十六年（1890年），由曾任海关官员的英国人庆丕（Paul Henry King）和北京人翟汝舟共同编著，上海广学会木刻印刷。梁启超评介说：

　　"《幼学操身》，述体操之法，与中国易筋经相仿佛，而其法较善。有志缮生之学者，不可不留意。西人学堂，皆立体操，定课每日以一二小时为之，此西人所以多强壮，而举国皆可为兵也。中国读书种子多率文弱柔脆，皆不讲体操所致也。"[②]

　　1902年"壬寅学制"颁布，首次在学制中规定普通中小学校要开设体操课。

　　进入民国后，卫生知识进一步得到传播，中小学校普遍开设卫生教育，各地积极开展各种卫生运动。相关医学团体、社会团体也不遗余力地推广西方的卫生与健康知识。例如1916年3月，由中国博医会、中华医学会和中华基督教青年会共同发起成立中华公共卫生教育联合会，1922年改名为中华卫生教育会，以"普及卫生常识，强壮国民体魄"为宗旨，出版《卫生季刊》，编写了《卫生丛书》《中华卫生教育小丛书》等卫生普及书籍。民国时期的乡村建设运动也把提倡卫生作为重要事项，如著名教育家陶行知先生主持的晓庄师范学校提倡"卫生教学做"，晏阳初主持的定县实验区开展文艺、生计、卫生、公民四大教育等。

　　随着卫生观念的普及，近代有关西方卫生知识的著作越来越多，并日益大众化。据统计，仅晚清时期出版的普通生理卫生书籍约有130种，其中不少是当时的中小学堂的教科用书或教员讲义，内容方面已不仅仅是译作，也有不少是中国人所撰[③]。到了民国时期则为数更多。

二、近代人士对新式卫生的提倡

　　新式卫生与健康观念在近代社会的影响层面非常之广。在此仅以近代影响最大的康有为、梁启超、孙中山和毛泽东的观点为代表，略示一斑。

（一）康、梁的卫生强种思想

　　在清末维新运动时，康有为认为"欲强国必须强民，欲强民必须强体"（《上清帝第三书》），

---

①　季鸿昆.《化学卫生论》的解读及其现代意义［J］. 扬州大学烹饪学报，2006（1）：18-25.

②　梁启超.《饮冰室合集》集外文：下册［M］. 北京：北京大学出版社，2005：1169.

③　张仲民. 晚清出版的生理卫生书籍及其读者［J］. 史林，2008（8）：20-36.

他在《大同书》中提出，要改变中国社会积贫积弱的局面，需要开展"德教、智教、体教"，认为体育则是教育中不可缺少之物，并且做了具体的构想，希冀各级学校都要"注意卫生、体育设备及环境布置"，"体操场、游步场无不广大适宜，秋千、跳木、沿竿无不具备，花木水草无不茂美，足以适生人之体"①。对不同时期的体育锻炼有不同要求，儿童时，"大概是时专以养体为主，而开智次之，令功课稍少，而游戏较多，以动荡其血气，发扬其身体"②；"少年身体强健，则长亦强健，少年脑气舒展，则长大益舒展"③；"大学亦重体操，以行血气而强筋骸"④。这一构想在他于广州所设的万木草堂有所实践，万木草堂规定"每间一日有体操，每年假时从事游历"。据当时的学生梁启超说："其为教也，德育居十之七，智育为十之三，体育亦特重焉。"⑤

康有为的弟子梁启超，大力呼吁开启民智，对国民身体素质也十分重视，他在《新民说》中说，如果国民"皆为病夫，其国安得不为病国也"，疾呼"吾同胞练其筋骨，习于勇力，无奄然颓惫以坐废也"。在《论尚武》一文中又指出"体魄者，与精神有切密之关系者也。有健康强固之体魄，然后有坚忍不屈之精神"。他的尚武思想，深受日本、德国等军国主义国家影响，推崇"欧洲诸国，靡不汲汲从事于体育。……务使举国之人，皆具军国民之资格"⑥，他的主张成为清末民初盛行一时的"军国民思想"的源泉之一。如 1912 年中华民国首任教育总长蔡元培发表文章提出的教育宗旨：军国民教育、实利主义教育、公民道德教育、世界观教育、美感教育。其中所说的"军国民主义"就主要指体育，认为"军国民主义为体育"，"兵式体操，军国民主义也；普通体操，则兼有美育与军国民主义二者"，强调"先有健全的身体，然后有健全的思想和事业"⑦，确立了民国时期的学校体育模式。

（二）青年毛泽东的体育养生思想

1917 年，时年 24 岁的毛泽东在《新青年》杂志发表了《体育之研究》一文，对体育的健身意义做了详细的说明。他说：

"体育者，养生之道也……皆先精究生理，详于官体之构造，脉络之运行，何方发达为早，何部较有偏缺，其体育即准此为程序，抑其过而救其所不及。故其结论，在使身体平均发达。由此言之，体育者，人类自其养生之道，使身体平均发达，而有规则次序之可言者也。"

他认为在青少年时期，更应把体育放在教育之首：

"体者，载知识之车而寓道德之舍也。儿童及年入小学，小学之时，宜专注重于身体之发育，而知识之增进道德之养成次之……善其身无过于体育。体育于吾人实占第一之位置。体强壮而后学问道德之进修勇而收效远。"

在体育健身的原理方面，毛泽东对比传统以静为主的养生方式，指出：

"朱子主敬，陆子主静。静，静也；敬，非动也，亦静而已。老子曰无动为大。释氏务求寂静。静坐之法，为朱陆之徒者咸尊之。近有因是子者，言静坐法，自诩其法之神，而鄙运动者之自损其体。是或一道，然予未敢效之也。愚拙之见，天地盖惟有动而已。"

他认为"动以营生，此浅言也；动以卫国，此大言也"，实则将体育看作是救国救民的有用工具。他还从西医原理来论证体育的功效说：

① 康有为. 大同书［M］. 上海：上海古籍出版社，2014：169.
② 康有为. 大同书［M］. 上海：上海古籍出版社，2014：169.
③ 康有为. 大同书［M］. 上海：上海古籍出版社，2014：168.
④ 康有为. 大同书［M］. 上海：上海古籍出版社，2014：173.
⑤ 梁启超. 饮冰室合集·文集：第 6 册［M］. 北京：中华书局，1989：62.
⑥ 梁启超. 饮冰室合集·专集：第 4 册［M］. 北京：中华书局，1989：117.
⑦ 蔡元培. 对于新教育之意见［J］. 东方杂志. 1912，8（10）：7-11.

"体育之效，则强筋骨也。愚昔尝闻，人之官骸肌络，及时而定，不复再可改易，大抵二十五岁以后，即一成无变。今乃知其不然，人之身盖日日变易者。新陈代谢之作用不绝行于各部组织之间，目不明可以明，耳不聪可以聪，虽六七十之人犹有改易官骸之效，事盖有必至者。又闻弱者难以转而为强，今亦知其非是。盖生而强者，滥用其强，不戒于种种嗜欲，以渐戕贼其身，自谓天生好身手，得此已足，尚待锻炼？故至强者或终转为至弱。至于弱者，则恒自悯其身之下全，而惧其生之不永，就业自持。于消极方面，则深戒嗜欲，不敢使有损失。于积极方面，则勤自锻炼，增益其所不能。久之遂变而为强矣。故生而强者不必自喜也，生而弱者不必自悲也。吾生而弱乎，或者天之诱我以至于强，未可知也。……总之，勤体育则强筋骨，强筋骨则体质可变，弱可转强，身心可以并完。此盖非天命而全乎人力也。"①

这些思想，应当说是20世纪初期国人对体育健身的代表性见解。

（三）孙中山的医学养生观念

中国民主革命的先行者孙中山同样主张"强种保国，强民自卫"。1905年他令李根源在东京大森创设体育会，通过体育运动与军事训练的综合培训，来提高学生的素质。1907年，孙中山又派同盟会会员温靖侯、谢逸桥在广东梅县松口镇创办了体育学堂，成立了松口体育会，开设球类、田径、体操等课程，以促进学生身体素质的提高。他后来还对传统武术的健身作用颇为关注，在给《精武本纪》的序中指出"自火器输入中国之后，国人多弃体育之技击而不冲，驯至社会个人积弱愈甚"，但事实上"中国的拳勇技击，与西方的飞机大炮有同等作用"。②

孙中山早年学习西医，故注重用新的卫生知识来讨论养生。他对饮食养生，提出"饮食养生之大要，则不外乎有节而已，不为过量之食即为养生第一要诀也"的观点③；在《建国方略·孙文学说》第一章中更具体说明：

"人间之疾病，多半从饮食不节而来。所以动物皆顺其自然之性，即纯听生元之节制，故于饮食之量一足其度，则断不多食。而上古之人与今野蛮之人种，文化未开，天性未漓，饮食亦多顺其自然，故少受饮食过量之病。今日进化之人，文明程度愈高，则去自然亦愈远，而自作孽亦多。"④

他还从营养学的角度讨论饮食与健康的关系。如提倡食素，说"食肉过量而伤身者，独多于他病"，"而中国人之素食，尤为适宜"，"中国日用寻常之品，如金针、木耳、豆腐、豆芽等品，实素食之良者"⑤。"肉食之度，老少当有不同，青年待长之人肉食可以稍多，壮年生长已定之人肉食宜减，老年之人则更宜大减。素食为延年益寿之妙术，已为今日科学家、卫生家、生理学家、医学家所共认"⑥。为此他大为赞许"中国的饮食习尚暗合于科学卫生，尤为各国一般人所望尘不及"⑦。他还提出一个营养学观念即"生元论"，认为细胞即为生物的元子，"人身既为生元所构造之国家，则身内之饮食机关，直为生元之粮食制造厂耳；人所饮食

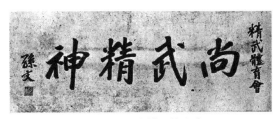

图6-2　孙中山为精武体育会题词

---

① 二十八画生. 体育之研究［J］. 新青年，1917（2）：47-65.
② 孙中山. 精武本纪·序［M］//孙中山全集：第五卷. 北京：中华书局，1985：150.
③ 孙中山. 建国方略［M］//孙中山全集：第六卷. 北京：中华书局，1985：167.
④ 孙中山. 建国方略［M］//孙中山全集：第六卷. 北京：中华书局，1985：165.
⑤ 孙中山. 建国方略［M］//孙中山全集：第六卷. 北京：中华书局，1985：161.
⑥ 孙中山. 建国方略［M］//孙中山全集：第六卷. 北京：中华书局，1985：167.
⑦ 孙中山. 建国方略［M］//孙中山全集：第六卷. 北京：中华书局，1985：162.

之物品，即生元之供养料及他的需用料也"，"世之人倘能知此理，则养生益寿之道，思过半矣"[①]。

　　由以上数例可见，在近代中国，西方式的卫生知识、健康观念以及生活方式都日益深入人心。在近代常有将卫生、养生、摄生等词混用的情况。如胡宣明、杭海译述的《摄生论》（商务印书馆，1919 年），内容均为西方的卫生知识，如空气、饮食、免毒、动与静、卫生要领等。著名公共卫生专家陈志潜翻译有美国的《健康教育原理》（卫生署，1935 年），介绍学校健康教育的知识，并根据中国国情做了删减。梅忠达的《养生宝鉴》（上海时兆报馆，1935 年），提出"养生就是经济的活法"，认为"卫生知识的灌输，倒还是目前的首务"，对现代医学健康知识进行了普及。还有杨章父、孙鳍把美国人开洛克提倡素食的著作译作《素食养生论》（中华书局，1937 年）；朱建霞译日本人井上兼雄的营养学著作，译名为《养生学要论》（商务印书馆，1946 年）等。

　　本章以下的内容，仍以传统文化内涵中的"养生"为主，以区别于卫生学史及营养学史。近代是传统文化和传统医药学屡遭质难的时期，中西医之间的争论甚为剧烈，甚至有人要求取缔传统中医在卫生行政系统中的位置。在广大民众的支持和中医药界的抗争下，中医药最终得以保存，并适应时代不断进步。不过在养生保健方面，由于这一领域更为个人化，虽然也有争论，但更多人喜欢用兼收并蓄的态度来谋求健康。因此这一时期不仅传统的养生学有新的发展，还出现了不少汇通中西的综合性养生著作。

第二节　新式卫生与健康著作

　　近代随着西式卫生与健康知识的传播，国人对健康的观念有了很大的变化，也有不少人士致力沟通中西健康理念，于是出现了一些以卫生及营养观念为主，但又不否定传统养生的著作。近代此类新式卫生与健康的作品为数不少，本节略举影响较大的数种著作，以见近代健康观念转变的状况于一斑。

一、郑观应汇通中西卫生

　　郑观应（1842—1922 年），本名官应，字正翔，号陶斋，别号罗浮待鹤山人、杞忧生、慕雍山人，近代著名改良主义者和实业家。郑观应出生于广东香山一户私塾老师的家中，17 岁时因家贫到上海投靠叔父，入英国传教士傅兰雅办的英美书馆夜校部学习英语，先后在英商宝顺洋行、太古轮船公司任买办，后历任上海电报局总办，轮船招商局帮办、总办。1906 年，被举为粤汉铁路商办公司总办。

　　郑观应关心时政，留意西学，主要著作有《救时揭要》《易言》《盛世危言》《盛世危言后编》等。他精通传统道教养生，著有多种养生专著，又留心新学，吸收西方医药卫生知识，著成《中外卫生要旨》。

（一）《中外卫生要旨》

　　郑观应编辑的《中外卫生要旨》成书于 1890 年。其目的是融合中西养生之学，郑观应在该书的自序中说：

---

① 孙中山. 建国方略 [M] //孙中山全集：第六卷. 北京：中华书局，1985：160–164.

"《素问》云先圣不治已病治未病。余少多病寡欲，葆身为谋，仰事俯蓄，置身于争名角利之场，游历四方者二十余年。迨勷办军务，重赴南洋，备尝艰苦。虎口余生，心力交瘁。丙戌秋归疾作，延医诊治，药入病增，诸症错出。日事药炉，经三载未痊。始知近世名医，鲜能追踪和缓。且从远道延至，诊脉开方，俄顷之间，岂能望闻问切四字兼到乎？陈修园云：世人死于病者少，死于药者多。至言破的，实深感叹。夫欲求治未病之方，必先绝其致病之源。尝闻中西医云：人能自保其身，较易于医者之治病。而保身之法，大要慎起居、节饮食、寡欲清心、存神养气而已。故西医格致之士，培养精神，以绝病源，有六要理：日光，日热，日空气，日水，日饮食，日运动。细绎其理，颇得养生之法。爰辑中外先哲及师友所记养生要语二册，日用五谷蔬果禽兽鳞介宜忌于人者一册，外功按摩导引一册，汇成四册，总名《中外卫生要旨》，即付手民，以期天下人不必延医服药，咸登寿哉！庶默契先圣《灵枢》《素问》之旨，于养生之道不无小补云。"①

该书原为4卷，后增订为5卷，内容包括中外养生理论和言论选辑，外功按摩导引以及中外饮食卫生知识。

1. 论传统养生

《中外卫生要旨》第一卷是关于养生的言论，汇编了不少古代人及时人的养生言论，收录了一些道教的修真炼丹功法，其中也有郑观应本人的体会。其起首先论心境，指出：

"心乃一身之主。主人要时时在家，一不在家，则家人无管束，必散乱矣。故心不内守，则气自散，神自乱，精自耗。世人一生，于妻子财帛、屋宅田园、牛羊车马以至微细等物，无非己之所有，举眼动步，莫不顾恋。且如纸窗虽微，被人扯破，犹有怒心；一针虽小，被人执去，犹有吝意；一宿在外，犹念其家；一仆未归，尚忧其失。种种事物，无不挂怀，一旦大限到来，尽皆抛弃。虽我此身亦弃物也，况身外者乎？静言思之，恍然可悟一场幻梦。人生顺逆得失，即盈虚消息之理，乃造化所司，人不得而主之。然造化能苦我以境，不能苦我之心，是只厄其半也。若境苦而我心亦与之俱苦，谓之全厄。明明厄可减半，我自愿受其全，岂非痴汉？仰观宇宙之广大，俯察身世之微渺，内视七情贪恋之虚想，外睹六亲眷属之幻缘，如一浮萍泛于巨海，一沤泡消于大江，此何庸着意安排？倘苦自缠绵，徒以困其终身，此之谓人茧。"②

这一段的内容，其实多来自徐文弼的《寿世传真》，不过《寿世传真》标明了每句话的出处，此书则将出处删去，融为一段了。其他多处情况均类似，所以不易区分来源。但有些内容似为郑观应本人所增，如：

"余脾肾两亏，服甘寒之品即生痰败胃，服辛热之药则便血遗精，只宜甘温。经云：补虚助弱，用药概须温和，久服自能奏功，乃无留害。如知母、黄柏之属，大寒伤气；桂、附之属，大热伤精。即有阴虚劳瘵，亦宜投以清和之剂。若折以苦寒，火未必退，脾家元气先伤。即有阳虚怯弱，亦宜佐以温养之方。若助以辛热，少火未生，壮火先灼。养生者慎之。"③

"经云"后面的内容，实际源自《折肱漫录》，但前面"脾肾两亏"一句，可能是郑观应的病后体会。除前代言论外，书中也有不少近代时人的养生经验，如书中收录俞樾（1821—1907年，号曲园居士）的养生三字诀：

"曲园主人有养生三字诀：曰塑，曰锁，曰梳。所谓塑者，力制此身，如泥塑然，勿使有毫发之动，此制外养中之要道也。所谓锁者，谨闭其口，如以锁锁之，勿使气从口出；不从口出，则其从鼻出者，亦自微乎其微，有绵绵若存之妙矣。所谓梳者，存想此气，自上至下，若以梳梳发然，不通者使之通，不顺者使之顺，徐徐而至于丹田，又徐徐而至于涌泉穴，自然水火济

① 郑观应. 中外卫生要旨［M］//盛克琦. 郑观应养生集. 北京：宗教文化出版社，2015：279-280.
② 郑观应. 中外卫生要旨［M］//盛克琦. 郑观应养生集. 北京：宗教文化出版社，2015：280.
③ 郑观应. 中外卫生要旨［M］//盛克琦. 郑观应养生集. 北京：宗教文化出版社，2015：296.

而心肾交矣。"①

郑观应本人是颇有修为的道徒，他在本卷中介绍了个人体验：

"余童稚时多病，雅志玄门之学，既驰骋名利场中，遨游大江南北，每访方外人导引规中诸法，未暇勤行，迄无成效。且余志在大道，无意小法，屡受艰苦，夙志不移。幸遇至人，得授金液还丹大道。曾粗备药炉，护师入室，性功静，火候真，确有立竿见影之效。惜黄侣难得，药炉不佳，未竟所愿。自愧德薄，惟藏器待时以俟机缘耳。古仙云：下手速修犹太迟。又云：乱世出真人。尚冀梦醒黄粱，有志潜修者共勉之。修养之道，首先静坐，收其放心，静而后能安。仁者静，故寿。《大学》与《论语》均详言之矣。唐诗有'静者心多妙'之说；朱子有'静坐主'一说；道家有'闹中炼性'之说；白沙有'动亦静，静亦动'之说。若不静以绝欲，心犹外驰，虽日在深山，无异尘市（世）；如能以静养心，则俗累皆空。即孟子所谓存其心，养其性，修身即以事天也。惟真师难得，旁门日多，以讹传讹，瞎炼盲修，伤生害命，不知凡几。彼家之术，固不可轻试，而按摩导引、闭息存神诸法，亦不可勉强而行。必须身心清净，期于自然而然耳。"②

第二卷为《外功按摩导引》，书中说：

"却病延年之法有三：一曰汤药，二曰针灸，三曰按摩导引……盖按摩、导引朝夕行之，犹如柔软体操，使其血气流通，精神坚固，自然无病矣。"③

此处采用当时流行的体操一词，视传统导引术为"柔软体操"，书中收录"中国古法卫生体操"，有"青莱真人八段锦""希夷真人十二段锦""达摩易筋图说""道经秘传十六段锦"等，并均有绘图。值得注意的是，郑观应所辑的"达摩易筋图说"，基本同于坦夫的"调气炼外丹图式"，但第一次将其改名为"易筋经"，实质上完全不同于道光时期来章氏本的"易筋经十二式"（见第五章）。而且该书22幅图均是新绘（图6-3），不同于王寿所传的设色版本。

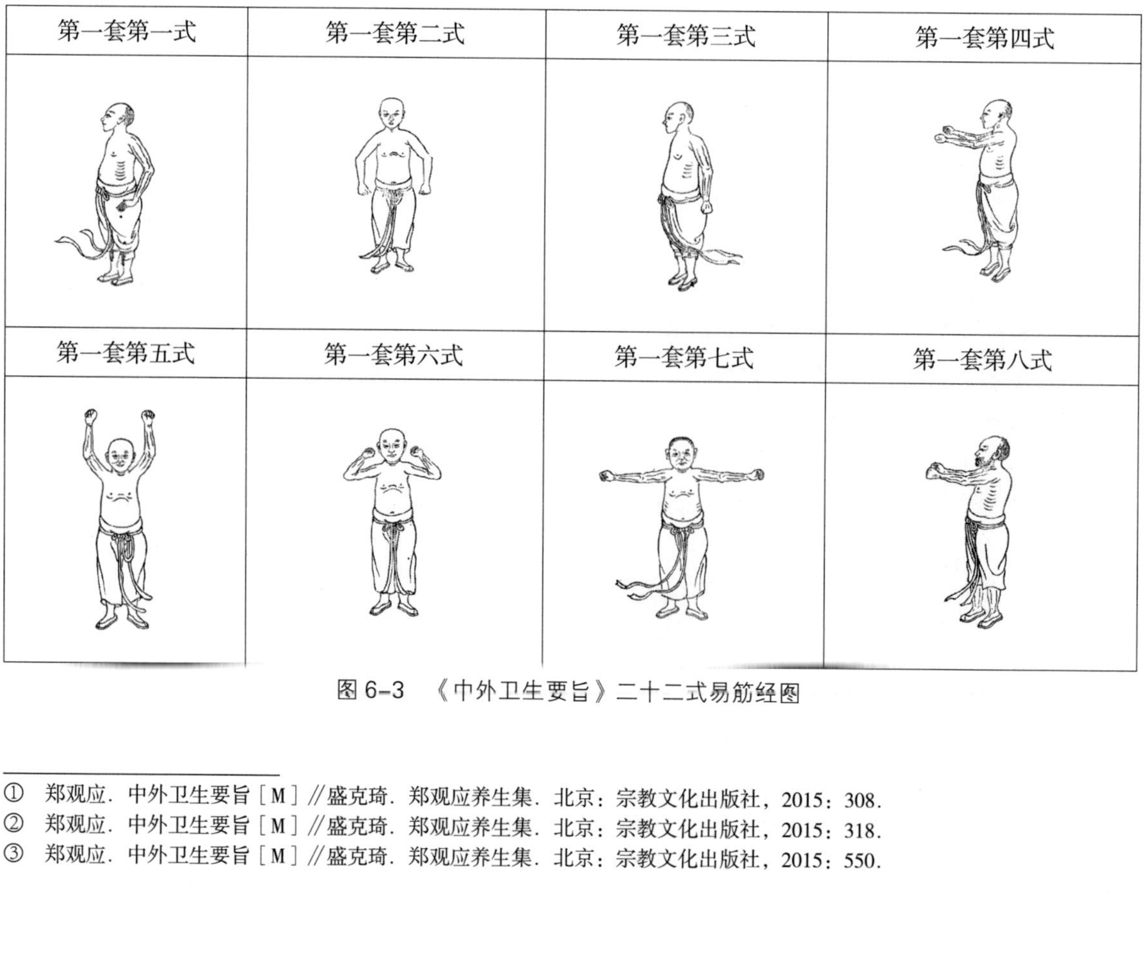

第一套第一式	第一套第二式	第一套第三式	第一套第四式
第一套第五式	第一套第六式	第一套第七式	第一套第八式

图6-3　《中外卫生要旨》二十二式易筋经图

---

① 郑观应. 中外卫生要旨［M］//盛克琦. 郑观应养生集. 北京：宗教文化出版社，2015：308.

② 郑观应. 中外卫生要旨［M］//盛克琦. 郑观应养生集. 北京：宗教文化出版社，2015：318.

③ 郑观应. 中外卫生要旨［M］//盛克琦. 郑观应养生集. 北京：宗教文化出版社，2015：550.

第一套第九式	第一套第十式	第一套第十一式	第一套第十二式
第二套第一式	第二套第二式	第二套第三式	第二套第四式
第二套第五式	第三套第一式	第三套第二式	第三套第三式
第三套第四式	第三套第五式		

续图 6-3

郑观应的改名，使这一功法此后一直都被称为"易筋经"。而且可能为了配合"达摩易筋经"之名，书中新绘的图，动作与原来虽基本一致，但有一部分人形改成了西域人士的模样。宣统三年（1911 年），高要梁士贤辑《全图易筋经》（大文堂藏版），图文内容就与郑观应的完全相同。民国时期金佪庵辑的《真本达摩易筋外经》，收本套功法的前十二式，书中认为易筋经有内外二经之分，称此套为"易筋外经"。

至于《中外卫生要旨》所收的"八段锦图""却病延年动功（即二十四节气坐功）图"等，

则与前人的基本一致。

2. 融汇中西论修身

《中外卫生要旨》第三卷主要论饮食卫生,内容选用清代王士雄的食疗专著《随息居饮食谱》,但增补了西医饮食营养知识。郑观应有序云:

"夫饮食男女,人之大欲存焉,即人之生死系焉。世人皆知男女之事,纵欲必致伤生;亦知饮食之中,纵酒过度,必致戕命乎?至于嗜味纵口,疾病丛蓄,甘沉溺于其中而不知警者,往往然矣。盖病之生也,其机甚微,由积渐而毒始发;迨病之成也,乃归咎于外感六气、内伤七情,鲜有悔悟于平日口腹之贪饕者⋯⋯今人饮食不节,恣贪厚味,惟恐不及,血沸气腾,济以燥毒,清化为浊,脉道阻涩,不能自行,疾已潜滋矣。况不知畏忌,虽晓以物性,陈说利害,无如美食在前,馨气当鼻,馋涎莫遏,其可禁乎?而反托词于肠胃坚厚,福量深宏,纵口图快一时,积久必为灾害。前哲格言:爽口作疾,厚味暦毒,谓之何哉?或者疑《内经》曰:精不足者,补之以味。又曰:地食人以五味。则嗜味何伤?不知味有本于天者,有成于人者。谷粟菽麦,有自然冲和之味,有益人补阴之功,此《内经》所谓本天之味也。若人所为,皆烹饪偏厚之味,即致疾伤命之由。安于冲和之味者,心之敛,火之降也。以偏厚之味为安者,欲之纵,火之胜也。且谷食与肥鲜同进,厚味得谷为助,其积之也久,宁不长阴火而致虐乎?彼安于厚味者,未之思耳。昔人《饮食垂戒箴》曰:山野贫贱,淡薄为常,动用不衰,体健而康。均此同体,我独苦病,悔悟一萌,尘开镜净。可知茹淡者安,啖厚者危。试观古今寿登百岁以上者,多出于民间,而身致通显,家享丰厚者,罕有其人,岂天命定数,独彼寿而此否乎?

"又或曰:视养我者均为我贼,食物固可废欤?曰:厚不如薄,多不如少。虑患而谨节之,畏危而坚忍之。举一箸如微戈矛,不与肉食者同其陷溺,宁负生我之腹,不负生我之天,是亦卫生之一道也。余阅海昌王君士雄所纂《随息居饮食谱》,有益于卫生者不浅。爰复将西医格致卫生之理补入,以备卫生者考察焉。"[1]

此序既反映了郑观应的饮食养生理念,同时也体现了中西合璧的宗旨。卷中介绍了饮食用水卫生、各种食物的化学成分以及饮食消化生理过程等。他评价西医说:"西学之用食物,不敢自恃聪明,虚心查核,于百十年前,名医迭出,渐明化学之法,用显微镜以察各食物原质若何,兼函油、糖浆、水、蛋白各类若何,深知有益无益,益多益少⋯⋯凡各物之功用,无一不从化学推考而出,非恃一时之察识,便可得其微妙也。"

具体如茶叶,书中介绍:

"西人云,茶叶内函有香油及茶精,兼炭匿酸盐类等质。但所含之油必使化去,若收贮陈久,或煎滚其油飞去,所含之炭匿酸,每百分多则十八分,少则不及。所以茶叶浸入,或浓煎,则叶涩苦⋯⋯所含之茶精,可补脑开胃提神,若多饮浓茶,则入脑,令人不寐,身弱者心跳有之。"[2]

书中同时也用西医知识评价中国传统饮食习俗说:

"西人云:中国病者,往往以腊味火腿及干小菜等类以斋口,不知凡晒焙干韧之物,挑担粗人食之或可无碍。如腊鸭肶、腊肉卤味、火腿虾米、菜干瓜脯、牛筋鹿筋、鱿鱼咸淡鱼干等,皆坚韧难化,即无病之人尚不宜吃,况年老气血弱者,吃之必难化生痛。况病人胃之消化功用不足,吃此干韧之物,有不诸患丛生者乎?或妇女软弱,有瘰疬血薄者,最所当忌。生沙梨极难消化,病者切不宜食。"[3]

第四卷《泰西卫生要旨》,更集中采录了外国名医养生要语,介绍锻炼身体、冷水浴、温泉浴等西方个人卫生以及城市卫生建设等。郑观应指出:

---

① 郑观应. 中外卫生要旨[M]//盛克琦. 郑观应养生集. 北京:宗教文化出版社,2015:383–384.
② 郑观应. 中外卫生要旨[M]//盛克琦. 郑观应养生集. 北京:宗教文化出版社,2015:390.
③ 郑观应. 中外卫生要旨[M]//盛克琦. 郑观应养生集. 北京:宗教文化出版社,2015:470.

　　"藏修闭户，固学者玩索有得之深，而乐水乐山，乃吾儒仁知兼赅之妙。故弦诵优游，又贵怡情佳景，以悟鸢飞鱼跃之天机。是以春风沂水，童冠咏归，点之志独叶时中也。即养生之要，不但衣食温饱、住居安适而已。仍须时常行动，令周身血气流通，肉筋发力。且呼吸多收氧气，血亦生旺。因静坐偃息，与行动造工，呼吸快慢不同，血气运行缓速亦异。盖呼吸愈速，收入氧气愈多，所收氧气既多，则各脏得以运化津液，自然功用调匀。如胃能消食，肝能生胆汁，肾能发溺而出膀胱，俱免停滞之患。故书画、裁衣，坐而少动，必然精神倦乏。如中土缠足女子，行步蹒跚，所以周身脏腑功用渐就衰弱，肉身软怯，几成残废之人。至孩童初学行步，宜于莎草园场，往来驰步，令吸氧气，滋长筋骸。倘终日呆坐，纵日给多餐，难期坚壮，病亦易生。一切笔墨之流，既无勤劳工作，又无出入远行，须寻一善法，如执射运览之类，或春秋佳日玩水游山，命中车，掉孤舟，两三知己谈论古今事迹，要言不烦，庶几脑筋发力，精神舒畅，以合动静交养之义，诚善法也。"①

　　第五卷为续编，进一步介绍饮食、消化、呼吸等西医生理卫生常识和人体衰老学说。

　　总体上，在汇编中西养生学术的基础上，郑观应认为，中医保身之法，"大要慎起居，节饮食，寡欲清心，存神养气而已"；而"西医格致之士，培养精神，以绝病源有六要理：曰光，曰热，曰空气，曰水，曰饮食，曰运动"。比较之下，他认为中医更得精粹，但西医也宜兼采，并且二者能殊途同归。他说：

　　"西法虽精求卫生之道，全在形质上考求，不知无质生质，无形生形之妙。我国讲求修养之术者，如洞悉真阴真阳造化之旨，服气延年，非但不患土性盐类结聚，且能返老还童，岂西医之所能知？纵知亦不信而大笑也。惟愿其格致日精，终知神仙之道。修行者立功立德，同登阆苑；不修行者无灾无病，亦享遐龄，岂非五大洲一快事哉！"②

（二）《修真四要》

　　郑观应是道家气功的笃诚修炼者。他修炼道术甚早，自 16 岁即已开始，目的便是健身祛病。据说他早期练功并无所成，直到 1886 年春访罗浮山道人，"始遇天外散人传授"真道，有所进步。郑观应曾称：

　　"少时有三大愿：一愿学吕纯阳祖师得金丹大道，成己成人；二愿学张道陵天师得三甲符箓术，澄清海宇；三愿学张三丰真人得黄白之术，令各州县多工艺厂以养贫民，并设格致学校以育人材。"③（《致天津翼之五弟书》）

　　他将道教信仰与毕生事业相统一，其中又以修真炼丹居首，其虔诚可见一斑。

　　据他在《中外卫生要旨》自述，曾得罗浮山道人授以丹经真传，可惜未能深入修习：

　　"余于丙戌年在罗浮得闻北派真传，曾试行于万籁俱寂之室，静极而动，身中畅快，莫可名言。惜尘缘未净，或作或辍，垂老无成，深自懊悔。"

　　但他对道教养生颇留心，除《中外卫生要旨》前两卷对内丹导引进行收集外，又专门撰有《修真四要》一书。郑观应在书前序言中更详细地介绍了他学习内丹的情况：

　　"余髫龄好道，博览三教经书，未能通其奥旨……三十年来，舟车所至，无不遍访高人，叩以穷理尽性至命之学，乃所闻非虚无寂灭，即采战淫邪，揆诸性理，窃有所疑……于丙戌春（1886）年，薄游罗浮，始遇天外散人，传授伍冲虚、柳华阳两真人口诀。复游沪上，甲午春，得遇有路山人、方内散人，密授《金丹真传》'神交体不交，气交形不交'之旨。……余自愧德薄累重，丹财未足，碍难下手速修。从公之暇，谨将各仙所论诸要语，删烦就简，名曰《修

①　郑观应. 中外卫生要旨 ［M］//盛克琦. 郑观应养生集. 北京：宗教文化出版社，2015：497-498.
②　郑观应. 中外卫生要旨 ［M］//盛克琦. 郑观应养生集. 北京：宗教文化出版社，2015：508.
③　郑观应. 盛世危言后编 ［M］//郑观应集：下. 上海：上海人民出版社，1982：1182.

真四要》。方内散人复虑火候少人知，出其所著《南北两派火候辨惑论》，嘱附列于《修真四要》之后，亟付手民。"①

郑观应说由于公务繁忙，自己未能深入静修，但为传播真义，故编集此书。

该书内容按法、财、侣、地四部编集，此即为"四要"，这是修道者强调的四个必要条件。书前有镜华子序解释说：

"法者何？真师的传口诀，非妄师术士口头禅、枕中秘也。财者何？有身中之财，有身外之财。身中之财，气血是也，气血不充，则丹本不固。身外之财，金银是也，供养师尊，资给道侣，觅福地，造丹房，购一切琴剑器皿，及经年累岁供给。众人衣食所费甚巨，安能为无米之炊乎？侣者，同成败祸福者也。饮食寒暑，调护昏沉，非得人何由精进？地则浅而易知，人人可喻，即以世法论之，卜居亦须福地名都，不乐处穷乡僻壤，水土恶劣、人情恶薄地也。四者咸备，斯为入道有基。"②

文中"法"是指正确的练习方法，"财"是指相应的财力，"侣"是指同修的友人或家庭条件，"地"是指修炼的场地环境。全书按此四个要点分为四部，每部分收集前人相关论述，主要有上阳子、葛洪、张紫阳等人以及历代主要丹书的言论，颇为精要。后附方内散人的《北派小周天火候辨惑论》和《南宗门户暨火候辨惑续论》。这两篇也见于方内散人所著《南北合参法要》一书中。如《北派小周天火候辨惑论》说：

"火候之道，至秘不传。自古祖师，莫不择大根大器，历久不变者而密授之。所谓候者，候其时之正，候其景之真，候其有无动静，候其老嫩浮沉。火则调药、采药、封药、炼药、养丹、结胎，始终不可离者也。且一时有一时之候，即一时有一时之火，自下手以至撒手，火候不同，固不独炼精化气时一小周天之即为火候也。然而至秘至妙天机莫过于此。"③

可见郑观应交游道友中有的颇有根底。

（三）《盛世危言后编·道术》

《盛世危言后编》中有《道术》一卷，收集了郑观应与各地修真同人讨论道术的书信，清晰地反映了郑观应在内丹修炼方面的情况。中国传统气功一向体系庞杂，流派不一，而郑观应的修炼，是严格依照教理，属于所谓玄门正宗的内丹心法。其"与同道论修真大略"说：

"虽云同类施功，却非御女采战；不是餐霞饮露，亦非打坐参禅。运双睛，守印堂，便成左道；摩脐轮，摇夹脊，均是旁门。"④

他体会的正统方法，在"答张君弼士、张君润生论调息书"中说：

"除杂念是第一着筑基炼己之功也。人心既除，则天心来复；人欲既净，则天理常存。每日先静一时，待身心都安定了，气息都和平了，始将双目微闭，垂帘观照心下肾上一寸三分之间。不即不离，勿忘勿助，万念俱泯，一灵独存，谓之正念。于此念活活泼泼，于彼气中悠悠扬扬，呼之至上上不冲心，吸之至下下不冲肾。一阖一辟，一来一往，行至一七、二七，自然渐渐两肾火熏，丹田气暖……"⑤

然后再"讲求炼精化气、炼气化神、炼神化虚、小周天、大周天、二候、四候、内丹、外丹火候口诀，依法修炼，不难追踪先圣矣"。

郑观应的《中外卫生要旨》收录各种传统导引功法，他认为是值得学习和倡导的，在《中

① 郑观应. 修真四要［M］//盛克琦. 郑观应养生集. 北京：宗教文化出版社，2015：3.
② 郑观应. 修真四要［M］//盛克琦. 郑观应养生集. 北京：宗教文化出版社，2015：2.
③ 郑观应. 修真四要［M］//盛克琦. 郑观应养生集. 北京：宗教文化出版社，2015：22.
④ 郑观应. 盛世危言后编［M］//郑观应集：下. 上海：上海人民出版社，1982：40.
⑤ 郑观应. 盛世危言后编［M］//郑观应集：下. 上海：上海人民出版社，1982：49–51.

国古法卫生体操图说》中他寄望："愿天下人执一勤行，同登寿城，身既康强，精气神旺。"①
在实践中还以这些方法教于家人，如他给其子列出的一日健身表如下：

"如早起体操，或行易筋经，或十二段锦，均不可断间。余暇缓步草铺上或海边上，吸受清风。
早饭后入公事房办事。到午时中饭后，静坐片时，收视返听于气海，经云：观玄关、调真息是也。
晚饭后复散步、体操，静坐片时就寝。"②

由此可见郑观应对中西养生方面的综合运用。

二、丁福保的卫生著作

卫生著作中，影响较大的还有丁福保的一系列编译著作。丁福保（1873—1950 年），字仲
祐，江苏无锡人。早年曾到日本考察医学，后来从日本改编翻译了大量西方医药卫生著作，编
成《丁氏医学丛书》等，在普及和传播西医知识方面很有影响。关于健康卫生方面的著作主要
有《卫生学问答》《卫生延年术》《老人延年术》《现代最真确之生命观与长寿术》《不费钱
最真确之长寿法》等。其中《卫生学问答》（1900 年）出版较早，流传甚广，先后多次再版。
全书共 9 章，分上下两编。上编 7 章包括总论、全体、饮食、起居、微生物、体操、治心。下
编 2 章为论医病浅理和论医学门径，介绍西方医学基础知识。全书附有人体器官图 17 幅，从人
的生理、饮食卫生、起居清洁、运动锻炼、心理卫生等方面阐述健康之道，内容全面。

书中起首云：

"问：何谓卫生学？

"答：讲求保养身体之法，称卫生学。

"问：卫生学之纲领？

"答：是书共九章，分为二编。脏腑脉络，其功用宜略知也。饮食起居，其宜忌须研究也。
人与微生物终日争战，此物竞之最显者也。多用心则脑髓部生长甚速，肉筋部不能耐苦，故体
操与治心宜并重也。《素问》曰：圣人不治已病治未病，不治已乱治未乱，此之谓也。是为上
编。既病矣，宜稍知补救，检方书，宜稍知门径。韩子曰：记事者必提其要，纂言者必钩其元。
此之谓也，是为下编。"③

此处既说明了全书的架构，同时也表明了编撰的主旨。内容大部分是介绍新式卫生知识，
并与中国传统养生理论相比较。如答"卫生学内有长生术否"以及"身体逐渐衰败之理"时说：

"尝读西书有述其化学之缘起，谓初有人欲求长生之术，既而终不可得，而求得生死之理焉。
以为天下之生物，即成死物之材料；天下之死物，即成生物之材料者。生物不死，无以成他种
生物之质，则造物之变化穷矣。万物所以生生不息者，以其生死递更，互相为助也。

"天地乃化学之锅炉也，万物乃化学之材料也。聚万物以成吾身，化吾身以养万物，死生
聚散，于天地中之材料，无所盈亏也。惟吾人既为高等之动物，常与他种动植互相角逐，无时
而息，抑何不幸！故老子曰：天地不仁，以万物为刍狗。嗟乎！人之生期，谁至百年？涉世未久，
忧患即深，哀乐相感，中年弥甚……世界本是无常，苦乐固同幻相……"

"动物生长之后，无时不坏其体中各料。人之初生，即可决其后之必死。因人之体质，毫
无坚贞不坏之形像故耳。……盖人畜所以能生长者，以其各有生命力也。其生命力日作呼吸之
工，即隐以败坏其体中各料。加以土性盐类，日积于中，微管因而闭塞矣。思虑万端，与年俱长，
脑髓因而日涸矣。迨油质渐去，筋肉皱缩，神思不清，颓然粗化，渐变为培养万物之材料也。"④

① 郑观应. 盛世危言后编 [M] //郑观应集：下. 上海：上海人民出版社，1982：152.
② 郑观应. 盛世危言后编 [M] //郑观应集：下. 上海：上海人民出版社，1982：1180.
③ 丁福保. 卫生学问答 [M]. 第四版. 无锡：畴隐庐重印本，1901：1.
④ 丁福保. 卫生学问答 [M]. 第四版. 无锡：畴隐庐重印本，1901：1-2.

丁福保本身是佛学大家,他将西方科学知识与东方的生死观相结合,说明长生不可求的道理。但是他指出不能因为无法长生即有命定思想,在回答"既有命,何必讲卫生学"的疑问时说:

"命者,乃古今人遇无可如何之时,藉以相慰之词也。吾生也谁生之? 吾死也谁死之? 亦不过尽其天能,随他种动(物)植(物),互为消长而已。岂有司命者操其权乎? 设有甲、乙、丙三人,其生命力均相等。甲则饥食渴饮,夏葛冬裘,浑浑噩噩,岁六十而生命力尽矣,谓之顺命亦可也;乙则饮食起居,无敢或懈,七情六欲,动静得宜,兢兢业业,岁七十而生命力尽矣,谓之夺命亦可也;丙则饮饱寒燠,动辄相悖,喜怒哀乐,不得其平,忿然郁然,岁五十而生命力尽矣,谓之夭命亦可也。故同一生命力,保养过于乙,则八十九十亦可臻,斫丧过于丙,则四十三十亦幸得。所以欲讲卫生学者,亦以命为慰藉之词,无一定修短之数可凭也。"①

这一段话极富生命哲理。生命既无定数,究竟为何而存在,多长才合理,并无一定之数,均在于人之取舍。但丁福保认为人生本身自然应是健康的,如同机器一样要加以合理保养。他指出:

"论自然之理,人生于世,有坚壮之体,平安之心,乃为分所当有者。如身体软弱,情意懊憹,其人非有错误,即无知识。盖人身之成也,有一定之理,顺理则昌,逆理则亡。此自然之理也。"

"人身如最奥妙之机器,无论坐卧,均能自动自保。倘管机器者,不能十分明白,妄作妄为,则机器易坏。试观无病之小儿,则此理更显。凡小儿至天明时,必自起身,又必向外行走,兴致甚好。此自动之证也。至日落时,身乏思睡,虽无人料理,亦有不能不睡之势。此自保之证也。故乡人早起早睡,随天然之法,则其康健与年寿,均过于居城者。是为善管机器。"②

丁福保秉承顺其自然的养生原则,而用现代理论来加以解说。他认为:

"人身内自行自保之机器,如按其理而用之,则愈用而愈生长。愈坚壮,身内一切质点,各具一自专之生命,如背理而行,则身内之质点,必有毁坏者。每一质点之力量,有一定之界限,如其人耗费质点之力太过,以后无法令其复元。"

"保护身体,令得康健,此为人生本分内第一紧要事。因人身不平安,则其他本分之职,即不能尽,人之最忌者,时常躁急烦恼。不能保身,不能却病,且忧虑太多,往往不能长寿。不惟如是,即所谋之事,能成者亦不多矣。人欲得康健,必须尽心守其本分,循理用心出力,不惟无害,且有大益。

"如常守本分之人,一有软弱,或患病,必能预知。因其身内之各征验,与前日有不同也。若懒惰者则不然,因平日常以软弱而有病,故难于分别。余非劝人用心出力而太过,惟劝人尽心出力,守其本分,不可懒惰。如其人按其所有之力量,循理作工,其所得之平安,较诸懒惰者更多,其病亦较诸懒惰者更少。人生于世,以坚忍不拔之力,而成其所谋之事,是为要著。故人欲得极大之益者,必循理尽力,勤守本分也。"③

可见丁福保的养生思想,正如他自己所说,有两方面,一是"劝人尽心防卫其身体",二是"劝人不可忧虑太过"。两者是辩证的。他特别强调:

"人世间有一自然而然之理,依理而行,即善守其本分者。是为保全脑力、心力、身力之要法。

"凡作作事,宜有次序,不可一日过多,一日过少。今日为今日之事,不必预为明日而忧虑。明日之事,又有明日为之。心中不可太亟。凡事有数日而成者,有数月数年而成者,不可在一二日内成一月之事也。当息即息,当作即作,一日尽一日之本分,受累少而成功多矣!"④

故该书后面丁福保详列卫生营养知识,主要参照当时在中国翻译出版、颇为流行的英国人占兰肥勒(其著作中又译为《保全生命论》)的观点,包括解剖、生理、营养等各方面的知识。

① 丁福保. 卫生学问答 [M]. 第四版. 无锡: 畴隐庐重印本,1901: 2.
② 丁福保. 卫生学问答 [M]. 第四版. 无锡: 畴隐庐重印本,1901: 5.
③ 丁福保. 卫生学问答 [M]. 第四版. 无锡: 畴隐庐重印本,1901: 5-6.
④ 丁福保. 卫生学问答 [M]. 第四版. 无锡: 畴隐庐重印本,1901: 6.

如就"人死则此身归于何处"解答说：

"人生则天地万物皆为其身所用。死则其身还诸天地万物。试观人初死时，始则嫩软者先受残，渐腐化为炭养（氧）酸，或轻淡水，久之骨亦腐朽，所含各种原质，渐次化分还原，以供万物之用。故此消彼长，终在天地之间。不生不灭，是之谓欤！"[①]

其论呼吸与健康关系时说：

"凡不流动之水，遇有腐烂之物，必发毒气，故不宜居溪渚之滨。凡芳香之花，能令空气变坏，故藏花睡房，养生家亦以为大戒。旷野之气，最为清洁，终日在家办事之人，须有一二刻至旷野行走，以换身内浊气。山上之气，较城市之气为佳，惟与病肺者不甚相宜。平时居室之中，气太热，易致汗血速行而聚于首，则有眩晕之病，气太冷，则皮缩，血行迟而滞于脏腑之间，则令肺与大小肠生炎（炎即火症），气太燥，则皮受损，且有害于呼吸，故火炉之上，必置水盆，其蒸出之水气，可令空气不致太燥也，气湿而热，则脏腑软弱，易致寒疾。气湿而冷，则有风湿咳嗽之病。"[②]

在体操锻炼方面，丁福保认为古传导引诸法虽确有效验，但过于繁杂，不利于普及，因而提倡新式体操，简便易行。他说：

"凡人身内常积各种废料，多运动则能多吸养（氧）气，助血内铁质，以运出所积废料。故能使弱者变壮，壮者愈强。"

"体操法之最善者，已备载于《幼学操身》一书。学者均宜购置一册，即能依法演习。……此外如十二段锦、八段锦等书，亦甚佳，惟间有道家诡诞之语耳。"[③]

这也反映了当时不少人的认识。正如止叟为丁福保《近世长寿法》一书作跋所说，"大抵文化愈增进，医学卫生诸说愈发达，人民年寿愈延长"，丁氏著作"合医学、生理学、生物学、理化学诸说冶为一陶"，"世之求长生者当从此入手，视彼神仙丹汞之方，黄庭内景之术，孰虚孰实，孰难孰易，必有能辨之者"[④]。

《卫生学问答》中关于治心、医病浅理等内容，既反映西方的心理卫生与疾病常识，又结合国人情况论述。

三、伍廷芳《延寿新法》

近代外交家、法学家伍廷芳（1842—1922 年），是我国近代第一个法学博士，也是香港立法局第一位华人议员。曾任中华民国军政府外交总长、南京临时政府司法总长等职。他著有《延寿新法》，介绍新式卫生知识，并与一些中国古代观念进行比较。书中指出：

"人在世间，日事营役，何所希冀？曰：富与贵而已。然苟得富贵而不能保厥天年，致殒于壮龄，或徂于中道……与其营役于其身，孰若无忧于其心。安乐之要义，非体质强建，不足以有为。然不研求卫生之要旨，何能得维持保养之神体？尝观世之人不知保养，自损天年，或生而不育，或少即夭亡，非天使之，实人之自召也，岂不痛哉！……著者载《稽古录》，研求卫生，访耆英所遗，信彭篯可作，特撰此编，都十三章，以告世人。"[⑤]

书中介绍西方饮食营养及运动健康等内容。如关于饮食，说：

"前人寄友诗，有'努力加餐饭'之句。窃谓如太泥此语，必有损卫生……人腹本容有限，而忽倍其量，则胃脏安能转动，此自然之理也。泰西卫生家验得腹中消化力，猪肉须待至五时

① 丁福保. 卫生学问答 [M]. 第四版. 无锡：畴隐庐重印本，1901：13.
② 丁福保. 卫生学问答 [M]. 第四版. 无锡：畴隐庐重印本，1901：22.
③ 丁福保. 卫生学问答 [M]. 第四版. 无锡：畴隐庐重印本，1901：33-34.
④ 田中祐吉. 近世长寿法 [M]. 丁福保，译. 出版者不详，1913：跋.
⑤ 伍廷芳. 延寿新法 [M] // 张志斌. 中医养生大成·第一部·养生通论：下. 福州：福建科学技术出版社，2012：2699.

十五分，鸡鸭四时，牛肉四时，羊肉三时，饭与菜蔬亦须迟至三四时，方能消化。今人每日三餐而外，更有嗜食杂粮，如面造饽饽为最腻滞之品。试问阅者几见有历四五时之后始再进食一次者乎？纵或有之，只居少数耳。大凡食品未消，愈积愈滞，何异加炭于机器炉中，前炭未炽，再覆煤于上，火力不扬，反令其熄灭而已。人身本如机器炉，若因积滞而大小肠不通，何以异是？泰西亦多由此致病之人。近日研究治法，有令其戒食而至十日、二十日或四十日者，反胖为癯，遂得霍然而无病。”①

伍廷芳主张节制饮食，书中谈到他自己的体会，一是两餐制，二是淡味：

“著者自改良饮馔后，日只食两顿。第一顿当日之高午，第二顿则在日晡时。虽为食无多，而夙病全瘳，体质精神较前差健。曩时颇畏腹饿，难耐须臾，今而始悟厥状实非真饿，以食多填塞肠肚，疲乏难舒耳。盖真饿者，余前所言，涎垂喉痒，临食之品，不须五香烹饪而格外芳甘，斯为真饿，又不可不留意也。

“世人制馔，除用五香外，多借酸辣之性，以为异味易适口腹，虽西人亦不能免。但此仍非食品之真味。《中庸》言：‘人莫不饮食，鲜能知味。’此语诚然。”②

伍廷芳又提倡日光浴，不但介绍西方做法，也结合中医养阳之说来论说：

“地球全凭太阳热力转动，如无太阳，则一气纯阴，层霾寒冱而万物不生矣，岂复有人类之可见乎？故太阳者，为天地之主脑，人生之至宝，吾辈之生机之力量，皆借太阳之所助也。……恒人多畏太阳晒曝，不知在盛暑之际则当然耳，除此之外，向太阳光中往来负暄，受益殊大。泰西住屋最重光线，卧房尤须通彻阳光，若住屋与卧房密不透气，为红日所不到之地，则阴气惨怵，令人结郁不舒而厥病生焉。故妇女匿处闺中，见日不出，多至面色纯青，血脉不华，神气亦必减缺，大非养生之所宜也……又西国创设养身院，广垲之地，遍植平芜，设种种行乐具，或看书，或歌诗，或击球，人院者均裸体曝身于太阳照耀之际，俾舒适其气。而每遇溪流石涧，更筑玻璃晒身屋，备夏日避暑之游观。近日研究卫生，有从屋顶上建玻璃房屋为晒身台。晒身之法，卸衣后，先晒手掌，继及足跖，以足底为人身之涌泉穴，全体血脉所关也，惟面与眼不宜晒。及至多少时间，听人自定，虽仅数秒钟，亦能受益。……又征诸中国古人，如郝隆有晒腹之说，虽自侈其博览群书，然未始非养生之鼻祖也。”③

关于运动，伍廷芳也对比了中西方的不同，说：

“习静之说，发于宋儒。明心见性，非无益于身心也。然人莫不饮食使裹腹，而后惟坐以待饥，则筋骨不舒，血气不行，厥病生矣……须知人不运动其手足，虽食亦不消化，脾胃呆滞，脑力不灵，纵身躯肥胖。总之，筋骨欠抒，时或不病，亦精神疲弱焉矣。是以泰西于教育一道，视体操为最要。体操者，乃助不知不惯活动之人。至于劳力耕种，执役操作，无需于此。小儿入塾校，师即课使行之，活动四肢，疾病少而血气亦易壮也……体操之法，泰西研究多门，或泅水，或跨马，或驰自由车，或行二三十里，其在家中，举手屈膝，种种习劳，亦为一法，务使身体四肢、头颈活动，血气运行而不滞。譬之机轴，常动而锈不生，理至浅也。”④

书中还对比了中、西式衣服的差异，倡导服饰以健康为要，不盲目追随“时样”。他说：

“衣服为章身之具，古人垂为制度，载在《礼记》，诚以吾华衣冠文物自异野蛮。然其中亦有五要，关系卫生，不容轻视。一，首在御寒；二，总须适体；三，过厚则能冒热；四，便捷以免褦襶；五，华美乃壮观瞻。而世俗只顾装饰外观，他非所计，有好轻盈而受感冒者，有贪妙制而不计阻碍者，追如吴王爱细腰宫中多饿死。著者尝谓世人为时样之奴隶。时样者，人

① 伍廷芳．延寿新法［M］//张志斌．中医养生大成·第一部·养生通论：下．福州：福建科学技术出版社，2012：2703.

② 伍廷芳．延寿新法［M］//张志斌．中医养生大成·第一部·养生通论：下．福州：福建科学技术出版社，2012：2704.

③ 伍廷芳．延寿新法［M］//张志斌．中医养生大成·第一部·养生通论：下．福州：福建科学技术出版社，2012：2706–2707.

④ 伍廷芳．延寿新法［M］//张志斌．中医养生大成·第一部·养生通论：下．福州：福建科学技术出版社，2012：271.

心之魔鬼也。

"……光复后，改西式者日多。衡量西衣，果胜华服，改之宜也。著者少游伦敦，负笈三年，因从师入塾，不能不易西服，是以西工之方便与否，实非浅尝。盖西服只有一好处，为灵捷二字。惟束身太狭，暑天沾汗，非常不便，冬时不足御寒，常患感冒。皮靴紧迫，步履难舒，久之辄生鸡眼，改易华履，则愈矣。外国制帽，逼贴头颅，不讲求通气，故年逾中岁，即多秃顶之人。而不适体者，莫如西妇之上下衣裳。上身衣少，下身衣多，已不相配。泰西严寒较中土为甚，其妇女穿礼服时，袒胸露臂，每多因此致疾者。长裙扫地，沾染尘垢，不便行动，遑问登览。而饰细腰为美观者，缀鲸鱼骨作衬衣，身上呼吸为之障碍，其损害卫生甚于缠足。我国缠足陋习今已渐革，不知泰西束腰之风何以至今尚未除也？"①

其评论西式服装的不利健康之处很有见地，伍廷芳认为：

"西人亦多羡中国衣饰为美制，使能改良中度，安见西人不取材于我，以作模范也？"②

四、陈果夫《卫生之道》

陈果夫（1892—1951年），曾任中国国民党第二届中央监察委员，国民党中央组织部代部长、副部长等职，与其弟陈立夫均是国民党元老中关注中医药并对医药养生颇有心得的人士。陈果夫于1942年出版的《卫生之道》有一定影响。书前陈果夫自序说：

"我们要减少疾病，就非从教育与预防着手不可。所以卫生之道，比医药更为重要。我没有什么学问，不过毛病生得够了；生了三十年的病，对于医药当然要厌倦了。有些平时不生病或很少生病的人，往往不懂得生病的苦处，我既然饱受了生病之苦，应该对于大家有些贡献，尤其应该有劝道大家严防疾病，注重卫生的必要，所以才有《卫生之道》之作。

"……这本书的写法，不是专家的作风，而是照我生病人的写法。书中的材料，多半是由我自己体验，不是因袭他人之作；也可以说我自己生过若干种病所得来的经验，再加以亲友们生病从旁所得的教训，以及个人体验出来如何可以不生病的道理汇集起来，才成了这一本小小册子。"③

陈果夫认为，古代道家重视养生，有好的经验，但也有流弊。应当结合现代知识加以改良：

"至于卫生理论，仅道家较为重视，不但讲求生理上的调护，就是正思虑、调七情、节嗜欲等心理卫生，也非常注意。庄子好讲养生，即是一例……但是道家讲卫生并无合理的目标，及末流烧丹炼气、倡为长生不老之术。道家的炼丹术在化学史上虽可视为有相当的成就，而秦始皇、汉武帝就是因为迷信方士，而上当不小。"④

"照现在人的目光看来，似乎长生不老是不可能的。但是到了人人讲究卫生，卫生学也会进步，或许会达到秦始皇、汉武帝所希望的目的。因为他们当时求神仙访长生不老之术，不全是从卫生这条道路走去，而要另求捷径，自然是事不可能。

"我以为如果我们遵守卫生的原则，再加以调整，配合得其法，动静得其宜，内外无隔，时位得当，阴阳调和，以及食品中的酸性碱性，合乎需要，营养适中，抵抗力增强，使生命的主体不断地增加新生命之气，则人的生命一如太极，虽然继续有小小的变化，而能永生长存。"⑤

因此，书中多为经验之谈。陈果夫具体总结了10点要诀：浴日光、畅空气、慎饮食、重整洁、勤劳动、善休息、适环境、正思虑、调七情、节嗜欲。

① 伍廷芳. 延寿新法［M］//张志斌. 中医养生大成·第一部·养生通论：下. 福州：福建科学技术出版社，2012：2710.
② 伍廷芳. 延寿新法［M］//张志斌. 中医养生大成·第一部·养生通论：下. 福州：福建科学技术出版社，2012：2711.
③ 陈果夫. 卫生之道［M］. 上海：正中书局，1946：序2.
④ 陈果夫. 卫生之道［M］. 上海：正中书局，1946：6.
⑤ 陈果夫. 卫生之道［M］. 上海：正中书局，1946：3.

如论"调七情"说：

"七情是喜、怒、哀、惧、爱、恶、欲，这七种感情，不可片面发展，如饮食一般，必须摄取各种养分相互调和，然后可使心身强健，臻于康乐之境。……总而言之，各种情绪，都不可失之过激，而应相互调和。若情绪失调，虽有益的举动，也将发生不良的结果。例如欢喜发笑，本来有益于健康，可是世上却有不少因大笑而死的新闻。须知笑的作用在生理上是筋肉发散，而哭的作用则是收缩，收缩与发散宜得平衡，互相救弊补偏，而各不过度。身心方能免害。又如愤怒可以伤血，哀惧可以伤脑等，皆是显见的事实，故调和七情，是卫生重要原则之一。"[①]

书中特别强调"有规律"，陈果夫指出：

"一个人的生活，必须要有规律。天地之所以能悠久，因为四时运行，有一定规律之故。人们如果要长寿不病，有规律的生活也是必要的条件。"[②]

他详细列举各种日常生活的规律，如睡眠时间固定，吃饭定时定量，散步运动有度，"每天做事应该和学校上课一样，加以严格规定，则办事的效率提高而可不觉吃力"，更细致到主张"每天不论是忙着，或是闲着，总得要寻些可以欢乐的事谈笑一次，能规定时间更好，务使身体里各部紧张的状态松弛一下"等。总之，他认为：

"一个人本来同一般动植物一样，可以抵抗一切外物之侵袭。其所以有时不能抵抗某种小小微生物者，是为了太偏用或过劳的缘故。假使你偏用了脑，则其他部分不免要减少对外的力量，假使你工作太努力疲劳了，那么整个身体就缺乏抵抗力。每天工作休息与营养调整得很好，就要使你不太偏、不过劳，自己抵抗力不至于减退，而得延长其寿命，所以我们千万不可忽略有规律的生活。"[③]

以上是近代时期各类新式"卫生"著作中最有代表性的一部分著作，可以看到，中国传统养生理念与近代西方卫生知识相结合，成为一种趋势，也使得世人对健康的认识更加全面。

第三节　道教内丹学的新发展

近代中国，道教内丹依然盛行。即使民国时期西学渐兴，但有志于道学的人士仍不少，有的能够与新式观念结合，对内丹理论有所新阐。

一、李涵虚与内丹西派

内丹西派为李涵虚（1806—1856 年）所创。李涵虚初名元植，后改名西月，字涵虚，又字团阳。四川乐山长乙山人。自言道法得传于吕洞宾，从学于孙教鸾的弟子郑朴山，有独得的体会，编订有《三丰全集》《海山奇遇》，后来潜心注释《太上十三经》《大洞老仙经发明》及《二注无根树道情词》，并著有《道窍谈》《三车秘旨》《文终经》《后天串述》《圆峤内篇》。

内丹西派的功法，特点是注重双修，但有新的理论。如李涵虚论养己炼己时云：

"内炼己者，将彼家之铅，炼我家之汞，使其相生相克也。内炼己者，亦用彼家之铅，养我家之汞，使其相资相守也。"

其论内外药时云：

"此铅非还丹之铅，彼家之真火也。"

① 陈果夫. 卫生之道［M］. 上海：正中书局，1946：27-28.
② 陈果夫. 卫生之道［M］. 上海：正中书局，1946：33.
③ 陈果夫. 卫生之道［M］. 上海：正中书局，1946：36.

其又提出"隔体神交"之说，称：

"调度阴跷之息，与吾心之息相会于气穴中也。神在所中，默注元海，不交而自交，不接而自与接，所谓隔体神交也。"①

他还提出修道的五关论，除了"第一要炼精化气""第二要炼气化神""第三要炼神了性"②外，指出"至于炼神之道，则有三关：一则炼神了性，一则炼神了命，一则炼神还虚"③，合起来共有五关。其修道理论此处不具体论述。

值得参考的是李涵虚对练养过程中的一些论述，颇可供静坐养生参考。例如他指出：

"养生之道，真息为本。曹文逸云：'我为诸公说端的，命蒂从来在真息。'诚要言也。下手功夫先静心，次缄口，次调息（心静则气平，不调之调为上）。鼻息平和，然后闭目内观，神注肾根之下阴跷一脉（谷道前，阴囊后），如此片时，将心息提上虚无窍内（脐后腰前，心下肾上，中间一带，不可拘执），停神安息，以自然为主。心太严则炎，务必顺其自然，即文火也。心太散则冷，务必守其自然，即武火也。文武烹炼，始终妙用。内息匀称，勿忘勿助。是时也，心如虚空，有息相依则不虚，有息相随则不空。不虚不空之间，静而又静，清而又清。气息绵绵，心神默默。至此要一切放下，人我皆忘。此之谓钻杳冥。杳冥中有气，一神独觉，此乃真息也。真息发现，熏心酥痒，还要按入腔子里虚无窍内，积之累之，则命蒂生而阳气自长，乃可以开关运气矣。"④

他提出三车、九层心法等理论。所谓"三车"如下：

"三车者，三件河车也。第一件运气，即小周天子午运火也；第二件运精，即玉液河车运水温养也；第三件精气兼运，即大周运先天金汞，七返还丹，九还大丹也。"⑤

有关"第一件河车"的论述对普通养生有一定参考意义，他说：

"运气功夫，所以开关筑基，得药结丹也。其中次叙，从虚空中函养真息为始。收心调息，闭目存神。静之又静，清而又清。一切放下，全体皆忘。混混沌沌，杳杳冥冥。功夫到此，如天之有冬，万物芸芸，各返其根。如日之有夜，刻漏沉沉，各息其心。此无知、无识时也。谁晓得无知、无识之际，才有一阳来复，恰如冬之生春，夜之向曙。蓦地一惊，无烟似有烟，无气似有气，由下丹田薰至心阙，使人如梦初醒。初醒之候，名曰活子时。急起第一河车，采此运行，迟则无形之气变为有形。此气也，名壬铅，名后天，又名阳火，故曰子时进阳火。

"何为进阳火？学人把初醒之心，陡地拨转，移过下鹊桥，即天罡前一位。誓愿不传之真诀也。移至尾闾，守而不乱。霎时间真气温温，从尾闾骨尖两孔中，透过腰脊，升至玉枕，钻入泥丸。古仙云：'夹脊双关透顶门，修行路径此为尊。'即指此也。

"愚人不知运气，便要舌舐上腭，以承甘露。吁！可笑亦可怜也，皆不得师之过也。须知运气一道，只可引气入喉。《黄庭经》曰：'服食玄气以长生。'因此阳火之气紫黑色，名曰玄气耳。服食之法，须要口诀，乃能送入气管。否则走入食喉，从何处立得丹基？须把这阳气送下气喉，至于玄膺，乃化为甘露之水。《黄庭经》曰：'玄膺气管受精符。'此之谓也。玄膺名玄雍，又名玄壅，言人之气到此壅塞也。俗人不知玄妙，气至泥丸，就想他化为神水，如吞茶汤一般。吾恐气管一滴，便叫汝咳而不休矣。盖水者有形之物，安能入得气管？故《黄庭经》曰：'出清入玄二气焕，子若遇之升天汉。'犹言清气出于丹田，玄气入于玄膺，二气转换云尔。气化为水，洒濯心宫，仍落于虚无窍内。宝之裕之，是为筑基。"⑥

后面对第二、第三河车的论述属于更高层次的功夫。另外，李涵虚在《人元大道九层炼心

① 李涵虚. 三车秘旨［M］//胡道静，等. 藏外道书：第 26 册. 成都：巴蜀书社，1992：631.
② 李涵虚. 三车秘旨［M］//胡道静，等. 藏外道书：第 26 册. 成都：巴蜀书社，1992：632.
③ 李涵虚. 道窍谈［M］//胡道静，等. 藏外道书：第 26 册. 成都：巴蜀书社，1992：613.
④ 李涵虚. 三车秘旨［M］//胡道静，等. 藏外道书：第 26 册. 成都：巴蜀书社，1992：630-631.
⑤ 李涵虚. 三车秘旨［M］//胡道静，等. 藏外道书：第 26 册. 成都：巴蜀书社，1992：628.
⑥ 李涵虚. 三车秘旨［M］//胡道静，等. 藏外道书：第 26 册. 成都：巴蜀书社，1992：628-629.

文终经》中提出了一套细致的炼心法要——九层炼心法门，提出在内丹修炼的各阶段皆要炼心，也有参考价值。以初层炼心为例：

> "初层炼心者，是炼未纯之心也。未纯之心，多妄想，多游思。妄想生于贪欲，游思起于不觉。学人打坐之际，非不欲屏去尘情，无如妄想才除，游思忽起。法在止观，乃可渐渐销熔。止则止于脐堂之后，命门之前，其中稍下，有个虚无圈子，吾心止于是而内观之，心照空中，与气相守，维系乎规矩之间，来往乎方圆之内，息息归根，合自然之造化；巍巍不动，立清净之元基。从此一线心光，与一缕真气相接，浑浑灏灏，安安闲闲，此炼心养气之初功也。"①

后面各层，"二层炼心者，是炼入定之心也"；"三层炼心者，是炼来复之心也"；"四层炼心者，是炼退藏之心也"；"五层炼心者，是炼筑基之心也"；"六层炼心者，是炼了性之心也"；"七层炼心者，是炼已明之性也"；"八层炼心者，是炼已伏之心，而使之通神也"；"九层炼心者，是炼已灵之心而使之归空也"。每层各有解析，这是李涵虚对内丹修炼不同层次之心理状态的详细阐述。

内丹术对增强身体有益，李涵虚在《出家人炼精生气之后便有几分效验》一诗中说：

> "朝朝运气上泥丸，浸浸甘津长舌端。灌溉三田生百脉，自然精长谷神安。"②

当然从道教的高度来看，内丹的目的远不止于强身。李涵虚《修丹吟》说：

> "按摩导引术，易遇而难成。金丹大道法，难遇而易行。行之亦不易，然可得长生……"③

其所谓长生，也不是世俗意义上的长寿不死，李涵虚说：

> "至人得道，生亦仙，死亦仙，如留形住世，尸解登真之类是也。仁者能静，生亦寿，死亦寿，如曾子全身，颜渊短命之类是也。"④

当然，这些带有浓厚的宗教色彩。

二、黄裳与乐育堂丹法

清末道教内丹学家黄裳，字元吉，江西丰城人。曾在四川设乐育堂讲授内丹诀法。其讲道的内容由门人笔录辑成《乐育堂语录》《道德经讲义》，另外还著有《道门语要》一书。

《道门语要》是有系统之著，谈及黄裳对炼丹各个步骤的认识，言语简明易懂。如论"守中"时说：

> "炼丹之道，在身体素壮、精神无亏之人，则不须守中一切工夫。若在四十五十，应酬世故已久，生男育女已多，此工断不可少。夫以破体不完、精神尪羸，不用守中工夫，则破漏之躯神气消散，欲得精生药产难矣！法在以眼默鼻，以鼻对丹田，将神收摄于祖窍之中，久之真气冲足，其内也心神开泰，其外也气息悠扬。或夜卧，或昼眠，不论何时何地，忽然阳物大举，此即精生药产之明效也。……总要不着欲念才是水源之清，稍触欲念则浊。学者审此阳物之勃举，果系无欲念计较，于是乃用收摄之法，上升于丹田土釜之中。以目上视，以意上提，稍稍用意，久之外阳缩尽，外囊收尽，然后温温铅鼎，须以有意无意行之，微微观照而已。然此多在夜间酣眠之时，切不可贪眠不起，致使阳动而生淫心、起淫事以伤损乎真精焉可矣。或谓乎人自有真精，这个粗精原是生生不已，又何必区区于外精之固为耶？讵知精无真凡，必要有此凡精，而后真精有赖。苟无凡精，则气息奄奄，朝不虑夕，虽以应酬事故亦且不能，而况成仙证圣乎？此不知精之义也。"⑤

① 李涵虚. 圆峤内篇——道教西派李涵虚内丹修炼秘籍［M］. 盛克琦，点校. 北京：宗教文化出版社，2009：55.
② 李涵虚. 三车秘旨［M］//胡道静，等. 藏外道书：第26册. 成都：巴蜀书社，1992：633.
③ 李涵虚. 三车秘旨［M］//胡道静，等. 藏外道书：第26册. 成都：巴蜀书社，1992：633.
④ 李涵虚. 三车秘旨［M］//胡道静，等. 藏外道书：第26册. 成都：巴蜀书社，1992：632.
⑤ 黄裳. 道门语要［M］//胡道静，等. 藏外道书：第26册. 成都：巴蜀书社，1992：565.

　　文中对练习中出现阳举情况的处理做了具体讲解。必须要以无欲念时的自然阳举为真阳生，然后采取功法，"阳未举而妄用升提之法，则药微无可采；阳已举而不用提掇之法，则药老而不可用……用一点真意微微升提，务要外阳外囊收缩尽净，庶可以生真气焉。苟阴阳不交而有阳物勃举之候，必有欲念以杂乎其中，此等不清之水源，虽不可采取，然亦不可听其摇动而不已，有耗吾一身之精，此当用存理遏欲之功以窒塞之，切不可认为真阳发生而妄用升举，以为患于一身也"①。以上是他所说的"守中初步之功"。必须到一定地步，才能进行搬运河车的高级功法。他说：

　　"若但外阳勃举，则是微阳初动，非真阳也，只可以目引之而上升，以意引之而归壶，不可遽转河车。若转河车，则一身骨节之间精血未充，遂以意运气，势必烧灼一身精血，为害不小。而况心意未静，不能不有凝滞。倘或血气为杂妄所窒，在背则生背疽；在头则生脑痈；在肺则生肺痈、肠痈、单腹鼓胀之病；在肾不是滑遗精血，就生杨梅肾痈等症不一。总之，无水行火，水愈灼枯而火愈炎烈，其势有不能遏者。此邪火焚身之患，学者所当戒也。纵有性纯心定之人，或不至于此极，然不目暗耳鸣，必至心烦意乱，切不可轻意乱动也。

　　"必也丹田有温暖之气冲冲直上，自脐至眉目之间一路皆有白光晃发，如此至再至三，审其属实，其气冲冲绝非虚阳显露，然后行河车搬运之法。尤要知得真阳之气至刚至壮，其必丹田气突始能开关展窍，不须多用气力引之上升而下降也……自审真阳发现，果系无他，由规中少著一点意思，将此真阳之气从内肾偷过下桥，由尾闾、夹脊双关上玉枕直至泥丸之宫，引至印堂，下至重楼绛宫，然后送归丹田，温之养之，烹之炼之，丹自结矣。"②

　　这些丹法系道门基础功法，但黄裳讲解得较为详细。他的《乐育堂语录》同样有这一特点。而且该语录是他与门人一起数年修习中记录的，有更多对具体问题的讨论。黄裳注重将炼丹与日常生活相结合。他说：

　　"诸子谈及阳生之道，已非一端，总不外无思无虑而来。即如贞女烈妇，矢志靡他，一旦偶遇不良，宁舍生而取义。又如忠臣烈士，惟义是从，设有祸起非常，愿捐躯以殉难。此真正阳生也，不然，何以百折不回若是耶？由是推之，举凡日用常行，或尽伦常孝友，或怜孤寡困穷，一切善事义举，做到恰好至当，不无欢欣鼓舞之情，此皆阳生之候。只怕自家忽焉见得，忽焉又为气阻。又怕自家知道，因而趾高气扬，喜发于言，形动于色，洋洋诩诩，不知自收自敛，视有如无，因被气习牵引而散矣。又或读书诵诗，忽焉私欲尽去，一灵独存，此亦阳生之一端也。又或朋友聚谈，相契开怀，忽然阳气飞腾，真机勃发，此亦阳生之一道也。更于琴棋书画，渔樵耕读，果能顺其自然，本乎天性，无所求亦无所欲，未有不优游自得、消遣忘情者，此皆阳生之象也。总要一动即觉，一觉即收，庶几神无外慕，气有余妍，而丹药不难于生长，胎婴何愁不壮旺？即或不至成仙，果能持守不失，神常返于穴中，气时归于炉内，久久真阳自发生矣。尤要知人有阳则生，无阳则死。以此思之，纵自家鲜有功德，不能上大罗而参太虚，亦可迈俗延龄，为世间地仙人仙焉。"③

　　炼丹重阳气，黄裳认为生活中的正气即是阳气，有助于炼丹。另外，炼丹也要顺应一年四季的阴阳变化。黄裳说：

　　"修炼一事，不是别有妙法。无非观天之道，执天之行而已。如春夏之际，果木畅茂，花草盈畴，何其蓬蓬勃勃之无涯若是耶？又谁知发泄中尚藏收敛之意？古人谓夏至阴生，犹后也。秋冬之时，物汇凋残，霜雪凝结，何其气象之惨淡若此哉！又谁知摧残内自寓发皇之机。古人谓冬至阳生，犹未也。以此观之，足见阳中生阴，阴里含阳矣。学道人当其龙虎相斗，水火相射，一似春夏之万物滋荣，我于其中须如如自如，了了自了，不随气机之动而动，是即阳里生阴也。及气机

①　黄裳. 道门语要［M］//胡道静，等. 藏外道书：第 26 册. 成都：巴蜀书社，1992：565.
②　黄裳. 道门语要［M］//胡道静，等. 藏外道书：第 26 册. 成都：巴蜀书社，1992：566.
③　黄裳. 道德经讲义. 乐育堂语录［M］. 北京：宗教文化出版社，2003：215.

一静，龙降虎伏，水刚火柔，两两相合为一，此即秋冬归藏之象也。我于此时必入恍惚杳冥之境，不令昏昏似睡，亦不使昭昭长明，却于寂寂之中而有惺惺之意，在我不随气机之静而静，此即阴中含阳也。"①

在长期的修习中，黄裳时刻注意门人达到的阶段，不断加以各种提点。如反复提醒志道之心：

"吾观诸子各染尘缘，不能扫却。吾再示之。夫人血肉之躯能有几时，受用亦无多日，何必奔名场、走利薮以自苦哉！在世不过百年，何必作万年之想耶？莫语以外物事，即如生死祸患，亦是各有来历，不可著意忧虑。莫说他人一家，即自己一身，终成粪土，不过迟早各异耳！生等能看得生死事小，而后不为一切外缘所扰，庶几一心一德专于修炼，自然千万年而如故也。否则，忽而欣欣于内，忽而戚戚于怀，寸衷之地能有几何？一生岁月，又有许多？精神气血必消磨殆尽而死矣。那时才悔，迟了，奈何！"②

"初步工夫，如嚼铁馒头，了无趣味。唯有耐之又耐，忍之又忍，于无滋味中不肯释手，自有无穷的真味出来。但要万缘放下，一心迈往，其成功也不难。吾见生事物缠绕，工夫不进，吾深怜之，吾又恨之。怜其修之不得其功，恨其迷之不知其脱。从此一日一夜，随觉随修，随修随忘，自有奇效。他如日用云为，皆是人生不可少者，且亦是炼心之境，不可专以无事为工也。第一要事来应之，事去已之，方见真心。若论本心，只如明镜止水，物之照也光不分，物之去也光不灭。如此之心，乃是真心，心到此地，即明心矣。"③

其在指点练习过程中的问题时，说：

"吾见生行工数年，疾病难蠲，只缘动念起火而伤元气。如依法行持，元气一壮，百病潜消，长生可得矣。"④

"某生心力俱疲，已得三昧真火，但候功圆行满，炉火纯青，方能跳出迷津，直超彼岸。某生再加猛烹急炼，亦必丹成有象，其乐无穷，回视声色货利与夫恩爱之乡，皆孽网情罗，了无足系其心者，此为得道之真验。"⑤

"今观诸子静养，多有天心来复，然不见成功者，何也？夫以本原虽彻，而温养未久，以故理欲迭乘，不能到清净自如之境也。今为生告，务要于洞见本原后，常常提撕唤醒。如瑞岩和尚常自呼曰：'主人翁惺惺否？'又自答曰：'惺惺。'似此整顿精力，竭蹶从事，夫焉有不终身如一日者哉？近时吾不责面壁温养炼去睡魔之苦工，然饥时食饭，困时打眠，亦要常常提撕，一昏即睡，一醒即持，不可令其熟睡，长眠不醒。似此一举一动，念兹不忘，一静一默，持之不失，即道果有成熟期矣。吾曾云：'颜子得一善，则拳拳服膺，又是何等精神？'得一善者，即洞彻本来人也。拳拳服膺者，即于洞见本原后，时时提撕唤醒，不许稍有昏沉，而令本来人为其所迷也。诸子于此有会心，时时无间，刻刻不违，自然心与理融，理与心洽，犹子母之依依而不忍离也。"⑥

当然，书中更多是不同阶段对练习方法的一步步说明，有很多切近的言论。例如在功法上强调凝神与修身，黄裳称"吾教诸子以修身为本，而修身以凝神为要"，他说：

"故炼丹者，第一在凝神。凝神无他，只是除却凡火，纯是一团无思无虑、安然自在之火，方可化凡气而为真气也。诸子打坐，务将那凡火一一消停下去，然后慢慢地凝神。如此神为真神，火为真火，然后神有方所。……至于水何在？肾中之情，情即水也。然有妄情，有真情，二者不明，丹必不就。苟妄情不除，则水经滥行，势必流荡而为淫欲。学者欲制妄情，离不得元神返观内照，时时检点，自然淫心邪念一丝不起，始是真情。倘有动时，即为真气之累，我于此摄念归真，

---

① 黄裳. 道德经讲义. 乐育堂语录［M］. 北京：宗教文化出版社，2003：276.
② 黄裳. 道德经讲义. 乐育堂语录［M］. 北京：宗教文化出版社，2003：286–287.
③ 黄裳. 道德经讲义. 乐育堂语录［M］. 北京：宗教文化出版社，2003：292–293.
④ 黄裳. 道德经讲义. 乐育堂语录［M］. 北京：宗教文化出版社，2003：261.
⑤ 黄裳. 道德经讲义. 乐育堂语录［M］. 北京：宗教文化出版社，2003：303.
⑥ 黄裳. 道德经讲义. 乐育堂语录［M］. 北京：宗教文化出版社，2003：316.

采取而上升下降，收回中宫土釜，煅炼一番，则大药易得，大丹必成。"①

又有缉熙之法：

"吾教生缉熙之法。熙者何？光明也。人心之明，发于眼目，心光与目光相射，而缉续不已，自然胸怀浩荡，无一物一事扰我心头，据我灵府。久久涵养，一片灵光普照，不啻日月之在天，无微而不昭著焉。"②

其对一些练功中的细节指导如：

"尔等逢阳生时，不管他气机往来何如，略以微微真意下注尾闾，那真元一气，从前之顺行者，不许他顺，且意思向上，而顺行之常道遂阻。顺道既阻，无路可去，自然气机往上而升，自后而上，势必至于泥丸，此自然之理，有不待导之而后升、引之而后上者。"③

"学者下手兴工，必将双目微闭，了照内外二丹田之间，不即不离，勿忘勿助，久之一息去，一息来，息息相依，恍觉似有非有，似虚非虚，那口鼻之息浑若无出入，此即凡息停而真息见，坐到息息归元之候矣。学人到此，不知向上层做去，往往探得此个真息初动，遽行下榻，不肯耐心静坐以炼气而归神，虽能保得后天色身，究不能见先天本来人也。"④

总体上，正如黄裳所说："自古师尊传道，鲜有如吾今日之单传直指，必抉至十分透彻，不留一线余蕴者。"⑤经数年修习，门人均有所成。

三、赵避尘与先天派

赵避尘（1860—1942 年），又名赵金雕、赵顺一，道号一子，自号千峰老人。北京昌平人。1883 年赵避尘患病，其祖母带他去了千峰山桃源观，经桃源观的刘名瑞道长治愈，于是拜刘名瑞为师，道号大悟。后来他不断拜师学习，至 1928 年开立全真千峰先天派宗谱，自号为千峰老人，并开始传法。

赵避尘传法的特点是将单传改为普传，亦即打破封闭传承模式，向民众广为传播。故弟子众多。他著有《性命法诀明指》《卫生生理学明指》，并注解了其兄赵魁一的《卫生三字法诀经》。

（一）《性命法诀明指》

《性命法诀明指》是赵避尘影响力最大的一部著作，详细论述了全真千峰先天派内丹修行的理论和方法。

论述简洁明晰是该书的一大特点。正如其弟子扈大中在序言中所说：

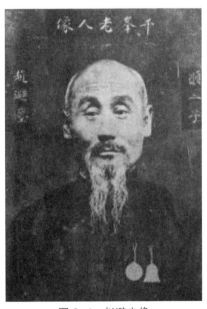

图 6-4　赵避尘像

"乃积数十年之经验，以白话、浅言明显理解。恐人误解，打破迷语，取儒、道、释、耶、回各教经典之精华及不轻传口授秘诀，笔述心传。阅过二遍，立即恍然得以明解，其他经典立时冰释，均可融通一贯。尤对于生理、哲理、心理、医书各种学理，皆能包罗无遗。以之证道，尤为特要。然则此法诀实千古不传之秘，真为古今世间不可多得之书。诚开悟数千年来之迷梦，

① 黄裳. 道德经讲义. 乐育堂语录［M］. 北京：宗教文化出版社，2003：218-219.
② 黄裳. 道德经讲义. 乐育堂语录［M］. 北京：宗教文化出版社，2003：328.
③ 黄裳. 道德经讲义. 乐育堂语录［M］. 北京：宗教文化出版社，2003：369.
④ 黄裳. 道德经讲义. 乐育堂语录［M］. 北京：宗教文化出版社，2003：370.
⑤ 黄裳. 道德经讲义. 乐育堂语录［M］. 北京：宗教文化出版社，2003：302.

打破一切亘古不传之秘语及各假名词或不经之谈，完全改革，合盘托出，拟供养生修炼成道之用。"①

对具体修炼步骤，书中将丹道细分为16步，分别是安神祖窍、玉鼎金炉、开通八脉、采外药、外文武火法、采内药诀、翕聚祖气、蛰藏气穴、法轮自转、收气法诀、灵丹入鼎、温养灵丹、采大药过关、婴儿显形、出神内院、虚空显形。其正文多从各种问答展开，如关于"安神祖窍"，普善堂玄法子徐忠山提问："祖窍果在何处？求师指明。"赵避尘对此做了详尽解释：

"二目之中心内即是祖窍，老子曰'玄牝之门'，是为守中抱一，内里有颗黍米珠，为人身天地之正中，藏元始祖气之窍也。是知窍而不知妙，妙者，性光也，就是这个。而已。儒谓之'仁'；《易》曰'无极'；释谓之'珠'；亦曰'圆明'；道谓之'丹'；亦曰'灵光'；皆指先天真一之气。知此一窍，则金丹大道之能事尽矣。所谓'得其一，万事毕'是也。是以用功之时，两眼归中守一，养于祖窍之内，勿勤勿怠，谓之安神祖窍。为炼性之所，立命之根。"②

赵避尘又将炼内丹的整个过程分为"四手"：炼精化气是下手之法；炼气化神是转手之法；炼神还虚是了手之法；炼虚合道为粉碎虚空，是撒手之法。基本的内容取法伍柳派而来，但在讲解时更细致。例如柳华阳关于活子时的采取之法，很多练习者均难以把握，赵避尘有许多具体的指导。如伍柳法讲究在阳物勃起之时，用意念控制，使之逐渐收回，但实践中有的不一定做得到。对此赵避尘做了更细致的讲解。如：

"宏善堂朱锡堂问曰：'如法而行，阳仍不回，当以何法继之？求师示之。'千峰老人答曰：'既行前法，阳不缩回，另用文武火。心意注定生死窍，淫根一缩，然后吸呼气从尾闾关一提，升到顶心。一降，落于丹田。急促谓之武火，微微谓之文火。务要息息归根，片时真阳必缩回。'"

忍精之后，需要将其化为元气。赵避尘论"采外药"诀时说：

"精顺出者，是元精能生人。逆回者，是元气能生丹。正在中间颠倒，可不是采空气。炼的是真阳之精。将身补足，可延年益寿，才合真卫生道理。……余自得诀，亲自在任督二脉中行过数百回，今身体强壮，才知此诀是宝也。"③

炼丹者特别要防止精"漏"，并要采之为"药"，赵避尘详解"采药小周天"，对巽风、橐龠、六候、进阴、退阳、卯酉沐浴等方法都做了清楚的说明。

内丹之学难免涉及身体，《性命法诀明指》另一大特点，是吸收当时流行的西医解剖学，用来印证内丹原理。例如内丹讲究还精补脑，赵避尘用西医关于脑的功能的知识来论证：

"真灵性在大脑中仁，发生脑气筋，通于周身，安排如绳如线又如丝，缠绕周身筋骨皮肉、四肢百骸、内外脏腑，无处不到，故全体听脑部之驱使，无不如意。以此推想，眼无脑气筋不能视，耳无脑气筋不能听，鼻无脑气筋不分香臭，舌无脑气筋不知甘苦。肺之呼吸气，心之舒缩血，胃之消化食，内肾生尿，外肾生精，俱受脑气筋所使，而关于人生实属重要。卫生家以解剖方法，精密研究脑气筋是何所生及其组织，研究结果谓由脑髓中所发，能将脑髓保持充足，则真灵气通身无处无之，且能延年益寿。何以使其为气？因其还精气以补脑，渐复本来面目，故能发生脑力。脑力充足，通身皆觉融和舒畅。亏损之破身，逐渐补足，无异当年童身，神圆气固。"④

文中"脑气筋"即当时对神经的译名。书中还结合西医生理上关于精子产生原理的知识，做了独特的诠释：

"管（指外生殖器）内是走精气要路，即无交合，亦照常漏真气，故有生死。戒色者则精不生，不能长生；不戒色者，精不化气，旋有旋耗，亦不能生长。任汝千千道门，阅看经书万卷，

① 赵避尘. 性命法诀全书［M］. 北京：中国医药科技出版社，1996：1-2.
② 赵避尘. 性命法诀全书［M］. 北京：中国医药科技出版社，1996：12.
③ 赵避尘. 性命法诀全书［M］. 北京：中国医药科技出版社，1996：86.
④ 赵避尘. 性命法诀全书［M］. 北京：中国医药科技出版社，1996：114.

不会精化气法诀，决难保其长生。"①

指出炼内丹者的回阳不是简单地禁欲，而是要经过特殊的练习以取得长寿之效。

在《性命法诀全书》最后，赵避尘回答妙禅姑宋云芳所问"师爷前所著十六步大功细而又细，可有简易口诀传出？我以好记"时，将全书要点总结成一首歌诀：

"初步：垂帘冥心守祖窍，手脚和合扣连环。二步：气安炉鼎前后转，无孔双吹收元精。三步：开通八脉气血走，手脚麻木气通行。四步：下手采药六候转，巽风橐龠沐浴中。五步：日月合并渣滓出，文火温养要七成。六步：进阳三六由左转，道符二四性光生。七步：翕聚祖气收光法，送归土府神气凝。八步：心肾相交真气动，坎离交媾舟团温。九步：四个吸呼法轮转，若用口鼻道不真。十步：龙虎二穴收精气，舌接任督转法轮。十一步：灵丹入鼎吞入腹，虚室生白百脉停。十二步：龙吟虎啸温养丹，片时黄芽白雪生。十三步：上火采药过大关，五龙棒圣吸撮闭。十四步：提到中宫养圣胎，真空炼形慧光生。十五步：胎足念动朝元法，二光合一中显形。十六步：身外有身不为奇，虚空粉碎归这个圆。此十六步口诀记在心内，用功时而不忘也。"

（二）《卫生生理学明指》与《卫生三字法诀经》

《卫生生理学明指》著于 1933 年，该书更体现赵避尘借近代生理学阐扬丹道的风格。他在序言中说：

"我国古时旧有卫生道学，自秦汉时，改名曰神仙学，至今更秘，遂认为一种迷信之事……近来各国发明生理学、卫生学、精神哲学等书，俱是讲卫生性命延年真理，而实功诀法毫无。余著精气神生理学，明言古今秘密诀法……"②

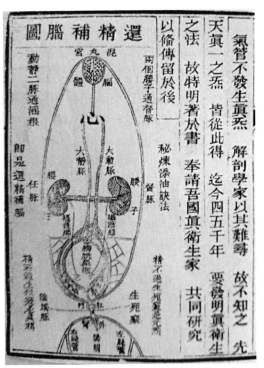

他认为"东西各国心理生理等书，专主大小脑之神经而言，然犹不知补法之诀，使脑髓充足，为心神作用"，所以需要弘扬丹道之学，而且认为与现代生理、卫生之学并不矛盾，故该书又名《性命卫生精气神真理学》。

该书共 3 章，分别论炼精、炼气与炼神。赵避尘在书中多次强调要公开道法，造福社会。他说：

"近世卫生书、生理哲学各书且胜于我国，今我中国大卫生家倡言儒释道秘诀法，待至大众共同研究出来真卫生真理，传授我国，使有道德的大伟人，留住有用之身，保护民众，享受文明自由，岂不是我中国民众最快乐之事？"③

图 6-5《卫生生理学阴指》中的"还精补脑图"

书中首论炼精，结合消化生理，认为五谷在体内消化吸收后，生成精液，而用丹经之法则可还精补脑，所谓"采炼五谷之阴精，化为有精虫之阳精，再炼还精补脑之法"，这就是性命之道最重要的内容。书中也有问答内容，如有弟子问，西方生理学认为忍精对人体有害，赵避尘则认为，这是因为不懂还精补脑之法。他绘制"还精补脑图"（见图 6-5），以西医解剖图为基础，加上任督二脉，提出"精不过生死窍是元气，精若过生死窍是真精"，只有丹法能通过任督二脉还精补脑，但任督二脉相关的"生死窍"，是解剖不能

① 赵避尘. 性命法诀全书 [M]. 北京：中国医药科技出版社，1996：174.
② 董沛文. 千峰老人全集：下册 [M]. 北京：宗教文化出版社，2013：556-557.
③ 董沛文. 千峰老人全集：下册 [M]. 北京：宗教文化出版社，2013：563-564.

发现的：

> "近来我国医学、外国解剖学家及卫生各书，至今仍未知有此生死一窍，因解剖后，若无真气撞动，依然不能发现出来，人死断气，断的是窍内这点真气，而人既死之后，窍内无真气存在，气管不发生真气，解剖学家以其难寻，故不知之。"①

书后面详述各种炼真阳舍利之精、炼后天呼吸气、炼内外呼吸之气、炼后天精神之神等方法。他认为这才是"真卫生"，相比之下，"外国洋人，每遇夏季，尽往山中庙内避暑，大讲卫生，身体宜强健"，其实"此是有钱之人，小讲卫生，亦有益处，不能在世几百年"；"真卫生"则"应由后天吸呼气起首，才能将身体炼得强壮，饮食多进，则能化五谷之精，助我精气神足，满面红光"。为此，他呼吁"各大卫生家，盍不及早出头研究，为社会人类造幸福呢？"可见对丹学抱有充分的信心和开放的态度。

相比之下，该书比《性命法诀明指》更为注重普及，仅谈炼精、炼气、炼神，不谈炼虚。他说：

> "此书所论精气神生理学，精不是交媾之精，气不是吸呼之气，神亦非是思虑之神，三者均系仙佛古时运炼之功，如能久用，强健脑神，益吾身体。"②

书后又附赵魁一所撰《卫生三字法诀经》，赵避尘为之作注。原文为三字经的形式，如起首云：

> "要学道，凭指教，性命根，生死窍，用手指，得颠倒，在中间，朝上跑……"③

赵避尘的注解可谓将丹法要领浓缩，如注"生死窍"至"朝上跑"，指出生死窍即是命门，"正在肛门前外肾后，正中是也"，"用手指点住生死窍，是精生气发之时，身体歪斜卧之，名为采浆，不教精气撞出来……是精中真气，逆回朝上跑，由督脉尾闾关上升，过夹脊关，至玉枕关，至泥丸宫内……"④尤为简明易懂。

四、陈撄宁与仙学

陈撄宁（1880—1969 年）原名志祥、元善，字子修，后改名撄宁。道教全真龙门派第 19 代居士，道号圆顿。祖籍安徽省怀宁县。陈撄宁自小便熟读四书五经，

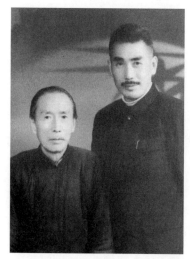

图 6-6　陈撄宁（左）及弟子胡海牙（右）像

但缺少运动，患上疾病。于是陈撄宁一度改随叔父学习中医。在学医过程中读到了各种仙学修养法，遂开始寻求养生之道。先曾拜访佛教高僧，觉得佛教的修养都偏重心性，对肉体的病痛作用不显。于是又潜心学道，据说在上海白云观通读《道藏》。后来又游学北京。1916 年返沪后，与西医吴彝珠女士结为夫妻，并在上海自开诊所行医。1922—1932 年，陈撄宁与几位道友在上海开炉炼丹，终无所成，"从此改变方针，另起炉灶，将曩日外炼精神转而对内"⑤。1933 年 7 月张竹铭在沪创办《扬善半月刊》，设有《答读者问》，请陈撄宁主笔，回答各种仙道问题。1938 年 5 月，张竹铭等人创办仙学院，请陈撄宁主讲仙学理法，先后讲授了《周易参同契》《悟真篇》《黄庭经》《灵源大道歌》《孙不二女功内丹次第诗》等仙学典籍。

1939 年 1 月，《扬善半月刊》改版为《仙道月报》，由陈撄宁入室弟子汪伯英任主编，至 1941 年因日军侵沪而被迫停刊。陈撄宁则持续研究仙学，撰有《仙学必成》等书，并参与道教的活动，为

① 董沛文. 千峰老人全集：下册［M］. 北京：宗教文化出版社，2013：584–585.
② 董沛文. 千峰老人全集：下册［M］. 北京：宗教文化出版社，2013：362.
③ 董沛文. 千峰老人全集：下册［M］. 北京：宗教文化出版社，2013：644–645.
④ 董沛文. 千峰老人全集：下册［M］. 北京：宗教文化出版社，2013：644–645.
⑤ 陈撄宁. 复南京立法院黄忏华先生书［J］. 扬善半月刊，1935，3（2）：17.

中华道教会和上海道教会的成立起草《中华全国道教会缘起》和《复兴道教计划书》等。新中国成立后曾出任首届和第二届道教协会会长。

陈撄宁所撰著述，大部分集中在中国道教协会所编的《道教与养生》和其弟子胡海牙等编订的《中华仙学养生全书》等书中。其主要特色如下。

（一）倡导"仙学"自立

陈撄宁所倡导的"仙学"，按他的说法，"所谓仙学，即指炼丹术而言，有外丹、内丹两种分别"[①]。而对于所谓"神仙"，他如此认为：

"盖神仙者，乃精神与物质混合团结锻炼而成者。彼偏重心性如儒释道三教，偏重肉体如医药卫生体操运动，皆不足以达到'长生不死''白日飞升'之目的，充其量，则心性工夫仅能'坐脱立亡'，肉体工夫仅能'延年祛病'而书已。至于'拔宅飞升'、'阳神冲举'之事实，于古则有征，于今则无据。"[②]

所以仙学的现实意义主要是养生价值。仙学包括内、外丹，陈撄宁采用明代陆西星的说法，认为有天元、地元和人元"三元丹法"，其中天元、地元均为外丹。他在上海炼外丹虽未成功，但并没有彻底否定，在《复南京立法院黄忏华先生书》中说："惟以多年苦心，并数百次之实验，证明古神仙所遗留各种外丹口诀，确有可凭，决非欺罔。"但因缺乏体验，不敢劝人为此。因此其著作绝大多数只论内丹。

无论内丹还是外丹，历代都认为是属于道家和道教。但陈撄宁却主张"仙学"是独立的学问，并非附属于三教中的某一教。他说：

"仙学乃一种独立的学术，毋须借重他教之门面。试观历史所记载，孔子生于衰周，而周朝以前之神仙，斑斑可考，是仙学对于儒教毫无关系。佛法自汉明帝时方从印度流入中国，而汉朝以前之神仙，亦大有人在，是仙学对于释教毫无关系。道教正一派，始于汉之张道陵；道教全真派，始于元之邱长春，张邱以前之神仙，载籍有名者，屈指难数，是神仙对于道教尚属前辈，不能因为儒释道三教中人有从事于仙学者，遂谓仙学是三教之附属品。"[③]

"后人将仙学附会于儒释道三教之内，每每受儒释两教信徒之白眼……故愚见非将仙学从儒释道三教束缚中提拔出来，使其独立自成一教，则不足以绵延黄帝以来相传之坠绪……否则宗教迷信有一日被科学打倒之后，而仙学也随之而倒，被人一律嗤为迷信，正应着两句古语：城门失火，殃及池鱼。岂不冤枉？"[④]

陈撄宁的说法显然有一定的时代性，是在宗教被视为落后、迷信的近代，为提倡传统养生学术的一种变通。实际上新中国成立后他出任道教协会会长，说明仙学在本质上还是属于道教范畴，但按他的界定更特别地指以养生为主要内容的部分。

（二）重视女丹

传统丹学中，对女丹论述向来较少。而陈撄宁受到近代男女平等思想的影响，在仙学中重视女丹，并以此作为与宗教的区别之一。他在《〈孙不二女功内丹次第诗〉注》中说：

"人世间各种宗教，其中威仪制度，理论工修，殊少男女平等之机会。独有神仙家不然。常谓女子修炼，其成就比男子更快，男子须三年做完者，女子一年即可赶到。因其身上生理之特殊，故能享此优先之利益。至其成功以后之地位，则视本人努力与否为断，并无男女高下之差。

---

① 陈撄宁. 道教与养生 [M]. 第二版. 北京：华文出版社，2000：35.
② 陈撄宁. 道教与养生 [M]. 第二版. 北京：华文出版社，2000：368.
③ 陈撄宁. 道教与养生 [M]. 第二版. 北京：华文出版社，2000：406.
④ 陈撄宁. 道教与养生 [M]. 第二版. 北京：华文出版社，2000：458.

此乃神仙家特具之卓识，与别教大不同者。可知神仙一派极端自由，已超出宗教范围，纯为学术方面之事，读者幸勿以宗教眼光强为评判。女子有大志者，宜入此门。"①

《〈孙不二女功内丹次第诗〉注》其实是陈撄宁为女弟子吕碧城所作。吕碧城是民国时期倡导女权的代表人物。陈撄宁与吕碧城之间关于书信问答往来之后也被编辑成《答吕碧城女士三十六问》。还有其他一些文章，也都论述了关于女丹的理论。

陈撄宁疏理女丹的源流，认为共有6派：

"其一为中条老姆派。此派下手，先炼剑术，有法剑、道剑两种作用，其源流略见于《吕祖全书》。

"其二为丹阳谌姆派。此派重在天元神丹之修炼与服食，并符咒救召等事。

"其三为南岳魏华存夫人派。此派重精思、存想，奉《黄庭经》为正宗。

"其四为谢自然仙姑派。此派从辟谷、服气入手，以《中黄经》为正宗。

"其五为曹文逸真人派。此派从清心寡欲、神不外驰、令气至柔、元和内运下手，主要道书为《灵源大道歌》。

"其六为孙不二元君派。此派即太阴炼形法，先从斩赤龙下手，乃修丹工夫，主要道书为《孙不二女丹诗》。"②

《〈孙不二女功内丹次第诗〉注》对女丹功法各个步骤做了说明。以最特别的"斩赤龙"为例，陈撄宁说：

"龙者，女子之月经也。斩龙者，用法炼断月经，使永远不复再行也。……若问女子修道，何故要先断月经？此则神仙家独得之传授，无上之玄机，非世界各种宗教、各种哲学，各种生理卫生学所能比拟。女子修炼与男子不同者，即在于此，女子成功较男子更速者，亦在于此。"③

他并不试图以现代知识解释"斩赤龙"，强调这是仙学独特的理论，认为是女子修道必需的步骤。

（三）阐扬丹学

陈撄宁在讲学中对多种丹学经典进行讲解，他一反古代秘而不传的做法，力求阐明原理。所注的《周易参同契》《黄庭经》等都有这一特点。他还推崇《灵源大道歌》，在《〈灵源大道歌〉白话注解》中说：

"本篇正文的好处，在毫无隐语，从头到尾，都明明白白，阐扬真理。不像别种丹经，满纸的龙虎铅汞，天干地支，河图洛书，五行八卦，弄得学人脑筋昏乱。本篇注解，虽没有特别优点，但是少用文言多用白话，完全顺着正文的意思，力求浅显。使粗通文理的人一看就懂，并且能依照注解的意思，再讲给好道而不识字的人听。于是乎普度的愿心，慢慢就可以实现。"

他在讲解中决不保留，如说：

"倘若你一定要晓得口诀隐藏在什么地方，我可以指与你看。本篇中有四句最要紧的口诀。第一句，'神不外驰气自定'。第二句，'专气致柔神久留'。第三句，'混合为一复忘一'。第四句，'元和内炼即成真'。工夫到此，大事已毕。以后的口诀不必再问了。"

对歌中词语的解释中又说：

"世上流传的各种丹经道书，都病在笼统，理路不清，阅之往往令人厌倦。我深悉其中弊病，

① 陈撄宁. 孙不二女丹诗注［M］//董沛文. 女丹仙道：道教女子内丹养生修炼秘籍. 北京：宗教文化出版社，2012：353.
② 陈撄宁. 中华仙学［M］. 徐伯英选辑，袁介圭审定. 台北：真善美出版社，1978：336.
③ 陈撄宁. 孙不二女丹诗注［M］//董沛文. 女丹仙道：道教女子内丹养生修炼秘籍. 北京：宗教文化出版社，2012：364.

所以专重分析，想把科学精神用在仙学上面，以接引后来的同志。"①

这些都是其独特之处。此外，陈撄宁还著有《口诀钩玄录》，对听来神秘的口诀进行讲解。他说：

"余昔年访道，执定一定见解，就是虚怀若谷。不管所遇之人，是正道，是旁门，是邪术，是大乘，是小乘，总以得到口诀为最后之目的。故凡关于口诀一层，耳中所闻者，实在多得无以复加。虽不能说白费光阴，徒劳心力，然在我所得的口诀中，百分之五十，都是怪诞鄙陋，不能作用的。又有百分之二十，虽然能用，而无大效验。其可以称为真正口诀者，仅百分之三十而已。"②

这些所谓口诀，陈撄宁认为有用的都是历代相传的名言，故他以清代江西丰城黄元吉所撰《道德经讲义》和《乐育堂语录》为蓝本，整理其中"历代圣哲口口相传之秘诀"。他论《乐育堂语录》时说：

"虽有最上乘修炼口诀包含在内，但初学观之，亦难领会。今为学者便利计，故提要钩玄之法不能不用。况本书全部精华，就在玄关一窍。二书论玄窍之文字，皆散见于各处，而不成系统。今为之聚其类别，比其条文。删其繁芜，醒其眉目，当较原书为易于入门矣。学者果能将玄窍之理论，一一贯通，玄窍之工夫，般般实验，何患不能籍天地于壶中，运阴阳于掌上？"

由此可见，他并不将所谓口诀视为秘术，并分析各种江湖人士对口诀秘而不传，多为利益所在。他主张"理与决并重。学者先明其理，而后知其诀乃无上妙诀，与旁门小术不同。既知其诀，更能悟其理乃一贯真理，与空谈泛论不同"③。包括他著的《最上一乘性命双修二十四首丹诀串述》，也是抉发其秘，认为：

"右二十四段诗歌，出于各家之手笔，余将其集合一处，先后排列，颇具深心，学者果能全部贯通，即身就可成仙作佛。"④

陈撄宁曾在《答复苏州张道初先生来函问道》中说：

"坊间通行之道书，以及道院秘藏之道书……都有缺点……只好不辞僭妄，亲自动手，编辑几部道书，以慰世间好道之士。已经出版者，有《孙不二女丹诗注》《黄庭经讲义》二种。未曾出版者，有《仙学入门》《口诀钩玄录》《女丹诀集成》《仙学正宗》《五祖七真像传》数种。虽不敢说最完备、明显，但比世间通行之道书，切于实用。"⑤

由此可见，"切于实用"正是陈撄宁阐扬丹道养生的特点。

陈撄宁所倡导的富有时代特色的"仙学"，对近代养生学有重要的影响。陈撄宁与赵避尘都是近代传播丹道养生的代表人物，他们契合时代之变，将内丹之学与强种强国的时代需求相结合，打破传统，公开传述，对促进丹道养生起了重要的作用。

第四节　气功与导引的继续发展

传统"导引"一词本来包含今之气功在内。到了近代，静坐类功法大为盛行，"气功"已成为独立门类。气功与导引，一向与道教内丹和佛教坐禅关系紧密。而在近代，脱离佛道理论专门讨论静坐与健身功法的一些著作相继出现，意味着气功和导引日益大众化，成为更通俗的养生方法，从而也在更大的范围流传和普及。

① 陈撄宁. 道教与养生［M］. 第二版. 北京：华文出版社，2000：219.
② 陈撄宁. 道教与养生［M］. 第二版. 北京：华文出版社，2000：349.
③ 陈撄宁. 道教与养生［M］. 第二版. 北京：华文出版社，2000：342.
④ 陈撄宁. 道教与养生［M］. 第二版. 北京：华文出版社，2000：287.
⑤ 胡海牙，武国忠. 中华仙学养生全书：下册［M］. 北京：华夏出版社，2006：1153–1154.

一、静坐功法类

近代社会文化背景发生重要变化。不少人结合新式思维，对传统功法做了改编与讨论，以更有利于推广与传播。不少新养生功法都风行一时。

（一）蒋维乔与静坐养生

蒋维乔（1873—1958年），字竹庄，号因是子。江苏武进（今常州）人。早年就读于江阴南菁书院，与黄炎培、丁福保、曹颖甫等同学，后游学日本。回国后与蔡元培等共创爱国学社，并兼爱国女校校长。1902年，蒋维乔与蔡元培同入商务印书馆编辑《最新初等小学国文教科书》，为早期商务印书馆的元勋之一。民国初，蔡元培任教育总长时，招蒋维乔北上任教育参事，参与了南京政府教育部的筹组工作，并起草了《普通教育暂行办法通令》。1922年后，蒋维乔历任江苏省教育厅厅长、东南大学校长等职。

蒋维乔虽为教育界人士，但使他名气彰显的却是"因是子静坐法"。据他自述，他幼年时曾患童子痨，服药无效，经常出现午后潮热、大汗不止等症，历时一年方止。一次他发现家中有《医方集解》一书，介绍"道家气功养生"，认为痨病难以药治，唯有以道家小周天之术静养。蒋维乔依法练习，初有成效，但未坚持。28岁在江阴南菁书院时，他复患肺结核，咯血不止。遂隔绝妻孥，在静室闭门练习。每天子午卯酉练习4次，连续坚持了80多天，于是头晕、咯血、心悸等各种症状消失，体质日渐强壮。因此，他结合在日本游学时所见的日本静坐法经验，于1914年写成了《因是子静坐法》一书，交商务印书馆出版。付梓后大受欢迎，多次再版。后来又结合佛教"止观法门"与"六妙法门"等禅法，于1918年写成《因是子静坐法续编》一书。他的这两本书皆"附以己意，用浅显文字达之"，令初学者"易解易行"，因此风行一时。

1. 《因是子静坐法》

《因是子静坐法》的写作成因及特点，正如蒋维乔后来所说：

"三十一岁到上海后,研究哲学、生理、心理、卫生诸书,和我的静坐功夫细细印证,颇多领悟,乃以科学方法,说明静坐的原理,扫除历来阴阳五行、铅汞坎离等说,出版《因是子静坐法》。"[1]

所谓的科学方法，即是大致上不用道教术语，而结合近代生理学来解释静坐的原理与功效。《因是子静坐法》序文言：

"静坐法,即古之所谓内功也。古者养生之术,本有外功内功二者。医术之药饵针砭,治于已病;养生之外功内功,治于未病者也。自后世失其传,习外功者多椎鲁而无学;而内功又专为方士所用,附会阴阳五行、坎离铅汞诸说,其术遂涉于神秘,为缙绅先生所不道。夫世间事物,苟能积日力以研究之,必有真理存乎其间,本无神秘之可言。所谓神秘者,皆吾人为智识所限,又不肯加以研究,人人神秘之,我亦神秘之耳。余自幼多病,屡濒于死,弱冠以前,即研究是术。庚子之岁,乃实行之,以迄于今,未尝间断。盖十八年矣。不特痼疾竟瘳,而精神日益健康。久欲以科学之方法,说明是术之效用,顾以未肯自信、操笔辄止,非敢自秘,将有待也。近闻日本冈田虎二郎、藤田灵斋,均倡导静坐法,其徒皆有数万人。冈田之徒,盖冈田式静坐法;藤田自著《息心调和法》、《身心强健秘诀》二书,风行一时,重版皆数十次。余取而读之,则恍然曰.'是百国固有之术也。冈田、藤田之书,平实说理,不为神秘之谈耳。惟其说能本乎科哲诸学,乃异于吾国古书所云。'余于是乃不能自已矣。间尝默察吾国民之根性,凡一切学术,以及百工技艺,苟有超绝恒蹊者,往往自视为秘法,私诸一己,不肯示人,以为共同研究。

① 蒋维乔. 因是子静坐卫生实验谈［M］. 上海：中华书局，1955：31.

自古至今，卓绝之艺术，坐是而不传者，盖亦夥矣。东邻之民则不然，得吾一术，必共同研究之。其结果且远胜于我，我方且转而取法之矣。如吾国之外功，其粗者为八段锦，精者为拳艺。然以自秘之故，不肯共同研究，卒至习者无学，学者又莫之能习。迫明季有陈元赟其人者，流亡至日本，以是术传福野七郎左卫门等，彼国人起而研究之，至今蔚成柔术。而我国之拳艺如故也。内功，其粗者为可却病，精者乃可成道。然亦以自秘之故，不肯共同研究，卒至流为怪诞，趋入异端。今日本人得其术，加以研究，创为静坐法。彼国人自大学讲师学生军人，老幼男妇，多起而效法之。且学校有以之加入课程；大学学生，更有联合为静坐会者。嘻！何其盛欤！而我国人则何如也？夫非以自秘之故而失其传耶？亦可慨矣。余之为是书，一扫向者怪异之谈，而以心理的、生理的说明之。凡书中之言，皆实验所得，于正呼吸法，亦兼采冈田之说。至于精之成道，则屏而不言。以余尚未深造，不敢以空言欺人也。抑吾国之民性，至今日浮动甚矣！一书当前，多不能体察其理，为盲从，为被动，一哄之市，有初鲜终。民性如此，国几不国矣。以静坐之术救之，其诸为扁卢之良药欤！吾将以是书卜之也。"[1]

全书分原理、方法和经验 3 篇。《原理篇》中，他以老子所言"万物芸芸，各复归其根"为依据，认为"人类胎生之始，必始于脐，脐即为其根本"。此处在道家本名丹田，但蒋维乔为了"绝不愿参以道家铅汞之说"，故不用丹田之名，而参考物理学的名词，将其称为"重心"。他说：

"悲哉世俗之人，不知反求其根本，而安定其重心。终日营营，神明憧扰，致心性失其和平，官骸不能从令，疾病灾厄，于焉乘之，殊可悯已。静坐之法，浅言之，乃凝集吾之心意，注于重心之一点，使之安定。行持既久，由勉强几于自然，于是全身细胞，悉皆听命，烦恼不生，悦怿无量。儒家之主静，老氏之抱一，佛家之禅观，命名各异，究其实，罔非求重心之安定而已。"[2]

蒋维乔结合生理学解释静坐原理说：

"新陈代谢之作用，无一息停止。司其枢纽者，厥惟循环器。循环器，包括心脏、血管、淋巴管而言，所以运行血液于全身，循环不已者也。血液之循环，约二十四秒时，全体一周，一昼夜三千六百周，运行之速如此。若运行绝无阻滞，则身体健康；一有阻滞，则各机关受其病。各机关或有损伤，亦能使血液阻滞而病。然此种器官，在生理学上，谓之不随意筋，言其作用，虽人在睡卧时，全体静止，亦不稍停，不能以人之心意左右之也。故其阻滞而病也，人每不及预防。卫生家亦仅能用清洁及多得日光、空气诸法，助其运行而已。惟静坐之法，使重心安定于下部，宛如强大中央政府，得以指挥各机关，使血液循环迅速（详后经验篇），新陈代谢之作用圆满，体内无恶血停滞，则不生病。即偶有病，亦能使之不久复元，治病于未发之先，较诸病已至而治之者，其效不可同日语矣。"[3]

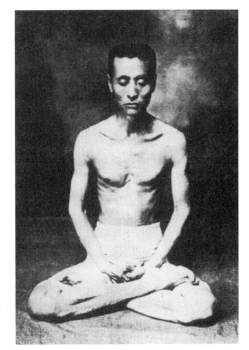

图 6-7　《因是子静坐法》蒋维乔示范的双盘坐姿

因此通过静坐来"安定重心"，可以达到以下境界：

"重心安定在脐下之腹部，其初借调息之法（详方法篇），俾全身血液运行之力，集中于兹，脐下腹部膨胀，富于韧性之弹力，是为重心安定之外形。至其内界，则体气和平，无思无虑，心意寂然，注于一点，如皓月悬空，洁净无滓，是为重心安定之内象。惟静坐可以得之……"[4]

① 蒋维乔. 因是子静坐法［M］. 上海：商务印书馆，1918：序文.
② 蒋维乔. 因是子静坐法［M］. 上海：商务印书馆，1918：3-4.
③ 蒋维乔. 因是子静坐法［M］. 上海：商务印书馆，1918：5-6.
④ 蒋维乔. 因是子静坐法［M］. 上海：商务印书馆，1918：9-10.

他将静坐对身心的调节作用喻为"精神体操"，指出：

"人身有肉体、精神两方面，故有形骸之我与精神之我。常人牵于耳目口体之欲，只知形骸之我，遂不见精神之我。……从事修养者，肉体与精神，固宜兼顾。然吾见世之体育家，锻炼筋骨，极其强固，一旦罹不测之病，莫之能御，甚且成为废人者有之。而禅师或哲学家，锻炼心意，能藉修养之作用，驱除病魔。虽躯体羸弱，而卒能寿及期颐者，往往而然。可知精神之我，其能力有远过于形骸之我者矣。静坐之法，使重心安定，可以合形神为一致，而实则能以神役形。每日按时行之，毋使间断，亦可名之为精神体操。"①

第二部分《方法篇》，主要论述具体的练习方法，他认为要领有二，一为端整姿势，二为调节呼吸。姿势介绍有单盘膝、双盘膝 2 种。要点有：

"盘时或以左胫加于右胫之上，或以右胫加于左胫之上，均可随人之习惯……右式俗称为单盘膝。"

"盘足而坐，既以左胫加于右胫之上，复以右胫互加于左胫，让……右式俗称为双盘膝，佛家谓之趺坐，乃盘膝之最完全者。……然初学者不易仿效，年龄较长，学之更难，故不必勉强。"

"两股交叉如三角形，股之外侧，紧着于褥上，重心自然安定于脐下。"

"初习盘足时，必觉麻木，可忍耐之，久则渐臻自然。"②

蒋维乔吸收日本静坐法的长处，注意具体描述动作方式，一改古书的含混。他结合解剖生理知识，详尽描述静坐时足、胸、臀、腹、手、颜面、耳、目、口等部位的状态以及意念、时间等要求。如说：

"静坐时之胸部、臀部、腹部：

"（一）胸部微向前俯，使心窝降下。心窝降下者，即使横膈膜弛缓也。胸内肺与胃之间，有横膈膜，恰当外部两肋间凹下处，称为心窝。常人之重心，不能安定，其气上浮于心窝。初学静坐时，常觉胸膈闭塞不舒，即心窝不能降下之证。必时时注意于下腹，使横膈膜弛缓，心窝处轻浮而不着力，久之自能降下，而重心方得安定。

"（二）臀部宜向后稍稍凸出，使脊骨不曲。……

"（三）腹之下部宜镇定。镇定下腹，即所以安定重心。然亦非有意运力入腹，乃集中心意于下腹部也。宜先扫除他种杂念，而专注一念于脐下一寸三分之地位，重心自然镇定。"③

"静坐时之心境：

"（一）宜一切放下，勿起妄念。吾人之意识界，恰如舞台，各个观念，恰如优伶，倏起倏灭时时隐现于舞台中，无刹那之停止。故欲妄念之不起，极为难事。惟注意之一点愈明显，则其他之观念愈伏藏。故能注意于重心之一点，则妄念自渐渐消除。

"（二）用返照法，使妄念自然不生。前言勿起妄念，然勿起云者，亦即一妄念也。故莫如用返照法。返照法亦可谓内视术。常人两目之所视，均注乎外物，罔有能返观其内者。静坐时闭合两目，返观吾之意识，先将妄念之起灭，头绪理清。甲念起则返照之，不使攀援，则甲念空；乙念起，亦返照之，不使攀援，即乙念空。正其本，清其源，久之则妄念自然不生。

"（三）静坐本可以消除疾病，增进健康，然此等要求愈病及健康之观念，亦宜屏弃勿思。

"（四）当纯任自然，勿求速效。宜如一叶扁舟，泛乎中流，弃棹舍帆，任其所之。

"（五）静坐时两目闭合，犹可不见外物。惟外界之音响，接于两耳，心中即生妄念，最难处置。故宜收视返听，虽有音响，置诸不闻。练习既久，能养成泰山崩于前而不动之概方可。

"（六）静坐者宜如宗教家，具有信仰之心。初习时往往反觉心中苦闷，必坚定不移，继

---

① 蒋维乔. 因是子静坐法［M］. 上海：商务印书馆，1918：10–11.
② 蒋维乔. 因是子静坐法［M］. 上海：商务印书馆，1918：13.
③ 蒋维乔. 因是子静坐法［M］. 上海：商务印书馆，1918：14–15.

续行持，久乃大效。有效与否，全视信仰。"①

呼吸方面，分为自然呼吸与"正呼吸"，前者也就是腹式呼吸。对其练习方法介绍说：

"（一）呼息时，脐下部收缩。横膈膜向上，胸部紧窄，肺底浊气可以挤出。

"（二）吸息时，自鼻中徐入新空气，充满肺部，横膈膜向下，腹部外凸。

"（三）呼息吸息，均渐渐深长，达于下腹，腹力紧而充实。

"有人主张吸息送入下腹后，宜停若干秒者，此名停息。以余之实验，初学者不宜。

"（四）呼吸渐渐入细，出入极微，反复练习，久之自己不觉不知、宛如无呼吸之状态。

"（五）能达无呼吸之状态，则无呼息，无吸息，虽有呼吸器，似无所用之，而气息仿佛从全身毛孔出入，至此乃达调息之极功。然初学者不可有意求之，须听其自然而成。"②

蒋维乔要求强调静坐时要无思无虑，呼吸以鼻出入，要求缓而细，静而长。久之达到"腹内之震动"，便是静坐的成效。关于这种震动，蒋维乔形容说：

"（一）静坐日久，脐下腹部，发现一种震动之奇景，即为静坐之成效。

"（二）震动之前十数日，必先觉脐下有一股热力，往来动荡。

"（三）热力动荡既久，忽然发生一种震动，能使全身皆震，斯时不可惊骇，当一任其自然。

"（四）震动之速度及震动之久暂，人各不同，皆起于自然，不可强求，亦不可遏抑。

"（五）震动时宜以意（不可用力）引此动力，自尾闾循背脊上行，而达于顶；复透过顶，自颜面徐徐下降心窝，而达于脐下。（自尾闾上行至下降心窝，非一时之事。或距震动后数月，或经年不定。阅者勿误会。）久之则此动力，自能上下升降。并可以意运之于全身，洋溢四达，虽指甲毛发之尖，亦能感之，斯时全体皆热，愉快异常。"③

震动之后以意引领，热力从背上行至顶，再从前面下降至脐，亦即古人所说的"通三关"。在说明这个过程时，蒋维乔不用任督二脉等经络术语，而用新的理论解释：

"震动之理由，颇深奥难解。大率血液循环，其力集中于脐下，由集中之力而生动，由动生热所致。然何以能循脊骨上行，自顶复下返于脐，实不易索解。而事实上，则余所亲历，确有可信。古人所谓开通三关者，即指此。

"古人解此震动之理，其说颇多，兹引近理者，要不能绳以严格的科学，而固非无可取者。其言曰：胎儿在母体中，本不以鼻为呼吸，而其体中潜气内转，本循脊骨上升于顶，下降于脐，是名胎息。一自堕地后，此脉即不通，而以鼻为呼吸矣。静坐之久，能假此动力，仍返胎儿呼吸之路，即回复胎息之始基。"④

在第三部分《经验篇》中，蒋维乔详述自己不同年龄阶段静坐的功效及心得，认为"古人本有内功之说，原为养生妙法，顾其法不传，秦汉以后，方士创为铅汞之说，附会阴阳五行，令人眩惑"，他"研究哲学、心理、生理卫生诸书，与吾静坐术相发明者颇多，乃知静坐之术，在以人心之能力，感动形骸，催促血液之循环，使不阻滞，为根本之原理"。在练习体会中特别强调"忘字诀"，即：

"欲得自然，莫妙于忘字诀。如为求愈病而静坐，而坐时须忘却愈病之一念；为增进健康而静坐，而坐时须忘却增进健康之一念。心与境一切俱空方合。"⑤

他认为静坐养生不可求速效，并论述了日常生活中静坐与睡眠、饮食等方面的关系。

关于静坐法与传统功法，蒋维乔指出应该破除传神说法，使人人可习之：

"古人本有内功之说，原为养生妙法，顾其法不传，秦汉以后，方士创为铅汞之说，附会

① 蒋维乔. 因是子静坐法［M］. 上海：商务印书馆，1918：17–19.
② 蒋维乔. 因是子静坐法［M］. 上海：商务印书馆，1918：22–23.
③ 蒋维乔. 因是子静坐法［M］. 上海：商务印书馆，1918：28–29.
④ 蒋维乔. 因是子静坐法［M］. 上海：商务印书馆，1918：29–30.
⑤ 蒋维乔. 因是子静坐法［M］. 上海：商务印书馆，1918：43.

阴阳五行，令人眩惑，然如老氏之言守静，释氏之言返照，义实相同，惜乎不详行持方法，遂使世人视此为秘术……余怀此疑团，欲以至平常之文字，公之于世也久矣。……年来颇研究哲学、心理、生理卫生诸书，与吾静坐术相发明者颇多。乃知静坐之术，在以人心之能力，指挥形骸，催促血液之循环。使不阻滞，为根本之原理（具体详见《原理篇》）。而如余向者所为静坐课程，每日向东迎日而行，彼时不过遵道书之说，取东方之生气吸太阳之精华，而实与卫生家所云多受日光、空气之理暗合。且日光可灭微菌，于治肺疾最效也。每日出外散步，当时亦不过因静坐时，两腿麻木，使之舒展。而实与卫生家所云多运动亦暗合也。然则静坐亦何奇秘之有哉！"[①]

2.《因是子静坐法续篇》

1918 年蒋维乔出版《因是子静坐法续篇》。这段时间蒋维乔皈依佛门，对佛教禅修法有新的体会。书中"序例"称：

"是书虽名《因是子静坐法续编》，然其内容则与前编截然不同。盖前编是道家方法，此编是佛家方法也。……道家方法，足以却病延年，不足以超脱生死虽亦有成道之说，实不过福报较长，未能出生死轮回。惟佛家方法，下手即以超脱生死为目的；却病延年，乃其余事，所以为最尊最胜之法。"[②]

虽然他明显更推崇佛家方法，但说对此"屈计修持不过四五年，实无心得可以告人"。因此该书实际是依据天台宗《童蒙止观》和《释禅波罗密次第法门》撰成，以显浅的文字来表达。

该书第一章论"六调"，即调饮食、调睡眠、调伏三毒、调身、调息、调心。以最重要的身、息、心三调而言，蒋维乔以较通俗的方法进行解说：

"何谓调身，即使身体之姿势，常常调和是也。调身者于坐前坐时坐后皆当注意。坐前如平常之行住进止，均宜安详，不可有粗暴举动。若举动偶粗，则气亦随之而粗，心意浮动，必难于入静。故于未坐前，应预先调和之，是为坐前调身之法。至于坐时，或在床上，或特制坐凳，于此解衣宽带，从容安坐。次当安置两足，若用单盘（亦名半跌），则以左脚小腿曲置右股上，牵之近身，令左脚指略与右股齐，右脚指略与左股齐。若用双盘（亦名全跌），则更宜将右脚小腿引上交加于左股，使两跗向上。若年长之人，并单盘亦不能者，则用两小腿向后交叉于两股下，亦可。次安置两手，以左掌之背，叠于右掌之面，贴近小腹之前，轻放于腿上，然后向左右摇动其身七八次，即端正其身，令脊骨勿曲勿挺。次正头颈，令鼻与脐如垂直线相对，不低不昂。次开口吐腹中秽气，吐毕，即以舌抵上腭，由口鼻徐徐吸入清洁之气，如是三次或五次七次，多寡听各人之便。次当闭口，唇齿相着，舌抵上腭。次当轻闭两眼。正身端坐，俨如磐石兀然不动。坐久，微觉身体或有偏曲低昂不正者，当随时矫正之。是为坐时调身之法。若静坐毕，应开口吐气数次。然后微微摇动其身，次动肩胛及头颈。次徐徐舒放两手两足。次以两大指背，相合搓热，摩擦两目，然后开眼。次以指背擦鼻，擦两耳轮。次以两手掌搓热，遍摩头部及腹背手足使全身皆遍。坐时血脉流通，身必发汗，待汗稍敛方可随意动作。是为坐后调身之法。"

"鼻中之气，一呼一吸，名之为息。静坐入手最重要之功夫，即在调息。昔人调息有四相，一风相、二喘相、三气相、四息相。鼻中之气出入时，觉有声音者，名为风相。出入虽能无声，而急促不通利者，名为喘相。出入虽能无声，亦能不急促，而不能静细者，名为气相。平常之人，鲜有不犯此三者，此则息之不调和也。若既能无声，亦不急促，亦不粗浮，虽极静之时，自己不见鼻息之出入者，名为息相，此则息之调和者也。故于平常时，亦应知注意，是为坐前调息之法。若入坐之时，觉有不调之三相，即心不能安定，宜善调之。务令鼻息出入，极缓极微，

① 蒋维乔. 因是子静坐法［M］. 上海：商务印书馆，1918：40-41.
② 因是子. 因是子静坐法·因是子静坐法续篇·冈田式静坐法［M］. 太原：山西科学技术出版社，2011：113.

长短均匀。亦可用数息法，数时或数出息、或数入息，从第一息数至第十息毕，再从第一息数起，若未数至十，因心想他事，至于中断，即再从第一息数起，如此循环，久之纯熟，自然能令息调和。是为坐时调息之法。因调息之故，血脉流通，周身温热。故于坐毕，宜开口吐气，必待体中温热低减，回复平常原状后方可随意动作。是为坐后调息之法。"

"吾人自有生以来，即系妄心用事。所谓意马心猿，极不易调。静坐之究竟功夫，即在妄心之能调伏与否耳。人之动作，不外行、住、坐、卧，所谓四威仪也。未入坐时，除卧以外，即是行与住二威仪。当于此二者常常加功，一言一动，总须检束吾心，勿令散想，久久自易调伏。是为坐前调心之法。至于坐时，每有二种景象，一者心中散乱，支持不定。二者心中昏沉，易致瞌睡。大凡初坐时，每患散乱，坐稍久妄念较少时，即患昏沉，此用功人之通病也。治散乱之病，当将一切放下，视我身亦如外物搁在一边不去管他，专心一念，存想脐间，自能徐徐安定。治昏沉之病，可注意鼻端，令心向上，使精神振作。大概晚间静坐，因昼间劳倦，易致昏沉。早晨静坐，则可免此患。又用前之数息方法，从一至十务使不乱，久久习熟，心息相依，则散乱、昏沉二病皆免。是为坐时调心之法。静坐将毕，亦当随时调伏妄心，不可听其胡思乱想。若不坐时，亦能如坐时之心志静定，则成功不远矣。是为坐后调心之法。以上调身、调息、调心三法，实际系同时并用。不过为文字上记述便利起见，分作三节，读者宜善体之。"①

第二章论佛教的止观，分修止、修观、止观双修、随时对境修止观、念佛止观各节。虽然本自佛教之法，但文中也用现代语言来解说。如论修止之一的"系缘止"说：

"一系缘止。系者，心有所系也。心中起念时，必有所依附之事物，谓之缘。吾人心之所缘，忽甲忽乙忽丙忽丁刹那不停，谓之攀缘。今则系此心念于一处，令不散乱，譬如以锁系猿猴，故名系缘止。至其方法，则有五种。（甲）系心顶上，言坐时专注其心念于头顶也。此可治昏沉之病。然行之若久，则有头晕之患，只可于昏沉时，偶一用之。（乙）系心发际。发黑肉白，于此交际之处，专注其心，心易停住。然久则眼好上视，或眩晕而见黄赤等颜色，亦不宜恒用。（丙）系心鼻端。此法可觉悟出息入息，来无所从，去无所之，刻刻不停，了无常相。吾人生命之表现，即此呼吸出入之息，既知息无常，可了知生命亦无常。然此法亦不宜恒用，有使血液上行之患。（丁）系心脐下。此法较为稳妥，故自来多用之。今试一言其理，盖吾人心念，专注于身之何处，血液亦随之而集注此，此生理上之定则也。系心于顶及发际鼻端，有头晕及见黄赤颜色血逆之病者，即头部充血所致。可见血液应使下降，方无患害。此系心脐间，所以为较妥之法，且能治各种疾病，亦不外此理。（戊）系心于地。此法将心念专注于座下之地，不但使气血随心下降，且能使吾之心念，超出于躯壳之外，亦颇适宜，然初学之人，毫无依傍，不能安心，故禅家亦不恒用。"②

第三章《善根发现》和第四章《觉知魔事》均为佛教观念。第五章《治病》则在功法的应用上有所发明：

"止观方法，以超脱生死为最后目的，其功用原不在治病，治病，乃其余事也。吾人安心修持，病患自然减少，然或因身体本有旧病，偶然重发，或因不能善调身心息三者，致生病患，皆是恒有之事。故宜了知治病方法，方法不出二种。

"一、察知病源。凡病自肢体发者为外病，自脏腑发者为内病，然无论外病内病，皆由血脉不调而起。治病之法，首在使血脉调和。又吾人之心力，影响于身体极大，故病患虽现于身体，实际皆由心生。故察知病源所在，仍从内心治之，其收效乃较药石为灵。又病之发生，必有潜伏期，常人当自觉有病时，其病之潜伏于体内者，为时已久，苦于不能觉察耳。若能治心者，则察知病源，

①　因是子. 因是子静坐法·因是子静坐法续篇·冈田式静坐法［M］. 太原：山西科学技术出版社，2011：7-15.
②　因是子. 因是子静坐法·因是子静坐法续篇·冈田式静坐法［M］. 太原：山西科学技术出版社，2011：19-21.

必较常人为早，故可治病于未发之时。

"二、对治疾病。静坐中内心治病法亦有多种，然仍不出止观二者。先言用止治病法。其最普通者，即将心意凝集于脐下小腹，止心于此，牢守勿失，经时既久，百病可治。其理即是心意凝集于此处，血液即随之凝集于此处，凝集之力愈充，则运行之力亦强，运行力强，血液之阻滞可祛，血液无阻滞，则百病之根本拔除矣。其余方法尚多。如察知病在何处，即将心意凝集于病处，止而勿失，默想病患必除，亦能治病。又如常常凝集心意，止于足底，不论行住坐卧，皆作此想，即能治病。此其理由乃系一切病患，皆由气血上逆所致，今止心足底，则气血下降，身心自然调和而病瘳矣。又如了知世间一切皆空，毫无所有，即种种病患，亦是虚诳现象，心不取着，寂然止住，亦能治百病，此为最上乘之用止治病法。维摩经云：'何为病，所谓攀缘，云何断攀缘，谓心无所得。'此之谓也。次言用观治病法。其最普通者，为观想运心，以六种气治病是也。云何六种气，一吹、二呼、三嘻、四呵、五嘘、六呬。假如肾脏有病，则于静坐开始，观想肾脏，口中微念吹字以治之，每次或七遍，或十遍，或数十遍，均随各人之便。如脾胃有病，则观想脾胃，口中微念呼字以治之。如脏腑有壅滞之病，则观想脏腑，口中微念嘻字以治之。如心脏有病，则观想心脏，口中微念呵字以治之。如肝脏有病，则观想肝脏，口中微念嘘字以治之。如肺脏有病，则观想肺脏，口中微念呬字以治之。此六种气治病，或因病择用其一，或无病者兼用其六，均无不可。余则每于入坐时，每字各念七遍，如念呵字时，确与心脏有感觉，念呼字时，确与脾胃有感觉，余字亦然。学者试行之便知。又有于呼吸出入时，心中观想，运作十二种息以治众病者，此则纯属心理治病之法。何谓十二息，一上息、二下息、三满息、四焦息、五增长息、六灭坏息、七暖息、八冷息、九冲息、十持息、十一和息、十二补息。此十二息皆从观想心生。如身体患滞重之病，则呼吸时，心想此息，轻而上升，是为上息。如身体患虚弱之病，则呼吸时，心想此息，深而下降，是为下息。如身体患枯瘠之病，则呼吸时心想此息充满全身，是为满息。如身体患臃肿之病，则呼吸时，心想此息，焦灼其体，是为焦息。如身体患羸损者，则呼吸时，心想此息，可以增长气血，是为增长息。如身体患肥满者，则吸呼时，心想此息，可以灭坏机体，是为灭坏息。如身体患冷，则心想此息出入时，身中火炽，是为暖息。如身体患热，则心想此息出入时，身中冰冷，是为冷息。如内脏有壅塞不通时，则心想此息之力，能冲过之，是为冲息。如肢体有战栗不宁时，则心想此息之力，能镇定之，是为持息。如身心不调和时，则心想此息，出入绵绵，可以调和之，是为和息。如气血败衰时，则心想此息，善于摄养，可以滋补之，是为补息。以上十二息治病，盖利用一种假想观念，以心意之力，渐渐影响于身体，久久行之，自然有效耳。至于最上乘用观治病法，但须返观吾身吾心，本来是虚妄不实。求身求心，既不可得，更何有于病，故疾病为虚诳中之虚诳现象。如此观察，众病自瘳矣。"[①]

从内容可见，本书不像前书一样仅述方法，避谈道教理论，而是大体遵循佛教的观点来论述。如所谓三毒是指"贪欲""嗔恚""愚痴"，所谓"善根发现"包括"息道善根发现""不净观善根发现""慈悲观善根发现""因缘观善根发现""念佛善根发现"等。包括第六章"正果"所说："修习止观，其最大目的，既为超出生死大海，苟积修习之功，必得所证之果，种瓜得瓜，种豆得豆，理固然也。然因心量之广狭不同，其证果乃有小乘大乘之别。"书后还附有"佛学大要"讲解佛教基本原理。

另外，该书偏重于精神上的净化，书中也不像前篇多用现代医学来解释，并且反对谈修炼中的神奇境界。他说：

"物质的科学，可以用客观证明，至静坐是精神事业，只有主观可以自证，若用语文文字，诏告他人，全在十分忠实，不可有丝毫妄语，以惑世乱俗。今之修此道者，往往喜说定中种种

① 因是子. 因是子静坐法·因是子静坐法续篇·冈田式静坐法 [M]. 太原：山西科学技术出版社，2011：66-77.

神奇境界，学者受其诱惑，贻害匪浅。余则修持三十余年，所可言者，只是入座后，恒能达一心不乱之境耳，并无神奇可说。……学者应知静坐绝非以求神奇为事。即果遇神奇，亦宜舍之。"[①]

　　除以上两书外，蒋维乔还根据日本美岛近一郎的著作编撰有《健康不老废止朝食论》（商务印书馆，1915 年），认为国人疾病多为过食所致，故提出"以节食救之"，倡导"废止朝食二食主义"，书后也附有吐纳气功内容。此外，他还翻译出版有日本的《冈田式静坐法》（商务印书馆，1919 年）。

　　蒋维乔的著作对近代影响很大。20 世纪 20 年代，蒋维乔还专门组织了一些研究静功的团体，面授或函授静坐法。当时，北京大学等名校也都设有"静坐会"，还聘其亲临指导。1954 年他又根据藏密功法，结合自身体会，写成《因是子静坐卫生实验谈——中国医疗预防法》，在香港出版。1955 年撰写《中国的呼吸习静养生法——气功防治法》（一名《因是子静坐法提要》）。

（二）王贤宾与意气功

　　王贤宾（1855—1938 年），字竹林，号砚农子。曾任河南候补道，天津盐运使，天津商务总会总理。其所撰《意气功详解》一书，1931 年由天津天岚社出版，共 1 册。此书阐述"意气功"功法沿革、具体练法及防治病机理。

　　受王贤宾所托而整理本书的孙润宇在序言中提及王贤宾练习此功的效用，说：

　　"吾友王竹林先生，年将八秩，精神矍铄，行健如常，望之如五十许人。叩其所以卫生之道，则谓自幼多病，不胜孱弱，及得意气功之一法，习之数十载，无或间断，致有今日。顾其法简单易行，不尚方式，自己行之，其效如此，传诸友人，亦皆成绩斐然。因出其旧稿。属为整理，以便付刊而广流传。余乐为受命，且更如法修习，经验三月，已有影响之自觉。"[②]

　　王贤宾本人也有自序，详述学习与练习意气功的经过：

　　"愚八岁失恃，体质孱弱，骨瘦如柴。同治己巳，年十四，勉羸特甚，饮食日减，先君忧之。百计治疗，不见效果。适遇业师丁朗斋先生之友冯鹏举君，时年八十有三，精神矍铄，精岐黄而兼善意气功，见而怜之，亲加诊视，断为童子痨，将不治。并谓凡患此病者，皆由先天不足、后天失调所致，非药石所能奏效。丁师一再商请拯救之方。冯先生云：'无已，唯有修习意气功之一法，如能持之有恒，可挽回。'遂面授此功，谆属百日内不可间断。愚如法行之，及期，其病体竟霍然而愈。

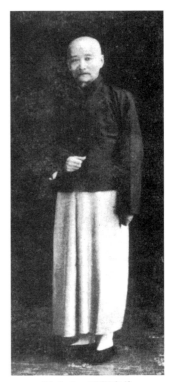

图 6-8　王贤宾像

尔后定为日课。六十年来，未尝少间。今贱齿已七十有六矣，顽躯健全，精神强固。无论何人，绝不信愚于幼时曾患童子痨者。愚感冯先生传授之德，兼为提倡体育之意，数十年中，口授戚友，不下数十百人。病者愈，弱者健，健者益形坚强矣。书函称谢，盈篇累牍，其功效谓非斐然可观者乎？"[③]

　　该书所称"意气功"，乃意想内气如火运行于全身肢体 64 个部位。书中第一节"修养体健之发端第一"说：

　　"凡百男女老幼，罹病之原，皆由于人身之六十四要穴，气郁血滞，潜伏于经络之间，日

① 因是子. 因是子静坐法·因是子静坐法续篇·冈田式静坐法［M］. 太原：山西科学技术出版社，2011：117.
② 王竹林. 易筋经·意气功详解［M］. 太原：山西科学技术出版社，2006：89-90.
③ 王竹林. 易筋经·意气功详解［M］. 太原：山西科学技术出版社，2006：107-108.

积月累，人不之察。及一旦病起，轻则诊治可愈，重则非药石所能到达。若治以天道左旋、运行气血之意气功，每日诚心严整，早晚按时修习，或止清晨一次，使全体经络得以疏舒，百日而效见。昔者宋岳武穆，幼年在汤阴大佛寺读书，体弱多病，方丈慈慧禅师，授以此术，体健病消，后世因以流传。故斯术，诚能终身行之，气调血养，百病消祛，自必益寿延年也。"①

第二节是具体功法的讲解，要点是意念行功。其法为：

"练习者应每日晨起暂不梳洗，先以淡盐汤漱口，除去口中浊气；然后端坐矮椅，不必矜持作态，应取自然姿势，上身及大腿小腿三部皆宜平直，两足趾部稍向内；闭目凝神，两手交叉，以抵气海，合口以鼻呼吸各三次；开目平视；舌尖微抵上腭。一志凝神，力抑杂念，凭空设一意想，要使我周身之气，团聚心上，结成一球，复想此球——

"一、由心起点；

"二、上行至咽喉；

"三、行至上腭……"②

依次行遍全身共64个部位，最后回到心部。王贤宾说："夫所谓聚气结球，行至某处者，全属以意设想，此即修道家炼气成丹之要法也。"③其功效则在第三节中指出：

"唯兹所载之意气功，悉去神秘之说，专示其实际。所谓假设意想，全属心理作用，精神所到，仿佛有一线精气，随心之所思而运行。其经过之六十四部，又为全身之要穴，皆关系各病所自发。吾人若日日利用，其心理作用，精神贯注，遍及各穴。气血通畅，疾病即消于未发之先矣。"④

他详细解释气到每个部位的作用，如气到前两个部位时说：

"一、心

"心乃一身主宰，生死路头，心生则种种欲生，心静则种种欲静。故人常宜静坐，燕居调心息气，两目垂帘，返光内照，降心火于丹田，使神气相抱也。关系半身不遂、心气恍惚、狂走健忘、咳吐血、语泣悲、小儿心气不足、数岁不语等症。

"二、咽喉

"内喉即喉咙，关系喉痹干燥、咽喉肿痛、喉喘不能言、水粒不下等症。"⑤

书中对64个部位均做了解说。但完整按顺序意想完这64个部位实属不易，故后来王贤宾又作数首歌诀，以作入门之用，附于新版之后。分为"运气歌""六要穴歌"与"功毕歌"：

"运气歌

端坐自然三部平，须知两足向中倾；闭目双手交叉势，交叉微依气海横；

合口鼻孔三呼吸，开目舌尖抵腭轻；周身气想心头集，结合如球向上行；

自端坐及各课程，至想气结球，集于心头，功用二分钟。

"六要穴歌

心起行喉转肾根（自心起运气转至肾根，注意一分钟）

肾根向左绕关元（由肾根运气绕至关元，注意一分钟）

关元向右回气海（由关元运气回至气海，注意一分钟）

气海左乳脘中原（由气海运气左至脘中，注意一分钟）

脘中右乳廉泉穴（由脘中运气右至廉泉，注意一分钟）

廉泉回心返本源（由廉泉运气回至心部，注意一分钟）

由心起之结球向上，运行六要穴，回至心，功用六分钟。

① 王竹林. 易筋经·意气功详解［M］. 太原：山西科学技术出版社，2006：115.
② 王竹林. 易筋经·意气功详解［M］. 太原：山西科学技术出版社，2006：117.
③ 王竹林. 易筋经·意气功详解［M］. 太原：山西科学技术出版社，2006：123.
④ 王竹林. 易筋经·意气功详解［M］. 太原：山西科学技术出版社，2006：125.
⑤ 王竹林. 易筋经·意气功详解［M］. 太原：山西科学技术出版社，2006：127.

"功毕歌

唾满口中先勿咽，舌平叩齿捣成涎。一气咽下丹田觉，三次呼吸鼻内含。

双足起立双垂手，七步来回七次连。百日无间能除病。终身有恒享大年。

由唾满口中及各课程，至七步七次，功毕，功用二分钟。"①

王贤宾就以上歌诀指出"以上由运气、行穴至功毕。按三歌诀，每日练习，综计十分钟"，可作为基础入门，以后再系统练习。他说：

"每日先按歌诀练习，易于进步，庶免遗漏及畏难之憾。如习至熟练无阻时，再照详解所载，心上聚气之结球，意想气随按穴经过，注意补习，每日定时十分钟为标准。果能诚意修身，如法行之，百日无间。即入道境，学者所企望之功效，立即显然可见。如终身持之有恒，祛病延年，可操左券。"②

（三）杨践形《指道真诠》

杨践形（1891—1965 年），近代著名周易学者、气功家。其所著《指道真诠》作于 1930 年，全书共 15 章，系从丹经中摘取练习方法，结合医理进行诠释。杨践形曾介绍他的练习体会说：

"践形幼时，体禀羸弱，多病频危，后得万寿仙诀于外氏，照法修炼，果获奇效。至今严冬不裘，炎夏不扇。步行烈日中不畏暍渴，故茶水无缘；长途七十里不觉疲倦，故椅几无需。虽竟日劳神而脑力犹健，终夜不寝而干事如故。讲读历五时之久而口津不竭，此皆得力于修养之功也。"③

故杨氏编集《指道真诠》，书中颇有自己的体悟。其第一至第五章诠释道、中、一、真等概念，汇集历代说法进行讲解。第六章"法门"中提出三大法门说：

"修养之术，莫盛于道家，莫精于孔孟之学。其道皆制外以养中，蕴中而发外，得天地造化之灵，尽位育性命之理。克遵循者，身心日益清宁，志气日益发扬，作事耐久不倦，处变镇静不昏，恶癖尽祛，积习渐致，此可视之效也。……历来修养法，略分三门……"④

其所说的"三门"，又分各派，并各有代表人物（见表6-1）。

表6-1　《指道真论》中三大法门及代表人物

法　门	派　别	代表人物
止敬法门	克治派	吕与叔
	修践派	程伊川、朱紫阳
	斋戒派	蔡西山
主静法门	寂感派	邵康节、周濂溪
	存养派	程明道、陆象山、王阳明
	默契派	禅宗
主观法门	至善派	孟子、张横渠、道教
	体认派	吕蓝田、湛甘泉
	止观派	智颛

可见其内容包容三教，对历代修养之法做了系统梳理，所提出的"三门"之说有其特色。

第七章至第九章的内容为坐、息、心三法，兼采各家言论，并做了系统整理，颇多杨践形的心得。如关于"坐"，杨践形对静坐的环境与准备说：

① 王竹林. 易筋经·意气功详解［M］. 太原：山西科学技术出版社，2006：150.
② 王竹林. 易筋经·意气功详解［M］. 太原：山西科学技术出版社，2006：148.
③ 杨践形. 指道真诠［M］. 上海：上海古籍出版社，1990：30-31.
④ 杨践形. 指道真诠［M］. 上海：上海古籍出版社，1990：26.

"室不宜过明，阳则伤魂；亦不宜过暗，阴则伤魄。不必宽敞，容膝易安。清气流通，须避风寒。调和饮食，适可为宜。过饱则气身满，百脉不通，心灵闭塞，坐念不安。过少则身羸心悬，意虑不固。食秽恶之物则心识昏迷，食不宜之物则易动宿病，务须戒慎。平时行止动卧四威仪，尤宜安闲气机，无使粗暴。"①

而对静坐的姿态提出"四容"之说：

一曰足容。指足部动作，认为"静坐之相最好结跏趺坐"，介绍佛家有关全跏坐与半跏坐的方法，其次则可以盘足，也可以方便随缘，采取端坐的方式。

二曰手容。指手的安放。介绍了佛钵印、道枢印、交泰印，也可以方便随缘，两手覆膝上即可。

三曰身容。指身体姿势。要求正身端坐，不能左右倾欹或前后偃仰，也不能倚靠几榻，但要自然安舒。

四曰官容，包括耳目鼻齿舌五官。介绍了内视法、返听法、守庐法（庐指鼻）、塞兑法（兑指口，即闭口合齿）、叩齿法、漱舌法、抵腭法、弛力法。如弛力法云：

"坐时勿用自力，弛缓筋肉，柔软身躯，恍似游藻浮悬空中，自有一种难可形容之乐趣，是名禅味，亦名法喜。"②

论"息法"也分四法。一曰调息，采用佛家的风喘气息四相之说，并提出深息法、长息法、静息法、实息法；二曰凝息，"使气息深长，静实微绵，充盈洋溢而无外漏，脐轮发热乃徐呼焉"③，但强调不可勉强，分析了停息之弊与绵息之益；三曰胎息，这是较深的道家功夫；四曰运息，指子午周天、卯酉周天等运功法，并有服气法、疗病法、调气法等，详列有道家六字诀与佛家十二种息功法。论"心法"主要讲入定时的心神调节，也分四种：一曰养心，分寂灭法与清静法；二曰调心，论沉、浮、急、宽、洒、滑六相；三曰止心，有止治法、集注法、凝神法、存想法；四曰观心，"谓谛观此心，思维道理，觉悟真常，妄见自除"，有假想法、观治法。

第十章《要诀》是杨氏选编的养生功法，首为返还术。杨氏说：

"年近五旬，气血将衰，宜先从返还入手。静室光线明暗合宜，坐下厚褥软垫，以久坐不痛为度，任何日时可坐。避饱食，遣俗虑，缓衣带，勿使牵扯。先吐浊气一二，乃纳清，摄归绛宫，令定，须万缘澄清，心神融和，后以意移入天目，凝定。杂念不起，即凝神不散，复由泥丸转玉枕，注夹脊，息心静养，专一不纷。每日行持勿断。速者数日，迟至半月，觉夹脊火炽或增痛象，遂送入两腰，俟跳动不已，遂送入阴跷，又觉其中跳动，切莫睬他。张紫阳云：阳跷一动，百脉皆动。浑身通泰，酥暖如醉，专志安居，久客初归。凝定跳止，由观气根，从海底上升脐轮即止，仍下降海底，如此周流三寸一分半之间。每一吸入，则内息迎升至脐，与外息相交，全任天机，万勿稍涉意想，念起即散，虽坐无益，必从始重作。安居海底，则神化气，气化精，如此添油，返老还童，坐旬日增至数百息，腰腹渐热，手足素冷者亦热……"④

这是一种较简易的内养功法。接下来有采药法、周天法、火候法，又有性功诀（含初步功、二步功、三步功）、命功诀（含初步功、二步功、三步功）、戒危术、焚身诀、止观法、传心诀等。因不少功法难免涉及丹道术语，故第十一章《术语》专论有关名词，尝试用现代语言进行讲解，如说：

"采药者，制欲循理，禁止性腺之外分泌，而催动其内分泌。自身内分泌，即金气，即药物。最初用精神力催动之，曰采取，曰烹炼。……人身有内分泌七泉，《黄庭经》名七液。催动全身七液之功能曰周天火候……内分泌影响于本人生理心理，曰灌溉；返老还童，再造生理，曰婴儿；驻颜成功之属生理者曰阴神，出神入化之属心理即般若者，曰阳神。炼成血液中之抗毒素，

① 杨践形. 指道真诠［M］. 上海：上海古籍出版社，1990：31.
② 杨践形. 指道真诠［M］. 上海：上海古籍出版社，1990：35.
③ 杨践形. 指道真诠［M］. 上海：上海古籍出版社，1990：39.
④ 杨践形. 指道真诠［M］. 上海：上海古籍出版社，1990：50-51.

曰血化白膏；扑灭侵入之微菌，即肃清腠理之阴邪，曰龙战……"①

书中还有配图，详细标示有关术语涉及的人体部位。

如图 6-9 "七液部位图"所示，图注称内丹所说的"七液"即相当于人体 7 种内分泌腺，分别位于脑、心、胸腺、肾、腹、睾丸、卵巢。

第十二章至第十四章论医理，如五行配五脏等。第十五章为导引，综述历代导引术的发展，也收有逍遥子导引诀、《内功图说》十二段锦、分行内外功诀、却病延年法、五禽戏、八段锦、易筋经等传统功法，不过仅有文字而无图谱。

该书内容丰富，语言平实，是有近代色彩的重要气功导引专著。

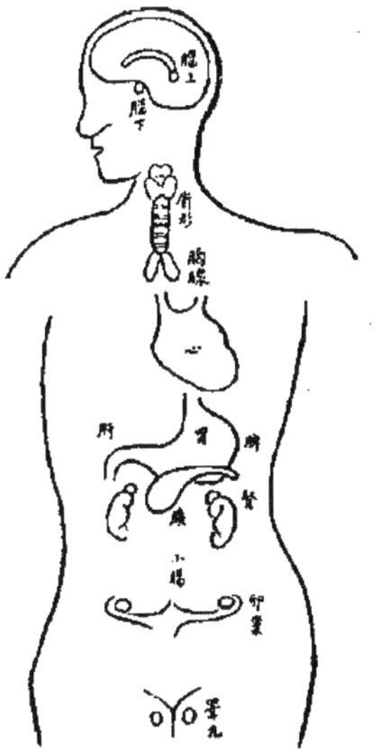

（四）陈师诚《养生导引术》

图 6-9　《指道真诠》的"七液部位图"

《养生导引术》（康健书局，1936 年）为陈师诚编纂，该书为导引功法专书。作者在绪论中说：

"医所以治病，不病恶用医？病而求医，未能必愈。即愈，亦已痛苦饱尝。故治病于已病之后，曷若治病于未病之先？此摄生之所以重也。……《内经》出岐伯、黄帝之手，黄与老并称，故《内经》摄生之秘，唯老氏得其真传。读《道德》《关尹》《黄庭》诸经，可以为证。降及后世，遂为道家心口相传之秘密宝藏。拳术家得其大概，演成易筋经、八段锦等种种功法，惜其宗旨不同，而亦未肯尽泄也……本书为普通人说法，故详于功法，而略于原理……至于功法，则不厌求详……"②

另一方面，作者又强调：

"本书以却病延年、自然康寿为宗旨，故书中所述，均不离此旨，所修皆色身上事。至于百尺竿头，更进一步，种种上乘功法，均未收入，以符本旨。盖上乘功法，即道家所谓丹诀，非于心性上下过苦功者，不能行也，虽言奚益？"③

因此全书均以面向普通读者为原则，将历代养生功法，加以梳理，整理为外功、内运、补亏三步功法。作者身处近代，对新式体育有所了解，故将导引与之对比，他认为内功更胜一筹：

"世之体育家，仅知运动其体肤，而不知清利其气血流行之路，尚能收伟大之功效。况加以开通经络，聚气固精之妙法乎？故能依我法而行者，必能收身心康健寿享期颐之效。"④

陈师诚整理的全套功法共 24 节，分为 3 类。第一类为"外功"，从准备到功法逐一细述，分别为择地、饮食、排浊、降火、擦面、鸣鼓、叩齿、运目、托天、开弓、洒腿、按摩、擦腰、呼吸等练功要点。如"降火"说：

"舌下有二窍，名为玄膺，一通心，一通肾。舌抵上腭，则玄膺窍开，心肾之气，自后上升，津液自然满口。津液少者，可以舌搅之，其液自出。搅毕，仍抵上腭，然后将此液分三口咽下，微微以意，送入小腹下丹田。上液道家名为华池神水，借神水之力，降五脏之火。纵有虚火，可以自然下降矣。"⑤

第二类为"内运"，分行气、导引，均为存想内运之法，所说的"导引"指"导之以意，

---

①　杨践形. 指道真诠［M］. 上海：上海古籍出版社，1990：63-64.
②　陈师诚. 养生导引术［M］. 上海：康健书局，1936：1.
③　陈师诚. 养生导引术［M］. 上海：康健书局，1936：9.
④　陈师诚. 养生导引术［M］. 上海：康健书局，1936：11.
⑤　陈师诚. 养生导引术［M］. 上海：康健书局，1936：14-15.

引之以心，借助以目光，故名导引"①，而非通常所说的肢体动作。

第三类为"补亏"，即"为精气已亏、身体衰弱者说法。亏者补而足之，转衰弱为健全之秘法也"。具体分握固、冥心、守窍、逆流、开关、归炉、温养7步。"握固"云：

"静坐之时，先用两手大指尖，各掐两手中指无名指之第三节间，而以四指包握大指，而成拳形。如此握固，则心居本位，而一身之气，咸自相拱护，不劳招聚，而自相聚于绛关上下四傍矣。"②

继之"冥心"，主要为定静，"冥心须久"，"所以成全其化血之功也"；"守窍"，"守窍云者，即以心意守住此胞中一窍也"，胞指膀胱；"逆流"，即令气从督脉上升，为道家之河车逆转法；"开关"，即通尾闾、夹脊、玉枕三关；"归炉"，即引精气从任脉而下回至胞中；"温养"，即保养此丹田中之精气也"：

"其法，即在静坐时，微微用意默照丹田，其事宜若有若无，不可如守窍时之以全神贯注。只要心意中不忘却即可。倘于静定之中，外肾勃然而举，急宜用逆流归炉二法，使精气后升前降，既回丹田，仍以心意温养之。行之不懈，不出一年，能使耳聋复聪，目眵重明，化衰弱为强壮也。"③

书中第五章为"防弊"，专论练功不当之弊及处理方法，分冥心不久、心不能虚、守窍失法、开关之重要，认为这四者是"弊之大者"，需要重视。

（五）刘佑众《冲庸（静坐学）》

刘佑众，民国时北平人，友人称其"学贯中西，精通周易、老庄、诸子等学，且博晓医理学识，专修清静之功拾有余年"。刘佑众所著《冲庸（静坐学）》一书，其名来由，"盖因老子有云：道冲而用之或不盈。又曰冲气以为和。冲本作盅，器之虚也。又庄子有谓庸者用也，用者通也，通者得也"。但是"'冲庸'两字骤然目之，似甚醒稀，不易了解，故复括注'静坐学'三字"④。

刘佑众本人在该书"卷首语"中说：

"常乐延寿，人欲之常情，而难知难行而难得。著者数十年于兹，在巨浪汹涛中与生争斗，备尝五十怪味，见闻又不止百色万奇……杜门蛰居，学习坐忘静虑，凡十四载，经热诚与努力之精恒交错，有所心得，而年已长矣。自不敢思健生乐生之进展，但诚望为生气勃勃之人生能有裨益。"⑤

此为其著书之初衷。全书起首先谈"何为静坐"：

"静者，精神上事，无思念与意识，而虚无寂寞之谓也。坐者，身体上事，停止一切动作，而安歇之谓也。静为目的，坐为行法。然则静者何谓之致耶？静之效益有八：一曰神清气爽，二曰强健身体，三曰增进忍力，四曰心常和悦，五曰消除百疾，六曰上达聪明，七曰开启智慧，八曰改善命运……吾人习静之需要，好似饮食，盖习静实为精神之滋饵也。故著者主张义务习静，实行于中学、大学、研究院、军队、官厅及训练所等所有团体组织。习静实比体育更为切要。体育能健强身体，故需要；习静能造就人格及才能，故切要也。"⑥

全书共分5章。

第一章《理论》，介绍中西方有关生命的基本知识，如天地、人生、人体构造、生理概要、卫生、体育、维生素、强壮剂、内分泌剂、阴阳、动静、忍耐、平和、因果等。如论"动静"：

"好静者与好动者结合而生命。其结合媒介物者，即气而已。动静合宜，则能保此气而心

---

① 陈师诚. 养生导引术［M］. 上海：康健书局，1936：25.
② 陈师诚. 养生导引术［M］. 上海：康健书局，1936：28.
③ 陈师诚. 养生导引术［M］. 上海：康健书局，1936：35.
④ 刘佑众. 冲庸（静坐学）［M］. 上海：老庄道舍，1949：陶祖模序.
⑤ 刘佑众. 冲庸（静坐学）［M］. 上海：老庄道舍，1949：1.
⑥ 刘佑众. 冲庸（静坐学）［M］. 上海：老庄道舍，1949：3-5.

健身强，却病延年。此云动静合宜者，好懒之身体，与好动之精神之静动、之距离、之接近之谓也。换言之，好懒者使其动，好动者使其静，则因动静间幅面过大而走泄之气，当可省俭多矣。精神之动有多方，一为喜怒哀乐爱欲等之感情；二为读书比较思索等学问；三为计划谋营焦虑等业务。心动之速，超过无线电或光线之度数，然而于人生事情之所需而动之成分极少，而最大部分则费耗于无用无意之地。为省去此损失，而著者主张习静。试思日间心动之实有用者，果有几何？无用之动，谓之纷乱。纷乱成习惯而不可收拾，奈何哉！世人以不动作为有福气，太太们半生过在麻雀牌桌边及床铺上，老爷们则总在汽车或沙发上过活，总以极端之身懒，与过分之心动相配合，而犹欲得到良果，其可能欤？"①

所言颇为深刻。第二章《法论》则讲具体的静坐方法，事先要求做好预备工夫，包括先练习盘腿坐，"坐至一小时以上而犹不觉酸麻时，方可正式静坐"。对于"正坐"，刘佑众认为：

"静坐时身中有土水金木火五气之轮圆转，故须盘腿（腿为土轮），又须握手（手为木轮）也。小腹内转水轮，胸内转金轮，脑里转火轮。如此坐定后，舌漱口内，俟唾液满口，用力吞下，连吞三次，汩汩有声，以意送下，经胃肠至丹田，丹田在小腹内，腰髓前。所谓气海或黄庭者是。如此吞唾共三口九咽，意注丹田数分钟，俟心适气顺后，继练呼吸气，谓之调息。"②

关于调息，刘佑众认为：

"心猿意马，不易系住一处。故于初学时，利用呼吸之往来，以免不耐烦之弊。而且调息大有调理脏腑生理之功。"③

对调心，刘佑众说：

"初学者只是用神下照腹内，不必顾其镇定与否，而多坐久坐可耳。多坐久坐，而外气沉也，心静也，皆属自然之现象。"④

他形容这种"下照"为"好似日光下照地球"，并指出"下照用眼神者为假，用耳神者为近，用正神（离弃眼目等之知觉）者为真"⑤，又强调"调心绝不可性急，而只须精进，不可懈怠。坐静如服药，举效有定量，少则无效，过量中毒"⑥。另外他还提出"调心之辅助事项"，包括"为宽和心境而读诵经书""为明理而接近博学先进""为镇静心气而节食乃至断食""为活泼生理而玩山游水""为专诚心意而易简生活"等。

刘佑众还认为静坐不宜盲目运气，他说：

"运气功所谓周天法者，为修道上之大事，而非俗人习静之功法也。……无气可运乃幻想而已。"⑦

他认为若要深造须求明师，"慎勿盲从江湖道贩为要"。另外又指出：

"反自然呼吸之静坐为伪法也。如日本冈田式，即吸气时缩进腹部而鼓出胸廓，呼气时则反此鼓腹而陷胸，此法不合自然道，又违生理，故有大害。"

"佛家禅宗看话头，有大根基者在大法师指导下或可学习，绝非常人俗众之事。详查修禅宗苦坐者中，真得成功者究有几何？千分之一，万分之一而已矣。"

"火候说为修道而非静坐之法，绝非俗人所可尝试者也，亦当慎戒。"⑧

该书对静坐中的各种细节与有关问题描述、解释详尽，又注意区分普通人修习与教门中人修道的区别，所说对养生很有参考意义。

---

① 刘佑众. 冲庸（静坐学）［M］. 上海：老庄道舍，1949：31.
② 刘佑众. 冲庸（静坐学）［M］. 上海：老庄道舍，1949：55-56.
③ 刘佑众. 冲庸（静坐学）［M］. 上海：老庄道舍，1949：56.
④ 刘佑众. 冲庸（静坐学）［M］. 上海：老庄道舍，1949：59.
⑤ 刘佑众. 冲庸（静坐学）［M］. 上海：老庄道舍，1949：61.
⑥ 刘佑众. 冲庸（静坐学）［M］. 上海：老庄道舍，1949：65.
⑦ 刘佑众. 冲庸（静坐学）［M］. 上海：老庄道舍，1949：115.
⑧ 刘佑众. 冲庸（静坐学）［M］. 上海：老庄道舍，1949：116-117.

（六）混一子《无为静坐法》

《无为静坐法》（上海崇道联谊社，1947 年），作者署名为混一子，生平不详。书中有混一子原序：

"秋月返里，病不可支，时家兄济宽、济春以静坐法相勉，初尚不甚相信，及经静坐二月余，厥病顿瘳，信矣！然终未解其妙也。厥后抵江赣长宁黄畲山廖祖师之道堂，赖师仁章、凌师邦壁二道长，神采风清，面色如朱，终日在山林静坐，所言静坐之法，以无为无相为旨。此外无半点奇异。仆三次拜访，俱蒙指示，猛然大悟，方知昔日所学，虽属正理，然似近迹相，不免心意作用，尚不及此道之纯正自然也。"[①]

文中所说的赖仁章、凌邦壁均属当时的民间宗教真空教五祖师之一，此功法实为真空教中人的修炼法门。混一子将此整理成书，后来传至徐真如，又传至白梅，加以编辑而成此书。书前有白梅序，称：

"静坐可以治病，可以强身，可以益慧，早已有人信仰，有人提倡。但自来静坐者纷纷，收效者寥寥。其何故欤？……述静坐之书，方法纷纷，派路各别，谁知其他学术，可以各随己见，自方法门，惟独静坐一道，只此无为静坐一法，其他都不足取。……斯道融三教于一炉，具出世之方便，有入世之应用。"[②]

又有"编辑大意"说：

"是书原名静坐无为法，取静坐以无为为旨之意。今改称无为静坐法，以有别于其他各种静坐诸书。"

"是书内容十之五六皆系原稿，未敢删改其旨意。其余十之三四虽系编者增补，然皆本诸徐师真如、杨师静安平日教门弟子口传之语。徐杨二师半生精力尽瘁于道，弟子满天下，凡所有言皆从实验中来，确是正法。"[③]

第一章《总论》，分"原道""原气""原理"三节。其理论称：

"所谓空者无者，盖不用意作为，只以静听天机，如是不动，空无一物，此心常在有无恍惚之中，俟人欲净，浊气降，厥性自然，复初本来面目，不期自现，存无守有，故谓之曰无为。并非静坐迷瘤，失却正知正觉，而入于顽空之境。"

"学习静坐者，不知气化之机，是死坐禅也。但气化二字，岂易明哉！在今日科学时代，一遇古代哲学名词，即目为无稽之谈，不屑研究之文，所以气化之义，更难明了……古之学者，尝谓人身一小天地，即指人生水火气化之机，与天地之气化，初无二殊。后人不明其用意之所在，强以天地日月山川草木，配合耳目口鼻四肢百骸，所以无怪乎今人目为无稽之谈也。夫坐禅之理，原系复还天性，故必如天地之雷风相薄，山泽通气，而后人之水火可以交，是谓得一也……"

对于静坐有益于身心的原理，论述也颇为详尽。作者说：

"习静坐可以却病，可以强身，可以明心见性而超凡入圣，其原理固何在乎？……

"……药物治病，有效有弗效焉，是乃偶然之效，非必然之效也。至于习静坐却病则不然，先审五脏六腑何以有不足之病，盖脏腑之损，不伤于七情六欲，定伤于饮食男女，静坐者，正心法也，心正身修，主正客退，七情六欲，不为之偏，饮食男女，而为之调，如是五脏六腑各有本能，正气浩然，六气外邪，何由而袭之哉？医经云：良工治未病。此静坐却病之第一义也。即未习静坐而先有疾病者，如果症象模糊，迷离恍惚，诊断为难，若药物乱投，乃以生命作试验矣，反不如摄心静坐，养正祛邪，效兵家步步为营之计，恢复人身固有却病机能，疾病自无立足之地，何必一定依赖药石而自戕本能？古人有言：不药为中医。此静坐却病之第二义也。

① 混一子. 无为静坐法［M］//裴沛然. 中国医学大成三编：八. 长沙：岳麓书社，1994：770.
② 混一子. 无为静坐法［M］//裴沛然. 中国医学大成三编：八. 长沙：岳麓书社，1994：768.
③ 混一子. 无为静坐法［M］//裴沛然. 中国医学大成三编：八. 长沙：岳麓书社，1994：770.

"习静坐可以强身之原理。古人有言：流水不腐，户枢不蠹。所以强身之道，不外乎运动而已。古之拳术，即今之体操。虽然，局部运动，不如全身之平衡；外体运动，不如内功之积极。无为静坐法，习内功之外，更辅以跪拜运动，则动静兼施，内外透彻，至中和而后已。况功到明心见性，超凡入圣之时，一言一行，无不中节，言寡尤而行寡悔，自然心广体胖，理直气壮，身体不强而自强，此又运动强身如拳术体操等法所不及者也。"①

在方法上，该功法以静坐入手，采取自然端坐法，然后作跪拜法，指出"当坐之时，如觉气路阻滞不舒，不妨辅行跪拜运动，调和气化"②。对静坐的要求，强调心无挂碍、归一归空、纯顺自然等，并详尽解释静坐后可能出现的反应，指出"如发汗、发痒、发热、发冷、发颤、发厥、发癫、发狂等，总之皆为治病外透，功程反应"，"不但毋须疑惧，正当视为佳兆乃可"③，不过也强调要由有经验的老师引导。

第四章《静坐却病》更对治病方法做了具体论述。指出：

"利用无为静坐法却病，上膈阻滞，自可开吐；肠留宿秽，自可作泻；皮表感冒，自可发汗。焚香以辟秽，饮茶助清降，弗药而可祛病于体外，有药物之功能而无其弊。至于五脏六腑之内损，七情六欲之偏伤，正是药石难治之病，而是静坐有效之症。"④

在具体操作方面也有不少讲究。例如：

"暂坐遇病，有因宿病陈滞，一经开动而发者。当此之时，必须坚心静坐，未有不愈之理。"

"凡病者多有自失主张，必须延请一二人，素能静坐者，与之对坐，以镇其心。"

"病者或沉吟不已，烦躁不安，当用古时各经典，或《大学》《中庸》《真空》首卷、《金刚》《道德》《清净》诸经，为之诵念，以静其神，而定其心。心定神静，则病势自退。切弗当作迷信，盖此中含有心理之作用也。但诵经必须久于此道者，乃得词正腔圆，音韵悠扬，俾病者乐听，易得感应。"⑤

近代各种民间宗教蜂起，形成许多秘密性质的会道门，均注重功法修炼，其理论与形式往往糅杂三教之旨。杨福程指出："民间宗教讲儒、释、道三教合一，也都讲气功。气功既是修持的主要内容，又贯穿在宗教活动的各个方面……其气功内容也是三教气功的拼凑混合。"⑥如四川彭汝珍（亦名汝尊）创立同善社，1917 年在北京成立了"同善社"总社，入社者每天按时练功，连北洋政府总统曹锟和总理段祺瑞亦为其"护法"。1930 年，张光璧建立了一贯道中枢坛，在各省建立总坛，开始设仙佛研究班等传播功法，道徒甚众。还有 1933 年成立的"中华全国理教联合会"，教众也静坐持念。这些会道门的著作中讲论功法的也不少，如同善社的唐光先（心庵头陀）的《回乡语录》《还乡真指》《破迷语录》等，号称无生老母乩著的《无生经》等。杨福程概括民间宗教有理论与方法简单、贯穿在各种迷信活动中、强调气功防病治病、气功与武术相结合以及强调"自发动"功⑦等特点。相比之下，真空教的《无为静坐法》算是其中迷信色彩较少的，谨以其作为此类著作的代表。

民国时期各种有关静坐的著作还有很多。例如《周仲房静坐法秘术》，周铭泽（字仲房）著，成书于 1916 年。内容有静坐法源流、静坐法原理、静坐法作用等 7 篇，附图 4 幅，并附静坐诗 3 首。鲍芳洲主持的中国精神研究会根据日本资料编译的《气海丹田吐纳法》（1915 年），介绍以口吞气沉入丹田的练习法等。

---

① 混一子. 无为静坐法［M］//裘沛然. 中国医学大成三编：八. 长沙：岳麓书社，1994：772.
② 混一子. 无为静坐法［M］//裘沛然. 中国医学大成三编：八. 长沙：岳麓书社，1994：773.
③ 混一子. 无为静坐法［M］//裘沛然. 中国医学大成三编：八. 长沙：岳麓书社，1994：776.
④ 混一子. 无为静坐法［M］//裘沛然. 中国医学大成三编：八. 长沙：岳麓书社，1994：778.
⑤ 混一子. 无为静坐法［M］//裘沛然. 中国医学大成三编：八. 长沙：岳麓书社，1994：778.
⑥ 杨福程. 初论民间宗教的气功［J］. 体育文史，1987（2）：32-34.
⑦ 杨福程. 初论民间宗教的气功［J］. 体育文史，1987（2）：32-34；杨福程. 再论民间宗教的气功［J］. 中国人体科学，1994，4（2）：85-92.

二、导引动功类

导引动功在近代相当盛行。在体育兴起的背景下，很多人认为导引动功是传统体育，是有民族特色的健身方法。相关著作与功法颇多。

（一）潘霨《卫生要术》

潘霨（1826—1894 年），字伟如，江苏吴县（今苏州）人，曾任贵州巡抚。通医学，辑印医书多种。其中《卫生要术》是养生导引专著，刊于咸丰八年（1858 年）。潘霨序言说：

"原夫人之生死，病之轻重，必先视元气之存亡。所谓元气者何？五脏之真精，即元气之分体也。而究其本原，道经所谓丹田，《难经》所谓命门，《内经》所谓七节之旁有小心。阴阳开辟存乎此，呼吸出去系乎此，无火而能令百体皆温，无水而能令五脏皆润，此中一线未绝，则生气一线未亡，胥赖乎此。人之脏腑、经络、血气、肌肉，一有不慎，外邪干之则病。古之人以针灸为本，继之以砭石、导引、按摩、酒醴等法，所以利关节、和血气，使速去邪，邪去而正自复，正复而病自愈。平日尤重存想乎丹田，欲使本身自有之水火得以相济，则神旺气足，邪不敢侵。与其待疾痛临身，呻吟求治，莫若常习片刻之功，以防后来之苦。虽寿命各有定数，而体气常获康强于平时矣。兹编取丰城徐鸣峰本，参之医经各集而略为增删。凡于五官四肢各有所宜，按摩导引者列之，于分行外功内功，任人择取行之。仍取前人所定，合行十二段法，载于歌诀，俾得照依次序遍及周身，此皆尽人可行，随时可做，功简而赅，效神而速，不须侈谈高远而却病延年，实皆信而有征。"[①]

序中说得很清楚，该书主要以徐鸣峰《寿世传真》为蓝本辑成。其主体内容即徐氏的"合行外功"中的十二段锦，也收有原书的"分行外功诀""内功图"。而新增的内容有"易筋经"和神仙起居法、却病延年法。其"易筋经"十二图式基本是取自道光年间来章氏本《易筋经》，但内容有不同。来章氏本中个别图式没有文字注解，而《卫生要术》全书有注，文字也不相同。二者异同见表 6-2。

表 6-2   《易筋经》与《卫生要术》的易筋经十二式比较

十二式名	《易筋经》	《卫生要术》
一、韦驮献杵第一式	定心息气，身体立定，两手如拱，存心静极	立身期正直，环拱手当胸，气定神皆敛，心澄貌亦恭
二、韦驮献杵第二式	足指挂地，两手平开，心平气静，目瞪口呆	掌托天门目上视，足尖着地立身端。力周腿胁浑如植，咬紧牙关不放宽。吾可生津将腭抵，鼻能调息觉心安。两拳缓缓收回处，用力还将挟重看
三、韦驮献杵第三式		足指柱地，两手平开，心平气静，目瞪口呆
四、摘星换斗式	单手高举，掌须下覆，目注两掌，吸气不呼，鼻息调匀，用力收回，左右同之	只手擎天掌覆头，更从掌内注双眸。鼻端吸气频调息，用力收回左右侔
五、出爪亮翅式	掌向上分，足趾挂地，两胁用力，并腿立直；鼻息调匀，目观天门，牙咬；舌抵上腭，十指用力，腿直；两拳收回，如挟物然	挺身兼怒目，推手向当前。用力收回处，功须七次全
六、倒拽九牛尾式	小腹运气空松，前跪后腿伸直，二目观拳，两膀用力	两腿后伸前屈，小腹运气空松。用力在于两膀，观拳须注双瞳

---

① 潘霨. 卫生要术［M］. 古本影印. 上海：益新书局，1931：潘霨序.

续表

十二式名	《易筋经》	《卫生要术》
七、九鬼拔马刀式	单膀用力，夹抱颈项，自头收回，鼻息调匀，两膝立直，左右同之	侧首弯肱，抱顶及颈。自头收回，弗嫌刀猛。左右相轮，自直气静
八、三盘落地式	目注牙呲，舌抵上腭，晴瞪口裂，两腿分跪；两手用力抓地，反掌托起，如托千金，两腿收直	上腭坚抵撑，张眸意注牙。足开蹲似踞，手按猛如挈。两掌翻齐起，千斤重有加。瞪睛兼闭口，起立足无斜
九、青龙探爪式	肩背用力，平掌探出，至地围收，两目注平	青龙探爪，左从右出。修士效之，掌平气实。力周肩背，围收过膝。两目注平，息调心谧
十、卧虎扑食式	膀背十指用力，两足蹲开，前跪后直，十指拄地，腰平头昂，胸向前探，鼻息调匀，左右同之	两足分蹲身似倾，屈伸左右腿相更。昂头胸作撑前势。偃背腰还似砥羊。鼻息调匀无出入，指尖着地赖支撑。降龙伏虎神仙事，学得真行也卫生
十一、打躬式	两肘用力夹抱后脑，头前用力探出；牙咬舌抵上腭，躬身低头至腿；两耳掩紧，鼻息调匀	两手齐持脑，垂腰至膝肌。头能探胯下，口更契牙尖，掩耳聪教塞，洞元气自闲。舌尖还抵腭，力在双肘边
十二、掉尾式（工尾式）	膝直膀伸躬鞠，两手交推至地，头昂目注，鼻息调匀	膝直膀伸，推手自地。瞪目昂头，凝神一志。起而顿足，二十一次，左右伸肱，以七为志。更作坐功，盘膝垂眦。口注于心，息调于鼻

该书另有一版本名为《内功图说》，曾收入《天壤阁丛书》及《丛书集成初编》，其内容基本一样，只是书前多了一篇光绪十七年（1891年）王祖源的序言。王祖源解释改名为《内功图说》的原因说：

"余生而幼弱，药不去口，先大夫常患之。道光甲午，年十三，随侍在江西督粮道任。其时有卫守备莱阳周嘉福者，善拳勇，习易筋经。先大夫使教余，未几一年，颇健饭，力能举十钧物。岁辛丑归里应试，又从莱阳徐全来游，尽悉其技，后以习举业遂中辍。咸丰甲寅，从先兄滞迹关中，识临潼人周斌。周乃关中力士，最有名，余习与之游。又偕往河南，诣嵩山少林寺，住三越月，尽得其内功图及枪棒谱以归。嗣及服官，时方多事，中外行役，戎马驰逐，忽忽至今，垂四十年。余老矣，无能为也，一麾出守，六载边城，入权大郡，公牍如织。每追随长官后，步履尚轻健如少年，趋跄拜跪，未尝失仪，向之得力，从可知矣。去岁，同年吴县潘尚书，以其家蔚如中丞所刻《卫生要术》一册寄余。摹刻甚精，审视之即余少时之所业内功图也。回首前游，如梦如昨，六十老夫，忍俊不禁。爰重摹一帙，以示后学，勉力务之，振衰起懦，是余之现身说法也。摹者德州武通守文源，刻在成都郡斋，并复其本书原名，曰《内功图说》。"①

这一书名的版本也流传很广。

1935年又有一种郁慕侠改编的版本，名为《康健之路》，除保留潘霨原序外，增加了郁慕侠"编者道"序一篇，称在故乡见一老人练习八段锦而身体健康，"始知'八段锦'的功效竟有不可思议的伟大"，并进而说：

"练习'八段锦'已有如此的功效，倘使练习本书上的'十二段锦'和'分行外功''内功''易筋经'等，其功效必更伟大，了无疑义。本来圣人早已说过：'不治已病治未病。'若人们每天抽出一些余闲，练习此种不费分文的健身术，只要持之以恒，半途不辍，非特可以却病，更可以延年，且符合圣人要治未病的教训。如果平日浸不注意健身之意乱神道，等到病魔来侵，才乞灵药饵，乞救医生，那已经太迟了。"②

郁慕侠除了给原书新取名为《康健之路》，又将原书中的僧装插图改为近代人衣着，由杨述初重绘后刊行。

---

① 潘霨. 内功图说［M］. 北京：人民卫生出版社，1956：王祖源序.
② 郁慕侠. 康健之路［M］. 出版者不详，1935：4-5.

（二）周述官《增演易筋洗髓内功图说》

《增演易筋洗髓内功图说》共17卷，清光绪二十一年（1895年）由周述官编辑，1930年重庆印刷公司刊印。周述官自序说：

"予生而体弱，长失调养，十岁前饮食不节，尝患疫寒积滞等症。十岁后沉湎于酒，多生疮痍。至十九岁，又为洋烟困行，年三十，体愈羸，病日臻，动则惊怖，行则怔忡，风热燥湿，坐不安席，寒暑昼夜，时在病乡，体则奄奄一息，热又时时上蒸，攻散和解温补清凉无术可施。十余年来苦状难述，虽历经良医调治，先去邪，后扶正，症对方投，无不小效。而畏风怯寒、气短神衰，服姜、桂、参茸近十年，元终难复壮年，几与耄年无异。清夜自思计，维（唯）坐以待毙矣。然窃念生寄死归，寿夭何惜？独是混世四十年，毫无善状，负疚孔多，志未竟者几何，分未尽者又几何。所负天地父母之生成，君亲师长之教育，友朋妻孥之属望，圣贤先儒之陶铸，更仆难数，退思补过，可奈时不及待，何自怨自奋，亦徒仰屋兴叹耳。幸于辛卯春，宴古渝之至善堂，遇松山陈老师少林神功也。劝以其功疗之，尽传心授，于是顿起禅心，有因必访，又于成都道院得《内功图说》一册，揣摩日久，稍有所得，遵图行之，体觉舒畅，至是求道益切。癸巳秋闱，复赴省应试，于资阳通慧寺中，忽遇静一空悟老师，睹法相，心知其异，一路探讨真谛，随驾至昭觉不离。竟底蕴，悉师自嵩山少林来，尽得少林术，是达摩嫡派，深通如来《易筋》《洗髓》等经。拜倒求度，师悯其诚，许之，遂执弟子礼而受业于门，口传心授，凡三逾月，尽得此中三昧。临别授以《增演易筋洗髓内功图说》六卷，卷分上下，共十二卷。戒之曰：'此祖师真谛，非十八家支流可比，毋轻视，行持无间，足证佛因，切忌行至半途，自持神勇无敌，遂弃上乘工夫，久恋人间勋业事，以吾弟文士，学成后有心得处，可增演妙谛，以广慈航，万不可视为独得之奇，秘而不宣也。勉之慎之！'余再拜受册，无日不习。方年余，颇觉病去瘾除，精神一振，体健身强，气力渐增，后效虽不能预，必此功终不敢稍废也。"①

《增演易筋洗髓内功图说》全书为18卷，不止序中所说的12卷，多出的内容是周述官增补的。全书正文前有"凡例"说明有关增补情况：

"是书得于少林空悟老师，有图无说，编首只载《易筋》《洗髓》二经起功收功总、散歌诀数十章，编末仅行功要语数则，义虽备而旨未畅。余因于每图后注明体势气数；又于首二卷中，汇辑释典、丹经、医书等说，证明其旨；后列内壮图说，附分行外功与此教支流，以便求道采择，眉目分明。"②

"凡例"也对练习功效做了强调：

"是书能按图行之，固属全功，亦或有重病牵缠，身力不济，尘缘未了，无志求精，视病受何处，亏在何经，择一图或择数图授之，以起沉疴，亦方便之法门也。然有信心者，方与之。若入主出奴，明求暗攻，万不可传。漏泄天机，狎侮圣教，获罪匪浅。"③

书中第一卷，收《易筋经》的理论部分与《洗髓经》，前面有两篇周述官对此二经的见解，认为二经当结合起来学习。他说：

"专习《易筋》，仅能增力，则成外壮；专习《洗髓》，仅能养心，则成枯禅。皆偏也，皆非佛之全功也……行易筋不可离却洗髓工夫，行洗髓原为收束易筋工夫。其道一而分，其功两而合，其效一而神，其理两而化。易筋、洗髓真有并行不悖、相与有成之妙。"④

第二卷"推演《易筋》《洗髓》《内功图说》"，多篇文章似是周述官见解。如首篇"原生论"

---

①　周述官. 增演易筋洗髓内功图说［M］. 北京：学术期刊出版社，1988：3-5.

②　周述官. 增演易筋洗髓内功图说［M］. 北京：学术期刊出版社，1988：7.

③　周述官. 增演易筋洗髓内功图说［M］. 北京：学术期刊出版社，1988：9-10.

④　周述官. 增演易筋洗髓内功图说［M］. 北京：学术期刊出版社，1988：23.

中有经验之谈云：

"先天固藉后天养，后天又藉天地五行所生之物养。果能顺时而行，处处咸宜，人人皆有古皇之寿。……仙佛家始创为导引服气之法，亦顺天地生成之理而行，以补先后阴阳之不足。其实与儒家之修身养心、医家之攻散泻补名异理通、途殊效同。条目次第，已详备于散论总歌及各图中，能依准绳，日行一二次，永无间断，百日后可终身不药矣。终身行之不衰，其功效更非浅显也。余浅识，窃取不明，后验然。就现身观之，甫行一年，老病全失，烟瘾断除，步履殊强，饮食差健，精神气力较前四十年，判若天渊。即此境界，已有仙凡之别。回忆前之烟酒场中光景，真不啻在孽海魔界中也。今梦初觉，始悟降衷之由，因沚笔而识之以自警。"①

"正道旁门辨"则谈到对各种练习方法的比较认识：

"养身一道，如烧石炼汞服食采补之说，在人身外求之，稍有知识，固知为旁门。而不知授受不真，以讹传讹者，又有四焉。其太过者，如不分清浊，逼气过关；不明升降，采药非品；此卤莽行事助长类也。如血脉未和，即便静养；关窍未通，即使既济，此高谈玄理，默坐类也。坐此成疾，反言出病，逼成幻境，诡言通神，是皆自误误人之类。若作五禽鹿鹤龟蛇等图，坐八锦、行八锦、立八锦、海字劲、十二大劲等功，虽属《易筋》摘出之法，而或未得真传，调息不匀，致使水不济火，火不济水，道虽正而法不当，亦无益有损。又如斋立静坐，自谓出于神传，待坐立多时，使其自然静极而动，动极而静，是窃《洗髓》而未得其要也。虽无大坏，亦难见功。意想神驰，又恐入魔，虚悬无据，终非实理。可见取之身外非道，取之身内而不自然，久无效验，亦非道。此篇所载，皆出自然，不待勉强，而又有一定不易法门。显而不晦，愈引愈深；简而不漏，愈行愈妙。运定之节目工夫，无所不备；圆寂之神通法力，循序可臻。行之而有益无损，久之而其妙莫名。苟日新又新，精微奥妙，有不可言传，真可谓夫妇之愚可以与知。及其至也，虽圣人亦有所不知焉已。"②

其他如"炼元丹说""养婴辨""返归说""运气说"等，均有较强的理论性。书中注重对"通关"的指导，有运功、定功二诀：

"通关诀（运功）

"通关一法，非驾阴阳二跻不行。阴阳二跻，乃水之河车，火之轮车，一身气道之枢纽。阴跻起，则后三关可直冲上顶。阳跻驾，则前三关可直贯注底。翻阴跻、翻阳跻时，气又可翻下逆上。分而言之，阴跻起于根，举于足。阳跻起于肩，驾于手。合而言之，阳阴跻皆起于足，应于手。阴跻起则任督通，阳跻驾则鹊桥、尾闾应。阴阳跻上下交应，则吸可到底，呼可至巅。上下顺逆错综变换，如意运行，辖辂转而玉环活，气道关窍无阻滞，亦无障蔽。故古人云：掌合指立，阴阳跻通。

"通关诀（定功）

"坐定之际，检点鼻息。一吸入底，一呼即起。呼吸一周，流通灌溉。如波急流，如泉喷吸。上下回环，周流不已。悟透此法，关通窍利。先缓后急，既急复徐。徐徐导引，源归滴滴。还本全真，天机秘密。"③

该书也重视呼吸与吐纳的区别，书中有数则关于呼吸的理论和歌诀，如：

"呼吸论

"呼吸与吐纳有异，呼吸是吸下呼上，吐纳是吐出纳入。吐纳可分清浊而不可合阴阳，呼吸可合阴阳而并可分清浊。易筋、洗髓工夫吐纳少，呼吸多。先吐纳，后呼吸。呼吸有顺有逆，顺以运一身清气，逆以合两仪清气。用法次第规模，详见各图说及歌诀。

"呼吸歌（总诀）

---

① 周述官. 增演易筋洗髓内功图说［M］. 北京：学术期刊出版社，1988：71–73.
② 周述官. 增演易筋洗髓内功图说［M］. 北京：学术期刊出版社，1988：77–78.
③ 周述官. 增演易筋洗髓内功图说［M］. 北京：学术期刊出版社，1988：112–113.

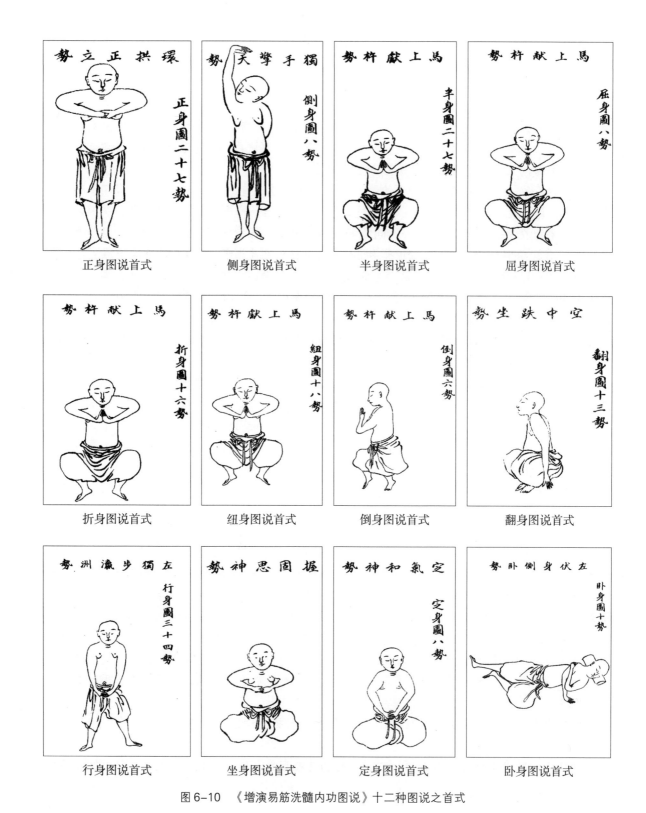

图 6-10　《增演易筋洗髓内功图说》十二种图说之首式

"一吸通关，一呼灌顶，一屈一伸，一浊一清。雷鸣地震，清浊攸分。一升一降，一阳一阴。上下顺逆，阴阳交生。河车搬动，辘轳时行。三百六五，运炼丹成。

"呼吸诀（次第）

"一呼水生，一吸水聚。再吸再呼，火腾水起。三度交关，坎离相济。吸七呼七，周而复始。二七十四，重复不已。三七二一，三复功毕。九九八一，纯阳至极。运行三百，六十五气。往来不穷，周天之纪。先吸后呼，达摩真谛。图曰呼吸，俗语如此。导引内功，呼吸第一。无多无少，不徐不疾。气不可凑，志不可移。亦不可馁，无过不及。出入不闻，定气调息。

"又诀（三等）

"入手起功，漫用呼吸。未纳菁英，先吐浊积。一吐一纳，生新去余。行至坐身，乃用呼吸。学成之后，清浊分析。初势既毕，呼吸如式。恐有浊碍，酌量追逼。一图数图，多寡不拘。俟浊尽净，呼吸随及。纯清无浊，功起即起。"①

第三卷起为各式动作及图，按不同姿势命名，其中第三卷正身图说27式，第四卷侧身图说8式，第五卷半身图说27式，第六卷屈身图说8式，第七卷折身图说16式，第八卷纽身图说18式，第九卷倒身图说6式，第十卷翻身图说13式，第十一卷行身图说34式，第十二卷坐身图说49式，第十三卷定身图说8式，第十四卷卧身图说10式，以上共224式。图极多不能尽录，每卷录首式，以见其一斑（见图6-10）。

周述官在序言中说，最初从空悟禅师所获的是"有图无说"的12卷，应该正是该书的第三卷至第十四卷，文中称之为"十二图说"。在第二卷末周述官曾说："《易筋》《洗髓》二经，并十二图，如来真谛，祖师秘传。"②可见这十二图与《易筋经》《洗髓经》原是并列的内容，其文字中没有提到易筋、洗髓这样的概念。只有第十三卷"定身图说"前面有一则按语，提到"日久功深，不特易筋换骨，即伐毛洗髓，亦无难矣"③，估计是周述官所作。可见，此十二图说原本是一套秘传功法，与以前的各种《易筋经》应无直接关系。但由于近代《易筋经》《洗髓经》的流行，"易筋经"几乎成为各种内外结合的功法的通称，社会上也接受了以易筋、洗髓分别代表炼身与炼心的说法。因此周述官用《易筋经》《洗髓经》来统率十二图说，使其更系统化与理论化。而且，十二图说有200多个招式，《易筋经》、八段锦等各种功法的招式难免与其中的一些有相似之处，故周述官认为十二图说是各种功法之源，也不无道理。

除第一卷、第二卷外，《增演易筋洗髓内功图说》在第十五卷以后的内容也是周述官增补的，主要是通行的《易筋经》功法，以及汇集与《易筋经》《洗髓经》相关的各种资料。第十五卷为《增演易筋内壮神勇图说》，即原《易筋经》中的内容，卷名中"内壮"指内炼脏腑，"神勇"指外练肌肉，又称外运。周述官对内壮与外运有不同看法，他在第十五卷前作小序说：

"以是编多外运搓揉捣炼之法，既《易筋》《洗髓》兼行，纯乎三宝主宰理气运行，与专习易筋不同。参以外运，易于动念，恐难入理，爰各为一卷。修炼家择取用之，以助内壮。无拘行功前后、平时闲暇，俱可采用。或择一年专匀更妙。然皆须如法，不可造次。用时亦须心不外驰，气不外散，志无他用。注意毋求外壮，一落外壮，终无内壮。兼求外壮，内脏难充，功成而强盛不久。专求内壮，外效虽缓，功成而铁石不磨。圣凡之界，实判于此。编内虽有外功、余勇各条，亦道家末技，附于篇后。若专心于是，纵有奇验，亦勇士耳，奚足贵哉？！"④

他认为内壮重于外运。其后有第十六卷《易筋洗髓支流汇纂》，收载十二大劲、韦驮劲十二势、立八段锦、坐十二段锦以及按摩操腹九冲图等法，来自当时流行的各种著作。如十二大劲，就是《调气炼外丹图势》三套功法中的第一套，亦即郑观应《中外卫生要旨》的达摩易筋经图说

① 周述官. 增演易筋洗髓内功图说［M］. 北京：学术期刊出版社，1988：117-118.
② 周述官. 增演易筋洗髓内功图说［M］. 北京：学术期刊出版社，1988：131.
③ 周述官. 增演易筋洗髓内功图说［M］. 北京：学术期刊出版社，1988：412.
④ 周述官. 增演易筋洗髓内功图说［M］. 北京：学术期刊出版社，1988：449.

中的第一套；而韦驮劲十二势，则是来章氏本《易筋经》和《卫生要术》《内功图说》中的"易筋经十二势"，连同八段锦等功法，按周述官所说，都属于"易筋洗髓支流，皆十二图中摘出，功夫兼有内功者也"。他评价说：

"如十二大劲，专求运力；韦驮劲十二势，专求易筋；立八段锦，专求运动血脉；坐十二段锦，专求洗髓。未知能分清浊、利阴阳、转辘轳、运河车否？按摩揉腹一法，由外运内，又难于见效。此六家功夫，虽兼有内功，仍用呼吸存想，何若十二图之运定法全。然此数家，各有专门名家，久久精习，永无间断，亦能壮力强体，却病延年，永保长生。故附录于十二图后，以备截取。"①

第十七卷《易筋洗髓分行外功集成》主要是《寿世传真》中的分行外功。最后有一卷附录，收载有关佛经译名的音义以及"丹经譬喻名目"，有一定参考价值。如解释"结胎养婴"说：

"皆喻言也。云结胎者，不过取其精不外溢，气不外散，神不外走，运于腔中，如结胎一般。云养婴者，结胎以后，运起无根水火，使精有所注，气有所归，神有所主。活活泼泼，如养婴一般。入得定来，斯出得定去。入来则乳哺有法，出去则解脱无拘。仙凡两途，任气所之，皆自结胎养婴得来。人不善悟，多以为借气炼精以为胎，胎在腹中炼成婴。久久功满自然出现，此不通之论，毋为所惑。"②

解释"温养"说：

"在沐浴后坐定时，行功至此，自能通慧，知当如何温养，不待作为。然其温养之法，不外呼吸。特调息之间，贵温习不已，绵延不绝，若有若无，入定出定耳。"③

从内容来看，《增演易筋洗髓内功图说》确是近代最全面和最重要的功法著作。该书封面又有"少林真本"字样，与后世的各种少林寺武功著作有许多相似的内容。

（三）《服气祛病图说》

《服气祛病图说》又名《服气图说》，不著撰人，有清道光二十八年（1848年）刻本，后来又多次刻印，还有的版本称为《易筋经义服气图说》。

该书无序言。不过有凡例，其中说到著书因由：

"此卷后载六十四图，只是八门第一段功夫，若尽其所传不下千余式。初行第一段，百病俱除，精神倍长，尚有第二段第三段第四段，统计两年可以行完。功成之后百脉贯顶，气力千钧，不仅如《易筋经》所云骈指可贯牛腹、侧掌可断牛颈已也。然就此六十余式行之不辍，即可却病延年。大都病在脏腑者，服药可以疗治病，在筋络者，服药不能旁通。欲使筋络贯舒，血气无滞，非行此不为功。现今行之有效者甚夥，惟所受之人得之黔中口授，并无其书，以其近于道家胎息导引之言，故不欲以其法传，且不欲以其姓名著，而其法实有神于养生，爰就其口授者，绘图作说，付之剞劂，公诸同人，以共登仁寿之域云尔。"④

可能因动作和练习方式类似，加上此处也提到《易筋经》，故后世有些版本在书名上冠以"易筋经"之名。不过全书的内容与早期来章氏本的《易筋经》并不相同。该书凡例中还概述了练习原则，如说：

"吞气最为行功紧要。吞气与炼气不同，炼气不得法，多有痰壅火滞之患。此则至简至易，毫无流弊。凡吞气须正立平视，将口张大，自有本身真气在内，微吸吞下，如吃茶水状。初吞无声，久则有声，可以直至丹田，引火归原。"⑤

该书以吞气作为基本训练，然后按书中六十四式动作"行功"，提出要每日卯午酉三时各

①　周述官. 增演易筋洗髓内功图说［M］. 北京：学术期刊出版社，1988：481-482.
②　周述官. 增演易筋洗髓内功图说［M］. 北京：学术期刊出版社，1988：643.
③　周述官. 增演易筋洗髓内功图说［M］. 北京：学术期刊出版社，1988：644.
④　佚名. 服气图说［M］. 上海：大东书局，1929：6.
⑤　佚名. 服气图说［M］. 上海：大东书局，1929：1.

行功三次，论其作用说：

　　"行功无论有病无病，皆不宜服药，反足滞气。虽风劳鼓膈等证，行功之后，无不全愈。每日行功，必须三次，若只行二次，或多行至四次，皆不相宜。"①

　　"此功妇女老人幼孩皆可行。妇人行之，可以终身无难产之患，膂力勇健，与男人同。老人可与少壮无异。"②

　　其每式动作都配合吞气，同时要练习"打功"，即抗击打练习。在十七式 64 个动作中，选录其中动作较多的薛公站式图文（见图 6-11），以见此类功法之一斑。

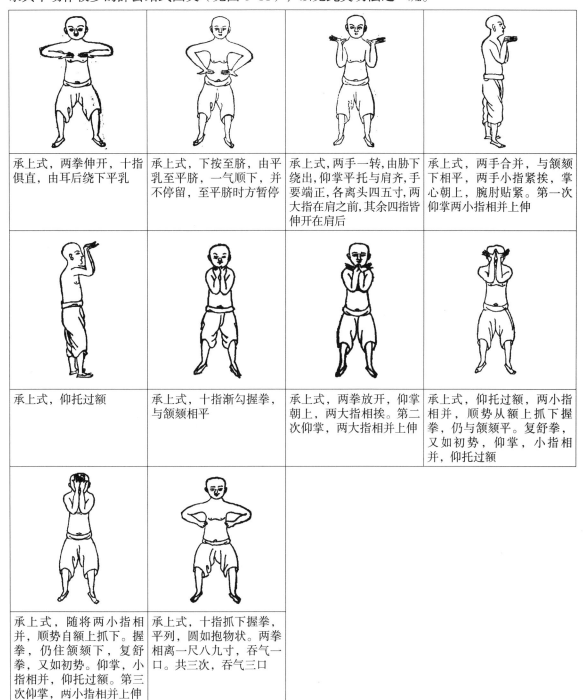

承上式，两拳伸开，十指俱直，由耳后绕下平乳	承上式，下按至脐，由平乳至平脐，一气顺下，并不停留，至平脐时方暂停	承上式，两手一转，由胁下绕出，仰掌平托与肩齐，手要端正，各离头四五寸，两大指在肩之前，其余四指皆伸开在肩后	承上式，两手合并，与颔颏下相平，两手小指紧挨，掌心朝上，腕肘贴紧。第一次仰掌两小指相并上伸
承上式，仰托过额	承上式，十指渐勾握拳，与颔颏相平	承上式，两拳放开，仰掌朝上，两大指相挨。第二次仰掌，两大指相并上伸	承上式，仰托过额，两小指相并，顺势从额上抓下握拳，仍与颔颏平。复舒拳，又如初势，仰掌，小指相并，仰托过额
承上式，随将两小指相并，顺势自额上抓下。握拳，仍住颔颏下，复舒拳，又如初势。仰掌，小指相并，仰托过额。第三次仰掌，两小指相并上伸	承上式，十指抓下握拳，平列，圆如抱物状。两拳相离一尺八九寸，吞气一口。共三次，吞气三口		

图 6-11　《服气图说》薛公站式

──────────
①　佚名. 服气图说［M］. 上海：大东书局，1929：1-2.
②　佚名. 服气图说［M］. 上海：大东书局，1929：2-3.

《服气图式》只是所谓"八门"千余式中的第一段功法。但后面的功法未见提及。

（四）席裕康《内外功图说辑要》

《内外功图说辑要》一册，席裕康（字锡藩）编著，王知慧（字子甫）绘图，成书于1919年。该书收载《八段锦》《天竺按摩法》《婆罗门导引法》《擦涌泉说》《擦肾俞说》《李真人长生十六字妙诀》《易筋经外功图说》《外功龙虎诀》《分行外功法》《调息内功诀》《五脏辨病指要篇》《神仙起居法》《奇经八脉考》《内景图》《任督二脉天河周流图》《丹成九转图》等的养生功法共23篇。

该书有席裕康自序，慨叹"世俗动矜盛气，而养气之理不明，骄纵每易戕生，而卫生之术不讲"，他自述学道炼丹健身，认为"人谓道法玄秘，余则谓道法虽玄而不终秘也；人谓道教深藏，余则谓道教虽深而不终藏也"，于是辑集各种功法，"名之曰《内外功图说辑要》，要都分二十八门，图计百二十有四，合成上、下两册。辑入之次序，即以得来之先后为次。观是集者，会其通焉可耳"[①]。

《内外功图说辑要》各种功法虽采自他书，但经重编与重绘，也有一些不同。例如其"易筋经十二势图"虽然基本与《卫生要术》相同，但新绘图中改原图的僧人形象为有髻发的世俗形象。又如五禽戏，动作基本同于《卫生真诀》或《万寿仙书》，但有较大改动，一是名称改为"五禽舞"；二是将绘图中演示者原来的男者改为妇女；三是将说明文字也编成歌诀。席裕康在前面还有"五禽舞图说"：

"丹药龙虎口诀之余，余因授师旨掌，谓予曰曾得古之仙诀，及汉时有道之士精为导引之术，龙逐虎顾，挽引腰体，摇动关节，以求不老。吾今得师传一诀，名曰五禽舞功法，像物而动，一曰虎，二曰熊，三曰鹿，四曰猿，五曰鸟。此五者，大能却病，兼利手足，闭息其炁，毋使炁太过，微微轻放，令汗才出，气爽神和，以粉涂身，然后能轻其体也。今予开方便之门，发泄师奥，图像其形，传诸继来女真之学者。宿生庆幸，有缘遭遇，须要决烈英雄，死心苦行，如醉如愚。倘或遇之而不明此理，天何经运。恐事物丧逐，大患可不慎，反以无益而有损也。其成物之心，为何如。因是世之室女初真之习，先须要静，令熟积气，气积运行，周流百脉，方得炁盈，用此五禽势法，其动使却病，生育消长之理，有逐令行之机，然后方得入室静炼行功，再得炼药。际遇诚为易哉！听便使焉而不中也。"[②]

他将此法改成女功。其图文如图6-12所示。

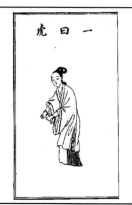

诀曰：如虎形，须闭炁，低头，捏拳战，如虎发威势，两手如提千斤铁重，起来莫放气，平身吞气入腹，使神气自上而下，复觉得腹内如雷鸣，或五七次；以上如此行持，一身则气脉调和，精神爽快，驱除万病矣

图6-12　《内外功图说辑要》的"五禽舞图"

① 席裕康. 内外功图说辑要［M］. 上海：上海古籍出版社，1990：26-28.
② 席裕康. 内外功图说辑要［M］. 上海：上海古籍出版社，1990：92-93.

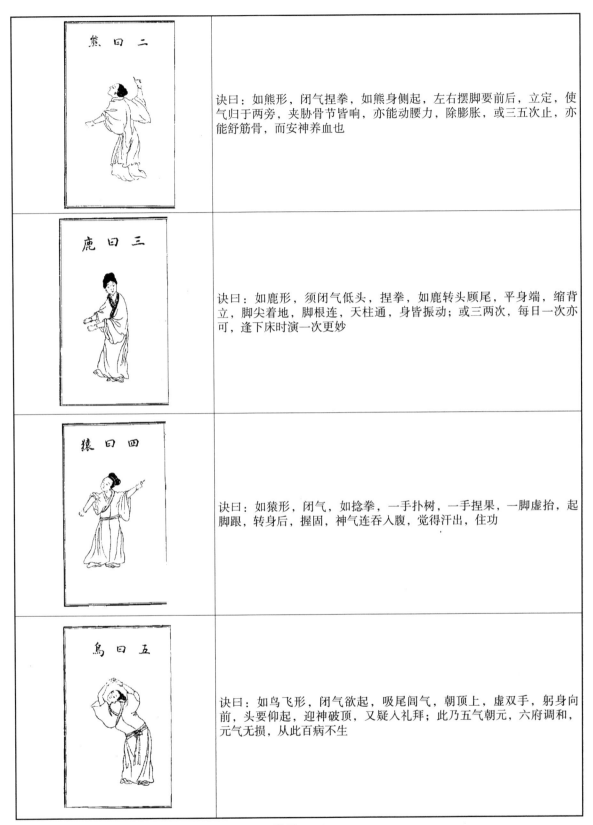

熊曰二	诀曰：如熊形，闭气捏拳，如熊身侧起，左右摆脚要前后，立定，使气归于两旁，夹胁骨节皆响，亦能动腰力，除膨胀，或三五次止，亦能舒筋骨，而安神养血也
鹿曰三	诀曰：如鹿形，须闭气低头，捏拳，如鹿转头顾尾，平身端，缩背立，脚尖着地，脚根连，天柱通，身皆振动；或三两次，每日一次亦可，逢下床时演一次更妙
猿曰四	诀曰：如猿形，闭气，如捻拳，一手扑树，一手捏果，一脚虚抬，起脚跟，转身后，握固，神气连吞入腹，觉得汗出，住功
鸟曰五	诀曰：如鸟飞形，闭气欲起，吸尾闾气，朝顶上，虚双手，躬身向前，头要仰起，迎神破顶，又疑入礼拜；此乃五气朝元，六府调和，元气无损，从此百病不生

续图 6-12

其余内容则改动不多。

（五）《颐身集》与《寿人经》

《颐身集》为养生丛书，晚清叶志诜编，为其《汉阳叶氏医学丛刻》中的一套丛书，初刻于1852年。其内容包括元代丘处机的《摄生消息论》，明代冷谦的《修龄要旨》，清代汪昂的《勿药元诠》、汪晸的《寿人经》及方开的《延年九转法》5本书。

《颐身集》所收各书，大部分在前面各章节已介绍，唯有汪晸的《寿人经》为新出。该书作者生平不详，全书内容不多但颇精要。主要包括理脾土诀、理肺金诀、理肾水诀、理肝木诀、理心火诀、坐功诀、长揖诀、导引诀等，多属于简单易行的导引功法。如：

"理脾土诀：两足立定，以两手左右摇摆，手左目左，手右目右，意到足根，脾土自能疏通。且五脏皆系予背，骨节灵通，均获裨益。"

"理肺金诀：先以左右单手向内转，伏于足前者三次，以左右单手向外转，伏于足前者三次；以左右双手向内转，次以左右双手向外转，伏于足前如之。"①

除五脏诀外，还有专门的"坐功诀"：

"两足曲盘，气由尾闾上达泥丸，下注丹田者九，气由左右两臂，达予手指者七由左右两股，达于足指者七，所谓河车搬运也。"②

而"导引诀"实际是指服气法，内容为：

"择极高极洁之地，取至清至和之气，由鼻息入者，冲于丹田；由口入者，冲于肠腹。或三或五或七皆可。最忌地之不洁，气之不清，慎之慎之！"

最后有总体原则云：

"以上数条，不拘时，不拘数，行功时，以自然为主，不可稍稍伤气，稍稍伤力，如意行之最妙。盖意到即气到，气到即血行，久而无间，功效自生，亦却病延年之一助也。"③

全书内容虽不多，但颇易操作，且强调"不拘时，不拘数"，以方便为主，更易坚持。

（六）娄杰《八段锦坐立功图诀》

娄杰，晚清医家，著《八段锦坐立功图诀》一卷，成书于1875年。该书将数种八段锦汇于一书。书前有娄杰自序说：

"昔欧阳文忠公论养生之旨曰：'以自然之道养自然之生，惟不戕贼夭阏以尽其天年，为得圣人自养之道。'善哉言矣！顾彼圣人者，清心寡欲，节饮食慎起居，筋骸有束，气体必克。谓无戕贼夭阏可已。今之人放浪形骸，惊乱其心志，物欲牵引，夜气牿亡，以求自然养生之道，吾知其难也。夫人心劳则气滞，气滞则形伤。既不能如圣人之德性坚定，以养浩然之气，将惟是调摄其气体而疏畅其形神，则导引之法，庶几近之。然导引亦不易言也。习之善，可以延年；习之不善，亦足致疾。其道虽微，其术亦不可不择焉。"④

娄杰称从不同老师处分别学得八段锦立功与坐功，于是"合辑成编"。在"凡例六则"中，进一步说明来源。指出坐功"就《遵生八笺》青莱真人原本校定"，亦即周履靖本，但"其有他说可采者，另于图内缀录一二"。从内容看，图文基本与原来一致，补充的是个别说明。如在第一式"叩齿集神式"下注明：

"凡坐要竖起脊梁，腰勿软，身勿倚靠。"⑤

第三式"舌搅漱咽式"下注：

① 丘处机. 颐身集·内功图说［M］. 潘霨，辑. 北京：人民卫生出版社，1982：28-29.
② 丘处机. 颐身集·内功图说［M］. 潘霨，辑. 北京：人民卫生出版社，1982：29.
③ 丘处机. 颐身集·内功图说［M］. 潘霨，辑. 北京：人民卫生出版社，1982：30.
④ 水木校点. 清代孤本——八段锦坐立功图诀［J］. 武魂，1987（5）：34-37.
⑤ 水木校点. 清代孤本——八段锦坐立功图诀［J］. 武魂，1987（5）：34-37.

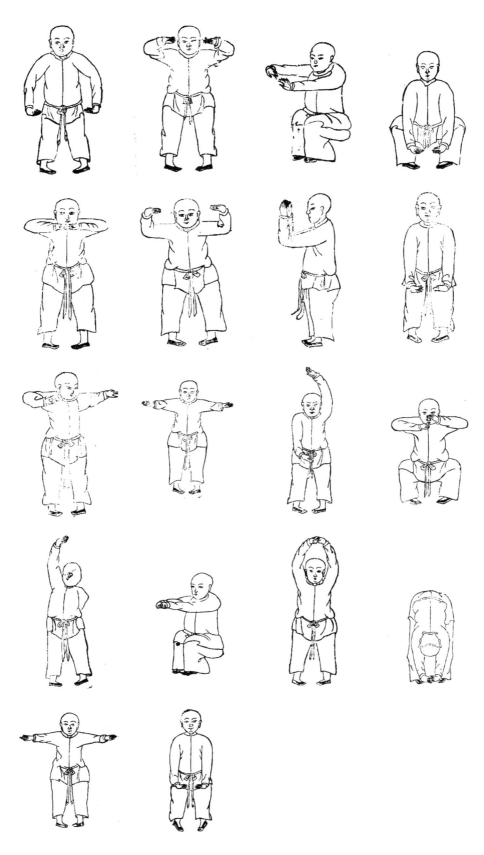

图 6-13　《八段锦坐立功图诀》中的立式八段锦图

"咽津要汨汨有声，瞑目暗视所咽津液直送至脐下丹田。"①

第四式"手摩肾堂式"下注：

"肾堂即精门，在腰后两边极软处。"②

而立式八段锦，娄杰认为原来的歌诀如"两手托天理三焦"等"词既太俚，做法又未明晰"，故重新润色歌诀，并增入图说。经他改编的"八段锦立功"歌诀及新定名称如下：

"手把碧天擎（擎天式），雕弓左右鸣（关弓式）；鼎凭单臂举（举鼎式），剑向半肩横（负剑式）；擒纵如猿捷（猿蹲式），威严似虎狞（虎踞式）；更同飞燕急（飞燕式），立马告功成（立马式）。"③

更重要的是，原来八式只有静态的图，而娄杰为八式增加了过渡动作，称为出手入手十式，分别以天干命名。其练习顺序依次为甲字式、乙字式、丙字式、丁字式、戊字式、擎天正式、己字式、庚字式、关弓正式、辛字式、举鼎正式、壬字式、负剑正式、猿蹲正式、癸字式、虎踞正式、飞燕正式、立马正式，共十八式。每式都有具体的动作讲解。

娄杰认为两种八段锦如有机结合，锻炼效果最好。他说：

"坐功重在养心，立功重在练形。坐功以杜绝妄念为要，习之无所苦而颇不易致，立功以高下如法为要，四肢不免酸痛，然两三月后，便可纯熟，此坐立功之大校也。"

"坐立两功，一动一静，足可相辅，故为合刻。学者或专习，或并习，各听其便。然必立定课程，每日几次，以不间断为妙。"④

（七）敬慎山房《导引图》

敬慎山房《导引图》现存一种彩绘本，共载有 24 种治病养生导引功法，原图无名，有的藏本上面有后人加的"导引图"三字，1997 年北京科学技术出版社重新出版时取名为《养生气功导引图》。又因图上有"敬慎山房"印章，故有时又称为"敬慎山房导引图"。原本并无成书或刻印时间的记载，因藏本上有"清光绪初年彩绘本"字样，各种书目多载此书成书于光绪元年，但张志斌等认为可能是后人所加⑤。

全本共 24 图，每功一图，其中坐式 9 幅，立式 6 幅，卧式 6 幅，蹲式 2 幅，跪式 1 幅。每幅图上均有文字，说明该功法的具体治疗作用。其中数种文字中提及有综合养生功效的姿势如下：

"或问血气如何？曰：宜于睡卧时仰体，一按手三焦火，一手泥丸宫，依此而运，则精神气血充溢，诸病自退。"

"欲融会正气如何？曰：宜闭息瞑目正坐，以两手抱双膝，左右尽力而默运其气从小便而出，乃能脱体，自得仙道耳。"

① 水木校点. 清代孤本——八段锦坐立功图诀［J］. 武魂，1987（5）：34-37.
② 水木校点. 清代孤本——八段锦坐立功图诀［J］. 武魂，1987（5）：34-37.
③ 水木校点. 清代孤本——八段锦坐立功图诀［J］. 武魂，1987（5）：34-37.
④ 水木校点. 清代孤本——八段锦坐立功图诀［J］. 武魂，1987（5）：34-37.
⑤ 张志斌，程英. 敬慎山房《导引图》考辨［J］. 中医文献杂志，2010（5）：1-3.

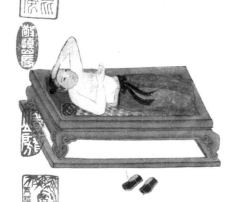

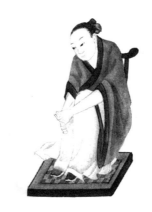

图 6-14　敬慎山房《导引图》之"或问血气"

图 6-15　敬慎山房《导引图》之"欲融会正气"

"欲养元真如何？曰：宜仰卧，挽右手攀左足，伸左手按右肾，法而运则其丹自足，反老还童也。"

"欲养正气如何？曰：宜穿膝坐，叠手按胫，忘言忘怒忘乐，闭息默运，叩齿，气足而止，则心自正，诸欲可戒。"

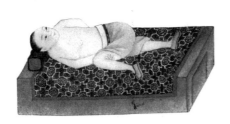

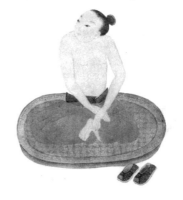

图 6-16　敬慎山房《导引图》之"欲养元真"

图 6-17　敬慎山房《导引图》之"欲养正气"

"诸欲既难戒性，敢问养心如何？曰：屏气虎视，以一手托肾，绝非礼之思，默运片时，能清心寡欲而得仙道者也。"

"若问身之衰弱如何？曰：宜仰卧，以两手抱双膝，左右尽力，依法而卧，则气充荣而病"

却延年，气自壮矣。"

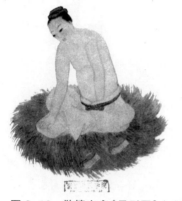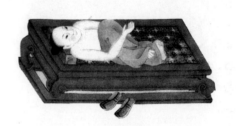

诸欲既难戒性，敢问养心如何，曰屏气宛视以，一手托肾宛非，礼之思默运片，时能清心寡慾，而得仙道者也

若问身之衰弱，如何曰宜仰卧，以两手抱双膝，左右尽力依法，而卧则气充荣，而病却延年气，自壮矣

图6-18　敬慎山房《导引图》之"诸欲"　　　　图6-19　敬慎山房《导引图》之"若问"

"欲炼元神如何？曰：宜屏气瞑目，穿膝坐，伸两手上擎，左右举力六七度，叩齿咽液，自无虚弱之患。"

"欲炼元精如何？曰：宜两手踞，屈压一股，直伸一股，左右手尽力运片时，然后扣（叩）齿咽液，则血气刚强，元精真固矣。"

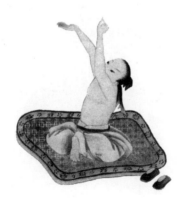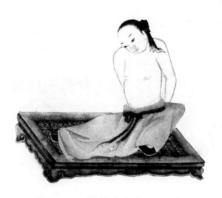

欲炼元神如何，曰宜屏气瞑目，穿膝坐伸两手，上擎左右举力，六七度叩齿咽，液自无虚弱之，患

欲炼元精如何，曰宜两手踞屈，压一股直伸一，股左右手尽力，运片时然后扣，齿咽液则血气，刚强元精真固，矣

图6-20　敬慎山房《导引图》之"欲炼元神"　　　　图6-21　敬慎山房《导引图》之"欲炼元精"

（八）天休子《修昆仑证验》

《修昆仑证验》，作者天休子，真实姓名不详。现存清道光丁未年（1847 年）刊本。

该书为自我按摩法专书。书前天休子作序说：

"《易》曰：惩忿窒欲，又曰：慎言语、节饮食。此修于未病前也。若病临于身，只以医药为修矣，《灵枢》《素问》，历历可考。然亦有治病去其八九之论也，推及其至浅则可治，深则不治。病至于不治，则束手待尽者有之，欲罢不能者亦有之，岂非人生恨事乎？设有良医既能治病，且能去病之根，使受病者目见为快，即死已无憾矣。况翻然可不死乎？况从此可长生乎？何幸如之！何乐如之！不死若何？去其病也；长生若何？去病根也；去根若何？去其积也；去积若何？有一言而可以终身行之者，曰'揉'。"①

所谓"揉"，即推拿按摩之意。该书为推拿治疗提出一种理论解说，认为该法是针对"积"而施行的。书中有"揉积论"说：

"夫微之显者，积也。人身皮里膜内，必有津液滋润其间，乃气血之所生也。及气血因感伤而停滞，则津液变涎沫以凝结，气血可以复通，凝结不能再解，潜孳暗长，无减有增，此积之所由成也。若铜铁遇潮湿生锈，非括磨不能去，正如积之非揉不消，同一理也。人生幼稚无积，积生则绝。少年气血旺，积不能生，壮年气血更旺，嗜欲开，难免积，随长随消。中年并生并育，气血旺则伏，否则为患。中年以后积渐大，占地阔。同是气血也，积有余而人反不足，宾夺主食矣。皮紧、面鼓、项粗。腮缩、耳反、唇掀、结喉、露齿，此形之不足于外者也。再当要害之地，手足则麻木、瘫痪；颈项则瘰疬、噎嗝；口舌则瘖哑、歪斜；耳目则聋聩、糊涂，此急不待时者也。倘不甚重，尚可苟延，逮至晚年，头尖、项壅、背驼、肩耸、腿胯直强、手足痿痹，四肢塞满，空隙毫无，生意隔绝，而人积偕亡矣。此无他法，惟揉以去之，倘得消多长少，或者一条生路也。

"……凡百病症，皆以气血为主，通则无积，不通则积，新则积小，久则积大。不论大小内外病症，果能揉之，使经络气血通畅，则病无不愈者。……揉之为法，有益无损，且可窒病之源，拔病之根，思患预防之道，无过是者。岂反不及临渴掘井之医药耶？且也，病遇良医，实是罕逢，而远乡僻野，更无所谓医药矣。况疳劳鼓嗝（膈），医效难期；肓上膏下，药力不到。更有无力延医市药者，尤堪怜悯也。俗语云有病靠天，此无法如何之词也。然则何如？尽自己之心，竭自己之力，用日月之功，保百年之命，上可对天地，中可对父母，下可对自身。今有揉、晒二法，既不借人之力，又不费己之财。矢以诚，行以勤，用以和，守以恒，凡百病症，概可立愈。健旺精神，延年益寿，此即所谓可以赞天地之化育也，请自身始。"②

正文中的"修昆仑证验"，介绍面部、身体、结喉等各部分的按摩次序、手法和注意事项。如关于筋骨，说：

"人身统此夹皮袋耳，中之硬者为骨，实处是血，虚处是气，其余筋肉皆应绵软方是无病。一经淤积，骨则粗而大，肉则壅而滞，筋则拳而曲，皮则绷而紧，能无病乎？凡有滞积，无不宜揉，随宜而施，何能执一？神而明之，存乎其人。如六阳上头、夹车诸处宜揉，六阴过茎、海底诸处亦应揉也。思之思之，鬼神通之，信夫！"③

论施术者的注意事项时说：

"揉要对，不可偏。揉久手酸，则直伸两臂用力掼两手腕，酸软可立止，此神仙拳自然之法。神仙拳：掐诀直臂，闭目念咒，其手自掼，少时诀散而拳作矣，确有仙气。"④

① 马齐，祝登元，天休子，等. 陆地仙经［M］. 北京：中医古籍出版社，1988：86.
② 马齐，祝登元，天休子，等. 陆地仙经［M］. 北京：中医古籍出版社，1988：86-87.
③ 马齐，祝登元，天休子，等. 陆地仙经［M］. 北京：中医古籍出版社，1988：90.
④ 马齐，祝登元，天休子，等. 陆地仙经［M］. 北京：中医古籍出版社，1988：91.

作者称：

"予之揉也，实无所师承，苦自病而试得者也。……兹则一言以蔽之曰揉。夹车以清头上六阳之积，下部六阴之积由足上，继之曰揉海底，疏通腿胯，为善后之计，终仍归总于夹车。易而且简，易知易从者也。"①

后面详细记载其个人运用的经历体会，称"年余竭力，旧疴悉除，耳目重明，手足便利，阳痿复起，秃发再生，实不自觉为七十也"②，效果极为显著。他的体会是：

"凡人物秉受生气者，皆不能无病。物不能自治，人则可以自治，天之生成于人独浓矣。得此揉法，非但可以自治已病，并可以治病之未生，岂非《素问》所云至人治未病不治已病之谓耶？"③

除揉之外，书后又附一篇"晒说"，提倡日光浴：

"后以腰腿酸痛，有人传以晒法者，伏天赤身于烈日中晒之，汗如水流，风来凉爽，不觉其热也。惟初晒必脱皮，厚薄则随其病，甚至起水泡，其愈极快，无过二日者，真化工也。自是每伏必晒，诸积病悉不为患，而潮湿拘牵则截然而止，不乞灵于草木者，几二十年矣，今则无分冬夏，晴日必晒，间有微汗，无病故也。晒之功力，可云大矣，壮先天之元阳，滋后天之真阴，神光洞彻，表里不遗，阴翳潜消，营卫无间，即使周身大积，能令伏不为患，非气血充足能若是乎？当积伏也，血足以养之；及积出也，气足以运之，去邪扶正，更云神乎？"④

一揉一晒，便是作者大力提倡的养生法则。天休子认为这比服药保健更为有益。他说：

"予尝慨治生者之惑矣。既欲其病，又不准其病，是惑也。饮食男女，大欲存焉，不节不时，淫以生疾，非欲其病乎？死亡病苦，大恶存焉，凉热攻补，急以任医，非不准其病乎？即使药到病除，而气血已亏，何如预为调摄之是耶？不知服药仍靠本人气旺行之，否亦不易见功。甚有受药病而再以药治药者，人不受累乎？补药尤不足凭，至补者无如五谷六畜，设使不吃而专服补药，能长生精神乎？夫人知其不可也。……然则欲治死病者，当舍药物而求于揉、晒矣。附此以劝戒者，吾将以为类者缘也。暴病不吃，觉饿即愈，新病揉之晒之即愈，旧病久揉久晒亦愈，如此而已。"⑤

（九）竹居主人《卫生二要》

竹居主人，真实姓名不详，约为清末时人。《卫生二要》记载了他奉行的养生功法。书前有序：

"余平生多病，或眥其体重，少行动，气血不通流。于是师陶桓公运甓之意，昕夕习劳，凡八段锦、易筋经、十二段锦以及泰西体操各法，无不仿而行之。每行汗出如浆，气苦不平。行之年余，体虽云快，不胜其劳。嗣乃择其简而易行且不劳力者行之，得转轳、蹑足二法，早起食后，随意行之，体不劳而气甚和，有行功之益，无行功之苦。以此二法为可常行，故为之说，告世之讲卫生之术者。若精于内功者，则又以此为嚆矢、为椎轮矣。"⑥

第一种"双转轳轳"法，其实见于十二段锦。不过该书记载较详，并有竹居主人的体会：

"其法或坐（坐则盘膝，单盘双盘均可）或立（立则并足），皆须平直其身，竖起脊梁，胸挺背直，目平视前，头容端正，闭口舌，柱上腭，先平其心，次和其气。下气于丹田，然后握拳弯曲两肘，先以左手连肩圆转三十六次，毕，收左手，略平其气，右手亦如之。坐则如鼓橐籥，

① 马齐，祝登元，天休子，等. 陆地仙经［M］. 北京：中医古籍出版社，1988：92.
② 马齐，祝登元，天休子，等. 陆地仙经［M］. 北京：中医古籍出版社，1988：101.
③ 马齐，祝登元，天休子，等. 陆地仙经［M］. 北京：中医古籍出版社，1988：100.
④ 马齐，祝登元，天休子，等. 陆地仙经［M］. 北京：中医古籍出版社，1988：102-103.
⑤ 马齐，祝登元，天休子，等. 陆地仙经［M］. 北京：中医古籍出版社，1988：100-101.
⑥ 竹居主人. 卫生二要［M］. 冶山竹居刻本. 出版地不详，1901：序.

立则如戽水车。此左右转辘轳法，能开胸膈、宽肺胃，且摇动膏肓穴，肺中气管流通，痰涎活动，风寒荡涤。行之久久，自然饮食增加，精神健旺（西人于不能出外之人，壁间设巨轮，每日以手转之百数，设机表以纪其数）。"[1]

第二种"蹋足引气"法，该书记载说：

"天气常下施于地，是故道者亦引气于足。天之气常动而不滞，是故道者亦不宛气。古今动气引气之不地，其数不可偻指计，皆求其上下流通，动而不滞。然初行甚劳，高年及居官治事之人，或非所乐易。欲求一至简至易之法，其惟蹋足乎！不劳而易行，行甚有效。

"其法：以左手提按几案，蹋左足，高提重落（提时缩足后跟至臀，蹋时足掌落地有声），落后略停，再提再蹋二十一遍而止。易右手按几案蹋右足，式与数亦如之。行功时，宜舌柱上腭，闭口不放气出，下气于丹田（闭口后平真其身，立定，以意送气至丹田，待平，然后行功）。如行数次，气急欲出，则停功，开口微微，任气自出，勿喘勿粗，气微出又闭口，复行功。或提起蹋下，略停再提（如初蹋气不平，或随意轻轻蹋之，一半月后再略重）。缓缓行之，气亦不至急，至半月后气自然平矣。"[2]

竹居主人介绍他因病足软无力，按此法每日早晚两次，月余即身轻体健。他特地分析此法"其益有三"说：

"能引百会之气至于涌泉，督脉震动，引伸筋络流通，精和血旺，风寒不入，益一；养生家云睡不厌缩，觉不厌伸，舒伸掣踊，肢体运动，荣卫周流，脾气不滞，饮食易消易行，益二；五脏之火，皆炎于上，故膏粱之体，中年后大率上盛下虚，腰足提顿，气行火下。下之虚者可转为实，益三。"[3]

根据他的经验，练习次数为：

"此功早起行一次，中餐晚餐各行一次，或坐久肢倦，起立时行一次。逐日多行数次尤妙。"[4]

养生理应因人而异。八段锦、易筋经等虽非剧烈运动，但体弱之人也可能难以完成。竹居主人以实践经验介绍这两种方法，颇有益处。他甚至指出，如果体弱者连散步都不能耐受，则更应行此法。他指出：

"食后行步之法虽妙，若以行步为劳，或行步而气喘，体疲转觉无益（凡行功气喘者皆无益），不若蹋足之法，可以不劳而行，其通上下之气尤妙于行步。蹋之久久，行步有力，转觉身轻体健，所谓事半功倍也。"[5]

（十）林润涵《健身寿世》

《健身寿世》，林润涵著。作者多年习武，民国时曾任河北国术馆委员及国术裁判员，又曾设立文人体育健康会。其在该书前有介绍说：

"研著此书，缘起鉴各大医院病夫满床，考查皆是文人妇女缺乏体育。故将数十载研究活动坐功强身秘诀法编著成书，视书自习，易练健康。自贡献社会以来，风行海内。力图普及，又创设文人体育健康会，有志健康强种少病者速来参加本会……"[6]

关于《健身寿世》一书内容，书前有林润涵自序说：

"人之健康、柔弱、快乐、痛苦、寿夭、生死与疾病之有无，皆视乎元气之存亡与盈亏。所谓元气者，乃五脏之真精。五脏之各精，即元气之分体也。元气之存亡，又视乎丹田之盈亏，

① 竹居主人. 卫生二要 [M]. 冶山竹居刻本. 出版地不详, 1901：1.
② 竹居主人. 卫生二要 [M]. 冶山竹居刻本. 出版地不详, 1901：2.
③ 竹居主人. 卫生二要 [M]. 冶山竹居刻本. 出版地不详, 1901：2-3.
④ 竹居主人. 卫生二要 [M]. 冶山竹居刻本. 出版地不详, 1901：3.
⑤ 竹居主人. 卫生二要 [M]. 冶山竹居刻本. 出版地不详, 1901：3.
⑥ 林润涵. 健身寿世 [M]. 北平：国民健康快乐指南社, 1943：自序.

丹田盈则元气充，丹田亏则元气衰。……欲求强家富国，当先锻炼身体。余苦经百折，至今内坚体强，原因自幼习练国术。最悦研究，到处访友及世传古书，曾受师傅秘点，迭得八六同志教授，又得内功奥妙之真谛，复经研究坐功三十余载。近来竞争时代，以体健为上，直追穷理，力图检劣增益，实地考验，百试百中。仍取前人所定，又从新增益集至十八段练法，依势摄影，详细说明，附以歌诀，俾将所得，一统贡献国民。"①

该书初版于1933年，后于1938年、1941年和1943年多次再版。其功法称为"十八罗汉形势活动坐功法"，具体要求是：

"以神定为主，行功时端坐，解带盘腿，合口闭目，舌抵上腭，冥心握固，神思屏去纷扰，静心气行，澄心调息，神气凝定。然后依法视图自练，必得神贯意注。若心君妄动，神散意驰，便为徒劳其形，而弗获实效。"②

其各式坐功主要是呼吸与意念配合，每式均说明功效。例如云：

"第一坐功式：两手握固华盖穴法。

"合口闭目，默念做功歌一次，续叩齿三十六，吐纳津液生，至满口分为三咽，自觉归丹田，连行三次。换第二式。

"功效：息思虑，助文思，多计不忘，补脑力炼津液，久灌溉五脏润丹田，滋养周身，调顺气畅。"③

"第六坐功式：两手托天理三焦法。

"合口闭目，舌抵上腭，两手反掌向天托，气往下压，式如举鼎，叩齿炼津液咽下，连行三次，行一二次亦可，缓回原拴手式，稍息闭气，换第七式再徐徐放气。

"功效：能健脾养胃，功行三旬，必潮气五脏充足，内部益壮，饮食倍增。无病之人，锻炼此功，健身更速。"④

其"坐功歌"全文为：

"两手握华盖穴，两手相搓如怀中抱月，两手双搭阴阳手，两手托天理三焦，左肝右肺如射雕，单手单举调脾胃，五痨七伤望后瞧，咬牙瞪目精神长，马上三颠阴气消。摇头摆尾去心病，两手双搓补肾腰。摇山靠海玉手搬增，搓脚心毕，缓起游三湾。"⑤

可见其功法是将普通的静坐与动功八段锦相结合改编而成，但对动作与功效的说明均很详细是其特点。作者强调"日行三课为常，如遇有事早晚两课，事多不得已日作一课，必不可少"，并指出本法适应性广，"军、政、长、官、学、商、农、工各界人士，文人妇女家庭，旅行消遣，随时可练。无病者锻炼身体，巩固健康更速"⑥。

为强调功用，书中还附有"室内体育百日功效标准"。包括用前后照片对比，"比较面目精彩"、体重是否增加、两手能否探足尖等。

第五节　传统健身功法的改良

随着体育纳入国民教育体系，体育健身成为近代社会的新风尚。在此影响下，人们也开始用新的理念认识中国传统健身功法的效用，并且做了不少改良的尝试。

---

① 林润涵. 健身寿世［M］. 北平：国民健康快乐指南社，1943：自序.
② 林润涵. 健身寿世［M］. 北平：国民健康快乐指南社，1943：1.
③ 林润涵. 健身寿世［M］. 北平：国民健康快乐指南社，1943：1.
④ 林润涵. 健身寿世［M］. 北平：国民健康快乐指南社，1943：6.
⑤ 林润涵. 健身寿世［M］. 北平：国民健康快乐指南社，1943：19.
⑥ 林润涵. 健身寿世［M］. 北平：国民健康快乐指南社，1943：22.

一、武术与健身

中国武术发展渊源久远。武术对健身的作用，如戚继光说："凡人之血气，用则坚，怠惰则脆。劳其筋骨，饿其体肤，君相亦然，况于兵乎？但不宜过于太苦，是谓练兵之力。"[①]明代王宗岳的《十三势歌》论太极拳说："详推用意终何在？益寿延年不老春。"[②]但是古代封建社会为了维护社会稳定，严格限制民间习武。清代规定武术教师传授技艺须有豪绅巨贾作保，严令不许民间私立大刀会、红拳会诸名目，并不许设场学习拳勇，以免聚众滋事。结果武术反而以民间秘密组织的形式发展，包括近代兴盛一时的义和团。

近代随着冷兵器与火枪火炮的过渡，以及新式军队训练模式的建立，传统武术逐渐不再成为军队的训练科目。但是在"尚武"精神的影响下，武术的健身意义受到重视。不少社会人士认为武术健身的作用并不逊于西式体操和体育，促使武术逐渐向健身体育发展。

清末，回族武术家马良将武术引入军队训练，在陆军第九协协统中组建了"武术队"，编订了一套《中华新武术》教材，共分 4 科，即《摔角科》《拳脚科》《棍术科》《剑术科》。1915 年，中华新武术作为体操教材在警察系统和部分学校中施行。1915 年，全国教育联合会召开，出台了有关军国民教育的施行方案，明确规定"各学校应添授中国旧有武技"，令"各学校教科书，宜揭举古今尚武之人物……各学校应表彰历代武士之遗像，随时讲述其功绩"[③]。马良于 1917 年正式编订《中华新武术》系列教材，其中的《摔角科》《拳脚科》送教育部审定，被接纳为学校体育课程的参考教材。马良在"发起总论"中希望社会广泛推广，"庶我同胞，但藉此种教育强身体、长人权，小则生命财产之关系，倚之而保；大则强国强种之效果，赖之而收"[④]。1919 年，教育部召集召开中学校长会议，议决通过《请全国中学一律添习武术案》。

但《中华新武术》系列教材的审定推行，却引起了一场"土洋体育之争"。1918年 11 月 15 日，鲁迅在《新青年》上发表了《随感录第三十七》，文中说：

"近来很有许多人，在那里竭力提倡打拳。……现在那班教育家，把'九天玄女传与轩辕黄帝，轩辕黄帝传与尼姑'的老方法，改称'新武术'，又是'中国式体操'，叫青年去练习。听说其中好处甚多，重要的举出两种来，是：一，用在体育上。据说中国人学了外国体操，不见效验；所以须改习本国式体操（即打拳）才行。依我想来：两手拿着外国铜锤或木棍，把手脚左伸右伸的，大约于筋肉发达上，也该有点'效验'。无如竟不见效验！那自然只好改途去练'武松脱铐'那些把戏了。这或者因为中国人生理上与外国人不同的缘故。二，用在军事上。中国人会打拳，外国人不会打拳。有一天见面对打，中国人得胜，是不消说的了。即使不把外国人'板油扯下'，只消一阵'乌龙扫地'，也便一齐扫倒，从此不能爬起。无如现在打仗，总用枪炮。枪炮这件东西，中国虽然'古时也已有过'，可是此刻没有了。藤牌操法，又不练习，怎能御得枪炮？我想（他们不曾说明，这是我的'管窥蠡测'），打拳打下去，总可达到'枪炮打不进'的程度（即内功？）。这件事从前已经试过一次，在一千九百年。可惜那一回真是名誉的完全失败了。且看这一回如何。"[⑤]

1918 年 11 月，陈独秀在《新青年》上撰文说："济南镇守使马良所提倡的中华新武术，现在居然风行全国。我看他所印教科书（曾经教育部审定）中的图像，简直和义和拳一模一样……"[⑥]新文化运动两位主将主要从反传统的角度来抨击《中华新武术》。如陈独秀承认中国的"医药、

① 戚继光. 纪效新书［M］. 北京：中华书局，1996：57.
② 张耀忠，张林. 太极拳古典经论集注［M］. 北京：北京体育大学出版社，2014：62.
③ 国家体委体育文史工作委员会. 中国近代体育议决案选编［M］. 北京：人民体育出版社，1991：5-6.
④ 马良. 中华新武术·拳脚科：初级教科·上编上课［M］. 上海：商务印书馆. 1917：6.
⑤ 鲁迅. 热风［M］. 南京：译林出版社，2013：19-20.
⑥ 陈独秀. 陈独秀文集：第 1 卷［M］. 北京：人民出版社，2013：340.

拳技亦自有独立之价值"，但"医家、拳术家自身不承认之，必欲攀附道术，如何养神，如何练气，方'与天地鬼神合德'，方称'艺而近于道'"[1]，因此给予批评。可见他们并非是否定武术的健身作用。

武术的健身作用，为近代武术界所重视。最有代表者，如1927年中央国术馆（原名国术研究馆）建立时，馆长张之江发言所指：

"历来我国积弱的缺点，就误在重文轻武这四个字上，把堂堂的国民，几变成了病汉。……我国在国际地位的低降，'东亚病夫'是其一大原因。国家之所以衰弱，完全因为我们把与国同生死的武化忽略了。"[2]

为了说明武术的价值，近代武术界多结合近现代生理学等角度来论述健身原理。

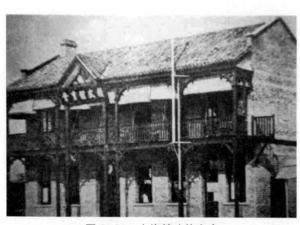

图6-22　上海精武体育会

1910年霍元甲等人发起的中国精武体操会在上海成立，1916年改名为上海精武体育会，"一则寓拳术于体育，一则移搏击术于养生"（陈公哲《精武本纪》）[3]。精武体操会编创各种武术体操，称为"国操"，强调其健身功能。如其中之一的谭腿，时人指出：

"从学理上研究，则运动所以发强肌肉，循环血液，此则其谁不知。顾欧式运动，无论其伦于何种，多嫌有局部之偏（如网球偏于运动右手，足球偏于运动足部之类），或涉于一时之危险（如鱼球）。而谭腿则循序渐进，缓急一本于度，童稚乃至老人，无不可习之。盖百利而无一害也。"[4]

在近代科学化思潮的影响下，也有人提倡"国术科学化"，认为研究武术"须按生理学之义理，而不背卫生之要旨"等，故"依据生理学、心理学、教育学等之原理……定名科学化的国术"[5]。从生理心理健康角度，有人列举了武术锻炼的各种好处：

"（一）腰部运动。无论何种拳术，很注意腰部，如上体向左右屈曲，很能发育腰部诸筋，腰腹相连，所以很有益于消化、循环、呼吸、排泄诸事。

"（二）下肢站功。练拳术时，左右脚踏地，往往使脚力十分伸满，力到脚尖，可使上体停滞的血液，下行至血管末梢，极为有益于身体。凡素患头晕头痛者，因此备愈。

"（三）腹筋收缩。在肚腹越胖的人，血液郁积中焦，易患脑贫血。练拳术能使腹筋收缩，把无用的脂肪，慢慢消耗，自保延年益寿。

"（四）增加抵抗力。

"（五）防卫疾病。练习国术，总在空矿（旷）之地，空气比较清新，可以多吸酸素，肺脏很受益处。所以从幼小练习国术的人，很少有患肺癣的报告。深呼吸，即西人所称伯古门氏强肺术，有许多初期结核病人，因此见效。练拳术时，当然要运气，不知不觉地施行深呼吸，同时可防止肺病的。

"（六）促进新陈代谢。人身皮肤上，每一英寸，有一千个气孔，仗着这些气孔，排泄汗液；吾人每练习拳术一次，便要出汗，即把体内的陈腐废物，统统从皮肤上的许多气孔痛快淋满地排泄出来，所以觉着（得）非常爽快。

① 陈独秀. 陈独秀文集：第1卷［M］. 北京：人民出版社，2013：310-311.
② 中央国术馆. 张之江先生国术言论集［M］. 南京：中央国术馆. 1931：8-9.
③ 陈公哲. 精武会50年［M］. 沈阳：春风文艺出版社，2001：19-20.
④ 苏守洁. 与吴体育视学论谭腿［M］//释永信. 民国国术期刊文献集成：第3卷. 北京：中国书店，2008：202.
⑤ 吴志青. 科学化的国术［M］. 上海：大东书局，1931：凡例.

"（七）精神尤加快乐。西哲说：'健全的精神，寓于健全的身体。'所以习国术的人，精神饱满，做起事来，不畏难，不贪懒，很觉快乐的。"[①]

二、太极拳的流行

内家拳种中，太极拳在技击方面既有特色，在强身健体方面又较其他拳种有一定优势。近代是太极拳大规模普及流行的时期，杨氏太极拳的杨露禅于道光二十五年（1845 年）入京教拳，是太极拳向都市传播之始。其后有吴鉴泉、孙禄堂、陈发科、杨澄甫等太极宗师大力弘扬，使太极拳得到广泛普及。同时，阐述太极拳健身原理的著作也相继出现。

（一）对太极拳健身作用的认识

《自修适用吴鉴泉氏的太极拳》一书指出太极拳有虚、静、自然和柔四个特色，因此练习太极拳的成效有多方面：

"1. 恢复健康。疾病的发生，有属于精神方面的，有属于体质方面的。而太极的主旨，即从身心两方同时补助，因其动作缓慢，具有舒展筋骨调和气血的功能，所以凡神经衰弱、贫血、消化不良，以及脏腑、骨骼、络筋等症，都可从事练习。虽属不治之症，亦可获得甚大的效果……

"2. 变化体质。因为虚的习惯，使人心地平和，可以化除骄矜的气习；因为静的习惯，使人神志清明，增长应付事物的能力；因为自然的习惯，合于生理程序，使人筋肉坚实，态度从容；因为柔的习惯，使人性情和霭，气魄沉雄。

"3. 增长兴趣。太极拳术，处处含有科学的原理，而且虚实变化，其道无穷，练架的时候，周身感觉舒适；推手的时候，周身感觉活泼。所以练习稍久，非但不觉着疲倦，而且精神愈增……"[②]

徐致一的《太极拳浅说》（太极拳研究社，1927 年）以生理、心理、力学等原理诠释太极拳，书中指出："太极拳有治病特效，凡体弱多病而所患并非不治之症者，皆可练习。"[③] 书中有对有关姿势的分析，如：

"故太极拳之涵胸拔背，亦不可误为固定之姿势，必须随势变动，乃能直接使肋间肌与横膈板增加运动力，间接使内脏不随意增加运动力。俾呼吸、循环、消化、排泄等生理作用因此而呈良好之现象……"[④]

黄寿宸论"太极拳之健身的理论"指出：

"运动可以健身，但不是所有的运动都可以健身。有的运动只是劳身，有的运动也会伤身……所以要适当的运动，才可以健身。"[⑤]

"所以理想的运动应该是全身平衡的运动，它使身体各部分都有适宜的发展，不致废置而不用，也不致使用而过度，前且趣味十分浓厚，非但人人可得而学之，并且人人乐乎学习。太极拳便是理想运动的一种。"[⑥]

"练太极拳时要'虚灵顶劲'，头容正直；'含胸拔背'，胸廓就自然的状态内涵，背脊就自然的状态拔起；'立身中正，支撑八面'，身体就自然的姿势中正而平衡，不偏不倚，可以保持人体骨骼之自然的支架；'沉肩垂肘'，使骨骼的关节就自然的状态略带弯曲。动作时要轻灵圆活，柔软舒展，绵绵不断，对骨骼的生长及关节的转动，一任自然，没有丝毫外力的

① 杨郁生. 国术在医学上的价值［M］//释永信. 民国国术期刊文献集成：第 10 卷. 北京：中国书店，2008：21-23.
② 陈振民，马岳梁. 自修适用吴鉴泉氏的太极拳［M］. 上海：康寿杂志社，1935：7-8.
③ 徐致一. 太极拳浅说［M］. 太原：山西科学技术出版社，2008：34.
④ 徐致一. 太极拳浅说［M］. 太原：山西科学技术出版社，2008：46.
⑤ 黄寿宸. 太极拳术的理论与实际［M］. 上海：永嘉出版社，1948：14.
⑥ 黄寿宸. 太极拳术的理论与实际［M］. 上海：永嘉出版社，1948：19.

压制。它使全身骨骼及关节得到平等的操练……"①

黄寿宸还认为太极拳锻炼肌肉的方法，可以避免过度的肌肉紧张；太极拳有助于呼吸器官的锻炼，"甚至有人说全套太极拳架子是呼吸的辅助运动"②；对循环器官、消化器官、泌尿生殖系统、神经系统都有帮助。因此说：

"太极拳之所以是理想的运动，因为它是全身平衡的运动。它操练体力，也操练脑力。练拳的时候，意识所到之处，行动随之。有许多动作虽不能做到完满，但要凭想象力来加以想象。这都是用脑的工作，得使脑神经有合理的操练。又太极拳的动作，灵活柔和，要练到感觉灵敏，所谓'一羽不能加，蝇虫不能落'。一羽之加及蝇虫之落，立即有所感觉而反应。与人推手时，要练到能够'懂劲'及'听劲'，对人家之力的'来踪去脉'都能知觉，然后才可制人。凡用脑的工作者，可以练太极拳而得到体力的平衡，脑力更能增强。体力劳动者，可以练太极拳而得到全身平衡的健康。"③

（二）以太极拳为基础的体操

太极拳毕竟是一种系统的拳种，按正规要求习练有一定的难度。为了发挥太极的优点，出现了对太极拳的大众化普及性改编，例如太极操。其创始者是褚民谊。

褚民谊原名明遗，浙江吴兴人，父亲褚吉田是当地知名的中医。他本人留学欧洲，获法国斯特拉斯堡大学医学博士，北伐期间曾担任总司令部军医长。他多年练习太极拳，学自吴派太极名家吴鉴泉，认为太极拳"能身心兼修，学养并顾，而使老弱咸能练习，绝无流弊"，提出"提倡国术应自提倡太极拳始"。但因太极拳较为繁复，普通人不易掌握，褚民谊在一次到欧洲参加比利时百周纪念博览会后，参考欧美的体操模式，在乘船归国途中编出了一套太极操，共分六段：练肘腕、手腕肱肘同时练、练臂肩、练腿脚、练胸背腰脊和练全身。虽然形式上借鉴体操，但仍应注重太极拳的特点，讲究圆、慢、匀、平四要，注意"气沉丹田"和含胸、松腰拔背等特点。动作简单规范，分4个慢拍呼唱，每一节都是4个正圈、4个逆圈，先做4个正圈，再做4个逆圈。褚民谊的改造意在既保存太极拳圆劲和注重呼吸等有利健康的优点，又简单易学。他说：

"太极操者，脱胎于太极拳，固无待言，惟其法简而易行，不若太极拳之繁复难学。且按照浅显之说明与图画，便可自动练习，而各种动作，可以意会。学后不易忘怀。前后计分六段，亦可名之曰六段锦。以言效用，则强健身心，与太极拳殊途同归，并无二致。名之曰太极操者，以其动作简而易学也。唯体操是走直线，此则运用环形，故其功效迥乎不同。盖此法采太极拳之精义，用解剖生理学分析之，弃繁而就简耳。"④

褚民谊大力推广"太极操"，出版了许多书刊和挂图，使这一健身功法盛行一时。1933年的全国运动会上还进行了一次大型太极操团体表演。

褚民谊又针对太极推手非两人不能练的问题，发明了太极推手球与太极推手棍，太极球是把一个人球吊起来，使习者推球之时体会

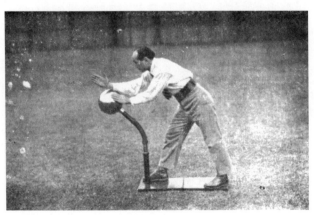

图6-23　褚民谊创制的太极推手球

① 黄寿宸. 太极拳术的理论与实际［M］. 上海：永嘉出版社，1948：24.
② 黄寿宸. 太极拳术的理论与实际［M］. 上海：永嘉出版社，1948：35.
③ 黄寿宸. 太极拳术的理论与实际［M］. 上海：永嘉出版社，1948：54.
④ 褚民谊. 太极操［M］. 上海：大东书局，1931：2-3.

用劲之法。太极棍是用几根棍子搭成四方架子，以便于体会四隅八面习拳之道。

褚民谊对太极拳的"革新"，其实也是"科学化"的体现，他在《国术与体育》一文中说：

"要知道中国有种柔软拳术，乃国术中之上乘。因为这种拳术，无论何人，甚至老弱病夫，皆能练习。这种拳术，能使身体平均发达。现在我们把它科学化了，用科学的方法去研究一下。怎样用科学方法去研究呢？就是要注重力学与心理学，讲究生理与卫生，定出规律和方法，加以理论与说明，使学者先能了解所学的功用和目的，然后按步练习，使得身体平均发达，以稳定自己的重心，能用力，能发劲，能养气。那么这种国术，就是科学化而合于体育的国术了。"[①]

这种在太极拳基础上新编的中国特色健身体操，在近代也颇有影响。

三、八段锦与易筋经的改良

（一）王怀琪与传统功法的改良

王怀琪（1892—1963 年），字思梅，江苏吴县（今苏州）人。近代著名体育教育家。他幼时体弱多病，1909 年进中国体操学校。毕业后历任上海商团公立尚武小学、中国体操学校、爱国女中、湖州旅沪公学、甲种商校、澄衷中学等校的体育教师或体育部主任。

在传播现代体育的过程中，王怀琪对传统功法也十分重视，他对五禽戏、八段锦、易筋经等多种导引锻炼方法，以近代体育观点加以整理，与体操相糅合，编成了多套新式的健身操。

1. 八段锦

王怀琪对八段锦的整理影响最大。早在 1916 年他在中国体操学校期间就编写了《订正八段锦》，融合体操动作将旧八段锦加以注解，从第一段至第八段均有术语、口令及练习方法等，先是刊于商务印书馆的《教育杂志》，后来作单行本由商务印书馆出版，连续多年再版。书前有各式名人题词，如 1923 年的版本上有蒋维乔先生的题词：

"古者练身术有内功、外功。八段锦殆外功之初步也。王君怀琪以体操方法图解而说明之，可谓通今以知古者矣。"[②]

书中首先收录八段锦 8 个动作的古图，然后是作者对 8 个动作的分解说明，配有示意图及真人演习照片。例如"摇头摆尾去心火"一式，说明如下：

"（一）右足向右踏出，屈膝作骑马球式，两手置于两膝盖上，虎口向内，两肘略屈向前，上体及头向右深屈。

"（二）两足仍如前状，头及胸部向后屈。

"（三）上体及头向左深屈。

"（四）上体及头向前深屈。

"如法再行数次，至末数时，上体起立，两臂垂下，右足并上，足尖仍闭。

"要旨：既摇头又摆尾，动作姿势必复杂困难。故八段之中以此段与第八段为最不易之练习。"[③]

虽然分解动作以便学习，但王怀琪并非只重视动作，也重视心神。如"左右开弓似射雕"一节的要旨说：

"此段名左右开弓似射雕，学者练习时，应表现出此种情状，非唯运动四肢与颈部，即心

① 林小美. 民国时期武术运动文选［M］. 杭州：浙江大学出版社，2012：209.

② 王怀琪. 订正八段锦［M］. 上海：商务印书馆，1923：2.

③ 王怀琪. 订正八段锦［M］. 上海：商务印书馆，1923：16–17.

神亦宜练习也。"①

　　从1929年开始，王怀琪另编《八段锦》的"修正本"由中国健学社出版。这一时期其体操化更为明显，每式动作前加上号令，从一二三四至四二三四共四节。每式请人重新绘图，锌版印制。1933年的修正本第四版出版时，又增加了"女子练习八段锦"的八幅照片。这一时期他还尝试对八段锦进行分级，出版了《分级八段锦》（中国健学社，1931年），共分成初级、中级、高级和特级四种。1933年又出版《袖珍八段锦图》，王怀琪在该书作"卷首小语"说：

　　"抱着精益求精，便利学者的热忱，我每每觉得八段锦要普及，须有改善的必要，几年来订正本、分级本及教授挂图的出版，虽蒙各界热烈推奖，但于我终未能自足——如何可使阅者易于明了？如何可以便于携带？如何能臻形式于美丽？如何能使书价减低……这一切几乎成了我终身的志愿与事业。"②

　　于是他进行简编编成该图，每式对开两页，几个动作示意图编排集中在一页，说明文字在一页，一目了然。王怀琪归纳八段锦的5个优点和6个功效说：

　　"八段锦的优点：

　　一、不费时间。

　　二、不需地位。

　　三、简单易行。

　　四、男女老幼咸宜。

　　五、效益宏大。

　　八段锦的功效：

　　一、强壮筋骨。

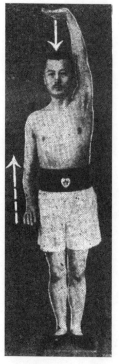

　　二、稳健步武。

　　三、增长气力。

　　四、活泼躯干。

　　五、却除疾病。

　　六、帮助消化。"③

图6-24　王怀琪亲自示范"调理脾胃单举手"

　　1940年，王怀琪先编了《八段锦（增订本）》，又另编《新编八段锦》，由上海国光书店等多次再版。王怀琪在书前有作于1941年的《写在八段锦增订本前》一文，谈及了八段锦创编和流行的情况：

　　"回想到二十多年前的'八段锦'，混在上海邑庙中的冷摊上，没有人去过问它。编者素以改造国粹体育，发展中国固有的体操为本旨……在课后余暇，便向旧书摊上，搜寻吾国固有的健身术图书，得着《易筋经十二势》《易筋经廿四式》《华佗五禽戏》等古本。首先得着的是《八段锦》，书中没有说明，只有木刻图八幅。每图附有术语一句。编者参用新方法改编，躬自尝试，然后教授生徒，一再改编，求高明指教，荷蒙热心诸君赞助提倡，故二十多年来，能'八段锦'者不知凡几，坊间抄袭和翻版'八段锦'的也不胜枚举。即此二点，'八段锦'的风行国内不言可知。

　　"……沪战爆发，健学社所有出版图书纸型、稿件、图像、藏书等等，毁灭一空，损失达十金以上，言之实堪心痛。近承友朋以八段锦复版相功……作经济上的援助，编者盛情难却，特将《八段锦修正本》内容，复加以修订，又增编床上八段锦练习法，图式重行演摄，《新编八段锦》图式百余帧也同时摄成，

① 王怀琪. 订正八段锦［M］. 上海：商务印书馆，1923：7.

② 王怀琪. 袖珍八段锦图［M］. 上海：中国健学社，1933：卷前小语.

③ 王怀琪. 袖珍八段锦图［M］. 上海：中国健学社，1933：封二.

复版付印。"①

书中又有"关于八段锦的几句话"，王怀琪对他的八段锦功法的演变做了进一步说明：

"八段锦有文武之别。武八段锦如本'八段锦'（就是《分级八段锦》中的'高级八段锦'）、'新编八段锦'（是本八段锦的进一步的练习，是编者考察欧洲体育后新编的）；'岳武穆八段锦'和'神勇八段锦'又名叫作'易筋经八段锦'，练以提举推拉揪按抓盈八法，偏于上肢一部分的运动，曾经编者改编，易名叫作'易筋经廿四式'。文八段锦都行坐功。不是人人都能习练的。"②

王怀琪认为八段锦功法有的动作"有疗病体操的意义"，有的则"有模仿体操的意味"，有的"是抗敌自卫技能的动作"。在该版本中，各动作之下增加了中医师方亮臣的按语，如"两手擎天理三焦"下增加：

"国医方亮臣先生按：三焦为胸腔及上下腹腔名称，医经以三焦为决渎之官，水道出焉。理三焦者，即增进胸腹诸腔之健康是也。两手擎天，使胸腹肌肤或弛或张，如是腠理（汗腺）通畅，尽量发挥其泄水（分泌汗液）功能。"③

新版的八段锦与中西医理论相结合，更好地说明了对健康的作用。

此外，王怀琪还曾编写了一本《八段锦舞》（商务印书馆，1929 年），以多种形式推广八段锦。

2. 易筋经

王怀琪还著有《易筋经十二势图说》《易筋经廿四式图说》两本著作，均由上海商务印书馆出版。

《易筋经十二势图说》出版于 1917 年。书前序言说：

"国粹体操，种类繁多，惟提倡练习者甚少。怀琪客岁，曾以八段锦编为体操法，列入商务书馆出版之《教育杂志》，不数月间，各地学校群起操练，并得教育大家之赞许，于此足见国粹体育之价值矣。……故怀琪乘春假之暇，搜集关于国粹体育上之书籍，遂得编成此种运动，其原名为易筋经十二势，亦为达摩所创……此编之动作与方法，半取拳术及体操之法，半依原文原图合而成之，几经编者实地自习，知其功效与拙著之《订正八段锦》有异曲同工之妙。又于教授时试诸学生，百无一失，毫无偏弊，爰即摄影付梓，以供为健全国民者之研究。"④

书前先有"练习须知"，建议"初时练习，宜分式操练，数月后渐次连续数式行之，半年即可十式连续练习"，并强调要注意控制呼吸；又介绍"实用练习法五种"，即练指法、活动眼肌法、练腿法、挞练手足法、摩擦四肢法。后面每式分解成 4 个左右的动作进行讲解。

《易筋经廿四式图说》也出版于 1917 年。书前序言说：

"此种运动为国粹体育之一，原名易筋经，与寻常流行之八段锦不同。……怀琪曾身试各式，多偏于上肢，至下肢及腹腰各部运动甚少。故不合于无基础者之习练。兹特采取体操中之方法，参入并行……原本第一套计有十二式，第二套有五式，第三套有七式，怀琪恐学者难于记忆，故改八式为一部。"⑤

可见其原本是根据"调气炼外丹功法"三套命名的易筋经功法，但以前诸书所说都只有二十二式（第三套五式），王怀琪所说的二十四式不知依据自何本。《订正八段锦》与《易筋经十二势图说》都附有原图，唯独该书未附。

王怀琪改编的类似著作还有《华佗五禽戏》，由上海中国健学社于 1925 年出版，其中收录了他创编的"五禽戏新体操"。

---

① 王怀琪. 八段锦增订本［M］. 上海：国光书店. 1947：序.
② 王怀琪. 八段锦增订本［M］. 上海：国光书店. 1947：关于八段锦的几句话.
③ 王怀琪. 八段锦增订本［M］. 上海：国光书店. 1947：2.
④ 王怀琪. 易筋经十二势图说［M］. 上海：商务印书馆，1917：自序 1–2.
⑤ 王怀琪. 易筋经廿四式图说［M］. 上海：商务印书馆，1917：凡例 1.

3. 实验深呼吸练习法

除了功法外，王怀琪也提倡对呼吸的锻炼。他撰写的《实验深呼吸练习法》于 1922 年由上海商务印书馆出版，此后不断再版，并有众多名人题词赞誉。

关于该书，王怀琪在"编这本书的缘起"中说：

"我们从前有一句话，叫作'吐故纳新'，其实就是现在流行的深呼吸。什么叫作深呼吸呢？就是尽量呼出身体里面的碳气，吸收外界的养（氧）气，使得血液清净，肺脏扩张，内部的机关都发达。所以他的功效，不但和卫生有关系，并且和运动也有密切的关系。因为练习运动，只能够强健外部，而深呼吸是发达内部的……要是单练运动的人，只顾筋肉发达，而不顾内脏，结果一强一弱，内外失其平均（衡），同时筋肉束缚胸腔，肺部减少扩张，于是更形衰弱……"[①]

王怀琪提倡深呼吸锻炼，一方面应用了西方生理学与体育学对呼吸的认识，另一方面也注意结合中国传统武术的练习法。如论"少林拳术秘诀上所说的呼吸法"，记载了少林派慧猛南传的呼吸"四忌"口诀：

"忌初进时太猛。

"忌尘烟污秽的地方。

"忌呼吸时以口出气。

"忌呼吸时乱思想。"[②]

书中介绍武术中河南派的丹田提气术、西江派的提桶子劲，他认为："少林拳术秘诀上所说的呼吸法则，和我的意思，两方面可以暗合的。"他提出"怀琪氏呼吸操练八法"，共有八式，以呼吸为主配合一定的肢体动作来练习。又编创"八段锦呼吸操练法"，"需要练过八段锦有二年的功夫，方才可行练此种，因为兼练呼吸，程度极高"[③]；此外还有西式的"米勒氏五分钟呼吸操练九法""克罗密威廉氏女子的呼吸操练七法"等。

（二）濂浦、铁崖的《八段锦图解》

濂浦、铁崖，真名不详，所著《八段锦图解》初版于 1917 年。前面分别有两人的序。濂浦序说：

"岳武穆八段锦，吾乡人多能之。其姿势与坊间印本，大同小异。某岁，余父以事过郑，旅舍遇老人，苍颜白发，相貌奇特，年逾古稀，而举止神情无异少壮。余父见而异之，曰：此必柔术家也。前与语，叩以所能，老人曰：余无能也。固请之，老人乃曰：实告君，柔术之事，余素不习，所能者，武穆八段锦耳。余父曰：八段锦余固能之，今试一演，先生亦肯进而教之乎？老人曰：可。余父演毕，老人笑曰：是盖世间印本所传，失其真矣。嘉君好学，请以所能者告君。老人乃自演示余父，果大异。余父惊喜，即求指正。老人逐处解析，理乖正误，顷刻毕事。老人又曰：余今年且八十矣，家中丁口数十，男女老幼，皆能八段锦，四十年来，全家不知医药为何物。君但持之以恒，日日为之，必能证余言之不谬也。余父归而授余，余赋性疏懒，不克承父志。客岁多病，不得已，乃日行功一次，为时约四五分钟。一年以来，无或间断，诸病全消，体力渐壮。间或不慎，偶感风寒，则加功行之，不药自愈。行功之时，腹中鼓荡作响，声闻数武外。汗也淋淋下，功毕气舒神旺，怡然自得。于是知老人之言，诚不欺我。使世之人，不似余之疏懒，勤加习练，神仙不难致矣……阅报有以印本八段锦编作学校体操者，是盖有心人也，余不敢秘，谨将所知，公诸当世。"[④]

序中称此套功法为岳飞所传。徐哲东在《国技论略》中对此曾提出质疑："其实此术乃方

①　王怀琪. 实验深呼吸练习法［M］. 上海：商务印书馆，1922：1.

②　王怀琪. 实验深呼吸练习法［M］. 上海：商务印书馆，1922：28.

③　王怀琪. 实验深呼吸练习法［M］. 上海：商务印书馆，1922：43.

④　濂浦，铁崖. 八段锦图解［M］. 上海：商务印书馆，1928：1—3.

伎家导引术之支流，在武穆之前，早已有之矣。"并引宋洪迈《夷坚志》中载宋徽宗政和年间已有八段锦记载为据，指出：

"按政和乃徽宗年号，是时岳飞未显也，而八段锦已为当时通行之术。足证八段锦之法，非始于岳氏也。"①

另一武术史家唐豪同意徐哲东的观点，后来他将本套功法改名为"河南八段锦"。其实按濂浦序所说，并非认为八段锦由岳飞始创，只是说此套功法由岳飞传下。

铁崖的序中，则提到他是蒋维乔的侄子，曾向濂浦学八段锦。蒋维乔见他的功法与报上公开的王怀琪八段锦不同，建议他进行整理。于是铁崖在濂浦的稿件基础上，摄影成图，又逐段加以按语。

该书的写法实际上也参考了王怀琪的做法，每式加以动作分解说明。书后附王怀琪的八段锦以做比较。从内容看，两套八段锦大致相似，但有些动作确有不同。一是八式的名称，本套为：提地托天理三焦，左右开弓似射雕。健理脾胃须单托，五劳七伤向后瞧。搭拳瞪目加膂力，摇头摆尾固肾腰。双手搬足除心疾，马上七颠百病消。

区别最明显的是第六、第七式。铁崖按语说：

"凡见所谓八段锦者，一律作'摇头摆尾去心火，两手攀足固肾腰'二语。而濂浦授余者则反是……以理度之，则前说较当，惟当余在北方习拳时，于八段初未前知，故未能举以质疑。余念濂浦得诸老人者，或另有说，亦未可知。"②

二是动作方式。像"提地托天理三焦"在向上举掌之前，先要有一个"贴身下压，全身下伏，手将及地"③的动作（图 6-25），然后再往上提、举。"健理脾胃须单托"也一样，先有一个"全身竭力拗转伏地"的过程（图 6-26），之后再往上单托。"摇头摆尾固肾腰"也要先"身伏做兽形，手不着地"④，然后再做摇头摆臂动作。铁崖就此指出：

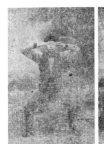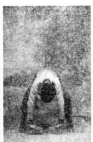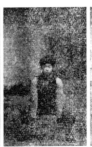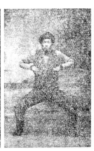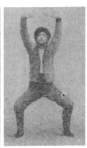

图 6-25　《八段锦图解》的"提地托天理三焦"

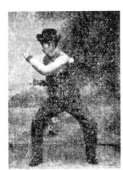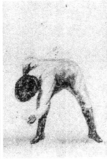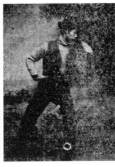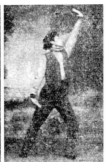

图 6-26　《八段锦图解》的"健理脾胃须单托"

---

① 徐哲东. 国技论略［M］. 上海：上海书店，1989：19-20.
② 濂浦，铁崖. 八段锦图解［M］. 上海：商务印书馆，1928：1-3.
③ 濂浦，铁崖. 八段锦图解［M］. 上海：商务印书馆，1928：18.
④ 濂浦，铁崖. 八段锦图解［M］. 上海：商务印书馆，1928：16.

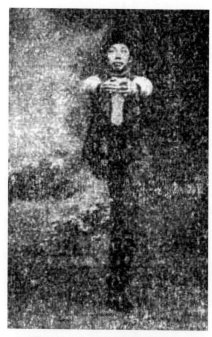

图 6-27　《八段锦图解》的"双手扳足除心疾"

"凡练八段锦者，于摇头摆尾一段，多立而为之。而濂浦得之老人者，则俯身像兽状，其所持理由，则谓'既学其摇头摆尾，则俯身像其形，似觉更有些道理'。余默念之下，俯身做兽状，则全身筋骨紧张，脊髓亦受影响，如是做摇头摆尾一段，更着力多多，而臀部摇摆尤为吃劲也。"①

第七式"双手扳足除心疾"难度更高，需要单足站立，扳另一足（图6-27）。后来唐豪认为第六、第七两式连续高难度不宜，曾将第五、第六两式调换顺序，以使摇头摆尾之后有所舒缓②。

第八式"马上七颠百病消"也不简单，先推掌向前，身体前倾，然后足跟离地，再将两手撤回，身体仰起，足尖离地，这样称为"一颠"，重复七次。此动作模仿骑马，前后幅度颇大（图6-28）。铁崖说：

"八段之中，此段最为剧烈。练毕之后，宜作深呼吸数次，一时不宜遽尔停止其肢体之运动，宜缓缓以两臂自两旁举起，同时缓缓举其足踵，而做深长之吸气；再缓缓将两臂自两旁垂下，同时缓缓下其足踵，而呼气，如是三四次……"③

此式之后需做放松动作来结束。总体上这是难度较高的一种八段锦功法。

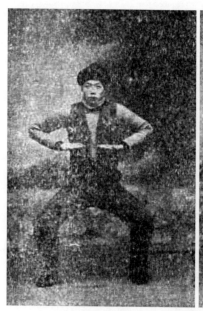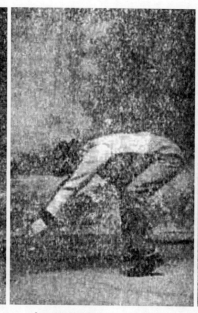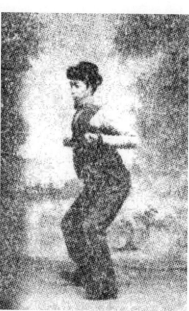

图 6-28　《八段锦图解》的"马上七颠百病消"

①　濂浦，铁崖. 八段锦图解［M］. 上海：商务印书馆，1928：16-17.
②　唐豪. 河南八段锦［M］//阎海，马凤阁. 中国传统健身术. 北京：人民体育出版社，1990：439.
③　濂浦，铁崖. 八段锦图解［M］. 上海：商务印书馆，1928：21.

第六节　养生著作的整理与出版

近代出版的各类养生著作数量众多，既有养生经验的总结，也出现了对养生学术的整理研究性著作。此外，专门的养生杂志与报纸出现也是新的特色。

一、综合养生专著

近代个人养生经验总结性的著作，有一些有一定的新意，可供参考。

（一）田绵淮《援生四书》

《援生四书》共 4 卷，田绵淮（号寒劲子）辑于咸丰三年（1853 年），有同治十二年（1873 年）刊本。"四书"包括《延命金丹》《护身宝镜》《本草省常》和《医方拾锦》。书前有友人彭晋光序，称誉田氏医术，并介绍该书说：

"首之以长生至理，次之以起居，又次之以饮食，终之以方药，皆遵灵素奥旨，体验以扩之，是诚得好生之心而以道援天下者矣。推而行之可援一人，亦可援千万人；可援一世，亦可援千万世。俾读是书者，知养生之道，乐仁寿之天，相传援生于无穷也。"①

每卷前面也有序。卷一《延命金丹》前有田裕堂序，介绍了该卷的特点：

"今是书所辑，不越古方，而略于方药详于修养，独于太上保生之旨，圣人谨疾之道，有相契合者，遵其义而广之。"②

卷一主要辑录前人养生延寿名言，每篇后面附个人见闻及见解。如"文昌帝君心命歌"后，作者说：

"先九世祖芳溪公，年八十余，身体强健，若四五十人。郡守薛玉衡往拜之，问养身之道，公以不自知对。坚叩之，公笑而不答，郡守退，访公之行事，语侯太常曰：田公养身，全凭一片好心耳。"③

又如书中有"老子长生说""老子修养说"，原文并不见于《道德经》，田氏在引录之后均附以己见发挥：

"老子长生说：

"人生以百年为限，节护乃至千岁。如膏之大炷与小炷耳。人大言，我小语。人多烦，我少记。人悸怖，我不怒。淡然无为，神气自蒲。此长生之药。

"凌恒达曰：形骸，气血也；丹药，草木金石也。气血既衰，草木金石岂能延驻？惟虚静恬淡，寂寞无为，则天清地宁，万物化育，此谓之大药上丹，却病之要诀也。

"愚外伯祖李半酣先生，素患痨瘵且笃，因学保身之道，用安、闲二字诀，日无一事，惟好施药。有求药者，命小价应之。大寒暑则不出，出时与六七童子相嬉戏。歌曰：闲事闲非一点无，不知何处做工夫。病遂却，享遐龄。"④

"老子修养说：

"人之病皆由气血痰而成。惟主修养，不尚药石也。盖病有虚实，药有真假，用药一舛，死生反掌，可不慎欤！

---

① 田绵淮. 援生四书：第一卷·延命金丹［M］. 开封：余庆堂，1873：彭序 3-4.
② 田绵淮. 援生四书：第一卷·延命金丹［M］. 开封：余庆堂，1873：田裕堂序.
③ 田绵淮. 援生四书：第一卷·延命金丹［M］. 开封：余庆堂，1873：3.
④ 田绵淮. 援生四书：第一卷·延命金丹［M］. 开封：余庆堂，1873：8.

"愚外祖讳简策，字尚诺，年十六失血，不时疾作。外曾祖命学太上干沐浴法、岳夫子十二段锦工夫，兼习骑射。行之一年，病除，以虞邑首卷入武庠。行之三年，精神旺。行之六年，气血充足，弓马纯熟，应乾隆庚子科乡荐，其后淡意仕进，专以保身为务。行之八十，筋力强壮，耳目聪明，牙齿坚固，面如童子。"①

其所言反映了节用以养生、养生胜于用药的观点。其他还有"齐邱子精气说""玉华子持斋说""逸仙子修道论""孙真人养生铭""孙真人养生歌""孙真人卫生歌"等。

卷二《护身宝镜》共75篇。卷前也有其族叔田谷葆序言：

"予展读之，内调五脏，外养四肢，至理名言凡七十余则，无非曲为圭璧，其躬诚修身之密诀，防身之宝符也。所谓医道通仙道者，寒劲子有焉。寒劲受气至薄，少患失血病，往往而剧，于是深味灵至少之旨，更学神仙保身之道，回一生于九死。一十余年，厥病乃瘳。"②

由此可见，田绵淮也是经过亲身实践，于养生有很多心得的。该书前面偏于理论，计有《养生至言》《遏欲至言》《避风》《避寒》《避湿》《避雾》《避疫》《春日调摄》《夏日调摄》《秋日调摄》《冬日调摄》《每日调摄》《每夜调摄》等节。书中虽多为集前人之论，但经过整理，更有条理。如五"避"：

"避风（风为百病之长，故养生者必先避风）：沐浴临风，则病脑风痛风；饮酒向风，则病酒风漏风；劳汗、暑汗当风，则病中风暑风；夜露乘风，则病寒热；卧起受风，则病痹厥。

"凡居卧之处有隙缝小风，伤人尤甚，切宜避之。

"避寒：衣凉帽冷，则寒外侵；饮冷食凉，则寒内伤。早起露首洗足，则病身热头痛。纳凉阴室，则病身热恶寒。多食凉水瓜果，则病泄泻腹痛。夏走炎途，贪凉食冷，则病疟痢。

"避湿：坐卧湿地，则病痹厥疬风。冲风冒雨，则病身重身痛。长着汗衣，则病麻木发黄。勉强涉水，则病脚气挛痹。饥饿洗澡，则病骨节烦痛；汗出见湿，则病痤痱。

"避雾：凡有雾天，不可空心出门。如不得已，须食饱之后再饮温酒数杯，以人马平安散佩之。又以烟袋吸之，不可离火。

"避疫：凡天行时疫，传染邪气，多于鼻孔吸入。若往病家，须用烧酒涂鼻，或用人马平安散涂鼻，要必食饱之后，饮酒数杯方可出门。"③

六"调摄"中，也有不少与前人不同之处，节录如下：

"春日调摄：

"……天气寒暄不一，不可顿去绵衣，致咳嗽鼻塞等症。

"春日穿衣，宜下厚而上薄，床亦如之。

"夏日调摄：

"……夏日，心旺肾衰，精化为水，须宜独宿保护，以固阴气。

"不可纳凉窗前檐下，恐贼风伤人。

"不可久穿汗衣，恐发诸疮，生汗斑。

"不可穿晒热衣服，若中热毒，必生暴病。

"不可坐晒热之物，恐热毒侵肌，生诸疮。

"不可卧星露月下，恐患风癣冷痹等症。

"不可用凉水沐浴，恐生虚热阴黄等症。

"天热身中有汗，切忌乍凉。不可用凉水洗，不可用扇掮，不可坐卧当风之所，与阴寒之地，亦不可饮凉茶水。如热极汗多心荒，只可少饮童便，或益元散，用扇扇两手心，而心自定矣。

"天若阴雨，室中宜焚苍术，以避潮湿之气。

---

① 田绵淮. 援生四书：第一卷·延命金丹［M］. 开封：余庆堂，1873：10.
② 田绵淮. 援生四书：第二卷·护身宝镜［M］. 开封：余庆堂，1873：田谷葆序.
③ 田绵淮. 援生四书：第二卷·护身宝镜［M］. 开封：余庆堂，1873：5-6.

"秋日调摄：

"……秋日毛发枯槁，神气宜敛，不宜动作出汗。

"早晚风雨，渐添绵衣，不可使背冷腹凉。不可单衣坐凉石上，恐患寒疝等症。

"不可卧潮湿之处，恐患腰疼腿疼等症。

"冬日调摄：

"……冬日伏阳在内，心胸多热，切忌大汗，恐泄真阳。

"室中用火以逐寒气，不可烤炙手足，恐引火入心，令人烦燥（躁）；不可烤衣烘床，火毒熏蒸，恐至来春发泄，患头昏体热诸症。若床上烘腿烘足，致伤骨髓，为害更大。

"太阳未出，不可早起，恐犯霜威。起时须进温汤一碗，不可空心应事或买卖出门。汤毕，再饮温酒三杯方妙。

"冒寒归来，不可即饮热汤热酒，恐寒热相对，令人腹疼。若少迟一时则无此患。

"大寒雨雪之途，手足冻至麻木疼痛，切不可用水烫火烤，只可用绵衣暖之，或用少年热衣暖之更妙。愚尝见一人，名杨马者，自言大雪远行，二足冷疼难忍，回家即用大火烤之，热水烫之，后来十指俱落，诚为可怜。

"每日调摄：

"早起不在鸡鸣前，晏起不在日出后。欲起时先拍胸三五下，遂以两手擦面及周身，然后披衣。盖暖身骤凉，毛孔必闭，易得伤风诸症。古人云：先拍胸，不伤风，此之谓也。

"下床即食白粥一碗，或白面汤一碗，方可应事。

"耳不可听非礼之声，不可听悲哀嗟叹之声，不可近听鸟枪大炮，不可倾耳极听。

"目不可视非礼之色，不可极目远视，不可举目观太阳，不可用禽兽脂点灯。天黎明和将黑二时，不可看小字细物。

"口不可言非礼之事，不可唾地。早晨不可漱口，恐伤津液。饭后漱口，宜用温茶温水，不可太热太凉。

"鼻不可嗅不正之气，凡花草香者多有毒或有虫，不可近鼻嗅之。麝香鹿茸内有细虫难见，若近鼻嗅，虫能入脑。

"行必正色，握固中气下贯丹田，两手下垂，两目前向所趋之处。不可仰面低头，前思后想；不可左右摇摆，精神外露。

"立必正方，握中中气下贯丹田，两足相并，两手握拳下垂，不可倚靠他物。

"坐必正位，直身整敛手足，握固中气下贯丹田。清心寡欲，不可思虑他事。

"凡加减衣服，或更换衣服，俱宜早起之时。不可食后日中，致感冒风寒等症。

"凡沐浴先以热水扑胸，则不致冷热冲激。浴罢小便，能去腹中寒温之气。俗云：饥时不沐浴，饱时不剔（剃）头。沐浴剔（剃）头，俱宜避风。

"凡大小便未急，不可强迫。既急，不可强忍。便时紧闭口齿，目上视则气不泄。

"上半日宜动，下半日宜静。凡事俱早饭后料理，午饭后即当受享清福，闲谈闲游，随意快活。

"每夜调摄：

"古歌云：日出而兴，日入而息。《易》曰'君子以晦入晏息'，盖日间事务纷扰，精神耗乱，全赖夜间休息，以复元气。俗云：三更不眠，血不归肝。养生者宜戒之。

"欲卧以前，用冷茶漱口，涤一日饮食之毒。

"临卧时解衣上床，先拍胸三五下，然后两手拭摩周身。卧必侧身屈膝，以敛其形，令精神不散；觉时则宜舒展，使气血流通。

"既卧，即要一心安慰思睡，不可更虑别事一熬心血。

"蔡西山云：先睡心，后睡眼。朱夫子谓未发之妙。

"孙真人云：半醉酒，独自宿，软枕头，绵盖足。能息心，自暝目。

"夜卧不可言笑，恐伤肺气。

"夜卧不可开口，恐失元气，且损牙齿。

"夜卧不可以被覆首，使得出浊气，以换清气。

"夜卧不可留灯烛，令人神魂不安。

"夜卧侧身，二足屈伸不并，则无梦泄之患。

"夜卧枕头，不可用香花野草，恐引诸虫。

"夜卧铺盖，不可用虎豹皮，令人多惊。

"夜卧头边不可透风，亦不可近火。透风令人偏正头风，近火令人脑痛疮疖。"①

这些具体细微之处，颇有意义。后面则是养生功法，包括《调息法》《运气法》《固精法》等 50 余篇。有些内容本是以前流传的功法，但田绵淮另行命名，如书中有《赤松子十二段锦》，即尤乘《寿世青编》中所载的十二段锦；有《姜子牙导引歌》，即"闭目冥心坐"那一套坐功八段锦；还有《纯阳祖师五行功歌》，近似于立式八段锦，但有不同如下：

"双托一度通三焦，左肝右肺如射雕。调养脾胃须单举，元海华潮内顾潮。摇肩摆臂和心气，手扳涌泉理肾腰。每日如法三次毕，方纵发火遍身烧。请君子后午前行，管许延年百病消。"②

也有一些功法另有特点，如《东方朔运养心气歌》云：

"子午披衣暖室中，凝神澄虑面朝东。二十四度鸣天鼓，叩齿三十六数同。两手向腮匀天泽，七回摩掌润双瞳。须知吐纳二十四，舌搅华池三咽中。"③

后面的"钟离仙聪耳法""纯阳祖任脉诀""铁拐仙指路诀"等一系列以神仙命名的功法，大多见于罗洪先的《卫生真诀》。

卷三《本草省常》。书前有田绵淮自序说：

"本草自古经后，不啻数百家，可谓伙矣！有一病即有一药，病千变药亦千变，可谓详且备矣，又何待今日之重复烦琐也哉！独是养生与治病，均系匪轻。诸家采取，皆因病资用，至于平常饮食，不及省察，倘入口不宜，不几以养人者害人乎？惟濒湖《纲目》意旨周密，可称医家至宝。养生者每苦其繁而难穷。他如孙氏之《食治》，崔氏之《食经》，孟氏之《食疗》，陈氏之《食性》，吴氏之《日用》，周宪王之《救荒》，以及《食物》《食鉴》《心鉴》《清鉴》《养疗》《便览》《类编》《通说》《会纂》诸本，虽专为饮食所需，要知古今易制，名义多殊，读者未能了。愚不揣固陋，妄加品评，博采众论之长，斟酌时地之异，遵依古人者十之七，验之己身者十之三。爰辑小帙，题曰《本草省常》。"④

可见该书是在博览群书基础上，以认真的态度辑成。书前又有"凡例"，有几条颇为独特：

"是集原为养生者鉴，非为治病者言也，故草木金石之品俱不录。"

"物品气禀乎天，味成乎地，性居其间。是集只辨某性，不辨气味。盖所采俱属日用之常，气味人所共知耳。"

"是集所载，有有损无益者，如葵菜、慈姑之类，有断不可尝者，如雁燕、骡马之类，有食之杀人者，如河豚之类等物，既无可取，每见人食，今特录之，欲人知所戒也。"

"是集所载，共三百六十五品，以效《本经》之数。复将禽兽类中删去一十五品，其余详著其短，略著其长，恐人贪口腹而恣杀生灵也。"⑤

所谓"草木金石"不录，是指专作药用的品种不录。又不载气味，仅言性之寒温，确实更适合普通人所理解。全卷收水性类 19 种、谷性类 47 种、气味类 26 种、菜性类 92 种、瓜性

① 田绵淮. 援生四书：第二卷·护身宝镜 [M]. 开封：余庆堂，1873：5-6.
② 田绵淮. 援生四书：第二卷·护身宝镜 [M]. 开封：余庆堂，1873：23.
③ 田绵淮. 援生四书：第二卷·护身宝镜 [M]. 开封：余庆堂，1873：6-13.
④ 田绵淮. 援生四书：第三卷·本草省常 [M]. 开封：余庆堂，1873：田绵淮序.
⑤ 田绵淮. 援生四书：第三卷·本草省常 [M]. 开封：余庆堂，1873：凡例.

类 15 种、果性类 80 种、禽兽类 26 种、鱼虫类 45 种、共 350 种。按其所说，对有害之物也收录以为鉴戒，如书中收录的烟类就有旱烟、水烟、卷烟、鼻烟、大烟（鸦片）等数种，一一指出其久用之害。对肉食，也出于戒杀之旨，多谈其害。以牛肉为例：

"牛，性温，补脾。多食难克化。同粟子食伤人，同韭薤食成瘕症，同生姜食损齿，同黍米烧酒猪肉食生寸白虫，服仙茅、牛膝、枸杞、草薢、秦芄者忌之。"①

另外，卷三还有概述性的"饮食说略"，颇多经验之谈：

"饮食说略：

"饮以养阳，食以养阴。饮食宜常少，亦勿令过虚。不饥强食则脾劳，不渴强饮则胃胀。

"早饭宜早，中饭宜饱，晚饭宜少。食后不可怒，怒后不可食。

"食宜和淡，不可厚味。食宜温暖，不可寒冷。食宜软烂，不可坚硬。食罢勿便卧，饮罢勿就寝。

"先饥而食，食不过饱。先渴而饮，饮不过多。大饥勿大食，大渴勿大饮。

"粘硬难消之物宜少食，荤腥油腻之物宜少食。香燥炙煿之物宜少食，瓜果生冷之物宜少食。五谷新登者宜少食。

"……食不厌精细，饮不厌温热，勿令五味胜谷气，勿令谷气胜元气。《物理论》曰：谷气胜元气，其人肥而不寿。故养生者，常令谷气少，则病不生。谷气且然，况五味餍饫为五内害乎？……"②

卷四《医方集锦》，最初名《医方拾锦》，前面有田裕堂序说：

"拾者何也？拣取也。不曰取而曰拾者何也？或因散失，或因抛弃，芥布星罗，世多玩忽，采而集之，尽归有用。是以谓之拾也。"③

该卷中所收方剂的确有许多不同于其他书。全书共 253 方，按头、面、耳、目、口、齿、鼻、声音、周身、茶酒、杂方、救饥方、诸伤、虫伤、辟虫方、污衣方、足方等分为 17 类，而非按疾病分类。内容也切近日常。例如第一方就是"治头上屑皮"，后面还有治发乱、治发槁不润泽等各种美发美容美体方。

田绵淮作为富有养生与临床经验的医家，所作的《援生四书》富于个人心得，是近代较有价值的养生专著。

（二）沈子复《养病庸言》

《养病庸言》，不分卷。清代沈子复（字嘉澍）撰，成书于清光绪三年（1877 年）。书前有序，解释书名"养病"的含意说：

"古者有文字时，即有治病书，厥后有养生家言。今于两家外另出一途，命曰'养病'，有异乎？曰：人日与生俱，生日与病俱，生可养生，而病尤亟养焉，故其词从同。"④

作者沈子复正是在与疾病斗争的经历中总结其养病经验的。他有"弁言"介绍过程说：

"予自少多病，每病必僵卧数日，不思饮即不饮，不思食即不食，更惮服药，惟偃息俟其自愈。顾于养病之道，犹未知也。中年以后，连遭大故，鳏旷无家，饥驱奔走，忧郁攻中，匪朝伊夕。癸酉报罢，益复无聊，纵情于酒，受病日深。甲戌夏秋，起居不慎，病遂大作。精神困竭。血气俱伤，昼则咯血，夜则惊悸遗泄，求片刻酣睡不可得，奄奄一息，自问殆无生理。是冬侨寓甫里，就顾君桐君诊治。桐君云：君止患阴亏耳，药之当愈。但处处疑虑，草木皆兵，恐成疑证。疑证成，不可疗也，当以静养为主。即又得表叔孙帆毕先生姊婿晴溪张先生，教我以养病之法，服习既久，

① 田绵淮．援生四书：第三卷·本草省常［M］．开封：余庆堂，1873：46.
② 田绵淮．援生四书：第三卷·本草省常［M］．开封：余庆堂，1873：饮食说略.
③ 田绵淮．援生四书：第四卷·医方集锦［M］．开封：余庆堂，1873：田裕堂序.
④ 沈子复．养病庸言［M］//张志斌．中医养生大成·第一部·养生通论：下．福州：福建科学技术出版社，2012：2260.

又以己意引申之。一意治心，诸病渐杀渐愈。去秋被放，弥加意检察，将平日体认处，写得数条，名曰《养病庸言》。虽未知于古养生家言何如，但世有同病者见之，或有取乎？斯不为疾所杀，庶不负相怜之意，而于圣人之道，亦得其一端尔。"①

他特别指出该书的目的，主要是针对病后的调养、康复：

"是书非教人长生之法，乃教人养病之法。人能依此，即病亦病得受用，死亦死得受用。盖哀莫大于心死，而身死次之。依得此书，心便无时而死，即谓为长生之法，亦无不可也。

"业已生病，只得养病，所谓素其位而行也。见在养病不得计及功效，所谓先难而后获，正其谊，不谋其利，明其道，不计其功也。病即不治，养亦不可废，所谓君如彼何哉，强为善而已矣。一息尚存，此志不容少懈也。"②

书中主要分"六务"和"六戒"两部分。起首提出养病的"六务"之说，即知、忘、拒、看、耐、调燮六者。沈子复说：

"知：病因何而起，心中了了，此之谓'知'，所谓自家有病，自家知也。

"忘：勿记在心，以为尤（忧）虑。……故欲忘病，断从不怕死入手。不怕死则胆壮，胆壮则气旺，气旺则病自立脚不住。

"拒：嗜欲勿肆，感冒须防，喜怒不动，思虑不用，劳倦必节。已来之病，可节其流；未来之病，可杜其源。

"看：即知之，转看渠病得如何，但看亦须置身病外。譬如看他人一般。

"耐：……善养病者之于病，惟有耐之一法。饶你病得如何，我只忍耐顺受……耐之一字，看似授权于病，其实却夺病之权。犹之无赖到家缠绕索诈，叫号呵骂，打毁器物，无所不至，主人却平心和气，温言相接，与自家人一般看待，彼自无所施其伎俩。

"调燮：常存退一步想，刻刻作已死观。独宿，勤习导引，慎求医药，精饮馔，慎咳唾。被服适体，寝兴以时。早必理发，夜必濯足。少开口，多闭目。夜睡必灭火。常看儒书，参观释典，流览养生家言。常接耆年硕德、端人正士。生病之时，不可更存壮健时习气；复原以后，不可便忘生病时情形。"③

其中"调燮"是重点，后面就其中的每句话逐一展开。例如强调病后当戒色，即使妻妾，也要注意：

"凡人所以与妻妾狎昵者，为其互相爱也。然我爱妻妾，必欲弄得精髓枯竭，缠绵床蓐，使妻妾劳于服侍，瘁于担忧，卒之不免于奄然物化。又俾妻妾做孤鸾单凤，一生一世酸苦伶仃，是非特不爱之，而适以害之矣。妻妾爱我，必欲陷我于死，亦不爱我实甚，而害我实甚。以上两层念头，常摆在心上，作镇心之宝，又时常讲解于妻妾听，则己之情欲，固不戢而自消，而妻妾之心，亦恍然省悟……凡夫妇同寝，彼此都一毫不动欲念，互相抱持而睡，则阴阳之正气，互相感受，互相调剂，极有益处，欲念一动则败矣。"④

沈子复主张勤习导引：

"导引之功，百倍于医药，不可不知，不可不上紧学习。导引必从数息入手，以心息相依为度。若初入时，心或烦燥，不能数息，且观息。初观息必粗，渐观渐细，亦足以使心息相依，数息数至三千以外，但觉世界清凉，别有天地，其快活竟无可比拟。想来神仙之乐，亦不过如是。"⑤

饮食上其强调以粥为养：

"凡人有些小毛病，如寒热、泄泻及腹中饱闷之类，胃口不要吃，竟立定主意，粒米滴水不吃，

① 沈子复. 养病庸言［M］//张志斌. 中医养生大成·第一部·养生通论：下. 福州：福建科学技术出版社，2012：2267.
② 沈子复. 养病庸言［M］//张志斌. 中医养生大成·第一部·养生通论：下. 福州：福建科学技术出版社，2012：2267.
③ 沈子复. 养病庸言［M］//张志斌. 中医养生大成·第一部·养生通论：下. 福州：福建科学技术出版社，2012：2269-2270.
④ 沈子复. 养病庸言［M］//张志斌. 中医养生大成·第一部·养生通论：下. 福州：福建科学技术出版社，2012：2271.
⑤ 沈子复. 养病庸言［M］//张志斌. 中医养生大成·第一部·养生通论：下. 福州：福建科学技术出版社，2012：2271.

过一两日尽不妨，俟其实在要吃，方进以焦饭粥，次日进以薄粥，次日进以厚粥，次日始进以饭，亦要留量。下粥下饭，只用酱小菜，淡吃尤妙。至第五日，饭方可尽量吃，然油腻尚不可进。至第六日，始如常，则病易愈，为其气易畅而病势孤也。"[1]

然后又提出"六戒"，即昧、忧、迎、忽、愤、糟蹋六者。沈子复云：

"昧：浅深不知，事事惊恐。

"忧：自己常以为有病，则心上愈不适意，心不适意，则百体不安矣。病因忧而深，不因忧而减。

"迎：嗜欲不慎，寒暑不避，喜怒逐物，心思过度劳倦，不顾此迎之说也。

"忽：略不关心，不知其所自来，不知其何以去，此之谓忽。

"愤：互详耐字，下肝火愈旺，肺金消铄，百体精华随之而竭，此危道也。

"糟蹋：常存进步想。好像自己永无死期，又如此身永远死不得的。与妻妾狎昵无度，或渔色冶游，不习导引，药剂乱投，饮食任性，咳唾随意。被服但求适观，晏起晏眠。经旬不理发，经月不濯足。恒大声疾呼，趁着一时兴至，谈论不休。目力多用。夜睡必点火，甚或烧烛。喜观淫词小说及一切诲淫诲盗之书。恒与轻薄少年及不正经人往来。身体生病，举动一如未病时，幸而稍愈，便忘生病时苦恼。"[2]

该书特色鲜明，其经验之谈值得借鉴。

（三）李青云《长生不老秘诀》

该书作者李青云颇有传奇色彩，传说他活了 250 多岁，在民国期间逝世。书由其弟子养鹤轩主人辑。书前"二百五十岁老人李青云传"云：

"二百五十岁老人者，一卖药翁也。姓李名青云，四川綦江人。清康熙十七年戊午生于邑西图之僻壤间。……数年之间，足迹遍陕、甘、新疆、满洲、西藏、安南诸地。芒鞋布衲，无求于人。入深山幽壑，采药苗仙果，恒累累于背，负而之市，为人治奇疾，辄应手而愈。酬以资，含笑称谢受，不酬亦不强索。……从之游者，有数十人之众，斑白叟居多。问其年，最稚者亦无百岁以内人。老人自言曾娶妻十有四次，今且见十一代孙。孙曾之众，共一百八十余人。相遇时，至不相识，遑论其名字之不能举也。老人每出游，药铲布囊之外，复负一敝筐。筐中满贮指甲，长短不一，盖其生平所修下者。迩者老人亦时游于都市，仍以卖药行医为事。或与人谈往事，亦孜孜不倦，言皆俱至理，寻常人不甚解其意。谈清代轶事、宫闱秘史，尤为详尽，可补正史之不足。……今老人年已二百五十有七，犹童颜健步，日往来与峨眉诸峰间也。"[3]

据说，1933 年李青云去世时连美国《纽约时报》与《时代》杂志都做了报道，关于他的年

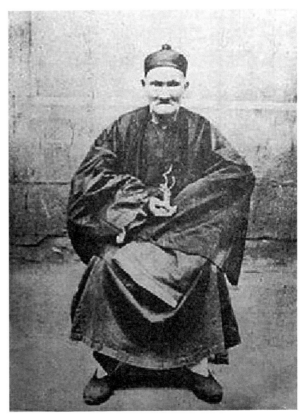

图 6-29　李青云照
（引自《北洋画报》1929 年 2 月 19 日第 282 期）

① 沈子复. 养病庸言［M］// 张志斌. 中医养生大成·第一部·养生通论：下. 福州：福建科学技术出版社，2012：2272.
② 沈子复. 养病庸言［M］// 张志斌. 中医养生大成·第一部·养生通论：下. 福州：福建科学技术出版社，2012：2274.
③ 李青云. 长生不老秘诀［M］// 王西平，王永利. 长生功术真传. 呼和浩特：内蒙古人民出版社，1991：1-2.

龄，有 197 岁或 256 岁的说法①。关于他的养生方法，在传中只有简单数语：

　　"或询其徒以延龄之法，则曰：'静心养气，坐当如龟，行当如鸽，卧当如犬。如是而已。'"②

　　现行《长生不老秘诀》并非全是他的言论。该书共分 5 编，第一编《长生大道章》，第二编《长命初基章》，第三编《达道章》，第四编《心性章》，第五编《青云老人语录》。

　　第一编《长生大道章》，共有《长生总诀》《养生篇》《治心篇》《净明篇》《呼吸篇》《答炼霞子问》等 6 篇。《长生总诀》提出"长生之道，其术有十"，即打坐、降心、炼性、超界、敬信、断缘、收心、简事、观真和泰定，分述如下：

　　"打坐之道，形体端庄，合眼暝目，此假打坐也。若真打坐者，二六时中，行住坐卧，心似泰山，不动不摇，六根不出，七情不入，素富贵行乎富贵，素贫贱行乎贫贱，无遇不安，无入不得。能如此，不必参禅入定，便是肉身仙佛。

　　"降心之法，湛然不动，昏昏黑黑，不见万物；杳杳冥冥，不分内外；丝毫欲念不生，此是真定，不必降也。若心逐境驰，有所感念，寻头觅尾，或静中有所见闻，现出无数幻象，则心生败坏，道德有损，不可不降。

　　"至于炼性，如理瑶琴，促则弦断，慢则不应，紧慢得中，则琴调矣。又如铸剑，钢多易折，铁多易卷；钢铁得中，则剑利矣。其旨如此。

　　"炼真性者，宜深体而善解之也。界有三界：为欲界、色界、无色界。

　　"私欲浑忘，即超欲界；尘境浑忘，即超色界；不着空相，即超无色界。超此三界，则烦恼不生，邪魔远避。

　　"敬者道之根，主一无适之谓。信者决然无疑，真实不虚之谓也。能守敬信，即是圣贤仙佛。孔子曰：'敬而信，以亲仁。'可见圣人亦从此下手。

　　"断缘者，断尘缘也。尘缘不断，最足蔽心。万样聪明，皆为所蒙。凡人不能无荣辱得丧之心，则机械之念生。机械之心生，则万种千时求利事作。于是乎耘耘扰扰，尘缘挠人，心无片刻安，神无片刻定，以致促其寿命。此大忌也！古人曰：'弃事则形不劳，无为则心自安。勿显德而露能，勿障己而抑人。一切荣辱得丧之情，不系于念；一切生死老病之事，不萦于心，则尘缘自断矣。'古之修长生之道者，莫不如此。

　　"至于收心，则又进一层矣。心乃一身之主，全神之舍，净则生慧，动则昧矣。……夫心犹眼也。纤尘入眼，眼常不安；小事萦心，心常不定；不安不定，其病最深。宜随起随制，务令不动，调和纯熟，自得安闲。无昼无夜，行住坐卧，应事接物，着意安之。心若得定，即须安养，勿令烦恼。少得安逸，渐渐驯狎，惟益清远。此收心之道也。

　　"简事者，即凡事不宜求过之谓也。……然事有不可废，物有不可弃者，亦虚怀受之，勿以妨心，生烦躁，自病其心。

　　"最难除者，莫过于色欲。当知色由想生；想若不生，终无色事。色即真空，想即是幻。心一冰冷，何事不除？有真见者，早已看破，不受其害。故曰：'观真者，达人之先觉者也。'

　　"夫定者，出俗之极地，致道之初基，习静之成功，持安之事毕，形如槁木，心如死灰，无心于定，而心无不定。故称之曰泰定。"③

　　《养生篇》则冠以"青云老人曰"开篇，其中说：

　　"青云老人曰：'予年二百五十，而动作不衰，人其以我为神仙乎？夫人寿之短长，元气之所禀也，元气有厚薄，善养生者，虽其本薄，善保而护持之，亦可以延年，不善养生者虽禀气厚，滥用而戕贼之，亦足以促寿。……山野之人，恒较城市之人为长寿。盖山野之人，作息有时，起居有常；无名利之萦其心，无机械之乱其神，浑然天真，如葛天之民，故可以延午年。

① 吉恩·斯通. 不生病的奥秘 [M]. 王思远，郎悦，夏昕，译. 长春：吉林科学技术出版社，2013：94.
② 李青云. 长生不老秘诀 [M] // 王西平，王永利. 长生功术真传. 呼和浩特：内蒙古人民出版社，1991：2.
③ 李青云. 长生不老秘诀 [M] // 王西平，王永利. 长生功术真传. 呼和浩特：内蒙古人民出版社，1991：3-5.

若城市之人，饮食无节，起居无时，机械生于内，名利扰其外，而狗马声色之事乱其神，富贵荣辱之念萦其心，心无片刻宁，神无片刻安，胶扰不休，故足以促寿也……此善养生者，所以必以慈俭和静四字为根本也。眠食之事，于此亦大有出入。食不得过饱，过饱则肠胃必伤；眠不得过久，过久则精气耗散。予生二百余年，从未食过量之食，与夫作长久之酣眠，盖以此也。且不仅此，凡细小之事，人最易忽，皆足以致伤。喜怒哀乐，过度则伤；谈笑食息，失时则伤；寒暖不慎，步行过疾，酒色淫乐，皆伤也。积伤致极，即可亡身。此古人之所以行不疾步，目不极视，耳不极听，坐不过久，卧不及疲。先寒而衣，先热而解，不及极饥而食，不及渴极而饮，无喜怒哀乐萦其心，无富贵荣辱之动其念也。"①

《治心篇》则讨论如何"忘却一切"，青云老人说：

"幻心即妄想。妄想有三：其追忆前此之富贵荣辱，声色狗马之欢，扰扰于心，以有余味者，此为过去之妄想；凡事当前，而生欣羡好恶之心，踌躇不决者，此为现在之妄想；期望日后之富贵荣华，或子孙之登庸峻发，及一切现在未有之欢乐者，此为未来之妄想。此三种妄想，忽起忽落，忽生忽灭，盘旋于灵台方寸之间，时刻不去，其心虽欲宁，神虽欲寂静，安可得乎？……治心之道，宜摒除一切杂念。荣辱得丧之事，不足扰其神；生死疾病之事，不足萦其心。使浩然净元之气充其中，清明朗澈之境现于外。此儒家所谓欲修其身，先正其心；佛家所谓无人相，无我相，无一切众生相；道家所谓长清长静也。人之处世也，初不能止其心之不动，妄念之不生；心既动矣，妄念既生矣，贵在能自觉。不能自觉者，即庸奴也。其能不以是累心促寿者鲜矣……至于世人之所谓却病延龄之法，则不外薄滋味，节淫欲，寡言语，戒嗔怒，保形炼气。兹数者，特治表之法，菲治内之术也。病若在心，非此所能为功，而使之觉悟者也。吾徒之欲治心者，当于空明朗澈处着手，庶有得乎！"②

《呼吸篇》则有具体的吐纳之法，主要是行小周天之法，其中说到六个要点云：

"呼吸有要项六：头宜正也，目勿斜视也，胸宜常开也，下腹时时用力也，腰脊项骨宜常令直也，手足自然分布也。知此六要，始足与言呼吸。"③

李青云传中提到他曾 14 次婚娶，有"炼霞子"专门就此发问是否应用采战之术。青云老人的回答否定了这种提法。他说：

"予虽慧，犹未脱尘想也。予年百三十有九，始遇吾师于崆峒，而以道授我。百三十九岁以前，未尝闻道也，而已九婚，子孙亦数十人。虽欲得采补引年之诀，又何从而得……养生之士，先宝其精。精满则气壮，气壮则神旺，神旺则身健，身健则无病。内则五脏敷华，外则肌肤润泽，容光焕发，耳目聪明，老当益壮。由此观之，则先贤戒人以宝精，未尝戒人以不用其精也……予虽娶妻十四次，生子百数十人，不至促其寿者，交合有时，嗜欲有节。善用其精不及于滥，既损则以淡味补益之，使陈者泄而新者生，如流水之盈渠。流行不竭，得调其阴阳，而使其气和，故能无损于命。若谓导引采补之事，违天害理，直畜牲道中，始有此也。"④

这一观点有一定的积极意义。

第二编《长命初基章》，谈到一些具体的健身方法。青云老人认为世俗一味强健肌体或出家人一味清修，两者皆有不妥之处。他说：

"健身之道，固宜重锻炼，而锻炼之法，又至不一。今恒见鲁、豫之民，锻炼非不勤也，体魄非不强也，而上寿者不及百年。此岂天使然乎？非也。锻炼之不得其方也。夫鲁、豫间人民之所锻炼体魄者，特特一刚劲之气，用摧残之法而强其体魄，此亦犹双睫欲交，而故以姜椒搽之，使不能瞑也，此刚之过耳，殊非善法。又常见山中真修之士矣，瘦骨如枯腊，而色若憔峣，

① 李青云. 长生不老秘诀［M］//王西平，王永利. 长生功术真传. 呼和浩特：内蒙古人民出版社，1991：5-6.
② 李青云. 长生不老秘诀［M］//王西平，王永利. 长生功术真传. 呼和浩特：内蒙古人民出版社，1991：6-8.
③ 李青云. 长生不老秘诀［M］//王西平，王永利. 长生功术真传. 呼和浩特：内蒙古人民出版社，1991：14.
④ 李青云. 长生不老秘诀［M］//王西平，王永利. 长生功术真传. 呼和浩特：内蒙古人民出版社，1991：15-16.

惟于烧铅炼丹中求长生，终至于百骸俱病，形神皆损，而随山中草木同腐……盖神仙中无体魄不健之人也。予谓世间健身之术虽多，而欲求刚柔相济，阴阳调和者，实鲜乎鲜矣！今以予前所得之于我师者，为诸子述之。如此法能广传于世，而得之者勤学不息，则天仙神仙纵不可致；而陆地人仙，则庶几乎！"①

他所说的方法，称为"八卦行功法"。首先以静坐、调息和安神入手，然后行功，其内容包括歌诀完全同于坐功八段锦，他称之为"健身第一妙法"。此外，他又提出"行动坐卧亦当有法"，提倡效法龟、鹤、鸽、犬：

"龟之为物，行动之际，颇觉累坠；而当其伏处之时，则六体倦伏，潜然恬静。纵外物有犯之者，亦惟忍受，不怒不动，静伏如故。此其气已清，其神已宁之征也。惟其如是，故得永年。吾人于行动劳苦之后，小坐休息之时，当效龟之静伏，一念不生，纵为外物所扰，亦不怒不动，则心泰神安，气清志一，获寿之征也。

"鹤居深山，往来于幽岩翠蔼之间，啄苓果参花以为食，是其得气已清；然其行动之间，亦有特寿之征也。其他禽类之平行地上也，足不提而前冲，全身动摇。惟鹤则不然。其行也，必先提其足，而蓄其爪，昂首上观，然后前行。及地之际，爪彻而足下，头亦因之前俯。盖提足蓄爪，所以定其心而稳其步也。昂首上观，俯首下视者，所以理其气而匀其脉也。心定、气理、脉匀，则寿之所以长也。诸禽之中，惟鸽与同，故鸽寿虽亚于鹤，较他禽则为胜也。我故曰：'行当效鹤与鸽也。'

"犬之为物，其卧地也，恒侧其身，伸前足而蜷其后足，直其颈。如此则内脏舒伸，而百脉调匀，气血周行，可以无阻。气能周行则清。气清神安，神安则心定。如此入睡，不能魔扰，此其一也。犬性最警觉，虽卧常醒。故一遇微声，即吠跃而起。吾人之睡酣也，往往如死，六贼侵之矣，故时有梦寐魔魇之兆。此最足病人。我所谓卧当如犬者，效犬之惊觉，不至酣卧也，非效犬之一遇微声，即吠跃而起也。

"诸子当谨志此，坐当如龟，行当如鸽，卧当如犬之语，以为行动坐卧之法，则长生必矣。"②

第三编《达道章》和第四编《心性章》主要引历代道家有关道与心性的言论。第五篇《青云老人语录》，也有不少精到之论。如：

"青云老人曰：'昔者吾师尝语我曰：草木根生，去土则死；鱼鳖沉生，去水则死；人以形生，去气则死。子知其奥妙之所在乎？予曰：此圣贤仙佛，知气之所在以为宝。此儒家之所以有和气致祥之言。而释道两家，皆以养为唯一下手功夫也。吾师笑颔之。'"③

"悲辛愤怒，死之机也。犯其一即足病一身，而促其寿命。可惧乎？昔谭景升有曰：'悲则两泪，辛则两涕，愤则结瘿，怒则结疽。心之所欲，气之所属，无所不育。邪苟在此，正则在彼。'是以大人节悲辛，戒愤怒，得灏气之门，所以收其根；知元神之囊，所以韬其光。若蚌内守，若石内藏，所以渭之珠玉之房。此中奥旨诸生知之乎？宜探求之。"

"今人精从下流，气从上散，水火相背，不得凝结，皆是此心使然。苟爱念不生，此精必不下流；苟忿念不生，此气必不上炎；一念不生，万虑澄澈，则水火自然相交矣。"④

"青云老人曰：'人徒知伪得之中有真失，殊不知真得之中，亦有真失；徒知伪是之中真非，殊不知真是之中，亦有真失。故圣人不言是非。盖蝍蛆食蛇，蛇食蛙，蛙又食蝍蛆，相循无已。是非果何在也？若以是非争是非，则天下之是非愈炽；若付是非于不闻不问，不议不论，而天下之是非自息矣。此即我顷所谓无是无非也，乃养生保命之大关键。诸生其谨志之。'"⑤

---

① 李青云. 长生不老秘诀［M］//王西平，王永利. 长生功术真传. 呼和浩特：内蒙古人民出版社，1991：16–17.
② 李青云. 长生不老秘诀［M］//王西平，王永利. 长生功术真传. 呼和浩特：内蒙古人民出版社，1991：27–28.
③ 李青云. 长生不老秘诀［M］//王西平，王永利. 长生功术真传. 呼和浩特：内蒙古人民出版社，1991：68.
④ 李青云. 长生不老秘诀［M］//王西平，王永利. 长生功术真传. 呼和浩特：内蒙古人民出版社，1991：72.
⑤ 李青云. 长生不老秘诀［M］//王西平，王永利. 长生功术真传. 呼和浩特：内蒙古人民出版社，1991：73.

"夫欲修真者，先除邪行外事，都绝无于心。然观正觉，觉一念起，即须除灭。随起随灭，务令安静。虽非的有贪着，浮游乱想，亦尽灭除。昼夜勤行，须臾不替。唯灭动心，不灭照心。但冥有心，不冥虚心。不依一法而心常住。此法玄妙，利益甚深。

"饮食起居，最宜留心。兹将其宜忌之处，举告诸生。面要常擦，目要常揩，耳要常弹，齿要常叩，背要常暖，胸要常护，腹要常摩，足要常搓，津要常咽，腰要常揉。此宜之处，须留心也。忌早起梳头，忌阴室贪凉，忌湿地久坐，忌冷着汗衣，忌热着晒火，忌出汗扇风，忌灯烛照睡，忌子时房事，忌凉水着肌，忌热火灼肤。此忌之处，尤须格外留心者。此外犹有所谓伤者十有八：久视伤精，久明伤神，久卧伤气，久坐伤脉，久立伤骨，久行伤筋，暴怒伤肝，思虑伤脾，极忧伤心，过悲伤肺，至饱伤胃，多恐伤肾，多笑伤腰，多言伤液，多唾伤津，多汗伤阳，多泪伤血，多交伤髓。皆宜随时留心。凡此宜忌伤三者，如犯其一，身形即病。非用禅家六气治病之法治之不可。"①

这些内容虽然以青云老人口吻说出，但不少也是前人之言。此书有李青云的传奇事迹为依托，不少言论也颇有价值，故产生了颇大影响。

（四）王骧陆《金刚寿》《养生论》

王骧陆（1885—1958 年），字相六，浙江海宁盐官人，近代佛学家。他从佛教角度论养生，著有《金刚寿》与《养生论》两部著作。

1.《金刚寿》

《金刚寿》作于抗日战争前，系从佛学角度论寿命，提出了"金刚寿"的概念。作者说：

"人生寿命，约有两种，一为身寿，属于肉体报身。上古长寿之人固多，即近世一二百岁之人，亦可常见。惟身寿终属生灭，比较长短，遂别夭寿。然寿无定义，九十岁死，世称为寿。但一百二十老人视之，又叹为夭矣。二为心寿，乃灵台心性，不生不灭之法身，永远存在，坚如金刚，故曰金刚寿，此实为主。"

对于如何能达到"金刚寿"，王骧陆指出需要进行长期的修行：

"凡人欲求长寿，应先除病，欲求除病，当明用气，欲明用气，当先养性。养性之法，当先调心。调心之法，虽可传授，必经面示。故从略。然根本总以少气恼为主，余之伯母潘太夫人，今年寿一百岁，身尚康健，平生不知有气恼事，此即调心之功也。近世病人太多，短命自杀之风，日见增多。仅靠医药，得救者不过百分之一二耳。……故说金刚寿，使无病者可以延年，有病者可以去病。家居者可以少恼，旅行者可以无怖。再进而引入参究佛乘，开大智慧。明不生不灭之理，证得金刚长寿，宁非快事。故欲救种救国救世，先由救己救病救心做起，亦本会同仁宏法利生之本愿也。"

王骧陆认为，养生治病首先重在气，这不能靠医生，而是有赖于患者自己。他说：

"治病有二，一攻其客邪，二补其不足。攻邪先定正气，是以心定为主，运气以敌之。补不足则先养心，亦运气以补之。……治病切不可全赖医生，医生只能替病人去病，不能替病人养病，只能替病人去风邪，实不能替病人养元气。"

王骧陆列举生活中种种病因，认为当世之人难以避免得病，指出安心为卫生第一要诀。他说：

"心神不安，情性燥急，为致病致死之总因。故安心法，为卫生第一要诀。现在之卫生，实是卫身。但求衣食住满足，仅知身上安适，不知心上自在。生指生命而言，生命之权，操之于心，人之生命，为精气神之流转。衣食住，仅补助肉体，加以保卫，不能主精气神也。惟心可以主

---

① 李青云. 长生不老秘诀［M］//王西平，王永利. 长生功术真传. 呼和浩特：内蒙古人民出版社，1991：75—76.

动一切，心定则气和，气和则血顺，血顺则精足而神旺。精足神旺者，内部抵抗力强，病自除矣。健复者，恢复至精足神旺之地位也。药者，可以助精气神之力，以抵抗病也。然而药有流弊，过量或不及，或转他病，不可不慎，故治病当以摄心为主。"

关于如何卫生防病达到"金刚寿"，王骧陆提出"三要二诀"：

"金刚寿乃人人所喜，处处是力求与自己过不去，抑又何也。我今以金刚寿法，告授同仁，有三要二诀。云何三要，一要未病前勤于防，使其勿病；二要已病后心有主宰，勿乱医药；三要病愈后耐心调养，勿使复病。云何二诀，一曰注意病内之病，二曰留心医外之医。

"注意病内之病云何？凡病之现于外者，果病也，根不在此。如头痛，其根病在肝，肝病又在气恼，气恼亦病也。气恼病根，又在心量偏执，不能放宽观空，求其因而治之，所谓病内之病也。

"留心医外之医云何？凡病人无不求医，不知昏迷不省人事者，只可赖医。但自有主事者，医外亦可自医。自行手运按摩，及持咒静坐等法，此即医外之医。有此二诀，必得除病，必得其寿。"

这些观点颇有可取之处。王骧陆概括说：

"总之身病无不起于风邪侵入，情欲内伤，乘虚而入，居十分之七八，起于夙冤者究少，不过十之一二耳。凡人血肉之身，由夙世造因，情爱所染，借父母为缘，分其精气神以生者，此为报身，又名色身，终属朽灭。前所云保卫诸法，仅能维持此肉身现状，使比较驻世长久，遂名曰寿。至人之性灵识心，名曰法身，一切法之所自出。此灵虚之体，以不可见而非无，故名真空。以虽空而妙用恒沙，故曰妙有。是物为精气神之主，为六根与六尘相接而起念之工具，故名曰心王。凡情欲诸病，亦由彼而起。例如气恼，不可凭空而起，先由根尘相对，识其是非，遂名谓心。由是非而起种种比量分别，定遂顺逆，爱定喜怒，因喜怒震荡而及脏腑。不胜其恼乱者，即伤气耗血，眠食俱减，心更恐怖恼怨，身尤软弱虚损，外邪乘入，益不能支，此病死之由，所谓心病死也。故求长寿无病，常强肉身；欲强肉身，当调伏精气神；欲调精气神，当拒绝扰乱之贼；欲杜此贼，当先摄心；欲求摄心，当化贪瞋痴三毒；欲化除此三毒，必学心戒。但空口言戒，无益于事。心求开慧，方不为所愚；欲求开慧，必先求定；欲求得定，必学静坐：然非呆坐死守，可得究竟，故必依止于师，求授密法。密法妙用，大之可以明心见性，开大智慧成佛。小之可以得定强身，减除烦恼夙业，此又金刚寿根本中之根本，亦即本会救世传法之前方便。"[①]

2.《养生论》

王骧陆的《养生论》作于晚年。内容包含7节，第一节"谈养生之道"说：

"凡使身体失去健康的总原因，在终日心神不安，不外乎患得患失。凡人精力有限，应适当支配，实行三八制，八小时睡眠，八小时工作，八小时休息。能如是正常，断无多病之理。今因身体或经济关系，于八小时工作时，不感兴趣，或工作紧张，这八小时吃力，过于十二小时，所以心难维持，日多思虑，夜梦多惊，失眠开始，胃纳不良，便秘肝旺，肺气不宣，于是诸病引起，正气日耗。所以要恢复健康，根本先要使思想正常，心神宁一，那浑身的血气，自可健全发挥，这是气功疗养法的本意。"[②]

他从起居和静坐2方面谈论具体方法。"起居"强调5点：

"（一）睡眠宜早，勿过十时，凡交十一时，为阳生时，属肾，此时失眠，肾水必亏，心肾相连，水亏则火旺，最易伤神。（二）睡时宜一切不思。鼻息调匀，自己静听其气，由粗而细，由细而微细而息。视此身如无物，或如糖入于水，化为乌有，自然睡著。（三）如有思想，不能安著，

---

① 王骧陆. 王骧陆居士全集：下册［M］. 北京：宗教文化出版社，2009：772-783.
② 王骧陆. 王骧陆居士全集：下册［M］. 北京：宗教文化出版社，2009：725.

切勿在枕上转侧思虑，此最耗神，可起坐一时再睡。（四）如在午时，即上午十一时至一时，为阴生之时，属心，此时如不能睡，可静坐一刻钟，闭目养神，则心气强。凡有心脏病者切宜注意，每日于此二时注意，则元气日强，无心跳腹泄或小便频数之病。（五）夏日起宜早，冬日起宜迟。居北方宜防寒气，如在粤桂等省，早起防山岚瘴气中病。食后勿仰天睡，早起如在寅时三时至五时。此时切忌郁怒，不然必损肺伤肝，万望注意。"①

"静坐"则指出其目的主要在于调心，他说：

"治病在安其心，安心在息妄，息妄在明心，明心即自觉，而健康的功效在乎静坐。静坐是息心法，心息则神安，神安则气足，气足则血旺，血气流畅，则有病可以去病，不足可以补充，已足可以增长。现在病可去，未来病可防，此其小者也。"②

对于静坐他没有从佛道二教的复杂方法进行介绍，只是提倡"简易稳妥静坐法"。在后面"调气摄心法"中有具体论述：

"第一，坐法，可坐在床上或帐内，垫高五寸，体重者七八寸不等，以安适为度，两腿交叉，右加左，两手心朝天，右手加左手上，腰正直，勿太伸腰，不可乱动，即动须极慢，两眼闭合随便，但勿东西张望，舌抵上腭。

"第二，呼吸出入，宜轻轻合口，鼻内呼吸听其出入，由粗而细，由细而微细，由微细而息，渐渐平息。切勿性急，压制使平，出入长短纯乎自然。

"第三，摄心法，此有三：（一）打坐时摄心。若心念纷纭，就宜听呼吸，使此心略有点事做，不致外驰，以心驰于外即生散乱，引起颠倒，心注于内，便易著（着）意，流入阻滞。应使其随气升沈，若有若空，不许有著。但久久又入于昏昧，则非调矣。当感觉昏昧，即提起精神，了了分明，徐听呼吸，不起任何善恶妄念。但不知不觉而妄念又起，只一勿理，如是死心塌地捱过了这坐时，再卧一时，开首四十五分钟加至一小时为止。每下座时切勿性急，须把身体摇动几次，两手足逐步一一分开，用两手心擦磨（摩）面部脑部前后数十次，再下座走走，或再安卧一时亦可，每日照例坐一次，不可间断。每次坐四十五分钟加至一小时。（二）睡时的摄心法。每夜睡稳后温度适当，男宜右侧卧，左肩在上，女宜左侧卧，右肩在上。但亦不拘定，如有痛楚不能左右侧者亦听之，两腿稍屈，呼吸如上。调匀后即管督此身，不许任何部分用一点气力，此是唯一条件。若有所思所闻所觉，即是用气力，甚至乎使臂指即是用气力，呼吸稍粗亦即是用气力。如同自身是个死人，一切不能动作，又自视如一粒糖放在水内，化为乌有，不久那呼吸自然而平，似乎不由口鼻内出纳，而浑身八万四千毛孔中有了动作，或张或翕，此时无我无身无气无心，天然心归本位。所谓引火归元，又名水火既济，为治疗百病之总诀，且不比用药石有副作用，或留后患也。此法不拘多少时间，即几分钟亦有许多益处，几时睡著亦不管它，听其自然。如睡至半夜，不能睡，切勿强睡，不妨再试一二次。如仍不能睡，即可起身，稍歇再睡，切忌辗转反侧，胡思乱想，或感觉饥饿口渴，养成失眠头晕等病。（三）白天人事往还时的摄心法。人生最忌是个乱字，心乱了，对外可以紊事，对内可以打扰血气，使失正常。凡恼怒恐怖喜忧昏疑，都是乱，为多病短寿的根源。不但养病时不应乱，即平居时亦忌心乱。"③

王骧陆又说：

"静坐法于有工作人较难，因无时间也，然每日四十分钟当可抽出。在表面似乎不急，而人生一切事业，皆以精神为根本，而精神之衰旺强弱，全赖心神之静定不乱，一个乱字，足以妨碍一切工作。"④

第二节"养身要诀"，认为长寿可以通过努力而达到：

---

① 王骧陆. 王骧陆居士全集：下册［M］. 北京：宗教文化出版社，2009：725-726.
② 王骧陆. 王骧陆居士全集：下册［M］. 北京：宗教文化出版社，2009：726.
③ 王骧陆. 王骧陆居士全集：下册［M］. 北京：宗教文化出版社，2009：736-738.
④ 王骧陆. 王骧陆居士全集：下册［M］. 北京：宗教文化出版社，2009：728.

"人寿至百岁并非难事，惟保持此身之为难，能保持则少病，自然长寿。而保持之法，实在平时，如保持室内清洁，必日日勤于打扫，器具亦必日日洗涤，而物自经久。此身亦物也。"①

养身的具体方法，王骧陆推崇推拿法。他说：

"人生以血气流通为主，气滞可以阻血，血阻可以结毒为疖为瘰，为癌为瘤，皆是血气不流通之故。气以顺为主，血以通为畅。百病无不先由气滞，气郁于内，肝先受伤。挽救之法，在化除得诀。而化除要诀有二：第一寻其根，其根在心，心空则一切自化。心何以难化，则因看事太真，我见太重，器量太小，疑忌太固，所以养身须有学问道德，对一般人难以求全责备，只勉其退让克己，少恼自少病，此根本法也。第二助其化除，帮助血气之流通，药石之外，施以小术，即今所言推拿之法，一无费用，二省时间，三无流弊，四有实效，五勿他求，六为预防。"②

其"推拿之法"即"摩擦强身法十二则"，具体包括：

"一、摩顶固肾气。早起先平坐，以左手托紧外肾囊，勿松，闭口合牙，右手心摩头顶上三十六下，勿快。再换右手托紧外肾囊，左手磨头顶三十六下，即放松吐出浊气三口。此法只男子适用。

"二、运颈除痨伤。平坐两腿直伸，双手按膝上，腰直头正，身勿动转，头颈向左后看，再向右后看。各七次，颈以不可再转为止。如是每次一转，脚后跟伸一伸，勿过用力。再以头颈仰后向前上下叩，如叩头状，亦七次。可使从头颈至脚后根筋骨二十四节均可拉直，浑身血气自畅。

"三、运睛除红翳，去心火。正坐闭目，转头颈如打圈子，身腰勿动，左转三十六，右转三十六，眼睛亦随圈子左右转，如看四圈，再正坐，忽然两目大张，向地下看，同时吐出浊气。

"四、擦脚底心，引火归元。两脚各擦二百四十下，天凉宜三百二十下，同时闭口，以舌抵下牙根，不必用力，口中津液自生，然后集中咽下，以意引入脐下，要用劲，喉中咯咯有声，稍停再咽，约三口。此法最重要，尤其妇女及阴虚晚热，手脚心焦热无汗者，宜常用此法，久必有效。

"五、掐三里穴，穴在左小腿膝下，靠外边，试以右手心安右膝上，无名指尖点到之处，以左手指尖探取掐入右三里穴内，觉得甚酸处即是。左手按左膝上，亦如上试之，惟指甲宜剪平。每次掐一百下。此可通三焦，健脾胃，引火归元，与擦脚心并重，每日可掐多次。

"六、擦腰固肾。正坐正立均可擦，以双手作拳，用拳背按腰眼，不可太用力，隔单衣打圈擦，或直上直下擦共二百下，初学者每五十下息一息。如有汗时，可拳背按紧腰眼，用力揉亦著力，在各人自体会。

"七、两手攀足。正坐屈腰，而臂直伸，手指下点脚背，两腿弯宜直，使脚筋拉直，老年人宜慢，手指点到，不可点时即止。此不可急，亦不可贪，老年人取第六法为宜，或量力并行，徐而恒则有功。

"八、勾指运力，治臂腿风痛。正立，两脚分开，两手同时用中指无名指入掌心，大拇指压其背，再以两手大指勾大指，小指勾小指如练，用力左拉右拉，闭口，心内安，共三十六下。腰正勿动，两脚稍分前后，可勿倒，如有两臂酸痛者必勉力行之，久久腿痛亦愈，老年人尤可强筋骨，健脾胃。

"九、擦头上部，以平肝、清脑、明目、理气。以两手擦两耳轮六十下，后脑左右各六十下，擦面三十六下，喉部颈际左右六十下，有气管炎者，日行勿间断。

"十、擦两胁上下，以健肝胃。此可饭后行之，在八字骨左右，两胁之下，擦一百至三百。勿食过饱，行之，饱时勿擦腹部。临睡下时可擦小腹二三百下，擦脐下全部，不拘多少，睡著为止。

①　王骧陆. 王骧陆居士全集：下册 [M]．北京：宗教文化出版社，2009：730.
②　王骧陆. 王骧陆居士全集：下册 [M]．北京：宗教文化出版社，2009：730.

"十一、叩齿三十六下，可以固齿。可于行第二项后行之。又凡遇小便时必咬牙，则肾气勿泄。小儿女必日日教之，久久勿忘，终身受用。

"十二、擦两小腿前后各一百二十下，可于掐三里穴后行之，两手同时上下擦。"[①]

此外，王骧陆还提出"养身三大事"之说，具体为：

"养身三大事：一睡眠，二便利，三饮食，其余起居、服装等皆是辅助。三事中睡眠第一。然胃纳不和者，夜眠不安，故以通便利为第二。而饮食无节，饥饱过度者，肠胃必受伤，而营养日减。睡以安神为主，神以心安为主，应配合年龄，壮年至多七小时至八小时，多睡则智昏头晕眼红胀，四肢疲软，童年必睡足八小时，或过九小时勿碍，老年人或病人至多六小时已足。应注意者，一夜勿过十时半，老年人以八时为正，勿过九时。二枕上切忌思索计算未来事。三勿以安眠药助睡。"[②]

（五）沈复《浮生六记·养生记道》

《浮生六记》是清朝长洲人沈复（字三白，号梅逸）著于嘉庆十三年（1808 年）的自传体散文，流传极广。虽云六记，但实际只有 4 卷，后来民国年间出现一种"全本"，多了《中山记历》《养生记道》2 卷。学术界大多认为此为伪作。有学者指出：

"其中'中山记历''养生记道'两篇均全。但观其笔法与前不同，当系伪作无疑。……《养生记道》据有人云乃由张英《丑训斋语》及曾国藩日记所凑合，当可信也。"[③]

其实只能说其中有一部分源自张英与曾国藩著作的内容，也并非完全照抄，其内容来历颇杂。如视作一本养生普及著作，也有一定意义。

书中内容谈及中年养生，提倡静坐。作者说：

"余年才四十，渐呈衰象，盖以百忧摧撼，历年郁抑，不无闷损。淡安劝余每日静坐数息，仿子瞻《养生颂》之法，余将遵而行之。调息之法，不拘时候，兀身端坐，子瞻所谓摄身使如木偶也。解衣缓（宽）带，务令适然，口中舌搅数次，微微吐出浊气，不令有声，鼻中微微纳之，或三五遍，二七遍，有津咽下，叩齿数通，舌抵上腭，唇齿相著，两目垂帘，令胧胧然渐次调息，不喘不粗，或数息出或数息入，从一至十，从十至百，摄心在数，勿令散乱，子瞻所谓寂然兀然与虚空等也。如心息相依，杂念不生，则止勿数，任其自然，子瞻所谓"随"也。坐久愈妙，若欲起身，须徐徐舒放手足，勿得遽起。能勤行之，静中光景，种种奇特，子瞻所谓定能生慧，自然明悟，譬如盲人忽然有眼也，直可明心见性，不但养身全生而已。出入绵绵，若存若亡，神气相依，是为真息。息息归根，自能夺天地之造化，长生不死之妙道也。"

书中提出了一些生活中的修心原则，如：

"人大言，我小语。人多烦，我少计。人悸怖，我不怒。澹然无为，神气自满，此长生之药。

"省多言，省笔札，省交游，省妄想，所一息不可省者，居敬养心耳。

"余自四十五岁以后，讲求安心之法，方寸之地，空空洞洞，朗朗惺惺，凡喜怒哀乐，劳苦恐惧之事，决不令之入。譬如制为一城，将城门紧闭，时加防守，惟恐此数者阑入。近来渐觉阑入之时少，主人居其中，乃有安适之象矣。养身之道，一在慎嗜欲，一在慎饮食，一在慎忿怒，一在慎寒暑，一在慎思索，一在慎烦劳，有一于此，足以致病，安得不时时谨慎耶！"

该书也重视居室整洁卫生，如：

"余所居室，四边皆窗户，遇风即阖，风息即开。余所居室，前帘后屏，太明即下帘，以和其内映，太暗则卷帘，以通其外耀，内以安心，外以安目，心目俱安，则身安矣。

① 王骧陆. 王骧陆居士全集：下册［M］. 北京：宗教文化出版社，2009：738.
② 王骧陆. 王骧陆居士全集：下册［M］. 北京：宗教文化出版社，2009：730.
③ 吴藕汀. 孤灯夜话［M］. 北京：中华书局，2013：105-106.

"一岁暮访淡安，见其凝尘满室，泊然处之。叹曰：所居必洒扫涓洁，虚室以居，尘嚣不染，斋前杂树花木，时观万物生意。深夜独坐，或启扉以漏月光，至昧爽，但觉天地万物，清气自远而届，此心与相流通，更无窒碍。今室中芜秽不治，弗以累心，但恐于神爽未必有助也。"

关于具体养生方法，则提倡滫浴、太极、眠食等：

"滫浴极有益。余近制一大盆，盛水极多，滫浴后，至为畅适。东坡诗所谓'淤槽漆斛江河倾，本来无垢洗更轻'，颇领略得一二。治有病，不若治于无病，疗身不若疗心，使人疗，尤不若先自疗也。

"太极拳非他种拳术可及，太极二字已完全包括此种拳术之意义。太极乃一圆圈，太极拳即由无数圆圈联贯而成之一种拳术，无论一举手，一投足，皆不能离此圆圈，离此圆圈，便违太极拳之原理。四肢百骸不动则已，动则皆不能离此圆圈，处处成圆，随虚随实。练习以前，先须存神纳气，静坐数刻，并非道家之守窍也，只须屏绝思虑，务使万缘俱静。以缓慢为原则，以毫不使力为要义，自首至尾，联绵不断。相传为辽阳张通，于洪武初奉召入都，路阻武当，夜梦异人，授以此种拳术。余近年从事练习，果觉身体较健，寒暑不侵，用以卫生，诚有益而无损者也。

"养生之道，莫大于眠食。菜根粗粝，但食之甘美，即胜于珍馐也。眠亦不在多寝，但实得神凝梦甜，即片刻，亦足摄生也。放翁每以美睡为乐。然睡亦有诀，孙真人云：'能息心，自瞑目。'蔡西山云：'先睡心，后睡眼。'此真未发之妙。禅师告余伏气，有三种眠法：病龙眠，屈其膝也；寒猿眠，抱其膝也；龟鹤眠，踵其膝也。余少时，见先君子于午餐之后，小睡片刻，灯后治事，精神焕发。余近日亦思法之，午餐后于竹床小睡，入夜果觉清爽，益信吾父之所为，一一皆可为法。"[①]

这里，"养生之道，莫大于眠食"这句话确实出自曾国藩日记，但后面一系列发挥则是综合许多言论而来。

（六）其他养生汇编与研究著作

清人蓝蕊豁撰《天元病机》（北京文采斋，1896年）。该书结合医经理论阐述养生之道，对摄养不慎所致的病证介绍其调养及治疗方法，后附方剂。

清人张干桁（号因觉生）撰《元和篇》4卷。成书于清光绪二十六年（1900年）。首辑《天隐子》共8篇，次引诸子要论，并载《易筋经》十二图以及"金丹四百字解"，总括行气导引祛病养生之要。现存1919年铅印本。

民国时王功镇著《养生医药浅说》。王功镇字静斋，别号曲水逸民，山东济南人。《养生医药浅说》共分8卷。卷一《人镜》，主要谈对医学的看法以及医患关系等，如审医、对医士宜待遇以礼、中西医互相诽谤说、治富贵病有九难等。卷二《却病》谈养生，主要集前人要论，有读上古天真论感言、道家六字却病诀、养生铭、孙真人养生杂治、抱朴子十五伤、一称金诀、空气疗百病、色欲戒、怒气戒避、八风宜避、病之五戒、病室卫生十要等内容。卷三《病因》也涉及养生，如孙真人按月调养法、孙真人十二多、按摩引导法、起居有常、饮食宜节、却病十要、五运民病简易说，六气主病及民病说、药对症反增剧说、鸦片伤元气等。后面各卷则偏于医，包括卷四《治法》、卷五《疹科心法》、卷六《脉法》、卷七《杂治》和卷八《药集》。

章鹤年编《卫生概要》（上海中医研究社，1934年）1册。全书以问答形式简要介绍养生之起源、发展、基本方法及注意事项等，包括饮食、衣着、房宅、睡眠、四时气候、公共卫生、空气清新、疾病预防及妇幼卫生等100题。

[①] 沈复. 浮生六记 [M]. 北京：中华书局，2010：177-203.

沈宗元（字与白）编《中国养生说辑览》1 册。成书于 1929 年。全书共 18 篇，以著作和人物为纲，系统论述中国养生学说。前 15 篇辑录《庄子》《吕氏春秋》《素问》《灵枢》以及董仲舒、张仲景、葛洪、孙思邈、苏轼、李东垣、汪昂、石成金、曾国藩诸家养生之说；第十六篇采录其他各家养生格言；第十七篇汇集道经中部分养生名言；末篇辑养生诗歌。本书精选切实可行之说，摒弃玄虚不经之谈，理法兼备，儒道兼容，有助于了解我国养生学说的概貌与源流。所录静坐、行气、导引、按摩、食养、起居诸法，均可习练运用。现存 1930 年重庆沈氏铅印本。

沈与白编《养生秘诀》（中医书局，1932 年）。该书自序中说："盖欧美卫生学术，虽灿然大备，列为专科，然多言物质上及起居上之摄养，较吾国固有之养生学说，兼重精神之修养，则吾国似较美备也。"作者整理历代医家的养生学说，计有《庄子》《吕氏春秋》《素问》《灵枢》及董仲舒、张仲景、葛洪、陶弘景、孙思邈、苏东坡、李东垣、吕叔简、汪昂、石天基、曾国藩等的养生说以及中国各家之养生说、道家各经之养生说和养生诗歌，共 18 篇，主要是辑录文献，"不参己意，不杂新说"。

倪祥川（字淮卿，号养性居士）编《养生格言》（绍兴养性医舍，1946 年），不分卷。倪氏宗《内经》治未病之旨，撷取前贤养生古训而成此书。分《精气神图说》《精气神保养法》《四季摄生法》《饮食调摄法》《主淡泊》《戒恼怒》《五志所伤所胜》等 7 篇，并附以"告病家须知"及医案数则。

沈仲圭辑《养生琐言》（上海新中医社，1927 年）1 册，系养生言论汇集，辑录古今养生格言、谚语及经验等百余则。作者又编有《卫生录隽》（上海中国医学院，1937 年）1 册，全书分胃之摄生法、卫生碎语、卫生名言、五脏强健法 4 部分，论述五脏生理病理及其关系、中西医五脏之异同、五脏养生方法等，并强调胃在养生中的重要性。

陈清初辑《曾国藩养生术》（上海商务印书馆，1945 年），该书从曾国藩日记与文集中辑录曾国藩的养生言论，书前罗正纬序说：

"盖人之病，起于六淫者易愈，发于七情者难治。曾氏故以仁义礼智信之道，配合于心肝脾肺肾之中，运用五常，调治五脏，使七情皆出于中和之上，六淫可以勿药矣，此如庖丁解牛，进于道耳。"[①]

这也说明所谓曾国藩养生术较多属于心性之论。不过编辑者陈清初做了较多整理工作，其内容分为 6 章。第一章为前言；第二章为"精神之修养"，概括为惩忿窒欲不忮不求、专静纯一胸襟广大、以志帅气以静制动三点；第三章为"体格之锻炼"，概括为起早、多动、节劳、黎明吃白饭一碗不沾点菜、洗脚与沐浴五条；第四章为"眠食视息之调摄"，归纳出眠必虚恬、食必淡节、视必重廉、息必归海四条；第五章论环境之卫生；最后为尾语。

傅恭弼《珍本善书延寿指南》，上海大众书局发行，未印出版时间，出版于 1930~1940 年。该书是汇编性著作，内容古今兼收，而主要以近代人的言论为主，是反映近代养生理念的一本集成之作。有前面提到的郑观应、曾国藩、王骧陆、沈复、印光等的言论，也有一些散见的名人之言。如有关梁启超的言论：

"梁任公又曰：静坐不足以尽主静之功。而主静之功，必从主静入手。故先儒皆以此为方便法门。窃以为中年之人，已入世者，镇日憧扰于尘网中，则每日必割出一点钟或丙点钟之时刻，以养其元神。若夫少年，正在学校，每日讲堂上，端坐之时刻既多，于卫生不宜复久坐，以滞血液，则每日必当有一点钟或两点钟，不携伴侣，独自一人，散步空旷之地，而此散步时，必宁静其思虑，与静坐同一用功，如是然后身心乃有所安顿也。"[②]

如陈存仁的言论：

① 陈清初. 曾国藩养生术 [M]. 上海：商务印书馆. 1945：序 2.
② 傅恭弼. 珍本善书·延寿指南 [M]. 上海：大众书局. 出版时间不详：151.

"陈存仁曰：夫康健长寿之道，不出慎起居，节饮食，常抱乐观十字而已。苟能遵守不变，则卫生之能事尽矣。惟慎起居、节饮食六字，犹为物质上之卫生法。生理上之卫生法。常抱乐观四字，则为精神上之卫生法，心理上之卫生法。"①

书中还有很多西方哲学，包括美医汉门、丁福保译的《神经研究书》、徐云译的《伟人修养录》等。通过该书可概览近代养生的主要言论。

二、戒淫类著作

晚清民国时期，各种戒淫类著作颇多。有的从佛道教义、因果角度来论述，也有的结合健康来劝诫。

（一）史立庭《养生保命录》

《养生保命录》，史立庭编，善化书局初刊于 1890 年。内容以劝导戒欲为主，叙述淫欲太过带来的弊病，列出部分治不育之方法及驱病养生之导引术。其起首云：

"《远志篇》云：色，正色，妻妾，谓之色。非妻妾，谓之淫。妻妾之奉，虽非邪淫，亦宜能远，方始有节。节者，如竹木之节，限而不过之意。近则无节，无节则好之，废事失业，酿疾亡身，祸莫大焉。首重远色，戒其近也。远则不好之，不好则有节，心可渐清，意可渐淡，以礼自防，不敢贪骛者，清之本也。知色杀人，自觉胆寒者，淡之原也。细绎'远'字，可以养生保命矣。"②

其各节目录为：好色必不寿二则、好色则精神衰弱必不能办事二则、色念尤足伤身四则、好色必多疾病一则、好色则子孙必不蕃昌一则、夏冬尤须固精三则、尤须谨避时日二则、尤须谨守限制三则、父母必管教子弟节欲一则、妻必劝夫节欲一则、好色必死三则、少年中年俱以节欲为本一则、得意时不可不节欲一则、失意时不可不节欲一则、仕宦者不可不节欲一则、治生者不可不节欲一则、坤道尤不可不节欲一则、节欲须先清心一则、节欲尤须淡意一则、节欲断欲以早为贵一则（附：好色辨惑）、戒淫歌详注（附：勤观善书说）、戒挟妓贻害说、勤职业说、谨交游说、念报应说、有子勿置妾说、重避嫌疑说、戒听妇言、训妇要言、兴家败家要说。

如论"好色必多疾病"：

"夫妇，正也，然贵有节，不节必病。少年尤须谨慎。大抵疾病，皆因年少时不能节欲而起。年轻兴高力旺，自谓不甚要紧，色欲过度，遂至气血亏，精神弱，神昏力倦，易于感受风寒，渐酿大病，甚至夭亡。是向来以为不要紧而取乐者，即因以伏病根，种祸胎，而自取困苦也。前辈每遇子孙知识开时，必谆谆以此戒之。"③

论"夏冬尤须固精"：

"古人自立夏至立秋，独宿固精，保养金水肺、肾二脏，以却秋冬疾病。若不能然，则夏时常致中暑、发痧，秋凉即成伤寒、疟疾。古人自立冬至立春，独宿固精，保养木火肝、心二脏，以却春夏疾病。《内经》云：冬不藏精，春必病温即瘟疫也。盖冬令真阳潜伏，当保其真，以为来春发生之本。若冬令不能藏精，则春气发动，必生百病。冬则伤风咳嗽，春则温热斑疹。

"上哲之士，于夏令三个月、冬令三个月，断欲嗜，固精髓，是以五脏平和，百病不生，身体康强，得臻上寿。其次则于建子十一月、建午五月两月内，勉力谨持，耐心静守，亦可却病延年。再其次，则于冬至、夏至前七日、后七日计共十五天内，独宿固精，以求幸免疾病。盖五月、十一月，乃阴阳相争之节，一有走泄，损伤最重。古云此两月内，有因犯色欲，而夫

---

① 傅恭弼. 珍本善书延寿指南［M］. 上海：大众书局. 出版时间不详：22.
② 史立庭. 养生保命录［M］. 石印本. 上海：文瑞楼，1919：1.
③ 史立庭. 养生保命录［M］. 石印本. 上海：文瑞楼，1919：3-4.

妇三年内双亡者。盖阴阳相争，五脏之气断而未续，适与触犯，其期约略三年而死。如楗人正值致命，不必当场即毙。其有不死者，幸未触犯五脏断续之期耳。可知人身气血，原与天地节气相应，倘冬夏之间，非时走泄，则气血不能合度，其伤精损气，实百倍于春秋之日，不可不于冬夏固精之理，笃信而守之也。"①

书中强调"多欲伤生"，非药物所能补救，说：

"多欲伤生，断非药饵能补。好色者，恃药以恣欲，此亡身之本也。草根树皮之品，万难益髓填精，其能滋补者，不过偏阴偏阳，借以流通气血，及气血既亏，虽药石亦无从补救。古云：服药百颗，不如一宵独卧。慎无恃药可补身，而不谨慎于色欲也。"②

相对而言，该书多讲纵欲伤身的道理以劝导戒欲，少谈因果报应等，有一定学术价值。

（二）印光《寿康宝鉴》

印光是近代佛教高僧，在民国社会有很大影响。《寿康宝鉴》编于1927年，主要在前人所著的《不可录》一书基础上增辑。印光序文说：

"人未有不欲长寿康宁，子孙蕃衍，功业卓著，吉曜照临者。亦未有欲短折疾病，后嗣灭绝，家道倾颓，凶神莅止者。此举世人之常情，虽三尺孺子，莫不皆然。纵至愚之人，断无幸灾乐祸，厌福恶吉者。而好色贪淫之人，心之所期，与身之所行，适得其反，卒至所不欲者悉得，而所欲者悉莫由而得，可不哀哉。彼纵情花柳，唯此是图者，姑勿论。即夫妇之，若一贪湎，必致丧身殒命。亦有并不过贪，但由于不知忌讳，冒昧从事，以致死亡者，殊堪怜愍。以故前贤辑《不可录》，备明色欲之害，其戒淫窒欲之格言，福善祸淫之证案，特戒之方法日期，忌讳之时处人事，不惮繁琐，缕析条陈，俾阅者知所警戒，其觉世救民之心，可谓恳切周挚矣。而印光复为增订，以名《寿康宝鉴》。……光常谓世人十分之中，四分由色欲而死，四分虽不由色欲直接而死，因贪色欲亏损，受别种感触间接而死，其本乎命而死者，不过十分之一二而已。茫茫世界，芸芸人民，十有八九，由色欲死，可不哀哉，此光流通《寿康宝鉴》之所以也。"③

该书多论阴骘报应，书中《同善养生》一章，均为报应事例以劝导节欲。又有"保身广嗣广义"，论戒欲与子嗣的关系说：

"上等者保精数月才一行。古云，寡欲多生子是也。中等者待女子经净之后则行，或月明朗无风雨之夜亦可。平常之日，不近女身，或另一房，另一床，另一被，不唯生子易成，自己身体亦保。若下等者不论时日，或三五夜一次，此人必成内伤，又有下而又下者，夜夜一次，或一夜两次，如此亡命之徒，必定精如水薄，不久得暴病而死。"④

类似的著作还有陈参性的《戒淫保寿录》，现存有1932年南京佛教慈幼院刻本。

三、饮食养生专著

（一）王士雄《随息居饮食谱》

王士雄，字孟英，号梦隐，别号半痴山人，浙江海宁人。清代著名的温病学家。除对温病深有造诣外，其食疗专著《随息居饮食谱》一书影响也较大。

《随息居饮食谱》成书于1861年，王士雄在该书"前序"中说：

---

① 史立庭. 养生保命录［M］. 石印本. 上海：文瑞楼，1919：5.
② 史立庭. 养生保命录［M］. 石印本. 上海：文瑞楼，1919：11.
③ 印光. 寿康宝鉴［M］. 上海：弘化社，1934：序之1-2.
④ 印光. 寿康宝鉴［M］. 上海：弘化社，1934：41.

"呜呼！国以民为本，而民失其教，或以乱天下。人以食为养，而饮食失宜，或以害身命。卫国、卫生，理无二致，故圣人疾与战并慎，而养与教并重也。《中庸》曰：人莫不饮食也，鲜能知味也。夫饮食为日用之常，味即日用之理。勘进一层，善颐生者，必能善教民也，教民极平易，修其孝、悌、忠、信而已。颐生无元妙，节其饮食而已。食而不知其味，已为素餐；若饱食无教，则近于禽兽。"①

书中载食物330种，分水饮、谷食、调和、蔬食、果食、毛羽、鳞介。书后董耀"跋"指出，这些分类命名颇有深意：

"梦隐名重三江，传食诸侯数十年。会世有乱征，归处穷乡，布素自甘，粹然儒士。门以内，不佞佛，亦不杀生。盖俭以养廉，澹以寡欲，安贫之道于是，欲疾之方于是。而其立身、养生之有素者，慨然欲与世共，而谱是书。书先水谷。水，食之精也；谷，食之本也。调和为制宜之具也，蔬果亦日用之常也，故曰饮日食，而考之实，辨之详。毛羽鳞介不言食，必非人人可常食也。至谷食，以番储终救荒之功也。至蔬食，以菽乳终薄海之常馔也。义例谨严，意寓惩戒，美不胜书。"②

各类中每一物品分别介绍其异名、性味、功用、主治、制法、食法、宜忌等。其中包含很多作者自己独到的见闻与见解。如注意饮用水卫生，提出"水仓"之设：

"凡水土恶劣之乡，人烟稠密之地，距河稍远之处，皆可仿行，以备兵火、旱灾、疾病诸患。但置旷地一区，缭以土垣，前设门楗，榜曰水仓，中为大院，置大缸数百，或百十只，脚埋入土尺许，满储以水，复置水桶百十只，水龙数具，外镭以锁。设有灾患，开取甚易。若大家、巨刹，凡有空院者，尤易仿行。为己为人，公私两益，故附载之。"③

论"诸露"说：

"凡谷、菜、果、瓜、草、木、花、叶诸品，具有水性之物，皆取其新鲜及时者，依法入甑，蒸馏得水，名之为露。用得其宜，远胜诸药。何者？诸药既干既久，或失本性，譬用陈米作酒，酒力无多。若不堪久藏之物，尤宜蒸露密储。如以诸药煎作汤饮，味故不全，间有因煎失其本性者。惟质重味美，滋补下焦，如地黄、枸杞之类，必须煎汁也。若作丸、散，并其渣滓啖之，殊劳脾运。……凡人饮食，盖有三化：一曰火化，烹煮熟烂；二曰口化，细嚼缓咽；三曰胃化，蒸变传运。二化得力，不劳于胃。故食生冷，大嚼急咽，则胃受伤也。胃化既毕，乃传于脾，传脾之物，悉成乳浆，次乃分散，达于周身。其上妙者，化气归筋；其次妙者，化血归脉，用能滋益精髓，长养肌体，调和营卫。所云妙者，饮食之精华也，故能宣越流通，无处不到。所存糟粕，乃下于大肠。今世滋补丸剂，皆干药合成，精华已耗，又须受变于胃，传送于脾，所沁入宣布，能有几何？不过徒劳脾胃，悉成糟粕下坠而已。朝吞暮饵，抑何愚耶！"④

提出制露饮用，得其性而不碍胃，是很好的调养方法。在"蔬食"中非常推崇豆腐，并对同类制品适合不同年龄、体质的情况进行详细说明：

"处处能造，贫富咸宜，淘素食中广大教主也。亦可入荤馔。冬月冻透者味尤美。以青黄大豆，清泉细磨，生榨取浆，入锅，点成后，嫩而活者胜。其浆煮熟，未点者为腐浆。清肺补胃，润燥化痰。浆面凝结之衣，揭起晾干为腐皮，充饥入馔，最宜老人。点成不压则尤嫩，为腐花，亦曰腐脑。榨干所造，有千层，亦名百叶。有腐干，皆为常肴，可荤可素。而腐干坚者，甚难消化，小儿及老弱者、病后，皆不宜食。芦菔能消其积。由腐干而再造为腐乳，陈久愈佳，最宜病人。其用皂矾者，名青腐乳，亦曰臭腐乳。疳、膨、黄病、便泻者宜之。生榨腐渣，炒食，名雪花菜。熟榨者，仅堪饲猪。"⑤

① 王士雄. 随息居饮食谱 [M]. 天津：天津科学技术出版社，2003：前言4.
② 王士雄. 随息居饮食谱 [M]. 天津：天津科学技术出版社，2003：146.
③ 王士雄. 随息居饮食谱 [M]. 天津：天津科学技术出版社，2003：8.
④ 王士雄. 随息居饮食谱 [M]. 天津：天津科学技术出版社，2003：10-11.
⑤ 王士雄. 随息居饮食谱 [M]. 天津：天津科学技术出版社，2003：63.

在果食中，他善用果汁，并与中药方剂功效对应。如甘蔗"榨浆名天生复脉汤"，西瓜"但因暑火为病者，并可绞汁灌之，以极甜而作梨花香者胜，一名天生白虎汤"。对"藕"则说：

"生食宜鲜嫩，煮食宜壮老，用砂锅桑柴缓火煨极烂，入炼白蜜，收干食之，最补心脾。若阴虚肝旺，内热血少，及诸失血证，但日熬浓藕汤饮之，久久自愈，不服他药可也。老藕捣浸澄粉，为产后、病后、衰老、虚劳妙品。但须自制，市物恐掺杂不真也。市中熟藕，多杂秽物，故易糜烂，最不宜食，诸病皆忌。"①

书中所言制法、功效和注意事项均极具体。

在肉食方面，王士雄十分注意其用法。如猪肉，他指出其功效善补益：

"甘咸平。补肾液，充胃汁，滋肝阴，润肌肤，利二便，止消渴，起尪羸。以壮嫩花猪，软而易熟，香而不腥臊者良。烹法甚多，惟整块洗净，略抹糖霜，干蒸极烂者，味全力厚，最为补益。"②

但是他也指出多食的不好之处，肯定回族持斋的饮食卫生的意义，说：

"多食助湿热，酿痰饮，招外感，昏神智，令人鄙俗。故先王立政，但以为养老之物。圣人云：勿使胜食气。而回回独谓此肉为荤也。末俗贪饕，不甘澹泊，厚味腊毒，漫不知省，蔑礼糜财，丧其廉俭。具不得已之苦心者，假神道以设教，创持斋之日期，虽属不经，良有深意。"③

王士雄作为中医临床大家，在本书中经验之谈颇多，皆切实用。

（二）费伯雄、费子彬《费氏食养三种》

《费氏食养三种》（上海人文印书馆，1938 年）包括《食鉴本草》《本草饮食谱》《食养疗法》三册书。

费伯雄（1800—1879 年），字晋卿。江苏武进人。费伯雄生长在世医家庭，家学渊源，先儒后医。悬壶执业不久，即以擅长治疗虚劳驰誉江南。费子彬为其孙子，继承家学。

费伯雄的《食鉴本草》书前有"兰庭逸史"序说：

"新暑乍却，凉风渐至，日长似岁，闷坐无聊。适有友以《食鉴本草》见投，披阅一通，乃知人生之一饮一食，莫不各有宜忌存焉。若五谷菜蔬，以及瓜果六畜等类，靡不毕具。或食以延年，或食以致疾，或食发寒热，或食消积滞，或补腰补肾，益脾滋阴，或动气动风，损精耗血，种种详明，条条是道。此费氏之一片婆心以济世者也，吾愿摄生者，以有益者就之，无益者违之，庶养生却病，两有裨焉。"④

从内容来看，该本《食鉴本草》大致以石成金的《食鉴本草》为基础，稍做删补。全书将 96 种常用食物分为 10 大类：谷类、菜类、瓜类、果类、味类、鸟类、兽类、鳞类、甲类、虫类。每类之下详列品种名称，再分述其性味、功用、用法及其宜忌等。后面有 10 类 74 首食疗方药。

《本草饮食谱》，作者文晟。该书经费伯雄考证，成书于 1850 年。全书分谷、豆、菜、瓜、果、味、禽、兽、鱼虫等类，食物和药物共 317 种。每种简述性味、功效、主治和宜忌。其中将豆类单列是其他食物本草类书中较少见的。从内容来看，原书是分食物与药物两部分的，此部分仅为食物，如火麻仁条、山药条说：

"火麻仁，甘平，润五脏，和大肠，去热淋，通乳汁。多食损血脉，滑精，痿阳，女人发赤白带。并详药部。"⑤

---

① 王士雄. 随息居饮食谱［M］. 天津：天津科学技术出版社，2003：85.
② 王士雄. 随息居饮食谱［M］. 天津：天津科学技术出版社，2003：93.
③ 王士雄. 随息居饮食谱［M］. 天津：天津科学技术出版社，2003：93-94.
④ 费伯雄. 食鉴本草［M］. 上海：上海科学技术出版社，1985：1.
⑤ 文晟. 本草饮食谱［M］//鲁军. 中国本草全书：第 123 卷. 北京：华夏出版社，1999：532.

"山药，甘平补脾阴，益气除热。余详药部。"[1]

像这类另详药部的情况很多。这也使专论食物功能的这一部分显得简洁明了。费伯雄收列该书主要是为了补充《食鉴本草》味数较少的不足。

《食养疗法》由费子彬撰，主要对食养疗法的历史沿革和价值做了论述。

（三）杨志一、沈仲圭《食物疗病常识》及其续编

近代上海知名中医杨志一、沈仲圭编辑出版《食物疗病常识》及其续编。《食物疗病常识》（国医出版社，1936年）一书前有董志仁序：

"北方人食麦，南方人食米；北方人食咸，南方人食淡；湘人之食辣，粤人之善食野狗，诚如孔子所谓少成若天性，习惯成自然也。……然食物之习惯固各异其趣，而食不慎，是以致疾则一。予尝谓食物之要旨，宜少，宜混和，宜顺天时。谚云：'少食多滋味，多食坏肚皮。'盖多食杂食，均能妨碍胃肠之消化。而偏于食白米，易罹脚气；偏食蛋白脂肪质过度，易患肾脏炎、糖尿病等。故主各物混和而食，以免偏颇。至于食物之生长，随天时地方以进退，食物之异地随季节而变异，自然之公理也……自然适应，取之既便，用之有益。若有好奇者，冬日而食西瓜，不但厚费，抑且伤生，乃世之好奇者正多，或为人造温室，足夺天巧。以非时之产物，供其异馔。不知天地养生之道，已犯天地自然之和，养生家所不取也。"[2]

董志仁本是上海知名中医，他关于食疗的观点联系近代以来的新知识，很有见地。全书内容分2编。上编名为《食物营养学》，分为植物性食物、动物性食物，类编相关养生短文；下编名为《食物疗病学》，分为食物疗病之实施、食物疗病之验方两章。内容缺乏体系，是不同作者的短文汇集。

《食物疗病常识续编》（国医出版社，1937年）也分2卷。上卷为《食疗指南》，按病种或专科汇集，有针对虚痨、性病、胃病、时症、妇科、幼科、疡科、喉科、杂症、急救各节，每节有数篇相关食疗的文章；下卷为《食性常识》，也是以短篇文章为主，分为食物养生、药用食物、食性须知。以上两书均是杨志一等主编的《食物疗病月刊》杂志文章的汇编。

类似的还有《食物治病新书》（上海万有书局，1932年）1册，张若霞（字拯滋）撰，收载食疗简方415首，按流行病、精神病、呼吸病、消化病、全身病、排泄及生殖器病、耳目鼻病、花柳病、外科病、皮肤病、妇女病、急救、美容、杂疗等编次，剂型有汤、酒、丸、粥、糕、膏、油、饮、酥、粉、羹、乳等。而从现代营养学角度论述饮食卫生的著作就更多了。

四、养生类报刊

近代时期，国人借鉴西方形式，开始发展杂志和报纸等新式传播媒体。通俗的医药养生知识往往是报刊吸引读者的栏目，像著名的《申报》也办过《国医与食养》专栏。后来，还出现了专门的养生类杂志和报纸。以中医养生知识为主的较有影响的报刊有如下数种。

《康健报》，1928年陈存仁创办，周刊。首期有"刊行旨趣"介绍该报说：

"有健全之身体，方能建健全之事业。本报之目的，即引导世人之建健全事业者，如何可以求得一健全之身体也。……本报第一希望，即在读者之普遍，盖求得一读者，即引导此读者入于康健之途。读者愈多，康健之人愈增……"[3]

该报常登载上海知名中医如丁仲英、秦伯未等人的撰文，在上海颇风行一时。

① 文晟. 本草饮食谱［M］//鲁军. 中国本草全书：第123卷. 北京：华夏出版社，1999：535.

② 杨志一，沈仲圭. 食物疗病常识［M］. 上海：国医出版社，1937：序1.

③ 佚名. 刊行旨趣［J］. 康健报，1928（1）：1.

另一较有知名度的，是 1932 年朱振声在上海创办的《长寿周刊》。其发刊词说：

"人生天地间，为万物之灵，贵能保其性灵，养其真元，处处以卫生为重，事事以安分为先。驱策物类，而不为利欲所眩，应付世务，而不为虚荣所羁。夫如是，自得仁者之眉寿同，享康宁之景福矣……同人等怀悲天悯人之旨，树济世利人之范，发刊周报，名曰《长寿》，取延年益寿之意也。"①

其刊发的内容包括各种疾病的医药常识与养护、食物药物的知识、养生食疗验方等。

杨志一主编的《食物疗病月刊》，由国医出版社发行，1937 年创刊。其发刊词说：

"夫人可终身不服药，而饮食不可一日或无。何则？营养所关，生命是赖耳。吾国最古之医书，如《内经》云：'得谷者昌，失谷者亡。'又如《神农本草经》列'薯蓣'为上品。所书所谓'久服轻身延年'，类皆指食饵而言……'食饵治疗'，即为吾国固有之宝藏，而'饮食营养'，又为民族强弱之所系，爰集合同志，创行本刊，纯以医学上之立场，发挥吾国食疗之伟效，与夫营养之价值，同时于'饮食卫生''药用食物''食物宜忌''食疗单方''食饵与医学之关系'等，新旧并参，详为叙述，冀为家庭应用，病人养生，医家临床，均有裨益。增大众营养，保民族健康，培国家元气，此则本刊之微旨者也。"②

发刊词将创刊主旨与各栏目主要内容都做了交代。《食物疗病月刊》当年从 5 月至 7 月共出三期，后因战事中止。

还有秦伯未主办的《中医疗养专刊》，1939 年创刊。秦伯未于 1938 年在上海创办中医疗养院，其实际是医院性质，但较重视慢性病的康复疗养。该刊发刊"导言"说：

"世人明于治疗，昧于摄养，厥弊有四：一疾病易起，二既病难愈，三愈而复病，四酿成痼疾。所以然者，有病之时贵乎疗，无病之时贵能养也。故本刊编辑之标准，内容并重疗养，文字惟求切实，合多方面之专长，为一般人士说法。"③

该刊内容中西医并采，曾发表了龚醒斋的《论中国按疗术与疗养之关系》、天虚我生的《食养之研究》等文章，同时也有一些针对特定环境的文章。如创刊号上有孙务本的"孤岛上的消暑与养生"，对身处抗战时期上海孤岛的健康卫生情况提出建议。

其他养生类的专门刊物，还有如 1928 年蒋文芳在上海创办的《长寿》杂志，1946 年上海国医学会主办的《康乐医刊》（上海《新闻报》专刊）等，内容也都中西医并采。以现代医药卫生知识为主的杂志也很多，例如有丁仲英 1933 年创办的《康健周刊》，李尊权 1935 年创办的《康健世界》杂志，高仰山 1936 年主编的《康乐月刊》等，当然里面的药食类知识往往也涉及中医药的内容。

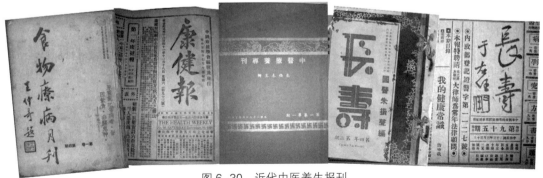

图 6-30　近代中医养生报刊

①　朱振声. 发刊词［J］. 长寿周刊，1932，1（1）：1.
②　杨志一. 发刊词［J］. 食物疗病月刊，1937，1（1）：1-2.
③　秦伯未. 中医疗养专刊导言［J］. 中医疗养专刊，1939，1（1）：1.

第七章

现代中医养生的发展

中华人民共和国成立后，在 1950 年第一届全国卫生会议上确定了新中国卫生工作的方针是"面向工农兵，预防为主，团结中西医"。新中国成立初期以防疫为主，广泛开展爱国卫生运动，同时也注重发展保健事业。改革开放以后，随着国民经济的迅速发展，人民群众对养生保健的需求日益增长，中医的养生学术得到重视，"健康产业"逐渐形成，方兴未艾。

第一节　新中国的疗养、康复与保健事业

1949 年新中国成立后，大力改善国家公共卫生，发展医疗卫生事业。新中国成立初期，我国学习苏联的保健疗养制度，开始建立各种工人疗养院。

早在 1949 年，东北总工会就创建了我国第一批工人疗养院和业余疗养所。1951 年 2 月新中国颁布《劳动保险条例》，其中第 17 条规定：集体劳动保险事业（包括疗养院、休养所等），由全国总工会统筹举办，或委托各地方工会、各产业工会举办。从此，工会系统兴办各种疗养院（所），成为工人休养和康复的机构。同时，中央各部委、各省（自治区）也陆续举办了一些疗养机构。卫生部于 1953 年设立了疗养管理处，全国总工会成立了集体劳动保险事业管理局，有的省（自治区）工会也设立了集体劳动保险事业管理处。在国家经济整体还比较落后的当时，疗养院主要是针对慢性病的治疗与康复。1954 年 5 月，全国总工会和卫生部联合在青岛召开了疗养工作会议，规定了疗养院的医疗性质和任务，提出"疗养院是医疗预防机构，一切工作都应围绕医疗工作进行"，反对"吃好、玩好、睡好"的错误倾向。1954 年，《全国总工会关于工会疗养事业若干问题的暂时规定》提到：

"工会举办的疗养事业是医疗预防机构。它是为降低职工的疾病率、恢复与增进职工的身体健康、提高职工的政治觉悟与生产积极性而服务的。……工会举办的疗养事业，应收容患有慢性病的职工疗养，使其成为降低疾病率、增进职工身体健康的有力武器。基层以上的疗养院（不包括基层），应收容患有慢性病需要脱产而又可以不住医院治疗的职工疗养，并可根据职工需要与医务人员、医疗设备等各种可能条件，将一部分疗养事业有计划地逐步地向专科疗养院发展。现有休养所，有条件改为疗养院的，在目前国家还没有规定休假制度的情况下，应逐步改为疗养院。基层的业余疗养所，应接收患有慢性病而尚能继续工作的职工疗养。营养食堂收容患有慢性病与病伤后须增加营养恢复健康之职工，已办有业余疗养所的单位，可以减少或不办营养食堂。各基层单位，在必要与可能的条件下，可以举办简易的脱产疗养所（收容对象与疗养院同）。"[①]

至 1954 年底，全国已有疗养院（所）678 所，床位 44 967 张。1955 年，卫生部和全国总工会聘请苏联疗养学专家来华担任疗养事业顾问。1956 年 3 月，中华全国总工会劳动保险部在北京召开了第二次全国工会疗养工作会议。4 月又召开全国工会疗养事业医务会议，学习苏联专家的经验。1956 年，全国总工会颁布了《工会疗养院医疗工作规章制度》，对于提高疗养院的管理水平起了重要作用。该制度规定了疗养院的框架和设施，包括疗养科医生、营养师、理疗技术员、按摩员的职责等。理疗科包括有水疗室、按摩室、泥疗室（包括泥疗、电泥疗和蜡疗）、光疗室、电疗室、针灸等。此外，还出台了《工会疗养院适应症与禁忌症暂行规定（草案）》等文件。

1957 年春，卫生部和全国总工会在北京举办了全国疗养干部进修班，聘请国内的专家教授和苏联专家授课，全国较大的疗养院的院长和技术骨干参加学习，出版了《疗养学讲义》。1963 年春，卫生部科学技术委员会组织有关专家研究制定了《我国医用矿泉标准的分类方案》。

---

① 国家劳动总局保险福利局，全国总工会劳动保险部. 劳动保险文件选编［M］. 北京：工人出版社，1981：56.

同年秋天，在汤岗子疗养院召开了我国第一次疗养医学学术会议。

1961年，全国疗养院（所）达1361所，床位113 000张。之后，由于三年自然灾害的影响，进行了调整，到1966年，仍有疗养院（所）818所，床位96 000张，其中属于工会系统的疗养院（所）有323所，床位50 700张。[①]

"文化大革命"期间，疗养事业遭到严重的破坏，许多疗养院改作医院和防治院，甚至被改为营房、学校、工厂、招待所和宿舍。"文化大革命"结束后，1979年5月，卫生部、国家医药管理总局、全国总工会联合发出了《关于恢复与加强职工疗养事业管理工作的通知》。1980年，全国总工会召开了工会疗养院工作会议，颁布了《工会疗养院工作条例》。条例规定：

"它的任务是接收患慢性病、职业病的职工疗养，降低职工的患病率，恢复与增强职工的身体健康，提高职工的政治觉悟与生产积极性，为建设现代化社会主义强国服务。

"疗养院要充分利用自然因素治疗疾病，区别不同病种，科学地采用物理、药物、体育、饮食、心理等疗法以及动静结合的有规律的疗养生活，进行整体综合治疗。

"要努力继承、学习祖国医学治疗慢性病的有效方法，在临床实践中不断总结提高。

"疗养院要保护和研究自然治疗资源（如矿泉水、矿泥、海水、日光、空气离子、气候、景观等），科学、合理地开发使用，防止污染破坏。

"物理疗法是疗养院的重要治疗方法，应当逐步充实加强。……医疗体育对防治慢性病、职业病有重要意义，疗养院应当普遍推广。既要开展疗养员群众性的医疗体育活动，又要区别病种有针对性地指导疗养员进行适合病情特点的医疗体育锻炼。科学地选用散步、慢跑、爬山、海浴、太极牛、太极剑、太极刀、五禽戏、八段锦、易筋经、气功、各种医疗保健操以及器械体疗等方法，帮助疗养员增强体质，提高疗效，锻炼革命意志，活跃疗养生活。"[②]

此后，疗养事业得到逐步恢复。到1982年底，全国疗养院（所）达到593所，床位87 794张。

对疗养的研究也逐步提高。1978年5月，中华医学会第一届理疗学会成立的同时，成立疗养学组。1981年，卫生部科学委员会成立了理疗、疗养专题委员会，制定了中国疗养理疗事业2000年远景科研规划。1987年全国总工会组织编写出版了《实用疗养学》。中国职工疗养学（协）会于1990年成立，并于1992年9月出版了全国性的《中国疗养医学》杂志（季刊）。关于疗养医学的性质，学术界普遍认为在现代医学的预防、临床与康复三分法中，它更接近于康复医学。疗养医学对中国传统养生理论与方法的应用也是比较多的。《实用疗养学》中对疗养医学明确定义：

"疗养医学是研究各种疗养因子的性质，对人体的作用机制，研究有效地利用这些疗养因子防治疾病，促进康复、增强体质的科学。……疗养医学是以基础医学、临床医学、中医学，以及医学气象学、矿泉治疗学、理疗学，环境卫生学、运动医学、营养学等科学作为理论基础。"[③]

书中在医疗体育一节中收录了太极拳、太极剑、易筋经、八段锦、五禽戏共5种传统医疗体育锻炼方法，还有专门介绍气功疗法、针灸疗法等，气功疗法收录内养功、强壮功、放松功和站桩气功。

现代康复医学在20世纪80年代初期引进我国，并得到政府和社会的重视。全国成立了各级康复医疗机构，康复医学成为独立的学科。1983年中国康复医学会成立。1984年国家卫生部要求全国高等医学院校开设康复医学课程。不过按照该学科的定义，康复医学偏重于针对运动障碍及相关功能损害，主要服务于各类残疾，只是广义的医学康复的一部分。2009年4月颁布的国家医疗体制改革方案中，强调预防、治疗、康复并举，确认了康复医疗的地位。2011年，

① 中华全国总工会编. 中国工会百科全书：下卷［M］. 北京：经济管理出版社，1998：1313.
② 《中国工会重要文件选编》编辑组. 中国工会重要文件选编［M］. 北京：机械工业出版社，1990：472-478.
③ 周汝翔，姚鸿，苏更生. 实用疗养学［M］. 沈阳：辽宁人民出版社，1987：5.

卫生部印发《综合医院康复医学科建设与管理指南》，要求二级以上（含二级）综合医院按照《综合医院康复医学科基本标准》独立设置科室开展康复医疗服务，科室名称统一为康复医学科。此外，有的地方建立了独立的康复医院。

在保健事业方面，新中国建立了系统的妇幼保健体系，但在1978年前经历了多次建设与解散。1978年起，各级妇幼保健机构逐步恢复，1980年卫生部制定《妇幼卫生工作条例》（试行草案），1986年正式颁发了《妇幼卫生工作条例》，明确提出要发展妇幼保健学科。1994年，全国人大审议通过了《中华人民共和国母婴保健法》。此后，卫生部相继制定了《母婴保健法实施办法》《母婴保健法监督行政处罚程序》《母婴保健法监督员管理办法》《母婴保健专项技术服务许可及人员资格管理办法》《母婴保健医学技术鉴定管理办法》《母婴保健专项技术基本标准》等配套法规。2006年12月卫生部颁布了《妇幼保健机构管理办法》。在学科建设方面，除了妇女保健学和儿童保健学外，保健学不断分化出老年保健学、运动保健学、营养保健学、美容保健学等分支学科，各分支学科都有长足的发展。

20世纪中叶以来，现代科学在衰老和长寿理论方面的各种理论，例如衰老基因、长寿基因、自由基衰老学说、神经内分泌学说、免疫衰老理论等，都得到中国学者的响应，并开展了相关的研究，出现了长寿学、抗衰老学等新学科。它们也成为探索中医养生学与现代科学结合的切入点。

第二节　新中国成立前期气功疗法的发展

气功一词于民国时已经出现，在新中国时期得到广泛采用，成为对各种养生功法的概称。甚至在1990年以前，大陆地区以养生为名的著作，很多内容都以气功为主，气功成为了养生的代表性方法。在数十年间气功疗法形成了2次研究热潮。

一、"气功"的定名与第一次热潮

在建国初期的疗养院（所），大部分都是采用现代医学保健方式，辅助性地运用中医药或针灸疗法。20世纪50年代中期，部分地区建立起气功疗养机构，使中国传统的气功养生在新中国掀起第一次热潮。

"气功"一词，在新中国初期成为养生功法的总称，这是与刘贵珍分不开的。

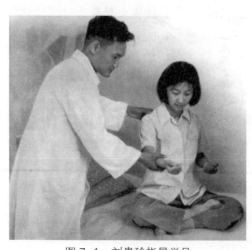

图7-1　刘贵珍指导学员

刘贵珍（1920—1984年），生于河北省威县大寺庄。他早年参加革命工作，1940年患了严重的胃溃疡症。1947年到河北省威县刘渡舟老师处学练内养功。经过认真地练功，102天后，不仅胃溃疡痊愈了，而且其他病症也随之减轻。

此时开始出现"气功"一词。据张天戈回忆：

"20世纪50年代初，在唐山地区、市政府和有关医疗单位及医学专家——北京协和医院放射科原主任余怡俱教授、中华医学会原会长方石珊、唐山气功疗法实验小组主任刘贵珍、唐山工人医院副院长王锦溥等许多专家的参与下，开展了'气功疗法'的临床实验，并取得了初步实验成果。……在研究上报河北省政府及中央卫生部材料时，究竟是用‘内养功’还是用‘气功’呢，后经河北省卫生厅副厅长段慧轩（后任厅长）、中医专家黄月庭等有关专家研究，确定这种能治疗疾病的功法叫‘气功’，并称其为‘气功疗法’。”①

据回忆，当时讨论时中西医对气功取得疗效的原理说法不一，对于名称也有不同提法，如“营养疗法”“食物疗法”“内气导引”，甚至“祝由疗法”等，而最终定名的是时任冀南区卫生局局长的组长黄月庭，时间则在1950年以前。黄月庭忆述：

“最后，我以研究组组长的身份做了这样的结论：疗效大家无分歧意见；呼吸、吐纳的作用大家有共性认识。中医认为，吐纳有调补元气的作用，真气充沛，疾病自愈；西医认为，深呼吸可获取充分的氧气，体内气体交换取得改善。我认为，‘内功’与祖国医学中‘气化论’的学说相吻合，气为血之帅，气行血自行，‘恬淡虚无，真气从之，精神内守，病安从来？’这些可能是‘内功’起治疗作用的主要因素。‘气功’一词，概括性强，比较名正言顺。可优先考虑运用。

一九四九年三月，冀南区召开的卫生行政工作会议上，第一次公开并正式使用了‘气功’这个名称。”②

张天戈也回忆了人们对“气功”一词的争议：

“对是否要用气功这个名词，曾多次进行小范围学术讨论。那时也考虑到过去的宗教也利用过气功，有人提出最好不用气功之词，搞不好与宗教分不清，会有麻烦。与练武的气功也分不清，给推广气功疗法会带来不利影响。当时，也有人提出，气功源于古代吐纳术、导引按跷术、内丹术等，与宗教无任何关系，而且练功的方法、操作内容与吐纳、导引、内丹术相同，可以用‘导引按跷’‘吐纳’‘内丹术’等。如果用吐纳、导引、内丹这几个名词，推广起来也不为大多数人所了解。虽然辞海、词源、字典里，查不到气功这个词，但是，中国老百姓都知道气功一词是和练呼吸运动有关（当时向国外介绍气功疗法时，都翻译成‘呼吸运动’，容易为外国友人理解），所以认为叫气功疗法好，容易推广。在刘贵珍著《气功疗法实践》出书之前，也曾想用‘医疗保健法’这个名词。”③

从文献回顾，相传为晋代道士许逊所著的《净明宗教录》中有“先行气功”一句，出现了“气功”一词。清末《元和篇》中有《气功补辑》一章，1915年出版的《少林拳术秘诀》中第一章为《气功阐微》，1934年杭州祥林医院出版过董志仁的《肺痨病特殊疗养法——气功疗法》，1938年上海方公溥创公溥气功治疗院印过《气功治验录》等，均有此词，但并未被广泛使用。而此次会后，“气功”成为主管部门认可的名称。

1950年起，刘贵珍在邢台冀南行署干部休养所实验内养功治疗疾病，办了三期治疗班，效果很好，受到重视。1953年他被调到保定的河北省第二干部疗养院成立气功科。1954年，刘贵珍被借调到唐山，在工人疗养院筹建气功疗养所，成立了唐山气功疗法小组。刘贵珍主持开办了3期治疗班，取得了显著的疗效。1954年下半年，刘贵珍两度赴京向卫生部中医司汇报气功治疗情况，1955年河北省拨款建立气功病床，在唐山市正式成立了气功疗养所。

1955年12月19日，在中医研究院成立典礼上，“唐山气功疗法小组”获中央卫生部嘉奖，表彰令说：

“唐山气功疗法小组：唐山市气功疗法小组是由刘贵珍同志及西医师王树彬等组成，气功疗法是我国民族医学

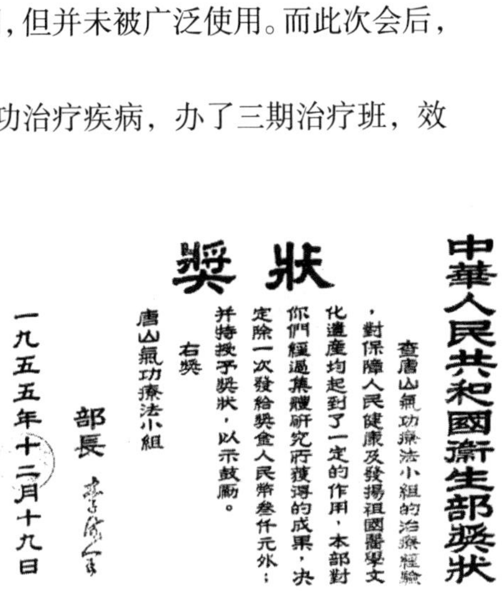
中華人民共和國衛生部獎狀
獎狀
查唐山氣功療法小組的治療經驗，對保障人民健康及發揚祖國醫學文化遺產均起到了一定的作用，本部對你們經過集體研究所獲得的成果，決定除一次發給獎金人民幣叁仟元外，并特授予獎狀，以示鼓勵。
右獎
唐山氣功療法小組
部長
一九五五年十二月十九日

图7-2　唐山气功疗法小组获奖证书

① 张天戈．“气功”一词的由来与发展演变［J］．健身气功，2005（2）：15-16.
② 李春才．医用静功学［M］．天津：天津科学技术出版社，1993：299-301.
③ 张天戈．论中国医疗健身气功名词的规范化［J］．现代养生，2013（1）：76-78.

中特有的一种导引治疗方法，首先是由刘贵珍同志本身经练气功治愈胃溃疡后，乃于一九四九年就开始运用气功疗法为人治病；一九五四年经唐山市党政支持，在河北省工会联合会第二工人疗养院设立了气功疗养所，进行分期试点，对消化性溃疡、神经衰弱及胃下垂、便秘等肠胃疾患，治疗成绩很好，肯定气功疗法在医疗预防上有很大功效。这对发扬祖国医学遗产及发掘民族医疗方法上，做出了新的贡献。卫生部决定一次奖给气功疗法小组人民币三千元，并对积极支持这个小组的唐山市卫生局给予奖状并通报表扬。"

这一高级别的奖励，基本上确定了"气功"一词得到明确认可。河北省决定将北戴河省干部疗养院改为气功疗养院，由刘贵珍任院长。1956 年 6 月在北戴河举办了全国首次气功培训班。

随后刘贵珍等发表了一系列的论文，如《在实验研究中的气功疗法》（《新中医药》1956 年第 1 期）、《气功疗法》（《中华医学杂志》1956 年第 2 期）、《中医气功疗法的操作方法》（《中医杂志》1956 年第 2 期），包括《北京日报》《光明日报》《工人日报》《健康报》等报纸也刊发了文章。"气功"这一名称得到广泛应用。当时尚健在的蒋维乔曾说：

"现在大家都称'气功'，其实这个名称并不妥当，不过已经通行，我也只好从俗了。"①

因此蒋维乔将 1955 年著成、1956 年出版的《中国的呼吸习静养生法》，也加了个副标题为"气功防治法"。

1957 年，人民卫生出版社出版刘贵珍主编的《气功疗法实践》一书，正式讨论了"气功"这一名称的含义：

"为什么称它为气功疗法呢？'气'这个字在这里是代表呼吸的意思，'功'字就是不断地调整呼吸和姿势的练习，也是俗语说的要练得'有功夫'。将这种气功疗法，经用医学观点加以整理研究，并且用到治疗疾病和保健上去，去掉以往的迷信糟粕，因此称为气功疗法。"②

同页还说："这种方法是学会掌握坐、卧、站和动作的姿势与正确的呼吸法。"但这一表述引起一定的争议。有学者提出不同意见说：

"我们完全赞同原著者用'气功疗法'这一'既符合实际而又易行易懂、易于为劳动人民所接受'（第 2 页）的名称；但我们不同意'气字在这里只是代表呼吸的意思'（第 1 页）。即以本书所介绍的练功方法来看，如果'气'字是代表呼吸，便不会有'意守丹田''意守大足趾'等重要法则。保健功之归入气功疗法，更足以说明气功的主要锻炼对象并不限于呼吸。在气功传统理论中，气有先天气与后天气之分。后天气专指呼吸之气，而先天气则指人体中无处不在且对机体的生死病健起着主导作用的东西。练功的对象是先天气为主，后天气为辅。依此说法，所谓先天之气似应理解为神经系统及其全部生理功能比较恰当。……所以气功的定义应当说：这是一门在'神经论'的主导思想下，研究施行静坐调息、自身按摩及体操的综合，以达到强健身心、防治疾病目的的学术。"③

当时陈撄宁也认为"武术家的运气法、仙学家的内丹法、佛教中的观想法，今日一概叫作气功，因此就把气功这个名词弄得复杂极了"④。他将自己所提倡的养生方法另称为"静功"，在《神经衰弱静功疗养法问题》中论二者的区别说：

"静功着重在一个'静'字，不必要在气上做什么工夫；气功着重在一个'气'字，那些功夫都是动的，不是静。世间各处所传授的气功，有深呼吸法、逆呼吸法、数呼吸法、调息法、闭息法、运气法、前升后降法、后升前降法、左右轮转法、中宫直透法等。法门虽多，总不外乎气的动作。静功完全是静，在气上只是顺其自然，并不用自己的意思去支配气的动作，若有意使它动作，就失了'静'字的真义……气功做得对的，能够把各种病症治好；做得不对，非

① 蒋维乔，刘贵珍. 中医治疗经验选·气功疗法：第一集［M］. 北京：人民卫生出版社，1958：1.
② 刘贵珍. 气功疗法实践［M］. 石家庄：河北人民出版社，1957：1.
③ 胡同增. 关于"气功疗法实践"的商榷［J］. 上海中医药杂志，1958（5）：46–48.
④ 胡海牙. 仙学指南［M］. 北京：中医古籍出版社，1998：144.

但旧病不愈，反而增加新病。静功做得合法，自然能够治好医药所不能愈的病症；做得不合法，身体上也多少得点益处，退一步说，纵然没有效验，决不会又做出新的病来。可知气功是有利有弊，静功是有利无弊。"①

陈撄宁还著有《静功总说》等。但总体上"气功"一名已经成为通称。

1956~1958 年，全国兴建起 70 多个气功医疗机构，包括气功疗养院、气功疗养所以及气功门诊等。1957 年，唐山市新建唐山市气功疗养院并开院，有床位 100 张，请刘渡舟负责教功，还编写了《内养功疗法》一书，1959 年由人民卫生出版社出版。另一个影响较大的机构上海气功疗养所于 1957 年 7 月成立，由陈涛任所长，蒋维乔出任顾问。他们整理出一套"放松功"，并进行了相关研究。在 1958 年北京召开的全国卫生事业跃进交流大会上，气功疗法的贡献得到卫生部的表扬，上海气功疗养所被授予奖状。

1959 年 7 月，全国第一届气功医疗工作会议在北戴河气功疗养院召开。1959 年 10 月，全国首届气功学术交流会在北戴河召开。据回忆，会议长达 15 天，出席会议的有江苏、北京、上海、广东等 18 个省、自治区、直辖市的 84 名代表，交流论文 64 篇。交流论文中，有治疗 25 种疾病的 3 063 个病例（5 例以下未予统计），其中胃、十二指肠溃疡 2 288 例，神经衰弱 191 例，胃下垂 159 例，肺结核 98 例，慢性肝炎 88 例，慢性胃炎 66 例，硅肺病 38 例，风湿性心脏病 26 例，支气管哮喘 22 例，还有高血压、糖尿病、肾炎等，总有效率为 89%。这是新中国成立后的首次气功学术会议，它标志着气功已进入临床实验阶段和基础理论研究阶段。此外会上还进行了各种气功功法介绍和表演，挖掘密传功法等。

1960 年，中央卫生部委托上海气功疗养所举办了全国气功师进修班，为各省、自治区、直辖市的医学院校、医疗单位培养了气功专业人才 39 人。

这一时期挖掘和整理了一批气功疗法，如北京市针灸门诊部胡耀贞的"动静相兼"功法、秦重三的"站桩功"、四川周潜川的"峨眉十二庄"、成都市中医药研究所整理的"五禽气功"，均整理成著作。民间教功的也不少，如赵宗藩（号中道）在北京创立太极柔术健身社，公开教授先天道功太极尺。

对气功机制的研究方面，从各个系统的生理、生化等角度都有不少论文发表。例如何焕奎的《脑的机能生物化学与气功疗法》（《江西医药》，1957 年第 7 期），苏州医学院附属医院王光杰等的《气功练功过程中胃液分泌状况之初步观察》（《江苏中医药杂志》，1959 年第 6 期），山东医学院的刘磊的《从呼吸中枢的实验研究来探讨气功疗法的作用机制》（《山东医刊》，1961 年第 10 期），上海第一医学院附属第一医院秦震等的《练功过程中脑电图的变化》（《上海中医药杂志》，1962 年第 5 期）。重庆医学院的"气功疗法的生理机制研究"系列论文，总结了气功对呼吸生理、心率、血管运动、血压、血液成分、消化功能、中枢神经系统的影响，发表于《中医杂志》1963 年第 5 期和第 6 期。关于气功对各系统疾病的疗效的临床研究则更为多见。1961 年 10 月在保定召开河北省养生学研究工作协作会议，会后编辑出版了《中医学术参考资料（河北省养生学研究工作协作会议资料选集）》第 7 辑（河北省中医研究院，1962 年）一书，为会议论文选编。会议名称虽然为"养生学研究"，但论文基本都是关于气功的，可见当时"气功"成为"养生"的代名词。书中有唐山市气功疗养院、北戴河气功疗养院、天津市第一工人疗养院等单位开展气功临床实践的总结报告，涉及肝病、神经衰弱、肺结核、矽肺、溃疡、器质性心脏病、高血压、闭经、阳痿早泄等病种。

"文化大革命"期间，气功研究受到影响。唐山气功疗养院于 1969 年撤销，北戴河气功疗养院也先后改名为北戴河第一干部疗养院和北戴河干部疗养院等。一些气功师受到迫害，如刘贵珍被降级撤职，开除党籍，到农场劳动改造，1980 年才平反昭雪。陈涛、周潜川受到打击，

---

① 陈撄宁. 道教与养生 [M]. 第二版. 北京：华文出版社，2000：371.

相继去世。第一次气功热潮也就中断了。

二、主要气功著作

（一）蒋维乔《中国的呼吸习静养生法》

蒋维乔的《中国的呼吸习静养生法》由上海卫生出版社于1956年出版。前面有其"开场白"说：

"舒君新城，每和我见面的时候，常常提及：你应该写一本大众化的中国旧有养生法，为工农开门，使得文化水平较低的人们，知道防病治病。近来周君惺更诚恳地当面请求我，为劳动大众写一册呼吸习静防病治病法，他说：中国几千年来相传的呼吸习静法，对于防病治病，凡是研究而练习过的人，只要有恒心，都能得到不同程度的效果，我们应该把它发扬光大。不过首先要揭去神秘的外衣，就医学生理学方面，说明它的科学根据。"①

蒋维乔即遵循这一宗旨写成该书。全书分《生命与呼吸》《疾病的来源》《疾病的预防》《静坐的方法》《呼吸的练习》《治疗与防病的功效》《动与静应兼修》各章。其中最主要的内容是《静坐的方法》，介绍身体姿势与精神的集中。《呼吸的练习》介绍如何调节呼吸，大旨基本同于以前的《因是子静坐法》，只是更加简明。在《治病与防病的功效》中，介绍了多年来他个人以及受教者的练习成效：

"这个方法，对于治病防病的功效是说不尽的。大凡慢性的内症，药物所不能治疗的，此法可能奏效。如今不说空话，举出实例。如我本人，少年患严重的肺病，没有方药可以医治，就用这法，根本治好。我在1914年，写成《因是子静坐法》，出版以后，销行数十万册，其中直接间接依照我的方法，治好痼疾的人，不知有多少，大概我都不认识他们，然而与我通信讨论的人极多……我现在已是八十三岁的老翁，尚耳聪目明，手轻脚健，终年没有疾病。近数年来，连伤风感冒也很少；碰到气候突变或阴雨潮湿的时候，别人都感到不快，我则依旧一样，胸襟十分宽舒。这是我本身对呼吸习静治病防病的体验。"②

书后还附录了几篇学习者汇报的心得体会。值得注意的是蒋维乔的侄子蒋君毅的报告。他从青年时跟从蒋维乔开始练习，以前体会也不深，直到20世纪40年代体会过一次通三关的震动感觉，后来1952年因患病，又在蒋维乔指导下加紧练习，出现一些特别效果：

"时在1953年国庆节前，叔父预先告我，说就要静极而动了，同时还言及'向左转动三十六次，向右也一样转动三十六次，自己不能做主'等语。他说这是他亲身体验的事实，骤然一听，颇像神话，所以一向从不轻与人说，恐说了人家也不相信，现在因为我已经到此程度，应该预先向我说明大意，免得临时发动，或致惊疑云云。果然于十月二十四日，记得清清楚楚是一个星期六的下午，静坐坐得正好的时候，突然发动，完全不由自主，不但内力运转，而外面初发动时，简直类拳术中'武松脱铐'的解数，劈拍（噼啪）有声，势如骤雨。经过相当时间，自然而停，也是丝毫不能自己做主。事后走告叔父，叔父只笑说：'以后花样尚多。'但究竟是什么花样，当时也不明白。次日正偃卧沙发上，尚未入坐，忽已觉得周身发出异乎寻常的力量，仿佛整个身体要飞腾出去似的，赶紧起坐，坐起来即内外动力大发。这一次两手忽然分开，拳掌飞舞，简直是浑身解数，但完全不能以自己意思指挥，自然而发，自然而停。自后每坐必动，动必中节，花样繁多，当时也不能完全记忆……我差不多每次功毕后均详细报告叔父，叔父均颔首说与他自己所经历的如出一辙，究不知人体构造中有什么一种天然奇妙的规律在？……吾

① 蒋维乔. 中国的呼吸习静养生法·气功防治法［M］. 上海：上海卫生出版社，1956：1.
② 蒋维乔. 中国的呼吸习静养生法·气功防治法［M］. 上海：上海卫生出版社，1956：8-9.

叔父说他在六十四岁时静极而动，动了约六个月，复归于静，今年已八十有三，精神矍铄，步履轻健。又，动时左右转动次数必定相等，惟次数多少，亦因人而异，我则向左向右转动都是一百〇八，少一不可，加一不能，当时完全不由自主。我叔父说：其数非三十六，即七十二，非七十二，即百〇八，也是一种尚未能解释的精妙的规律云云。"①

蒋氏叔侄的经验颇为切实，在当时环境下也无杜撰的必要，提示着气功锻炼到较深层次有许多值得研究的现象。

（二）刘贵珍《气功疗法实践》

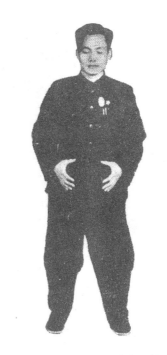

刘贵珍的《气功疗法实践》初版于 1957 年。内容主要介绍 3 种功法，即内养功、强壮功与保健功。详述了 3 种功法的具体做法、治疗病种、练习注意事项以及发生问题时的处理等，也尝试讨论其治疗机理。

刘贵珍所说的内养功是从河北威县寺庄农民刘渡舟处学来的，也是刘贵珍主要推广的功法。该功法可以分 3 种姿势练习，即侧卧式、坐式和仰卧式。仰卧式要用棉被或褥将上身和头部垫高，相当于半坐卧位，又称壮式。比较特别的是练此功时的呼吸法和字句限制法：

"姿势摆好以后，就开始用鼻子呼吸。先像平常一样呼吸一两分钟，然后默念字句。吸气的时候，舌尖顶着上腭，稍停一会儿，再把舌尖放下来，同时将气呼出去。这样不断地呼吸动作，一边默念字句。默念字句，最初一般是念三个字一句的，如'自己静'。念'自'字时停顿气、不吸也不呼；念'静'字时就呼气。以后字数可以渐渐增多。如'自己静坐''自己静坐身体能健康'，都是头一字吸气，末一字呼气，中间停气的时候越来越长。但字数最多不得超过九个字。由自己掌握，慢慢增加。"②

图 7-3　刘贵珍示范的站式强壮功

强壮功则指静坐法，比较接近于因是子静坐法。分为单盘膝、双盘膝和自然盘膝。呼吸法也分三种，姿势分坐式、站式和自由式三种，坐式又即静呼吸法、深呼吸法和逆呼吸法，强调练习时意守丹田。

内养功与强壮功是刘贵珍最早发表论文时公开的方法。1957 年刘贵珍在《中级医刊》上发表了《中医气功疗法之保健功》一文，指出以前保健功正在临床试验，因效果未定，未曾同时介绍。经过将近一年实践后才总结发表，《气功疗法实践》成书时也收录进来。书中指出保健功脱胎于古代的内功、导引功、易筋经和十二段锦等，并吸收了老中医牛顺斋、杨真卿等传授的功法，整理成十八式，又在苏联体育专家克拉斯诺赛尔斯基教授建议下增添三式保健体操，共计二十一式：静坐、耳功、

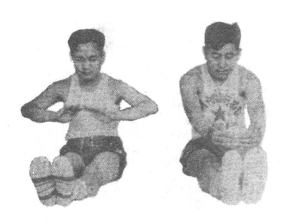

图 7-4　保健功中的织布法

---

① 蒋维乔. 中国的呼吸习静养生法·气功防治法［M］. 上海：上海卫生出版社，1956：19-21.
② 刘贵珍. 气功疗法实践［M］. 石家庄：河北人民出版社，1957：8.

叩齿、舌功、漱津、擦鼻、目功、擦面、项功、揉肩、夹脊功、搓腰、搓尾骨部、擦丹田、揉膝、擦涌泉、织布法、和带脉、看手、蹲坐、金鸡独立。

该书也尝试讨论气功防病治病的机理，提出：

"入'静'能使大脑皮层某些部分进入抑制状态，大脑得到充分休息，修复和改善了大脑皮层功能，也可能暂时消除了大脑皮层原有病灶与局部疾病（如消化性溃疡）之间的联系，打破了疾病的恶性循环，修复了大脑皮层机能的紊乱状态，从而修复了内脏器官的病变，达到病愈。"[①]

这些说法反映了当时流行的神经生理学说的影响。

（三）方学武《沈钧儒先生的健身方法》

《沈钧儒先生的健身方法》一书，由方学武笔记，人民体育出版社 1958 年出版。书前有方学武的"笔记者的话"：

"一九四七年秋天在上海，我因工作机会与沈钧儒先生经常见面。那时他七十四岁。我笔记了他的健康理论和体育运动方式，以'七四老人健康访问记'的书名于一九四八年十二月由生活书店在香港出版。

"解放后，将这本书做了若干修正，改名为'四十二式运动'，在一九五〇年十一月由北京市三联书店出版。

"现在，距初次笔记时整整十年，沈老已是八十四岁的高龄了。他的身体仍很健康，可见他那长期所坚持的运动方法对身体确有好处。也可以证明他所提倡的'运动与修养的合一''身心俱健'的健康理论，是有科学根据的。这种运动方法，特别适合于年老及体弱的人们锻炼。"[②]

作者将原书加入近期对沈钧儒的访问内容，重新出版。书中收录的旧有"四十二式运动"，其中床上运动有 26 式，包括静坐 2 式、膝部运动 1 式、腰背运动 3 式、胸腹运动 4 式、项部运动 2 式、头部运动 8 式、上肢运动 6 式；地上运动有 16 式，有的动作近似无极拳、形意拳及太极拳的招式。而此次出版时，收录了沈钧儒新改编的简化 16 式，其中床上 13 式，包括足部运动 1 式、腰背运动 3 式、丹田运动 1 式、头部运动 6 式、叩齿运动 1 式、呼吸运动 1 式；地上运动则有 3 式。床上运动很多是自我按摩，采访中沈钧儒的儿子说：

"家父的床上运动，是采取静坐盘腿式，运用按摩方法，摩擦身体各个部位，从足部开始，进到腰、背、腹部，再进入头面部，使这些部位受到摩擦而生热力，使周身气血得以流通，全身感到舒适，精神愉快。"[③]

地上运动 3 式只是摆腰、甩足和散步，比原来简化了。

（四）上海市气功疗养所教研组《气功疗法讲义》

上海市气功疗养所成立于 1957 年，开办气功夜校进行教学，《气功疗法讲义》是其教学用的讲义的整理本。内容分 10 讲，并附录有 6 篇论文。

该书也探讨了气功的概念，认为：

"锻炼肌肉骨骼比较容易，因为我们可以用意识指挥四肢和腰身运动，但是我们不能用意识指挥内脏运动。要叫内脏运动一定要先锻炼呼吸，呼吸推动横膈膜，内脏就运动起来。练得纯熟了，内脏也可以渐渐听我们的指挥，因为一定要先练习呼吸，所以就有人把这种内功叫气功。

① 刘贵珍. 气功疗法实践［M］. 石家庄：河北人民出版社，1957：20.
② 方学武. 沈钧儒先生的健身方法［M］. 北京：人民体育出版社，1958：1.
③ 方学武. 沈钧儒先生的健身方法［M］. 北京：人民体育出版社，1958：7.

"气功的'气'字的意思除代表呼吸以外，还代表人的思想情绪，例如古代人说：'怒则气升、喜剧气降'这就是代表思想情绪。……另外这个'气'还可代表特殊的神经系统活动的情况，例如练功时身上感觉有气在走动，或是会感觉热、冷、麻、胀、酸等。古人把这种感觉叫做内气，因此我们不能把气功理解成简单的呼吸锻炼，应该全面的把它理解为整个神经系统和意志的锻炼。"①

该书强调"气功疗法的锻炼和其他体育锻炼的最大区别就是以锻炼内部为主"。在治疗机理方面，虽然书中也免不了用巴甫洛夫的神经理论来解释气功，但对中医理论的结合还是比较突出的。书中认为：

"气功锻炼中发生的各种问题，和整个中医理论有密切联系。例如中医理论中有关经络的问题，就是气功锻炼中必须研究的问题。因此气功锻炼中各种问题的解决，也一定有利于整个中医理论中许多问题的解决。"②

在功法方面，该书亦采用刘贵珍的内养功，同时注重"松静为主"的原则，强调说：

"松就是身体放松，静就是大脑安静，练功当然以安静为主要。过去作者曾在一般练功的人们中间观察和了解，所得的结论，一定要在全身肌肉放松的时候，大脑才容易安静。"③

书中说在功法进行前，首先要行"放松功"：

"照仰卧式，在床上躺着，先由口微微呼气，同时注意头部，默念'松''松''松'，用意使头部放松，俟与尽时由鼻自然呼吸，然后再呼第二口气。"

如此依次由头部至全身均令放松。然后行内养功分3式：第一式呼吸时默念"静"；第二式呼时念"松"，吸时念"静"；第三式在第二式基础上，当吸气至腹部张开时，须凝一凝，加念"强健"二字。可见这些细微之处与刘贵珍并不一样。书中说：

"我们做的内养功，虽系根据唐山先进经验，而内容和唐山气功材料所谈的内养功，多少有些出入，可是基本上是一致的。这里介绍有几种方式，在内养功后面又加上了第一式，第二式，第三式的区别。"④

接下来还有练养功。而关于保健功，也与唐山气功不同，除准备动作外只有8式，分别是叩齿鸣鼓、左顾右盼、搅海咽津、双手摩腰、左右伸开、双转辘轳、左右托天和舒筋松骨。在第九讲疗效观察中，报告了对41例胃、十二指肠溃疡或胃下垂病人的治疗效果，出院时绝大部分症状消失或减轻，平均体重明显增加。另外第十讲对"气功疗法的发展方向"进行展望，提出气功疗法一是预防疾病、增强体质，二是治疗疾病，三是认为气功疗法在医学科学的发展方面将有贡献：

"于气功锻炼中所发现的各种问题，有许多是近代生理学所无法解决的，只有运用祖国医学的理论才能获得完满的解释。我们对于这些问题的研究解决，必然会使目前医学科学增加新的内容，将有功于使我国医学迅速形成近代医学中完全崭新的一个学派，新的中国医学的产生将使世界医学面貌得到改观。因此，运用一切近代医学的精密仪器观察练功中的各种生理变化，用客观纪录，说明气功锻炼的作用和规律，进一步阐明指导气功疗法的祖国医学的理论原则，将是我们在中西医密切配合下必须大力完成的重要任务。"⑤

附录各篇包括"运用经络测定器观察经络变化的初步报告""防止偏差和纠正偏差的报告""气功疗法呼吸部分生理学机制之初步研究""气功练功过程中腧穴电位变化之初步观察""气功练功过程中腹鸣音变化之初步观察""练功者意识控制循环机能的观察"。

① 上海市气功疗养所教研组. 气功疗法讲义［M］. 上海：科技卫生出版社，1958：1-2.
② 上海市气功疗养所教研组. 气功疗法讲义［M］. 上海：科技卫生出版社，1958：9.
③ 上海市气功疗养所教研组. 气功疗法讲义［M］. 上海：科技卫生出版社，1958：10.
④ 上海市气功疗养所教研组. 气功疗法讲义［M］. 上海：科技卫生出版社，1958：14.
⑤ 上海市气功疗养所教研组. 气功疗法讲义［M］. 上海：科技卫生出版社，1958：50.

（五）陈涛《气功科学常识》

陈涛是当时上海气功研究所所长，所著的《气功科学常识》于1958年在上海科学卫生出版社出版。主要由作者的8篇文章、2篇书评以及2篇附录组成。

在此书中，陈涛综论了古代医学、佛道以及武术中的气功，强调在现代整理气功中突破传统宗派的必要性。书中结合中医养生原理，指出气功对养生几个要素——精神修养、锻炼身体、适应气候变化和掌握正常生活规律均有帮助，从而认为：

"综合以上所说，就是说明一点：气功锻炼和古代养生的原则完全一致，因此它是一种有效的养生方法。"[①]

相对而言，陈涛更重视"意"。他指出：

"气功疗法主要是通过锻炼呼吸和意志使身体内部机能恢复正常，因而使某些疾病得到痊愈，呼吸的锻炼可以使内脏活动加强，从而增强消化吸收能力。

"练呼吸就是练气，练意识就是练意，气和意的锻炼应该密切结余，不能分离，开始时大都从练呼吸入手，以后主要是练意。如果只知练气，不知练意，就可能形成一种不能控制的状态，专练意不练气也比较难练，不易收效。"[②]

陈涛认为中医理论足以说明气功的原理，不过在当时的科学环境下也必须要结合巴甫洛夫学说进行解释：

"从中医的理论来看，气功疗法的养生和治病的原理已经足够说明问题了，但为了更全面地说清道理，我们可以结合巴甫洛夫学说，用先进的生理学说来就明气功疗效的科学根据。"[③]

他认为"巴甫洛夫的睡眠学说是研究气功的最有力武器"，并就气功练习中的现象与效应做了一些解读。其中认为：

"我个人认为巴甫洛夫的学说一方面是研究古代中国养生方法的最有力的武器，另一方面我们祖国这项丰富的宝贵遗产将进一步充实巴甫洛夫学说的内容。当然，这里我并不是说巴甫洛夫学说是研究气功的唯一武器，中医固有的阴阳五行学说，经络学，子午流注学说等都是研究气功所必需掌握的工具。否定中医几千年整理出来的理论是错误的，拒绝应用先进的科学理论也是不对的。"[④]

书中也有不少指导病人练功以及纠正偏差的经验。在"谈谈气功中的'外动'和'内动'现象"中，特别针对蒋维乔书中所说的事例进行说明，指出不能追求"动"，他以巴甫洛夫神经学说为基础，认为所有感觉都是神经系统的作用，并且介绍：

"蒋维乔先生的《因是子静坐法》正编中就有一段'震动与成效无关系'的话。蒋维乔先生逝世前我和他当面也谈过几次这个问题，他也说：'动动总要静下来的。'但问到如果动得无法静下来怎么办，这个问题他也无法解答。今年春季我们专门开了一个座谈会，邀请了几位练功有经验的老先生来谈这个同题，大家一致认为练功中不需要'乱动'，'乱动'没有好处。练功需要动静相兼，因此有许多动功可以配合如保健功、易筋经、五禽戏、太极拳等。"[⑤]

这些解答有助于消除一些人为了追求"动"的急于求成而致偏的情况。

（六）唐山气功疗养院《内养功疗法》

《内养功疗法》一书，由唐山气功疗养院以单位形式署名，于1959年出版。该书前言说：

① 陈涛. 气功科学常识［M］. 上海：科技卫生出版社，1958：9.
② 陈涛. 气功科学常识［M］. 上海：科技卫生出版社，1958：32.
③ 陈涛. 气功科学常识［M］. 上海：科技卫生出版社，1958：10.
④ 陈涛. 气功科学常识［M］. 上海：科技卫生出版社，1958：11.
⑤ 陈涛. 气功科学常识［M］. 上海：科技卫生出版社，1958：31-32.

"本院现在推行的内养功，系刘渡舟老先生所传。刘老先生为河北省南官县人，现年69岁。自幼从事农业劳动，于29岁时，因身患重病，医药无效，而最后得救于内养功疗法。以后遂坚持操作和推广了本疗法，并为群众所欢迎。

"1947年刘贵珍同志复因重病求治于刘老先生，愈后，经领导决定派刘贵珍同志拜刘老先生为师，继承了这一宝贵的医疗方法，从此，刘贵珍同志一直在从事内养功疗法的实践和研究工作。1954年在唐山党政机关及有关部门的大力支持下，创办了气功疗养所，并得到西医的密切配合，使工作不断有新的进展。几年来，通过临床实践，积累了一些经验，为提供大家参考，特辑成此《内养功疗法》一书。"①

书中对内养功的介绍更细致一些，将整个过程分为松弛、姿势、默念字句、呼吸法、意守法5步。不过该书在姿势方面只保留了站式和坐式，并对删去"壮式"做了说明：

"过去我们还采用过仰卧式——即壮式，在临出院前练三四天，每天练两小时。然而，根据临床观察，仰卧式对治病无明显作用。因此我院现在一般已不采用该式。"②

呼吸法方面，书中介绍了2种呼吸法，并做了说明：

"第一种呼吸法：用鼻呼吸。吸气时舌抬起顶上腭，气自然地吸入，引到小腹部，所谓气沉丹田。此时且勿用力吸气，亦勿用力将气压到小腹，呼气时舌放下。如此反复呼吸。

"第二种呼吸法：用口鼻呼吸。吸气时自然地吸入引导到小腹部，亦不要用力吸气，练功开始时，可稍留余地不要将气吸满，随时再将气自然地呼出，然后停顿呼吸和默念字句，同时舌顶上腭。字句念完，舌即放下，再吸气。这样，周而复始地进行。

"附记：刘渡舟老先生传授了第一种呼吸法后，在一九五七年才开始传授第二种呼吸法。经过临床应用，这两种呼吸法的效果都很好。但如应用不当时，都能产生一定的缺点。……根据刘渡舟老先生的临床经验，将第一种呼吸法称为'硬呼吸'，适用于病轻壮年人；第二种呼吸称为'软呼吸'，适宜于病重体弱者。两种呼吸不能并用或交替使用。我院现多采用第二种呼吸法。"③

两种呼吸法区别在于，第一种是吸气后闭气默念字句，刘贵珍的《气功疗法实践》中主要是这种；第二种是呼出气后闭气默念字句。书中对该院教导病人练功的具体步骤做了介绍。另外在"练功中发生问题的处理"一节中也对第二种呼吸可能出现的问题的应对做了说明。如说：

"练功吸入凉气。第二种呼吸法，鼻口皆用，所以如用力张口吸气，有时便感到凉气入胃，产生不适的现象。此时应注意改为以鼻吸为主，口微开，凉气自然减少。"④

其他异常情况包括有呼吸迫促、憋气、压气、呼吸不通畅、烦躁不安、心跳、颞动脉跳动、食欲亢进、唾液分泌、口干燥、泛酸、烧灼感、腹胀、腹痛、便秘、溏泄、脱肛和痔核、头痛、呼吸时头晕、头沉、失眠、练功时入睡、异常感觉、身体轻微摇动、月经期异常以及感冒时练功等，书中对这些异常情况的处理一一进行了说明。这也反映了该院管理练功病人的细致。

此外，书中还介绍了该院应用的自我按摩法：

"我院推行的自我按摩法，系北京中医师牛顺斋老先生传授，其操作要求包括二十五式动作，因能使任、督二脉交流运转，所以原称之为'小周天'。因二十五式简而易行，所以我院采用此法，作为防病、保健及配合治疗某些疾病之用。如胃肠消化不良、习惯性便秘、关节痛、神经性头痛、失眠、遗精、阳痿等慢性病，都很适用。"⑤

其二十五式为起居、端坐、闭目、沉心、转睛、叩齿、搅海、咽津、干洗脸、揉二目、开目眶、

---

① 唐山市气功疗养院. 内养功疗法［M］. 北京：人民卫生出版社，1959：1.
② 唐山市气功疗养院. 内养功疗法［M］. 北京：人民卫生出版社，1959：6.
③ 唐山市气功疗养院. 内养功疗法［M］. 北京：人民卫生出版社，1959：8.
④ 唐山市气功疗养院. 内养功疗法［M］. 北京：人民卫生出版社，1959：19.
⑤ 唐山市气功疗养院. 内养功疗法［M］. 北京：人民卫生出版社，1959：23.

搓鼻梁、鸣天鼓、托肘摸背、两手朝天、左右开弓、夹脊（摇头摆尾去心火）、搓丹田、搓内肾、揉肾囊、运膏肓、搓丹田兜肾囊、搓涌泉、两手扳足、撒腿。这些功法跟以前的坐功也有很多相似之处。

该书最后报告了临床上观察内养功治疗过程中的生理变化情况，包括呼吸的改变、营养的改善、血液循环的变化等。但并未尝试在整体上解释气功的机理。

（七）胡耀贞《气功》《保健气功》《气功及保健功》

胡耀贞（1897—1973年），山西榆次人，据称为龙门派第十三代传人，自幼习医、练拳。1942年在山西太原创办了山西省国术馆并任馆长，1953年与陈发科先生在北京一起创立首都武术研究社并出任社长。1956年在北京针灸门诊应用气功治病，总结了不少经验；1959年参加北戴河气功交流大会受到肯定。是年起他陆续整理出版了几本气功著作。

《气功》一书由人民卫生出版社于1959年出版。该书是胡耀贞综合他曾学习过的各家拳术与功法而自创的"静动相兼"的练法。书中说：

"本书所介绍的气功，其特点是：在完全入静的情况下，肢体能够自发地运动，而且这是正常的静中兼动现象。练习方法，有主要功，还有辅助功，据情运用，既可保健又能却病。练功时，没有固定姿势，以身心舒适为准，不会因固定姿势使身体受到强制而劳累。呼吸以意封闭，真正从属自然，可以避免发生毛病。思想与内视（即意视）经常拧在一起，易于入静。守窍除丹田以外，还有命门与会阴，不仅练气、练神，而且还要练精。入静后的自发运动，能起到体疗作用。而且气攻病灶和自动按摩病区，可以提高疗效，不另行专用特别练功方法，而达到气功术语所称之'大小周天'——气流在全身循环运行之目的。"[①]

其所说的主要功与辅助功，区别在于：

"所谓主要功是指无论保健或防治疾病，亦不分何种病症，都必须是在正式练功时间以内所练之功；辅助功是按照各个人之体质、病情、练功中的各种变化等具体情况，分别运用不同的练功方法，以辅助和加强主要功之作用。"[②]

其主要功分意守丹田、意守命门和意守会阴三种方法，姿势不限，初期可坐可卧，不过到自发动功时需要用站式。在呼吸方面提出"先天呼吸"法：

"本气功中主要功的呼吸法与一般气功的呼吸不同，用的是先天呼吸。它的特点，是不用人为方法调整口鼻呼吸和腹式呼吸，而是在入静时，将口轻闭，舌头自然伸平，鼻子的呼吸以意封闭。呼吸的部位，是在意守之处（即守窍）。所谓以意封闭，不是真的闭住气不呼吸，而是把呼吸忘掉，根本不去想它，使之真正成为自然的呼吸，以避免由于呼吸不自然而发生任何毛病。"[③]

而最重要的是自发动功，当然胡耀贞也告诫不可强求：

"气功的最大特点，是在思想入静的情况下，身体之各部位（头、四肢、身躯等），要自发地运动，这是一种正常的现象。肢体运动，由于各个人的体质、病情等不同，故有发动早、晚，甚或有极少数人练很长时间不发动功的不同。正因为这种运动是自发的，所以无论早动、晚动、或者不动，都不应去追求它；更不能自己有意引导去动。不动者，亦不要因此在思想上成了负担，认为不动就不能治病，这是不对的。在运动起来以后，动作千变万化，随便怎样动就怎样动，做到真正自发，丝毫不能有意地控制。"[④]

---

①　胡耀贞. 气功［M］. 北京：人民卫生出版社，1959：1.
②　胡耀贞. 气功［M］. 北京：人民卫生出版社，1959：1.
③　胡耀贞. 气功［M］. 北京：人民卫生出版社，1959：4.
④　胡耀贞. 气功［M］. 北京：人民卫生出版社，1959：4-5.

书中的辅助功分吐纳法、分经定数法、升阳法、固精法、炼精化气法、气贯全身法、意守膻中法、贯气炼精两用法和站桩功共 9 种，各有不同功能。如吐纳法包含采气法和却病延年法，后者即六字诀，含总诀与分诀。分经定数法用河图生成数，如肾经定为吸一呼六，即吸一口气后，分六口呼出，其他内脏各按其数。以上两法均可针对五脏总体或分脏进行调补。随之数法与肾精有关，升阳法可补助生精，固精法可防止遗精。而炼精化气法又分三法，一是"吸、贴、捉、闭"四字诀，二是九转还阳练功法，三是周天数法，均用于把"充沛的精液，采回身上再炼化为气血"。气贯全身法可强健气力，意守膻中法专门针对女性。贯气炼精两用法既可平时用，也可用于炼精化气。最后的站桩功分无极式和三体式两种，分别是太极拳和心意拳的基础。

由于该书强调自发动功，虽然要求动时不加干预，但也谈到可以适当加以掌握和控制以使稳定和有节律的问题。总体上很多内容虽来自传统丹功方法，但解释很为平易。例如对于所谓的"五气朝元"的解释：

"前面谈到，在练功过程中，身体会有各种不同的生理变化和感觉，所以能产生这些变化的原因，练气功的前辈，在实践中积累和总结了经验，他们认为这是心、肝、脾、肺、肾五经，由于练气功的结果，使气血充沛所产生的精华在发生作用。具体地说，就是：心主脉，身上有跳动之象，是心经气足之故。肝主筋，身上有抽筋或窜动，是肝经气血之精华在行动。脾主肉，如身上有肉跳等感觉，是脾经气血之精华在行动。肺主皮毛，身上有如虫爬发痒，或气流升降窜动，是肺经气血在行动。肾主骨，运动时骨节作响和精足阳举，是肾经气血精华充足在发生作用。总之，这叫'五气朝元'。"①

《保健气功》由人民体育出版社于 1962 年出版，胡耀贞在序言中说：

"这本小册子所介绍的是保健气功，宜于一般无病的人习练。本气功也有一部分专门治病的练法，这种练法在已出版的《气功》一书中介绍过。"②

可见两者是同一种功法。第一章《站桩功》，也同于原书。第二章《简易动功》是主体，共有准备功、揉球功、抹墙功、收发功、摸鱼功、抓拳功 6 节。第三章为进一步的练习，称《有意动功》，要求"用气来支配四肢，以意引气来做比较有规律的活动"③。第四章《自发动功》与前两章无必然联系，可单独练，大致略同于原来的《气功》一书。

《气功及保健功》由人民卫生出版社于 1963 年出版。该书称为第二版，初版其实是指《气功》。此版增加了内容，名字也不同，因承前故称为第二版。其内容分两部分，第一章为治疗功，就是原来的《气功》一书的内容。第二章为新增的保健功，是三种拳术结合内功运气的练功法，但不同于《保健气功》一书的内容。主要有太极、华佗五禽术和六合心意拳内功三种。第一节"太极"，主要介绍有关练法要诀，胡耀贞指出这可以适用于任一派的太极作为基础功夫，内容有十三式和五行步法，另外也介绍了一种子路太极，主要在于以意引气的练功运气方法。第二节的"五禽术"认为：

"一般地说，练五禽术分三步功夫。第一步按照各象模仿其动作；第二步领悟各象的特点，并熟记其姿势；第三步存神养气，聚精会神，以意发动肢体。亦即入静以后，思想集中于守窍，先练气，然后用意想各象姿势，只要一想，即可自发地发动起来。"④

后面有五套动作，各有数式，但胡耀贞指出不一定依次演练，随便练哪一象都可以。第三节"六合心意拳"又名"守洞尘技"，是从《守洞尘技拳谱》中摘出的有关内功与保健内容，介绍了该功法的原则与练法。

① 胡耀贞. 气功［M］. 北京：人民卫生出版社，1959：32.
② 胡耀贞. 保健气功［M］. 北京：人民体育出版社，1962：1.
③ 胡耀贞. 保健气功［M］. 北京：人民体育出版社，1962：12.
④ 胡耀贞. 气功及保健功［M］. 北京：人民卫生出版社，1963：54.

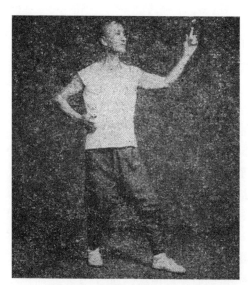

图 7-5　秦重三示范的三合式

（八）秦重三《气功疗法与保健》

秦重三（1886—1972 年），曾向武术家王力泉学太极拳和向王芗斋等学习站桩，创立了三圆式站桩功，解放后在景山传授站桩疗法。《气功疗法和保健》一书由秦重三口述，吴乾章撰写，上海科学技术出版社 1959 年出版。

书前，吴乾章作序言介绍了秦重三的情况：

"秦重三老先生自 1955 年起，即在北京景山公园教授气功。近日又接受学生们的请求，把他所掌握的气功材料毫无保留地笔录出来发表。数年来已有二三百人参加锻炼，有病的多已痊愈，无病的身心越发健康。……秦先生生于光绪丙戌年（1886 年），现年 73 岁。但健壮如四五十岁人。据他自己说早年身体不好，且患心脏栓塞症，曾向四五位前辈叩头从师，认真锻炼。但他认为他们的功夫各有特长，都不全面。只有昔年在汉口雷祖庙中所师从的老道士处得益最大。现在秦先生所传授的气功，他是综合许多人的材料和参考一些有关书籍，并且一一经过自己多年的体验和整理所得到的。"①

《气功疗法与保健》全书共 11 篇。第一篇《气功的科学基础》结合生理学从对呼吸器官、消化器官、循环器官和神经系统的影响方面做了一些介绍。第二篇《气功锻炼的基本原则》提出了三项原则：一是内三合，即心与意合，意与气合，气与力合；二是形松意紧；三是意守丹田。第三篇《气功锻炼的基本姿势》介绍 3 种姿势共七式，站式中分三圆式（足圆、臂圆、手圆）、三合式（即外三合：肩与胯合、肘与膝合、手与足合）与伏虎式；坐式分盘膝与端坐两种；卧式分仰卧与侧卧。第四篇关于呼吸方法提出较独到的六步法：

"这本气功疗法提出了如下的六种调节呼吸方法，虽在疗效和保健上收到巨大效果，但也必须请专家和读者们提供改进的意见。

"这六种调整呼吸方法是长出气、潜呼吸、调息、息调、喉头呼吸、内呼吸，也可以说是锻炼气功由浅入深的六个不同阶段。每一个阶段方法的要求，由于逐步锻炼的深入，故各阶段的要求也不同。"②

长出气是自然呼吸，但要呼吸细长；潜呼吸则要以意领气通任、督二脉；调息时运气的循环由上身扩大到下身的脚心，即"大周天"；息调指"自然腹式呼吸"；喉头呼吸是加强深呼吸；内呼吸是较高阶段，"此时外形的呼吸活动好像停止，但实际上内心又用肚脐在呼吸（即胎儿在母体内的呼吸），故古人称之为'胎息'，也即是'真息'"③。

在第五篇《气功呼吸的要求与目的》里，作者谈到首先要令呼吸"悠、缓、细、匀"，然后谈到进一步的要求和原理，说：

"成人的呼吸平常是每分钟 14~18 次（一呼一吸算 1 次），练习气功经过相当时期后，可以逐渐把呼吸变慢拉长起来，如果每分钟只呼吸 8 次，是容易做到的，进一步每分钟还可以达到 5 次，甚至减到 3 次或 2 次。要呼吸长有两个办法：一个是将呼吸变细，另一个是把呼吸加深。要呼吸细，除了用意识控制之外，还须闭小后鼻腔和喉头，轻扣牙齿，舌舔上下牙床等动作，以增加空气出入的阻力，才能实现达到气息出入细小的目的。呼吸深又必须发动全部肺小泡都参加呼吸工作（参考第一节第一段），又让每个肺小泡的胀缩范围，稍较

① 秦重三. 气功疗法和保健［M］. 上海：上海科学技术出版社，1959：吴乾章序.
② 秦重三. 气功疗法和保健［M］. 上海：上海科学技术出版社，1959：15.
③ 秦重三. 气功疗法和保健［M］. 上海：上海科学技术出版社，1959：23.

日常呼吸时要加大些，使得每一次吸入空气的容积也比较大些，能做到出入的气息既细且深长，自然就达到呼吸进一步加长了。虽然这样，并没有改变吸入空气的总量，例如每分钟吸气 15 次，每次吸入肺部空气为半升，则每分钟共吸入空气 7.5 升；如果每分钟吸气 3 次，每次吸入空气为 2.5 升，则也是共吸入空气 7.5 升。为什么要把呼吸进一步加深加长？目的在于扩大肺活量，使空气与肺小泡的毛细血管加大接触面积，有利于氧气和二氧化碳的交换，改进身体的新陈代谢的作用。因此在相当时期后，能进一步达到呼吸的深长，这就是消耗体力少而收效好的医疗与保健作用。"[①]

"通过气功的锻炼，不但能控制呼吸和心脏，还进一步学会管理全身组织中几百万毛细血管的开合机能，尤其加强肠胃附近毛细血管活动的旺盛，这对于人体健康极为重要，特别是对心脏病和高血压等症有着极大的疗效。"[②]

这些理论结合了现代生理的解释，也有一定可参考之处。相对而言作者更加强调"潜呼吸"和"调息"这两种吸气腹缩、呼气腹鼓的"改造自然反式呼吸"，认为"为了有效地治病强身，必须进行反式呼吸，也必须下苦工夫来锻炼，不可偷懒和贪图省事舒适，只做自然腹式呼吸"。[③]

后面对注意要点、练功的效感和反应现象、辅助运动和辅助疗法等都做了详细说明。共计有 10 种辅助运动：击腹活动、平血动作、摇摆动作、健腰运动、打水动作、搬石运动、拔泥动作、蹲坐举重、揉棍活动、颤抖活动；有 14 种自我按摩辅助疗法：揉头皮、抚头颈、洗脸面、揉双目、漱津液、擦胸胁、通气海、搓命门、捏虎口、叩关膜、求委中、揉膝盖、按三里、擦足心。书末附患者自我介绍气功治愈疾病的体会八则。

该书强调坚持练功，还提出一个颇有指导意义的观点，即要"把气功锻炼变为日常生活化"，作者说：

"最彻底地把气功日常生活化，做到古人所谓行走、站立、坐、卧中，都进行简单气功呼吸法。故有人把这种气功生活化，叫做'养性'的功夫，亦称为'养气'……如果气功的根基已稳固，做法已纯熟，就可以不拘泥于摆姿式，在不能进行外形动作情况下，也可以暗中进行呼吸运气，也能帮助血液循环和肌肉活动。这是由于正式练气功炉火纯青，已做到心与意合和意与气合的原则来实现的……这种气功日常生活化，既不妨碍工作，在人不知、众不觉中，自己做了一连串的养生功夫，又能吃苦耐劳，历久不倦。甚至养成有良好的性情，对人对事，头脑冷静，态度温和，度量宽宏，心虚谦善。"[④]

（九）周潜川《气功药饵疗法与救治偏差手术》《气功疗法峨眉十二庄释密》

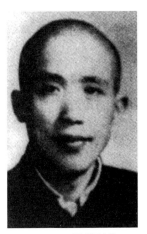

周潜川（1905—1971 年），字笛横，祖籍四川威远县，世居成都。1939 年因习武术受伤，经峨眉山高僧永严法师医治病愈，遂投师永严法师，成为峨眉临济宗第十二代衣钵传人。1958 年被聘入山西省中医研究所工作，撰写并出版《气功药饵疗法与救治偏差手术》《气功疗法峨眉十二庄释密》二书。

《气功药饵疗法与救治偏差手术》由山西人民出版社于 1959 年出版。该书也是在当时的气功热潮影响下写成的，积极致力普及传统功法。周潜

图 7-6　周潜川像

① 秦重三. 气功疗法和保健［M］. 上海：上海科学技术出版社，1959：25-26.
② 秦重三. 气功疗法和保健［M］. 上海：上海科学技术出版社，1959：29.
③ 秦重三. 气功疗法和保健［M］. 上海：上海科学技术出版社，1959：30.
④ 秦重三. 气功疗法和保健［M］. 上海：上海科学技术出版社，1959：37.

川在序言中说：

"气功疗法固然经过了初步总结，肯定了它有独特的疗效，是祖国医学遗产中可贵的部分。然而在练功期中，确实有少数人因练功而出了偏差。这偏差是客观存在的实际问题。这问题得不到解决，彼此流传，以讹传讹，所以使人们反而忘却了它确有多种疗效的正面，单单看见它少数出了偏差的反面，误认为练功反而病上加病，因而对它提出了贬斥的意见。"①

周潜川把气功原理与中医理论紧密相连，他认为：

"气功疗法这项专门的医疗学问，是建立在物质基础上的，是有它独到的理论体系的。亦即是祖国医学遗产中，最精湛最深邃的'气化论'和'经络论'，统属在'阴阳''五行'的理论里面，是祖国医学较别国医学丰富多彩的一个方面。"②

他还提出，气功疗法的发现源自古人的"内视功夫"，并且认为古代的理论和功法都是在实践中逐步总结产生的：

"古人摸清了活着的人在清静休息中，从呼吸一直到脏腑的气脉运行情况，从而掌握了它的规律，于是创造出了光耀古今的'气化论'和'经络论'。研究这种学问古人叫做'内景'，用'练气修脉'的方法，主动地支配人体气脉的平衡，叫做'内景功夫'，根据这些方法，在实践中去体验它和观察它，所发现的各种'动触'景象和'动触'的规律，这叫做'内视法'，然而不是'望文生义'的内视意义。这也是祖国医学理论出发点的基础。"③

该书的写作，周潜川说是建立在亲身实践与多方请益的基础上的。他说：

"我就这么多年来，向各宗各派的前辈们，叩问请教所得的材料，配合经典著作的记载，截长补短，做个综合性的叙述，其最高的原则，和最大的目的，主要在介绍这些练功方法的正确性，要求练功不会出偏差，解除病上加病的流弊，假定出了偏差，我们也掌握得了，有方法可以解决问题，并知道不是什么了不起的大事。"④

对于气功原理方面，周潜川重在进行传统的梳理，至于现代解释方面他称《气功疗法实践》《气功疗法讲义》《气功科学常识》三书已足资参考，"在科学方面我想写的话，这三种书里已初步写了，真是'先得我心'。因此，我写的这本书里，就不必再写出来，而侧重挖掘旧的东西，做旧的解释"⑤。

在中医医理的基础上，周潜川大力提倡气功与药饵合一。他在第三章中说：

"药是指药石祛病而言，包括膏、丹、丸、散、汤剂等。其使用的范围，限于'对症下药'，'中病即已'而'不可以为常'的。其意义等于说某种药石治疗某种病，病好了就该适可而止，不该再服那种药石了。饵是指服食营养品而言，其做法大概包括糕点、酥酪、膏露、清蒸、红烩、粉蒸、烤炸、熘炒、腌熏、焖炖十大项目。其材料大概分为血肉品、草木品、菜蔬品、灵芝品、香料品、金玉品六大类。又从植物油和动物油的做法性质来分类，则分做荤腥门和素净门。这是祖国医学属于'食医'方面丰富多彩、价值顶高的一套完整的营养学和烹饪学。"⑥

书中有药物疗法，主要就一些主要病症列出验方。而在服饵疗法方面，则做了较多的论述，分列心、肝、脾、肺、肾各脏病以及胃病、高血压、消渴病的食谱。

在第四章中，周潜川专论传统气功，他将气功分为医家、道家与佛家三类。周潜川认为，古代医经和诸家关于气功的记载大都散漫零碎，毫无系统，练功口诀也不全面，而丹道家的理论则显得丰富完整。因而他指出：

---

① 周潜川. 气功药饵疗法与救治偏差手术［M］. 太原：山西人民出版社，1959：2.
② 周潜川. 气功药饵疗法与救治偏差手术［M］. 太原：山西人民出版社，1959：2.
③ 周潜川. 气功药饵疗法与救治偏差手术［M］. 太原：山西人民出版社，1959：12.
④ 周潜川. 气功药饵疗法与救治偏差手术［M］. 太原：山西人民出版社，1959：14.
⑤ 周潜川. 气功药饵疗法与救治偏差手术［M］. 太原：山西人民出版社，1959：18.
⑥ 周潜川. 气功药饵疗法与救治偏差手术［M］. 太原：山西人民出版社，1959：26.

"祖国气功出源于道家,医经典籍所记载的气功方法,可以肯定它不出乎道家练功的范围。"①

而比较佛、道二家,周潜川认为一者长于动功,一者长于静功:

"锻炼筋骨脏腑,以祛病延年为目的,则佛家不如道家,尤以结合练功和药物服饵的方法,更以道家为优胜……总结来说,所谓'动功'的一切法门,吐纳导引的各种口诀,功夫与药饵服食的合一,当以道家为优胜……(佛家)它认为色身是个'臭皮囊',无足轻重,而偏重于'见性'的'静功'方法……关于'静功'方面,佛家比道家更胜一筹。

"佛家'小乘'和'二乘'的一切方法,尤其是'静功'的基础,我们用于治疗和保健,是合乎科学原理的东西。不过,它所谓的'四禅八定'一类的方法,……如果我们用于治疗和保健方面,说客气一点,这些方法'太高深了',说直率一些,则事实证明没有采用的必要。……佛家'静功'的优点,采用它'入静'的基本方法,用于治疗和保健,能够使人在练功时意识集中,思想不开小差,令人真正达到休息的目的,所谓'清静境界'用生理学和心理学的观点而论,是合乎科学逻辑的。"②

他建议综合佛家、道家、医家三者的气功疗法,灵活运用。在功法方面,周潜川较重视动功,认为"动功是静功的基础,也是练功夫的入门正路",主张"由动入静"。而对动功各种功法,总括他们的共同特点是"柔道",内涵包括"全身要柔,有似婴儿""真气要柔,沉下丹田""呼吸要柔,绵绵不断""动作要柔,蛇行蛹动""触觉要柔,流水穿堤"五大原则;功法上则介绍了武当派的太极十三式,少林派的达摩易筋经,华佗的五禽图,太阳宗的火龙功、叫化功、虎步功,峨眉宗的十二庄及其他杂修术数种。周潜川强调:

"总结练动功的好处,除了祛病延年、治疗、保健的效用之外,对学习祖国医学有不可分割的关系,尤其是针灸疗法的操作,整骨折伤的接逗技术,按跷导引的调整气脉,非精习动功真能达到高深的境界,技术水平,根本上就无法提高了。……其次,有了动功外练筋骨皮的基础,进一步去练静功,除了'内练精、气、神'能获祛病延年,有治疗保健的效用之外,它对于'内景'的体会更进一步,更精细地掌握了五脏六腑气脉的流注规律……因此,对于人体的生理变化,气血循环,通畅痞塞,对脏腑的阴阳盛衰,五行生克,母子相传等'内景'的实际滋味,都能在练功的实践中获得证明,从而与理论结合起来,辨证施治,运用于临床,发挥功夫与医药合一的作用。"③

在静功方面,分保健性与治疗性两类介绍。保健性的有"周天搬运法"与"归一清静法",包括该书最后的"睡功"其实也是保健性的;治疗性的则有针对心、肝、脾、肺、肾各脏和胃病、神经衰弱、高血压三种病的专门功法。

第五章重点介绍练功偏差的救治,按偏差部位来分类,包括头、肩、胸、背、手、腰、腹、腿、足各部。周潜川称救治偏差要有精深的功夫,只适合气功大夫,而该书所列的是一般群众都能掌握的,大多数是一些自我按摩点穴的方法。

书后附录的问答里,周潜川也针对练功的一些问题提出自己的见解。例如回答"丹田热后应怎样导引气机转动"时说:

"这问题各宗派各有他的口诀,而根据正宗的传授,绝对禁止'用意'去领引气机,应当'法象天地',依自然规律而修炼它。因为人身脉道二十部,各有一定的经路(络),密如蛛丝,经纬罗布,周身穴道,有似星棋,大交大会,小交小会,都有定位的。初学练功的人,没有经验体会,所谓'火候不纯',胡乱用意去导引它,气机就会走捷径而失去正规流注经路(络),以致造成了'岔气''走火'等毛病。"④

① 周潜川. 气功药饵疗法与救治偏差手术[M]. 太原:山西人民出版社,1959:198.
② 周潜川. 气功药饵疗法与救治偏差手术[M]. 太原:山西人民出版社,1959:201-202.
③ 周潜川. 气功药饵疗法与救治偏差手术[M]. 太原:山西人民出版社,1959:217-218.
④ 周潜川. 气功药饵疗法与救治偏差手术[M]. 太原:山西人民出版社,1959:340.

书后附的多篇医案非常细致，是难得的练功和纠偏指导资料。

《气功疗法峨眉十二庄释密》由山西人民出版社于 1960 年出版。此功是周潜川多年习练的功法，将十二庄的口诀和句解均全部公开并加以注释，其中有不少他个人的练习体会。周潜川在 1962 年还著有《峨眉天罡指穴法》一书，他认为该法属于内功导引按跷术，包括大导引术和小导引术等 32 种手势，既能用于自身导引，也可用于给患者施术治疗。该书在 1985 年由其后人周巢父、周怀姜据手稿整理出版。另有《内经知要述义》一书，是周潜川 1960 年的讲稿，2012 年得以整理出版，该书虽然不直接论气功，但贯穿了周潜川对内视功夫是中医理论来源之一的看法，如其尾语所说：

"《内经》是祖国医学有关生理、病理、医理的总合，内容广泛而深奥，它不仅包括了古人同疾病做斗争的经验，而且还包括了古人法象天地，把握阴阳，和于术数，起居法时，服药饵、通神明……一系列转盈御神、养生保健的学说。古人的这些宝贵经验，一方面通过生产斗争经验和某些比较原始的解剖，但主要的还是在东方哲学最基本的阴阳五行学说的指导之下，根据天人合一的观点，用远观近择的方法，以及在炼气修脉的内视功夫中，通过若干年的积累而归纳演绎出来的，有它一套独特的推理方法。在生理、病理、医理上，除了着重形质上的探究以外，更主要的是它一时一刻也没脱离内景化论来讨论问题。"①

（十）成都市中医药研究所《五禽气功》

成都市中医药研究所整理的《五禽气功》（四川人民出版社，1962 年），系由中医师张觉人根据曾崧生的传授整理的。该书所介绍的五禽气功也有各种仿生动作，但特点是重视呼吸吐纳，如猿功要求共呼吸十五口气，鹿功呼吸十九口气等，均有具体的要求。每式除动作外，还有专门的拍打功，如猿功拍打功说：

"练习猿功到半月时间，练习的人就会感到丹田微有膨胀现热，谷道下气，胸膈逆气等现象，因此必须拍打，使气血畅通。

"其拍法是由教的人（旁人亦可）向练习人的腹部拍打……猿功的拍打，开始时用指拍，次用掌拍，再用拳拍，最后则用铁砂包拍打。"②

五种功法后都有拍打。在五种功法之后还有顶功、底盘功、梢节功等高级的功法。同时五种功法需按次序练习，以猿功为最基础：

"猿功是五禽气功的第一步功夫，是最重要最基本的功夫。它的效益，能遍及全身各器官，但是受益最多的则是'丹田'部分。'丹田'是人体上较薄弱的部位，练习猿功，可以使它坚强起来。丹田坚实，不仅可以为练鹿、虎、熊、鹤等功打下良好的基础，同时对强身治病也有很大的作用。据曾崧生老先生说，在他的经历中，有很多慢性病都在练猿功期间就痊愈了。"③

书后附有 15 个病例。

（十一）徐世杰《实用气功疗法》

徐世杰的《实用气功疗法》出版于 1963 年。书中除了用中医理论和巴甫洛夫学说对气功进行解释外，在功法方面介绍了一种"快速诱导性气功"。作者称：

"气功疗法能否取得疗效，关键在于入静。但在练功过程中往往入静比较困难，需要时间较长，短者一二周，长者数月。因此，不但延长了治疗的时间，有时也会影响病人练功与治疗

① 周潜川. 内经知要述义 [M]. 太原：山西人民出版社，2012：177.
② 成都市中医药研究所. 五禽气功 [M]. 成都：四川人民出版社，1962：6.
③ 成都市中医药研究所. 五禽气功 [M]. 成都：四川人民出版社，1962：21.

的信心。为了使练功者快速收到治疗的效果，必须加快入静，尽快地掌握气功疗法，所以采取了诱导性气功的办法，即是在练功时从诱导语（放送录音带或由工作人员口述均可）引导大家入静。"①

作者指出这种气功"系采用暗示性催眠与练气功相结合的原理"，练功环境除要求安静外，还应是淡蓝色，以利于入静。在患者做好准备后，播放气功诱导语，如卧式的诱导语：

"亲爱的同志们，你们好！现在请您安静下来，我们来练卧式气功。请您把鞋子脱掉，把领扣和裤带解开，除掉全身一切束搏，按照卧式气功（侧卧式或仰卧式）摆好姿势；两眼半开半闭，微露一线之光，目观鼻准；口唇自然闭合，心情安静，用鼻（如鼻塞可改用口）慢慢进行呼吸，呼吸要自然缓慢；在呼吸时全身要尽量放松。现在听我说，请您跟着做：头部放松，颈部放松，两肩部放松，两上肢放松，两手放松，胸部放松，腹部放松，腰部放松，臀部放松，两下肢放松，两脚放松。吸气时要想'静'，呼气时全身要尽量放松。静—松—静—松—静—松——一直放松到脚底，这样重复下去。现在您已经逐渐入静啦，静—静——一直静下去，静—"②

唤醒时也有相应的诱导语。作者称：

"根据初步经验，病人绝大多数在二三天内即能'入静'。普遍称赞这种气功好，入静快。

"由于入静快，加速了治疗的效果。"③

（十二）焦国瑞《气功养生法》

焦国瑞的《气功养生法》出版于1964年。该书强调气功是养生方法的一种，探讨了气功养生的原理，提出主要是加强人体气化功能，从而产生平衡阴阳、调和气血、疏通经络、培育真气的功效。提出练功的共性要领：

"松静自然，意气合一，动静相兼，上虚下实，火候适度。"④

其中对要领的后两点是这样论述的：

"上虚下实：上虚是指上体（脐以上）虚灵，下实是指下体（脐以下）充实。练气功讲究虚胸实腹、气沉丹田，讲究气息归元、息息归根；认为气归根，上体才能虚灵（把气归于丹田），气根固，下元才能充实（把气稳固于丹田）。因此，只有做到'上虚'时，上体才有空灵无物的感觉，只有做到'下实'时，体内才有精力充沛、内气充盈的感觉……所以，练气功的关键是在于充实下元，下元充实，上体自能虚灵，头脑清醒，耳目聪明，步履稳健。"

"火候适度：进行气功锻炼时的重要课题之一，是要很好地掌握练功的'火候'。火候不到，就不能起到应有的效果；火候太过，也不能练到好处，甚至产生某些不应有的异常效应。"⑤

该书在功法方面分静功与动功，静功介绍了松静功、内养功与站桩功，动功则介绍了内功八段锦（坐式与站式）、保健十三式和华佗五禽戏。书中也对气功的机理进行了探讨。

此外，人民体育出版社的"体育锻炼方法丛书"中有几种健身功法分册，如《八段锦》（1957年）内收唐豪、王怀琪、李剑华、吴高明分别整理的四套功法；《易筋经》（1962年）由李佩弦主编，收录传自熊长卿的两套易筋经功法，兼收录三种古传易筋经；《五禽戏》（1963年）收录五套五禽戏功法，其中胡耀贞的一套偏于内功，戴叶涛的一套偏于外功，焦国瑞的一套内外俱练，另有两套分别源自《赤凤髓》与《万寿仙书》的古本五禽戏；《保健按摩》（1962年）由谷岱峰编著，收录床上八段锦、床下八段锦、兜肾功、周天休息法，1965年再版时删去了兜

① 徐世杰. 实用气功疗法［M］. 郑州：河南人民出版社，1963：46.
② 徐世杰. 实用气功疗法［M］. 郑州：河南人民出版社，1963：47-48.
③ 徐世杰. 实用气功疗法［M］. 郑州：河南人民出版社，1963：51.
④ 焦国瑞. 气功养生法［M］. 上海：上海科学技术出版社，1964：19.
⑤ 焦国瑞. 气功养生法［M］. 上海：上海科学技术出版社，1964：22-23.

肾功和周天休息法，增加慢行百步功；《防治按摩》（1975 年）由曹锡珍编写，收录 15 种疾病的自我防治按摩方法以及床上五字卧功、床上十二段坐功两种功法。

　　当时整理出版的太极拳功法也很多，其中由国家体育运动委员会运动司武术科编的《简化太极拳》挂图于 1956 年由人民体育出版社出版，后来又出版了《太极拳运动》1~3 册（1958 年），分别收录了简化太极拳、推手练习法、八十八式太极拳和太极剑，1962 年汇成《太极拳运动》一书。1973 年出版的《简化太极拳》列入"体育锻炼方法丛书"。

第三节　1978 年以后的气功发展

一、气功从社会热潮到规范发展

（一）气功的第二次热潮与规范管理

　　"文化大革命"结束后，对气功的研究重新得到关注。1978 年 3 月 10 日，上海中国科学院原子核研究所顾涵森研究员与上海中医学院气功医师林厚省合作，利用实验仪器测试运气疗法者发放的"外气"，研究认为气功者发射了受低频涨落调制的红外电磁波。此后该研究团队连续发表了多篇有关"外气"研究的文章，如通过静电场实验，认为气功师"外气"气团整体是电中性的，气是客观的存在。

　　1979 年 7 月，卫生部中医局组织了 2 次气功汇报会，引起了当时的中国领导层对气功的重视。1981 年 9 月 9 日，中华全国气功科学研究会成立大会在保定召开，卫生部中医局吕炳奎局长出席。1980 年 5 月 9 日，在上海市第八人民医院手术室进行了一例气功麻醉试验成功，"外气"发放者为气功师林厚省。1983 年中国中医研究院成立气功研究室。1986 年 2 月 23 日，钱学森在中国气功科学研究会召开的座谈会上发表"建立唯象气功学"的讲话。1988 年，《自然》杂志第 11 卷第 8 期和第 9 期连续登载了 6 篇由陆祖荫主持、气功师严新参与的气功外气实验研究报告。

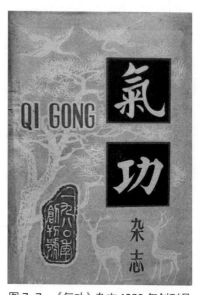

图 7-7　《气功》杂志 1980 年创刊号

　　这些报道使气功进一步在社会上引起关注。1983 年 11 月，卫生部中医司委托河北省北戴河气功疗养院举办了"全国气功医师训练班"。1986 年中国中医研究院建立了气功学硕士点，同年河北省卫生厅批准北戴河气功疗养院改名为气功康复医院。一些社会性气功办学机构相继出现，如 1984 年 11 月林中鹏担任常务院长的中华气功进修学院在北京成立，1988 年 11 月河北华夏智能气功培训中心在石家庄成立。

　　当时专门的气功杂志有《中国气功科学》《气功》《中国气功》《气功与科学》《气功与临床》《气功与生命科学》等。社会上流传的功法众多，各种气功书籍层出不穷，有记载的功法名称例如慧通丹田功、采元功、金甲蛤蟆功、峨眉字门太子功、慧灵功、筑基功、内养功、放松功、中华睛明技法、大雁功、鹤翔庄、五禽戏等，有数千种之多。形成一个大众化的"气功热"时期。

　　但是这种"气功热"也出现了偏离健身养生方向的变异，尤其是对所谓特异功能的追捧。以当时较有影响的气功师严新为例，他最初以与清华大学合作的"外气"研究出名，后来在各地频繁举行带功报告。1988 年《气功与科学》杂志增刊刊出《严新报告》，是其演讲的汇编，其中提到他进行了大兴安岭发功灭火试验，甚至宣称气功外气可以阻挡原子弹，被媒体大肆宣扬。1990 年人民体育出版社出版《严新气功》，对他的介绍称其"将气功、中医、武术和特异功能集于一身，为人治病收到奇特的效果"①，在书中严新所说的"气功的十个原理"，即松弛原理、调整原理、激能原理、生物场能量原理、人体内生物分子与电子定向原理、生物熵的变化原理、人体等离子态原理、自我控制系统原理、生物序有序化调整原理和耦联作用原理，大多未经论证，只是糅合各种现代名词的说法。而关于他的"外气"及在清华大学的实验情况，也引起不少质疑。中国中医研究院针灸气功研究室的张洪林认为：

"在'内气'的本质还是未知数的前提下，提出'内气'外放的观点，在逻辑上是说不通的。目前的'外气'物质基础的测试报道，尚不能证明人们通常所指的'外气'的客观性。而众多的'外气'效应的报道，均未采取严格的有对照的排除心理因素影响的科研设计。"②

北京中医药大学刘天君分析 1989~1998 年间的外气实验，从研究角度指出，"肯定气功外气客观存在的实验科学依据有较多积累，但还不足以做出定论；否定气功外气客观存在的实验科学依据尚不够充足"③。

1989 年，国家中医药管理局出台《关于加强气功医疗管理的若干规定（试行）》（以下简称《规定》），对应用气功治病的情况进行规范，将运用气功保健防治疾病与特异功能者划清界线，并对"外气"问题做出专门规定。文件说：

"气功疗法是一种主要通过自我锻炼来疏通经络、调摄心神、平衡阴阳气血而达到祛病强身的医疗保健方法，是中医医疗保健方法的一个组成部分。……目前气功医疗秩序比较混乱，特别是在'发放外气'为患者治病方面问题更为突出，一些人借机夸大气功作用，甚至欺骗群众，牟利发财，在社会上造成很坏的影响。"④

文件对"对他人传授或使用气功疗法开展的医疗活动"做出规定，但"硬气功、武术气功、特异功能等不列入本《规定》管理范畴"。按照规定，在公共场所讲授、传授气功疗法，要经当地中医药、卫生行政部门报批；在医疗卫生单位从事气功医疗活动者，必须取得医师、医士资格，并具有气功医疗技能。关于"外气"问题，文件说：

"凡运用'发放外气'为他人治病者，除取得医师、医士资格外，还要向所在地的地（市）级以上中医药、卫生行政部门申请。对其申请治疗的病种，由受理机关在指定的地（市）级以上医疗单位进行三十例同一病种的临床疗效验证，经统计学处理和有关专家认定确有疗效后，方可到当地地（市）级以上中医药、卫生行政部门审批注册，领取《气功医疗许可证》，并严格按指定病种执业。"⑤

文件反映了政府管理部门对这一问题的审慎态度。

由于"气功热"下屡屡出现各类"气功大师""带功报告""特异功能"等社会现象，并出现一些不良后果。1996 年 8 月 5 日，中共中央宣传部、国家体委、卫生部、民政部、公安部、国家中医药管理局、国家工商行政管理局等七部委下发了《关于加强社会气功管理的通知》，正式把气功列入了政府的管理范围。通知说：

"气功已经成为一项日趋广泛的群众性社会活动，在全民健身、祛病养生、提高身体素质等方面发挥了积极的作用。但随着气功活动的迅速发展，一些不良现象也在滋生蔓延。有人借

---

① 严新，培金. 严新气功［M］. 北京：人民体育出版社，1990：4.
② 张洪林. 气功学领域中科学与迷信的较量——"外气"实质初评［J］. 医学与哲学，1988（5）：17-21.
③ 刘天君. 气功外气实验研究述评［J］. 中国中医药信息杂志，1998，5（10）：5-7.
④ 《中国中医药年鉴》编辑委员会. 中国中医药年鉴（1990）［M］. 北京：人民卫生出版社，1991：58.
⑤ 《中国中医药年鉴》编辑委员会. 中国中医药年鉴（1990）［M］. 北京：人民卫生出版社，1991：58.

机诈骗钱财，进行封建迷信宣传，有的甚至危害社会治安。"①

为进行规范管理，文件将"社会气功"划分为"健身气功"与"医疗气功"两类，分别归口管理：

"社会气功是指社会上众多人员参与的健身气功和气功医疗活动。其中群众通过参加锻炼，从而强身健体、养生康复的，属健身气功；对他人传授或运用气功疗法直接治疗疾病，构成医疗行为的，属气功医疗。……健身气功由体育行政部门负责管理；气功医疗由中医药行政部门负责管理；社团组织的登记、管理由民政部门负责；经营性单位的活动和一些活动中的经营性问题由工商行政部门负责管理；涉及治安问题由公安部门负责管理；新闻宣传方面的重大问题由党委宣传部门把关，其中的业务内容由体委、中医药行政部门审核。"②

文件特别强调"对社会气功活动中的不健康现象，有关部门要认真负责地进行管理，依法坚决制止非法行医和封建迷信宣传，严厉打击利用气功进行诈骗等各种违法犯罪活动。对一般群众性练功活动要注意引导。既要保护群众的积极性，鼓励严肃、认真的科学探索，又要反对虚幻的夸张渲染"③。此后，健身气功与医疗气功得到有序地发展。

（二）健身气功的发展

健身气功方面，1998 年国家体委发布《健身气功管理办法》，指出"健身气功是指人民群众通过气功锻炼，从而强身健体、养生康复的活动"④，规定由国家体委管理全国健身气功活动，具体工作由国家体委武术运动管理中心负责。办法提出要"试行健身气功师技术等级评审制度"，同时颁布了《健身气功师技术等级评审办法（试行）》。各个级别的健身气功师的要求分别是：

"三级健身气功师应符合下列条件：

"（一）了解并掌握健身气功科学的一般基础理论，初步掌握一个功种的功理、功法；能够独立组织本门功法的技术指导；能在二级健身气功师指导下处理练功中出现的一般问题；

"（二）掌握健身气功的组织管理方法，能根据计划组织实施基层的健身气功活动；

"（三）练功功龄达三年以上。

"二级健身气功师应符合下列条件：

"（一）掌握健身气功科学的有关基础理论，掌握一个功种的功理、功法；能独立组织功法的技术指导，能独立处理练功中出现的一般问题；

"（二）有指导三级健身气功师的能力；

"（三）有一定的组织教学能力；

"（四）练功功龄达五年以上，从事教功活动达三年以上。

"一级健身气功师应符合下列条件：

"（一）较系统地掌握气功科学的有关理论，较熟练地掌握一个功种的功理、功法；有传授和组织气功活动的丰富经验和较强的处理练功中出现各种问题的能力；

"（二）有指导二级健身气功师的能力；

"（三）练功功龄和从事教功活动达八年以上；

"（四）对气功理论有较深的研究，并在省级学术刊物上发表过有相当学术水平的文章。

"高级健身气功师应符合下列条件：

"（一）精通气功科学的有关理论，对某一功种的功理、功法有较全面深入的研究，或在发展气功活动中具有特殊技能和突出成就；

---

①　国家中医药管理局人事与政策法规司. 中医药相关法规汇编［M］. 北京：中国中医药出版社，2006：1058.
②　国家中医药管理局人事与政策法规司. 中医药相关法规汇编［M］. 北京：中国中医药出版社，2006：1058.
③　国家中医药管理局人事与政策法规司. 中医药相关法规汇编［M］. 北京：中国中医药出版社，2006：1058.
④　国家体育总局武术运动管理中心. 健身气功管理工作文献选编［M］. 北京：人民体育出版社，1998：32-33.

"（二）有传授和组织气功活动的丰富经验和处理练功中出现的疑难问题的能力；

"（三）有承担国家和省（自治区、直辖市）气功科研课题和功法鉴别的能力；

"（四）有指导一级健身气功师的能力；

"（五）习练功法或从事教功活动达十年以上；

"（六）有气功方面的科学专著，或在国家级、全国性有影响的学术刊物或科学研讨会上发表过有影响的论文，或有较突出的科研成果。"①

1999年，国家体育总局、民政部、公安部又联合发布《关于加强健身气功活动管理有关问题的意见》（以下简称《意见》），强调群众性健身气功活动中，出现了一些值得注意的问题："有的借气功之名宣扬愚昧迷信；有的违反国家有关规定，非法出版带有愚昧迷信色彩和神化功法创编人的书刊、音像制品和其他宣传品；有的借气功之名非法行医，损害人民群众的身心健康；有的借气功之名从事非法经营活动，诈骗钱财、偷税漏税、牟取暴利；有的借所谓'会功''弘法'，进行非法聚集，危害社会治安，扰乱社会秩序，破坏社会稳定。"对此，《意见》中有如下要求：

"进行健身气功活动，必须遵守有关法律、法规，不得危害社会治安、扰乱社会秩序、破坏社会稳定，不得违背社会道德风尚，不得宣扬愚昧迷信，不得神化功法创编人，不得损害公民身心健康。

"不得按气功功法门类成立社会团体。气功功法门类不得成立或变相成立上下隶属的组织，不得实行垂直或变相垂直领导。

"成立综合性气功社会团体必须依法申请登记，经核准登记后方可进行活动。经核准登记的综合性气功社会团体均为独立的法人组织，相互之间不存在隶属关系，不得搞垂直或变相垂直领导。综合性气功社会团体开展活动必须遵守国家法律、法规规定。

"健身气功活动必须坚持小型、分散、就地、就近、自愿的原则，不得借气功活动之名进行'会功''弘法''带功报告''贯顶'或者其他类似活动，不得开展跨地区的活动。"②

2000年9月，国家体育总局发布《健身气功管理暂行办法》（以下简称《办法》），对健身气功做了新的界定，并提出明确的要求：

"健身气功是以自身形体活动、呼吸吐纳、心理调节相结合为主要运动形式的民族传统体育项目，是中华悠久文化的组成部分。

"内容健康、科学文明的健身气功功法，经体育行政部门核准后，可以在健身气功活动站、点习练。其名称不得使用宗教用语，不得以个人名字命名，不得冠以'中国''亚洲''世界''宇宙'以及类似的字样。"③

《办法》规定国家体育总局是全国健身气功的业务主管部门。同时实施"健身气功辅导员"考核以取代原来的"健身气功师技术等级评审"：

"从事健身气功技能传授的人员称健身气功辅导员。经体育行政部门或体育行政部门委托的机构培训，考核合格的健身气功辅导员，方可取得传授或指导健身气功的资格。"④

健身气功辅导员的技术等级分为国家级、一级、二级、三级，分别由国家体育总局、省级体育行政部门、地区级体育行政部门和县级体育行政部门批准授予。不过文件未就各级别的评审标准做具体规定。

2002年底，国家体育总局健身气功管理中心组织编创的"八段锦""五禽戏""易筋经""六字诀"四套新功法，在京通过了专家评审。2003年国家体育总局发布了《健身气功活动站、点管理办法》，规定了气功活动要遵循小型、分散、就地、就近、自愿的原则。当年通过将健身

---

①　国家体育总局武术运动管理中心. 健身气功管理工作文献选编［M］. 北京：人民体育出版社，1998：35-36.
②　中国体育年鉴组委会. 中国体育年鉴（2000）［M］. 北京：中国体育年鉴社，2000：56.
③　中国体育年鉴组委会. 中国体育年鉴（2001）［M］. 北京：中国体育年鉴社，2001：96.
④　中国体育年鉴组委会. 中国体育年鉴（2001）［M］. 北京：中国体育年鉴社，2001：96.

气功列为第 97 个体育运动项目的规定。

2004 年 5 月，中国健身气功协会在北京成立。该会是从事健身气功推广、普及和研究的全国性群众体育社会团体，属于非营利性社会组织，是中华全国体育总会的团体成员。首届协会主席王国琪，秘书长邹积军。2004 年 9 月，《健身气功》杂志创刊。全国健身气功比赛、国际健身气功交流展示大会等相继举办。2005 年全运会开幕式上，健身气功表演参加了全民健身展示。

2006 年 12 月 20 日，国家体育总局颁布正式的《健身气功管理办法条例》（以下简称《条例》），规定国家体育总局是全国健身气功的业务主管部门，国家体育总局健身气功管理中心具体组织实施管理。地方各级体育行政部门是本行政区域健身气功的业务主管部门，负责当地健身气功的组织和管理。中国健身气功协会、地方各级健身气功协会按照其章程，协助体育行政部门做好有关管理工作。同时，《条例》提出了"健身气功功法"的概念，并做了有关规定：

"经国家体育总局审定批准的健身气功功法，统一定名为'健身气功·功法名称'，并颁发证书。

"申请审定批准的健身气功功法，应当具备下列条件：（一）属于健身气功范畴；（二）功理健康科学；（三）按照科研课题的办法进行编创；（四）经实践和科研检测，健身效果明显。"①

《条例》同时也对健身气功站的设立做了规定。原《健身气功管理暂行办法》和《健身气功活动站、点管理办法》同时废止。

（三）医疗气功的发展

在医疗气功方面，2000 年 7 月 18 日，国家卫生部发布《医疗气功管理暂行规定》，规定称：

"运用气功方法治疗疾病构成医疗行为的各类机构和人员，适用本规定。

"国家中医药管理局负责全国医疗气功的监督管理。

"县级以上地方人民政府中医药行政管理机构负责本辖区内医疗气功的监督管理。

"'医疗气功'列入医疗机构诊疗科目的'中医科其他类'中。"②

同时要求"开展医疗气功活动必须在医疗机构内进行"，并且从事医疗气功活动的人员，应当具备三个条件：

"（一）具有中医执业医师或中医执业助理医师资格；

"（二）取得《医师执业证书》；

"（三）经医疗气功知识与技能考试取得《医疗气功技能合格证书》。"③

2003 年 7 月 25 日，国家中医药管理局印发了《医疗气功知识与技能考试暂行办法》。规定：

"医疗气功考试是评价申请者是否具备从事医疗气功活动所必需的基本专业知识与技能的考试。

"医疗气功考试包括理论知识综合笔试和实践技能考试两个方面。具体的考试方式、内容、方案、合格线等由国家中医药管理局医疗气功考试委员会（以下简称'医疗气功考试委员会'）制定。

"医疗气功考试实行全国统一考试，原则上每两年举行一次。考试时间由医疗气功考试委员会确定，提前 6 个月向社会公告。"④

国家中医药管理局于 2004 年成立了医疗气功考试委员会，不过至今尚未进行过医疗气功资格考试。目前正式的医疗气功临床机构不多，主要有上海气功研究所的气功门诊、中国中医科

---

① 　中国体育年鉴组委会. 中国体育年鉴（2007）［M］. 北京：中国体育年鉴社，2008：206.
② 　国家中医药管理局政策法规与监督司. 常用中医药法规汇编［M］. 北京：中国中医药出版社，2007：257.
③ 　国家中医药管理局政策法规与监督司. 常用中医药法规汇编［M］. 北京：中国中医药出版社，2007：258.
④ 　国家中医药管理局人事与政策法规司. 中医药相关法规汇编［M］. 北京：中国中医药出版社，2006：832-833.

学院西苑医院的气功推拿科以及河北省医疗气功医院。

上海气功研究所即原上海市气功疗养所，成立于 1957 年 7 月，1965 年 6 月上海市气功疗养所建制撤销，门诊部归并曙光医院，其余人员划入龙华医院。龙华医院以原上海市气功疗养所人员为主，成立气功门诊部。1972 年 2 月上海中医研究所成立后，1980 年 3 月根据卫生部意见，继承原上海市气功疗养所的传统，转而以研究气功为主。1980 年 4 月，龙华医院气功门诊部划归该所，作为气功研究门诊。1985 年 3 月更名为上海市气功研究所，现为上海中医药大学附属单位，是目前国内规模最大的气功专业研究机构，现设置有医学气功综合实验室、气功教研室、气功文献情报研究室、医疗门诊部。

河北省医疗气功医院，又名河北省北戴河疗养院、河北省传统医学医疗保健中心。原河北省北戴河疗养院建于 1956 年。1985 年被国家中医药管理局和河北省卫生厅共同设置为"国家医学气功教育基地"，是全国唯一一家医疗气功专业医院，有病床 860 多张，职工近百人。

中国中医科学院西苑医院气功推拿科成立于 1959 年，原名气功研究室，后发展成为临床医疗、气功研究和教学为一体的科室，也是目前全国三级甲等中医院中唯一保存的气功临床专业科室。

曾经一度存在的还有杭州气功医院（曾改名浙江气功医院）、沈阳市气功医院等。

在医学气功团体方面，国家规定不再允许成立以功法来命名的团体。保留下来的综合性团体主要有中国医学气功学会，该学会最早成立于 1981 年，原名中华全国中医学会气功科学研究会，1986 年 3 月改名为中国医学气功科学研究会，1993 年更名为中国医学气功学会，2002 年重新注册。此外还有世界医学气功学会，成立于 1989 年。两个团体均定期开展学术研讨会等活动。

二、气功专著概述

（一）流行功法及相关著作

改革开放以来，由于对传统文化的重视加强，不少传统功法都得到传承，而且其传人积极挖掘整理，向社会传授。

武术气功方面，各个流派都出了不少著作。像少林寺，1982 年在住持德禅主持下成立了"少林武术整理组"，系统整理少林功法，整理成果中包括《少林气功》（河南科学技术出版社，1983 年），少林寺僧出身的德虔整理有《少林气功秘集》（人民体育出版社，2005 年），北京的武术名家秦庆丰出版有《少林十大健身功法》（人民体育出版社，1989 年）和《少林基本功》（人民体育出版社，1998 年）。因参与顾涵森"外气"研究而闻名的阙阿水所练习的少林内劲一指禅功法传自南少林，多位弟子进行了整理，如胡吉甫整理《少林内劲一指禅——功法图解》1~3 册（上海中医学院出版社，1989~1991 年），姚金圣整理《少林内劲一指禅中级功法》（同济大学出版社，1990 年），阙巧生、阙巧根等整理《罗汉神功——少林内劲一指禅气功》（长春出版社，1990 年）、《少林内劲一指禅》（黑龙江科学技术出版社，1991 年）、《内劲一指禅治病养生练法》（上海科学技术文献出版社，1993 年），林厚省整理出版了《少林秘传武功与点穴》（青岛出版社，1988）。而武术名家王选杰的一指禅功法则源自佛教临济宗，整理出版有《一指禅点穴技击养生术》（北京体育学院出版社，1990 年）。

武当方面，范克平整理武当太和门的功法，出版有《燕子抄水》（内蒙古人民出版社，1988 年），是一套供女子练习的静坐功法；其后又整理出版《燕子八翻翅》（安徽科学技术出版社，1989 年），后由内蒙古人民出版社出版《功家秘法宝藏》丛书，共 6 卷 38 册，其中包括《轻身腾跃功》《阴阳吸壁功》《太乙履水功》《文武和血功》《天罡大周天》《地煞小周天》等。武当太乙铁松派传人刘铁成著有《武当真宗丹脉（又名〈太乙混元大法〉）》（武当杂志社，

1995 年）和《太乙混元球》（大连出版社，1995 年）。武当山住持王教化道长的弟子周金富整理出版了《中国武当中和功》（国际文化出版社，1995 年）。岳武整理出版了《武当九式吐纳养生法》（人民体育出版社，2011 年），又出版了《武当养生与丹道修炼》（湖北人民出版社，2012 年），被列入"湖北省非物质文化遗产丛书"。

峨眉方面，周潜川的弟子叶涤生出版了《峨眉十二庄》（上海翻译出版公司，1986 年）。傅伟中整理了臣赞著的《峨眉临济气功——峨眉天罡指穴法》（北京体育学院出版社，1989 年），又陆续出版《峨眉临济气功系列》，包括《十二庄述真》《指穴法》《动静相兼小炼形与峨眉十八法》《外气诊治应用》（北京体育学院出版社，1991 年）等。此外，方宗骅著有《中华峨眉内功》（四川辞书出版社，1991 年）。

边治中传授的"回春功"，据称系华山派功夫，其著作有《中国古代养生长寿术——道家秘传回春功》（上海翻译出版公司，1986 年）、《中国道家秘传养生长寿术》（中国建设出版社，1987 年）。而据称是道教天山派传人的陈伟传播"天山气功"，1991~1996 年由华夏出版社出版《中国道家天山气功系列》著作，包括《天山气功》《丹道周天功》《道气》《导引功》《内功养生心法》《气功学概述》。

太极拳既是拳术，也有良好的养生作用，将其改良应用于养生的功法不少。人民体育出版社的《太极拳运动》在 1975 年发行第二版，1983 年又发行第三版，增入四十八式太极拳。周稔丰整理太极拳并发扬其健身价值，出版了《太极拳常识》（人民体育出版社，1976 年）和《太极拳健身实践》（陕西人民出版社，1977 年）。在北戴河气功疗养院工作的张天戈，跟随李经梧学习太极拳后，将其中的内功部分整理出来写成《太极内功》，原书成于 1960 年，曾内部印刷；1991 年由人民卫生出版社出版，2000 年印行第三版，称为《太极养生内功》。马长勋编著的《太极养生功》（化学工业出版社，1999 年）也是不强调招式，而是突出其养生功效。陈氏太极传人陈正雷也著有《陈式太极拳养生功》（人民体育出版社，1996 年），陈志强著有《陈式太极拳实战与养生》（人民体育出版社，2012 年）。杨瑞与齐犁编著的《杨式太极拳大架与养生》（人民体育出版社，2011 年）介绍杨式太极传人孙德明的功法。

与太极有关的，还有早年在北京传授太极尺的赵中道，其函授弟子程达材曾在香港成立"太极尺研究社"，陆续出版过《太极尺研究》（1961 年）、《先天气功太极尺》（1964 年），但国内较难见到。在 1953 年曾协助赵中道教学的关永年，后来用造形简单的圆木棍代替外形较复杂的太极尺，先后出版《太极棒气功》（人民体育出版社，1984 年）和《太极棒尺气功》（吉林科学技术出版社，1989 年）。后来的《华山陈抟丹道修真长寿学（之十一）》（山西科学技术出版社，2012 年）一书收录有据称由赵中道作于 1954 年的《先天道功长生术太极尺》。此外，周稔丰著有《太极十三式》（陕西科学技术出版社，1986 年），关永年著有《太极内功养生术》（人民体育出版社，2004 年）和《太极养生十三式》（人民体育出版社，2005 年）。

武术养生功法种类中，较有影响的还有如王芗斋所创的意拳，又名大成拳，注重以站桩为主的健身养生功法，经整理出版的有晏耀辉的《意拳养生法》（人民卫生出版社，1986 年）、于永年的《站桩养生法》（地震出版社，1989 年）、王玉芳的《意拳养生站桩功》（吉林科学技术出版社，1989 年）、胥荣东的《大成拳养生功法》（人民军医出版社，1991 年）、王选杰的《大成拳法要集成》（北京体育学院出版社，1992 年）、孙长友的《王芗斋养生健身站桩功》（人民体育出版社，1994 年）。

在对传统健身功法的整理方面，人民体育出版社"体育锻炼方法丛书"中几种健身功法都出了新版，而且与原版均有较大不同。《易筋经》第二版（1977 年）收录李佩弦 1 套、马风阁 2 套共 3 套功法；《八段锦》第二版（1977 年）收录卓大宏、唐豪和马风阁的 3 种立式八段锦和马风阁的一种坐式八段锦；《五禽戏》第二版（1978 年）收录的 4 套五禽戏功法分别由周稔丰、李春阳、马风阁和严海整理或改编；《保健按摩》第三版（1980 年）由马风阁在原著基础上修订，恢复了第一版的兜肾功并增加 2 种练法，又增入胡斌的"导引站桩功"。此外，名老中医邓铁涛等编著出版《八段锦与健康》（广东科学技术出版社，1985 年）；周稔丰陆续整理出版《气功康复养生精要》（天津科学技术出版社，1987 年）、《易筋洗髓经》（天津大学出版社，1994 年）、《八段锦大法》（天津大学出版社，1996 年）和《龟蛇养生功》（山西科学技术出版社，2006 年）等书。

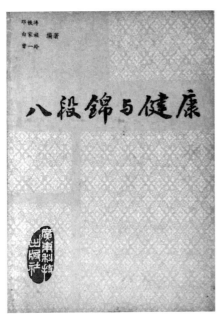

图 7-8　邓铁涛等编著的《八段锦与健康》（1985 年版）

一些气功师在传统的基础上进行创新。刘贵珍的《气功疗法实践》于 1982 年再版，较初版有大幅的修订，在原有的内养功和强壮功基础上增加了保健功和行步功，此外增加了许多从中医理论角度对气功的解释。王廷娟与张广德合著有《儿童健身功》（人民体育出版社，1985 年），在传统功法基础上创编了 6 式动作。张广德还在祖传"慢性病医疗功"基础上创编"导引养生功"，著作有《导引养生功》（中国展望出版社，1984 年）、《导引养生功全书》（山东文艺出版社，1988 年）、《导引养生功功理》（北京体育学院出版社，1990 年）等，2014 年汇总为《张广德导引养生系列丛书》12 卷由北京体育大学出版社出版。

上海庄元明在王子平伤科经验基础上，创编"练功十八法"，针对颈、肩、腰、腿痛及其他慢性疾病进行自我锻炼，并在上海得到推广。以单位名义出版的有《练功十八法》（上海人民出版社，1976 年；上海教育出版社新一版，1980 年）和《练功十八法图解》（人民体育出版社，1982 年），以庄元明等人署名出版的有《练功十八法》（上海文化出版社，1981 年）、《练功十八法（医疗保健操）》（上海科学技术出版社，1983 年）等。

著名武术家马礼堂（1903—1989 年）在清代普照老人所传功法的基础上改良"养气功"，1984 年在武汉讲授，后整理出版《养气功》（湖北科学技术出版社，1984 年），影响颇大，其弟子还整理了《马礼堂养生新功法集粹》（奥林匹克出版社，1990 年）、《中老年保健功——马礼堂养气功第九套功法》（中国城市出版社，1991 年）等。东北著名中医彭静山，总结了《经络功法》（辽宁科学技术出版社，1990 年），功法系得自师传并有所改造。北京万苏建创编"八卦循导功"，出版有《万苏建八卦循导功》（人民军医出版社，1989 年）。王力平创编"灵宝通智能内功"，编有《灵宝通》（中外交流协会中国道藏研究院，1990 年）。李锡堃在传统功法基础上创编"丹道养生功"，分"炼精化气""炼气化神""无为还虚"三步功法，出版了《丹道养生功——中国传统生命哲学》（北京出版社，1990 年），1992 年再版时又增加"论九转丹成"等章，均解说详尽。曾任北戴河气功康复医院气功科学主任的李春才创编"医用静功"，出版有《医用静功学》（天津科学技术出版社，1993 年）和《医用静功在临床》（天津科技翻译出版公司，1995 年）。焦国瑞创太极十五势和诱发随控功，先后出版《焦国瑞气功太极十五势图注》（中国标准出版社，1992 年）和《焦国瑞诱发随控功》（华夏出版社，1997）。科学家祝总骧在经络研究基础上，提出"三一二"经络锻炼法，即按摩合谷、内关和足三里三个穴位，做一个以腹式呼吸为主的气功锻炼和做以两条腿为主的适当的体育锻炼，著有《锻炼经络百岁健康："三一二"经络锻炼法》（科学普及出版社，1994 年）和《三一二经络锻炼法——中老年百岁健康之路》（北京出版社，1994 年）等。

还有一些新创的功法，采取了社会化的传播形式，盛行一时。如郭林（1909—1984 年）的新气功，系 20 世纪 70 年代初郭林根据家传、师传的功夫与自身的练功体验创编，在练功程序上提出松静、意守、调息"三关分度"的主张。由于郭林本人身患癌症，通过长期练功改善体质，很有个人体会，故针对性地提出新气功为"治癌功法"。同时她开创性地组建起金字塔式的气功辅导队伍，令功法得到迅速普及。郭林主要著作有《新气功疗法（初级功）》（安徽科学技术出版社，1980 年）、《新气功防治癌症法》（人民体育出版社，1980 年）、《新气功治癌疗法》（上海科学技术出版社，1981 年）、《新气功疗法（初级功）》（安徽科学技术出版社，1982 年）、《新气功疗法（中级功）》（安徽科学技术出版社，1983 年）、《新气功五禽戏》（浙江人民出版社，1986 年）、《新气功疗法图解（高级功、特种功）》（科学普及出版社广州分社，1988 年）等。

严新因与清华大学合作研究而产生较大影响，经常到各地举办报告会。经整理出版的著作有《严新奇功》（人民体育出版社，1990 年），除了有功法介绍，也收录了与清华大学、中国科学院学者合作研究的实验成果。类似的还有《严新气功导引》（湖北科学技术出版社，1990 年）。

李少波（1910—2011 年）创编真气运行法，出版有《真气运行法》（甘肃人民出版社，1979 年），后增订为《增订真气运行法》（甘肃人民出版社，1985 年）。1992 年经甘肃省科委批准成立兰州李少波真气运行研究所。后又出版《真气运行论》（甘肃文化出版社，1995）和《真气运行学》（中国戏剧出版社，2002 年）。该研究所积极开办各种培训班，影响也很大。

庞鹤鸣（庞明）始创的鹤翔庄，在 20 世纪 70 年代开始编成，是其智能气功的第一步功法。1980 年在北京建立鹤翔庄气功辅导站开展传功，继而在各地普遍设站。该功法在 1985 年和 1990 年经过 2 次功法修改。庞鹤鸣著有《鹤翔庄——智能气功》（农村读物出版社，1990 年），鹤翔庄功法研究小组著有《鹤翔庄功法》（吉林科学技术出版社，1989 年）。宫照庆编有《鹤翔庄系列功法》（华夏出版社，1992 年），赵金香编有《中国鹤翔庄气功》（北京出版社，1998 年）。1999 年后该功法的培训中心已解散。

杨梅君传播的大雁气功，主要著作有《大雁气功》（人民体育出版社，1983 年）、《大雁功》（人民卫生出版社，1983 年）。其体系中包括很多种具体功法，如基础功法有前、后六十四式和拍打健身功、大雁健美功等。20 世纪 80 年代开始传播后，由于一些基础功法简便易行，曾被列入高校的传统体育课程。

这一时期，有一些以追求特异功能、开发神通为噱头的功法，也曾一度盛行，但经整顿后都销声匿迹了。在健身功法开展推广后，国家体育总局健身气功管理中心组织编创了一系列功法著作陆续出版，如《健身气功·易筋经》《健身气功·六字诀》《健身气功·八段锦》《健身气功·大舞》《健身气功·太极养生杖》《健身气功·十二段锦》《健身气功·马王堆导引术》《健身气功·导引养生功十二法》等，还出版了多语言的外文本，向世界传播和推广。

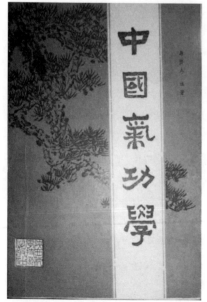

图 7-9　马济人著的《中国气功学》

（二）气功研究著作

这一时期，无论是气功史、气功文献研究还是气功的理论探讨，都非常繁荣。此处略述其中部分学术性较强或有一定影响的著作。

《中国古代气功与先秦哲学》（上海人民出版社，1987 年），张荣明著。本书分上编、下编及附论。上编运用考古发掘材料，结合文献记载，从仰韶文化彩陶塑像、原始部落的图腾标志、商代金文的图像、远古神话的传说，以及地理、气候、精神、生理等各种原因，探索气功的起源。下编阐述了气功对先秦哲学各家思想的影响。附论部分探讨了宋代理学家如周敦颐、二程以及朱熹的习静养气的实践，在构筑他们各自构建思想体系中的作用。

《中国气功学》（陕西科学技术出版社，1988 年），马济人著。作者原系上海市气功疗养所的成员，以该所《气功疗法讲义》为蓝本，吸收各家经验和研究成果编写而成，全书分 10 章，分别是《气功的概念和特点》《气功发展简史》《气功的中医理论探索》《气功的原理研究》《静功锻炼方法》《动功锻炼方法》《练功要领》《气功的指导》《气功有关问题和气功的临床应用》。

《中国气功史》（河南科学技术出版社，1988 年），李志庸著。全书分 9 章，叙述了从古代至新中国的气功发展源流，并将历史上种类繁多的气功功法划分为导引派、行气派、存思派和内丹派四大派来归类论述。作者力图区分气功与宗教的关系，以气功的基本作用即保健和医疗为主线，突出医家、养生家在气功发展中的重要地位。

《中国气功辞典》（人民卫生出版社，1988 年），吕光荣著。作者为中医专家，该书共选收气功学正副词目近 6 000 条。其中包括气功学基础理论、名词术语、功法、专题论述、名言、脏腑经络、气功适应证、人物、著作等。理论部分包括儒、释、道和医学内容，名词术语类以气功专用名词、术语为主，也包括与之有密切联系的古代哲学、天文、医学等交叉性名词术语也予以收入。1989 年台湾故乡出版公司以《气功大辞典》之名出版繁体本。

《中国医学百科全书·气功学》（上海科学技术出版社，1988 年），林雅谷主编。该书是《中国医学百科全书》的分册，编委分别来自上海市气功研究所、上海中医学院、北戴河气功疗养院、中国中医研究院等单位，经过数年时间合作编成。分为气功学概论、气功术语、气功功种与功法、气功临床应用、气功原理研究几部分。其所收的功种功法重点放在医疗、保健方面，古代功种功法，收有文献依据、影响较大且有代表性者；近代现代的功种功法，原则上以 1966 年前经过验证、行之有效者为主，也适当选收一部分确认有显著医疗保健价值的当时流行功法。

《道教气功养生学》（四川省社会科学院出版社，1988 年），李远国著。作者为知名道教学者。全书分 6 章，内容有《道教气功养生学概述》《早期史上重要人物及其内炼学说》《隋唐五代时期的重要人物及其内炼学说》《两宋时期内丹派南宗概述》《金元时期内丹派北宗概述》《明清时期主要内丹派别的炼养理论》。是中国第一部系统研究道教气功的学术专著。书中将道教气功养生方法分为静功、动功、气功、房中、外丹、内丹六类，其中的"气功"为古义，专指呼吸锻炼的各种功法。

《中华气功学》（北京体育学院出版社，1989 年），林中鹏主编。本书为中华气功进修学院教材。1984 年 11 月底北京举办了首届中华气功科学理论研修班，吕炳奎任主任、林中鹏任教务长，撰写了各种气功讲义。研修班结束后，成立了民间性质的中华气功进修学院，举办首届中华气功科学理论函授班，组织专家委员会讨论确定教材内容，编委会反复修订形成教材稿。正式出版的本书为教材稿的主要部分。内容分为四编：《中华气功学方法论》《中华气功史导论》《中华气功学经典理论基础》《中华气功学应用基础》。该书有"气功超距治疗"专章，强调"外气"真实存在，发放"外气"可以达几厘米、几米、几十米或者更远，并介绍发放外气的练习方法。

《生命在于静止——中国传统气功养生原理真谛》（山西人民出版社，1989 年），张文江、常近著。张文江原在上海市气功研究所文献资料研究室工作。该书认为中国传统养生思想是以静为主，对"生命在于运动"的现代观点提出商榷，并认为气功入静状态是人体生理活动的最佳功能状态，也是养生的最佳状态。本书还探讨了气功与催眠术、生物反馈疗法、瑜伽术、太极拳的不同。

《气功学》（青岛出版社，1990 年），林厚省主编。全书分 16 章，除介绍气功的原理、功法、实践方法外，第十一章《气功外气麻醉》报告了主编者 1980~1987 年与多个医疗单位开展的共 34 例气功麻醉手术的临床总结，认为气功麻醉安全、简便和有效，但也与针灸麻醉一样存在镇痛不全和效果不够稳定的缺点；第十二章《气功与特异功能》认为特异功能确实存在，气功可以诱发特异功能。

《内丹养生功法指要》（东方出版社，1990年），王沐著。作者为中国道教协会理事，曾任中国道教协会道教知识专修班讲师，有50多年练功实践。全书分上、中、下3编，收录14篇文章，内容包括论述内丹功法的缘起、发展及纲要，讲解《悟真篇》《大成捷要》丹法等，另有附录1篇。书中认为内丹学汲取了我国古代医学、道、儒、释各家的养生理论，是传统文化中的精华。内丹学虽号称仙学，但与一般宗教有着本质的不同，不以迷信骗人，唯重人体的实验。丹经中的"神仙"等字眼，只是一种比喻。王沐还著有《悟真篇浅解》（中华书局，1990年）。

《中华气功学》（四川大学出版社，1991年），作者胡春申。全书分《总论》《传统的气功理论》《气功的现代研究》《功理功法》《常见疾病的治疗》《气功的教学教练和指导》《气功科研入门》共7章。书中提出气功学的研究内容可分化为历史气功学、传统理论气功学、功法气功学、科研气功学和应用气功学5个分科。第二章在气功理论方面，在传统医学理论基础上提出"丹田学说"和"周天学说"，认为它们是气功学的独特概念，既有成熟理论也有丰富实践，远远超出"术"的范畴，是各自独立的专门学问。书中分保健强身、发放外气、武术气功、点穴、健美减肥、却谷食气、房中女丹等十类共收录百余种功法。

《中医气功学》（人民卫生出版社，1994年），宋天彬、刘元亮主编。该书为第一本高等中医院校中医气功学协编教材。当时不少中医院校开设了气功课，大多使用自编教材。1993年全国各中医院校的气功教师在北京成立了全国气功教育研究会，讨论并着手编写本书。全书分上、中、下三篇及附篇。上篇为中医气功学基础，主要介绍气功发展的简史、气功的传统理论及气功的现代研究，其中提出气功"是以调心、调息、调身为手段，以防病治病、健身延年、开发潜能为目的的一种身心锻炼方法"，认为"三调"是气功锻炼的基本方法，是气功学科的三大要素或称基本规范。中篇是气功功法学，主要介绍气功锻炼中"三调"的基本操作方法及临床常用的诸家功法。下篇是气功治疗学，介绍气功疗法的特点、范围、临床工作常规及常见疾病的气功治疗方法。附篇选入若干气功古籍的重要章节。该书为《中医气功学》一版教材，以后各版均在此基础上修订。

《中国传统医疗体育》（甘肃科学技术出版社，1998年），张德生、高顺有合著。该书认为与西方医疗体育相比，中国传统医疗体育有着独特的形态特征和功能价值。西方医疗体育以动为主，而中国传统医疗体育动中有静，静中有动，动静结合，刚柔相济。西方医疗体育建立在器官和肌肉的基础上，以局部为主；中国传统医疗体育是建立在古代生理学基础上，着眼于人体生理功能的建构，不但强调局部治疗，而且重视整体治疗和提高人体的功能系统，同时把养生保健和治疗融为一体。该书分论道教内丹术和佛教禅功、导引术、太极拳、气功按摩和中华武术的特点，然后分系统介绍各科疾病的传统体育疗法。

《道教炼养心理学引论》（巴蜀书社，1999年），张钦著。作者认为道教传统的练养术都把对人的心理及心灵力量的调控与开发作为重要内容，练养学的核心是心理的而不是生理的。因此从心理学角度，研究守一、存思、服气、胎息、房中、内丹六种有代表性的炼养术，认为道教从超越生命的意义来讲，早期的只身成仙论到后来的阳神飞升论，神仙信仰的根本内容发生了从身转化到心的实质性变化。

《道教内丹学探微》（巴蜀书社，2001年）与《道教内丹学溯源》（宗教文化出版社，2004年），戈国龙著。在《道教内丹学探微》一书中，作者认为，道教内丹学是借用外丹术语以鼎炉、药物、火候为三要素，以阴阳、五行、八卦等符号系统为象征语言，以道家哲学为理论基础，是综合和升华了道教史上的各种修炼方术而形成的以三教融合为特征以性命双修为宗旨的内修成仙之道。《道教内丹学探微》分四章探讨了内丹学中的顺逆、性命、阴阳、有无四个主要范畴。《道教内丹学溯源》则分述内丹与修道、内丹与方术、内丹与外丹、内丹与佛学，认为先秦的修道传统和练养方术是内丹学的历史渊源，内丹学理论的形成与内外丹的交融有密切的关系，同时受到佛学的刺激与影响。

《四种健身气功健身效果研究》（人民体育出版社，2007 年），由国家体育总局健身气功管理中心编辑，汇编了 30 篇研究论文，从各个角度论述了四种健身气功对人体整体健康水平和器官系统的调节能力的影响。

《新编健身气功的理论构建》（北京体育大学出版社，2009 年），王言群著。该书以体育视角研究健身气功的理论。认为由于"气"的广义性和复杂性，"气功"定义具有模糊性和不确定性的特点，因此，用"气功"来概括中国传统养生方法、手段，不利于科学健身观念的树立与宣传，肯定"健身气功"的概念有积极意义。并从"系统健康观""体育项目的构建思考""健身理论构建的文化学思考"等角度提出三个层次、六个方面的健身气功理论体系。

《健身气功——五禽戏养生机理与传统文化》（四川大学出版社，2008 年），司红玉著。该书探讨了健身气功的概念，从学术角度提出健身气功是以健身为目的，以较为和缓的形体活动为基础，身心状态趋向于调身、调息、调心合一的体育运动项目。综述了健身气功的生理与心理功效，在生理功效方面介绍对神经系统、内分泌系统、心血管系统、呼吸系统、消化系统、血液成分、免疫系统和机体衰老等的影响，心理功效方面介绍对智力、注意力、想象力、情绪调节、性格优化、人际关系改善的影响。书中将气功锻炼出现的反应与效果分为良性、中性和不良反应三类，而四种健身气功的推广未发现任何异常反应。最后探讨了健身气功五禽戏的历史渊源与生命美学。2017 年，教育部下正式批准开设中医养生学医学本科专业。

第四节　中医养生学与治未病学的发展

一、中医养生学的发展与影响

（一）中医养生学的学科化

新中国在发展中医高等教育、组织编写讲义时，曾在早期《内经》讲义设有"养生"专节，但养生在课程体系中并未独立成课。

1986 年，国家教育委员会批准在高等中医院校设置中医养生康复本科专业。北京中医药大学翁维良教授回忆，原北京中医学院在 1984 年就成立了"养生康复专业筹备组"，后来与南京中医学院、天津中医学院、南京铁道医学院和扬州商业学院等单位联合申请，获得批准。关于专业名称，论证资料称：

"养生又名摄生、卫生。是中医学特有的概念，意为保养生命。它是以延缓衰老为目的，以自我调养为主要手段的一门学科；康复，是指对慢性病、残废人、瘥后、产后患者以及老年人等，在身体功能上及职业上进行康复的一门学科。中医的养生与康复，理论上二者是相互渗透的，手段与方法又有许多共同之处。所以本专业命名为养生康复专业。"[①]

新办的专业与现代医学的康复医学相比，加入"养生"二字显然突出了中医特色。

原南京中医学院、北京中医学院的中医养生康复学专业在 1989 年陆续开始招生，同时组织编写了中医养生康复学系列教材，如《中医养生学》《中医饮食营养学》（北京中医学院主编），

---

① 中华人民共和国国家教育委员会高等教育二司. 中国普通高等学校医药本科专业设置文件资料汇编［M］. 北京：高等教育出版社，1989：196.

《中医康复学》《中医老年病学》《中医养生康复学概论》（南京中医学院主编）等，这也标志着中医养生学独立成为课程。

由于当时社会对养生康复人才的需求有限，中医养生康复专业的办学规模不大。如北京中医药大学（原北京中医学院）只招收了6届本科生，后来改为以招收研究生为主。但中医养生学课程作为中医专业的选修课一直得到延续与发展。

2009年起，根据教育部《学位授予和人才培养学科目录设置与管理办法》的规定，二级学科由学位授予单位依据国务院学位委员会、教育部发布的一级学科目录，在一级学科学位授权权限内自主设置与调整。于是部分院校的中医养生学开始独立建设。如广州中医药大学2010年获批准设立了首个中医养生学博士点。2012年国家中医药管理局"十二五"重点学科建设首先将中医养生学单独列入重点学科目录，批准了南京中医药大学、成都中医药大学、广州中医药大学、江西中医学院、福建中医药大学附属人民医院、河南省中医院、安徽中医学院、上海中医药大学附属龙华医院、邯郸市中医院、广东省中医院共10家重点学科建设单位。

（二）中医养生的社会影响

随着国民经济的发展，群众对健康的需求不断增加，社会上形成了新的"养生热"，养生渗透到多个行业多个领域。各级电视台纷纷开设中医养生节目，影响较大的有中央电视台的《中华医药》栏目和北京电视台的《养生堂》节目等。社会上以推拿按摩形式出现的中医养生场所随处可见。2010年广东省中医药局协同省旅游局率先成立中医药文化养生旅游工作领导小组，研究制定了《广东省中医药文化养生旅游示范基地评定标准（试行）》，2011年广东省中医药局联合广东省旅游局公布首批19家广东省中医药文化养生旅游示范基地名单。类似的基地在其他省份也纷纷出现。

由于社会群众对养生的热情，养生类的图书大量出现，但也存在质量参差不齐的问题。2010年10月国家新闻出版总署下发了《关于加强养生保健类出版物管理的通知》，要求各出版单位主管部门组织开展养生保健类出版物的专项检查，实施养生保健类出版物出版资质准入制度。在资质方面要求：凡出版养生保健类出版物的出版社必须具备相应的编辑出版力量，设立专业的编辑室，室内编辑人员不少于5名；编辑人员须具有正规医学院校本科以上学历，获得图书编辑专业资格中级以上上岗证书，其中具有高级职称的编辑人员不少于2名。同时还要求各出版单位主管部门要对所属出版单位自2008年1月以来已经出版的养生保健类出版物和正在安排的此类选题进行全面清理。2011年7月5日，国家新闻出版总署公布了《别让不懂营养学的医生害了你》《特效穴位使用手册》等24种编校质量不合格的养生保健类图书，要求出版单位将其全部收回销毁。同时，国家新闻出版总署在其网站主页上公布了53家具备养生保健类出版资质的出版单位名单。这些举措使过热的养生类书籍出版得到了规范。

（三）综合性养生专著略述

这一时期的养生著作数量极多，但大多数为普及性或汇编性著作，包括大量涉及具体养生方法、药食、美容的著作。本节主要就一些较有代表性的研究性综合养生著作略作介绍，以概观这一领域的研究面貌。

《道家养生学概要》（自由出版社，1963年），萧天石著。萧天石（1909—1986年），号文山遁叟，湖南邵阳人氏。中华人民共和国成立前曾于南京、长沙、成都等地创办出版社、书店及报纸杂志，后移居台湾。编辑有《道藏精华》。1963年著成《道家养生学概要》一书，后来多次增订再版。书前"例言"中作者认为："养生学之范围，就其狭义言之，则仅指'寿命学'而言，唯就其广义言之，则系包括整个'人学'，也就是整个'人生修养学'。"又认为："东方文化三大主流中，言养生一事，则又以道家之言为最高明而最圆通，最彻达而最完善。"该书先述道家学术旨要及源流，然后叙述道教各派养生丹法要旨和各种练习诀要等，最后谈修道与人品及辑录养生语录。全书虽以道藏丹经为依据，但注意时代性，"仅就其合于现代科学原理，宇宙原理，与生理学及寿命学原则，且能实用于人生修养者为封界"。原书由台北自由出版社出版，大陆于 1988 年由中州古籍出版社影印出版。

《中国古代房事养生学》（中外文化出版公司，1989 年），周一谋著。全书分两部分，第一部分介绍古代房中养生的理论和主要著作，还探讨了"古人主张晚婚和'同姓不婚'""马王堆医书论'七损八益'""房中养生与历代人口问题"等几个专题；第二部分则是对长沙马王堆出土的房中养生著作的释译。

《中国传统健身养生图说》（中国书店，1990 年），李经纬、朱建平编著。该书从中医、藏医、道藏、诸子等古籍文献以及文物考古资料中，精选出春秋战国至 1911 年间历代有关气功导引、饮食起居等养生图片 26 套，近 700 幅。同时对每组图片所体现的养生方法及相关人物、著作等进行了考证，对原书的图说进行白话串解，兼具学术性与通俗性。

《中华养生大辞典》（大连出版社，1990 年），王者悦主编。辞典共收养生词目 7 098 余条，其中文献类 759 条、人物类 441 条、名词术语类 948 条、流派方法类 727 条、食物药物类 909 条、药方类 711 条、药膳类 2 603 条。

《导引养生史论稿》（北京体育大学出版社，1996 年），吴志超著。该书专题研究导引养生史，内容包括四个方面：导引的含义、起源及其历史演进的考察；导引养生术的评析；导引养生思想的探讨；古导引文献的考识。书中提出：导引是一身心并炼、内外兼修、调和气血、强健脏腑、防治疾病、延年益寿的健身术或养生法，是我国古代动以养生思想的实际化和具体化。具体研究了马王堆导引术、陈希夷导引坐功图势、八段锦、易筋经等导引术的出现与发展，考释了《却谷食气篇》《引书》《太清导引养生经》等数篇导引文献。

《中医养生学》（上海中医学院出版社，1989 年），刘占文主编。该书系中医养生康复专业的教材之一。书中认为中医养生学是自成系统的一门学科，提出中医养生学"是在中医理论指导下，具有中医特色的、研究人类生命规律，阐述增强体质、预防疾病，以达到延年益寿的理论和方法的学说"。全书内容分为绪论，生命，生命的基础，中医体质学说，天年、衰老、长寿，中医养生学的指导思想，精神养生，四时养生，环境与养生，起居调摄，睡眠养生，房事保健，休逸养生，劳动养生，气功保健，运动养生，保健针、灸、按摩，饮食养生，延年益寿药物等。

《中医养生学》（上海科学技术出版社，1991 年），王玉川主编。该书为高等医药院校试用教材，供中医养生康复专业用。书中提出"中医养生学是研究和阐释人类生命发生发展规律，预防疾病，增强体质，益寿延年基础理论、方法的一门实用学科"。全书内容分三篇。上篇为《基本理论知识》，包括绪论、中医养生学发展简史、中医养生学的基本理论和中医养生学的基本原则。中篇为《常用的养生方法》，包括精神养生，环境与养生，起居作息与养生，睡眠养生，饮食养生，房事与养生，运动养生，浴身保健，娱乐养生，保健针、灸、按摩，药物养生等。下篇为《审因施养》，包括因人养生、体质养生、部位养生、因时养生和区域养生等。

《中国传统心理养生之道》（南京师范大学出版社，

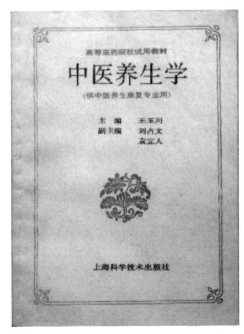

图 7-10　王玉川主编的《中医养生学》

2000 年），汪凤炎著。该书从心理学的角度研究心理养生，提出区分心性修养思想与心理养生思想，前者以发展自我和完善自我及提高自我的人生境界为目的，后者以长寿为目的。在系统叙述古代各时期的心理养生思想后，认为中国古代养生思想家探讨的中心问题是养生与生理、心理、自然和社会四种因素的关系，提出中国传统心理养生之道蕴涵了五个心理养生观——形神共养观、动静结合的养神观、顺应自然的养形调神观、内外兼观的养神观和以情制情的养神观。

《童心·蚁食·龟欲·猴行——名老中医干祖望养生之道》（东南大学出版社，2001 年），干祖望著。该书由著名中医专家干祖望亲自著述。内容分为上、下两篇。上篇《我的养生之道》为作者总结的养生方法，曾在报纸连载，提出了"童心、蚁食、龟欲、猴行"的八字做法；下篇《养生琐言》则是作者发表的有关保健养生方面的 38 篇文章。

《易老与养生》（复旦大学出版社，2001 年），潘雨廷著。作者为知名易学研究学者。该书分前后两部分。前半部分论易老，分别介绍 3 000 年前、2 000 年前、1 000 年前易学思想和黄老道教的关系。后半部分阐述了《参同契》《胎息经》《黄庭经》《入药镜》《悟真篇》五部典籍的养生功法。作者认为现存气功文献以先秦的概括性最强，且不限于气功，能由气功而认识生命整体的养生之道。先秦文献中易、老两大类各与养生理论相通，为秦汉以后养生理论的木本水源，强调"以三才整体的易学象数说明黄老医道所认识的人体生命，斯为中国养生术的理论所在"。书中在介绍易学与老学之后，第三章《论养生》为全书核心，运用易学象数结合正则多维空间的概念，论述养生的理论与实践。并结合易理象数，分析讨论历代重要养生文献。

《中国古代养生思想研究》（黑龙江教育出版社，2006 年），刘小华著。全书分 8 章，内容包括中国早期养生思想、秦汉时养生思想、隋唐五代时期的养生思想、明清时期养生思想、中国古代养生思想观等。作者将中国古代养生思想观概括为整体观、动静互涵观、协调平衡观、正气为本观。

《长寿有道——名老中医谈养生》（华夏出版社，1996 年），李俊德主编。该书征集了当时在世的 171 位名老中医的养生经验，入选者年龄 70 岁以上的为 97 人，80 岁以上的为 52 人，90 岁以上的为 8 人，100 岁以上的为 2 人，内容由名老中医自撰或门生整理，各具特色。

《道教科技与文化养生》（科学出版社，2004 年），詹石窗著。全书分三部分。绪论中作者提出道教科技的主体部分是道教养生科技，包括道教养生科学与道教养生技术两部分，而道教文化不仅具有丰富的养生科技内涵，而且包含着中国古代的人文智慧，进而提出"文化养生"的概念，认为道教文化的精神文化形态在一定历史条件下也可能转化为养生技能或手段，"文化养生"就是文化资源转向养生技术的形态，具体包括伦理养生与符号养生。上篇为道教科技与伦理养生，论述了道教生命伦理对调节现代社会结构与生存环境的作用。下篇为道教修炼与符号养生，讨论了纳甲法、无极图、悟真篇等的符号养生意义。

《道教与中国养生智慧》（东方出版社，2007 年），詹石窗主编。该书认为结合"文化养生"讨论养生智慧，指出文化养生包括本体养生、认知养生、治理养生、伦理养生、生态养生、符号养生等。在中国历史上，道教是对生命最为关注的传统宗教和文化团体。基于延年益寿、羽化登仙的理想目标，道教一方面认真汲取先秦诸子百家的养生文化，另一方面则积极探索生命的奥秘。通过具体的实践，道教创造了多彩多姿的养生方法，建立了系统的养生理论。

《楞严学与人类生命健康之研究》（东方出版社，2008 年），黎文松著。作者结合《楞严经》及历代高僧大德和学者们对《楞严经》的研究，提出"楞严学"这一概念，同时，结合医学、生理学、心理学、物理学、社会环境学等各种现代科学，探讨佛教在生命健康方面的理论。比较佛教"五蕴观"与医学身心观、"根—尘—识"与生理—心理—社会医学模式的异同，分析了楞严学中的戒、定、慧、素食、咒与健康的关系，提出现代医学所说的健康只是"相对健康"，楞严学所要达到的才是"究竟健康"。

《长寿养生金石录》（中国农业出版社，2008），林乾良、陈硕编著。该书辑集历代与养生长寿有关的甲骨、铜镜、瓦当、画像砖、碑拓、印章、纹饰等图共 138 幅，分为 12 大类，每图注明出处并做解读。

《中国古代养生史略》（东华大学出版社，2009 年），周际明著。全书分七部分，分别为上古时期的养生，春秋战国时期的养生，秦汉时期的养生，魏晋、南北朝时期的养生，隋唐时期的养生，宋元时期的养生和明清时期的养生。对养生历史进行通俗介绍。

《郭子光养生新论》（科学出版社，2010 年），黄学宽著。该书以首届国医大师之一郭子光主编的《中医养生学讲义》自编教材和《中医康复学》及其他论述为据，整理郭子光的养生理论，其中包括郭子光所拟定三级心理衰老评级标准，认为"Ⅰ级衰老"为进取心理衰退，Ⅱ级衰老为本能心理衰退，Ⅲ级衰老为生存心理衰退"，并详细介绍了三级心理衰老评级的具体内容。衰老过程的各个阶段都与心神的逐渐衰老有关。观察表明，Ⅰ级衰老以心肝肺为突出，Ⅱ级衰老以心脾肾为突出，Ⅲ级衰老以五脏皆虚、神气皆去为终局。形衰必致神衰，神衰促进形衰，形神合一是中医养生抗衰的精髓。

二、中医养生学具体领域的研究概况

中医养生学是研究综合应用各种医疗保健技术进行养生防病与养体的学科。与其密切相关的技术与科学研究领域，如抗衰老研究、中药保健品开发、中医亚健康学、中医体质学等，都促进了中医养生学的发展。

（一）老年医学与抗衰老研究

中华人民共和国成立初期，就已有人开始进行老年医学的研究。1964 年，中华医学会在桂林召开第一届全国老年学和老年医学学术会议，并制定了老年学十年科研规划，后因十年动乱而停顿。直到 1981 年才召开第二届全国老年学和老年医学学术会议。

在中医方面，中国中医研究院西苑医院较早专题研究老年病，1978 年整理出版了《岳美中老中医治疗老年病经验》一书。1981 年该院成立了清宫医案研究室，翌年更名为老年医学研究所，整理了一批传统医学老年医学文献资料，如《中国传统老年医学文献精华》（科技文献出版社，1987 年）、《乾隆皇帝长寿医方分析》（载《清宫医案研究》，中医古籍出版社，1990 年）等论著。各地也纷纷成立老年医学研究室。

在学术组织方面，中国中西医结合研究会在 1982 年 11 月组织了全国首次虚证与老年病防治会议，1984 年又召开了全国第二次虚证与老年病防治会议。1986 年 5 月国家卫生部中医司委托中国中医研究院老年医学研究所在长春主持召开全国中医、中西医结合第三次老年医学研究协作会议，讨论并通过了《延缓衰老中药的筛选规程和临床观察规范》。1987 年中国中医药学会成立了老年病分会。当时要求研究以疾病为主，较多针对老年疾病的防治进行研究。1993 年国家中医药管理局将中国中医研究院西苑医院老年病科确认为全国中医老年病医疗中心，仍设有清宫医案及养生与康复研究室，开发出了多个清宫系列抗衰药物与保健品种如清宫寿桃丸、清宫长春丹、清宫八仙糕等。随着中医养生康复专业的开设，中医老年病学在高等中医院校成为专门课程，张贤媛主编的高等医药院校试用教材《中医老年病学》（上海科学技术出版社，1992 年）和袁立人主编的《中医老年病学》（上海中医学院出版社，1992 年）都有专节论述老年病的调养。2005 年著名中医张觉人著《老年病中医防治学术思想》（中医古籍出版社，2005 年）分"治疗思想"与"养生思想"两部分介绍历代中医的思想。

随着健康观念与医学模式的转变，中医老年医学领域开始加强了对延缓衰老的研究。早期有人称之为中医长寿学，如王其飞主编《中医长寿学》（辽宁科学技术出版社，1989 年）与吴刚、刘正才主编的《中医长寿学研究》（电子科技大学出版社，1992 年），内容既有老年养生理论，也包括老年病的防治。1990 年中国老年学学会成立抗衰老科学技术学会，并出版了《当代抗衰老与养生进展（第一集）》（中国科学技术出版社，1990 年）一书。1994 年中国中医药学会内科分会成立了延缓衰老委员会。2004 年周文泉、韩明向、涂晋文等主编《现代中医延缓衰老学》（人民卫生出版社，2004 年），分《延缓衰老基础篇》《保健延衰篇》《防病延衰篇》《药食延衰篇》4 部分，全面、系统地介绍了中医延缓衰老的基本理论，并针对 39 种各科常见中老年疾病介绍未病先防、既病防变和病后康复的方法。

在基础研究方面，早在 1983 年就有唐荣华、朱泉娣编著《抗衰老中草药的研究》（安徽科学技术出版社，1983 年）。1989 年，陈可冀主编《抗衰老中药学》一书，分《总论》《各论》《附论》三部分，概括介绍中医药延缓衰老的发展史及应用，阐述了运用现代科学手段，研究抗衰老中药的机理、方法及最新进展，收载 376 种药物并重点阐述 216 种的抗衰老应用与研究情况。该书后于 1998 年出版增订本，即陈可冀、李春生主编的《新编抗衰老中药学》（人民卫生出版社，1998 年）。

1989 年，著名中医专家颜德馨主持的"瘀血与衰老的关系——衡法 II 号抗衰老的临床和实验研究"项目，提出了瘀血实邪为人体衰老之主因的观点，相关成果获国家中医药管理局科技进步奖二等奖，上海科教电影制片厂根据该科研成果拍摄成科教片《抗衰老》参加了国际生命科学电影展。1992 年，颜德馨出版《气血与长寿——人体衰老新解》（上海科学技术文献出版社，1992 年）。陈勤主编的《抗衰老研究实验方法》（中国医药科技出版社，1996 年）一书包含了中西医的研究方法。季宇彬、张翠主编的《中药抗衰老有效成分药理与应用》（黑龙江科学技术出版社，2001 年）收载抗衰老中药有效成分 166 个，列出成分名称、化学名称、结构式、分子式与相对分子质量，理化性质、来源、药理作用和临床应用等内容。2012 年周家驹、谢桂荣、严新建编著《中药抗氧化抗衰老活性成分》（科学出版社，2012 年）收集了来自 2 282 种中药原植物及其同属植物的小分子活性成分 992 种，每一种都至少有一个抗氧化抗衰老活性数据。这些反映了中药抗衰老的进展。此外在针灸抗衰老方面，也有许多论文发表。

（二）食疗学、药膳学与中药保健食品开发

中医素有"药食同源"或"食疗"的传统。在 20 世纪 80 年代，有学者提出了食疗学和药膳学的概念。如上海市较早组建食疗科研协作组，于 1983 年组织了"《中国食疗学》编写筹备小组"，至 1987 年《中国食疗学》（上海科学技术出版社，钱伯文、孟仲法、陆汉明、沈家麒主编）正式出版，书中提出："中国食疗学是研究中国传统食疗、食养的理论和经验，并加以整理和提高，使之与现代营养治疗学和营养卫生学相结合的一门医疗保健方面的实用科学。"认为应整理古代食疗经验，推陈出新，古为今用，并应用现代医学和营养学以及有关的自然科学知识来加以全面研究，尽可能弄清食物的主要成分，配伍烹调时发生的理化变化，阐明其获得疗效的机制和作用。该书分五部分，第一篇《总论》介绍了食疗的基础理论；第二篇为《单味食物》，各章分论粮油、豆、蔬菜等各类食物，中草药单独列为最后一章；第三篇为《疾病食疗》，以现代医学各系统疾病为章目分述；第四篇为《征候食疗》，以中医症状和病名为章目分述；第五篇为《正常人食养》，以孕妇、小儿、青少年、中年人、老年人、运动员的不同类别为目分论。从内容上看，该书是以现代营养学为骨干，综合中医食疗内容的专著。

1988 年刘继林主编的《中医食疗学》（山东科学技术出版社，1988 年），作为全国中等中医药学校教材使用，提出："中医食疗学是在中医药理论指导下，研究食物的性能、食物与健康的关系，并利用食物维护健康、防治疾病的科学。"该书认为中医食疗学是在传统的食疗本草学的基础上充实、发展起来的学科。同时认为，虽然称为"食疗"，"但其内容并不主要指用

饮食来治疗疾病，而主要是指利用食物来维护健康，并辅助药物防治疾病"。在内容上，主要根据中医药理论介绍各种食材的性能，及在中医各科病证中的应用。随后中医食疗学也进入了中医高等院校，各地编写了各种试用教材或创新教材，如湖北中医药大学杨永良主编的《中医食疗学》（中国医药科技出版社，1992 年），上海中医药大学沈庆法主编的《中医食疗学》（上海科学技术文献出版社，2000 年），浙江中医药大学倪世美、金国梁主编的《中医食疗学》（中国中医药出版社，2004 年）等。

在科研方面，上海学者匡调元将体质与食疗相结合，提出"体质食疗学"的概念。他先后出版了《体质食疗学》（上海科学技术出版社，1989 年）和《体质病理学与体质食疗学实验研究》（上海科学技术文献出版社，2001 年）。前者以作者所倡导的中医病理体质分类为基础，系统介绍"辨体论食"在调整病理体质上的应用；后者则汇编了各种基于体质病理学与体质食疗学基础上的实验研究成果，如"不同食物对体质形成的生化研究""食物对体质的调整作用"等，进一步论证"食物可以改变病理性体质"的观点，认为"食疗顺自然之理，属养生之道；药疗借纠正之力，收霸道之功。良工应以食疗为先"①。

相对而言，"药膳学"的提出，与"食疗学"在内涵上略有不同。1980 年，时任成都市中药材公司总经理的彭铭泉率先在成都开设"同仁堂药膳餐厅"，引起广泛关注。1985 年，彭铭泉主编的《中国药膳学》（人民卫生出版社）出版，提出"药膳学"的概念："药膳学是在中医传统'食疗'的基础上，通过发掘继承，逐步发展提高的较系统的中医药分支学科。"该书较为集中讨论中药在食疗中的应用。全书分《概论》《药膳配药》《药膳炮制》《药膳烹调》《药膳药物和食物》《药膳企业管理》等 6 章，共收载 948 个药膳处方，对其中 150 个处方的制作工艺和效用进行较具体的论述，并对 300 个药膳常用原料的来源品质、成分、性味归经、效用做介绍。彭铭泉还编写了《中国药膳大全》（四川科学技术出版社，1987 年）和《中国药膳大典》（青岛出版社，2000 年）等著作。尤其是《中国药膳大典》一书，系《中华饮食文库》之一。除文献整理外，编委会曾派员前往 11 个省、自治区、直辖市搜集整理药膳食疗验方，还发出了 280 件征求药膳食疗书籍、文献、资料的函件，收到复函 260 件，具有较广泛的调研基础。全书分为 4 篇，分别是《药膳食疗源流篇》《药膳食疗理论篇》《药膳制作篇》《海外药膳篇》，共收录词目 7 371 条，药膳方剂菜肴、面点、酒饮共 6 000 个。

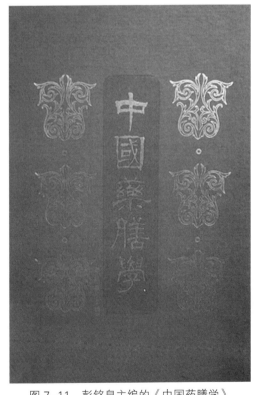

其他较有资料价值的药膳著作还有王者悦主编的《中国药膳大辞典》（大连出版社，1992 年），分文献、人物、名词术语、药膳原料、药膳方等类别，共收词目 9 126 条。张树生、傅景华主编的《中华养生药膳大典》（中国国际广播出版社，1992 年），从历代著作中辑录近 5 000 个药膳配方，分为内科、妇科、儿科、外科、五官科、骨伤科、美容与健美、强身延年等。此外，中国药膳研究会于 1995 年成立，先后举办了多届中国药膳养生技术制作（烹饪）大赛，也组织出版了不少药膳著作，如收录每届烹饪大赛作品的《中华精品药膳》系列，普及性的《精品药膳》系列等。1998 年中国中医药学会也成立了药膳专业委员会。

图 7-11　彭铭泉主编的《中国药膳学》

---

① 匡调元. 体质病理学与体质食疗学实验研究［M］. 上海：上海科学技术文献出版社，2001：99.

　　中药保健品一向有着广泛的市场。在《中华人民共和国食品卫生法》公布后，为了规范管理保健品中使用中药的情况，1987 年卫生部发布《禁止食品加药卫生管理办法》（卫防字第 57 号），其中明确"药膳"的概念为："为辅助治疗某些疾病，根据辨证施治的原则加入中药配制而成的非定型包装菜肴。"规定可以在食品中添加的中药，必须按文件的附件《既是食品又是药品的品种名单》执行。在名单以外，要利用中药材做食品新资源者，要有安全性毒理学评价资料，具体要求为：

　　第一，在古代医籍中有两部以上食疗本草记载无毒性、无服用禁忌（包括不宜久食）的品种，提供《食品安全性毒理学评价程序》第一、第二阶段的试验资料。

　　第二，在古代医籍中无食疗记载的属于生物性原料的品种，提供《食品安全性毒理学评价程序》第一、第二、第三阶段的试验资料。

　　第三，在古代医籍中无食疗记载的属于非生物性原料的品种，提供《食品安全性毒理学评价程序》第一、第二、第三、第四阶段的试验资料。

　　同时要求经营药膳餐厅者，必须经当地中医行政部门审查合格并发给药膳经营许可证。药膳餐厅用于配制药膳的中药品种（除《既是食品又是药品的品种名单》规定的品种以外）需报当地中医行政部门审核批准；药膳配方需报当地中医行政部门备案。

　　在附件《既是食品又是药品的品种名单》中，共列出八角茴香、刀豆、姜等 69 种品种。其后 1991 年卫生部卫监发（1991）第 45 号文颁布了第二批"既是食品又是药品"的物品名单，有麦芽、黄芥子等 8 种。

　　2002 年，国家卫生部发布《关于进一步规范保健食品原料管理的通知》（卫法监发〔2002〕51 号），附件印发了新的《既是食品又是药品的物品名单》以及《可用于保健食品的物品名单》《保健食品禁用物品名单》，其中《既是食品又是药品的物品名单》总共增加到 87 种，可用于保健食品的物品名单则有人参等 114 种。

　　2003 年国家食品药品监督管理局成立，后一度归卫生部管理，2013 年正式成立正部级的国家食品药品监督管理总局。为加强管理，2016 年国家食品药品监督管理总局发布《保健食品注册与备案管理办法》。

　　在保健品研究方面，冉小峰主编的《中国中成药保健品集粹》（科学出版社，1990 年）较有指导性地选择了 100 多种中成药与保健品及 20 多种滋补药材，除介绍相关功效外，还根据文献介绍了其药理、化学成分及临床观察等。技术指导方面，有胥云主编的《中药及保健品研究开发技术指南》（中国医药科技出版社，1994 年），陈勤主编的《中药美容保健品的研究与开发》（中国医药科技出版社，1999 年），党毅、肖颖主编的《中药保健食品研制与开发》（人民卫生出版社，2002 年）等。各高等院校、科研机构还对药膳与中药保健品开展了多方面的研究。

（三）中医亚健康学

　　20 世纪 80 年代中期，苏联学者布赫曼提出除了健康状态与疾病状态之外，还存在中间状态，称第三状态即所谓的亚健康状态。我国学者很快引入此概念，并与中医的养生相联系起来。

　　2004 年 12 月中华中医药学会成立亚健康分会。分会承担的国家中医药管理局政策法规司的研究课题——"亚健康中医临床研究指导原则（试行）"于 2005 年 12 月结题，形成了"中医学亚健康评价标准与分类"的征求意见稿。2006 年中华中医药学会正式发布了《亚健康中医临床指南》，这是我国第一部指导和规范亚健康研究及干预的文件。《亚健康中医临床指南》中将亚健康定义为：

　　"亚健康是指人体处于健康和疾病之间的一种状态，处于亚健康状态者不能达到健康的标准，表现为一定时间内的活力降低、功能和适应能力减退的症状，但不符合现代医学有关疾病的临床或亚临床诊断标准。亚健康涉及的范围主要有以下几方面：（1）身心上不适应的感觉所反映出来的种种症状，如疲劳、虚弱、情绪改变等，其状况在相当时期内难以明确；（2）与年龄不相适应的组织结构或生理功能减退所致的各种虚弱表象；（3）微生态失衡状态；（4）某些疾病的病前生理病理改变。"

根据定义，《亚健康中医临床指南》认为亚健康属于现代医学的概念，"但是，可以应用中医学'治未病'的理论指导亚健康的中医药干预"[1]，并列出了亚健康的中医常见证候和中医干预原则。

中华中医药学会亚健康分会还组织全国专家出版了《亚健康学》（中国中医药出版社，2007 年，孙涛、王天芳、武留信主编），并与湖南中医药大学合作进行亚健康系列教材的编纂工作，其中包括《亚健康诊疗技能》（中国中医药出版社，2009 年）、《亚健康经络调理》（中国中医药出版社，2009 年）、《少儿亚健康推拿调理》（中国中医药出版社，2010 年）、《亚健康刮痧调理》（中国中医药出版社，2011 年）、《亚健康中医体质辨识与调理》（中国中医药出版社，2012 年）等教材。

2006 年 1 月 14 日，首届世界亚健康学术大会在北京召开，同期成立了世界中医药学会联合会亚健康专业委员会。2007 年中和亚健康服务中心成立，是中国内地第一家专门从事亚健康研究、服务、管理，并构建亚健康服务体系，培养亚健康专业人才的一级专业组织。2010 年湖南农业大学建立了国家中医药管理局亚健康干预技术实验室。

（四）中医体质学说

中医辨证素来注重体质因素。1978 年，中西医结合学者匡调元在《成都中医学院学报》发表了《体质病理学研究》，根据临床表现将人类体质分成正常质、迟冷质、燥红质、倦白光质、腻滞质及晦涩质，推动了现代中医体质研究的发展。

1982 年北京中医药大学王琦、盛增秀主编出版了《中医体质学说》（江苏科学技术出版社，1982 年），提出了"确立中医体质学说"的命题，并列出正常质、阳虚质、阴虚质、湿热质、气虚质、痰湿质、血瘀质等 7 种临床体质分型设计。在后来的研究中，又增加了气郁质和特禀质等，共分 9 型。在国家自然科学基金、国家"973 计划"项目的不断支持下，以王琦为首的团队取得了多方面的研究成果，出版了《中医体质学》（中国医药科技出版社，1995 年）《中国人九种体质的发现》（科学出版社，2011 年）、《中医体质学研究与应用》（中国中医药出版社，2012 年）等研究专著，主编了高等中医药院校创新教材《中医体质学》（人民卫生出版社，2005 年）。2009 年，中华中医药学会采用王琦团队的 9 种体质类型划分法，发布了学会标准《中医体质分类与判定》（中国中医药出版社，2009 年），确定了平和质与 8 种偏颇体质的判定标准表。该标准成为中医养生研究和治未病工程广泛采用的依据，2009 年版《国家基本公共卫生服务规范》中的《健康体检表》开始将"中医体质辨识"列入栏目，采用《中医体质分类与判定》进行判定。

（五）养生保健技术与产业

养生保健技术在现代日益产业化，其中最令人瞩目的是足部按摩。中国传统一直有"擦涌泉"等足底保健方法，但并未成为特殊的专科。1975 年，瑞士玛鲁卡多出版《足反射疗法》，系统提出脚部 56 个反射区图，成为现代足部按摩的基础。1980 年，该疗法从日本传到中国，伍敏锐等与日本吉元医院院长吉元昭治合作，编译了《足反射疗法》（中国医药科技出版社，1990 年），系统介绍了这一疗法，很快受到重视。气功师张云麟将其玉蟾功与足底按摩结合，

---

[1] 中华中医药学会. 亚健康中医临床指南［M］. 北京：中国中医药出版社，2006：1.

提出了"脚穴按摩",编印《脚诊疗法讲义》进行传播。张朝卿等著的《特效足底按摩》(人民体育出版社,1991年),钟声威著的《中国足反射疗法》(贵州民族出版社,1993年),均将足反射区理论与中医理论相结合。1991年,中国足部反射区健康法研究会成立,1992年,《双足与保健》杂志创刊。1990年以来,这一保健技术在各地城市迅速发展,足疗店为数众多,成为颇有规模的养生保健产业。民间传统的刮痧疗法也得到挖掘,杨金生主编的《痧证文献整理与刮痧现代研究》(中国医药科技出版社,2015年)是较有代表性的研究著作。

2000年前后,足部按摩师、保健按摩师、保健刮痧师、反射疗法师等陆续纳入国家劳动和社会保障部颁布的国家实行就业准入的职业(工种),相继颁布国家职业标准。社会上综合应用多种养生保健技术的养生馆日益普及,现代养生健康服务业发展规模不断壮大。

三、面向21世纪的"治未病"健康工程

21世纪初,我国中医医疗系统开始实施治未病工程。"治未病"源自《黄帝内经》,作为一项政府工程,则始自2007年1月时任国务院副总理吴仪在全国中医药工作会议的讲话。吴仪提到:"我特别提出请大家思考和研究一个问题,中医学中有一个理念——'上工治未病',我理解就是重视预防和保健的医学,也是防患于未然。我们现在讲如何治病,如果把预防工作做得好,身体强壮了,抵抗力增强了,不生病或少生病不是更好吗?我建议,把现代医学的理念由治愈疾病向预防疾病和提高健康水平方向做出调整,'上工治未病'的重点要凸显出来,把'治未病'作为一个课题来研究,可以先选几个中医院进行试点探索。"①

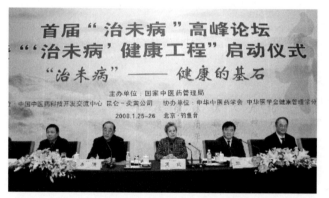

图7-12　2008年钓鱼台国宾馆"治未病"健康工程启动仪式

根据会议的精神,国家中医药管理局开展了调研和试点工作。2007年3月29日,全国首家中医"治未病"中心在广东省中医院成立。5月14日,浙江省中医院治未病中心挂牌。2007年6月24日全国中医"治未病"试点工作会议在广州召开。2008年1月25日,由国家中医药管理局主办的首届"治未病"高峰论坛暨"治未病"健康工程启动仪式在钓鱼台国宾馆举行。国务院副总理吴仪出席论坛。国家中医药管理局确定13家开展"治未病"预防保健服务试点单位:北京中医医院、辽宁中医药大学第一附属医院、上海中医药大学附属曙光医院、上海岳阳中西医结合医院、浙江省中医院、杭州市中医院、福州市中医院、济南市中医院、泰安市中医二院、河南中医学院第一附属医院、武汉市中医院、广东省中医院、广西中医学院第一附属医院。

2008年8月,国家中医药管理局出台了《"治未病"健康工程实施方案(2008—2010年)》,明确提出工程的阶段性目标、组织实施载体、主要任务措施等,明确提出,经过3年的努力,建立健全"政府引导、市场主导、多方参与"的"治未病"工作运行机制,探索完善以"治未病"理念为指导的融健康文化、健康管理、健康保险为一体的中医特色健康保障服务模式(KY3H模式),建立健全"治未病"服务提供、服务技术产品和服务支持的示范体系,初步形成中医特色明显、技术适宜、形式多样、服务规范的"治未病"预防保健服务体系框架。在这一方案的实施前后,国家中医药管理局又陆续确定了多批"治未病"预防保健服务试点单位与试点地区。

2012 年，国家中医药管理局印发《中医医院"治未病"科建设与管理指南（试行）》，作为在二级以上中医医院建立"治未病"科的建设和管理评价依据。对"治未病"科的布局，提出"应设置健康状态信息采集与管理区域、健康状态辨识及其风险评估区域、健康咨询与指导区域、健康干预区域、辅助区域"，要求综合应用膏方、针刺、灸法、拔罐、推拿、穴位贴敷、足疗、药浴、熏洗（蒸）、药膳、刮痧、砭石、音疗等技术开展服务，鼓励开展中医体质辨识、中医经络评估、健康功能检测、健康调养咨询等服务项目。

2013 年，国家中医药管理局组织制定了《中医预防保健（治未病）服务科技创新纲要（2013—2020 年）》，指出："中医预防保健（治未病）是指在中医"治未病"为核心理念指导下预防疾病、养生保健的理论认识和技术方法，是中医药学的重要组成部分，也是中华民族独特的健康文化。"并提出以下建设目标：

"到 2020 年末，系统整理和诠释中医预防保健（治未病）理论，建立理论体系框架；优化集成一批效果明确、经济实用的中医预防保健方法和技术；建立相对系统的中医预防保健（治未病）服务标准和规范；完善中医预防保健（治未病）服务业态和服务模式；初步形成中医预防保健（治未病）服务科技创新体系。提升中医预防保健（治未病）学术水平和服务能力，为持续推动中医预防保健（治未病）服务发展提供有效的支撑，为提高全民健康水平做出更大贡献。"

2014 年，国家中医药管理局发布《中医医院"治未病"科建设与管理指南（修订版）》，对"治未病"科提出更加具体和细致的建设与管理要求。明确"治未病"科在现阶段以"未病先防、瘥后防复"作为主要功能定位，服务特点是"以人的健康状态的辨识、评估和干预为主，而非着眼于疾病治疗；突出非药物方法的运用，注重整体调节，求得整体效果；重视连续、动态、全程的管理，并充分发挥服务对象的参与意识与能力，求得长远效果"，要求"原则上以'治未病科'（'治未病中心'）作为科室名称"，不能称为"保健中心""体检部"或"预防保健科"等，强调其服务内容是"提供健康信息采集与数据管理、中医健康状态辨识评估、健康咨询、中医调养等'治未病'相关服务"，服务对象有五类：

"一是中医体质偏颇人群：根据 2009 年中华中医药学会颁布的《中医体质分类判定标准》，健康体检人群中体质辨识结果符合气虚质、阳虚质、阴虚质、痰湿质、湿热质、气郁质、血瘀质或特禀质等偏颇体质者。

"二是亚健康人群：处于亚健康状态者，表现为一定时间内的活力降低、功能和适应能力减退的症状，但不符合现代医学有关疾病的临床或亚临床诊断标准。亚健康状态涉及的范围主要有两个方面，一方面是机体或精神、心理上的不适感或表现，如疲劳、虚弱、情绪改变，或易感冒、胃肠功能失调、睡眠质量下降等；另一方面是与年龄不相符的组织结构或生理功能的表现，如记忆力减退、性生活质量下降等。

"三是病前状态人群：病前状态是指具备与具体疾病相关的风险因素，或出现理化指标异常，但未达到相关疾病的诊断标准，容易向疾病状态转归的一种疾病前持续状态。常见病前状态有高尿酸血症、糖调节异常、血脂异常、临界高血压、肥胖、颈肩腰腿痛、代谢综合征、更年期综合征、经前综合征等。

"四是慢性疾病需实施健康管理的人群：指已达到相关疾病的诊断标准，处于疾病稳定期，愿意接受中医健康管理，通过生活方式改变与自我保健，可以提高生活质量、促进疾病向愈的人群。

"五是其他关注健康的特殊人群：如育龄妇女（孕前调理）、男性（育前保健）、老年人（延年益寿）等。"

服务项目主要包括："一是健康状态辨识及评估项目：中医体质辨识，中医经络、脏腑功能、血气状态评估等。二是健康调养咨询服务：开具健康处方、养生功法示范指导、中药调养咨询指导等。三是中医特色干预技术：包括针刺、灸法、拔罐、推拿、穴位贴敷、埋线、药浴、熏洗（蒸）、刮痧、砭石、音疗，以及热疗、电疗等其他理疗技术。四是产品类：如膏方、养生调养茶饮等。此外，健康档案建立、慢性病健康管理、健康信息管理，以及管理效果评价等也可纳入'治未病'服务项目。"

在内涵上，"治未病"与"养生"近似，但养生较为偏重于个体的自我调养，而"治未病"可以理解为养生技术和方法在医学预防与保健领域的应用与推广。随着"治未病"健康工程的开展，中医养生学实现了从理论到临床的系统性发展。

在整理与研究方面，近年也出现了各种关于"治未病"的专著和教材。如2009~2010年由沈庆法主编，人民卫生出版社出版的"中医治未病丛书"，包括《治未病源流概说》《治未病养生健身》《治未病食疗食养》《治未病延年益寿》《治未病膏方进补》《治未病调理方法》等。还有杨勇、许虹主编的《治未病概论》（人民卫生出版社，2013年）。

附录　中国养生史大事年表

先秦时期

龙山文化晚期（约公元前 4000 年）　中国人已会酿酒。

夏（公元前 21 世纪至公元前 17 世纪）　传杜康（即少康）造酒。

商（公元前 1700 年至公元前 11 世纪）　相传伊尹创制汤液。

甲骨文中记载人体解剖部位名称和各部疾病。

西周（公元前 11 世纪至公元前 771 年）

△传周公制礼作乐，建立周代典章制度。《周礼》记载最早医事制度，在医学分科中出现了食医。

△传《周易》在西周旧筮辞基础上编纂成（《易传》部分出自战国、秦汉间人之手），记载阴阳之道，重视预防。

公元前 645 年　管仲卒。《管子》一书可能为战国时人伪托，提出精气说。

公元前 544 年　《诗经》大致编定。

公元前 541 年　晋平公病，秦名医医和提出阴、阳、风、雨、晦、明失和致病说。

公元前 479 年　孔子卒。据传孔子晚年研究《易》，其弟子辑有《论语》，提出"仁者寿"。

△老子在世时间，约与孔子同时稍早，《老子》系战国时人编定，强调清静无为、贵身等。

△扁鹊约生活于这一时期，《鹖冠子》记载有扁鹊三兄弟治未病、轻病与重病的故事。

约公元前 289 年　孟轲卒。《孟子》系孟子及其弟子编撰，载养气之说。

约公元前 286 年　庄周卒。《庄子》内篇为庄子自作，外篇、杂篇兼有后学之作，记载心斋、卫生之经等。

公元前 247 年　秦相国吕不韦招致门客，编集《吕氏春秋》（成书于公元前 239 年），主张贵生、尽数。

公元前 238 年　荀况卒。著作《荀子》，记载有治气养心之术。

公元前 233 年　韩非卒。著作《韩非子》，有"解老"和"喻老"篇。

△《尚书》成书于战国时期，记载五行、五福等观念。

△出土"行气玉佩铭"约属战国时期，上有气功的记载。

△ 1973 年在湖南长沙马王堆出土《导引图》《却谷食气》等 10 余种医学养生文献，约成书于战国时期。

△《山海经》约成书于战国时期，记载药物百余种，部分有养生功效。

△《黄帝内经》约成书于战国晚期。奠定中医养生理论体系。

秦汉三国

公元前 219 年　秦始皇派遣方士徐市（即徐福）入海访求仙人及不死之药。

公元前 215 年　秦始皇下焚书令，医药、卜筮、种树之书不在焚毁之列。

公元前 212 年　秦始皇以"仙药"未获，方士逃亡，坑杀儒生 460 多人。

△ 1983 年湖北张家山出土汉简《引书》，记载导引术，约成书于西汉初。

公元前 122 年　淮南王刘安谋反案发自杀。曾主持延请门客编著《淮南子》，重视顺应自然，治身养性。

公元前 104 年　董仲舒卒。著作《春秋繁露》，重视天人相应之说。

公元前 100 年　张衡作《温泉赋》，记述矿泉治病。

公元前 96 年　方士茅盈等入句曲山（在今江苏句容）修道，为道教茅山派祖师。

△《神农本草经》约成书于西汉后期至东汉前期，为我国现存最早的药物学专著。

约 97 年　王充卒。著作《论衡》，认为长生不可为。

141 年　张陵修道鹤鸣山（在今四川大邑），创"五斗米道"。

144 年　道士于吉以《太平清领书》170 卷授宫崇。该书为道教最早经籍《太平经》来源之一。

208 年　医学家、养生家华佗为曹操所杀。华佗曾发明医疗体操"五禽戏"。

约 219 年　张仲景卒。其著作《伤寒杂病论》，确立了辨证论治体系。

△魏伯阳《周易参同契》约于东汉末年著成，为世界炼丹史上最早著作，对内丹术也有重要影响。

244 年　葛玄卒。道教尊其为"葛仙翁"，又称"太极寿仙公"。

263 年　嵇康被魏司马昭杀害。著有《养生论》。

两晋南北朝

△《黄庭经》约出现于西晋，为重要养生著作。

363 年　葛洪卒。著作《抱朴子》记载道教养生理论。

364 年　道士杨羲出《上清经》（即《上清大洞真经》）31 卷（后世因人增纂，所传卷数已较原经为多）。《上清经》法重视存思。

526 年　南天竺僧人菩提达摩抵广州，是年北上入少林寺，传说其为少林功法的创始者。

531 年　颜之推生。撰有《颜氏家训》，内有"养生"一章。

536 年　陶弘景卒。著作《真诰》《养生延命录》为重要养生著作。

隋唐五代

△隋代崔禹锡著《崔氏食经》。

597 年　智颛卒。著有《修习止观坐禅法要》等。

610 年　巢元方奉诏主编《诸病源候论》，记载 280 多条养生方导引法。

659 年　苏敬等奉命撰成《新修本草》。

682 年　孙思邈卒。著作《千金要方》《千金翼方》中有"食治"和"养性"等重要养生理论与方法。

713 年　孟诜卒。著有《食疗本草》。

735 年　司马承祯卒。著有《坐忘论》《天隐子》《服气精义论》。

752 年　王焘撰《外台秘要》，收录有不少养生资料。

757 年　陈藏器卒。撰有《本草拾遗》。

760 年　陆羽著《茶经》，为第一部茶专著。

762 年　王冰重新编次注释《黄帝内经·素问》。

820 年　施肩吾举进士第，后世称"华阳真人"。著有《黄帝阴符经解》等。

846 年　唐武宗卒，宣宗即位，杖杀道士赵归真等 12 人，流罗浮山人轩辕集于岭南。

859 年　昝殷卒。著有《食医心鉴》。

约 862 年　传吕洞宾是年进士及第，《钟吕传道集》传为吕洞宾所集。

△《幻真先生服内元气诀》约成书于唐代。

△崔希范《入药镜》约成书于唐末至五代，为重要内丹著作。

919 年　李珣《海药本草》行世。

955 年　刘词卒。著有《混俗颐生录》。

宋辽金

△北宋初年陈抟作《指玄篇》。

△符度仁著《修真秘录》，一说唐时人，一说北宋人。

△蒲虔贯《保生要录》约成书于北宋初年，首载"小劳术"。

984 年　日本丹波康赖《医心方》成书。

992 年　王怀隐等修成《太平圣惠方》一百卷，有食治门、神仙门。

1003 年　张君房编成《云笈七签》，是重要的道教养生文献汇编。

1005 年　医官赵自化卒。遗表献《四时养颐录》，宋真宗改名为《调膳摄生图》。

1018 年　宋真宗下令颁行《四时摄生论》于广南等州。

1075 年　张伯端著《悟真篇》，张伯端被称为道教内丹南宗始祖。

1082 年　唐慎微著《经史证类备急本草》。

约 1100 年　宋徽宗著《圣济经》。

1101 年　苏轼卒。有《良方》《仇池笔记》等多种养生著作，后人辑有《东坡养生集》。

1107 年　理学家程颐卒。程颐与程颢俱学于周敦颐，其言论编入《二程全书》、陈师文等校正的《太平惠民和剂局方》。

1111 年　《圣济总录》成书。《夷坚志》载"八段锦"于是年由李似矩创行。

1116 年　寇宗奭著《本草衍义》。

1111—1117 年　宋医官合编《圣济总录》，有补益门、食治门、神仙服饵门。

1158 年　石泰卒。为道教内丹南五祖第二代。

1161 年　王嚞在宁海州（今山东牟平）全真庵聚徒讲道，创立道教全真道。

1182 年　孙不二卒。孙不二为全真道"七真"之一，创全真道清净派。

1085 年　陈直著《养老奉亲书》。

1186 年　刘完素著《素问病机气宜保命集》，有"摄生论"。张元素著《珍珠囊》。

1200 年　朱熹卒。集理学之大成，并著有《调息箴》。

1210 年　陆游卒。著作《剑南诗稿》中有多首养生诗。

1213 年　道教内丹南宗四祖陈楠卒。著有《罗浮翠虚吟》。

1217—1221 年　张从正著《儒门事亲》，有"原补""补论"等。

1222 年　丘处机应成吉思汗召，至中亚大雪山（今阿富汗兴都库什山）谒见成吉思汗，进致治以敬天爱民为本，长生以清心寡欲为要。成吉思汗命其掌管天下教门。著有《摄生消息论》。

1229 年　白玉蟾卒。为道教内丹南宗五祖，著作有《海琼传道集》等。

△周守忠《养生类纂》《养生月览》约成书于此时。

1235 年　真德秀（号西山）卒。撰《卫生歌》，后世称《真西山卫生歌》。

1249 年　李杲著《脾胃论》，有"摄养""远欲"等。

1276 年　林洪著《山家清供》。

△宋代曾慥著《道枢》。

△宋末元初人李道纯著《中和集》。李道纯为道教内丹中宗创始人。

元

△元初，《修真十书》成书。

约 1278 年　王珪著《泰定养生主论》。

1283 年　罗天益著《卫生宝鉴》。

约 1291 年　李鹏飞著《三元延寿参赞书》。

约 1300 年　邹铉著《寿亲养老新书》。

1329 年　吴瑞著《日用本草》。

1330 年　忽思慧《饮膳正要》成书，是第一部营养学专书。

1347 年　朱震亨著《格致余论》《局方发挥》，有"饮食箴""色欲箴""养老论"等。

△元末明初贾铭著《饮食须知》。

△元末明初张三丰撰《玄要篇》等。

明

1406 年　朱橚等著《救荒本草》。《普济方》约成书于此时。

1442 年　冷谦撰《修龄要旨》。

1448 年　朱权卒。著有《臞仙神隐》《活人心法》。

1498 年　刘宇《安老怀幼书》成书。

1506 年　铁峰居士著《保生心鉴》。

1513 年　王蔡著《修真秘要》。

1518 年　王守仁（号阳明）弟子整理其言论为《传习录》出版。

1529 年　薛己著《内科摘要》。

1549 年　周臣辑《厚生训纂》。

1550 年　王文禄撰《医先》。约此时盛端明著《玉华子》，曹若水辑《万育仙书》。

1556 年　徐春甫著《古今医统大全》，内含《老老余编》。吴禄著《食品集》。

1567 年　陆潜虚著《玄肤论》。

1570 年　卢和著《食物本草》刊行。

1574 年　吴正伦辑《养生类要》。

1575 年　李梴著《医学入门》。

1576 年　万全撰《养生四要》。

1584 年　孙一奎《赤水玄珠》成书。

1587 年　吴旻辑《扶寿精方》。

1590 年　李时珍《本草纲目》刊行。

1591 年　高濂撰辑《遵生八笺》。袁黄著《祈嗣真诠》，后人从中辑成《摄生三要》一书。袁黄著《静坐要诀》约于此时。

约 1592 年　胡文焕辑行《寿养丛书》，含《摄生集览》《类修要诀》、河滨丈人《摄生要义》、宁源《食鉴本草》等。

1593 年　吴文炳著《药性全备食物本草》。

1597 年　周履靖辑行《夷门广牍》，含《茹草编》《赤凤髓》《唐宋卫生歌》《益龄单》等。

约 1600 年　薛己著《薛氏医案》。吕坤著《呻吟语》。

1603 年　胡文焕辑《格致全书》，含《食物本草》二卷。

1615 年　龚廷贤著《寿世保元》。约此时尹真人《性命圭旨》刊行。

1617 年　赵献可撰《医贯》。

1619 年　穆世锡撰《食物辑要》。

1620 年　钱允治校、题李东垣著《食物本草》刊行。赵南星《上医本草》刊行。

1624 年　龚居中著《福寿丹书》，又名《万寿丹书》。

1633 年　王象晋辑《清寤斋心赏编》。

1635 年　黄承昊撰《折肱漫录》。

1638 年　洪基撰《摄生总要》。约此时陈继儒撰《养生肤语》。

1639 年　伍守阳著《天仙正理直论》。伍氏另著有《仙佛合宗》。

1640 年　张介宾著《景岳全书》。

1642 年　李中梓《删补颐生微论》刊行。姚可成辑《救荒野谱》，所辑《食物本草》22 卷本约成书于此时。

1644 年　程羽文著《二六功课》。罗洪先传、朱神仙编辑《卫生真诀》成书。

△吴铎著《京本江湖博览按摩修养净发须知》。

△明末施永图著《山公医旨食物类》。

△明末曹士珩著《道元一气》。

清

约 1650 年　李渔撰《闲情偶寄》。祝登元著《心医集》。

约 1660 年　丁其誉撰《寿世秘典》。

1667 年　尤乘《寿世青编》刊行。

1676 年　朱本中著《贻善堂四种须知》。

1691 年　沈李龙《食物本草会纂》刊行。

约 1700 年　《致富全书》刊行。

1705 年　冯曦撰《颐养诠要》。

1713 年　康熙举行首次千叟宴。

1723 年　大型类书《古今图书集成》编成，内有《医部全录》520 卷。

1726 年　马齐著《陆地仙经》。

1731 年　朱彝尊《食宪鸿秘》刊行。

约 1738 年　何克谏《增补食物本草备考》刊行。

1740 年　柴裔《食鉴本草》刊行。约此时石成金著作编集成《传家宝全集》。

1757 年　徐大椿撰《医学源流论》成书。

1771 年　徐文弼撰《寿世传真》。

1773 年　曹庭栋著《老老恒言》。

1794 年　柳华阳《慧命经》刊行。

1798 年　吴鞠通著《温病条辨》。

1805 年　祝文澜辑《易筋经义》刊行。

1813 年　章穆《调疾饮食辩》刊行。傅金铨著《道书一贯真机易简录》。

1818 年　闵一得《古法养生十三则阐微》刊行。

1821 年　刘一明卒。著有《周易阐真》《悟真阐幽》《修真辨难》《象言破疑》《修真九要》《阴符经》等，后辑为《道书十二种》。

约 1823 年　来章氏辑《易筋经》且刊行，并附《洗髓经》。

1841 年　坦夫绘制《调气外炼丹图式》。

1847 年　天休子《修昆仑证验》刊行。

1848 年　《服气祛病图说》刻印，又名《易筋经义服气图说》。

1852 年　叶志诜辑《颐身集》刊行。

1853 年　田绵淮《援生四书》成书。

1856 年　李涵虚卒。著有《道窍谈》《三车秘旨》等。

1858 年　陆以湉撰《冷庐医话》成书。潘霨《卫生要术》（又名《内功图说》）出版。

1861 年　王士雄著《随息居饮食谱》。

1875 年　娄杰《八段锦坐立功图诀》成书。

1877 年　沈子复《养病庸言》成书。

1881 年　传教士傅兰雅译《化学卫生论》。

1884 年　黄裳撰《乐育堂语录》。

1890 年　庆丕、翟汝舟合编的《幼学操身》出版。郑观应辑《中外卫生要旨》成书。史立庭《养生保命录》刊行。

1892 年　傅兰雅译《延年益寿论》。

1895 年　周述官编成《增演易筋洗髓内功图说》。

1900 年　丁福保撰《卫生学问答》。

1901 年　竹居主人《卫生二要》刊行。

1907 年　中国国民卫生会成立。

1910 年　中国精武体操会成立。

民国

1914 年　伍廷芳著《延寿新法》。蒋维乔著《因是子静坐法》。

1916 年　中华公共卫生教育联合会成立，1922 年改名为中华卫生教育会。

1917 年　《少林拳术精义》出版。毛泽东发表《体育之研究》。濂浦、铁崖《八段锦图解》出版。

1918 年　蒋维乔著《因是子静坐法续编》。王怀琪《订正八段锦》出版。

1917—1919 年　孙中山撰《建国方略》。

1919 年　席裕康辑《内外功图说辑要》。

1927 年　印光编著《寿康宝鉴》。

1928 年　陈存仁创办《康健报》。蒋文芳创办《长寿》杂志。

1929 年　沈宗元编《中国养生说辑览》。

1930 年　杨践形《指道真诠》出版。

1931 年　王贤宾《意气功详解》出版。褚民谊《太极操》出版。

1932 年　朱振声创办《长寿周刊》。

1933 年　林润涵《健身寿世》出版。陈撄宁主笔的《扬善半月刊》创刊。

1935 年　《二百五十岁老人李青云长生不老秘诀》出版。

1936 年　陈师诚著《养生导引术》。杨志一、沈仲圭编《食物疗病常识》。

1937 年　王功镇著《养生医药浅说》。杨志一主编《食物疗病月刊》创刊。

1938 年　费伯雄、费子彬《费氏食养三种》出版。

1939 年　秦伯未主办《中医疗养专刊》创刊。

1942 年　陈果夫著《卫生之道》出版。千峰老人赵避尘卒，著有《性命法诀明指》《卫生生理学明指》。

1947 年　混一子《无为静坐法》出版。

1949 年　刘佑众《冲庸（静坐学）》出版。

中华人民共和国

1953 年　中央卫生部设立疗养管理处。

1954 年　《全国总工会关于工会疗养事业若干问题的暂时规定》颁布。唐山气功疗法小组成立。

1955 年　"唐山气功疗法小组"获中央卫生部嘉奖。

1956 年　全国总工会颁布《工会疗养院医疗工作规章制度》。蒋维乔《中国的呼吸习静养生法》出版。北戴河干部疗养院成立，1958 年更名为北戴河气功疗养院，后曾改名河北省气功康复医院，现名河北省医疗气功医院。《简化太极拳》由人民体育出版社出版。

1957 年　刘贵珍《气功疗法实践》出版。上海市气功疗养所成立，1985 年更名为上海市气功研究所。唐山气功疗养院成立，1976 年地震毁坏后停办。

1958 年　王骧陆卒，著有《金刚寿》《养生论》等。上海市气功疗养所教研组《气功疗法讲义》、陈涛《气功科学常识》出版。

1959 年　全国第一届气功医疗工作会议、全国首届气功学术交流会先后在北戴河气功疗养院召开。唐山市气功疗养院编《内养功疗法》、胡耀贞《气功》、秦重三《气功疗法与保健》、周潜川《气功药饵疗法与救治偏差手术》出版。中国中医研究院西苑医院气功科成立。

1960 年　上海气功疗养所举办全国气功师进修班。

1963 年　徐世杰《实用气功疗法》、萧天石《道家养生学概要》出版。

1964 年   焦国瑞《气功养生法》出版。

1969 年   陈撄宁卒，著有《道教与养生》等。

1978 年   《自然杂志》发表顾涵森、林厚省的《探测气功'运气疗法'物质基础的初步实验结果》。

1979 年   卫生部、国家医药管理总局、全国总工会联合发出《关于恢复与加强职工疗养事业管理工作的通知》。李少波《真气运行法》出版。第一个省级气功团体北京市气功协会成立。

1980 年   全国总工会颁发《工会疗养院工作条例》。《气功》杂志创刊，2001 年改名《养生月刊》。

1981 年   中华全国中医学会气功科学研究会成立，1986 年 3 月改名为中国医学气功科学研究会，1993 年更名为中国医学气功学会，2002 年重新注册。

1982 年   王琦、盛增秀主编《中医体质学说》出版。《气功与科学》杂志创刊，1999 年停刊。

1983 年   河北省北戴河气功疗养院举办全国气功医师训练班。《少林气功》、杨梅君《大雁气功》出版。《中华气功》杂志创刊，2001 年改名《中华养生保健》。

1984 年   马礼堂《养气功》出版。郭林卒，生前创编并积极传播"新气功疗法"。《北戴河气功》杂志创刊，1986 年改名为《中国气功》，2001 年改名《现代养生》。民间气功教育机构中华气功进修学院成立，吕炳奎任院长。

1985 年   《气功与体育》杂志创刊，1999 年底停刊。彭铭泉《中国药膳学》出版。

1986 年   中国中医研究院建立气功学硕士点。北戴河气功疗养院改名为气功康复医院。《东方气功》杂志创刊，2000 年底停刊。

1987 年   《实用疗养学》《中国传统老年医学文献精华》出版。钱伯文等主编《中国食疗学》出版。卫生部颁布《禁止食品加药卫生管理办法》，公布首批《既是食品又是药品的品种名单》。

1988 年   马济人《中国气功学》、李志庸《中国气功史》、林雅谷主编《中国医学百科全书·气功学》出版。全国中等中医药学校教材、刘继林主编的《中医食疗学》出版。石家庄智能气功进修学院成立，1991 年更名河北华夏智能气功培训中心。

1989 年   国家中医药管理局曾出台《关于加强气功医疗管理的若干规定（试行）》。世界医学气功学会成立。张文江与常近著《生命在于静止——中国传统气功养生原理真谛》、刘占文主编《中医养生学》、匡调元著《体质食疗学》出版。南京中医学院、北京中医学院开办中医养生康复学专业。《世界气功》杂志创刊，1994 年底停刊。

1990 年   《严新气功》《清宫医案研究》、张天戈《太极养生内功》、庞鹤鸣《鹤翔庄——智能气功》、陈可冀主编《抗衰老中药学》出版。

1991 年   胥荣东《大成拳养生功法》出版。高等医药院校试用教材、王玉川主编的《中医养生学》出版。

1992 年   高等医药院校试用教材、张贤媛主编的《中医老年病学》出版。

1994 年   第一本高等中医院校协编教材《中医气功学》（宋天彬、刘元亮主编）出版。《中国气功科学》杂志创刊，2000 年停刊。

1996 年   中共中央宣传部、国家体委、卫生部等七部委下发《关于加强社会气功管理的通知》。陈正雷《陈式太极拳养生功》出版。

1998 年   国家体委发布《健身气功管理办法》。

1999 年   国家体育总局、民政部、公安部联合发布《关于加强健身气功活动管理有关问题的意见》。

2000 年   国家体育总局发布《健身气功管理暂行办法》。国家卫生部发布《医疗气功管理暂行规定》。

2001 年   中国国家体育总局健身气功管理中心成立。

2003 年　国家体育总局发布了《健身气功活动站、点管理办法》。国家中医药管理局印发《医疗气功知识与技能考试暂行办法》。国家食品药品监督管理局成立。

2004 年　中国健身气功协会成立。《健身气功》杂志创刊。中华中医药学会成立亚健康分会。

2006 年　国家体育总局颁布正式的《健身气功管理办法》。中华中医药学会发布《亚健康中医临床指南》。

2007 年　全国首家中医"治未病"中心在广东省中医院成立。

2008 年　国家中医药管理局确定 14 家开展"治未病"预防保健服务试点单位。国家中医药管理局出台《"治未病"健康工程实施方案（2008—2010 年）》。国家食品药品监督管理局划归卫生部。

2009 年，中华中医药学会发布学会标准《中医体质分类与判定》。

2010 年　广州中医药大学获批设立首个中医养生学博士点。

2012 年　国家中医药管理局印发《中医医院"治未病"科建设与管理指南（试行）》。

2013 年　国务院印发《关于促进健康服务业发展的若干意见》。国家中医药管理局制定《中医预防保健（治未病）服务科技创新纲要（2013—2020 年）》。国家食品药品监督管理总局成立。

2014 年　国家中医药管理局发布《中医医院"治未病"科建设与管理指南（修订版）》。

2015 年　国务院印发《中医药健康服务发展规划（2015—2020 年）》。国家旅游局、国家中医药管理局联合下发《关于促进中医药健康旅游发展的指导意见》。

2016 年　国家中医药管理局下发《关于促进中医养生保健服务发展的指导意见》，并公布《中医养生保健服务机构基本标准》。国家食品药品监督管理总局发布《保健食品注册与备案管理办法》。

2017 年，教育部批准开设中医养生学医学本科专业，南京中医药大学、成都中医药大学成为首批开办的学校。